TRAITÉ

DES

MALADIES DES VOIES URINAIRES

Paris. — Imprimerie de L. MARTINET, rue Mignon, 2.

TRAITÉ
DES MALADIES
DES VOIES URINAIRES

PAR

LE DOCTEUR CH. PHILLIPS,
Officier de la Légion d'honneur, etc.

Avec 97 figures intercalées dans le texte.

PARIS,
GERMER BAILLIÈRE, LIBRAIRE-ÉDITEUR,
17, RUE DE L'ÉCOLE-DE-MÉDECINE.

Londres et New-York,	Madrid,
HIPP. BAILLIÈRE.	CH. BAILLY-BAILLIÈRE.

1860

PRÉFACE.

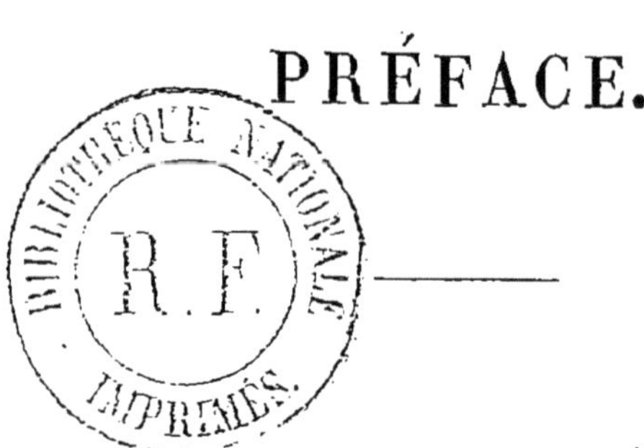

L'impulsion donnée à l'étude des maladies des voies urinaires, et les progrès imprimés à leur traitement datent du moment où la lithotritie a cessé d'être *une chimère*, selon l'expression du célèbre Percy. L'influence de cette opération s'est étendue sur les maladies se développant dans un appareil d'organes très complexes, et a changé radicalement la méthode usitée pour les étudier. Jusqu'à cette époque, l'examen des symptômes semblait suffire pour déterminer la nature et le siége de ces affections; et de ces investigations incomplètes résultaient forcément de nombreuses erreurs.

La nécessité d'introduire dans la vessie des instruments particuliers pour y briser la pierre a, non-seulement révélé ces incertitudes, mais elle a encore rendu nécessaire une étude nouvelle de l'appareil urinaire, faite dans ce but bien déterminé; et des travaux importants ont jeté sur l'anatomie de cette région une lumière qui a permis d'y introduire des instruments qu'on y a manœuvrés avec confiance.

Les recherches d'anatomie pathologique ont amené la découverte d'altérations entièrement ignorées, et ont fait remplacer les théories basées sur des suppositions par des observations cliniques, contrôlées par des faits anatomiques.

Ainsi ont disparu les croyances qui attribuaient les obstructions de l'urèthre à des excroissances et à des végétations, de même que celle qui faisait dépendre la rétention d'urine chez les vieillards, alors que l'urèthre peut être facilement parcouru par une grosse sonde, à une paralysie de la vessie causée par l'âge avancé, etc.

Ces faits, révélés par les autopsies, ont conduit les chirurgiens à leur recherche sur le sujet vivant, et à la création d'instruments propres à explorer l'appareil urinaire. C'est ainsi qu'on s'est servi des bougies à boule et des bougies de cire molle pour découvrir les rétrécissements de l'urèthre, de même que de la sonde coudée et du trilabe pour reconnaître les altérations de la prostate, les tumeurs et les calculs de la vessie, etc.

A mesure que la connaissance des lésions organiques s'est complétée, leur traitement a donc subi de nombreuses modifications, et la chirurgie *spéciale* a désormais acquis des moyens curatifs tout nouveaux.

Ce sont ces divers progrès que nous avons exposés dans cet ouvrage, divisé en *trois parties*.

Il est précédé d'un aperçu anatomique de l'appareil urinaire, résumant les travaux récents, et ayant pour but unique de préciser le siége de ces maladies, et le lieu où les opérations qu'elles nécessitent doivent être faites.

La *première partie* contient les **maladies de l'urèthre**, à l'exception de l'uréthrite aiguë, décrite dans tous les traités de pathologie. Nous n'avons rien changé au traitement de l'uréthrite chronique publiée il y a longtemps déjà (1); la pratique de plusieurs confrères et la nôtre ayant confirmé notre théorie.

Il en a été de même pour la dilatation des rétrécissements de l'urèthre, obtenue par l'emploi des cathéters de métal dont l'augmentation des diamètres est petite et régulière.

(1) *De la goutte militaire et de son traitement*, in *Bulletin de thérapeutique*. Paris, 1848.

Nous avons aussi insisté sur la nécessité d'attaquer avec persévérance les rétrécissements de l'urèthre dits *infranchissables*. Les faits heureux que nous avons fait connaître ont eu pour résultat de diminuer le nombre des opérations hasardeuses généralement conseillées dans ces circonstances difficiles. Ils ont aussi donné aux chirurgiens une foi plus grande dans la puissance de la bougie maniée avec persistance, et surtout ils ont ébranlé leur confiance dans la prodigieuse et inutile quantité de dilatateurs, de porte-caustiques, de scarificateurs, d'urèthrotomes, etc., etc.

Dans la *deuxième partie* sont réunies les **maladies de la prostate et de la vessie.** Cette réunion, arbitraire sans doute, peut être justifiée par l'impossibilité où l'on est souvent d'apprécier lequel de ces deux organes a été primitivement malade, s'ils n'ont pas été atteints simultanément, et lequel des deux a réagi sur l'autre.

La *troisième partie* enfin renferme l'**affection calculeuse,** la **lithotritie,** les **corps étrangers** introduits dans l'appareil urinaire et leur extraction sans opération sanglante.

Dans l'analyse de chaque méthode, notre préoccupation a été de laisser à chacun ce qui lui appartient, et d'éviter la regrettable tendance qui a particulièrement caractérisé de nos jours les écrits concernant l'étude des maladies des voies urinaires. Tout en évitant de tomber dans de pareils excès, nous n'avons pas réservé notre opinion sur les différents sujets qui divisent encore systématiquement les chirurgiens. Nous avons cru que *vingt-quatre années* de pratique, et *treize années* d'enseignement public, nous autorisaient suffisamment à dire notre pensée, assuré que nous sommes de ne pas nous être écarté d'une critique modérée des faits, à l'exclusion de toute personnalité envers leurs auteurs.

Nous ajouterons enfin, pour finir, que nous avons cru devoir nous abstenir de faire ici l'histoire de la lithotritie. Cette histoire a été tentée ou accomplie plusieurs fois déjà, avec la vive empreinte des systèmes ou des passions des hommes qui y ont pris part. La refaire une fois de plus nous eût semblé complétement inutile.

15 septembre 1859.

Ch. PHILLIPS.

MALADIES

DES

VOIES URINAIRES

PROLÉGOMÈNES

ANATOMIE DE L'APPAREIL URINAIRE.

CHAPITRE PREMIER.

DE L'URÈTHRE (1).

ARTICLE PREMIER.

DE L'URÈTHRE CHEZ L'HOMME.

§ Ier. — De l'urèthre en général.

L'urèthre s'étend du col de la vessie à l'extrémité de la verge. On l'a divisé en trois portions à cause des organes qui l'enveloppent et des différences que l'on remarque dans sa texture.

1° La portion prostatique, enfermée dans la glande prostate, est placée entre la vessie et la portion membraneuse.

2° La portion membraneuse ou musculeuse, enveloppée de faisceaux musculaires, et de texture charnue, a fait croire à l'existence de fibres contractiles : elle est placée entre la prostate et le bulbe.

3° La portion spongieuse, formée d'un tissu spongieux et aréolaire, s'étend de la portion membraneuse à l'extrémité du gland.

(1) Les détails anatomiques que l'on trouvera dans ce préambule sont présentés moins pour faire connaître complétement l'appareil urinaire que pour rendre plus facile l'intelligence des faits pathologiques et des procédés opératoires que nous nous proposons d'exposer : c'est ainsi que nous n'avons pas cru devoir décrire les reins, les uretères, etc.

I. *Portion prostatique.* — La longueur de la portion prostatique subit les variations de volume de la prostate; très adhérente à cette glande, elle est soumise à toutes les modifications de sa forme.

Examinée chez l'adulte, à l'état normal, elle mesure 2 centimètres et demi de longueur; son diamètre est de 7 à 8 millimètres à ses deux extrémités, c'est-à-dire à son entrée dans la vessie et à son union à la portion membraneuse. M. Sappey (1) dit que l'orifice interne de l'urèthre ne dépasse pas 4 à 6 millimètres de diamètre; cependant, ajoute-t-il, l'expérience a démontré que l'on peut, sans beaucoup de difficultés, le traverser avec des instruments de 8, 10, et même 12 millimètres.

Vers le milieu de cette portion, une dépression fait décrire une courbe à l'urèthre, et augmente son diamètre de 1 millimètre à 1 millimètre et demi.

En se rapprochant, les lobes latéraux de la prostate aplatissent l'urèthre et mettent ses parois en contact. Ce canal cesse d'être circulaire et il forme deux gouttières: l'une creusée dans la face rectale de la prostate, et l'autre dans sa face pubienne.

En se réunissant sur la face rectale, les parois latérales de l'urèthre forment une crête, dont le sommet est à quelques millimètres au-dessous du col de la vessie. Ce renflement s'étend presque à la portion membraneuse, en diminuant d'épaisseur: c'est le vérumontanum ou la crête uréthrale (fig. 14); sur ses côtés s'ouvrent les canaux éjaculateurs, ouvertures circulaires et peu apparentes (5-5). Près de son sommet convergent les orifices des conduits prostatiques.

Au sommet de l'extrémité arrondie du vérumontanum, une dépression sépare les orifices des canaux éjaculateurs : c'est l'utricule prostatique. Chez quelques sujets elle a mesuré un centimètre de profondeur; et une exception très rare a été observée par M. Dolbeau, qui a vu les canaux éjaculateurs s'ouvrir dans cet utricule.

La surface qui sépare le sommet de la crête uréthrale du col de la vessie (fig. 1, 3), a été nommée portion sus-montanale par M. Mercier.

Dans l'état normal, cet espace est de peu d'importance, mais dès qu'un état pathologique apparaît, il devient la cause de grands désordres; il augmente la courbe du canal au-dessous de l'orifice vésical, de manière à faire croire à l'existence d'un obstacle. Cet état pathologique a été désigné par Amussat sous le nom de valvule pylorique et de luette vésicale. A l'état normal, cette surface ne

(1) *Recherch. sur la conformat. et la struct. de l'urèthre*, 1854, in-8, p. 27.

fait jamais une saillie appréciable, et il est probable qu'on a pris un commencement de maladie pour une disposition régulière.

La portion prostatique est recouverte d'une membrane muqueuse très fine et très lisse que nous examinerons plus tard.

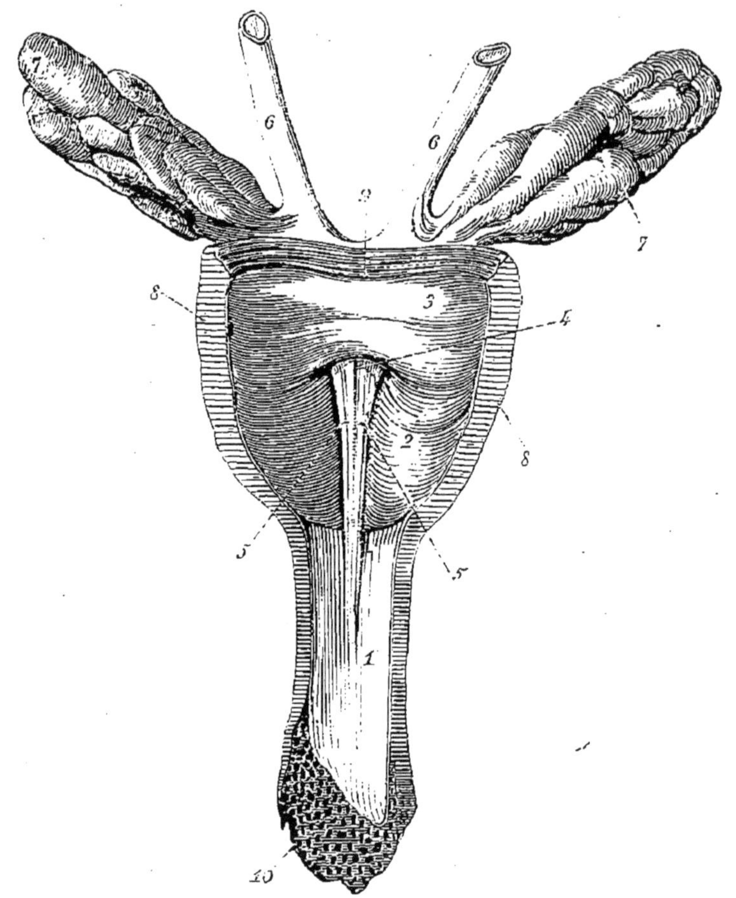

FIG. 1.— *Portions prostatique et membraneuse ouvertes par la face supérieure.*

1. Portion membraneuse.
2. Portion prostatique.
3. Portion sus-montanale.
4. Vérumontanum.
5-5. Orifices des canaux éjaculateurs.
6-6. Canaux déférents.
7-7. Vésicules séminales.
8-8. Coupe de la paroi pubienne.
9. Faisceaux musculaires.
10. Tissu aréolaire du bulbe.

II. *Portion membraneuse.* —Cette partie de l'urèthre, nommée aussi portion musculeuse, soit à cause des muscles qui l'enveloppent, soit à cause de sa texture charnue, ressemblant à la fibre musculaire, s'unit en biseau à l'extrémité du bulbe, après avoir traversé l'aponévrose moyenne du périnée. Sa longueur est de 2 centimètres. Extérieurement, elle est recouverte d'une membrane grisâtre, d'apparence fibreuse, très adhérente aux tissus voisins; et intérieurement, d'une membrane muqueuse très fine qu'on détache avec peine de la substance de l'urèthre. Elle est douée d'une grande sensibilité; peu extensible quand on agit brusquement, elle se laisse distendre beaucoup lorsque la dilatation est faite avec lenteur. Son épaisseur est moindre que celle des autres portions de l'urèthre, et son calibre est régulier et uniforme dans toute sa longueur.

La coupe en travers de cette portion de l'urèthre montre une couche interne, formée par la membrane muqueuse, une couche moyenne plus épaisse, qui est un lascis de vaisseaux, et enfin une couche externe plus dense que les précédentes, formée par l'agglomération et l'entrecroisement des fibres musculaires.

III. *Portion spongieuse.* — Nommée spongioso-vasculaire par M. le professeur Jarjavay. Elle s'étend de la portion membraneuse à l'extrémité du gland où elle s'ouvre par une ouverture allongée, ou méat urinaire. Elle est enveloppée d'une tunique fibreuse et nacrée, recouverte dans son tiers antérieur par le fourreau de la verge, et dans ses deux tiers postérieurs par du tissu cellulaire et par le scrotum.

Une gaîne vasculaire, agglomération de vaisseaux très déliés, et formant d'innombrables anastomoses, constitue des parois épaisses dont la direction des vaisseaux d'arrière en avant met le gland en communication avec le bulbe.

Il est important, pour comprendre le mode de formation des rétrécissements de l'urèthre, de faire remarquer que ce tissu vasculaire s'étend seulement du bulbe au gland, et qu'on n'en trouve nul vestige dans aucune autre portion du canal.

Cette gaîne vasculaire, isolée par le scalpel, ressemble à un fuseau dont la grosse extrémité est représentée par le bulbe.

Les fibres musculaires qui, selon certains anatomistes, longent cette portion du canal, ne sont pas suffisamment démontrées: Kobbelt dit n'avoir jamais vu la couche musculaire figurée par E. Home, et admise par Hunter et par M. Civiale.

IV. *Bulbe de l'urèthre.* — Entièrement spongieux (1), le bulbe, recouvert par la peau du périnée, s'étend jusque près de l'anus dont il est séparé par un espace de deux centimètres et demi. Il est formé par un renflement de la gaîne vasculaire constituant la base de la portion spongieuse de l'urèthre. En arrière, il dépasse ce canal, et il

(1) Jarjavay, *Recherches anatomiques sur l'urèthre de l'homme*, 1856, p. 59, 1 vol. in-4, fig.

s'arrondit en forme de bulbe allongé entre les deux racines des corps caverneux; sa base, dirigée en arrière, recouvre la moitié de la face inférieure de la portion membraneuse. Il est soutenu par une membrane fibreuse qui s'amincit en se rapprochant de ses deux lobes, afin d'en permettre la dilatation lorsqu'ils se remplissent de sang.

En avançant vers l'extrémité antérieure du pénis, le bulbe diminue de volume, et bientôt il est réduit à l'état d'enveloppe spongieuse de la portion mobile de l'urèthre, qui en a reçu la dénomination de portion spongieuse.

Près de l'extrémité antérieure du pénis, cette enveloppe s'épanouit, et elle forme un renflement nommé le gland.

V. *Gland.* — Cet organe a la forme d'un cône tronqué : très oblique à sa base, il emboîte sur l'extrémité antérieure des corps caverneux. Son bord postérieur, renversé en arrière, est la couronne du gland, qui dépasse, sous la forme d'un bourrelet, la circonférence du pénis.

La cloison compacte et tendineuse des corps caverneux fait dans l'épaisseur du gland une saillie considérable sous la forme d'un sillon, ouvert par en bas pour recevoir la partie antérieure de l'urèthre, près de son orifice extérieur.

Il se distingue anatomiquement de toutes les autres parties de la verge, par sa position, par l'abondance de ses vaisseaux et de ses nerfs, distribués sur une large surface (1).

Le sommet du gland porte une ouverture allongée : c'est l'orifice externe de l'urèthre ou le méat urinaire. Au-dessous de cette ouverture un repli de la peau et de la muqueuse unit le gland au prépuce ; sa forme varie beaucoup : c'est le frein de la verge.

Le gland placé en avant et en haut de l'urèthre, et le bulbe en arrière et en bas de ce canal, changent la direction de l'axe de ce conduit et donnent des épaisseurs différentes à ses parois. En arrière, l'épaisseur de la paroi supérieure est à peu près égale au tiers de la paroi inférieure; dans la partie moyenne, ces deux parois sont d'une épaisseur égale, et au niveau de la couronne du gland la paroi supérieure a sept ou huit fois l'épaisseur de la paroi inférieure (2). Le gland est donc mis en rapport avec le bulbe par un canal vasculaire et spongieux enveloppant la portion mobile de l'urèthre.

VI. *Portion mobile, spongieuse ou spongioso-vasculaire.* — La longueur de cette portion est de douze à treize centimètres, et elle

(1) Kobelt, *De l'appareil du sens génital*, 1851, p. 12.
(2) Sappey, *loc. cit.*, p. 55.

est recouverte par une membrane muqueuse peu adhérente à la substance propre de l'urèthre. Cette membrane forme des replis des saillies valvulaires, utiles à bien connaître, à cause de leur importance dans la pratique du cathétérisme.

§ II. — De la surface muqueuse de l'urèthre.

Les replis valvulaires de la muqueuse uréthrale sont constants ou exceptionnels dans certaines régions. Lorsque les premiers manquent on en trouve toujours des traces dans leur siége habituel. Celui dont les rudiments ne font jamais défaut est placé derrière le méat urinaire, à la distance d'un centimètre et demi, à la paroi supérieure du canal. Son bord libre est dirigé en avant vers l'ouverture du conduit, et il forme un cul-de-sac. Il a été particulièrement décrit par M. Guérin (1) qui en a donné la figure suivante (fig. 2). Il acquiert quelquefois une dimension considérable; je l'ai vu s'étendre jusqu'au méat urinaire et paraissant le diviser en deux ouvertures. Cette disposition est très apparente chez les sujets atteints d'hypospadias.

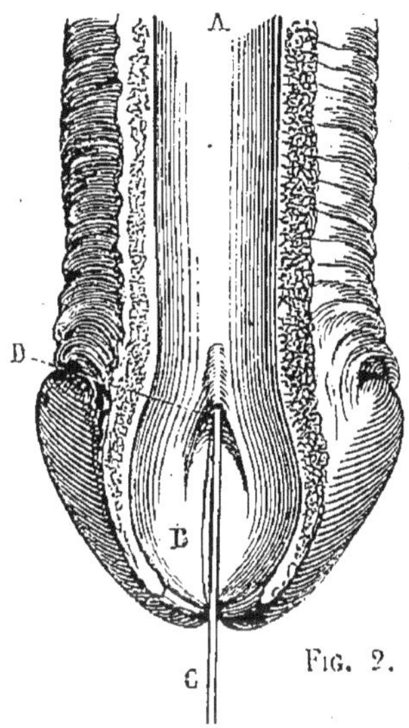

Fig. 2.

A. Face supérieure de l'urèthre.
B. Paroi latérale de la fosse naviculaire.
C. Stylet placé dans le cul-de-sac.
D. Valvule.

Ce développement exagéré est une exception. Ordinairement ce repli est peu saillant et il forme un petit cul-de-sac.

Une autre valvule de la muqueuse est placée à la paroi inférieure de l'urèthre, à un centimètre du méat urinaire; elle forme une excavation nommée fosse naviculaire (fig. 3 A) qu'Amussat n'admet pas: la dilatation n'est pas réelle, dit-il, la paroi est très dilatable, et la présence de la valvule fait croire à une cavité. On ne la voit jamais sur les sujets dont le méat urinaire est large; et dans ces cas le canal semble être cylindrique. Chez ceux au contraire dont le méat est petit, on sent une dépression aussitôt qu'on a dépassé l'ouverture externe.

On en trouve encore de très petites dans la portion musculeuse et dans la portion prostatique. M. Godart (2) a décrit une valvule placée

(1) Guérin, *Éléments de chirurgie opératoire*, 1855, 1 vol. in-12, fig., p. 526.
(2) *Bulletins de la Société anatomique*, 1854, p. 137.

sur un des côtés du vérumontanum. Elle était mince, membraneuse, en forme de nid de pigeon, et son bord libre était tourné vers la vessie.

La muqueuse de la portion spongieuse est perforée de petites ouvertures connues sous le nom de lacunes de Morgagni. Ce sont des prolongements de la muqueuse s'enfonçant dans le tissu érectile: ils ont deux ou trois millimètres de profondeur, et quelquefois davantage. Leur siége le plus ordinaire est la paroi supérieure, et elles sont souvent la source de difficultés, quand on veut introduire dans la vessie des bougies filiformes.

On a admis en France, sous le nom de cul-de-sac du bulbe, une disposition due à la grande extensibilité des tissus de cette partie. En pressant avec le doigt la face inférieure du canal, on forme un enfoncement dans lequel l'extrémité des instruments est souvent arrêtée, et l'obstacle accidentel est en raison de la pression.

La portion spongieuse s'élargit régulièrement d'avant en arrière, pour se rétrécir brusquement à son union à la portion membraneuse. Elle est enveloppée d'une gaîne fibreuse, adhérente en haut au corps caverneux, et en bas aux côtés des muscles bulbo-caverneux, à l'aponévrose périnéale superficielle, au scrotum et à la peau de la verge.

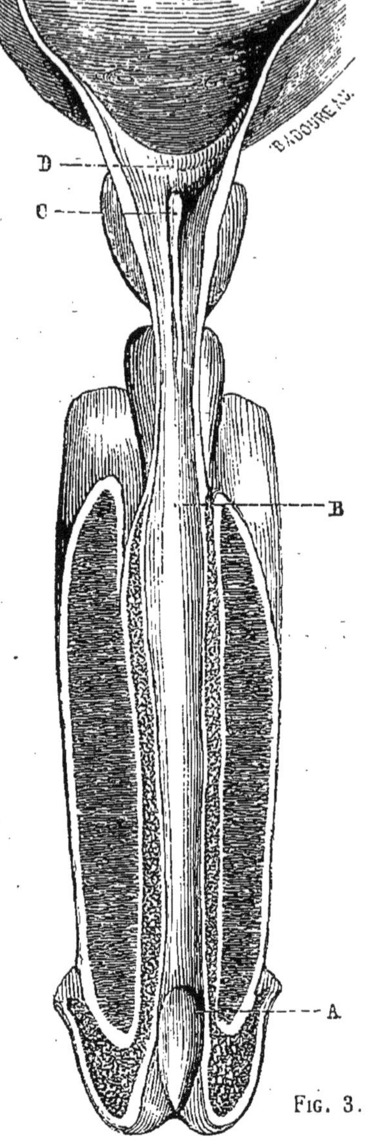

FIG. 3.

A. Valvule et fosse naviculaire.
B. Cul-de-sac du bulbe.
C. Vérumontanum.
D. Valvule pylorique.

On a décrit un ventricule de la prostate qu'on voit très clairement, chez quelques sujets; il ne dépend pas de la dilatation des tissus de la glande, ainsi qu'on le dit, mais il est formé par l'angle de l'incurvation de la portion postérieure de la prostate montant vers le col de la vessie.

§ III. — Des courbures de l'urèthre.

Les anatomistes ont admis plusieurs courbures dans l'urèthre : 1° une dans la portion prostatique, 2° une dans la portion membraneuse, 3° une dans la portion spongieuse au-dessous du pubis, 4° une enfin dans la fosse naviculaire.

D'autres l'ont considéré comme un canal droit. L'importance qu'on a attribuée à ces deux appréciations si différentes est exagérée, surtout au point de vue du cathétérisme. Évidemment ce canal n'est pas droit, mais il est facile de lui donner cette direction et de le parcourir avec des instruments droits. Les nombreuses courbures décrites avec un soin extrême ont peu d'influence sur l'introduction de la sonde, puisqu'elles peuvent toutes être ramenées à une seule, la courbure intrapérinéale, commençant au bulbe et finissant au col de la vessie.

Cette division arbitraire ne peut pas satisfaire l'anatomiste qui examine avec soin des détails dont le chirurgien se préoccupe moins; et la seule courbure importante pour ce dernier est celle où il rencontre des difficultés à introduire les intruments: celle enfin qui commence au bulbe. Les autres courbures disparaissent par le fait même de l'introduction de la sonde qui les redresse successivement.

On peut préciser la courbe normale de l'urèthre dans le périnée en la comparant à un quart de cercle d'un rayon de 2 centimètres et demi.

Les variations de cette courbe sont nombreuses et quelquefois considérables dans l'état pathologique.

§ IV. — De la longueur de l'urèthre.

On a donné des longueurs différentes à l'urèthre. Les uns l'ont mesuré sur place, en rapport avec les parties voisines; les autres l'ont étudié après avoir enlevé l'appareil urinaire; d'autres enfin l'ont examiné après l'avoir complétement isolé. Très extensible, ce canal cède et s'allonge par de légères tractions; il est donc aisé de comprendre la différence des mesures obtenues dans des conditions dissemblables.

M. Jarjavay a publié le tableau suivant des différentes mesures attribuées à l'urèthre (1) :

Verheyen.......	8 à 9 travers de doigt.
Heister.........	32 1/2 à 35 centimètres.
Littre..........	32 1/2 à 35 centimètres.

(1) *Loc. cit.*, p. 198.

Palfin..........	8 à 9 travers de doigt et quelquefois plus.
Sabatier........	27 à 32 1/2 centimètres.
Boyer..........	27 à 32 1/2 centimètres.
Wathely........	21 1/2 à 24 1/2 centimètres.
Ducamp........	21 1/2 à 24 1/2 —
Lallemand......	21 1/2 à 24 1/2 —
Amussat........	21 1/2 à 24 1/2 —
J. Cloquet......	23 à 30 centimètres.
Lisfranc........	24 1/2 à 27 centimètres.
H. Cloquet......	24 1/2 à 29 1/2 centimètres.
Blandin........	21 1/2 à 24 1/2 centimètres.
Malgaigne.......	14 à 16 centimètres.
Velpeau........	14 à 19 —
Mercier.........	14 à 19 —
Pétrequin.......	16 1/2 à 17 centimètres.
Civiale.........	13 1/2 à 19 centimètres.

Ces mesures peuvent être ramenées à deux groupes : dans l'un les résultats ont été obtenus après la dissection, et la mesure attribuée à l'urèthre est de 25 à 35 centimètres; dans l'autre, l'examen a eu lieu sur place et les rapports ont été conservés : il a donné à ce canal de 14 à 19 centimètres.

M. Jarjavay a mesuré l'urèthre de cinquante sujets, et il a constaté sur trente-trois une différence de 14 à 17 centimètres; sur huit, la longueur était de 18 centimètres; sur cinq elle était de 19 centimètres; sur trois de 20 centimètres, et sur un de 23 centimètres et demi.

Il y a une différence entre les mesures données par M. Malgaigne et celles trouvées par M. Jarjavay, bien que les procédés de mensuration aient été les mêmes. M. Jarjavay explique ce fait par l'âge des sujets qui ont servi aux études. Il est à remarquer que jusqu'à environ trente ans les mailles du corps spongieux vasculaire n'ont pas encore toute leur ampleur. Plus tard ces mailles plus développées sont gorgées de sang, et elles augmentent d'autant la longueur de l'urèthre.

M. le professeur Malgaigne a fait ses recherches au Val-de-Grâce, c'est-à-dire sur des sujets ne dépassant pas trente ans (1). M. Jarjavay a opéré à l'École pratique, où il a eu à sa disposition des sujets de tout âge.

Ce qui importe le plus au praticien, c'est de connaître les dimensions de l'urèthre de l'homme vivant; c'est donc sur l'homme vivant qu'il faut les étudier.

Voici la méthode de mensuration qui me paraît la plus certaine : Une sonde flexible, ouverte aux deux bouts, étant introduite dans

(1) Malgaigne, *Traité d'anatomie chirurgicale et de chirurgie expérimentale*, 1859, 2e édit., t. II, p. 432.

la vessie, on la retire lentement jusqu'à ce que l'urine ne sorte plus, c'est-à-dire jusqu'à ce que l'extrémité ouverte de la sonde soit dans le col de la vessie. On place l'ongle du pouce sur la sonde, contre le méat urinaire, on la retire, et on mesure l'espace compris entre le point marqué par l'ongle et l'extrémité ouverte de la sonde. Cet espace donne la longueur totale de l'urèthre.

Les dimensions partielles sont aussi très variées. J'ai étudié un grand nombre d'urèthres par le procédé ci-dessus, et j'ai obtenu pour résultat une longueur de 16 à 18 centimètres, divisée de la manière suivante : du méat urinaire à l'extrémité postérieure du bulbe, de 11 à 13 centimètres; et du bulbe au col de la vessie, 5 centimètres.

Il est à peu près impossible de connaître sur le vivant, même approximativement, la longueur de la portion membraneuse. Je l'ai examinée sur le cadavre, sans l'isoler des parties voisines, et je crois pouvoir dire que dans l'état normal elle ne dépasse jamais 2 centimètres à sa face inférieure, et 2 centimètres et demi à sa face supérieure.

Ces recherches ont été faites sur des sujets dont la prostate n'avait subi aucune altération.

Ce qui prouve l'influence des procédés de mensuration, c'est que M. Malgaigne a vu un urèthre de 15 centimètres atteindre près de 30 centimètres, après que la verge eut été isolée de ses enveloppes et soumise à de légères tractions.

Les longueurs plus considérables de la portion prostatique sont toujours la conséquence d'un état pathologique.

M. Sappey a recueilli des faits prouvant que la longueur de l'urèthre n'est pas dépendante de la longueur de la verge, bien que les variétés de dimension soient toujours dans la portion spongieuse ou pénienne. Cet anatomiste cite entre autres les observations suivantes : les appareils génito-urinaires de deux hommes adultes étant placés sur la même table, sur l'un de ces appareils, la verge avait seulement 4 centimètres de longueur, et semblait atrophiée : sur l'autre, le pénis avait 6 centimètres et demi ; les deux urèthres furent mesurés, et il vit avec étonnement que l'urèthre de la verge si petite mesurait 16 centimètres, tandis que l'urèthre de l'autre était seulement de 15 centimètres. Il résulte de ces observations que les urèthres d'une longueur normale peuvent coïncider avec les verges les plus courtes aussi bien qu'avec les plus longues, et que les variétés de longueur portent principalement sur la courbe ascendante de la portion spongieuse.

§ V. — Des diamètres de l'urèthre.

Les parois de l'urèthre sont toujours en contact, et l'on ne voit pas un canal ouvert quand on n'y place pas un corps étranger. Certaines parties plus extensibles peuvent recevoir divers instruments plus volumineux, et cette différence a fait attribuer plusieurs diamètres à ce canal. Dans la portion prostatique, au point le plus convexe de la courbe décrite dans la paroi rectale, le diamètre est ordinairement de 9 millimètres. L'orifice uréthro-vésical admet avec une légère pression une sphère de 8 millimètres, diamètre égal à celui de l'union de la portion prostatique à la portion membraneuse. Le diamètre de cette dernière, uniforme dans toute sa longueur, mesure 8 millimètres.

La portion spongieuse a trois diamètres différents : l'un, de 7 millimètres et demi à 8 millimètres, à l'union du bulbe à la portion membraneuse, s'élargit beaucoup dans le fond du bulbe, et il diminue insensiblement jusqu'à 5 centimètres à peu près du méat urinaire. Dans ce lieu, le second diamètre se rétrécit quelquefois jusqu'à 6 millimètres, et enfin il s'élargit de nouveau jusqu'à la fosse naviculaire, où il a de 7 à 9 millimètres.

La face inférieure de l'urèthre se laisse distendre facilement ; on y produit sans effort des dépressions qui ont été nommées : 1° le ventricule de la prostate, 2° le cul-de-sac du bulbe, et la fosse naviculaire.

Les parties les plus étroites sont d'abord le méat urinaire, souvent d'une petitesse extrême. Quelquefois la limite postérieure de la fosse naviculaire est en saillie, et elle devient un obstacle au passage des instruments. A 3 ou 4 centimètres du méat urinaire, le canal est peu extensible, et il forme un rétrécissement naturel.

L'union du bulbe à la portion membraneuse est marquée par un anneau plus étroit que le reste du canal, il est assez résistant pour arrêter souvent la marche d'un instrument.

On a essayé de déterminer avec précision les différents diamètres de l'urèthre : les résultats de ces essais n'ont pas été rigoureux, à cause de l'extensibilité inégale de ces tissus qui a fait beaucoup varier les mesures. M. Jarjavay donne la préférence au procédé qui consiste à épingler le canal sur une lame de liége pour comparer ses différentes dimensions ; et de ses recherches il conclut, que des instruments de 4 à 6 millimètres peuvent parcourir l'urèthre sans mettre en jeu l'élasticité de ses parois, et qu'on peut les dilater sans accident jusqu'à 9 millimètres, lorsqu'il n'y a pas d'altération organique.

ARTICLE II.

DE L'URÈTHRE DE LA FEMME.

Ce canal, partant de la vessie, rencontre, après avoir parcouru un espace très court, un plan de tissu où il s'ouvre par un pertuis nommé méat urinaire. Plus étroit que le reste du conduit, de forme irrégulière, il se termine en bas par un bourrelet en saillie.

Le vestibule et le méat urinaire sont sur un même plan presque vertical.

L'urèthre décrit une légère courbure, à convexité inférieure, très variable. Tantôt la vessie l'entraîne en haut, alors la courbure est augmentée; tantôt au contraire la vessie, en descendant, efface la courbe presque entièrement. Ces divers déplacements sont produits surtout par la gestation et l'accouchement. Si l'on fait une coupe perpendiculaire à sa direction, lorsqu'il est vide, il représente une ellipse dont le petit axe vertical est à son minimum (1).

La longueur de l'urèthre est de 3 à 4 centimètres; elle est plus grande quand la vessie est très distendue par l'urine; ce canal peut être considérablement allongé par un état pathologique. Wagner (2) rapporte que, dans un cas de tumeur carcinomateuse qui l'englobait, un cathéter de 7 pouces fut trop petit pour arriver à la vessie.

Sa largeur n'est pas égale; elle augmente progressivement jusqu'au col de la vessie, où elle est un peu rétrécie.

Il est plus large et plus dilatable que l'urèthre de l'homme.

En 1833, Ph. Boyer avait dans son service, à l'hôpital du Midi, une fille publique d'environ trente-six ans, qui faisait servir l'urèthre au coït. Ce canal, trop distendu, ne revenait plus sur lui-même pour retenir l'urine. Le vagin était bien conformé et pourvu de l'hymen intact. Les parois de l'urèthre sont formées de deux membranes : l'une interne muqueuse, se perd en haut dans la vessie, et en bas dans la vulve; elle forme des rides parallèles en saillies dans la longueur et se terminant aux deux ouvertures. L'autre est fibreuse, élastique et contractile; elle se confond d'une part avec la vessie, et de l'autre elle donne au méat urinaire un tubercule saillant et indépendant des parois du vagin. Tous les replis de ce conduit peuvent être effacés, et le tubercule est permanent ; placé à 12 millimètres au-dessous du clitoris, il indique avec précision la place du méat urinaire.

L'espace qui sépare le méat urinaire et le clitoris est limité de côté

(1) Larcher, *Considérations sur l'urèthre de la femme*. Thèses de Paris, 1834.
(2) *Bibliothèque médicale*, 1806, t. XIII, p. 116.

par l'écartement des petites lèvres. Cet espace, ou vestibule, est très dilatable et peut être étendu jusqu'à 25 ou 27 millimètres: dans ce cas, à la suite du travail de l'accouchement ou de toute autre cause qui a déprimé l'urèthre, le méat, entraîné en haut et en arrière, peut remonter jusque derrière la symphyse des pubis.

Il y a en cette région un coussinet graisseux très épais qui sépare l'urèthre du vagin, et qu'on sent facilement en plaçant une sonde dans l'urèthre et un doigt dans le vagin. Ce coussinet, qui disparaît pendant l'accouchement, est destiné à fournir les matériaux à l'ampliation du vagin pendant cette opération.

CHAPITRE II.

DE LA VESSIE.

§ Ier. — De la vessie en général.

Placée immédiatement au-dessus de la portion prostatique de l'urèthre, entre la symphyse des pubis et le rectum, la vessie change de forme, de volume et de rapports, selon son degré de plénitude ou de vacuité. Dans ce dernier cas, sa paroi postérieure se rapproche de l'antérieure et de l'inférieure (1). Elle a dans cette situation la forme d'une pyramide à quatre faces, dont le sommet ne dépasse pas le bord supérieur du pubis. Du sommet de cette pyramide à l'ombilic s'allonge l'ouraque, placé entre la paroi abdominale et le péritoine. La base, inclinée d'arrière en avant, est en contact avec la prostate en avant et avec le rectum en arrière, dans un espace triangulaire limité par les vésicules séminales. Cet organe est formé par une superposition de couches musculeuses, décrites avec un soin extrême par M. Mercier (2). Extérieurement, il est recouvert par le péritoine, qui abandonne la paroi abdominale antérieure pour passer sur la face postérieure de la vessie et pour tapisser aussi ses faces latérales. Cette membrane séreuse descend jusque sous la vessie pour se relever sur le rectum et former ainsi le cul-de-sac péritonéal. Il résulte de cette disposition que la face antérieure de la vessie et la portion des faces latérales et antérieure, tout près du bas-fond, ne sont pas recouvertes par le péritoine. La face interne est tapissée par une membrane muqueuse mince, peu adhérente à la couche musculaire, et qui laisse voir la forme des colonnes charnues plus ou moins développées.

(1) Mercier, *Recherches anatomiques sur les maladies des organes génito-urinaires*, 1841, p. 7.

(2) *Loc. cit.*, p. 42.

Intérieurement, la base de la vessie représente un triangle limité par trois ouvertures, dont l'une en avant est l'orifice uréthro-vésical, et dont les deux autres en arrière sont les ouvertures des uretères. Cette surface triangulaire, en saillie, est plus blanche que les autres parties de la vessie, et la membrane muqueuse qui la recouvre est très lisse : elle a reçu le nom de *trigone vésical*. Elle est inclinée légèrement en avant ; moins épaisse chez l'adulte que chez le vieillard, en général ses bords font une saillie qui limite cet espace. Ces deux bords latéraux, que l'on a cru être de nature musculaire, et le bord postérieur nommé muscle des uretères par M. Cruveilhier, sont débordés par les faces latérales de la vessie et surtout par sa face postérieure, qui souvent forme en cet endroit une cavité plus ou moins profonde. Les ouvertures des uretères, placées aux extrémités du bord postérieur du trigone, sont allongées obliquement de dehors en dedans et recouvertes par un lambeau de la muqueuse sous forme de valvule tranchante. Cette disposition est produite par le parcours oblique des uretères dans l'épaisseur des parois de l'organe. L'ouverture antérieure, ou uréthro-vésicale, est placée au sommet de ce triangle ; elle est éloignée de la face postérieure des pubis de 18 à 20 millimètres. M. Mercier dit qu'elle est toujours séparée de la partie postérieure de la vessie par toute la largeur du diamètre antéro-postérieur du trigone (1).

La forme de cette ouverture varie selon les différentes modifications pathologiques que subit la prostate ; mais dans l'état normal, elle a l'aspect triangulaire, et les diverses conformations qui lui ont été données, telles que l'évasement, le croissant, etc., sont dues à des altérations pathologiques. Si l'on examine cet organe le sujet étant debout, on voit que le col de la vessie est au-dessous du bord inférieur de la symphyse ; si, au contraire, on l'examine étant couché, l'orifice vésical est à 2 centimètres environ au-dessous du niveau de la partie inférieure de la symphyse (2).

§ II. — Des couches musculaires de la vessie.

Les fibres musculaires, en se réunissant, forment une membrane qui a reçu le nom de *musculeuse*. Recouverte en dedans par la membrane muqueuse, elle est tapissée au dehors par le péritoine. Dans l'état normal, elle est peu épaisse et peu colorée. Dans ces dernières années, M. Mercier (3), après de longues et patientes recherches, a

(1) *Loc. cit.*, p. 15.
(2) Jarjavay, *Recherches anatomiques*, p. 192.
(3) *Recherch. anat., path. et thér. sur les maladies des organes génito-urinaires*, 1841, p. 51.

donné, des plans musculaires de cet organe, une description nouvelle qui doit faire cesser les incertitudes successivement transmises par les anatomistes qui se sont succédé jusqu'à Thompson. De 1832 à 1835, cet observateur a fait à l'école anatomique des hôpitaux une série de préparations pour éclairer cette question.

M. Mercier dit, contrairement à ce qui est admis, que les fibres de la tunique musculaire de la vessie ont une disposition constante; elles naissent presque toutes de la face vésicale de la prostate, et elles forment deux plans, dont l'un est superficiel et l'autre profond. D'après la description de cet anatomiste, le plan superficiel se divise en quatre : un plan antérieur, un postérieur et deux latéraux.

Le *plan superficiel antérieur*, sous la forme de petits tendons en nombre variable, part de la face postérieure des pubis pour s'étendre sur la face antérieure de la vessie, ou quelquefois ils se développent pour gagner le sommet et les faces latérales de cet organe.

Le *plan superficiel postérieur* est attaché dans l'espace qui sépare les deux crêtes de la prostate, derrière le col de la vessie, et ses fibres s'étendent sur la face postérieure de ce réservoir, en formant une bande aplatie qui jette quelques points d'attache à l'aponévrose pubienne. Au niveau des uretères, les fibres s'étalent pour remonter les unes vers l'ouraque, et les autres vers les parties latérales.

Les *plans superficiels latéraux* ont leur insertion à la partie supérieure des lobes latéraux de la prostate. M. Mercier fait remarquer que c'est à la réunion de leurs tendons qu'est due la forme d'un cœur de carte à jouer qu'on voit à la face postérieure de la prostate. Ces faisceaux musculaires, qui s'écartent à leur point d'attache, se développent en éventail sur les faces antérieure, postérieure et supérieure de la vessie. Au niveau des uretères, ils se partagent en deux faisceaux, dont une partie des fibres montent vers le sommet de la vessie, d'autres se dirigent vers son col, d'autres enfin se portent vers la face postérieure : elles s'entrecroisent avec celles du côté opposé, et cet entrecroisement produit les saillies et les cavités que l'on voit dans l'intérieur des vessies hypertrophiées.

Il résulte de la direction de ces faisceaux, qu'un espace long et étroit, au-dessus de l'ouverture de l'uretère, est dépourvu de plan musculaire, ce qui favorise la formation des hernies de la muqueuse plus fréquentes et plus considérables à cette partie de la vessie que partout ailleurs. Cette observation est due à M. Mercier.

Le plan profond se divise en deux : en plan profond externe ou *tri-*

gono-pariétal, et en plan profond interne ou *uréthro-vésical*. Le *plan profond externe* est au niveau du trigone, entre le col de la vessie et l'orifice des uretères. Les fibres postérieures de ce plan forment la limite postérieure du trigone. Vers les bords latéraux de cet espace triangulaire, elles s'écartent en trois directions : les fibres postérieures montent sur les uretères et sur la paroi postérieure de la vessie ; les fibres moyennes s'étalent sur ses parois latérales, et les fibres antérieures recouvrent les granulations sus-montanales de la prostate pour concourir à la formation de la valvule pylorique ; elles se relèvent sur les côtés de l'orifice uréthro-vésical, et elles s'entrecroisent pour s'étendre sur la paroi antérieure et sur les parois latérales de la vessie. Sans avoir vu de fibres annulaires, M. Mercier dit que c'est ce plan qu'on peut admettre comme un sphincter, en faisant remarquer toutefois que dans toute l'étendue du trigone et autour du col, il n'a jamais la couleur des autres fibres musculaires de la vessie.

Le *plan profond interne* est immédiatement sous la muqueuse, et il est formé par des fibres longitudinales minces et peu nombreuses. Il est attaché à la paroi postérieure de la portion prostatique de l'urèthre. Du vérumontanum, les fibres montent en divergeant sur la lèvre postérieure et s'étalent sur la paroi inférieure de la vessie jusqu'aux ouvertures des uretères, et elles concourent à former les bords latéraux du trigone.

Les *muscles pubio-prostatiques*, ainsi nommés par M. Mercier, sont deux faisceaux charnus assez volumineux partant des petits tendons donnant naissance aux fibres superficielles antérieures de la vessie ; ils se dirigent en arrière, pour s'attacher aux crêtes prostatiques en passant sur la partie la plus élevée des faces latérales de cette glande. Ces muscles, dit cet anatomiste, ont été confondus avec le releveur de l'anus, parce qu'ils donnent à ce dernier des attaches sur la prostate, dont ils sont cependant séparés par son aponévrose latérale.

CHAPITRE III.

DE LA PROSTATE.

La prostate enveloppe cette portion de l'urèthre à laquelle elle donne son nom. Winslow dit qu'elle a à peu près la forme d'une châtaigne ; elle est placée entre le pubis et le rectum, et son axe est oblique d'arrière en avant ; on y remarque une face pubienne, une face rectale, deux faces latérales, une face vésicale et une face uréthrale. La face pubienne a été aussi nommée face antérieure et face supérieure. Ces dénominations résultent de la position donnée au cadavre, pour l'étudier soit couché, soit debout.

La face pubienne est divisée en deux parties par un sillon longitudinal superficiel. Elle est éloignée des pubis de 8 à 10 millimètres, et elle y est attachée par une bande fibreuse très solide. La face rectale (fig. 4), un peu plus allongée que la précédente, et aussi plus inclinée, est également divisée par un sillon longitudinal qui se sépare en deux branches, (fig. 4, 2.) ou sillon transversal.

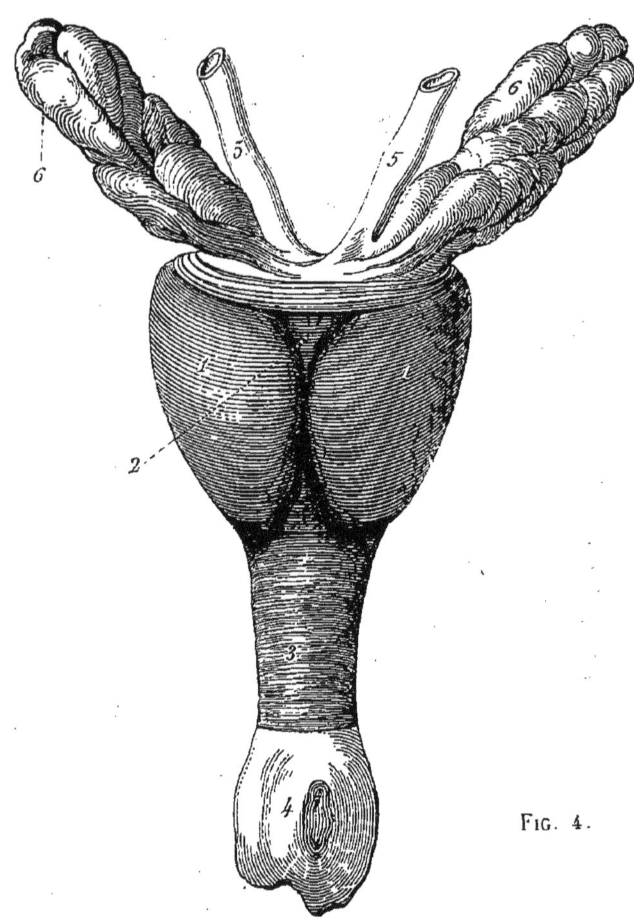

Fig. 4.

1-1. Lobes de la prostate.
2. Sillon sous la portion sus-montanale, ou sillon transversal.
3. Portion membraneuse de l'urèthre.
4. Bulbe de l'urèthre.
5-5. Conduits déférents.
6-6. Vésicules séminales.

A quelques millimètres au-dessous de la face vésicale, dans cette dépression transversale, s'engagent obliquement pour arriver à l'urèthre, les canaux éjaculateurs. Ce sillon a fait admettre deux corps distincts dans la formation de la prostate.

Les faces latérales, arrondies, sont couvertes par le plexus veineux et par l'aponévrose latérale.

La face vésicale, ou la base, est presque horizontale, elle est traversée par l'orifice de l'urèthre ; la face uréthrale, ou le sommet, se perd insensiblement sur la portion membraneuse de l'urèthre.

Les fibres musculaires de la vessie trouvent un point d'attache sur la partie supérieure de la face rectale. En arrière, on voit deux petits prolongements où sont fixées des fibres musculaires, et qui donnent à la prostate, vue par derrière, la forme d'un cœur.

Selon M. Mercier, les éléments qui concourent à la formation de la prostate, sont les tendons réunis des muscles de la vessie et les bandes ligamenteuses venant des pubis. Ces fibres, en s'entre-croisant, enveloppent l'urèthre près de la vessie et lui forment une gaîne qui, chez la femme, est d'autant plus vasculaire qu'on l'examine plus près du méat urinaire.

Chez l'homme, ce tissu fibreux renferme sur les côtés de l'urèthre des granulations agglomérées et séparées les unes des autres par des lamelles fibreuses très minces. Leur réunion donne lieu à une masse blanchâtre compacte, constituant les lobes latéraux de la prostate. Les lobules, ou la réunion des granulations, ont la forme de cônes comprimés, dont les sommets sont dirigés vers les faces latérales et postérieure de l'urèthre, et ayant chacun un conduit excréteur aboutissant au vérumontanum sans anastomoses.

Il n'y a pas de granulations en avant ; cette face pubienne de la prostate est peu épaisse, et elle est constituée seulement par des tissus fibreux. Cette absence de granulations a fait dire à Amussat (1) que la prostate n'embrasse pas complétement l'urèthre, et que cette glande est creusée en forme de gouttière dans laquelle l'urèthre est placé.

M. Jarjavay dit que *jamais* on ne trouve le tissu glandulaire au-dessus de l'urèthre. Il l'a vainement cherché sur cent vingt sujets.

On voit encore des granulations dans l'épaisseur de la face rectacle, au-dessous de l'ouverture de l'urèthre dans la vessie ; elles sont en contact avec celles des lobes latéraux. A l'état normal on les voit difficilement, étant d'un très petit volume ; mais lorsqu'elles sont hypertrophiées, elles apparaissent sous la forme d'une saillie limitée latéralement par deux gouttières obliques.

E. Home a nommé cette saillie le *lobe moyen*.

(1) *Archives générales de médecine*, avril 1824.

M. Velpeau dit que l'on a vu des sujets dont l'urèthre était placé au-dessous de la prostate (1).

Des petits canaux excréteurs partent des granulations et viennent aboutir à l'urèthre, où ils s'ouvrent sur sa face postérieure, autour de la base du vérumontanum.

Les différentes mesures de la prostate sont, d'après M. Senn (2) :

De l'urèthre à la partie inférieure et moyenne..	7 à 8 lignes.
De l'urèthre directement en dehors..........	9 lignes.
De l'urèthre à la partie inférieure et externe...	10 à 11 lignes.

Littre donne à la prostate 34 millimètres de longueur et 30 de largeur. M. Cruveilhier admet 41 millimètres de largeur et 27 d'épaisseur. Lisfranc dit que cette glande est longue de 16 à 22 millimètres. Ces mesures laissent une grande incertitude en ne précisant pas les points où elles ont été prises. J'ai mesuré les différentes parties de la prostate sur trente-huit sujets adultes ; on peut, je crois, admettre comme une moyenne aussi exacte que possible les résultats suivants.

Lorsqu'on ouvre une prostate par sa face pubienne après avoir enlevé la vessie, on trouve 26 millimètres de longueur en mesurant l'espace compris entre le bord adhérent à la vessie et le bord contigu à la portion membraneuse de l'urèthre. La face rectale a 3 centimètres de longueur entre le point où les canaux éjaculateurs entrent dans la prostate, et sa terminaison sur la portion membraneuse. Les faces latérales n'ont que 2 centimètres et demi de longueur. Le diamètre transversal pris à la base de la prostate, c'est-à-dire à sa jonction à la vessie, est de 3 centimètres et demi, et son diamètre recto-pubien est de 25 millimètres.

L'urèthre décrit une courbe dans la prostate (fig. 5, 2). Il s'éloigne de la face rectale à mesure qu'il s'approche de la vessie, de sorte que l'épaisseur de la glande est très variable sur cette face.

Au niveau des orifices des canaux éjaculateurs la paroi rectale a de 6 à 8 millimètres d'épaisseur, tandis que la portion sus-montanale a 1 centimètre et quelquefois 1 centimètre et demi.

Lorsqu'on écrase entre les doigts les diverses parties de cette glande, on en fait sortir un liquide blanchâtre et filant connu sous le nom de *liquide* ou de *fluide prostatique*.

Le tissu de la prostate n'est pas également distribué autour de l'urèthre, il varie presque chez tous les sujets.

(1) *Anatomie chirurgicale*, t. II, p. 237.

(2) *Recherches sur les différentes méthodes de la taille, etc.*, 1825, thèse de Paris, n° 108, p. 11.

Généralement un des lobes est plus volumineux que l'autre; dans certains cas il y a au-dessus des canaux éjaculateurs une forte agglomération de granulations prostatiques, et dans d'autres cas on les sent à peine.

M. Caudmont voit dans cette distribution irrégulière des granulations (1) la possibilité d'expliquer les formes si variées des engorgements de cette glande. Ainsi, par exemple, s'il n'y a pas de granulations prostatiques dans la portion sus-montanale, l'état pathologique se montrera dans une partie quelconque de la glande, mais ne développera pas le lobe moyen. Lorsque toutes les parties de la prostate augmentent beaucoup de volume, la partie située au-dessous du vérumontanum et des canaux éjaculateurs ne participe pas à ce développement, elle semble même avoir diminué de longueur.

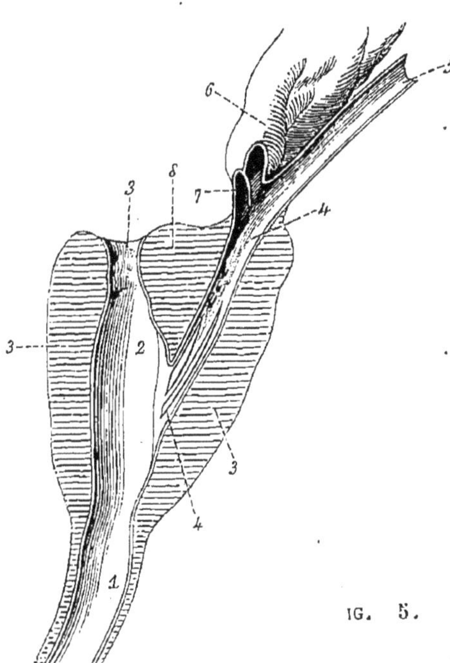

IG. 5.

1. Portion membraneuse.
2. Courbe de la portion prostatique.
3. Orifice uréthro-vésical, et épaisseur des parois.
4, 5. Canaux éjaculateurs.
6, 7. Vésicule séminale.
8. Portion sus-montanale.

Cette agglomération irrégulière des granulations modifie beaucoup la forme de la glande, et il est rare de voir les deux lobes latéraux du même volume et de la même forme. On comprend qu'étant hypertrophiés ces lobes acquièrent des formes si variées et si différentes, puisque déjà les dissemblances existent à l'état normal.

Le tissu de la prostate, mou et élastique, se laisse facilement comprimer, mais il se relève aussitôt que la compression a cessé.

La distance de la prostate au périnée varie selon chaque sujet, et les différences dépendent du plus ou moins d'embonpoint. Dupuytren a mesuré une distance de 4 centimètres variant jus-

(1) Caudmont, *Sur les engorgements de la prostate*, thèse de Paris, 1847, p. 14.

qu'à 12. Selon Blandin, la profondeur moyenne est de 6 à 8 centimètres, et l'espace compris entre la glande et la peau du périnée est rempli par des muscles, des aponévroses et du tissu graisseux. Les rapports de la prostate avec le périnée sont donc éloignés, de sorte que les explorations par cette région sont sans but : il est impossible de sentir, par le périnée, la prostate même considérablement hypertrophiée.

Cette glande, séparée du rectum par une aponévrose seulement, est avec cet intestin dans un rapport presque immédiat. On a cru cette disposition favorable à l'exploration de la glande, et l'on a conseillé l'introduction du doigt dans le rectum pour reconnaître les modifications qu'elle a pu subir. C'est une erreur dont il sera parlé en décrivant les moyens d'explorer le col de la vessie.

CHAPITRE IV.

DE L'APPAREIL MUSCULAIRE DE L'URÈTHRE.

Une partie de l'urèthre est enveloppée et est en rapport avec des muscles. La portion membraneuse est embrassée par une masse musculaire épaisse, et décrite différemment par plusieurs anatomistes.

Le bulbe est recouvert par un muscle très fort, qui sert d'attache au tendon antérieur du sphincter de l'anus. Il est divisé en deux moitiés par une cloison fibreuse, adhérente en haut à toute l'étendue du bulbe, et en bas à l'aponévrose superficielle du périnée : à cause de ses insertions, Winslow lui a donné le nom de *bulbo-caverneux*.

Son action produit certains phénomènes généralement attribués au spasme de l'urèthre.

Muscle bulbo-caverneux. — Ce muscle couvre le bulbe sous la forme d'une gaîne musculo-fibreuse qu'on peut isoler complétement. Il comprime le bulbe d'arrière en avant, et il donne en arrière un point d'attache au sphincter externe de l'anus et au transverse superficiel du périnée. Kobelt dit que des faisceaux de ce muscle contournent de chaque côté la racine de la verge, de sorte que son action ne se ferait pas sentir seulement sur le bulbe, mais elle s'étendrait aussi sur la racine du pénis et sur ses vaisseaux. Cet anatomiste décrit aussi une couche de ce muscle qui enveloppe la protubérance postérieure du bulbe à la manière d'une fronde. Cette couche profonde semble être exclusivement destinée à comprimer les deux hémisphères du bulbe (1) ; lorsque ce muscle se contracte, il écrase le bulbe et il en expulse le sang en avant jusqu'au gland : toute la portion pénienne se dilate et l'érection a lieu. La même action se produit lorsqu'on introduit une sonde dans un urèthre malade : on sent une résistance à sa marche ; dans d'autres circonstances, on ne peut la retirer sans efforts, et d'autres fois enfin, si elle est conique, elle est repoussée hors du canal. On a attribué ces divers phénomènes à une couche de muscles sous-jacente à la muqueuse, et elle est niée par des anatomistes habiles qui ne l'ont pas trouvée en dehors des limites de la portion musculeuse (2).

Muscles de la portion membraneuse. — La portion membraneuse est embrassée par des faisceaux musculaires, séparés du releveur de l'anus par l'aponévrose latérale de la prostate ; Amussat les a nommés muscles propres de la portion membraneuse, Guthrie, muscles compresseurs de l'urèthre, et M. Jarjavay, muscle transverso-uréthral (3).

Ces muscles ont été admis pendant longtemps comme une dépendance des muscles releveurs de l'anus, et c'est à des travaux récents, faits à l'école de Paris, que nous en devons une connaissance plus détaillée et plus précise.

M. Denonvilliers y a surtout contribué, en établissant la séparation du releveur de l'anus d'avec le muscle propre de l'urèthre.

La portion membraneuse de l'urèthre est entourée de deux muscles (4), l'un à droite et l'autre à gauche ; ils sont enfoncés dans l'espace limité en bas par l'aponévrose moyenne du périnée, et sur le côté et en haut par l'aponévrose latérale de la prostate. Vers le point de jonction de la partie ascendante de l'ischion et descendante du pubis, est placée l'insertion fibreuse de ces muscles qui rappellent la forme des muscles droits de l'œil ; ils se dirigent de bas en haut vers la portion membraneuse de l'urèthre, où leurs fibres s'écartent pour envelopper entièrement cette partie du canal. On ne peut pas les confondre avec les faisceaux antérieurs du muscle releveur de l'anus, puisqu'ils en sont séparés par l'aponévrose latérale de la prostate, ni avec les transverses du périnée dont la direction est différente ; pour bien les voir il faut diviser la symphyse pubienne et

(1) Kobelt, *De l'appareil du sens génital*, p. 31.
(2) Sappey, *loc. cit.*, p. 58.
(3) *Recherches anatomiques*, p. 127.
(4) Demarquay, *Archiv. génér. de méd.*, 4e série, t. XXI, sept. 1849.

écarter ses branches horizontales. Ces muscles sont-ils les mêmes que ceux dont parle Wilson (1)?

La description et les dessins du chirurgien anglais peuvent faire supposer l'existence d'autres muscles. Je crois pouvoir dire que ces mentions différentes se rapportent aux mêmes faisceaux, et c'est la manière de les préparer qui a fait admettre des muscles divers. En faisant une coupe de profil, comme l'a faite Wilson, on voit l'attache musculaire sur les parties latérales de la symphyse, et la direction des fibres paraît être de bas en haut, en se dirigeant vers la portion membraneuse de l'urèthre. Ainsi préparés, ces muscles semblent appartenir au releveur de l'anus, parce que l'aponévrose latérale de la prostate, méconnue d'ailleurs jusqu'aux travaux de M. Denonvilliers, étant coupée, n'indique plus la séparation de ces deux plans musculaires, c'est-à-dire le feuillet aponévrotique placé entre le releveur de l'anus et les transverses uréthraux profonds, nom que leur a donné M. Demarquay.

Lorsqu'on procède par coupes, ainsi que l'a fait M. Jarjavay, on voit distinctement les faisceaux musculaires envelopper la portion membraneuse, en conservant la forme d'un anneau très épais; ce qui lui a fait donner le nom de *muscle orbiculaire* (fig. 6). M. Gosselin a décrit aussi ces fibres musculaires (2).

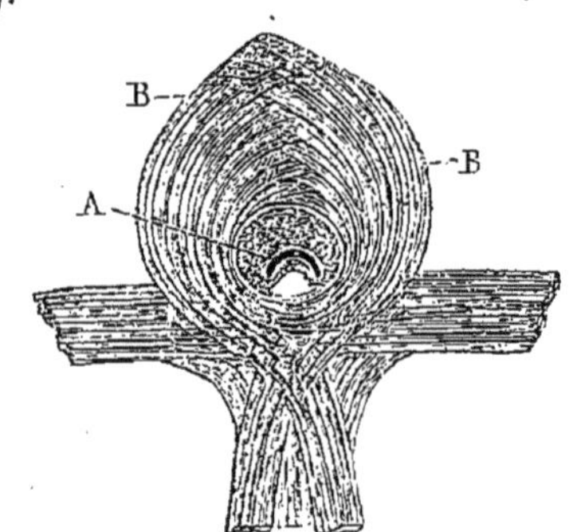

FIG. 6, d'après M. Jarjavay.

A. Forme en croissant du canal.
B.B. Entrecroisement des fibres du muscle orbiculaire en avant de l'urèthre.

J'admets, dit-il, dans la portion membraneuse du canal des fibres musculaires disposées circulairement en arrière du bulbe, fibres dont la contraction me paraît avoir pour effet de relever, mais aussi de resserrer le canal.

Les fibres propres de la portion musculeuse sont longitudinales et circulaires (3), elles forment une enveloppe épaisse de 2 à 3 millimètres. La muqueuse ne recouvre pas immédiatement cette tunique, elle en est séparée par une lamelle vasculaire, lacis de veines très petites.

(1) *Transact. médic.-chirurg.*, 1808.
(2) *Archives générales de médecine*, t. VII, 1845.
(3) Sappey, *loc. cit.*, p. 54.

Cette enveloppe musculaire varie beaucoup d'épaisseur et de force. Chez certains sujets, les faisceaux charnus sont très nets et très rouges ; chez d'autres, au contraire, leur forme est indécise et ils sont moins colorés.

CHAPITRE V.

DES RAPPORTS DE L'URÈTHRE.

La portion prostatique du canal, entièrement enveloppée par la prostate, n'a d'autres rapports que la substance même de cette glande.

La portion membraneuse est en rapport : en avant, avec la grande agglomération des veines réunies derrière la symphyse des pubis, et avec la portion circulaire des muscles transverses uréthraux profonds ; sur les côtés, avec les faisceaux obliques de ces muscles ; en arrière, avec l'anse qu'ils forment en se réunissant (muscle de Wilson), et avec la face antérieure du rectum.

Des adhérences très fortes existent aussi avec l'aponévrose moyenne du périnée que cette portion de l'urèthre traverse.

Les rapports de la portion spongieuse sont aussi très nombreux.

1° Le bulbe est immédiatement en contact avec le muscle bulbo-caverneux.

2° La partie inférieure de l'aponévrose superficielle du périnée s'étend sur les corps caverneux dont elle forme l'enveloppe, ainsi que sur la portion spongieuse de l'urèthre. Elle est très adhérente au bulbe, principalement à sa partie moyenne, et en arrière elle sert aussi de point d'attache au sphincter de l'anus.

3° L'urèthre ensuite se dirigeant en haut, est en rapport par sa face supérieure avec les corps caverneux auxquels il est très solidement attaché. Une partie de sa face inférieure, enfermée dans le scrotum, est recouverte par le tissu cellulaire des bourses, et toute sa portion libre est immédiatement enveloppée par une lame aponévrotique et par la peau.

Les rapports de la prostate avec les aponévroses du bassin ont été étudiés dans ces derniers temps avec une précision remarquable par M. le professeur Denonvilliers (1).

Le fait principal du beau travail de cet anatomiste, c'est que chacun des muscles du bassin a une enveloppe fibreuse particulière,

(1) Thèse inaugurale. Paris, 1837.

qui, en se réunissant aux autres, forme l'aponévrose pelvienne. Cette dernière paraît être un feuillet unique lorsqu'on la regarde par en haut, mais au contraire, elle se dédouble en autant de feuillets qu'elle rencontre d'organes à envelopper lorsqu'on la regarde par en bas.

Sur un plan inférieur on voit une lame triangulaire dont la base répond au rectum et le sommet à la symphyse pubienne : la partie moyenne de cette lame aponévrotique sépare la prostate du rectum ; elle recouvre inférieurement le releveur de l'anus, dont la gaîne fibreuse est complétée par l'aponévrose supérieure du périnée. Cette aponévrose livre passage à la portion membraneuse de l'urèthre qu'elle accompagne jusqu'au bulbe, en le protégeant d'une enveloppe fibreuse.

CHAPITRE VI.

DES RAPPORTS DE LA VESSIE.

Lorsque la vessie est très distendue par l'urine, elle s'élève dans l'abdomen, et le péritoine l'abandonnant à sa face antérieure, laisse au-devant de l'organe une cavité triangulaire dépourvue de l'enveloppe séreuse. Postérieurement la vessie est recouverte par le péritoine. Ses faces latérales peuvent être divisées en deux parties : l'une, antérieure, est en contact avec l'aponévrose de l'obturateur interne ; l'autre, postérieure, est sous le péritoine. La face inférieure touche au rectum par l'espace triangulaire laissé libre par l'écartement des vésicules séminales ; en avant, elle est contiguë à la prostate, et sur les côtés, au releveur de l'anus. On voit donc qu'une partie seulement de la vessie est en rapport avec le péritoine.

La figure 7 représente les rapports des organes génito-urinaires avec les diverses parties contenues dans le bassin.

Aponévrose latérale. — La prostate est protégée par une enveloppe fibro-musculaire très solide que l'on voit à la face externe de même qu'à la face interne de ses lobes, au-dessous de la muqueuse uréthrale. A la face externe, il se dégage de chaque côté un feuillet fibreux couvrant la glande, et décrit par M. le professeur Denonvilliers sous le nom d'*aponévrose latérale de la prostate.* Cette lame fibreuse très solide se divise en deux portions.

La première, horizontale, se confond par sa face inférieure avec la face supérieure de l'aponévrose moyenne du périnée, et sa face supérieure est en contact avec le bord inférieur du muscle releveur de l'anus sans y être attachée.

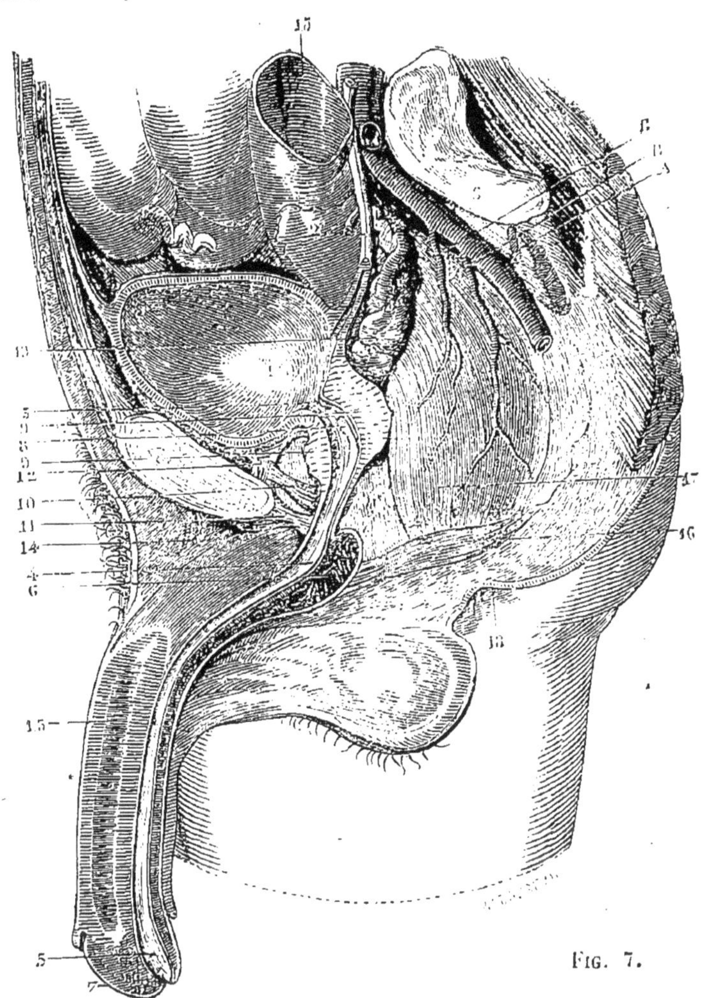

FIG. 7.

1. Vessie.	12. Ligament pubio-prostatique.
2. Uretère.	13. Corps caverneux.
3. Col vésical.	14. Ligament suspenseur de la verge.
4. Fond du bulbe.	15. Rectum.
4-5. Canal de l'urèthre.	16. Sphincter de l'anus.
6. Bulbe.	17. Fibres longitudinales du rectum.
7. Gland.	18. Anus.
8. Vérumontanum.	19. Vésicule séminale.
9-9. Prostate.	A. Artère hypogastrique.
10. Profil du muscle de Wilson.	BB. Artères hémorrhoïdales moyennes.
11. Ligament périnéal.	

La seconde portion est verticale, elle s'étend des côtés de la symphyse des pubis, où elle est attachée, jusqu'au rectum, sur lequel elle se prolonge latéralement en séparant les fibres propres de cet intestin de celles du releveur de l'anus. Elle est tendue entre l'aponévrose supérieure et l'aponévrose moyenne du périnée. Son bord supérieur se confond avec l'aponévrose supérieure du périnée. Son bord inférieur, en avant, se contourne, passe au-dessous du releveur de l'anus, et va s'attacher à la branche ascendante du pubis. Il s'unit aussi avec le feuillet supérieur de l'aponévrose moyenne du périnée.

Par sa face externe elle est en rapport avec le releveur de l'anus, et par sa face interne avec le muscle de Wilson, qui est séparé du releveur de l'anus par ce feuillet aponévrotique : elle s'applique ensuite sur la prostate, où elle est fortement attachée.

La prostate est donc limitée à droite et à gauche par son aponévrose latérale, et elle est solidement fixée par elle entre l'aponévrose périnéale supérieure, l'aponévrose périnéale moyenne et le rectum.

La portion membraneuse de l'urèthre est aussi enfermée dans une enveloppe fibreuse formée, en haut par la petite aponévrose qui s'étend entre les deux ligaments pubio-prostatiques, en avant par la symphyse des pubis et son ligament triangulaire, en bas par l'aponévrose moyenne du périnée, en arrière par la face antérieure de la prostate, et enfin sur les côtés par l'aponévrose latérale de la prostate (1).

L'enveloppe fibreuse de la prostate résulte donc, en haut, de la réunion des fibres fibreuses venant de la vessie et de la symphyse des pubis; en bas, de l'aponévrose moyenne du périnée; en dehors, de ces deux lames nommées aponévroses latérales; et en arrière, de l'aponévrose prostato-péritonéale, lame fibreuse qui s'étend du cul-de-sac recto-vésical à la base de la prostate.

CHAPITRE VII.

DE LA STRUCTURE DE L'URÈTHRE.

§ Ier. — Artères de la verge.

On sait que l'artère honteuse interne se termine en deux branches, l'une prend le nom d'artère *caverneuse*, l'autre est nommée l'artère *dorsale de la verge.*

Artère dorsale de la verge. — Cette artère, difficile à injecter d'une manière complète, n'a pas été décrite avec exactitude (2). M. Sappey en a fait une étude nouvelle, et il en a donné la descrip-

(1) Denonvilliers, thèse inaugurale. Paris, 1837.
(2) Sappey, *Recherches sur la conformation de l'urèthre*, p. 75.

tion suivante : « Après s'être séparée du tronc principal elle monte » sur le côté interne de la racine des corps caverneux, chemine dans » l'épaisseur du ligament suspenseur, parcourt ensuite toute la face » dorsale de la verge en formant des flexuosités qui disparaissent » dans l'érection, puis se dévie un peu au voisinage du gland pour » y pénétrer par sa partie postérieure et latérale. Pendant ce trajet, » l'artère dorsale fournit une série de branches dont les ramuscules » s'abouchent avec les ramuscules correspondants des branches col- » latérales voisines, et forment ainsi une série d'arcades qui ont pour » effet de prolonger l'artère bulbeuse jusqu'à la base du gland. »

Le mode de terminaison des artères de la verge mérite d'être rappelé, surtout depuis qu'il s'est produit une dissidence d'opinion entre Müller et M. Sappey.

Les dernières ramifications de ces vaisseaux se divisent en trois ordres, dit Müller : quelques-unes se perdent sur les parois des aréoles du tissu érectile et représentent de véritables *vasa vasorum*; d'autres s'ouvrent dans ces aréoles pour y verser le sang qui les parcourt ; les dernières sont des dilatations artérielles un peu renflées à leurs extrémités, terminées en culs-de-sac plus ou moins contournés, d'où le nom d'*artères hélicines*.

Les deux premiers modes de terminaison ne sauraient être contestés, mais il n'en est pas de même du troisième.

Après avoir injecté les artères avec des liquides chauds et des liquides froids, après avoir employé le vernis, l'acide arsénieux chargé d'une grande quantité de vermillon finement pulvérisé, après les avoir cherchées avec le microscope, bien que Müller dise qu'elles sont visibles à la loupe, après avoir eu recours à tous les modes d'investigation sans résultat satisfaisant, M. Sappey n'hésite pas à dire : « Aujourd'hui j'ose affirmer que les artères » hélicines n'existent pas (1). »

§ II. — Veines de l'urèthre.

Les veines de l'urèthre sont en grand nombre, d'un volume considérable, et elles forment un véritable réseau par la multiplicité des anastomoses. Les veines du gland, après leur réunion derrière la couronne, forment quelques troncs volumineux qui se confondent en un seul, rampant sur le dos de la verge, et qui a reçu le nom de veine dorsale. Elle passe sous le ligament suspenseur, s'engage sous la symphyse pubienne, et elle vient se jeter dans le plexus veineux enfermé dans la cage aponévrotique qui enveloppe la prostate.

(1) *Loc. cit.*, p. 78.

M. Sappey (1), dans un récent concours, a démontré que les branches collatérales de la veine dorsale émanent en partie de la face inférieure des corps caverneux et de l'intérieur même de ces corps, par tous les points de leur surface, pour aller se réunir aux veines uréthrales.

Les veines du bulbe se rencontrent de manière à former des troncs supérieurs, inférieurs et latéraux.

Les supérieurs traversent l'aponévrose moyenne du périnée pour s'unir au plexus prostatique, une partie des veines inférieures du bulbe se jette également dans ce plexus.

Les veines de la verge, du bulbe et de l'urèthre se rassemblent pour former derrière la symphyse pubienne un plexus enfermé dans la cellule aponévrotique de la prostate. Il se prolonge dans le bas-fond de la vessie et se divise dans les veines hypogastriques. Ce plexus est très adhérent à la prostate, et chez les vieillards il contient des caillots de sang décoloré.

§ III. — Vaisseaux lymphatiques de l'urèthre.

Les vaisseaux lymphatiques de la muqueuse uréthrale, petits et peu abondants dans les portions prostatique et membraneuse, acquièrent du développement à mesure qu'on les examine dans la portion spongieuse et lorsqu'ils se rapprochent du gland. Généralement leur direction est longitudinale, et ils se réunissent par de nombreuses anastomoses ayant l'aspect d'un long plexus.

La disposition variqueuse de ces vaisseaux est normale, et l'inflammation peut l'augmenter considérablement.

Il résulte des observations de M. Sappey :

1° Que les lymphatiques de la muqueuse uréthrale se rendent tous vers cette partie de l'urèthre qui s'étend du frein de la verge au méat urinaire ;

2° Que là, ils s'entrelacent et s'anastomosent de manière à former l'un des plexus les plus remarquables de l'économie ;

3° Que de ce plexus partent des vaisseaux en nombre indéterminé, convergeant de haut en bas, et se réunissant aux troncs lymphatiques sortis du gland. Ces vaisseaux si nombreux, et qui enveloppent la couronne du gland, portent aussi quelquefois des dilatations variqueuses. M. Demarquay en a montré plusieurs exemples, et M. Huguier en a présenté un cas très remarquable à la Société de chirurgie, dans la séance du 26 mai 1852.

(1) Sappey, *loc. cit.*, p. 80.

Nous voyons donc que les vaisseaux lymphatiques du canal et du gland, en se réunissant, forment un ou deux troncs qui se rendent aux ganglions des aines. Lorsque le tronc est unique, il est médian et il se jette, soit à droite soit à gauche, dans les ganglions de l'aine; ou bien encore il se bifurque à la racine de la verge, et les branches divergentes vont se perdre dans les ganglions des deux côtés. M. Jarjavay a préparé des pièces fort remarquables, déposées au musée de la Faculté de médecine de Paris, montrant un entrecroisement des troncs lymphatiques derrière la couronne du gland. Celui du côté gauche se perd dans les ganglions de l'aine droite, et celui du côté droit dans ceux de l'aine gauche. Cette disposition explique comment une inflammation des ganglions lymphatiques de l'une des deux aines peut être la conséquence d'une lésion placée sur un point de la moitié opposée du gland.

On a cru pouvoir éclairer le diagnostic des tumeurs de l'aine par l'étude de la terminaison des troncs lymphatiques dans les ganglions. Il résulte des pièces préparées par M. Sappey que la terminaison de ces vaisseaux est très irrégulière, et qu'ils peuvent se rendre dans les ganglions internes, moyens et externes; en général, ils disparaissent dans les ganglions les plus élevés.

PREMIÈRE PARTIE.

MALADIES DE L'URÈTHRE.

CHAPITRE PREMIER.

DE L'INFLAMMATION DE L'URÈTHRE.

ARTICLE PREMIER.

DE L'URÉTHRITE CHRONIQUE.

L'uréthrite aiguë, décrite dans tous les traités de pathologie, ne doit pas nous occuper ici. L'uréthrite chronique, ou *goutte militaire*, sera étudiée seulement comme un des symptômes et l'une des complications des rétrécissements de l'urèthre; il en sera de même de la contracture. Cet état spasmodique des muscles, très souvent effet des strictures et de l'inflammation chronique, sous l'influence de certaines diathèses, persiste longtemps après la guérison des maladies qui y ont donné lieu; le traitement de toutes deux étant à peu près le même, nous le décrirons seulement après avoir fait l'exposé de ces deux états pathologiques.

Symptômes. — Un écoulement d'un blanc jaunâtre, très variable en quantité et en consistance, se produit dans l'urèthre et inquiète beaucoup les malades, très soigneux dans l'examen de la goutte arrêtée dans la fosse naviculaire. En s'éveillant, ils se hâtent de presser le gland entre les doigts, afin de voir la quantité de liquide sécrétée pendant la nuit. Leur humeur se ressent de sa diminution ou de son augmentation; ils regardent avec attention l'urine qu'ils viennent de rendre, et ils sont très préoccupés de la présence de petits filaments nageant dans ce liquide, et qu'ils nomment des petits vers.

Les douleurs senties dans le canal varient beaucoup. Souvent c'est seulement une simple démangeaison localisée au gland, ou une chaleur passagère parcourant la longueur de l'urèthre: d'autres fois la chaleur est continue, et il y a des élancements semblables à des coups d'épingles. Rarement ces sensations ont lieu dans toute la longueur du canal; elles sont presque toujours bornées au gland, à la portion intrapérinéale de l'urèthre, et elles se font sentir jusque dans le rectum.

Les fonctions génitales sont plus ou moins altérées ; les érections deviennent douloureuses lorsque la verge est inclinée vers le ventre ; elles sont plus rares près de la femme ; elles sont incomplètes : le gland reste mou, surtout à sa pointe, et le coït ne peut pas être convenablement accompli. L'éjaculation a lieu souvent avant l'introduction de la verge ; le sperme n'est pas lancé avec vigueur, il sort en bavant ou il reflue vers la vessie. Cette éjaculation est douloureuse, elle donne une sensation de déchirure, et le sperme peut être coloré de sang. Les sujets lymphatiques ou affaiblis ont des pertes séminales involontaires pendant les garderobes, et même des pertes diurnes ; d'autres deviennent impuissants. Cet état résulte de la transformation des tissus, qui s'oppose à l'apport du sang nécessaire à l'érection, ou de l'excessive sensibilité du canal, qui provoque l'éjaculation quelquefois avant le commencement de l'érection.

On a à tort attribué cette impuissance aux pertes séminales. M. Mercier a vu chez ces malades les animalcules, observés au microscope, être privés de la vie en sortant des organes. Il en tire cette conclusion, que l'inflammation des canaux et des vésicules spermatiques peut produire dans ces organes une sécrétion anormale, délétère pour les animalcules qui les traversent.

Diagnostic. — C'est par l'examen des urines, du liquide sécrété, et par l'exploration du canal, qu'on précise le diagnostic.

On doit particulièrement examiner les premières urines rendues au matin, après les avoir recueillies dans un verre allongé. On voit des filaments blanchâtres qui tombent lentement au fond du verre. Souvent, en se refroidissant, les urines deviennent muqueuses, et ce mucus se dissout par la chaleur. La maladie devenant plus grave, le dernier jet d'urine est blanchâtre, et le malade le sent passer dans l'urèthre. Cette dernière quantité d'urine contient des mucosités qui tombent et s'attachent au fond du vase sous la forme de flocons. En les faisant sécher, on obtient un résidu blanc qui se laisse écraser entre les doigts comme du plâtre mou et très fin. Ces dernières gouttes d'urine, en séchant sur le parquet, laissent des taches blanches semblables à des gouttes d'eau de chaux ; traitées par le feu, elles dégagent une forte odeur de corne brûlée : c'est du phosphate de chaux et de la matière animale.

Le liquide sécrété est filant et transparent comme de l'eau gommée, ou il est épais comme du pus. Dans ce dernier cas, les taches séchées sur le linge sont jaunes et épaisses dans le centre, et leur circonférence est limitée par une auréole ayant l'aspect de l'eau gommée.

L'exploration du canal est le moyen le plus sûr de préciser le siége et l'étendue de la lésion; on doit la faire avec des bougies appropriées. (Voy. *Des bougies et des sondes.*)

La bougie cylindrique à courbure fixe est utile seulement pour reconnaître un obstacle, sans distinguer sa nature : elle ne sent pas les valvules, qu'elle déprime en avançant vers la vessie. On doit se servir de la bougie à boule et de la bougie à nœuds pour faire ces recherches.

On ne trouve pas toujours immédiatement les obstacles. Des bougies cylindriques de 6 à 7 millimètres de diamètre arrivent jusque dans la vessie sans avoir été arrêtées dans leur marche, et cependant l'écoulement résiste à toute espèce de médication. La bougie à boule elle-même ne transmet pas des sensations assez nettes pour distinguer la nature de la lésion; il faut dans ces cas avoir recours aux bougies à nœuds. Les bords en relief de ces nœuds très rapprochés sont arrêtés par les obstacles, quelque petits qu'ils soient : ils font découvrir des causes qui avaient été méconnues par les explorations faites avec le plus grand soin, mais avec des instruments insuffisants.

Dans ces conditions, les malades urinent avec facilité et sans douleur; l'accomplissement presque normal de cette fonction entretient l'erreur du médecin et du malade, qui ne veulent pas croire à l'existence d'un rétrécissement à son début. Pour la plupart des malades et des praticiens, le rétrécissement entraîne l'idée d'occlusion du canal, de rétention d'urine, etc. ; et, ne pouvant rapporter ces troubles fonctionnels à une lésion matérielle qui échappe à leurs recherches, ils croient alors à une névralgie du col de la vessie, à un rhumatisme de la prostate, et ils dirigent leur médication contre ces maladies supposées.

La sécrétion peut encore être entretenue par des replis de la membrane muqueuse ayant la forme de valvules : lorsqu'elles sont soulevées par le jet d'urine, elles produisent une diminution momentanée du calibre du canal. Si l'on se sert d'une bougie cylindrique pour les chercher, on ne les trouve pas : la bougie les déprime et les efface; il faut donc, pour les reconnaître, les placer dans les conditions où elles sont lorsque l'urine passe dans l'urèthre. La bougie à boule, à bords saillants, est le meilleur moyen d'investigation : en la ramenant vers le méat urinaire, elle soulève ces replis valvulaires et elle fait apprécier exactement leur nombre et leur siége. On a reproché à ces instruments leur introduction difficile dans la portion membraneuse. Ces reproches sont mérités lorsqu'on emploie une bougie droite, mais ils sont sans fondement lorsqu'on lui donne une courbure fixe. La boule n'est plus arrêtée dans le cul-de-sac du bulbe, et elle entre facilement dans la portion membraneuse. Pour donner à la courbure le degré convenable, il faut placer dans la bougie un mandrin de laiton très mince; il est assez flexible pour ne pas fatiguer l'urèthre, et assez résistant pour conserver à l'instrument la courbure nécessaire.

Lorsque l'inflammation s'est plusieurs fois reproduite, ou lorsqu'elle a été de longue durée, le canal a subi certaines modifications que l'exploration la plus attentive détermine difficilement. On ne trouve ni rétrécissement, ni valvules; mais si l'on veut faire entrer dans la vessie une bougie métallique à courbure ordinaire, on est fortement arrêté contre la portion prostatique.

Cet obstacle est le résultat d'une déviation de la courbure profonde du canal. On la reconnaît en introduisant jusque dans la vessie une bougie de cire molle de 6 à 7 millimètres de diamètre. on la laisse en place pendant vingt ou trente minutes; et, en la retirant, on voit que non-seulement la courbure profonde est augmentée, mais aussi qu'elle est parfois déviée latéralement.

Il est une disposition anatomique de la muqueuse qui peut encore être la cause de la longue durée d'un écoulement uréthral. A la face supérieure de l'urèthre, à 1 centimètre 1/2 environ du méat urinaire, il y a, ainsi que nous l'avons dit, page 6, un repli valvulaire de la membrane muqueuse; souvent il est à l'état rudimentaire, mais il acquiert parfois une étendue telle, qu'il forme un cul-de-sac faisant obstacle à la libre entrée des sondes.

Le cul-de-sac formé par cette valvule devient le refuge de l'inflammation chronique et il produit une sécrétion intarissable. L'exploration est souvent insuffisante pour reconnaître cette disposition peu développée, et l'écoulement persiste, quoi qu'on fasse. Quatre fois j'ai pu faire cesser des écoulements rebelles, en divisant cette valvule au moyen d'une sonde cannelée portée le long de la paroi supérieure de l'urèthre jusque dans le cul-de-sac, et servant de guide à un bistouri très étroit.

Ces diverses altérations peuvent être isolées ou réunies, et se compliquer mutuellement; c'est à la difficulté de poser un diagnostic précis qu'il faut attribuer l'impuissance d'une si grande variété de traitements.

Pronostic. — Si l'uréthrite chronique est très souvent sans gravité, elle a néanmoins des conséquences fâcheuses dans un grand nombre de circonstances. Ainsi elle modifie, elle altère les fonctions génitales; par sa durée, l'inflammation chronique transforme les tissus et produit cet état, décrit par M. Jules Guérin sous le nom de *ré-*

traction, qui, diminuant sans cesse l'étendue des surfaces, forme des rétrécissements.

Il est donc nécessaire de la combattre activement.

ARTICLE II.

DE LA CONTRACTURE DU COL DE LA VESSIE.

Nous avons dit que l'inflammation chronique de la portion profonde de l'urèthre, quelle qu'en soit la cause, se complique très souvent de symptômes dont le siége est au col de la vessie, et dont le premier effet est une gêne dans l'émission de l'urine, et quelquefois sa rétention complète. Cette affection des muscles de la portion profonde de l'urèthre a reçu le nom de contracture du col de la vessie.

M. Caudmont, qui l'a bien observée, dit : « La contracture du col de la vessie est un état morbide caractérisé par une contraction irrégulière et permanente des sphincters du col de la vessie (1). »

La contracture se distingue du spasme en ce qu'elle est permanente, tandis que le spasme est temporaire ; elle se développe lentement et elle est longue à guérir. Le spasme, au contraire, survient subitement et il cesse avec rapidité. La contracture produit souvent une altération matérielle ; le spasme ne laisse aucune trace après lui.

Cette affection a été appelée par Roux, MM. Velpeau, Civiale, névralgie, névrose vésicale, état vague ou nerveux de la partie profonde de l'urèthre et du col de la vessie.

Causes. — Les causes de la contracture sont locales et générales

Les causes locales sont : la phlegmasie de la portion profonde du canal, succédant à une uréthrite aiguë, ou provoquée par des excès vénériens, par la masturbation ; tous les obstacles à la libre sortie de l'urine, quelles que soient leur nature et la position qu'ils occupent dans l'urèthre ; les calculs et les fongus vésicaux, les tubercules et l'hypertrophie de la prostate, les tumeurs, les hémorrhoïdes, les ulcérations de la portion inférieure du rectum ; enfin toute inflammation ou irritation dans le voisinage du col de la vessie. M. Mercier insiste particulièrement sur l'influence fâcheuse de l'uréthrite due au coït avec une femme ayant une maladie organique de l'utérus ou un catarrhe utérin. Les rapports sexuels pendant les règles ou pendant une sécrétion de flueurs blanches sont aussi une cause dont il faut tenir compte.

(1) Laureano Marin y Granadas, *Sur la valvule musculaire du col de la vessie*. 1856, thèse de Paris.

Ces uréthrites chroniques, se révélant à peine par un léger suintement, n'éveillent pas l'attention des malades, lorsqu'ils ne se sont pas exposés à un contact suspect. Abandonnées à elles-mêmes, elles envahissent le tissu glandulaire de la prostate, si lent à revenir à son état normal, et les muscles du col de la vessie, qui ne tardent pas à être contracturés.

Les causes locales agissent avec une force d'autant plus grande que le sujet est atteint de vices constitutionnels : ainsi les dispositions aux dartres, aux affections cutanées, aux rhumatismes, aux scrofules influent sur les causes locales, et augmentent leur résistance. On a voulu reconnaître à ces causes générales une action directe sur la production de cette maladie ; je pense qu'on s'est exagéré cette influence spéciale.

Je n'ai pas encore vu une contracture du col de la vessie, non précédée d'une altération de l'urèthre ou des organes qui l'entourent. Il faut attacher une grande importance à ces causes générales, non parce que seules elles peuvent produire la maladie, mais parce qu'elles peuvent l'aggraver. Souvent, après avoir longtemps résisté aux remèdes dirigés contre les causes locales, elle a cédé à l'influence des moyens destinés à combattre les causes générales.

Symptômes. — Lorsqu'ils veulent uriner, les malades font des efforts et ils attendent un certain temps avant que le jet d'urine jaillisse. Cette émission douloureuse est suivie d'une vive chaleur dans le canal pendant le passage de l'urine, et lorsque celle-ci cesse de couler, une douleur nouvelle se fait sentir jusqu'au méat urinaire.

La première douleur est due à l'écartement des lèvres de l'orifice uréthro-vésical, contracturées ; la seconde, pendant le passage de l'urine, n'est pas constante, elle est due au contact du liquide avec la muqueuse de la portion prostatique enflammée. La troisième douleur, en finissant d'uriner, est provoquée par le contact de la paroi postérieure de la vessie contre l'orifice uréthro-vésical.

Ces douleurs se font sentir également dans différentes régions, mais avec moins de constance que les premières. Certains malades souffrent au périnée, d'autres à l'anus, où il se produit une constriction par la relation qui existe entre le sphincter de l'anus et les muscles du col de la vessie. D'autres malades, enfin, sentent ces douleurs aux aines, au pubis et à la région lombaire.

Le jet d'urine est petit, et il est lancé avec peu de vigueur ; les dernières gouttes tombent sur les vêtements ou entre les talons, et souvent il est brusquement interrompu par un spasme provoqué par le contact de l'urine avec la muqueuse enflammée. Avant, et quelquefois après l'émission de l'urine, la verge se gonfle, elle est dans un état de dureté érective très douloureux. Le besoin d'uriner est souvent si impérieux, que si les malades y résistent le liquide s'échappe involontairement dans leurs vêtements : dans cette situation le jet est fort et très douloureux. Ce dernier état est dû à la contractilité surexcitée des parois de la vessie. L'urine, généralement peu abondante, varie beaucoup dans son aspect : tantôt limpide et aqueuse, elle devient tout à coup glaireuse et épaisse, sans qu'on puisse saisir la cause de ce brusque changement.

Explorations. — On doit se servir d'une bougie à boule de 4 à 5 millimètres de diamètre, pour reconnaître la contracture ; il est souvent nécessaire d'employer une certaine pression pour faire arriver la boule jusqu'à la vessie, alors il est utile de placer un mandrin de laiton dans la bougie, dont la trop grande flexibilité ne peut pas vaincre la résistance des muscles contracturés. Ce mandrin a encore l'avantage de donner à la bougie une courbure qui rend plus facile son passage sous l'arcade du pubis, et l'empêche d'être arrêtée dans l'excavation du bulbe.

L'introduction de la bougie, depuis le méat urinaire jusqu'à la portion membraneuse, ne donne à l'opérateur aucune sensation de résistance. A la portion membraneuse, la bougie est arrêtée, et l'obstacle cède sous une pression lente et soutenue, ensuite elle redevient libre, et elle peut parcourir aisément cette portion profonde du canal.

Dans le moment où la boule traverse l'obstacle, le malade accuse un très vif besoin d'uriner bientôt suivi d'une douleur aiguë, qui diminue à mesure que l'opérateur fait avancer l'instrument vers la vessie. Quelquefois cette douleur est sentie à l'anus. Lorsque la boule est en contact avec l'orifice uréthro-vésical, elle produit une douleur nouvelle moins aiguë que la première, et qui cesse aussitôt l'obstacle dépassé.

On a cru à l'existence d'un rétrécissement alors qu'il y avait seulement une contraction musculaire ; et un traitement inopportun a produit une maladie qui n'existait pas. Afin d'éviter une pareille méprise, il faut introduire successivement plusieurs sondes dont le calibre est progressivement plus fort. Si la contracture existe, les sondes plus volumineuses passent sans résistance, et la douleur est plus vive en raison du plus grand volume de l'instrument. Si au contraire c'est un rétrécissement qui a obstrué le canal, la sonde plus grosse est arrêtée ; et si elle franchit la stricture, c'est en faisant connaître la grande résistance qui lui est opposée. Le malade dans ce cas ne sent pas les douleurs que nous venons d'indiquer, et qui ne manquent jamais dans l'état de contracture.

Traitement. — Il est très utile de savoir si la contracture est le résultat d'une diathèse, si elle est due à une maladie du rectum, telle qu'une fissure, des hémorrhoïdes, etc., ou si elle est la suite d'une blennorrhagie chronique.

Je ne parle pas ici de la contracture qui accompagne souvent les rétrécissements, les calculs vésicaux, les altérations de la prostate, etc. : elle n'est plus dans ces cas qu'un symptôme, dont la gravité diminue ou disparaît entièrement, par la guérison de la maladie principale.

Si la contracture a succédé à une blennorrhagie, et s'il y a encore des accidents inflammatoires, on doit avoir recours aux antiphlogistiques, et particulièrement aux applications de sangsues souvent renouvelées; les ventouses sèches posées sur les reins, sur le bas-ventre et sur les cuisses, produisent de très bons effets. On a conseillé l'emploi des révulsifs les plus variés, appliqués sur le périnée et sur l'hypogastre. C'est ainsi que des vésicatoires très larges ont été placés sur les bras, sur le périnée et sur le pubis. Craignant l'action des cantharides, M. Mercier a fait des frictions avec l'huile de croton et avec celle d'Autenrieth; il pense aussi qu'un séton placé sur le périnée serait d'une grande utilité. J'ai fait usage de ces différents révulsifs, à l'exception du séton, je les ai employés avec persistance, et je n'ai jamais obtenu un résultat assez complet pour me dispenser d'avoir recours aux moyens directs, c'est-à-dire à l'introduction de bougies dans l'urèthre.

M. le docteur Serres (de Dax) a publié une série d'observations qui prouvent l'utilité du sulfate de quinine, et son innocuité dans des cas de dysurie et de rétention d'urine, produites par la contracture des muscles du col de la vessie.

M. Serres donne le sulfate de quinine en potion à la dose de 1 à 4 grammes : 25 centigrammes par heure (1).

Les bougies de cire molle ont été souvent employées par différents chirurgiens, entre autres par Ch. Bell et Howship, contre les strictures spasmodiques, ou pour faire cesser l'inflammation chronique de la portion profonde de l'urèthre. Mais c'est principalement M. Civiale qui a démontré leur grande utilité et les avantages qu'on retire de leur emploi (2). On introduit tous les jours ou tous les deux jours, suivant l'irritabilité du sujet, une bougie de cire molle d'un petit volume, et on la laisse en place deux ou trois minutes. Étant très souple, elle entre très aisément, et elle provoque très peu de réac-

(1) *Bulletin général de thérapeutique*, 15 novembre 1857.

(2) Civiale, *Traité pratique des maladies des organes génito-urinaires*, 1850-1851, t. I.

tion. En fort peu de temps, après quatre ou cinq introductions, la sensibilité de l'urèthre est modifiée, et elle est bientôt ramenée à son état normal.

Lorsque après un certain nombre d'introductions, le canal tolère facilement les bougies petites, on les remplace par de plus grosses, et progressivement on introduit celles qui ont 8 ou 9 millimètres de diamètre.

La bougie fait ordinairement cesser le spasme de l'urèthre, et cette amélioration persiste pendant un temps plus ou moins long : souvent il reparaît, et c'est avec une grande persévérance qu'il faut le combattre. Il est nécessaire de recourber l'extrémité de la bougie, non-seulement pour franchir l'obstacle que l'on rencontre souvent au-dessus du bulbe, mais surtout afin de ne pas être arrêté par le repli valvulaire du col de la vessie, très fréquent dans cet état particulier.

L'inflammation des tissus de l'urèthre a été si rebelle à l'introduction des bougies simples, que des chirurgiens ont cru nécessaire de les enduire de médicaments, et de les porter ainsi préparées sur le siége du mal. Ch. Bell les a trempées dans l'huile de térébenthine et dans un liniment contenant du précipité rouge ou de l'onguent basilicum. On s'est servi aussi de l'onguent mercuriel.

M. Mercier a introduit dans l'urèthre la pommade au calomel, la pommade aluminée, saturnée, mêlée d'extrait de tannin (1), dont il enduit l'extrémité de la bougie, ou il roule cette dernière dans la poudre médicamenteuse qu'il veut employer.

L'usage des bains tièdes ou chauds m'a paru être plus nuisible qu'utile. Après un grand bain ou après un bain de siége, la contracture est plus forte, et j'ai vu souvent des malades être atteints de rétention d'urine, ou de grande difficulté d'uriner, une ou deux heures après avoir pris un bain.

Dans le commencement du traitement par les bougies, la contracture augmente quelquefois, et elle devient très douloureuse. Il faut dans ce cas cesser l'introduction des bougies, prescrire des boissons acides, et faire placer dans le rectum un suppositoire contenant 2 centigrammes d'extrait gommeux d'opium, et 2 centigrammes d'extrait de belladone. Le suppositoire doit être employé pendant trois ou quatre jours.

L'immersion, pendant quelques secondes, dans un bain de siége froid, les bains de rivière de peu de durée, quatre ou cinq minutes au plus, et répétés tous les jours, des douches froides en jet ou en

(1) Mercier, *Recherches anatomiques, pathologiques et thérapeutiques sur les valvules du col de la vessie, cause fréquente et peu connue de rétention d'urine*. 1848, p. 212.

pluie, sur le périnée et sur le ventre, ont heureusement fait cesser des contractures qui avaient résisté à l'usage prolongé des bougies de cire molle.

On voit aussi des cas où la vessie a perdu une partie de sa force d'expulsion par suite de la longue durée de la contracture ; l'urine est trouble et elle contient des mucosités qui la font ressembler à l'urine altérée par un catarrhe vésical. Ces cas sont heureusement modifiés par l'emploi des injections dans la vessie, qui seront toujours précédées de l'introduction des bougies répétée pendant plusieurs jours.

Les premières injections doivent être faites avec de l'eau tiède. Si elles ne provoquent pas de trop vives contractions vésicales, on emploie l'eau froide. Pour faire ces injections, on introduit une sonde flexible de 5 millimètres, et on laisse sortir l'urine. On place ensuite dans l'ouverture de la sonde l'extrémité de la canule d'une seringue contenant 250 ou 300 grammes de liquide, et l'on pousse le piston avec une extrême lenteur, afin que l'injection ne distende pas brusquement les parois de la vessie. S'il est nécessaire de faire coup sur coup plusieurs injections, on charge de nouveau la seringue, pendant que le liquide précédemment introduit s'écoule par la sonde. On doit cesser de pousser le piston lorsque le malade éprouve le besoin d'uriner ; si ce besoin ne se fait pas sentir, on peut faire trois ou quatre injections, mais il est prudent de ne pas dépasser ce nombre, afin d'éviter des réactions brusques que le défaut de sensibilité de la vessie ne peut pas faire prévoir.

Après avoir fait des injections pendant quelques jours, on modifie la température de l'eau, selon qu'elle provoque des contractions plus ou moins vives. Cette dernière circonstance sert également de guide pour le nombre d'injections à faire dans la journée.

Les douches d'eau froide sont particulièrement utiles lorsqu'il y a faiblesse de la vessie et des organes génitaux. Les premières doivent être données avec ménagement, parce que les sujets très sensibles les supportent avec peine. Il est utile dans ces cas de commencer avec l'eau tiède, et bientôt l'eau froide ne produit plus une sensation pénible.

Pendant la période du traitement où on donne les douches, il faut entretenir la liberté du ventre par de légers purgatifs pris tous les quatre ou six jours.

Le vin de quinquina et les pilules d'iodure de fer sont très utiles aux sujets affaiblis par l'habitude de la masturbation et par des excès de coït. Les bains de mer et de rivière produisent de bons effets si le sujet est lymphatique ou scrofuleux.

S'il existe, en même temps que la contracture, une affection cutanée ou une diathèse rhumatismale, il faut avoir recours aux bains et aux douches de Baréges ou de Plombières. Si l'affection est dartreuse, on active le traitement en faisant prendre, après la douche, un bain dont la chaleur est portée de 30 à 35 degrés Réaumur, et dont la durée est de dix à vingt-cinq minutes.

Les boissons augmentent souvent le spasme et les douleurs du col de la vessie. Ces accidents se produisent particulièrement lorsque les malades prennent des diurétiques et des eaux sulfureuses.

On a conseillé l'emploi des mercuriaux, dominé par cette idée que les maladies de l'urèthre sont presque toujours dues à une cause syphilitique. M. Mercier, qui après B. Bell a fait l'essai de cette médication, dit qu'il en est résulté une augmentation du ténesme de la vessie.

Lorsque c'est l'inflammation chronique de la portion profonde de l'urèthre, sans complication, qui entretient la contracture du col de la vessie, on obtient de bons effets des injections portées au delà du bulbe. Il est difficile de faire arriver une injection dans la portion membraneuse, si on place seulement le bout de la seringue dans la portion pénienne : il faut donc introduire jusqu'au delà du bulbe une sonde ouverte aux deux bouts, sur laquelle on adapte la seringue pour faire l'injection. La sonde, de 4 à 5 millimètres, doit être terminée par une courbure fixe, afin de ne pas être arrêtée au bulbe. Le liquide que j'ai employé avec le plus de succès, et conseillé par M. J. Magaud, est composé de :

Eau distillée très pure......................	30 grammes.
Nitrate acide liquide de mercure	2 gouttes.

Après dix ou douze jours, la sensibilité de l'urèthre est assez diminuée pour qu'on puisse mettre trois gouttes d'azotate acide dans l'injection. Il faut avoir soin de faire uriner le malade immédiatement après avoir fait l'injection, si l'on veut éviter une augmentation du ténesme et de très fréquents et très vifs besoins d'uriner. Ce traitement doit être continué avec persévérance, et il est prudent d'avertir le malade que trois ou quatre mois de soins sont nécessaires pour obtenir sa guérison.

Dans ces derniers temps, on s'est servi du chlorure de zinc en injections (1). On injecte une fois par jour une solution de chlorure de zinc à 1/1000 pour les uréthrites simples et aiguës, et à 1/500 pour les uréthrites chroniques et rebelles.

(1) *Union médicale*, 10 mai 1859.

M. Legouest a soumis 50 malades à ce traitement dans son service au Val-de-Grâce, 21 atteints d'uréthrites simples, 12 aiguës, 17 chroniques.

Les uréthrites datant de douze à quinze jours, sans phénomènes généraux, sans douleurs locales, furent soumises chaque jour à une injection à 1/1000, conservées pendant trois ou cinq minutes. Trois ressentirent des douleurs qui disparurent entre trois et neuf jours; le minimum du traitement a été de six jours, le maximum de trente-cinq.

A la dose de 1/1000 et de 1/500, ces injections ne sont pas en général douloureuses, elles déterminent rarement des accidents, et elles modifient rapidement l'écoulement.

La cautérisation par l'azotate d'argent solide a été faite dans la portion profonde de l'urèthre, pour éteindre l'inflammation chronique. Cette médication ne réalise pas tout ce que Lallemand en a fait espérer, et si dans un certain nombre de cas elle a été utile, c'est en diminuant la sensibilité des tissus et en les préparant à recevoir sans danger des instruments destinés à y faire quelque opération. Elle améliore l'état du malade, mais elle guérit rarement quoiqu'elle ait été vantée outre mesure; elle est cependant utile dans certaines circonstances, c'est-à-dire lorsque la sensibilité de l'urèthre est trop vive.

On a inventé divers instruments pour porter le caustique sur le col de la vessie. La sonde à cautériser de Lallemand, le moins défectueux, n'agit pas sur le col de la vessie avec la même certitude qu'elle le fait dans la portion profonde de l'urèthre, malgré la grosse olive que ce chirurgien a fait placer à l'extrémité du mandrin.

Le porte-caustique que M. Mercier a fait construire permet d'agir avec la plus grande précision. Cet instrument se compose: 1° d'une gaîne d'argent de 6 millimètres de diamètre, droite dans presque toute son étendue; à 12 millimètres de son extrémité vésicale elle se recourbe à angle droit. La partie droite de la gaîne porte, près de la courbure, sur le côté concave, une ouverture de 24 millimètres; son extrémité externe est terminée par un barillet ouvert en partie horizontalement et en partie perpendiculairement; ce barillet est fermé par une lame de cuir ou de liége;

2° D'une tige d'argent entrant à frottement dans le barillet, et portant à son extrémité une cuvette de 10 millimètres de longueur destinée à recevoir le caustique; l'extrémité externe de la tige porte une vis engrenée dans la fente du barillet (1).

(1) Mercier, *loc. cit.*, p. 228.

On peut mettre le caustique à découvert en tournant la cuvette du côté de l'ouverture de la gaîne, et en même temps lui imprimer un mouvement de va-et-vient de manière à le faire agir sur une surface égale à la longueur de la fenêtre de la gaîne.

Opération. — On doit d'abord évacuer l'urine avec une sonde ordinaire; on introduit le porte-caustique, dont la fenêtre est enduite de suif afin que l'urine ne puisse y pénétrer. Avec le bec renversé de la gaîne on accroche la lèvre inférieure du col de la vessie, et la fenêtre est ainsi mise en rapport avec la surface qui doit être cautérisée : on tourne ensuite la cuvette jusqu'à ce qu'elle soit dans l'ouverture de la gaîne; après une ou deux secondes, on fait de nouveau tourner le mandrin afin de recouvrir le caustique; on ramène en haut la courbure de la gaîne, et l'on retire l'instrument.

Cette cautérisation produit immédiatement une vive douleur dans la portion profonde de l'urèthre, et un ténesme du col de la vessie qui augmentent lorsque le malade commence et lorsqu'il finit d'uriner. Pendant les efforts qu'il fait pour expulser complétement l'urine, le sang tombe par gouttes et quelquefois par jet. Après deux ou trois jours, la quantité de sang diminue, et il cesse de couler du cinquième au sixième jour. Alors il se produit une sécrétion puriforme épaisse qui diminue et qui devient plus séreuse, pour disparaître enfin après dix ou douze jours.

La douleur, ou plutôt la sensibilité en urinant, dure plus longtemps; elle s'affaiblit progressivement et elle cesse enfin de se faire sentir : le malade est guéri. Dans certains cas, elle reparaît telle qu'elle était avant la cautérisation.

C'est dans cette situation qu'il est utile de pratiquer de nouveau cette opération, c'est-à-dire un mois ou six semaines après qu'on l'a faite une première fois.

La cautérisation de la portion profonde de l'urèthre peut produire momentanément la rétention d'urine. Il faut tout de suite débarrasser la vessie en introduisant une petite sonde très flexible et à courbure fixe. Il vaut mieux répéter cette introduction chaque fois que le malade a besoin d'uriner, que de le laisser faire de grands et inutiles efforts qui congestionnent le col de la vessie et qui disposent les organes urinaires à une vive et prompte inflammation.

Régime à prescrire aux malades. — Lorsque la santé générale n'a pas souffert de la contracture, il ne faut rien changer au régime alimentaire; mais si les voies digestives sont atteintes, la diète doit être sévère. Le plus léger écart réagit sur la vessie, et son effet fâcheux persiste longtemps.

Le régime alimentaire le plus convenable consiste en viandes rôties, en volailles, en poissons frais et en légumes verts, dont il faut cependant exclure les asperges.

Aux repas, la boisson doit se composer d'eau de Seltz rougie, et d'un ou de deux verres de vin de Bordeaux. Je n'ai pas remarqué que le café ait été nuisible. Il faut s'abstenir de toute espèce de liqueurs.

Dans les temps humides, pendant la saison des brouillards, le malade doit porter de la laine aux pieds et se couvrir de flanelle.

Hunter a recommandé, et M. Civiale a vérifié la justesse de cette recommandation, de ne pas faire de longs voyages, soit à cheval, soit en voiture, surtout pendant l'hiver, à cause des agacements qui surviennent au col de la vessie, et de la difficulté d'uriner qu'ils produisent.

Il faut s'abstenir d'une manière absolue de toute excitation sexuelle ; la plupart des sujets atteints de cette affection ne doivent pas l'attribuer à une autre cause qu'à l'abus du coït ou de la masturbation.

Le régime et les précautions hygiéniques doivent être observés longtemps et avec persévérance, cette maladie ayant une tendance très grande à se reproduire.

ARTICLE III.

DE LA VALVULE MUSCULAIRE DU COL DE LA VESSIE.

Lorsque la contracture est ancienne, lorsque l'inflammation qui l'a produite a duré longtemps, les tissus subissent une altération de texture, les fibres musculaires s'atrophient, elles deviennent fibreuses, et la contracture se change en rétraction, c'est-à-dire que la modification temporaire devient permanente.

M. Mercier, le premier, a décrit cette maladie, et il a fait connaître les moyens de la guérir (1).

Anatomie pathologique. — M. Mercier, dans la période la moins avancée qu'il a pu observer, a vu le tissu musculaire noirâtre, coloration due à la coagulation du sang, et qui résiste à des lavages prolongés. Lorsque l'inflammation a disparu, la coloration des tissus est moins forte, leur volume s'amoindrit en largeur et en épaisseur, leur consistance augmente, ils perdent leur élasticité, et plus tard enfin, ils prennent l'aspect du tissu fibreux.

Ce chirurgien fait remarquer que si l'on a longtemps méconnu

(1) Mercier, *loc. cit.*, p. 44.

la valvule musculaire du col de la vessie, c'est que dans les autopsies on ouvre l'urèthre par sa paroi supérieure jusqu'à la vessie, et on l'étale pour l'examiner : alors la valvule s'affaisse, et elle perd son relief. Il faut ouvrir la vessie par sa paroi antérieure, en s'arrêtant au col pour bien voir la valvule, et il ne reste plus de doute sur l'application de son bord postérieur faisant saillie contre le bord antérieur. L'orifice uréthro-vésical est fermé comme par une soupape.

Symptômes. — Presque tous les symptômes rationnels de la valvule musculaire appartiennent aussi à la contracture : cependant, lorsque la valvule existe, le malade urine plus difficilement ; il doit prolonger les efforts pour faire partir l'urine, dont le jet est grêle, en spirale et sans projection. La vessie ne se vidant pas, les besoins sont rapprochés: enfin la rétention peut être complète. Avant d'arriver à cette gravité, le malade souffre longtemps, les efforts violents et souvent reproduits agissent sur le rectum, et les matières fécales s'échappent involontairement.

Après de tels efforts, ou l'urine s'échappe tout à coup et sort à plein canal, ou le jet reste petit, bifurqué, et s'arrête brusquement pour recommencer après de nouveaux efforts. Dans l'un et l'autre cas, si l'on introduit une sonde quand le malade a fini d'uriner, on amène encore une quantité de liquide qui démontre que la vessie ne se vide pas complétement. C'est alors que les besoins se font sentir à des intervalles rapprochés, qu'il se manifeste des signes d'irritation dans les organes urinaires et qu'on remarque une sensibilité au col de la vessie augmentant souvent par la défécation. L'éjaculation est accompagnée d'une douleur aiguë, brûlante, semblable à celle produite par une déchirure.

D'autres fois la sensibilité n'est réveillée que par le passage d'une sonde dans l'urèthre.

L'introduction du doigt dans le rectum excite une douleur vive, surtout lorsqu'on exerce une pression sur la prostate, dont les lobes sont devenus sensibles, mais non hypertrophiés.

Un signe qui ne fait jamais défaut, c'est l'engourdissement de l'extrémité de la verge, et la sensation de piqûre d'aiguille dans la fosse naviculaire.

La difficulté d'uriner augmente, et si elle n'arrive pas jusqu'à la rétention complète, le malade expulse seulement une très petite quantité d'urine. La vessie se distend, elle se fatigue, et souvent elle perd sa force contractile. On apprécie la diminution plus ou moins grande de la contractilité, par la force du jet d'urine qui s'échappe de la sonde qu'on vient d'introduire.

Exploration. — On doit s'assurer avant toutes choses de la liberté du canal, de son degré de sensibilité, de la situation des points douloureux.

Il faut reconnaître l'état de la vessie et de ses parois, rechercher si sa contractilité est augmentée ou diminuée, enfin quelle est la nature des urines.

On obtient ces résultats en introduisant avec lenteur une sonde flexible, à courbure fixe, sans mandrin, et d'un diamètre de 3 à 4 millimètres. Pendant que la sonde avance vers la vessie, on note les points sensibles et les obstacles reconnus par le chirurgien. Ayant pénétré dans la vessie, la sonde laisse sortir l'urine et fait connaître le degré de sensibilité des parois vésicales, et la force de projection du jet d'urine. Enfin, en retirant la sonde avec précaution, on cherche à retrouver les obstacles perçus pendant son introduction.

Si l'on s'est servi d'une sonde terminée par un renflement olivaire, on voit souvent attachée au-dessous du renflement une sécrétion muqueuse, quelquefois mêlée de sang.

Ces symptômes, qui appartiennent aussi à la contracture, peuvent faire soupçonner l'existence de la valvule musculaire, mais ils ne suffisent pas pour en avoir la démonstration. Il faut donc avoir recours à une exploration plus précise, faite avec un instrument plus sensible. C'est le cathéter explorateur, à courbure courbe et brusque de M. Mercier, qu'il faut employer.

Le chirurgien doit se placer à droite du malade, afin d'être le maître de ses mouvements pour exécuter la dernière partie de l'opération, et pour faire les recherches souvent longues et toujours délicates.

L'instrument est posé dans la direction du pli de l'aine, et sa portion recourbée est toujours maintenue dans l'axe du canal, sans appuyer sur aucune des parois. Arrivé au bulbe, on ramène le pavillon perpendiculairement à l'axe du corps, on soulève la verge et la sonde, afin de placer son bec en regard de l'ouverture de la portion membraneuse, et on commence à faire le mouvement d'abaissement vers les cuisses. Ce mouvement est très difficile à opérer sans danger : on doit se souvenir qu'il existe toujours une inflammation chronique de la portion profonde de l'urèthre, qu'elle provoque souvent un spasme de la portion membraneuse. Ce spasme devient un obstacle qu'il faut franchir avec de grandes précautions pour ne pas faire de déchirures.

Après avoir lentement abaissé le pavillon du cathéter vers les cuisses du malade, on exerce contre l'obstacle une pression modérée, sans saccades, jusqu'à ce que le spasme ait cessé ; mais il faut bien se garder d'employer la force.

Par une légère impulsion en avant, l'instrument arrive au col de la vessie où il est arrêté par la valvule. On doit de nouveau abaisser lentement le pavillon du cathéter jusque entre les cuisses du malade en même temps qu'on le pousse en avant : le talon de la courbure affaisse la valvule, passe par-dessus et pénètre dans la vessie. On l'y fait entrer jusqu'à 3 ou 4 centimètres de profondeur. On renverse la portion recourbée vers le trigone, et en maintenant la tige horizontale, on attire la portion recourbée contre la lèvre postérieure du col, contre laquelle on la tient solidement. Enfin on lui fait parcourir circulairement toute la surface de l'orifice uréthro-vésical. Si dans ce mouvement de rotation le bec de l'instrument n'est pas arrêté, et si en tirant sur la lèvre inférieure du col il est fortement accroché, il ne reste plus de doute sur la nature de l'obstacle qui s'oppose à la sortie de l'urine. La certitude est plus grande encore lorsqu'on établit les différences qui existent entre les sensations fournies par les tumeurs, la valvule prostatique et la valvule musculaire.

Ces différences seront décrites dans le chapitre traitant des *tumeurs prostatiques*.

Lorsqu'on retire l'instrument, après avoir relevé son bec, on doit suivre attentivement sa sortie de la vessie ; en rentrant dans la portion membraneuse, il donne la sensation d'un échappement, dû à son passage brusque sur un obstacle qu'il abandonne subitement.

On voit donc que le cathéter explorateur de M. Mercier est le seul instrument qui puisse fournir les données nécessaires pour reconnaître la valvule musculaire du col de la vessie ; et que les sondes ordinaires, les bougies de cire ou à empreintes, sont sans aucune valeur pour ce cas spécial.

Traitement. — Préparation du malade. — Ce traitement consiste dans la section de la valvule. Cette opération est rarement suivie d'accidents graves, à la condition d'y préparer convenablement le malade. On sait que les manœuvres exécutées dans les voies urinaires, et principalement au col de la vessie, ont souvent pour résultat des accès de fièvre violents et des hémorrhagies abondantes. Il est donc important de savoir s'il n'existe pas quelque prédisposition qui, favorisant l'un ou l'autre de ces accidents, crée de sérieux embarras, l'opération étant terminée.

Pendant le traitement préparatoire, si on a remarqué que le malade est disposé aux accès de fièvre, il faut donner le sulfate de quinine pendant les quelques jours qui précèdent l'opération.

Si le malade souffre de ténesmes du rectum ou de la vessie, on doit chercher à les calmer par des lavements, petits et souvent renouvelés, par des bains de siége, par des boissons délayantes.

Il est prudent que le malade ne fasse pas des efforts pour uriner, c'est en introduisant une sonde pour vider la vessie, qu'il évitera la reproduction de ces ténesmes qui disposent à l'hémorrhagie.

Lorsqu'il existe quelque cause d'hémorrhagie, M. Mercier conseille de faire prendre au malade, la veille de l'opération, de deux heures en deux heures, un quart de verre d'une infusion de quinquina contenant 2 ou 3 grammes d'acide sulfurique concentré par litre. Cependant cette préparation, utile contre l'hémorrhagie, augmente quelquefois l'irritation de la vessie (1).

Enfin, le jour de l'opération, le malade doit prendre le matin un lavement pour vider le rectum, et après il prend un quart de lavement laudanisé, qui ne doit pas être rendu ; et pour que ce petit lavement ne soit pas expulsé, on vide d'abord la vessie avec une sonde.

Incision de la valvule musculaire. — L'incision de la valvule musculaire du col de la vessie, faite pour la première fois par M. Mercier, a, comme toutes les opérations nouvelles, passé par des phases diverses, et les différentes modifications vraiment utiles qui l'ont fait admettre dans la pratique sont également dues à ce chirurgien.

Les premiers instruments ayant pour but l'excision datent de 1837 et 1838, et il en est fait mention dans les *Bulletins de la Société anatomique* de 1839. Depuis, ayant appliqué l'excision particulièrement aux valvules prostatiques, M. Mercier a employé l'incision pour faire disparaître les valvules musculaires.

Cette dernière opération a aussi été modifiée d'une manière si heureuse, qu'elle est aujourd'hui une des manœuvres les plus précises qu'on exécute dans la profondeur des organes urinaires.

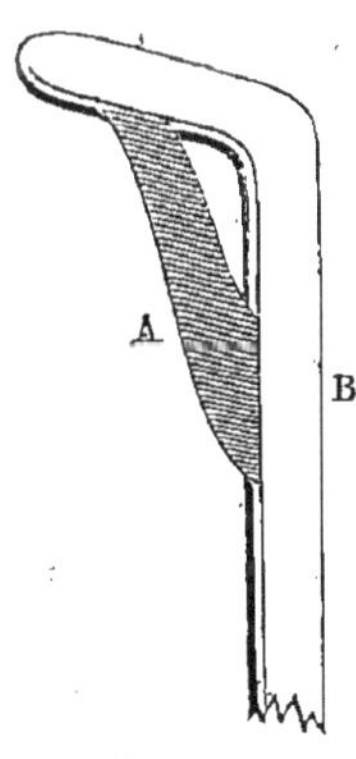

FIG. 8.

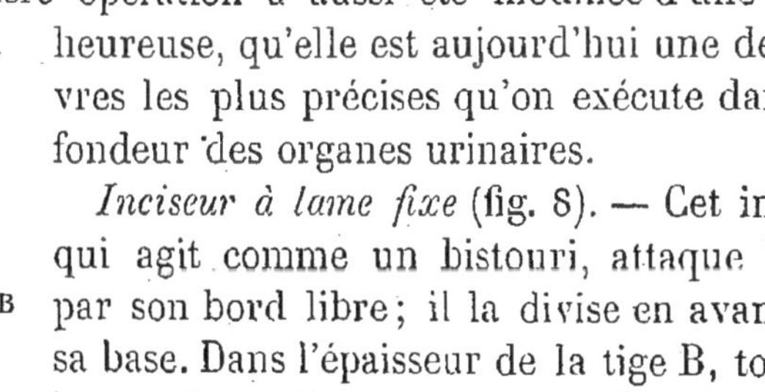
Inciseur à lame fixe (fig. 8). — Cet instrument, qui agit comme un bistouri, attaque la valvule par son bord libre ; il la divise en avançant vers sa base. Dans l'épaisseur de la tige B, tout près de la courbure, il y a une lame A qu'on peut faire saillir à volonté de 2, 4 et même 6 millimètres (2), sans que la pointe de cette lame se dégage de la gaîne qui la protége.

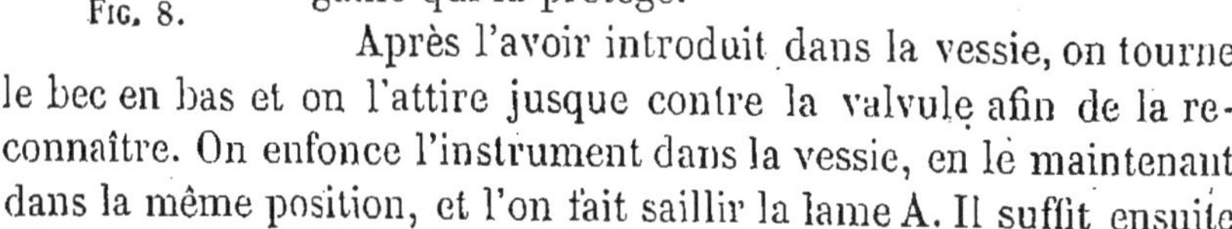
Après l'avoir introduit dans la vessie, on tourne le bec en bas et on l'attire jusque contre la valvule afin de la reconnaître. On enfonce l'instrument dans la vessie, en le maintenant dans la même position, et l'on fait saillir la lame A. Il suffit ensuite

(1) *Recherches sur le traitement des maladies des organes urinaires.* 1856, p. 235.
(2) Mercier, *loc. cit.*, p. 258.

de le ramener jusqu'à ce qu'il soit arrêté au col vésical, ce mouvement d'arrière en avant suffit pour diviser la valvule. On repousse ensuite l'instrument ouvert afin de compléter la section; on fait rentrer la lame dans sa gaîne, en pressant sur le bouton de l'extrémité manuelle de l'appareil, et, après avoir reporté en haut le bec de l'instrument, on l'extrait lentement et avec précaution.

Cette opération se fait rapidement lorsque la valvule est résistante; mais quelquefois cette dernière est molle, flottante, et elle se dérobe à la lame qui ne peut l'entamer. C'est pour remédier à cette incertitude que M. Mercier a fait connaître, en 1847, un instrument nouveau (fig. 9) qui agit avec une grande précision (1).

Inciseur à lame courante. — La lame A de cet instrument est coupante sur toute sa circonférence, et elle est portée par une tige aplatie qui glisse dans la gaîne C. Deux vis de pression, placées à l'extrémité manuelle de la gaîne, permettent de tenir la lame solidement enfermée dans la courbure, de la faire sortir par le talon B, et de la faire agir sur la convexité en limitant sa course.

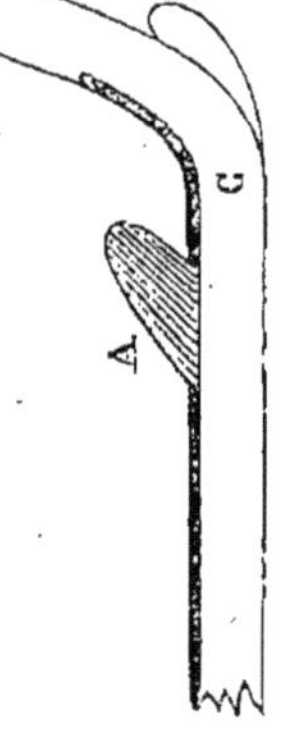

Fig. 9.

Manuel opératoire. — Apres avoir fait une injection d'eau tiède dans la vessie, on introduit l'instrument, dont la lame est solidement enfermée dans la gaîne par les vis de pression. On tourne le bec en bas, et on l'attire contre la valvule. On ouvre la vis à la droite de l'opérateur, et on tire le bouton fixé au mandrin : la lame se dégage de la gaîne, et elle parcourt un espace d'un centimètre et demi à peu près (fig. 9). Par ce premier mouvement, on incise la valvule dans une partie de sa hauteur, et ce qui en reste intact se place forcément entre le bec recourbé de la gaîne et le dos de la lame. Ensuite on repousse la lame dans sa gaîne, et l'on coupe par ce second mouvement la partie restée intacte. On répète cette manœuvre deux ou trois fois, en maintenant immobile la tige de la gaîne, et, après avoir fait rentrer la lame, on ferme la vis, et on retire l'instrument.

Il est nécessaire de faire remarquer que, malgré la course de la lame, la valvule n'est pas entièrement coupée, surtout à sa base et vers le vérumontanum. On s'en assure en agissant avec l'instrument fermé, comme on le fait avec le cathéter explorateur; c'est-à-dire qu'avec le talon on cherche si l'on n'est par arrêté pas une saillie du côté de l'urèthre qui gêne l'entrée dans

(1) *Recherches sur le traitement des maladies des organes urinaires*, 1856, p. 216.

la vessie. Si elle existe, on appuie contre elle le talon de l'instrument, le bec étant tourné en haut, on ouvre la vis à la droite de l'opérateur, et en poussant en arrière le mandrin qui porte la lame, on fait faire à celle-ci, sur le talon de la courbure, une saillie de de 2 ou 3 millimètres B; ensuite on achève la section en relevant vers le ventre la tige de l'instrument auquel on imprime, avec grande précaution, quelques mouvements de va-et-vient.

Suites de l'opération. — Hémorrhagie. — Aussitôt l'incision terminée, le sang coule, s'amasse dans la vessie et se forme en caillots. Les besoins d'uriner deviennent quelquefois très pressants, et ils sont difficiles à satisfaire. Il est prudent d'introduire une sonde pour vider la vessie, au lieu de laisser le malade se livrer à des efforts impuissants, et nuisibles en ce qu'ils activent l'écoulement du sang. M. Mercier a donné avec raison le conseil de faire dans la vessie une injection d'eau froide, après avoir extrait les caillots qui y sont accumulés; ensuite il est rare de voir se reproduire les ténesmes et la fréquence des besoins d'uriner. Ordinairement l'hémorrhagie diminue rapidement, et au bout de trois ou quatre jours les urines sont à peine colorées de sang, si même elles n'ont repris leur couleur naturelle.

Les suites de l'opération ne sont pas toujours aussi simples que nous venons de le dire. Quelquefois l'hémorrhagie est très abondante, et elle se produit alors qu'on était fondé à la croire définitivement arrêtée : je l'ai vue reparaître le quatrième jour, avec une intensité inquiétante; et je dois dire néanmoins que, quelle qu'ait été son abondance, j'ai toujours pu l'arrêter, soit en plaçant une sonde de 6 à 7 millimètres de diamètre, soit en faisant des injections d'eau froide dans la vessie, soit enfin en combinant ces deux moyens.

M. Mercier a également vu des hémorrhagies considérables dues, sans aucun doute, à des causes constitutionnelles, telles que la trop grande fluidité du sang, le tempérament lymphatique, etc. Il faut tenir compte aussi de l'état de la vessie, qui, très irritable, se contracte avec violence, produit le ténesme et favorise la sortie du sang par la plaie.

La fièvre, suite ordinaire des opérations faites dans les voies urinaires, ramène ou augmente souvent la perte de sang; et enfin l'introduction d'une sonde trop volumineuse, faite trop tôt ou sans les précautions indispensables, est une cause fréquente de cet accident.

L'opération terminée, le malade doit évacuer sans sonde l'eau de l'injection. Afin de diminuer l'action des causes qui influent sur l'écoulement de sang, c'est couché sur le côté, et sans faire d'efforts, qu'il rendra cette injection. Si le liquide sort facilement, s'il n'est pas trop mélangé de sang, on est fondé à ne pas craindre une hémorrhagie abondante.

Lorsque l'injection ne peut pas être expulsée, il faut introduire une sonde courbe flexible, de 6 à 7 millimètres de diamètre, et dont les ouvertures sont assez grandes pour permettre aux caillots de passer librement. Si ces caillots restent dans la sonde, il faut y introduire une bougie flexible, qui, par des mouvements de va-et-vient, les déchire. Enfin, si l'accumulation des caillots produit les accidents de la rétention, il faut avoir recours aux différents moyens employés dans l'hématurie, et qui sont décrits dans ce chapitre spécial.

Certaines dispositions constitutionnelles, énumérées déjà, prolongent l'hémorrhagie; M. Mercier cite une durée d'à peu près un mois. Le temps le plus long que j'ai vu est de onze jours. Cette hémorrhagie a été heureusement combattue par une alimentation très tonique, et par l'emploi du vin de quinquina et de l'iodure de fer.

Je n'ai jamais obtenu de résultat satisfaisant de l'application du froid sur l'abdomen et sur les organes génitaux.

M. Mercier dit qu'il faut s'opposer à la cicatrisation des parties divisées lorsque l'écoulement du sang est arrêté. Vers le sixième jour après l'opération, il introduit une bougie cylindrique à courbure fixe, et assez volumineuse pour remplir le canal; il pousse ensuite dans cette bougie une tige d'acier dont il élève modérément le manche. Les jours suivants il l'élève davantage, jusqu'à produire une forte pression sur le fond de la plaie.

La dépression, utile lorsqu'on a coupé une valvule prostatique, ne m'a pas semblé être nécessaire dans le cas de valvule musculaire. J'ai fait un grand nombre de sections de cette valvule, je n'ai jamais employé la dépression après cette opération, et les résultats ont été aussi heureux que ceux où l'on a eu recours à cette manœuvre.

La cicatrisation est complète au bout de trois semaines.

Dans certains cas une partie de la valvule a échappé à l'action de l'instrument, et une seconde opération est devenue nécessaire. Il ne faut la faire que lorsque l'inflammation produite par la première est entièrement éteinte. On s'exposerait, en coupant des tissus enflammés, à une hémorrhagie abondante ou à une inflammation suppurative qui pourrait se terminer par une résorption purulente. Il faut donc attendre au moins trois ou quatre semaines avant de faire une opération nouvelle.

CHAPITRE II.

DES RÉTRÉCISSEMENTS DE L'URÈTHRE.

ARTICLE PREMIER.

DES RÉTRÉCISSEMENTS DE L'URÈTHRE EN GÉNÉRAL.

ANATOMIE PATHOLOGIQUE. — Le tissu morbide constituant le rétrécissement est placé au-dessous de la membrane muqueuse, qui y reste étrangère malgré une adhérence très serrée. La formation de ce tissu, de nature fibreuse et très résistante, n'est pas encore complétement expliquée. Cependant, parmi les nombreuses théories, deux sont restées prédominantes. L'une, professée par Lallemand, tend à faire admettre un dépôt de matière plastique dans le tissu cellulaire sous-muqueux qu'elle soulève en forme de virole : elle a été reproduite il y a peu de temps par M. A. Guérin. L'autre a été exposée pour la première fois par M. J. Guérin, et développée par des considérations générales d'un ordre très élevé dans le mémoire qui lui a valu le grand prix de chirurgie décerné par l'Académie des sciences en 1835. Il prouve, dans ce travail, la transformation des tissus vasculaires en tissus fibreux. Nous adoptons cette théorie, qui nous a paru être démontrée dans la très grande majorité des faits.

Cette question divise donc encore les chirurgiens : les uns, reconnaissant la formation d'un tissu nouveau, et les autres, croyant à la transformation fibreuse du tissu vasculaire. Tous néanmoins attribuent à une même influence cette modification des tissus, c'est-à-dire à une affection inflammatoire.

Lallemand a décrit une virole constituant un rétrécissement de l'urèthre, formée par un dépôt de matière plastique. Ce fait unique, souvent cité, a servi à un grand nombre de chirurgiens pour expliquer le mécanisme de cette nature d'obstacle. Jusque dans ces derniers temps on n'a pas produit d'autre observation. M. A. Guérin a étudié de nouveau cette question. D'après ses recherches, il dit que le rétrécissement est le produit d'une inflammation qui a atteint le tissu spongieux de l'urèthre ; il appuie sa démonstration par de nombreuses autopsies, et entre autres par l'observation suivante : « Ce qui attira surtout mon attention, c'est » l'état du tissu spongieux, dont je désirais depuis longtemps » étudier les lésions dans la période d'acuité d'une blennorrhagie. » Le bulbe était rempli de sang, et les mailles les plus rapprochées

» de la muqueuse contenaient de la fibrine décolorée tout à fait » semblable au caillot que l'on trouve dans les veines enflammées. » Les fibres composant le tissu spongieux étaient encore molles et » ténues comme dans l'état normal. Ce dépôt de lymphe, de fibrine » décolorée, n'est-il pas le point de départ du travail par lequel se » produit l'induration partielle du tissu spongieux (1)? »

Le travail qui s'opère dans l'urèthre après une inflammation vive ou persistante est une espèce de « phlébite périphérique plus ou » moins étendue en profondeur, et trouvant surtout à s'alimenter » autour du gland. » Le tissu vasculaire seul est modifié, les mailles sont si serrées, si étroites, qu'elles peuvent à peine contenir une très petite quantité de la matière injectée.

M. A. Guérin a fait ses recherches sur une centaine de cadavres, ces sujets avaient eu un écoulement. De ces observations il a été conduit à poser les conclusions suivantes :

1° Les rétrécissements fibreux ne proviennent presque jamais de la production du tissu inodulaire.

2° On ne trouve jamais de fausse membrane à la surface de la muqueuse du canal de l'urèthre.

3° La membrane muqueuse de l'urèthre n'est jamais exclusivement le siége des rétrécissements, et dans tous les cas qu'il a observés, la stricture de cette membrane était la conséquence d'une lésion située en dehors d'elle.

4° Dans la grande majorité des cas, les rétrécissements de l'urèthre sont dus à la rétraction des fibres indurées du tissu réticulaire sous-jacent à la membrane muqueuse; le point de départ de leur production est souvent un dépôt de lymphe plastique.

D'après M. Robin (2), le mécanisme de la rétraction s'opère de la manière suivante : la matière amorphe, interposée aux fibres du tissu nouveau et les maintenant écartées, diminue de quantité et se résorbe peu à peu. Cette disparition graduelle de la matière amorphe s'opère molécule à molécule, et elle offre toute l'énergie que présentent ces phénomènes moléculaires malgré leur lenteur. De cette disparition de la substance interposée aux fibres résulte le rapprochement de celles-ci, et par suite la diminution d'étendue de la masse qu'elles forment, la diminution de l'intervalle qui séparait les portions du tissu sain en continuité de substance avec elle. Ainsi ce phénomène n'a rien de comparable à la contraction des tissus

(1) A. Guérin, *Des rétrécissements de l'urèthre*, in *Mémoires de la Société de chirurgie*, 1854, t. IV, p. 127.

(2) J. Pro, *Mémoire sur l'anatomie pathologique des rétrécissements de l'urèthre*, thèse de Paris, 1856, p. 52.

musculaires, il n'est point dû au raccourcissement de fibres quelconques, il est mécanique en quelque sorte, et offre dans son énergie, sa continuité, sa résistance, tous les caractères de fatalité propres aux phénomènes moléculaires.

De même que M. J. Guérin, M. Cruveilhier admet la transformation fibreuse des parois de l'urèthre (1), transformation qui occupe tantôt un seul point des parois de ce canal, de manière à former un étranglement circulaire semblable à celui que produit un lien fortement serré ; tantôt une longueur plus ou moins considérable de conduit, par exemple de 4, 6, 8 ou 12 lignes, et même davantage.

Le caractère fibreux des rétrécissements est un fait démontré ; M. Cruveilhier dit n'avoir jamais rencontré de rétrécissement d'une autre nature. Il croit aussi qu'il y a disparition complète de la membrane muqueuse, et plus ou moins complète du tissu érectile. Il attribue ces modifications à une inflammation chronique ou à une ulcération. On a, dit-il, gratuitement multiplié les altérations organiques dans les rétrécissements, dont il n'a jamais rencontré qu'une seule espèce, la transformation fibreuse.

Je n'ai pas vu la disparition complète de la membrane muqueuse telle que M. Cruveilhier dit l'avoir observée. Les injections au mercure prouvent au contraire qu'elle existe encore, et que le plus souvent elle est peu modifiée.

Lorsqu'on injecte un sujet atteint d'un rétrécissement blanc, nacré, linéaire (stricture), on voit très distinctement, après avoir enfoncé le tube à injection dans le tissu érectile du canal à 1 ou 2 centimètres en avant du rétrécissement, on voit, dis-je, le mercure s'arrêter contre la ligne blanche formant le rétrécissement sans pouvoir le dépasser, au contraire, si le tube à injection est enfoncé très légèrement au-dessous seulement de l'épithélium, on distingue alors les globules mercuriels parcourir toute la surface du rétrécissement et y dessiner des anastomoses très serrées, très fines, et plus déliées, plus minces que celles qui existent en avant du rétrécissement. Lorsqu'il y a eu plaie ou déchirure, lorsque les rétrécissements ont une origine traumatique, le mercure ne peut pas circuler à la surface, quelle que soit la profondeur où l'on fait pénétrer le tube, parce que dans ces cas la muqueuse déchirée est remplacée par une cicatrice inodulaire.

Les injections mercurielles prouvent donc que la membrane muqueuse n'est pas détruite, et qu'on a donné à l'ulcération une

(1) *Annales de la chirurgie française*, t. IV, 1842.

influence trop grande dans la production des rétrécissements. On a dit : Il est difficile d'expliquer par la blennorrhagie comment l'inflammation reste fixée à un seul point du canal. Sans aucun doute, nous ignorons encore comment et pourquoi l'inflammation se fixe sur un point du canal plutôt que sur un autre; mais il ne s'ensuit pas que, pour ignorer encore ce fait, nous devions attribuer ces effets bien connus à une cause très souvent imaginaire.

M. Mercier, acceptant les idées de M. J. Guérin, explique la formation des rétrécissements par la grande vascularité du tissu spongieux de l'urèthre, et il prend pour exemple des changements qui s'y opèrent ceux qu'on observe dans une veine envahie par l'inflammation. La membrane interne de ce vaisseau rougit, et le sang se coagule; les parois deviennent plus épaisses et moins élastiques; enfin, elles forment un cordon dur et douloureux (1). Si l'inflammation augmente, la membrane interne suppure, et ordinairement le sang coagulé, mêlé de pus, se fait jour au dehors, la veine s'oblitère, et elle est réduite à l'état d'un cordon dur et blanc. Au contraire, si l'inflammation a pu être arrêtée, il n'y a pas production de pus, le sang se coagule, ferme le conduit et empêche la circulation; l'absorption fait disparaître les parties liquides du caillot, qui perd de son volume, pâlit et devient très dur. Enfin le caillot disparaît, les parois de la veine se rapprochent et se confondent, et il ne reste plus qu'un cordon fibreux, blanc et dur (2).

M. Mercier cite encore comme exemple l'inflammation d'une tumeur érectile, qu'on voit s'atrophier et disparaître lorsque le travail d'absorption a opéré dans les capillaires ce que nous venons de voir se passer dans le cas où la veine enflammée.

La même chose a lieu dans le tissu spongieux de l'urèthre lorsqu'une de ses parties a été atteinte par l'inflammation : l'examen anatomique le montre clairement. Si l'on coupe ce tissu modifié par l'inflammation, et si on le soumet à un filet d'eau, on voit les parois des aréoles épaissies, et remplies d'un sang coagulé qui ne disparaît pas entièrement par le lavage.

Plus tard, après un temps plus ou moins long, impossible à préciser, les aréoles s'oblitèrent, et les tissus condensés prennent l'aspect et les propriétés du tissu fibreux.

L'inflammation n'atteint pas toujours le même degré d'intensité. Les causes qui la produisent peuvent être peu actives, ou un traitement heureux peut l'arrêter dans sa marche : alors les parties les

(1) Mercier, *Mémoire sur les rétrécissements de l'urèthre*, in *Gazette médicale*, 1845.

(2) Mercier, thèse pour le doctorat, Paris, 1839, p. 11.

plus fluides du sang sont absorbées progressivement ; la fibrine se condense, elle devient jaunâtre et elle est encore peu consistante. Plus tard l'absorption est plus complète, et à la place du tissu spongieux, on trouve une production fibreuse, blanche, homogène et dure, toujours moins volumineuse que le gonflement inflammatoire qui l'a produite, et souvent moins épaisse que le tissu normal dont elle a pris la place. Cette production nouvelle, douée d'une force de rétraction permanente et progressive, diminue bientôt le calibre du canal et forme le rétrécissement de l'urèthre.

M. Reybard croit que le tissu qui forme le rétrécissement se produit à la manière du tissu inodulaire, comme les cicatrices ordinaires. Il a soin d'ajouter qu'il ne résulte pas de la transformation des parois uréthrales en un tissu anormal. C'est-à-dire qu'il n'y a pas transformation, mais substitution de tissu, l'ancien disparaissant par voie d'absorption et ne laissant dans le nouveau aucune trace de structure ni de propriété. Ce tissu s'organise aux dépens des produits plastiques que l'inflammation a appelés et retenus dans l'épaisseur des couches uréthrales, où ils se coagulent, se condensent et s'organisent par une circulation nouvelle qui s'y établit. Les anciens tissus sont refoulés, comprimés et privés des éléments de leur nutrition ; ils disparaissent ensuite par l'absorption interstitielle, au point de ne plus laisser de trace de leur présence (1). Ce tissu ne reprend jamais les propriétés primitives des parois de l'urèthre. Cette explication n'est pas conforme aux faits dévoilés par les autopsies.

M. Reybard pense que le rétrécissement se forme pendant la durée des phénomènes inflammatoires, et quelquefois même il est déjà constitué avant qu'ils n'aient cessé complétement. « Ce qui le démontre, dit-il, c'est qu'on trouve presque à coup sûr une coarctation plus ou moins avancée, compliquant les blennorrhagies invétérées ou les écoulements qui se reproduisent par les plus petits excès. »

Ce tissu nouveau n'a cependant pas déjà acquis sa consistance définitive, et il n'est pas encore l'état fibreux. Sa structure et ses propriétés sont assez différentes, avant l'organisation fibreuse et après cette organisation opérée, pour y distinguer deux périodes : dans la première le rétrécissement est dilatable, dans la seconde il ne l'est plus. Cette observation, qui serait si importante pour le traitement, reste à peu près sans valeur pratique, par l'impossibilité où l'on est de reconnaître le degré de la transformation fibreuse. Le temps nécessaire à cette transformation est très variable ; elle dépend, soit du

(1) Reybard, *Traité pratique des rétrécissements*, 1853, p. 113.

degré de l'inflammation, soit de la plus ou moins grande épaisseur de tissu envahie.

L'inflammation produit le rétrécissement à la condition d'engendrer un tissu anormal : ce qui a lieu lorsqu'elle dépasse les limites de la membrane muqueuse pour atteindre une partie plus ou moins grande du corps spongieux vasculaire qui enveloppe l'urèthre.

C'est lorsque la tuméfaction inflammatoire a disparu que commence la production du tissu nouveau, qui ne s'arrêtera plus dans son développement. Le rétrécissement n'est donc pas produit par la tuméfaction inflammatoire, mais il est le résultat de la propriété nouvelle, lentement acquise par les tissus, après la disparition de l'inflammation. On a la preuve de ce fait par le long espace de temps qui s'écoule entre la cessation des symptômes inflammatoires et le commencement des troubles fonctionnels des organes urinaires. Ce n'est donc pas un effet direct de l'inflammation, mais une conséquence souvent très éloignée, et qui ne se révèle que lorsque cette dernière n'existe plus.

La notoriété acquise à l'œuvre de M. Reybard par l'approbation que lui a donnée l'Académie, nous a obligé d'exposer longuement la théorie de ce chirurgien. Nous ne pouvons cependant pas accepter des opinions dont les recherches cadavériques démontrent le peu de fondement.

Tissus du rétrécissement. — Lorsque le rétrécissement est formé, les tissus qui le composent, loin d'être plus volumineux que les parois de l'urèthre, sont au contraire plus minces. Au lieu de se montrer en saillie, en relief, on les voit aplatis et condensés. Il est vrai, ainsi que nous l'avons dit, que Lallemand a rapporté le fait d'un épaississement des parois uréthrales observé sur un sujet mort pendant le traitement d'une strangurie. Si l'on fait attention à ce que dit ce chirurgien, que *le tissu était très facile à déchirer*, on comprendra que les sondes introduites pour guérir la strangurie ont enflammé, gonflé et ramolli les tissus des rétrécissements, ainsi qu'on l'observe généralement pendant la première période du traitement par la dilatation.

La consistance de ces tissus est toujours plus grande que celle des parois de l'urèthre ; de sorte que, si le rétrécissement siége dans la portion pénienne, il est presque toujours possible de le sentir avec le doigt promené sur l'urèthre distendu par une bougie.

La coloration varie selon que la transformation fibreuse est plus ou moins complète. L'inflammation cessant, la transformation fibreuse étant à peine commencée, les tissus sont encore épaissis et d'un rouge noirâtre : plus tard ils diminuent d'épaisseur, et la rougeur s'affaiblit. Enfin, lorsque l'état fibreux est complet, les tissus sont lisses, blancs, dépourvus d'aréoles sanguines et presque entièrement de vaisseaux (1) ; le tissu fibreux morbide est plus facile à influencer par l'inflammation que le tissu fibreux naturel ; il n'est pas doué seulement d'une rétractilité lente et progressive, à la manière des cicatrices, mais il possède encore une rétractilité rapide, presque instantanée, à la manière des faisceaux jaunes élastiques. Ce fait important résulte des recherches de M. Reybard. Mais ces propriétés ne sont pas également fortes aux diverses périodes de leur formation. Faible lorsqu'ils commencent, la rétractilité augmente avec leur développement, et accroît les difficultés de leur dilatation.

L'élasticité est aussi une propriété de ces tissus ; elle se compose de deux phénomènes distincts, l'extension et la rétraction, que M. Reybard appelle *élastique*, afin de ne pas la confondre avec la rétraction lente et progressive. C'est cette élasticité qui comprime quelquefois les sondes pendant le cathétérisme, et qui rend leur extraction difficile et douloureuse.

L'extensibilité élastique, premier phénomène de ce tissu, varie beaucoup, sans qu'il soit encore possible de déterminer les causes de ces variations. C'est ainsi que certains rétrécissements sont très rebelles à la dilatation des deux ou trois premiers millimètres, tandis qu'ils opposent peu de résistance à une dilatation plus considérable. Il en est d'autres, au contraire, qui, faciles à élargir au début du traitement, résistent avec une telle énergie après avoir atteint 5 ou 6 millimètres, qu'il faut renoncer à toutes manœuvres, tant elles sont douloureuses, inutiles et périlleuses.

La rétractilité élastique, second phénomène de l'élasticité, consiste dans le resserrement de l'ouverture élargie par la dilatation. Ce resserrement s'opère brusquement dans une certaine limite ; puis, lentement, elle ramène l'ouverture au diamètre qu'elle avait avant d'avoir subi l'action du corps dilatant. Les rétrécissements dont les parois sont rigides se resserrent plus rapidement que ceux dont les parois ont conservé plus de souplesse. Ce retrait est quelquefois si prompt, qu'en explorant un rétrécissement avec une bougie à boule, on éprouve autant de difficulté à extraire l'instrument qu'on en avait eu à le franchir ; et cette résistance est d'autant plus subite et plus considérable, que les parois de la stricture sont plus denses et plus rigides.

Quelques chirurgiens admettent encore comme des rétrécisse-

(1) Mercier, *Recherches sur les rétrécissements*, in *Gazette médicale*, 1845

ments des productions morbides n'ayant rien de commun avec eux, si ce n'est la gêne apportée à la sortie de l'urine. Leurs conséquences sont à peu près les mêmes. Il a donc été facile de ne pas en faire la distinction, alors surtout qu'on cherchait peu à s'éclairer par les autopsies. A ce titre, nous croyons devoir leur donner place à côté des rétrécissements et les examiner dans un même chapitre.

Rétrécissements valvulaires ou bridiformes. — Ces sortes d'obstacles se forment dans la portion pénienne de l'urèthre, plus particulièrement dans la courbure sous-pubienne, et sur sa face inférieure. Rarement circulaires, et placés transversalement, ils ont néanmoins quelquefois d'autres dispositions. M. Civiale en a vu obliquement ou longitudinalement développés : leur dureté s'accroît en vieillissant. Leur nombre varie ainsi que leur position ; ils sont quelquefois si rapprochés, que la sonde semble traverser un rétrécissement très allongé.

Les brides ont peu d'épaisseur, surtout à leur bord libre. Elles laissent sur la bougie de cire molle une empreinte semblable à un étranglement produit par un fil mince. Leur densité plus grande, leur décoloration, et le manque de transparence, les distinguent de la membrane muqueuse. Généralement, elles ont un bord adhérent et un bord libre.

Dans les recherches cadavériques, on doit, pour les voir, fendre l'urèthre en avant et en arrière de la bride, et allonger le canal en tirant sur les deux bouts en sens inverse.

Une bride qui a souvent opposé une grande résistance au passage d'une sonde, s'efface entièrement par la division longitudinale du canal.

La bride formée par la cicatrice d'un ulcère est rare, et il est permis de croire qu'on l'a souvent admise plutôt par l'induction que par l'observation.

On a attribué aussi la formation de ces brides à l'accolement de deux surfaces de la muqueuse, à une duplicature de cette membrane, selon Goulard ; à des excroissances formant saillie linéaire, selon Laennec ; à une exsudation plastique ou à de fausses membranes, selon Ducamp. Ces diverses explications prouvent combien peu on a demandé aux recherches cadavériques la solution de ce problème.

Nous croyons que la bride, la valvule, sont toujours le produit de l'inflammation. Depuis l'emploi des injections caustiques dans le traitement de la blennorrhagie, on a eu très souvent l'occasion de constater la présence de ces productions morbides. Elles modifient toujours le calibre de l'urèthre, par l'altération que subit la muqueuse en longueur et en largeur. Elles sont distinctes des valvules normales; et, n'ayant pas fait cette différence, on a admis à tort des rétrécissements valvulaires, sortes de diaphragmes adhérents par leur grande circonférence aux parois de l'urèthre et laissant passer l'urine par une ouverture centrale.

En les examinant après avoir ouvert le canal, on voit sur la surface muqueuse une ligne blanche, semblable à une constriction faite avec un fil très-mince. Si l'on étend les recherches plus profondément, soit avec le scalpel, soit avec des injections au mercure, on voit la muqueuse très adhérente aux tissus sous-jacents, se confondant avec eux et ayant l'aspect d'un fil blanc et nacré. Cette membrane muqueuse n'est ni plissée ni froncée, mais elle a perdu de son extensibilité et de son étendue; en un mot, elle est rétrécie.

Excroissances, fongosités, végétations, carnosités. — On a attribué longtemps à ces productions morbides la plus grande influence sur la rétention d'urine. Les inventeurs des bougies médicamenteuses ont eu pour but leur destruction par la suppuration. Mais le peu de fondement de la théorie des carnosités a été prouvé par les recherches d'anatomie pathologique, et ce fait, admis comme étant la règle, n'a pas tardé à être reconnu comme étant une rare exception.

Cependant quelques chirurgiens les ont niées. Everard Home dit n'en avoir jamais vu; Hunter en a rencontré deux fois (1), dans des cas de rétrécissements très anciens et l'urèthre ayant beaucoup souffert.

M. Civiale (2) a trouvé un petit nombre de carnosités sur un malade de l'hôpital Necker. La portion membraneuse de l'urèthre contenait une série de granulations semblables à celles que l'on observe quelquefois dans la vessie.

M. Leroy (3) rapporte aussi l'histoire de plusieurs malades atteints de carnosités; l'une surtout, l'observation de M. B. de M..., est très instructive. Ce malade, après avoir subi sans succès plusieurs traitements par la dilatation et par la cautérisation, fut enfin guéri par l'arrachement des carnosités, au moyen de la bougie à boule.

Deux fois j'ai vu et enlevé des carnosités, et jamais je n'en ai trouvé sur les cadavres.

M. Civiale dit : « les carnosités occupent généralement la partie fixe de l'urèthre. » Les faits publiés par M. Leroy prouvent qu'elles se forment le plus ordinairement dans la fosse naviculaire. Goulard

(1) Hunter, *Œuvres complètes*, annotées par MM. Richelot et Ricord, t. II, p. 366.
(2) Civiale, *loc. cit.*, t. I, p. 102.
(3) *Urologie*, p. 44.

parle d'une carnosité placée à l'ouverture de l'urèthre; et l'un des deux faits que j'ai vus offrait cette circonstance particulière, que le sujet était atteint d'un hypospadias laissant à découvert ces végétations au nombre de quatre, implantées sur la paroi supérieure du canal, réunies, agglomérées et semblables à celles observées souvent derrière la couronne du gland. Elles furent harponnées avec une petite érigne et excisées avec des ciseaux.

M. Mercier (1) a fait en 1835, avec M. le docteur Florimond, l'autopsie du corps d'un vieillard dont l'urèthre contenait douze ou treize petites excroissances, ayant presque la couleur des bourgeons charnus qui s'élèvent à la surface des plaies. Presque toutes étaient placées sur la paroi inférieure de l'urèthre; une seule s'était développée sur la paroi supérieure, à l'origine de la portion membraneuse; les autres étaient disséminées entre le méat urinaire et la portion prostatique.

Ces excroissances ne se développent pas, ainsi qu'on l'a cru, sur le fond d'anciennes ulcérations. M. Leroy, acceptant l'opinion de Morgagni, dit que « si ces petites excroissances ou fongosités ne sont pas observées plus souvent, c'est que rarement on a l'occasion de voir les rétrécissements à leur début. » Les faits de cette nature étudiés par Morgagni et par M. Leroy sont en petit nombre.

M. Ricord dit que ces végétations sont plus communes chez la femme que chez l'homme. Hunter n'en a cependant jamais vu chez la femme. Il ajoute : « Quoique rares, on les observe quelquefois; dans toutes mes autopsies, je n'en ai vu que deux fois; c'étaient des corps qui naissaient sur la surface de l'urèthre, comme des granulations, et qu'on aurait appelés des polypes dans d'autres parties du corps (2). »

Chez l'homme, si l'on compare leur fréquence au grand nombre d'autres causes produisant la rétention d'urine, on admettra leur peu d'importance; et en tenant compte des observations faites par les chirurgiens, on restera aussi éloigné de l'opinion de ceux admettant la carnosité comme la cause la plus ordinaire des troubles dans l'émission de l'urine, que de celle qui, en les niant, faisait dire à Dionis : « Elles sont filles de l'intérêt et de l'imposture. »

Les adhérences entre les surfaces opposées de l'urèthre sont très rares. M. Civiale dit n'en avoir jamais vu, et n'en connaître aucun exemple bien avéré.

(1) Mercier, *Recherches anatomiques, etc., sur les maladies des organes génito-urinaires*, 1841, p. 120.

(2) Hunter, *Traité des maladies vénériennes*, notes de Ricord, p. 320, 1852.

Indurations de l'urèthre. — On a cité et j'ai vu des urèthres indurés dans une certaine étendue; un, entre autres, cautérisé par Ducamp, et successivement par les chirurgiens qui ont continué l'emploi de cette méthode. L'induration s'étendait depuis le méat urinaire jusqu'au commencement du bulbe. Une bougie de 4 millimètres y était serrée et donnait la sensation du frottement d'une feuille de parchemin.

M. Civiale, d'après les faits observés à l'hôpital Necker et dans le musée de Hunter, dit : « Cette altération a lieu aux dépens des parois de l'urèthre, et non dans la muqueuse. Cet épaississement, cette induration, laissent sortir l'urine après de violents efforts, et ils rendent presque impossible l'introduction d'une petite bougie.

La transformation la plus complète a lieu surtout dans le tissu spongieux, qui semble n'être plus qu'un ligament. La fragilité des tissus signalés par Lallemand est une circonstance exceptionnelle.

On a vu également la portion membraneuse changée en une sorte de cordon ligamenteux. M. Rayer cite un exemple d'induration siégeant dans la partie moyenne du bulbe.

L'induration détruit l'élasticité des parois, rend difficile l'émission de l'urine et l'introduction des bougies; le canal est dur et tendu; selon M. Bell, elle est compliquée d'un écoulement abondant.

M. Civiale dit que l'écoulement est seulement le résultat de violences faites dans l'urèthre, soit par le cathétérisme, soit par la cautérisation. Ce chirurgien, ainsi que M. Rayer, ont vu dans quelques autopsies la surface muqueuse de l'urèthre couverte d'une couche jaunâtre et très adhérente, et attribuée à une infiltration de matière tuberculeuse s'étendant aux tissus sous-jacents.

On ne connaît pas en réalité la manière dont s'opère cette induration. L'infiltration de cette matière tuberculeuse n'est pas prouvée; ses rapports avec la matière tuberculeuse sont-ils constants? et cette matière est-elle la même dans tous les cas d'induration ?

Dans les faits étudiés sur le cadavre, on n'a pas toujours tenu compte des antécédents, on n'a pas toujours fait la part des modifications apportées par des traitements différents et par la maladie elle-même.

Nature des rétrécissements. — Les chirurgiens dominés par des vues théoriques croient à une grande variété de rétrécissements, tandis qu'il y a uniformité d'opinion chez ceux dont les études sont basées sur l'anatomie pathologique.

Desault avait admis trois espèces d'obstacles : 1° dans l'épaisseur des parois, l'inflammation et les déchirures; 2° à l'extérieur, le gonflement de la prostate et diverses tumeurs; 3° dans l'intérieur du canal, les fongosités (1).

Hunter (2) dit: trois modes d'obstruction du canal consistent dans une diminution de son diamètre.

Le premier est le rétrécissement proprement dit, rétrécissement permanent qui dépend d'une altération dans la structure d'une partie de l'urèthre;

Le second est un rétrécissement mixte, dans lequel il y a à la fois rétrécissement permanent et spasme;

Le troisième est un véritable rétrécissement spasmodique.

Béclard les a divisés en deux espèces:

1° L'inflammatoire qui comprend le spasmodique;

2° Les organiques qui comprennent six variétés: la bride, le calleux, l'ulcéré, les carnosités, les végétations sarcomateuses et l'état variqueux de l'urèthre.

Ducamp a admis des rétrécissements · 1° par inflammation; 2° par induration des parois; 3° et par des brides.

M. Sédillot, moins préoccupé de la texture des rétrécissements que de l'obstacle qu'ils apportent à la sortie de l'urine ou à l'entrée des instruments, les divise en strictures que l'on franchit et que l'on parvient à dilater d'une manière durable; en celles que l'on franchit sans réussir à en maintenir la dilatation; en celles que l'on franchit sans pouvoir les dilater; enfin en celles que l'on ne franchit pas (3).

Selon Lisfranc (4), les rétrécissements dépendent: 1° d'une cause située hors de l'urèthre; 2° d'une cause siégeant dans l'épaisseur des parois; 3° d'une cause située à la surface externe de ce canal.

M. Cruveilhier dit qu'il faut admettre des rétrécissements superficiels, limités à la muqueuse, et des profonds, dans lesquels toute l'épaisseur des tissus a subi la transformation fibreuse (5).

M. Civiale (6), sans établir des catégories, admet des brides, des carnosités, des épaississements et des indurations des parois de l'urèthre.

M. Leroy (7), croyant à l'existence de différentes espèces, admet des rétrécissements: 1° inflammatoires; 2° fongueux; 3° valvulaires

(1) Desault, *Traité des maladies des voies urinaires*, in *Œuvres chirurgicales*, t. III, 1813.

(2) Hunter, *OEuvres complètes*, trad. de Richelot, t II, p. 293.

(3) *De l'uréthrotomie externe*, in *Gaz. méd.*, 1854, p. 22.

(4) *Rétrécissements de l'urèthre*, 1824, p. 27 (thèse de concours de l'agrégation).

(5) *Annales de la chirurgie française*, t. IV, 1842.

(6) *Loc. cit.*, t. I.

(7) *Urologie*, p. 27.

ou rutidiques, comprenant les plis, valvules, brides et carnosités ; 4° fibreux, répondant aux callosités ; 5° turgescents et érectiles ; 6° ulcérés ; 7° végétants, répondant aux carnosités ; 8° variqueux ; 9° cartilagineux.

M. Leroy ajoute : les rétrécissements inflammatoires envahissent tantôt des urèthres sains, tantôt des urèthres rétrécis. Ce gonflement inflammatoire cède ordinairement aux antiphlogistiques, ou il s'ensuit un des rétrécissements qui viennent d'être énumérés.

Sans doute, un ancien rétrécissement peut se compliquer d'une inflammation nouvelle, il ne devient pas un rétrécissement inflammatoire mais un rétrécissement enflammé ; et si le gonflement inflammatoire qui a atteint un urèthre sain ne disparaît pas par un traitement approprié, s'il laisse après lui un rétrécissement, ce dernier est une conséquence de l'inflammation et ne conserve aucune trace du gonflement primitif. On peut donc dire qu'il n'existe pas de rétrécissement inflammatoire et que le gonflement passager qui modifie l'urèthre pendant une inflammation, n'a aucun rapport avec cette transformation des tissus que nous savons être l'unique caractère du rétrécissement.

On a donc appelé à tort rétrécissement inflammatoire le gonflement de la membrane muqueuse de l'urèthre, se formant pendant la période aiguë de l'uréthrite, et produisant une difficulté d'uriner et la rétention complète.

M. Mercier (1) a démontré qu'on a été dans l'erreur en attribuant ce trouble fonctionnel de la vessie à cette modification des tissus du canal de l'urèthre, et que c'est au spasme dû à la contracture des muscles qui enveloppent la portion profonde de ce canal, qu'il faut remonter pour trouver la véritable cause de ce phénomène.

M. Ricord (2) en a donné une explication que l'examen anatomique ne peut pas faire accepter. « Rien n'est plus commun, dit ce chirurgien, que de rencontrer la *dysurie à ses divers degrés*, jusqu'à la rétention plus ou moins complète, dans les uréthrites à l'état aigu, et cela quelquefois dans les premiers jours de leur existence, pour donner lieu à ce que l'on appelle les *rétrécissements inflammatoires*. Ces rétrécissements sont la conséquence ou d'un engorgement en quelque sorte phlegmoneux, ou d'une infiltration œdémateuse du tissu cellulaire sous-muqueux, et disparaissent quand l'état aigu cesse ; mais il n'est pas rare de les voir se prolonger et devenir permanents. »

(1) *Recherches sur les rétrécissements*, in *Gazette médicale*, 1845.
(2) Hunter, *OEuvres*, notes de Ricord, t. II, p. 300.

L'infiltration œdémateuse du tissu cellulaire peut-elle jamais être assez abondante pour fermer entièrement le canal, et pour empêcher l'urine de passer goutte à goutte? Cette infiltration si considérable et qui disparaît si rapidement, puisque un seul cathétérisme suffit souvent pour faire cesser la rétention, a-t-elle été observée? Lisfranc dit qu'il existe seulement un épaississement des parois du canal, déterminé par une forte inflammation. Ce chirurgien a eu deux fois l'occasion de vérifier ce fait par l'autopsie. J'ai vu, dit-il, la membrane muqueuse épaissie, sans induration dans une assez grande étendue, et plus spécialement dans quelques points. La phlogose et l'augmentation d'épaisseur des autres parties diminuaient graduellement jusqu'au tissu cellulaire qui peut participer à la maladie.

Voici donc deux faits observés dans de bonnes conditions, qui ne montrent pas l'infiltration œdémateuse du tissu cellulaire sous-muqueux.

Nous l'avons dit déjà en parlant de la contracture: lorsqu'une inflammation envahit une portion du canal, les muscles se contractent et ils forment un obstacle momentané à la sortie de l'urine.

On peut donc être convaicu qu'il n'y a pas de rétrécissement inflammatoire, que c'est à tort qu'on a voulu en faire une espèce distincte, et que, sans complications, cet état de la muqueuse ne produit pas d'accident particulier.

Selon quelques chirurgiens, les rétrécissements dits *fongueux*, proviendraient d'un boursouflement vasculaire chronique de la muqueuse, l'une des phases du gonflement inflammatoire: c'est une erreur. Tant que la transformation fibreuse n'est pas réalisée, il n'y a pas rétrécissement, et lorsque ce dernier est formé, la tuméfaction inflammatoire a disparu. Cet état n'est donc qu'une des modifications de la muqueuse pendant qu'elle est enflammée et elle n'est pas un rétrécissement fongueux.

Les rétrécissements *valvulaires*, produits d'une altération pathologique, seraient formés par un simple froncement de la muqueuse, ou par la cicatrice d'une ulcération superficielle. Ici encore le caractère unique du rétrécissement, la transformation du tissu érectile fait défaut. Sans doute les plissements de la muqueuse et les cicatrices des ulcères superficiels sont des obstacles au cours de l'urine, ils forment des replis valvulaires, des brides, mais non pas des rétrécissements. Cette distinction n'est pas d'une petite importance puisque la bride, une fois divisée, n'est pas sous la puissance d'une rétraction permanente comme l'est fatalement le tissu du rétrécissement. On sait qu'il y a souvent dans l'urèthre des replis valvulaires naturels: ils sont rarement des obstacles à la libre émission de l'urine tant qu'une cause morbide ne les a pas atteints; mais ils révèlent leur présence en jouant dans l'accomplissement de cette fonction le rôle des replis valvulaires anormaux, et le chirurgien doit alors intervenir.

Les rétrécissements *fibreux* ou *calleux* succéderaient tout à la fois à des épaississements, à des cicatrices profondes de la muqueuse, et à l'engorgement du tissu sous-muqueux.

N'admettant pas les différents modes de formation décrits par M. Leroy, surtout n'acceptant pas la similitude qu'il établit entre les tissus des rétrécissements et les cicatrices de la peau, nous dirons encore que la fibrosité est le seul signe vrai du rétrécissement.

Les rétrécissements turgescents, selon M. Leroy, se voient surtout dans la portion spongieuse, et les bougies qui y sont introduites y sont plus serrées après un séjour d'une demi-heure qu'au moment de leur entrée.

M. Mercier a cherché à expliquer la résistance apportée à l'extraction d'une bougie dont le passage a été facile. Ayant franchi le rétrécissement (1) dur et calleux, pour peu qu'elle soit hygrométrique, la bougie se gonfle devant et derrière la coarctation. Le même phénomène se produit sur les instruments qui ne se gonflent pas ; et M. Mercier croit en trouver la cause dans l'étroitesse de la fosse naviculaire.

Souvent, dit ce chirurgien, le canal est très étroit devant ou derrière la fosse naviculaire, et il faut pousser avec une certaine force pour introduire une sonde un peu volumineuse : si en la retirant on ne fixe pas la verge, celle-ci s'allonge, et l'urèthre perdant en largeur ce qu'il gagne en longueur, comprime la sonde avec d'autant plus de force qu'on la tire davantage. Par là se trouvent multipliés les points de frottement, et par là est accrue la résistance. Sans doute, dans certains cas, il en est ainsi que le dit M. Mercier; mais ces cas doivent être distingués de ceux où M. Leroy fait intervenir la turgescence, et M. Mercier l'hygrométrie. C'est à l'élasticité, propriété commune aux ligaments jaunes, à la tunique moyenne des artères, aux tissus fibreux, qu'il faut rapporter le phénomène de la constriction des sondes. M. Reybard (2) et Gerdy ont fait sur ce point des recherches qui ne laissent aucun doute.

Il peut survenir momentanément une congestion sanguine dans le tissu spongieux de l'urèthre, mais sans action assez énergique pour retenir les sondes; et ce qui a été attribué à la turgescence n'est qu'un effet de l'élasticité.

Les rétrécissements ulcérés ne sont pas une variété distincte;

(1) *Recherches sur les rétrécissements de l'urèthre*, in *Gazette médicale*, 1845.
(2) *Traité pratique des rétrécissements*, p. 124.

on rencontre le plus souvent l'ulcération en arrière des rétrécissements ; elle est généralement secondaire, elle peut aussi exceptionnellement être primitive.

Les plaies qu'on voit derrière les rétrécissements sont des lésions consécutives ; ce n'est donc pas ici le lieu de s'en occuper. Nous demanderons quelle preuve on peut donner à l'appui de la théorie de M. Leroy pour expliquer la formation des rétrécissements ulcérés? Pendant la vie, il est impossible de dire si le rétrécissement est ulcéré ou non ; et si à l'autopsie on trouve une ulcération, rien ne vient à votre aide pour faire connaître si elle a précédé ou suivi la formation de la stricture. Le rétrécissement ulcéré ne constitue donc pas une espèce particulière, l'érosion n'est qu'une complication de la maladie qui ne peut pas être diagnostiquée.

Les carnosités ne peuvent plus être mises en doute aujourd'hui, elles ont été vues par un trop grand nombre d'observateurs ; mais elles sont un état parfaitement distinct qui n'a rien de commun avec le rétrécissement, si ce n'est l'obstacle qu'elles opposent à l'émission de l'urine.

Les rétrécissements variqueux ne peuvent guère être admis que par une induction, basée sur la quantité de sang écoulé après une cautérisation, après l'emploi d'une bougie exploratrice, ou après qu'une bougie de cire, pelotonnée dans le bulbe, est refoulée avec force par la main d'un chirurgien croyant l'avoir fait pénétrer dans la vessie. Évidemment ces hémorrhagies ont été le résultat de violences dans le canal, et rien ne prouve l'existence d'une espèce particulière de stricture ; d'un rétrécissement variqueux.

Les rétrécissements cartilagineux se voient seulement sur la verge; ils paraissent provenir d'une altération de la membrane fibreuse qui enveloppe les corps caverneux. C'est une maladie extérieure au canal, mais sans aucune ressemblance avec le rétrécissement.

J'ai examiné chacune des dénominations que M. Leroy cherche à faire admettre, afin de spécifier les différentes espèces de rétrécissements, et d'en déduire un traitement éclectique. J'ai pensé qu'il était utile d'avertir les praticiens des mécomptes qui les attendent, en les acceptant pour des faits démontrés. En effet M. Leroy veut établir un diagnostic différentiel, réclamant un traitement particulier! Il faut bien reconnaître que, malgré l'importance des perfectionnements apportés dans la thérapeutique des maladies des voies urinaires, on ne peut pas distinguer les unes des autres, ces différentes nuances : il est seulement possible d'isoler le rétrécissement des maladies qui le simulent, par le trouble qu'elles jettent dans les fonctions de ces organes.

Ces divers rétrécissements n'existent pas. Cette lésion peut présenter des modifications dues au degré plus ou moins avancé de la maladie, mais enfin on ne peut appeler rétrécissement que le fait pathologique, soumis fatalement à la puissance du tissu rétractile, c'est-à-dire que le rétrécissement *est une diminution de calibre permanente et progressive.*

Tout ce qui gêne le cours de l'urine sans pouvoir être compris dans cette définition, est une autre maladie et sans aucune relation de texture avec le rétrécissement.

Altérations pathologiques produites par les rétrécissements. — La plupart des lésions secondaires sont difficilement reconnues pendant la vie ; les troubles fonctionnels qui en résultent se confondent avec ceux propres au rétrécissement ; il est souvent impossible de les isoler et d'attribuer à chacun des symptômes particuliers.

Ces lésions peuvent dans certains cas prendre une telle importance, qu'elles font méconnaître le rétrécissement et ses symptômes. Ces cas heureusement peu nombreux sont toujours les conséquences d'une maladie très ancienne abandonnée à elle-même, ou le résultat de violences inopportunes ou de manœuvres inhabiles.

Lorsqu'on fait l'autopsie d'un sujet ayant succombé à une maladie des voies urinaires, il faut savoir distinguer les lésions dues au rétrécissement, de celles qui sont produites par des opérations, et surtout par la rétention d'urine. Dans ce dernier cas, les désordres sont quelquefois très grands, les rétrécissements disparaissent, et ils laissent à leur place de larges fissures, des clapiers et des tissus gangrenés.

Un grand nombre de rétrécissements, quoique très anciens, semblent ne pas avoir été la cause de lésions organiques. Leurs symptômes, si facilement appréciables, ne révèlent aucune complication consécutive. Dans d'autres cas, au contraire, et malheureusement sans qu'il soit encore possible de déterminer la cause de cette différence, les lésions organiques secondaires sont nombreuses et très variées ainsi que les troubles fonctionnels qu'elles font naître. Presque toutes, situées derrière le rétrécissement, elles sont souvent inaccessibles à nos moyens d'exploration ; c'est-à-dire qu'il est seulement possible de les reconnaître par l'étude des symptômes : alors le champ est vaste pour l'erreur. On sait quel grand nombre de symptômes est commun aux différentes maladies de l'appareil urinaire. Heureusement que la connaissance de ces lésions secondaires n'est utile que pour compléter le traitement. Quelle que soit leur importance, il faut toujours commencer par franchir et par dilater le rétrécissement avant de s'occuper des lésions qu'il a occasionnées.

On les trouve généralement près des rétrécissements; ce sont des inflammations, des ramollissements, des ulcérations, des dilatations, des abcès et des trajets fistuleux dans des tissus éloignés de la lésion primitive.

Inflammation de la muqueuse derrière le rétrécissement. — Presque toujours la membrane muqueuse de l'urèthre, en arrière du rétrécissement, est modifiée par une inflammation plus ou moins vive. On l'a attribuée à tort au séjour prolongé de l'urine derrière l'obstacle, et on n'a pas tenu compte de l'influence de la pression si souvent renouvelée de la colonne de liquide contre les parois du canal et contre l'obstacle qui s'oppose à sa sortie. Cette phlegmasie produit une sécrétion muqueuse, un écoulement, accompagnant presque tous les rétrécissements anciens. Plus l'inflammation a été de longue durée, plus ses effets sont apparents; c'est alors qu'on voit des rougeurs, des ramollissements, des crevasses et des ulcérations de la membrane muqueuse. Ordinairement il n'existe qu'une seule perforation plus ou moins éloignée de la face postérieure du rétrécissement. Néanmoins, indépendamment des pièces que M. Civiale a vues dans les musées de Londres, ce chirurgien dit avoir étudié quelques cas dans lesquels la membrane muqueuse était en quelque sorte percée à jour comme un crible (1).

On a signalé aussi des dépôts de lymphe coagulable sur la surface du canal, en quantité assez considérable pour l'obstruer. M. Civiale fait observer que les opinions ne sont pas suffisamment arrêtées à cet égard, et que de nouvelles observations sont nécessaires pour admettre la réalité de ce fait.

Dilatation de l'urèthre derrière le rétrécissement. — La dilatation de l'urèthre varie beaucoup dans ses degrés; on l'a vue assez grande pour loger un corps ayant le volume d'un œuf de poule, et on a commis la méprise de la prendre pour la vessie.

Deux faits remarquables ont été rapportés par M. Civiale qui les a examinés dans la collection de l'hôpital Saint-Georges.

M. Rayer a cité un sujet dont la portion membraneuse de l'urèthre pouvait recevoir une grosse noix. La membrane muqueuse était détruite.

Presque toujours c'est aux dépens de la portion membraneuse que s'opère cette dilatation anormale. Cependant M. Civiale dit avoir vu un malade dont le rétrécissement situé près du gland avait dilaté toute la partie du canal postérieure à cette stricture.

Les conduits qui s'ouvrent dans l'urèthre, tels que les canaux

(1) *Loc. cit.*, t. 1, p. 117.

éjaculateurs, prostatiques et les follicules muqueux, peuvent également être élargis outre mesure sous l'influence de la même cause, agissant très loin et assez fortement pour donner lieu aux lésions les plus graves.

Cellules uréthrales. — M. Civiale (1) attribue les cellules uréthrales à la destruction plus ou moins étendue de la membrane muqueuse. Leur ouverture, dirigée d'avant en arrière, laisse une grande obscurité sur leur mode de formation, puisqu'elle se trouve dans la direction inverse de l'effort qui est supposé les avoir produites. C'est dans la portion membraneuse qu'on les remarque, et elles n'ont rien de constant dans la forme, dans le nombre et dans l'étendue. Elles sont recouvertes d'une membrane fine, luisante, et très adhérente. Elles ne semblent pas compromettre la vie du malade. Cependant les cellules uréthrales, lorsque l'inflammation persiste, peuvent devenir le point de départ d'abcès dans les parois de l'urèthre, et aggraver la situation par les conséquences fâcheuses qui en sont ordinairement la suite.

Rupture de l'urèthre. — Il est très difficile de distinguer si la rupture est due à une lésion organique antérieure, ou si elle est la conséquence d'un obstacle au cours des liquides. Dans ce dernier cas, c'est l'inflammation souvent très lente qui produit la fissure, la rupture ou l'ulcération : mais que cette dernière forme dépende d'une cause générale ou d'une cause locale, elle ne procède pas moins de la même manière, c'est-à-dire qu'elle s'étend soit en largeur, soit en profondeur, par la destruction successive des différents tissus superposés, et qu'elle creuse des voies nouvelles pour l'écoulement des liquides dont le passage est gêné par des obstacles dans les conduits normaux.

La fig. 10, empruntée à M. Cruveilhier, montre une rupture considérable de l'urèthre derrière un rétrécissement (2).

Si la cause de ces ruptures persiste, les liquides s'engagent dans ces issues, qui ne tardent pas à s'ouvrir au dehors et à revêtir leur surface interne d'une couche d'apparence muqueuse, qui a reçu le nom de membrane muqueuse accidentelle. Ces déchirures présentent de notables différences de forme, de longueur, de direction, de siége et d'accidents.

C'est presque toujours dans la portion membraneuse qu'on les trouve, et les premiers désordres dus à l'urine infiltrée sont un gonflement rapide et le sphacèle des tissus.

(1) *Loc. cit.*, t. I, p. 122.

(2) Cruveilhier, *Anatomie pathologique*, in-fol., liv. XXXIX, fig. 1.

Lésions des parois de l'urèthre au-devant du rétrécissement. — On a constaté des lésions variées au-devant des rétrécissements, sans qu'il soit encore possible d'expliquer leur formation. Ce ne sont pas les hypothèses qui font défaut, mais jusqu'à ce jour rien ne prouve la réalité de ces théories.

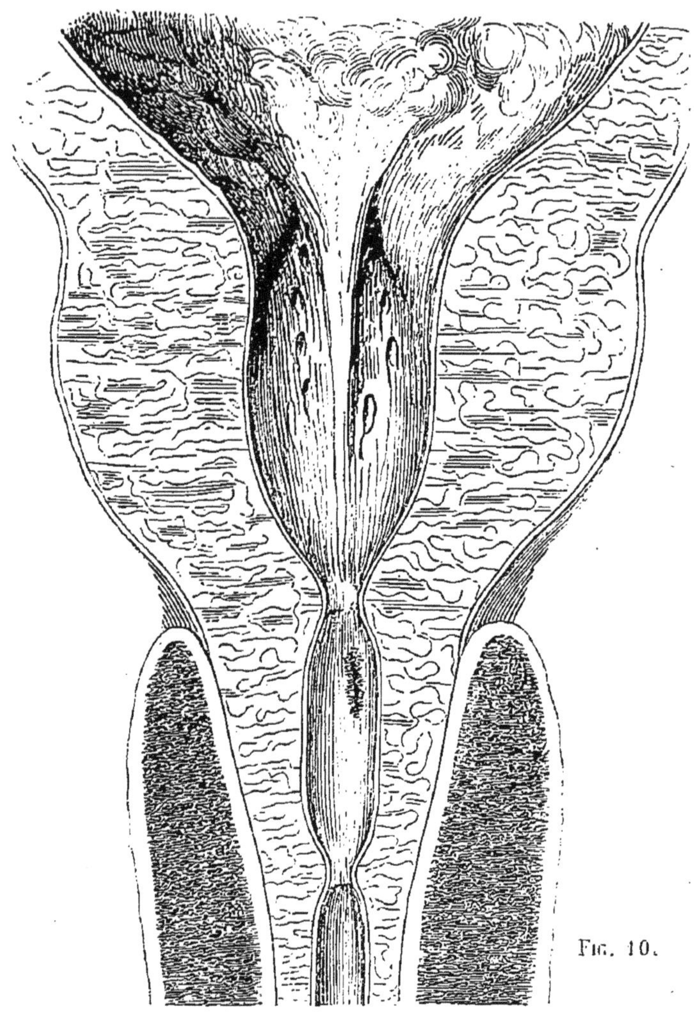

FIG. 10.

Des ulcérations plus ou moins considérables, les unes éloignées du rétrécissement, telle que celle qui a été dessinée par Ch. Bell, ont été considérées comme des effets sympathiques ou par continuité de tissus (1). Les autres, au-devant et contre le rétrécissement, ont été admises comme l'ayant précédé, et comme ayant concouru à sa production.

(1) *Loc. cit.*, t. I, p. 124.

S'appuyant sur l'explication donnée du développement des altérations consécutives derrière les strictures, on a, par analogie, attribué à la même cause les lésions qu'on voit au-devant d'elles.

Il en est de même pour les dilatations de la partie antérieure du canal ; si ce fait prouve que le canal ne se rétrécit pas, comme l'ont prétendu quelques chirurgiens, quand il n'est pas distendu par la colonne de liquide ; rien n'explique comment il se dilate au-devant de l'obstacle.

Lésions de la prostate. — Les rétrécissements produisent quelquefois des abcès dans la prostate, ou entre elle et le rectum, sans que des accidents inflammatoires aigus se soient manifestés. Ils ne peuvent être attribués qu'à une inflammation chronique, lente et de longue durée. Rarement ces abcès ont des suites funestes ; cependant j'ai vu des malades qui ont succombé à la résorption purulente, quoique l'abcès se fût ouvert dans l'urèthre.

On ne doit pas admettre comme lésions consécutives aux rétrécissements les différentes formes de l'hypertrophie de la prostate et les déviations de l'urèthre qu'elles occasionnent. L'hypertrophie est indépendante des rétrécissements, et ces deux états pathologiques existent rarement réunis.

Lésions de la vessie. — Les rétrécissements occasionnent de nombreuses altérations du réservoir de l'urine ; les parois de cet organe s'amincissent et se distendent, ou elles s'épaississent et se racornissent : les fibres charnues se réunissent en faisceaux épais, nommés colonnes charnues ; ces faisceaux s'écartent et laissent passer la muqueuse : on voit alors se former des poches ou cellules, souvent très nombreuses, et d'une capacité telle, qu'on a cru à une vessie à compartiments. On a remarqué aussi des ramollissements de la muqueuse, des végétations et des fongosités.

Ces lésions consécutives différentes ne disparaissent pas toutes avec le rétrécissement, avec la cause qui les a produites. Elles constituent alors des cas particuliers exigeant des soins spéciaux.

Elles seront étudiées séparément : on comprend qu'il est impossible de s'en rendre un compte exact lorsque le rétrécissement existe encore, puisque le cathétérisme, le seul moyen de les reconnaître, ne peut pas être pratiqué.

Lésions des uretères et des reins. — Malgré l'inflammation dont les uretères peuvent être atteints, leurs parois ne sont pas épaissies, mais leur calibre est plus ou moins élargi. Cette dilatation irrégulière n'existe souvent que d'un seul côté, et elle produit des renflements qui se succèdent et qui lui donnent l'aspect d'un gros intestin. Souvent les tissus ramollis se laissent déchirer avec facilité.

M. Civiale dit avoir vu dans ces organes des rétrécissements analogues à ceux qu'on voit dans l'urèthre, et entre eux le conduit était largement dilaté.

Les *reins* ressentent aussi les effets des rétrécissements ; mais leurs lésions, quoique souvent très graves, ne se révèlent pas toujours pendant la vie. Une grande partie des sujets qui meurent après une longue maladie des voies urinaires, succombent à de profondes altérations des reins : l'autopsie fait voir des poches pleines de pus, la disparition presque totale de l'organe, et cependant les symptômes n'ont pas été assez évidents pour faire soupçonner pendant la vie du malade la destruction à laquelle il a succombé.

Lésions des organes génitaux. — L'inflammation de la portion de l'urèthre postérieure au rétrécissement, se propage par les conduits spermatiques jusqu'aux testicules, et produit un gonflement souvent considérable, et toujours très douloureux.

Cet accident dépend aussi de l'introduction des instruments dans les organes, et il devient une complication du traitement que nous examinerons en nous occupant de la thérapeutique des strictures.

L'inflammation consécutive aux rétrécissements s'étend parfois au col de la vessie ; elle peut y produire la contracture, elle est une des causes les plus actives qui favorisent le gonflement œdémateux du prépuce. Il peut atteindre un volume considérable, et rendre nécessaires de nombreuses mouchetures.

M. Civiale dit avoir vu un certain nombre de malades dont le pénis était très volumineux : il attribue ce développement anormal aux efforts prolongés que les malades font pour chasser l'urine ; et il existe surtout lorsqu'il y a des lésions profondes de la prostate ou de la vessie. On n'explique pas cette influence.

Siége des rétrécissements. — Les parties du canal où les rétrécissements peuvent se former sont le méat urinaire, la fosse naviculaire, la portion spongieuse, la portion bulbeuse sous le ligament suspenseur, et l'union de la portion bulbeuse à la portion membraneuse.

C'est en précisant le siége anatomique qu'on s'expose le moins à l'erreur ; si l'on veut le déterminer par pouces et par lignes, on est trompé sans le savoir, par plusieurs causes dont on ne se rend pas immédiatement un compte exact. Ainsi l'élasticité des tissus, le degré de traction opérée sur la verge, la pression exercée contre le rétrécissement, l'état de fausse érection où est souvent le pénis des malades atteints de rétrécissements, sont autant de circonstances qui peuvent faire varier les résultats de la mensuration. On n'a pas assez pris en considération l'influence de ces causes ; et, quelque facile qu'il semble l'être de préciser le siége des rétrécissements, les chirurgiens leur ont cependant assigné des distances qui sont loin d'être identiques.

Guthrie a dit, dans une séance de la Société médicale de Londres, que les rétrécissements avaient leur siége un peu en avant de la portion membraneuse, et que c'est à tort que l'on a cru qu'ils se formaient dans cette portion du canal.

Ducamp (1) dit que, cinq fois sur six, la stricture est entre 4 1/2 pouces et 5 1/2 pouces, et deux fois seulement il l'a rencontrée à deux pouces du méat urinaire.

Lallemand (2) croit que la courbure de l'urèthre est le siége ordinaire des rétrécissements; mais il dit aussi en avoir trouvé à 7 1/4 pouces.

M. *Civiale* (3) dit que la plupart des strictures sont à la jonction du bulbe à la portion membraneuse.

M. *Leroy* (4) admet que les dix-neuf vingtièmes des rétrécissements existent à une profondeur qui varie de 5 à 6 pouces, c'est-à-dire immédiatement en arrière du bulbe, au commencement de la portion membraneuse, là où l'urèthre est naturellement rétréci. Ensuite ceux qui atteignent la fosse naviculaire et le méat urinaire; enfin ceux qui se forment dans la portion spongieuse à 2 1/2 pouces de l'ouverture de l'urèthre.

M. *Mercier* (5) a écrit que le fond du bulbe est le siége le plus ordinaire des rétrécissements; ensuite, par ordre de fréquence, la fosse naviculaire, la portion correspondante à la racine des bourses, et le méat urinaire. Il ajoute avec raison qu'il est rare, dans ces cas, qu'on n'en trouve pas en même temps dans le bulbe.

C'est aussi dans la portion bulbeuse que j'ai trouvé le plus grand nombre de rétrécissements; mais depuis dix ou douze ans, depuis qu'on a tant abusé des injections caustiques, le nombre des rétrécissements développés dans la portion spongieuse a beaucoup augmenté; et, chose triste à constater, c'est que ces strictures se rencontrent chez des sujets très jeunes, de dix-huit à vingt-deux ans!

Quelques chirurgiens ont admis des rétrécissements dans les régions prostatique et membraneuse. S'il s'agit du rétrécissement proprement dit, de la transformation fibreuse qui succède à une

(1) *Traité des rétentions d'urine*, 2e édition, 1823, p. 40.

(2) *Observations sur les maladies des organes génito-urinaires*, 1825-1827, 1 vol. in-8, fig.

(3) *Loc. cit.*, t. I, p. 150.

(4) *Traité des angusties*, 1845, 1 vol. in-8, fig., p. 82.

(5) *Recherches sur le traitement des maladies des voies urinaires*, 1856, 1 vol. in-8, p. 376.

inflammation; évidemment c'est une erreur, parce que, dans ces deux portions de l'urèthre, le tissu réticulaire qui enveloppe la portion spongieuse n'existant pas, les éléments aptes à subir la transformation fibreuse font défaut. Si, au contraire, il s'agit de ces déformations du canal, suites de lésions traumatiques, l'observation est vraie, parce que partout où il existe un tissu de cicatrice, il y a altération de la forme; et nécessairement le canal perd sa capacité et sa rectitude. Mais cette lésion n'est pas le rétrécissement, et les conséquences en sont différentes, puisque dans le premier cas on peut rendre son calibre au canal, tandis que dans le second le chirurgien est presque toujours impuissant à atteindre ce but.

Les rétrécissements décrits comme existant dans la portion membraneuse sont évidemment le résultat d'une erreur de dénomination. Il résulte, en effet, de l'examen des pièces qui sont dans les riches cabinets de Londres, que les strictures qui siégent à l'union des portions bulbeuse et membraneuse, sont indiquées comme s'étant formées dans la portion membraneuse, qu'on a confondue avec le point qui la sépare du bulbe. L'erreur est facile, si on ne tient pas compte de la longueur plus grande à la paroi antérieure qu'à la postérieure de cette portion du canal. Ce manque de précision a été reproduit par beaucoup de chirurgiens.

Les rétrécissements de la portion prostatique ne sont pas plus réels que ceux de la portion membraneuse; on les a confondus avec des brides et quelquefois avec des tumeurs de la prostate, et surtout avec la valvule musculaire du col de la vessie, qui accompagne si souvent la stricture de l'urèthre.

M. Thompson, qui a examiné les pièces qui sont dans les musées de Londres, dit que sur 270 préparations, il y en a 320 distinctes :

215 sont sous l'arcade des pubis;
51 dans la partie pénienne;
et 54 vers la fosse naviculaire (1).

Nombre des rétrécissements. — Il y a souvent plusieurs rétrécissements plus ou moins éloignés les uns des autres, et il est seulement possible d'en connaître exactement le nombre, si la sonde exploratrice les dépasse tous : alors l'olive terminant la bougie est arrêtée par chaque obstacle, et on peut ainsi les compter successivement. Dans le cas contraire, si le premier est trop étroit pour permettre le passage de l'instrument, on découvre ceux qui sont en arrière, à mesure que le traitement élargit le canal.

M. Leroy dit que, dans près de la moitié des cas, il y en a deux à

(1) Leçon de M. Civiale, in *Moniteur des hôpitaux*, 1856.

7 ou 8 millimètres de distance. Ce chirurgien a compté onze rétrécissements dans l'urèthre d'un jeune homme. Ils étaient situés, la plupart, dans la portion spongieuse. Ce nombre semble être le plus considérable de ceux cités par les écrivains, dont on ne doit cependant pas admettre les assertions sans réserves, à cause du peu de précision des instruments usités autrefois pour explorer l'urèthre.

Lorsqu'il y a plusieurs rétrécissements, le plus considérable est ordinairement à la courbure du canal. Cependant M. Civiale rapporte un fait exceptionnel : l'obstacle le plus fort était dans la portion spongieuse. Il a vu aussi deux fois le rétrécissement situé à peu de distance de la fosse naviculaire, et le reste du canal était entièrement libre. Ch. Bell a donné le dessin de cas semblables, où l'on remarque un grand développement de la portion de l'urèthre postérieure à la stricture, excepté la portion membraneuse qui a conservé son état normal.

M. Bardinet (1) a montré à la Société anatomique un urèthre où il y avait un rétrécissement à 25 lignes du méat urinaire, un deuxième, le plus profond, à 2 pouces, et trois autres intermédiaires. Ils étaient formés par des brides circulaires et blanchâtres.

Longueur des rétrécissements. — Dans la grande majorité des cas, le rétrécissement qui n'est pas dû à une cause traumatique ou qui n'a pas été modifié par un traitement, est linéaire et semblable à un étranglement produit par une ligature placée sur le canal. Lorsqu'il semble être plus long, c'est qu'il y a des rétrécissements très rapprochés les uns des autres.

On a mentionné des rétrécissements dont la longueur avait atteint 27 millimètres et davantage. Les déviations multiples qu'ils présentaient ont fait croire à la présence de callosités épaisses et indurées. M. Reybard ayant fait des recherches cadavériques, a démontré qu'on était dans l'erreur, et que les parois de ces rétrécissements étaient au contraire peu épaisses. Tantôt le canal est droit, régulier et uniforme ; tantôt il est déformé dans le sens de sa longueur, et les parois raboteuses donnent à son parcours une direction tortueuse, ayant l'aspect d'une série d'étranglements linéaires dont les ouvertures ne sont pas dans la même direction. Ainsi qu'on l'observe souvent, lorsque les rétrécissements sont multiples, les intervalles qui séparent les étranglements ne sont pas dilatés, mais au contraire leur calibre est diminué ; les parois sont minces et denses, elles ont enfin tous les caractères de la transformation fibreuse, ce qui fait croire à tort à l'existence d'un rétrécissement allongé.

(1) *Bulletins de la Société anatomique*, 1840, p. 79.

CAUSES DES RÉTRÉCISSEMENTS. — L'inflammation est la cause la plus active de la production des rétrécissements. Que cette inflammation soit aiguë ou chronique, c'est toujours à cette influence qu'il faut remonter pour trouver l'origine de la stricture.

On a admis un grand nombre de causes que l'observation a démontré être sans action directe, ou même n'avoir aucun rapport avec les rétrécissements. Ainsi, parce que le malade urine plus difficilement pendant le frisson d'un accès de fièvre, on a compté le froid au nombre des causes; il en a été de même pour l'usage immodéré de quelques boissons, pour avoir résisté trop longtemps au besoin d'uriner, etc. Ces causes, qui en réalité modifient la fonction, ne produisent pas le rétrécissement, mais déterminent la contracture ou le spasme de l'urèthre.

La blennorrhagie est la cause qui produit le plus grand nombre des rétrécissements, soit qu'à l'état aigu elle ait cédé rapidement à une heureuse médication, soit qu'à l'état chronique elle ait duré longtemps : la modification qu'elle imprime au tissu réticulaire de l'urèthre amène insensiblement la transformation fibreuse, ainsi que nous l'avons décrit plus haut. Cette transformation opérée, elle subit fatalement la loi inhérente aux tissus enflammés, c'est-à-dire la rétraction permanente et progressive.

L'inflammation de l'urèthre peut être la conséquence des excès de coït et de la masturbation. Cependant cette dernière cause produit le plus ordinairement la contracture; et lorsqu'il y a en même temps un rétrécissement, on finit presque toujours par apprendre qu'une inflammation préalable a existé dans l'urèthre. Cette influence de l'inflammation, comme cause la plus active, a cependant été niée.

On a dit que des hommes n'ayant jamais eu de commerce avec aucune femme, ont néanmoins été atteints de rétrécissements. Mais sait-on s'ils ne se sont pas livrés à la masturbation, et si cette habitude n'a pas produit la contracture? Or, on sait combien la contracture a souvent été confondue avec le rétrécissement et comment une pareille erreur de diagnostic est facile et fréquente.

De ce que le rétrécissement n'est pas plus souvent à la fosse naviculaire, on a conclu que l'inflammation n'avait pas l'importance qu'on lui a attribuée, puisque ce lieu est le siége ordinaire de la blennorrhagie. C'est une erreur; l'observation prouve que l'inflammation dans la gonorrhée est le plus ordinairement dans la portion pénienne de l'urèthre; et on n'a pas été plus exact en niant les rétrécissements à l'orifice de ce canal ; ceux-ci se forment aux dépens des deux extrémités de la fosse naviculaire et y présentent des caractères particuliers, tels, par exemple, que l'impossibilité de les dilater.

Les douleurs que les malades y sentent ne prouvent pas davantage que là est le siége de l'inflammation, puisque dans la plupart des maladies de l'urèthre et de la vessie, c'est à la fosse naviculaire que les malades les rapportent.

Toute action violente, produisant l'inflammation de l'urèthre, devient cause de rétrécissement. Ainsi un cathétérisme pratiqué avec brusquerie et tâtonnements, la dilatation forcée, qui provoque de vastes réactions ou qui fait des érosions, des déchirures, des cautérisations multipliées; l'introduction d'instruments trop volumineux dans la pratique de la lithotritie, la présence prolongée de graviers ou de fragments de pierre, et surtout l'erreur populaire qui fait croire à certains malades qu'il est nécessaire de *briser la corde*, dans les cas de gonorrhées très aiguës, sont les causes qui agissent avec le plus d'efficacité sur le développement des rétrécissements.

Les *violences extérieures*, telles que les contusions et les chutes sur le périnée, font naître quelquefois de graves désordres : l'urèthre déchiré laisse filtrer l'urine à travers les tissus du périnée, ils sont bientôt frappés de gangrène, et après l'élimination des eschares, il reste des cicatrices dures, irrégulières, qui dévient et déforment l'urèthre, et qui n'ont avec le rétrécissement proprement dit d'autre ressemblance que celle de s'opposer à la libre sortie de l'urine, et de donner naissance aux désordres résultant de ce trouble fonctionnel.

Les *violences intérieures* jouent un grand rôle dans la production des rétrécissements.

Les moyens vicieux mis en usage pour explorer l'urèthre sont souvent aussi la cause du resserrement de ce canal. On sait combien il est facile de se tromper dans les recherches nécessaires pour établir un diagnostic. Ceux qui n'ont pas la grande habitude des instruments explorateurs, sont facilement induits en erreur par l'existence d'un spasme ou d'une contracture ; ils croient reconnaître un rétrécissement et ils font subir au malade un traitement inutile, qui produit souvent une affection qu'il n'avait pas. Ce résultat est à peu près inévitable, si le chirurgien a employé la cautérisation ou les scarifications.

Les *injections* n'ont pas été admises par tous les chirurgiens comme cause des rétrécissements. Les uns, acceptant les idées de Hunter, pensent que les injections ne produisent pas cette maladie ; ils disent que, sur un nombre de sujets atteints de blennorrhagie, on a constaté autant de rétrécissements chez ceux qui n'ont pas fait des injections que chez ceux qui les ont employées. D'autres ont vu des rétrécissements être la suite immédiate de l'usage des injections. M. Leroy dit qu'il pourrait en citer un grand nombre. « Plusieurs personnes, dit-il (1), ayant fait des injections au début de la blennorrhagie, avec la précaution de comprimer la verge à sa racine, j'ai vu la portion antérieure de l'urèthre, à partir du point où la constriction avait eu lieu, devenir plus rigide et plus étroite que le reste. Plus souvent le resserrement a lieu seulement dans le point où la compression destinée à borner l'action de l'injection avait été exercée. »

Si le doute est permis entre ces deux appréciations, c'est seulement quand il s'agit des injections faites avec le zinc, le plomb, etc. Il doit cesser quand on emploie les injections caustiques à hautes doses, ainsi qu'on l'a fait depuis une douzaine d'années. De tristes et nombreux résultats ont prouvé surabondamment les pernicieux effets de l'emploi de ces moyens trop énergiques.

SYMPTÔMES DES RÉTRÉCISSEMENTS. — On remarque dans les fonctions de l'appareil urinaire des désordres qui indiquent l'existence d'un ou de plusieurs rétrécissements. Leurs effets sont locaux ou généraux.

A. *Symptômes locaux. Difficulté d'uriner.* — Les modifications de la forme et de l'impulsion du jet de l'urine ne sont pas toujours en rapport avec le degré d'étroitesse du rétrécissement. Et bien qu'elles occupent une place importante dans l'énumération des symptômes de la stricture, elles ne peuvent cependant pas suffire à la faire reconnaître : on sait qu'elles existent également dans la plupart des maladies de la vessie et de son col. Jusqu'à l'époque où M. Mercier a publié ses travaux, on a cru le contraire, et on a dit que plus le rétrécissement devenait étroit, plus l'urine y passait difficilement. Le jet s'amincissait sans cesse, il devenait bifurqué en spirale, aplati; son émission ne se faisait plus que goutte à goutte, et incomplétement, ce qui ramenait les besoins d'uriner très souvent, et produisait enfin la rétention.

Le jet d'urine peut n'être pas modifié lorsque le rétrécissement n'est pas compliqué d'une autre maladie ; chez certains sujets vigoureux, la vessie s'hypertrophie à mesure que le rétrécissement augmente, elle acquiert plus de force et elle chasse l'urine avec plus de puissance et de rapidité. La vessie supplée de la sorte au défaut de largeur du canal.

Le rétrécissement devenant plus étroit, il produit les modifications de forme que nous venons d'indiquer, jusqu'à ce que la contracture détermine enfin la rétention. C'est pour ne pas avoir suffisamment

(1) *Des angusties*, 1845, in-8, fig., p. 70.

isolé les symptômes qui appartiennent à la contracture de ceux propres au rétrécissement, qu'on a attribué à la première affection ce qui est la conséquence de la seconde.

Ainsi la déformation du jet et sa sortie goutte à goutte sont le résultat d'un rétrécissement étroit; mais on les retrouve également lorsque le rétrécissement est large, et c'est là ce qui n'était pas expliqué; tandis qu'en laissant à chacune de ces deux affections les signes qui lui sont particuliers, on comprend comment une stricture qui admet une bougie de 4 millimètres livre difficilement passage à un jet filiforme, bifurqué, tombant goutte à goutte, et comment elle produit même la rétention.

Ce qui est plus particulièrement propre au rétrécissement, c'est la sortie de quelques gouttes d'urine longtemps après que le malade a fini d'uriner. Dans l'état normal, le muscle bulbo-caverneux et les muscles du périnée, par une contraction brusque connue sous le nom de *coup de piston*, expulsent les derniers jets d'urine : lorsqu'il existe un obstacle dans le canal, ces contractions se reproduisent plusieurs fois, et, malgré leur force, il reste encore une petite quantité de liquide arrêtée derrière le rétrécissement. Entraînée par son propre poids, elle sort lentement du canal et tache le linge du malade, longtemps après qu'il a fini d'uriner.

Lorsque le rétrécissement n'est pas compliqué d'une autre maladie, il ne produit pas les besoins fréquents d'uriner. Il faut qu'il soit déjà très fort et qu'il ait occasionné l'irritation du col de la vessie, ou qu'il ait fatigué cet organe : alors ses contractions souvent renouvelées deviennent insuffisantes; la totalité du liquide n'étant pas expulsée, renouvelle bientôt la sensation de plénitude de l'organe et la nécessité de le soulager.

On a donné trop d'importance à la déformation du jet; l'aplatissement, la spirale, la bifurcation, etc., se retrouvent dans d'autres maladies des voies urinaires, et sans qu'il y ait rétrécissement du canal; il faut seulement en tenir compte, parce qu'elle accompagne la stricture à ses différents degrés.

On remarque aussi un écoulement d'urine involontaire : cette incontinence est due au séjour forcé de l'urine derrière le rétrécissement, laquelle, ainsi que nous l'avons dit, tombe goutte à goutte par son propre poids, longtemps après que le malade a fini d'uriner. Les besoins se renouvelant souvent, une nouvelle quantité d'urine est apportée derrière la stricture et elle alimente sans fin cette évacuation involontaire. (Voy. art. *Incontinence*.)

Lorsque la maladie fait des progrès, la miction exige de plus grands efforts; la verge est dans une demi-érection, le gland est couvert d'urine et de mucus, et le méat urinaire porte sur ses bords des croûtes de mucus desséché.

Plus tard enfin, les efforts pour uriner acquièrent une extrême énergie; ils se produisent sans qu'on puisse les empêcher; quelquefois les matières fécales sortent spontanément, la face devient rouge, les yeux sont injectés, et les membres tremblent : les urines cessent de couler, même goutte à goutte, et la rétention est complète. (Voy. art. *Rétention.*)

Écoulement uréthral. — La portion de l'urèthre située entre le rétrécissement et le col de la vessie est souvent le siége d'une inflammation chronique, donnant une sécrétion puriforme très variable. Le moindre écart de régime, la plus légère excitation la modifie. Tantôt en petite quantité et peu colorée, elle apparaît tout à coup abondante et épaisse; souvent d'une extrême ténacité, elle ne cesse pas toujours, bien que le canal ait recouvré ses dimensions. Il est alors nécessaire de la combattre par les moyens spéciaux indiqués dans l'article *Uréthrite chronique*, p. 31.

Lorsque la maladie est ancienne, elle s'étend jusque dans les canaux prostatiques et spermatiques, jusque dans les lacunes et dans les cellules uréthrales. Le travail inflammatoire de longue durée a modifié la vitalité de ces tissus, et il faut souvent un temps très long pour tarir cette sécrétion.

Uréthrorrhagie. — La maladie étant de longue durée produit un ramollissement de la muqueuse de la portion profonde de l'urèthre, elle occasionne une perte de sang qui, dans quelques cas, se borne à une coloration du premier jet d'urine, ou à un mélange de sang et de mucus. Cependant on l'a vue atteindre les proportions d'une véritable hémorrhagie. Ces faits, peu fréquents, n'ont pas encore été expliqués d'une manière satisfaisante.

Urines catarrhales. — La muqueuse des organes urinaires est le siége d'une abondante sécrétion de mucosités, lorsque les rétrécissements sont anciens. C'est sous l'influence de l'inflammation chronique et de l'action âcre et irritante de l'urine stagnante qu'elle se produit. La qualité et l'abondance de ces mucosités mêlées à l'urine la font ressembler à celle qu'on observe dans le catarrhe vésical. Cette urine ainsi modifiée se voit aussi quelquefois lorsque le rétrécissement n'est pas considérable; elle est due alors à une plus forte inflammation de la muqueuse. Ces mucosités sont très épaisses, d'une couleur blanchâtre et nacrée : lorsqu'elles ne peuvent pas être entraînées par l'urine, elles restent dans la vessie ou derrière le rétrécissement.

Les hémorrhoïdes paraissent souvent après que le malade a fait de longs efforts pour uriner. Elles réagissent sur le col de la vessie; tantôt elles provoquent la contracture, alors le malade rend l'urine avec plus de difficulté; tantôt, au contraire, lorsqu'elles fluent, elles la font cesser, et l'émission de l'urine se fait plus facilement.

La chute du rectum a lieu aussi par ces violents efforts d'expulsion.

Impuissance. — Si l'excitation produite par le début d'un rétrécissement provoque des érections fréquentes, les progrès de la maladie les affaiblissent bientôt et les rendent plus rares. Le fluide prostatique s'écoule avant que l'érection soit entière, l'éjaculation se fait difficilement, incomplétement; et il arrive aussi que le sperme ne coule qu'en bavant, après que l'érection a cessé.

M. Mercier a remarqué qu'un rétrécissement de la portion spongieuse gêne plus l'éjaculation que celui qui est placé au bulbe. C'est que le sperme, qui ne sort qu'en petite quantité, peut s'accumuler derrière le rétrécissement, ayant pour se loger la portion pénienne du canal; tandis que s'il ne peut pas franchir l'obstacle situé vers le bulbe, il reflue vers la vessie pour être entraîné avec l'urine.

Dans quelques cas, le sperme est coloré par des stries de sang: on a donné de ce fait des explications différentes, et qui semblent peu fondées. M. Leroy a fait l'autopsie de deux sujets qui avaient présenté cette particularité: chez l'un, la désorganisation était si grande, que le sang avait pu venir de l'urèthre, de la vessie ou des vésicules séminales; mais chez l'autre, il y avait seulement une petite ulcération des orifices des canaux éjaculateurs.

C'est surtout dans cette dernière circonstance que l'éjaculation est douloureuse : il en résulte une fatigue et un malaise qui ne se dissipent qu'après un assez long temps; des malades ressentent la douleur seulement quelque temps après l'éjaculation.

L'impuissance est parfois aussi le résultat des désordres produits par les rétrécissements, non pas seulement parce que ces obstacles empêchent la libre sortie du sperme, mais surtout parce que l'inflammation dont ils sont la cause s'est étendue jusque dans les canaux éjaculateurs et dans les vésicules séminales.

Dans quelques cas, les rétrécissements ont occasionné des pertes séminales involontaires; on a reconnu que ces faits ne sont pas aussi fréquents qu'on l'a cru, et on s'est assuré que l'impuissance qu'on leur attribuait à tort, est due le plus ordinairement à l'altération du sperme, par le mélange de la sécrétion viciée des membranes muqueuses enflammées.

B. *Symptômes généraux.* — Les troubles des fonctions de l'économie générale se révèlent seulement lorsque la maladie déjà ancienne fait obstacle à la libre sortie de l'urine et fatigue la vessie, qui s'épuise en vains efforts. Alors le cœur, le cerveau et principalement les voies digestives éprouvent des altérations qui réagissent sur la maladie principale. Ces troubles fonctionnels sont surtout très apparents lorsque la rétention d'urine est réalisée : c'est donc dans le chapitre qui traite particulièrement de cet état de la vessie qu'il est utile de faire l'énumération des symptômes généraux qui l'accompagnent.

Exploration de l'urèthre. — L'exposé des symptômes, l'âge du sujet, la connaissance des maladies locales antérieures, peuvent faire soupçonner l'existence d'un rétrécissement de l'urèthre : néanmoins les mêmes phénomènes morbides se retrouvent dans d'autres affections des voies urinaires ; et pour avoir une notion précise de la nature du mal, il faut se servir de certains instruments qui font connaître les altérations de ce canal, et qui servent à en faire l'exploration. Nous ferons observer que l'âge du malade est déjà une indication utile : ainsi, l'âge adulte fait supposer l'existence d'un rétrécissement, à l'exclusion d'une hypertrophie de la prostate.

Exploration avec la bougie à boule. — On introduit une bougie à boule d'un petit volume, c'est-à-dire de 2 millimètres à 2 millimètres et demi ; le malade étant debout appuyé contre un mur ou un meuble. Si elle arrive à la vessie sans avoir rencontré un obstacle, on la retire, et on la remplace par une plus grosse. Bien qu'elle n'ait rien appris quant à l'existence du rétrécissement, elle a déjà fait connaître le degré de sensibilité du canal, et elle a servi à rassurer le malade, qui redoute toujours la première introduction d'un instrument.

On présente ensuite une nouvelle bougie dont le diamètre de la boule est basé sur l'ouverture du méat urinaire ; et après l'avoir huilée, on l'introduit doucement dans le canal. On tient la verge horizontalement, et sans l'allonger. La bougie est poussée très lentement jusqu'à ce qu'elle soit arrêtée ; on emploie un peu plus de force pour lui faire franchir l'obstacle, et si on ne le peut pas, on pose l'ongle du pouce sur la bougie, contre le méat urinaire, et on la retire avec lenteur. On mesure ensuite l'espace compris entre l'ongle et l'extrémité de la boule, ce qui indique à peu près la profondeur où est le rétrécissement. Je dis à peu près, parce qu'il faut tenir compte du déplacement en arrière que subit le rétrécissement par la pression exercée sur lui pour essayer de le franchir.

De ce que la boule est arrêtée à 12 ou 13 centimètres de profondeur, il ne faut pas conclure que l'urèthre soit rétréci ; la disposition anatomique du bulbe, ou une contraction spasmodique de la portion musculeuse, suffisent pour l'empêcher de dépasser ce point.

Afin de faire cesser cette incertitude, on modifie la forme de l'instrument en y introduisant un mandrin de laiton, assez résistant pour donner et pour maintenir une courbure convenable à la bougie, et pas assez rigide pour violenter les tissus. Si le rétrécissement n'existe pas, la courbure fera passer la boule par-dessus l'éperon du bulbe, et engagée dans l'ouverture de la portion membraneuse elle vaincra le spasme des muscles.

Si une bougie à boule, de grosseur convenable, franchit le rétrécissement, on perçoit le frottement de la boule sur les parois de l'obstacle, puis elle devient tout à fait libre en l'enfonçant davantage. On la ramène doucement vers soi, et elle est de nouveau arrêtée. On place encore l'ongle du pouce sur la bougie, contre le méat urinaire, et on la retire très lentement. On compare cette seconde mesure avec la première, et la différence donne la longueur du rétrécissement. Il faut avoir soin, pour ne pas commettre une erreur, de défalquer l'épaisseur de la boule : dans la première introduction, c'est son extrémité qui a butté contre le rétrécissement, et dans la seconde, c'est son rebord saillant qui a été arrêté.

Lorsque la boule a dépassé le rétrécissement, on doit la porter jusque dans la vessie, afin de savoir s'il n'y a pas d'autres obstacles derrière celui qui vient d'être reconnu.

Dans certains cas aussi, la bougie exploratrice peut parcourir le canal en transmettant à la main de l'opérateur une succession de saccades, de mouvements brusques, qui lui permettent de compter successivement les saillies qui y sont développées.

Il est néanmoins prudent de contrôler les données acquises par la bougie à boule, quelque précises quelles soient : pour faire cette vérification, il faut se servir de la bougie de cire molle.

Exploration avec la bougie de cire molle. — On introduit une bougie de cire molle de 5 à 6 millimètres de diamètre, bien graissée et qu'on courbe vers la pointe en la faisant passer entre les doigts. On la porte contre le rétrécissement, et on la maintient en place, par une faible pression pendant trois ou quatre minutes. Avec l'ongle du pouce, on fait sur elle une empreinte près du méat urinaire, et on la retire lentement, en ayant soin de ne lui imprimer aucun mouvement soit à droite soit à gauche, afin de ne pas déformer l'empreinte qu'elle rapporte. On peut de la sorte connaître si le siége du rétrécissement a été bien indiqué par la première exploration : la saillie que porte l'extrémité de la bougie montre de quel côté est l'ouverture de l'obstacle.

La bougie de cire molle, d'un certain volume, indique en général, par sa déformation, quelle est la nature de l'obstacle qui l'a arrêtée dans sa marche. Son extrémité est ployée, tassée en forme de massue, lorsqu'elle a déprimé le fond du bulbe, ou lorsqu'elle a inutilement lutté contre la contraction de la portion musculeuse. Elle porte une saillie plus ou moins forte, due à l'ouverture du rétrécissement lorsque le canal a subi la transformation fibreuse, et elle rapporte des empreintes anguleuses lorsque ce sont des calculs ou des fragments de calculs qui obstruent l'urèthre.

Des rétrécissements multiples peuvent être traversés par la bougie de cire : ils laissent sur elle, même lorsqu'elle est petite, des empreintes qui aident à établir le diagnostic : mais il en est d'autres aussi qui refusent le passage, et qui deviennent perméables seulement après de longs et de patients essais. Ces derniers ne laissent pas constamment sur la bougie de cire des traces de leur présence. Dans ces cas difficiles à reconnaître, on peut hésiter entre des rétrécissements et des spasmes de la portion musculaire ; mais le doute cesse bientôt après avoir pratiqué le cathétérisme. Si la sonde à courbure fixe ou la sonde en métal est arrêtée au même point que la bougie de cire, c'est un rétrécissement qui obstrue l'urèthre ; et non pas une contraction spasmodique, qui eût cédé à l'action de la sonde courbe ou de la sonde de métal.

Enfin, lorsque le rétrécissement est trop étroit pour permettre à une bougie de parcourir l'urèthre, le diagnostic est forcément incomplet ; on ne peut avoir immédiatement la connaissance des lésions qui existent derrière le rétrécissement, et il faut ajourner l'étude de la portion profonde de l'urèthre jusqu'à ce qu'une dilatation suffisante laisse passer les instruments explorateurs.

Les bougies de cire molle ne sont pas utiles seulement pour établir le diagnostic, elles rendent aussi de grands services dans le cours du traitement par les empreintes qu'elles rapportent, et qui font constater les changements opérés et acquérir des notions nouvelles.

Lorsque le rétrécissement de l'urèthre est très étroit, la bougie à boule fait seulement connaître le point où le canal est obstrué, mais elle n'indique pas dans quelle direction est la lumière de la stricture. Cette recherche doit être faite avec une petite bougie de cire molle : le n° 1 ou le n° 2, qu'on introduit avec ménagements à cause de sa grande flexibilité. La pointe butte contre l'obstacle sans s'y engager et elle ploie, soit à cause de la position excentrique de l'ouverture, soit à cause de son étroitesse. On distingue cependant ce dernier cas du premier, parce que l'extrémité de la bougie s'engage dans l'ouverture et rapporte une petite saillie étranglée, égale à la profondeur où elle a pénétré. Le moment le plus délicat de l'introduction est celui où l'extrémité de la bougie est en contact avec le rétrécissement, et où il faut reconnaître si elle entre ou si elle se recourbe. Lorsqu'elle est entrée dans l'ouverture, on la pousse légèrement, sans secousses et sans la faire tourner entre les doigts, jusqu'à ce que, étant arrêtée par son volume, elle ploie et elle se pelotonne devant le rétrécissement. Si au contraire elle n'est pas entrée et si elle s'est déformée, on doit la retirer et en introduire une autre.

On sent que la bougie est engagée, par une légère résistance due à la réaction de la stricture sur la pointe de l'instrument : à moins que, trop petite pour emplir l'ouverture de l'obstacle, elle ne passe librement, ce dont on est averti par la possibilité de lui imprimer un facile mouvement de va-et-vient.

La courbure du canal est quelquefois si brusque, ou le bulbe est si facilement extensible, que l'extrémité de la bougie se contourne dans cette partie de l'urèthre, et elle n'entre pas dans la portion membraneuse : on doit, dans ce cas, placer le doigt sur le périnée, afin de faire un plan solide au bulbe en le relevant. Par ce mouvement on dirige en haut la pointe de l'instrument, qui pénètre et s'enfonce dans la portion profonde de l'urèthre.

Quelquefois l'urèthre, en avant du rétrécissement, est très irritable ; il ne peut pas supporter le contact d'un instrument, la douleur est vive, et une contraction énergique des muscles de la portion membraneuse s'oppose à l'entrée de la bougie. On doit commencer par atténuer cette irritabilité en introduisant tous les jours, pendant quelques minutes seulement, jusqu'à l'obstacle, des bougies d'un petit volume. Après quatre ou cinq jours, ces applications renouvelées ont donné au canal une tolérance permettant de faire les recherches nécessaires pour traverser le rétrécissement.

Lorsque la bougie est très fine, l'empreinte qu'elle rapporte est seulement indiquée par une petite rainure à peu près circulaire. Si elle est plus volumineuse, l'empreinte est plus nette et plus profonde ; on y distingue deux rebords : l'un devant la rainure et l'autre derrière. Cette dépression et ces saillies sont les effets des réactions du rétrécissement. Elles sont quelquefois si fortes, que la bougie en sortant passe dans la stricture comme à travers une filière, et y abandonne la cire dont elle était enduite. Il en est résulté plusieurs fois des rétentions d'urine occasionnées par ce bouchon de cire fermant l'ouverture de l'obstacle. Il est donc important de se servir de bougies d'un calibre tel qu'elles puissent entrer sans effort, et de s'assurer que la couche de cire n'est pas trop épaisse.

La bougie de gomme élastique recouverte d'une couche de cire doit être abandonnée ; elle ne donne pas fidèlement l'état du canal, et elle n'offre pas assez de sécurité pour être conservée dans la pratique. Lorsque le rétrécissement est très fort, on ne peut pas augmenter le calibre de cette bougie en la chargeant de cire, de sorte que si la couche de cire est peu épaisse, elle ne rapporte pas d'empreinte, et si elle est suffisante pour la recevoir, l'instrument abandonne la cire en passant dans la stricture.

La bougie de cire molle est donc l'instrument le plus sensible et le moins dangereux pour explorer l'urèthre.

Du toucher. — On a attribué à ce moyen d'exploration une importance exagérée. Les signes extérieurs des rétrécissements ont trop peu de valeur pour les faire reconnaître par la palpation. La portion courbe de l'urèthre, trop profondément située, échappe aux recherches du doigt ; et quant aux strictures formées dans la portion pénienne, elles doivent être très dures, et il faut qu'une bougie soit placée dans leur intérieur pour qu'on puisse les sentir au dehors. Le toucher peut aider, mais seul il est insuffisant pour le diagnostic.

ARTICLE II.

DU TRAITEMENT DES RÉTRÉCISSEMENTS DE L'URÈTHRE.

Trois méthodes sont encore employées pour guérir les rétrécissements de l'urèthre, ce sont : 1° la dilation, 2° la cautérisation et 3° l'incision. Chacune d'elles doit être précédée de l'introduction d'instruments, qui ont reçu le nom de *bougies* et de *sondes ;* indépendamment de la dilatation des obstacles qu'ils sont destinés à produire, ils ont encore pour but de préparer l'urèthre à recevoir l'application de toutes les méthodes.

§ Ier. — Des bougies, des sondes, des instruments d'exploration et des accidents résultant de leur introduction.

A. Des bougies. — Dans un rapport lu à l'Académie des sciences le 22 octobre 1807, le baron Percy a tracé un aperçu historique de la fabrication des bougies et des sondes. Après avoir cité le petit écrit d'Alph. Ferri publié en 1550, il dit que Lacuna fut comblé d'honneurs et de richesses pour avoir guéri un pape et des cardinaux par l'emploi des bougies de Ferri. Ensuite Christophe de Vega de Salamanque ayant eu recours aux mêmes moyens, s'enrichit au point que les contemporains disaient « qu'il faisait pisser de l'or à ses malades. »

Plus tard Jean le Français, établi en Italie, fabriqua des bougies dont le succès le fit surnommer Jean des Bougies. Leur composition, soigneusement cachée, fut, dit-on, vendue à Charles IX, qui n'en obtint aucun succès, et Jean le Français fut accusé de n'avoir pas livré la véritable formule.

Daran parmi les *canaliculeux*, ainsi nommés par Haller, eut la renommée la plus bruyante. Son nom arriva jusqu'à la reine Marie Leczinska, qui désira savoir ce qu'était ce Daran, et pourquoi on s'occupait autant de lui. Un seigneur de la cour, que la reine interrogeait à ce sujet, répondit : « Cet homme veut nous faire croire que nos vessies sont des lanternes (1). »

Une récente découverte fit faire bientôt un grand progrès à la fabrication de ces instruments. Leur grande dureté fut remplacée par une souplesse extrême due à la possibilité d'employer la gomme élastique. Néanmoins on reconnut bientôt quelques inconvénients inhérents à cette substance ; elle fut abandonnée, et on lui substitua de l'huile grasse bouillie avec la litharge, étendue ensuite sur des trames de soie.

Malgré ces changements heureux, on a cherché encore à utiliser d'autres substances : ainsi, on a employé la corde de boyau, l'ivoire ramolli dans les acides, la gutta-percha, nouvellement apportée en Europe par l'ambassade française envoyée en Chine ; et, il y a quelques années, on a fait à Montpellier des bougies d'éponge desséchée montée sur une tige de baleine et enveloppée dans une pellicule de baudruche. Ces instruments de substances diverses sont destinés à élargir l'urèthre rétréci ; les uns en le dilatant mécaniquement, les autres en détruisant des carnosités développées dans le canal, ainsi qu'on le croyait, et empêchant la sortie de l'urine. Cette destruction devait être opérée en provoquant une abondante suppuration.

La plupart de ces moyens, tenus secrets, de même que les bougies de Jean le Français, ont été utiles seulement à leurs inventeurs.

Les bougies servent à remplir plusieurs indications : les unes, portant à leur pointe un caustique, doivent détruire d'avant en arrière l'obstacle au cours de l'urine ; elles étaient déjà en usage au XVIe siècle. Les autres, chargées de médicaments divers, et destinées à cautériser latéralement, ont eu une grande vogue, principalement dans le siècle dernier : d'autres enfin, employées de nos jours, ont pour but de dilater les rétrécissements.

Les premières étaient composées d'onguents plus ou moins *âcres* ou enduites de médicaments cathérétiques ou escarrotiques, tels que le verdet, l'orpiment, le vitriol, l'alun. Elles furent abandonnées à cause des vives douleurs qu'elles produisaient.

Loyseau employa la poudre de sabine placée sur l'extrémité d'une bougie protégée par une sonde ouverte aux deux bouts. On

(1) Percy, rapport cité.

dit qu'à l'aide de cet instrument il détruisit en treize jours le rétrécissement dont Henri IV était atteint.

De nos jours Hunter et son élève, Everard Home, au lieu de ces divers médicaments, placèrent le nitrate d'argent au bout de la bougie, qui reçut le nom de *bougie armée.*

Les bougies employées pour faire la cautérisation latérale ou pour détruire des carnosités de dedans en dehors, étaient faites au moyen de bougies emplastiques recouvertes d'un agent caustique dans une portion de leur étendue.

Celles dont on se servait étaient de cire et d'un volume proportionné à la capacité de l'urèthre. Introduite jusqu'à la vessie, elle indiquait le siége de l'obstacle par la dépression laissée sur elle, on la creusait en cet endroit, et l'on remplissait ce vide par un onguent de vert-de-gris, de vitriol, d'alun de roche, de chacun une once (1). On mettait dans du fort vinaigre, pour broyer entre deux plaques de marbre polies, et exposer ensuite au soleil de la canicule. Quand ce mélange était desséché, on le broyait et le plaçait de nouveau dans du vinaigre, pendant huit ou neuf jours, pour ajouter ensuite deux onces de litharge, quatre onces d'huile rosat, et l'on faisait cuire jusqu'à consistance formant une adhérence solide avec la bougie.

On ne peut pas comprendre la vogue des bougies de Daran quand on voit employer pour les composer les substances les plus disparates. Ainsi, Daran plaçait dans une terrine neuve de l'huile, du vin, un *pigeonneau vivant*, et il faisait cuire le tout jusqu'à consomption du vin. Après avoir retiré le pigeonneau, il ajoutait de la cire jaune, du blanc de baleine, du diabotanum, de la poudre de semelle brûlée; il étendait cet affreux mélange sur du linge à demi usé qu'il roulait ensuite en forme de bougies de différentes grosseurs.

Les bougies dilatantes sont faites avec la corde de boyau semblable aux cordes d'instruments de musique. On la coupe à la longueur convenable et on arrondit le bout avec la pierre ponce. Elles sont abandonnées aujourd'hui : difficiles à introduire, elles font aisément des déchirures; ensuite, on les retire avec peine, parce que leur gonflement inégal produit des frottements douloureux.

Les bougies de gomme élastique absorbèrent complétement l'attention des chirurgiens, ils dédaignèrent les bougies emplastiques; et celles de gomme élastique furent seules employées dans le traitement des rétrécissements de l'urèthre.

Bougies de plomb. — On préparait dix à douze baguettes de

(1) *Dictionnaire des sciences médicales*, t. III, p. 268.

plomb (1) passées à la filière; elles avaient neuf à dix pouces de longueur, et elles étaient de différentes grosseurs. On cherchait à franchir les obstacles sans introduction préalable d'instruments flexibles. « Si, dès le premier jour, elles entraient dans la vessie, c'était là sans doute un résultat heureux, mais quand elles se seraient arrêtées, il était toujours facile d'aller droit jusqu'à la racine de la verge; alors il fallait de temps en temps comprimer le périnée, afin de *plier l'instrument* et de lui faire prendre la conformation des courbures du canal. »

On ne tarda pas à les abandonner, principalement, dit l'auteur que je cite, à cause de la gêne que le malade éprouvait à marcher lorsqu'elles étaient introduites. On leur a reproché de durcir les rétrécissements, mais Desault a fait observer que l'excédant du poids est trop faible pour ajouter à leur effet comprimant.

Un médecin de Nîmes dont le nom est ignoré, dit Astruc, et qui vivait en 1565, a fait le premier usage des sondes de plomb. Il a traité avec ces instruments gradués un religieux de l'ordre de saint Augustin. Elles furent généralement employées par les chirurgiens du XVIIe siècle et du commencement du XVIIIe. Les uns s'en servaient pour achever le traitement d'un rétrécissement; les autres les introduisaient dès le début de ce traitement, en commençant par la plus petite (2).

Hunter (3) dit que lorsqu'on employait les tiges de plomb il arrivait quelquefois que l'extrémité de ces tiges se brisait dans la vessie; on en obtenait la dissolution en y injectant du mercure, ce que Hunter a vérifié en répétant l'expérience. André a fait connaître les essais de Ledran pour obtenir le même résultat. Ces bougies furent abandonnées lorsqu'on connut l'invention de Bernard, et pendant un grand nombre d'années elles restèrent dans l'oubli. Mayor de Lausanne a rappelé l'attention des chirurgiens sur l'emploi de l'étain pour la fabrication des cathéters (4). Parmi ses avantages, il signale particulièrement la faculté d'acquérir un très beau poli, de prendre et de conserver entre les mains de l'opérateur telle forme que ce dernier juge convenable de lui donner.

Ce chirurgien a divisé les cathéters en six numéros : le plus petit, ou le n° 1, a 4 millimètres de diamètre, et le numéro le plus élevé, ou le n° 6, a 9 millimètres, de sorte qu'il y a entre chaque numéro 1 millimètre à peu près de différence. La série est complétée par un septième numéro dit conique, lequel représente le n° 1, ou 4 milli-

(1) Lioult, *Des rétentions d'urine*, 3e édit., 1824, p. 74.
(2) Chopart, *Traité des maladies des voies urinaires*, t. II, p. 325.
(3) Hunter, *Traité de la maladie vénérienne*, 1852, p. 224.
(4) Mayor, *Du cathétérisme simple et forcé*, 1836, p. 47.

mètres à son extrémité recourbée, et le n° 6 près de son pavillon. M. Mayor se proposait, en se servant de ce septième numéro, de forcer graduellement d'abord le méat urinaire si sa dilatation était nécessaire, et ensuite les autres points rétrécis.

La différence de volume des cathéters de Mayor est trop considérable; aussi l'emploi de cette méthode, telle qu'elle a été exposée par son auteur, a-t-il été la cause de très graves accidents. Toutefois on doit reconnaître que l'introduction nouvelle et généralisée du métal dans la thérapeutique des rétrécissements a été un grand bienfait.

Ayant pu, dans ma pratique, apprécier les avantages des bougies d'étain, j'ai publié des faits confirmant leur efficacité (1) basée sur une gradation telle de ces instruments, qu'il soit possible de faire passer successivement des bougies d'un calibre plus considérable sans douleur et sans inflammation. La division par tiers de millimètre, employée d'abord, n'était pas toujours tolérée par des malades nerveux, surtout lorsqu'on arrivait aux numéros élevés. J'ai divisé la filière par quart de millimètre, et je puis assurer que cette modification répond à toutes les exigences.

En 1845, M. Béniquié (2) a modifié la forme et le volume de ces cathéters, il a réduit leur diamètre à un douzième de millimètre, et il leur a donné une courbure très prononcée en formant un angle droit avec la portion droite de l'instrument. La série complète des cathéters pour faire la dilatation par cette méthode est de 120 numéros.

J'ai dit plus haut que M. Cazenave (de Bordeaux) a fait faire des bougies en gélatine de l'ivoire (3). Voici comment on les prépare. « On met les sondes et les bougies en ivoire dans une éprouvette en verre ou tout autre vase allongé, qu'on remplit d'acide hydrochlorique étendu d'eau distillée, marquant trois degrés à l'aréomètre des acides, et de manière que les instruments y plongent jusqu'à 25 millimètres de leur extrémité manuelle. Vingt-quatre heures suffisent pour dissoudre les sels calcaires des sondes et des bougies n°s 1, 2, 3 et 4; seulement il est nécessaire que l'extrémité des instruments répondant au fond du vase soit mise pendant douze heures dans de nouvelle eau acidulée, attendu que l'acide saturé des sels, gagnant la partie inférieure de l'éprouvette, agit beaucoup moins sur les portions d'ivoire qui sont en contact avec lui. Il faut laisser les sondes et les bougies du n° 5 au n° 12 plongées dans l'eau acidulée pendant quarante-huit ou soixante-douze heures, selon

(1) *Bulletin médical belge*, 1839, n° 9.

(2) Béniquié, *Réflexions et observations sur le traitement des rétrécissements de l'urèthre*, 1845, p. 10.

(3) Cazenave, *De l'ivoire, des sondes et des bougies en gélatine*, 1841.

leur grosseur. Ce n'est que lorsque le tissu gélatineux de ces instruments a été complétement mis à nu, et que leur flexibilité est entière, qu'on doit procéder à l'application du moyen conservateur que l'analyse eût été impuissante à découvrir si j'avais voulu n'en pas divulguer le secret.

» Lors donc que le tissu gélatineux de mes instruments a été complétement mis à nu et que leur flexibilité est entière, on les essuie exactement et on les plonge dans une solution saline d'hydrochlorate de chaux, de magnésie, d'ammoniaque et de soude neutre, faite à parties égales des sels, et dans des proportions telles, que le solutum salin marque quatre degrés à l'aréomètre des sels. Ces petites sondes et bougies devront séjourner quarante-huit heures dans le solutum ; les moyennes et les grosses de trois à cinq jours, selon le calibre.

» Après cette seconde opération, les instruments devront être sortis de la solution, essuyés, exposés à l'air pendant vingt-quatre heures, lavés à l'eau froide, essuyés de nouveau, exposés encore à l'air pendant dix à douze heures, puis servir quand besoin sera. »

On a adressé à ces bougies le reproche fondé d'adhérer fortement à l'urèthre, et de ne pouvoir en être retirées que par un effort qui amène souvent un écoulement de sang. M. Cazenave, appréciant ce qu'il y avait de réel dans cette critique, a modifié heureusement la fabrication de ces instruments. Voici la description qu'il en donne : il faut d'abord préparer les instruments comme je l'ai indiqué dans mon prémier travail, c'est-à-dire les soumettre successivement à l'action de l'acide hydrochlorique et des sels déliquescents; puis, après les avoir débarrassés par l'irrigation de toute l'eau saline, les immerger dans une légère infusion de quinquina et de noix de galle, calculée de manière que ces astringents n'agissent pas trop fortement sur le tissu gélatineux.

Les proportions suivantes nous ont paru être les meilleures :

Quinquina..................	100 grammes.
Noix de galle d'Alep...........	10 —

Pulvérisez grossièrement et faites infuser pendant vingt-quatre heures dans un litre d'eau; filtrez, et ajoutez 5 litres d'eau de fontaine à cet infusum clair. Placez ce liquide dans un bocal convenable, et faites-y macérer les sondes et les bougies. Cette dose peut servir pour deux cents de ces instruments. Après une macération de quarante-huit heures, sortez-les du vase et plongez-les dans une solution de 20 grammes de sulfate de fer dans 6 litres d'eau. Au bout de vingt-quatre heures d'immersion, ils auront acquis le degré de coloration voulue. Quand toutes ces préparations sont terminées, on sort les sondes et les bougies du vase qui les contenait, on les lave plusieurs fois à grande eau, on les essuie une à une avec soin, puis on les huile très légèrement.

Des bougies à ventre, ou *fusiformes*. — Ces bougies ont un renflement, ou ventre, de 12 à 15 lignes de longueur. Le ventre a des dimensions différentes; la tige a, pour les plus petites comme pour les plus grosses, deux lignes de diamètre. Ducamp dit que leur introduction est plus facile et moins douloureuse que celle des autres; qu'elles ne distendent que le point rétréci. Elles ne fatiguent point le méat urinaire, comme cela a lieu par les autres.

Ducamp s'est exagéré les avantages de ces instruments. Il est vrai qu'à son époque il a dû se préoccuper de la distension du méat urinaire, alors qu'on n'osait pas en opérer le débridement; mais depuis que la pratique de la lithotritie a vulgarisé cette petite opération, les moyens cherchés pour l'éviter sont inutiles, et sous ce rapport les bougies à ventre n'ont plus aucun avantage. Le renflement, ou le ventre, n'est pas efficace. Ceux qui l'ont employé savent combien il est difficile, sinon impossible, de le maintenir en rapport avec le rétrécissement. Si ce dernier est peu résistant, le ventre le dépasse par la plus légère pression; si, au contraire, il est dur, il ne peut le dilater, et il reste en avant. Ces instruments n'atteignent donc pas le but que s'était proposé Ducamp; ils sont inutiles, et aujourd'hui presque tous les chirurgiens les ont abandonnés.

La forme des bougies a été modifiée selon qu'on a dû les employer pour traverser les rétrécissements, pour les reconnaître ou pour déterminer le point du canal qu'ils occupent. Parmi les modifications, l'une des plus importantes, c'est la *bougie tortillée* de M. Leroy (fig. 11) (1).

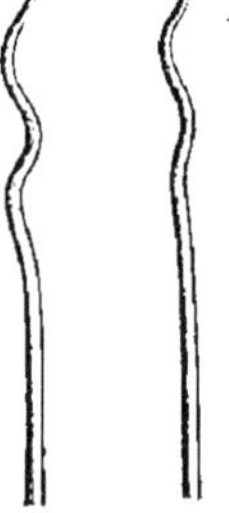
Fig. 11.

On sait qu'il y a des rétrécissements qui ne laissent point passer les bougies les plus fines : cette difficulté résulte de l'excentricité de l'ouverture de l'obstacle, qui est aussi recouverte, dans certains cas, par un pli de la muqueuse; et des inflexions brusques que subit le canal lorsqu'il y a plusieurs rétrécissements dont les ouvertures ne sont point en rapport. On donne à la bougie la forme spirale, en l'enroulant sur un mandrin et en l'y tenant fixée pendant peu de minutes. Lorsque le rétrécissement est très étroit, la bougie en baleine est préférable : on la dirige avec plus de précision.

Bougies à bout olivaire.— Après avoir franchi le rétrécissement avec la bougie tortillée, on doit se servir de bougies à bout olivaire (fig. 12) pour faire la dilatation. Ces instruments flexibles sont terminés par

(1) Leroy, *Traité des angusties*, 1845, p. 236.

de petits renflements qui évitent au malade des piqûres douloureuses.

Bougies courbes. — Les bougies flexibles, autres que celles en cire et en gutta-percha, ne conservent pas la courbure qu'on leur donne au moment de s'en servir; on doit donc la leur tracer en les fabriquant. Dans ces derniers temps, on a fait des courbures courtes et brusques, dites *courbures à béquilles.* En général, une longueur de 30 centimètres est suffisante : lorsqu'elle est placée dans la vessie, la bougie dépasse le méat urinaire de 3 à 4 centimètres, et elle fait dans la vessie une saillie à peu près de la même longeur.

Fig. 12.

B. Des sondes. — La forme des sondes et la matière qui sert à leur fabrication ont subi également de nombreux changements. Leur courbure a successivement passé de la double courbure en S jusqu'à la ligne droite, et du quart de cercle jusqu'à l'angle droit. Le cuivre, l'or, l'argent et le plomb ont été employés; mais lorsqu'on se fut aperçu que la rigidité du métal se prêtait difficilement aux courbures du canal, on a cherché à rendre ces instruments flexibles, et on a eu recours au cuir, à la corne ramollie et à la peau d'anguille. Enfin on a tourné en spirale des lamelles d'argent recouvertes de baudruche, ou d'une matière emplastique. Ces sondes, outre leur peu de solidité, avaient d'autres inconvénients. D'abord, l'enveloppe s'altérant avec une grande rapidité, laissait à nu le fil d'argent et produisait rapidement les accidents qu'on voulait éviter; ensuite l'écartement des fils d'argent n'étant plus fermé par l'enveloppe, laissait libre une entrée à la muqueuse du canal, qui y était facilement pincée.

Vers la fin du siècle dernier, ainsi qu'on le fit pour les bougies, on mit en œuvre la gomme élastique étendue sur un tissu de soie ou de poil de chèvre, et on fabriqua des sondes flexibles, se courbant selon les diverses directions du canal, et conservant une cavité toujours égale.

Malgré ces avantages, l'emploi de la gomme élastique a des inconvénients : la chaleur du canal la ramollit, lui enlève son poli et augmente sa force d'adhérence aux tissus: l'extraction en est douloureuse, et on a eu à regretter des ruptures de sondes ayant nécessité de graves opérations. On lui a préféré l'huile grasse bouillie avec la litharge, ainsi que nous l'avons dit : on l'étend sur un tissu de soie, on fait sécher au four, et avec la pierre ponce on donne un poli qu'elles conservent encore après plusieurs jours de contact avec les organes, auxquels elles ne s'attachent pas.

On a cherché à leur faire produire un double effet : 1° de vider la vessie, et 2° de dilater l'urèthre rétréci. L'ivoire ramolli a été employé dans ce but. On l'a bientôt délaissé, à cause de la difficulté de la fabrication de ces instruments, de leur prix élevé et du peu d'avantages qu'ils ont sur les sondes ordinaires. Enfin, comme pour les bougies, la gutta-percha a servi à faire des sondes. Le commerce a falsifié cette matière première, et il en est résulté de graves accidents, qui ont frappé cette substance d'un discrédit immérité.

Autrefois les sondes en métal étaient seules employées ; mais les inconvénients qui résultaient de leur rigidité et de leur usage prolongé firent chercher les moyens d'obtenir des instruments flexibles.

Pour les fabriquer, on employa d'abord du cuir très mince, soudé avec la colle forte, la corne trempée à l'eau bouillante, le parchemin roulé en tuyaux et fixé avec de la soie recouverte de cire. Ces différents essais ne furent pas heureux, et ces sondes ne furent pas acceptées.

Tolet dit avoir vu à Paris, en 1680, des sondes flexibles élastiques construites avec un fil d'argent aplati et tourné en spirale (1). On imagina aussi de recouvrir les spirales de bandelettes et de cire; mais la difficulté d'exécution et leur résistance à se plier aux courbures du canal leur firent perdre bientôt la faveur qu'elles avaient eue pendant quelque temps.

Telle est la première période de la fabrication des sondes flexibles. En 1768, Macquer fit connaître comment il était parvenu à dissoudre le caoutchouc, et il proposa d'en faire des sondes flexibles : son procédé trop imparfait ne fut pas adopté.

Dix ans après, un orfévre de Paris, Bernard, trouva le moyen de travailler la gomme élastique et de lui donner les formes les plus variées, en étendant des couches de cette substance sur du taffetas, sur des tissus de soie, ou sur du poil de chèvre.

Le tissu de Bernard était cylindrique et droit ; de sorte que, pour donner à la sonde la courbure convenable, il fallait la monter sur un mandrin, difficile à manier quand le malade doit se sonder.

Ev. Home a réussi à former une courbure fixe, en faisant tisser le canevas de soie sur un mandrin recourbé. Aujourd'hui, sur les canevas de Home, on étend, au lieu de caoutchouc, de l'huile de lin bouillie avec de la litharge et on les polit avec la pierre ponce : c'est ce qui constitue les *sondes dites de gomme.*

On a proposé, il y a quelques années, de faire des sondes avec de l'ivoire rendu flexible au moyen de l'acide chlorhydrique, qui dissout

(1) Tolet, *Traité de la lithotomie ou extraction de la pierre hors de la vessie,* 1681, 1 vol. in-12.

sa partie calcaire, ainsi que nous l'avons dit en parlant des bougies, pour ne laisser que la partie gélatineuse de l'ivoire. Elles n'ont pas répondu à l'attente de l'auteur.

Ces divers perfectionnements forment la seconde période de l'histoire des sondes flexibles, et nous conduisent à l'examen d'une substance nouvellement employée : nous voulons parler de la *gutta-percha*. M. Cabirol, le premier, a manipulé la gutta-percha et a compris le parti avantageux qu'on en pourrait tirer pour la fabrication des instruments.

Nous avons dit que la gutta-percha fut apportée en France en 1845, par la commission envoyée en Chine par le gouvernement français. Cette substance est le suc concret qu'on retire d'un arbre de la famille des sapotacées, du genre ysonandra de Wight, et décrit par Hooker sous le nom d'*Ysonandra-Gutta*. Cet arbre croît spontanément dans les îles de l'archipel Indien, et surtout dans la Malaisie.

La gutta-percha se ramollit dans l'eau bouillante et elle conserve, en refroidissant, toutes les formes qu'on lui a données ; elle est de plus susceptible du poli le plus parfait.

Les sondes fabriquées avec cette substance sont inattaquables par les acides et par les alcalis, et elles supportent impunément le contact des liquides putrescibles du corps humain ; elles durent plus longtemps que les sondes faites avec l'huile de lin lithargirée, ou avec le caoutchouc ; elles n'occasionnent pas de déchirures, et elles ne s'écaillent pas comme le font les autres, en se ramollissant par la chaleur du canal, parce que leur poli est inaltérable. Elles ont en outre un avantage très grand, c'est que, étant ramollies dans l'eau chaude, elles prennent toutes les formes, toutes les courbures exigées par la pratique.

Telles sont les qualités de cette substance lorsqu'elle est pure : malheureusement on n'a pas hésité à la falsifier. Son emploi dans l'industrie a pris rapidement une si grande importance, les demandes ont été si considérables, que la concurrence l'a mêlée à de la sciure de bois pour la livrer aux fabricants. Il en est résulté de grands accidents pour les malades.

Les instruments faits avec cette gutta-percha ainsi modifiée se sont brisés dans les voies urinaires. Le nombre de ces malheurs est grand, et les conséquences en ont été, dans quelques cas, très graves. Si l'on peut parvenir à reconnaître la fraude et à employer de la gutta-percha vierge de toute falsification, on produira des sondes et des bougies à l'épreuve de tout accident et possédant des qualités que n'ont aucune de celles faites avec les autres substances que nous avons indiquées.

Ces instruments, fabriqués avec cette matière première viciée, deviennent, en séchant, fragiles comme du verre. Le moyen de reconnaître les bons des mauvais, c'est de les conserver six mois ou un an avant de les employer; et encore faut-il les soumettre à l'épreuve de la flexion.

De la courbure des sondes et des bougies. — Quand on examine la structure anatomique de l'urèthre et ses courbures, on s'étonne avec raison que les sondes et les bougies livrées ordinairement dans le commerce soient droites, ou courbées avec exagération. Ces formes vicieuses rendent le cathétérisme difficile, elles donnent lieu à des accidents graves, et souvent elles empêchent de pénétrer dans la vessie, alors qu'aucun obstacle matériel ne s'oppose au passage du cathéter.

On sait qu'un instrument droit ou peu recourbé arrive difficilement à la vessie lorsqu'il y a un engorgement de la prostate : alors l'opération ne peut se faire sans exercer des tiraillements douloureux, sans produire des contusions et quelquefois même des déchirures.

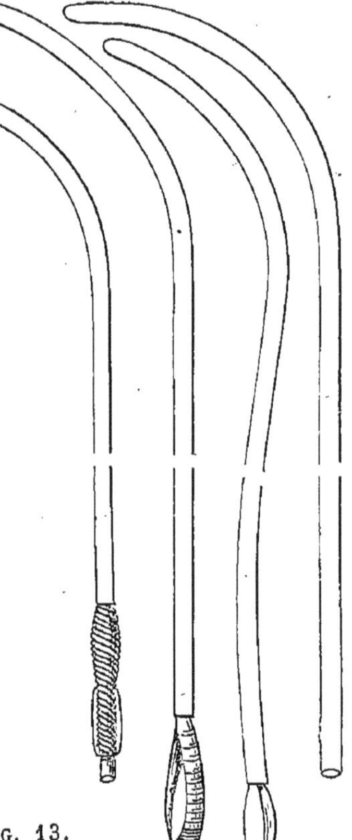

Fig. 13.

Il est donc nécessaire de bien déterminer la courbure la plus généralement adaptée à la forme du canal.

Les courbures des sondes ont été très-variées par les chirurgiens, qui souvent ont adopté celle qui leur est familière, plutôt que de prendre pour base la courbure de l'urèthre.

C'est ainsi que Deschamps (1) s'est trompé lorsqu'il a dit : « C'est une erreur de croire qu'il faut différentes courbures suivant les différents cas ; l'urèthre, chez tous les sujets, en a une déterminée et qui varie très peu. Ce n'est que dans le cas d'une grande extension de la vessie que le col, plus allongé, donne une direction plus droite à la partie du canal qui

(1) Deschamps, *Traité de la taille*, t. I, p. 211.

se trouve sous la voûte du pubis; c'est alors qu'il est indispensable d'avoir recours à une courbure légère, laquelle convient dans tous les cas. »

Les nombreuses modifications apportées à la forme des sondes peuvent se résumer en deux types, qui sont la sonde à grande courbure, et la sonde à courbure courte et brusque, appelée aussi *sonde à béquille*. La grande courbure se mesure par un quart de cercle d'un rayon de 3 centimètres.

La sonde flexible à grande courbure fixe doit être employée plutôt que l'instrument en métal, quand on doit vider la vessie, lorsque la rétention d'urine, sans obstacle matériel dans les voies urinaires, est produite par une grande perturbation de l'économie, comme cela a lieu, par exemple, pendant la fièvre typhoïde.

Nous empruntons à M. Civiale (1) la figure des sondes dont se servent les chirurgiens anglais B. Brodie, Cooper, Guthrie et Liston (fig. 13).

De la sonde à courbure courte et brusque, ou à béquille. — Cette courbure est particulièrement utile (2) lorsqu'on veut introduire une sonde dans la vessie dont le col est déformé par une hypertrophie de la prostate. Pour en faire l'exploration, l'instrument en métal à courbure courte et brusque doit être préféré à tout autre (fig. 14).

La courbure de la sonde à béquille commence brusquement; l'instrument est formé de deux parties réunies par un angle arrondi; la portion coudée a de 16 à 18 millimètres de longueur (fig. 14).

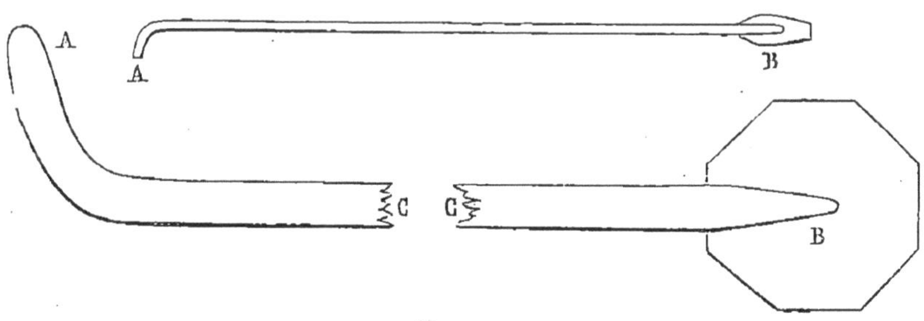

FIG. 14.

M. Leroy dit (3) que M. Lasserre les a fabriquées pour le chirurgien Descot, mort il y a vingt-cinq ans. En 1823, M. Civiale a décrit une courbure dont le petit côté avait 18 lignes de longueur (4), et

(1) Civiale, *loc. cit.*, t. II, p. 527.
(2) Mercier, *loc. cit.*, p. 410.
(3) *Traité des angusties*, p. 203.
(4) *Nouvelles considérations sur la rétention d'urine*, 1823, p. 34.

qui ressemble aux sondes à béquilles. Aujourd'hui ce chirurgien (1) donne la préférence à la courbure suivante (fig. 15), représentée par deux parties, l'une droite et l'autre courbe. La première a une longueur de 22 à 24 centimètres ; pour déterminer la courbure de la seconde, on trace sur le papier une courbe de 60 millimètres de diamètre, aux trois onzièmes de la circonférence de laquelle la partie concave de la sonde doit s'adapter (fig. 16).

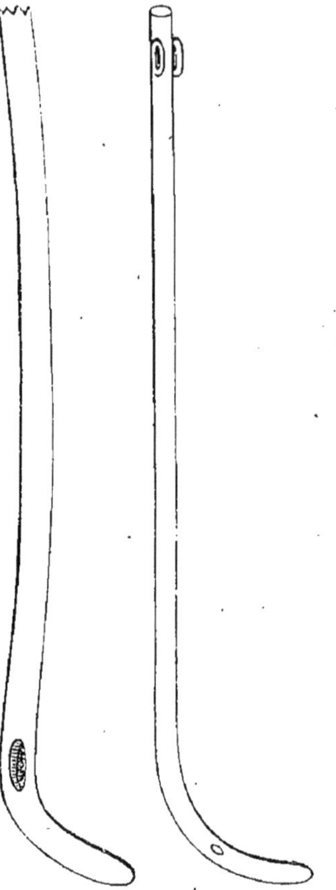

Fig. 15. Fig. 16.

Tolet avait dit déjà que les sondes à petite courbure tournent plus facilemnt dans la vessie, et il en a donné un dessin que M. Civiale a reproduit (2).

Boyer s'est servi d'une sonde conique, dont le bout est émoussé et arrondi. Il employait cette sonde pour traverser des obstacles exigeant une grande force de pression : cette manœuvre a reçu le nom de *cathétérisme forcé.*

M. Gely, chirurgien de l'Hôtel-Dieu de Nantes (3), dit que la courbure de l'urèthre n'a pas été appréciée d'une manière assez exacte; elle est plus longue et plus profonde qu'on ne le croit généralement : il la fait commencer au niveau du ligament suspenseur et finir au col vésical ; de sorte qu'elle représente un peu moins du tiers d'un cercle dont le diamètre varierait entre 10 et 13 centimètres, selon le plus ou moins grand développement des organes. En conséquence, tenant compte de l'excédant de longueur que doit avoir la courbure de la sonde pour que son extrémité reste dans la vessie, on mesurera la courbure par un tiers de cercle de 12 centimètres de diamètre, forme moyenne la plus favorable pour faire le cathétérisme évacuatif (fig. 17).

L'introduction de cet instrument se fait facilement, mais par une manœuvre différente de celle usitée pour les autres sondes. Après avoir placé la verge dans la direction du pli de l'aine, on introduit l'instrument de côté, jusqu'à la partie la plus profonde de l'urèthre, et on le ramène ensuite dans le plan vertical. Le bec rencontre le

(1) *Loc. cit.*, 2e édition, t. II, p. 258.
(2) Civiale, *loc. cit.*, 3e édit., 1858, t. II.
(3) *Moniteur des hôpitaux*, 1854, t. II, 5 décembre.

fond du bulbe, et on le fait entrer dans la portion membraneuse à l'aide d'une légère traction de la verge, qui soulève la paroi inférieure de l'urèthre, et porte en haut le bec de la sonde. Il suffit ensuite de pousser doucement la sonde vers la vessie, par un mouvement circulaire qui n'est pas le mouvement d'abaissement ordinaire.

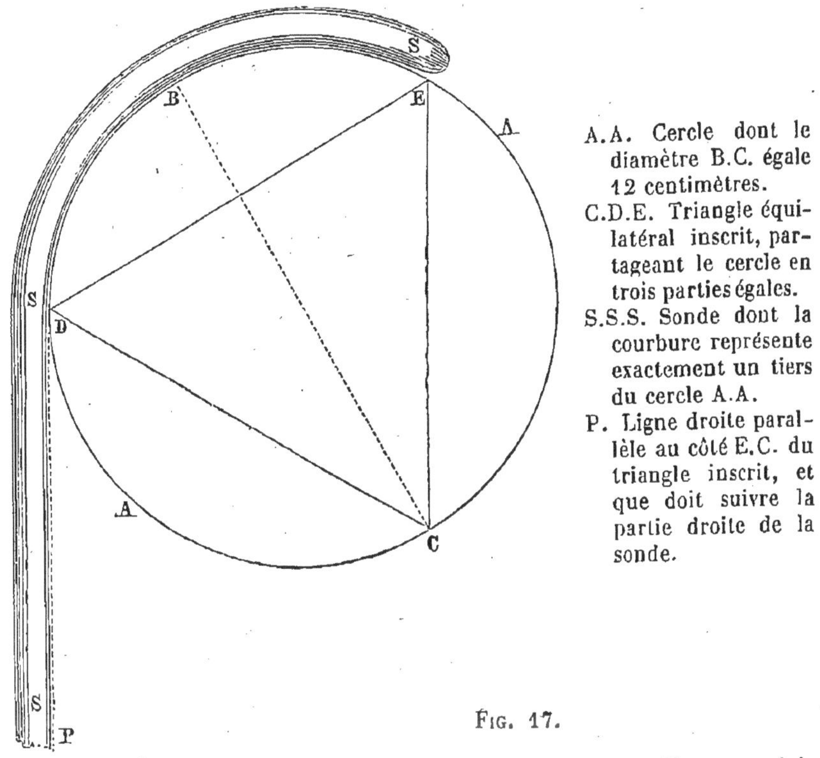

A.A. Cercle dont le diamètre B.C. égale 12 centimètres.
C.D.E. Triangle équilatéral inscrit, partageant le cercle en trois parties égales.
S.S.S. Sonde dont la courbure représente exactement un tiers du cercle A.A.
P. Ligne droite parallèle au côté E.C. du triangle inscrit, et que doit suivre la partie droite de la sonde.

Fig. 17.

« C'est surtout chez les vieillards, dit M. Gely, que l'on apprécie le mieux les avantages de cette grande courbure, et lorsque l'inflammation a envahi le canal et les tissus qui l'entourent : plus sensible et moins redressable, elle se prête difficilement à une forme qui n'est pas exactement semblable à la sienne, et les obstacles, quelquefois si grands pour d'autres formes de sondes, s'effacent d'eux-mêmes quand ils sont abordés par la grande courbure. »

C. Instruments d'exploration. — Les sondes et les bougies ordinaires sont insuffisantes pour explorer l'urèthre et la vessie.

Les transformations pathologiques de ces organes rendent les sensations parfois si difficiles et si incertaines, que les chirurgiens, se sentant arrêtés en introduisant une sonde, ont cru reconnaître des rétrécissements et des pierres là où il n'en existait pas, et ils ont fait subir à leurs malades des traitements pour des maladies supposées.

Ce fait a tellement frappé les praticiens, qu'ils ont inventé un grand nombre d'instruments propres à explorer ces organes. La majeure partie a été successivement rejetée, malgré leur réputation, lorsque d'autres plus parfaits ont été introduits dans la pratique chirurgicale.

Sonde de Ducamp. — Ducamp fut l'inventeur de la sonde exploratrice qui porte son nom. Elle a joui longtemps d'une grande faveur; encore aujourd'hui elle est exclusivement mise en œuvre par les chirurgiens qui emploient la cautérisation.

Nous ne croyons pas que cette sonde ait en réalité les avantages qu'on lui a attribués, elle peut induire en erreur sur le diamètre, sur la situation et sur la longueur de l'obstacle qu'on explore.

Cette sonde se compose, 1° d'une tige en gomme élastique, 2° d'un pinceau de cire molle fixé à son extrémité supérieure (fig. 18). La division métrique est tracée sur la tige.

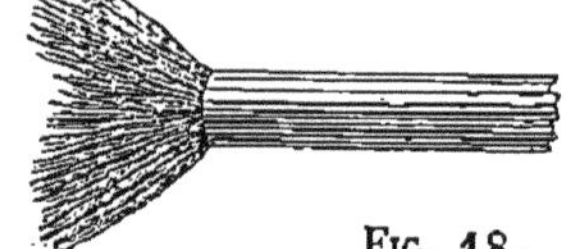

FIG. 18.

Elle a une apparence d'utilité qui séduit au premier abord; mais à l'application, on reconnaît tout de suite à combien de fausses appréciations elle expose.

En effet, s'agit-il de reconnaître un rétrécissement, le pinceau de cire molle rapporte difficilement le diamètre exact, parce que, trop peu résistant, il cède à la pression des parois de l'obstacle et s'amincit outre mesure.

Faut-il obtenir l'indication précise de l'ouverture du rétrécissement; la courbure de l'urèthre force la cire à se pelotonner par en bas, et la portion de l'instrument qui, sous forme allongée, pénètre dans l'obstacle, est placée en haut, alors que l'ouverture est centrale: ou bien encore, la cire se replie en forme de crosse ou de massue, sans rapporter aucune empreinte. Cette disposition trompeuse de la cire est due à la trop facile dilatation du bulbe, l'extrémité supérieure seule de la boule de cire s'engage dans la lumière du rétrécissement, et elle rapporte ainsi une tige qui fait croire que l'ouverture de l'obstacle est tout à fait en haut, tandis qu'en réalité elle est en bas.

Faut-il préciser le siége du rétrécissement; la division métrique imprimée sur la tige de l'instrument ne donne pas davantage cette connaissance exacte, parce que la pression qu'il faut exercer pour faire pénétrer la tige de cire, refoule le rétrécissement en arrière et entraîne l'instrument plus loin que le siége réel de l'obstacle.

Il arrive aussi que des rétrécissements très forts ne laissent pas d'empreintes, et que le premier obstacle qu'on rencontre étant le plus étroit, on méconnaît les suivants.

S'agit-il de mesurer la longueur du rétrécissement; la cire qui s'engage dans son ouverture y passe comme dans une filière, elle y produit une tige très allongée, et elle signale un rétrécissement très long, lorsqu'il ne l'est pas.

Ducamp avait des sondes n°s 8, 9, 10, ouvertes des deux bouts, sur lesquelles la division du pied est tracée. L'ouverture antérieure de ces sondes doit être moitié moins grande que la postérieure. « Je prends, dit-il (1), un morceau de soie plate à tapisserie, j'y fais plusieurs nœuds que je trempe dans de la cire fondue, et j'arrondis cette cire; je passe, au moyen d'un cordonnet, cette soie dans la sonde, en la faisant entrer par l'ouverture la plus large; arrivé à l'autre ouverture, le bourrèlet formé par les nœuds chargés de cire est retenu, tandis que la soie passe et forme à l'extrémité de la sonde un pinceau de duvet très fin et très fort; je trempe ce pinceau dans un mélange fait avec parties égales de cire jaune, de diachylon, de poix de cordonnier et de résine; lorsque cette cire à mouler est refroidie, je la roule sur un corps poli, je coupe l'extrémité de cette tige de cire et je l'arrondis comme le bout d'une sonde (fig. 19). »

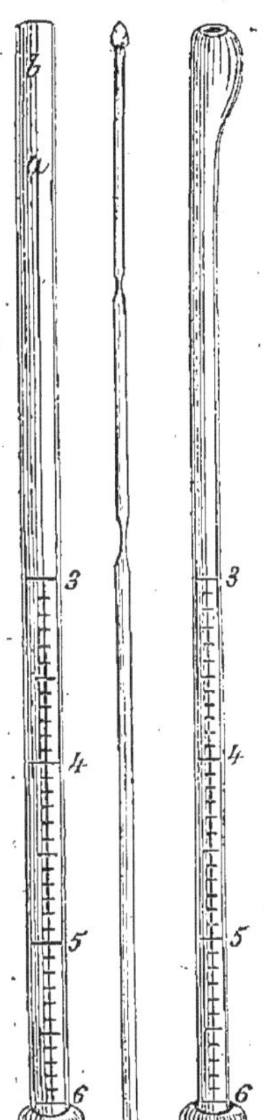

Fig. 19.

Je crois ne pas m'écarter de la vérité en disant que la haute approbation donée par le baron Percy à la sonde de Ducamp a été la source de très graves erreurs, et que l'apparente précision de cet instrument a produit plus de revers qu'elle n'a donné de succès.

Bougies de cire molle. — Les bougies de cire molle rendent des services plus réels que la sonde de Ducamp.

Introduites lentement et avec précaution, elles prennent fidèlement certaines empreintes. Ainsi, des rétrécissements durs, de petits calculs ou des fragments de calculs engagés dans l'urèthre, et surtout les modifications que la prostate subit dans l'hypertrophie sénile, laissent sur elles des traces assez nettes pour reconnaître les changements de forme du canal.

Mais elles sont insuffisantes quand le rétrécissement est peu développé ou lorsqu'il est mou, et elles ne dévoilent pas les replis vasculaires, qui produisent parfois des troubles fonctionnels si graves.

(1) Ducamp, *Traité des rétentions d'urine*, 1823, 2e édition, p. 177.

On a cherché à obtenir des empreintes avec des bougies de caoutchouc recouvertes d'une légère couche de cire.

En retirant ces bougies on peut, il est vrai, reconnaître quelques dépressions formées par les obstacles; mais ce moyen est sans valeur quand le rétrécissement est étroit. Il devient une filière; et si la couche de cire est peu épaisse elle ne prend point d'empreinte: si elle a une certaine épaisseur, elle abandonne la bougie quand elle s'engage dans l'ouverture de l'obstacle, ou bien en arrière de l'obstacle quand on la retire; et des parcelles de cire peuvent pénétrer dans la vessie ou rester dans le canal derrière le rétrécissement.

Ducamp a modifié cette bougie à empreintes de la manière suivante : il se servait d'une bougie de gomme cylindrique et fine, il plaçait sur cette sonde quelques brins de soie plate trempés dans de la cire fondue, puis la roulait entre deux corps polis. Ainsi préparée, il l'introduisait dans l'urèthre et il l'y laissait séjourner quelques instants; quand il la retirait, elle portait une rainure dont l'étendue indiquait la longueur du rétrécissement. Le peu de certitude de ce moyen le fit abandonner, et quoique moins ancien, il est plus oublié que la bougie de cire. Hunter donna, pour faire les bougies, le mélange suivant (1): on fait bouillir ensemble, sur un feu doux, pendant six heures, 3 chopines d'huile d'olive, 1 livre de cire et 1 livre et demie d'oxyde rouge de plomb.

On a aussi employé la gutta-percha pour prendre les empreintes des rétrécissements. Cette substance se prête aux indications les plus variées; ramollie par la chaleur, elle peut prendre et garder, sans se briser, les empreintes les plus déliées, parce qu'elle conserve sa malléabilité pendant quelques minutes.

C'est le docteur Bigelow, chirurgien de l'hôpital de Massachusetts, qui, le premier, a signalé cette application; comme elle est inconnue parmi nous, nous croyons devoir la signaler. Ce procédé nouveau est très simple : pour prendre l'empreinte d'un rétrécissement uréthral, on ramollit à la flamme d'une bougie ou d'une lampe à esprit-de-vin l'extrémité d'une bougie de gutta-percha, dans l'étendue d'un centimètre environ, puis on la trempe dans l'huile. Cette immersion n'a pas seulement pour but de faciliter le glissement de la bougie, elle a pour premier effet de refroidir la gutta-percha; lorsque celle-ci est amenée à une température que l'urèthre puisse supporter sans éprouver de sensation pénible, on l'introduit doucement jusqu'au rétrécissement. Arrivé à ce point, on presse alors avec un peu plus de force, et lorsque la bougie est

(1) Hunter, *Traité des malad. vénér.*, avec notes de Ricord, 1852, p. 269.

restée en place pendant deux ou trois minutes, on ramène une empreinte très nette.

On a appliqué ce procédé à la recherche des fausses routes. On sait combien l'on est parfois embarrassé pour en reconnaître l'ouverture et la direction ; une bougie de gutta-percha, ramollie à son extrémité, employée comme il vient d'être dit, en rapportera une empreinte exacte. On coupe ensuite avec un canif la tige qui a pénétré dans une fausse route, et l'on obtient ainsi une bougie dont l'extrémité s'est moulée sur le calibre du rétrécissement, et dont le corps a pris et a conservé les courbures et les différentes modifications que le canal a subies. Il faut avoir soin d'attendre au moins deux ou trois minutes avant de retirer cette bougie à empreinte, sinon, ramollie fortement, elle se rompt dans le rétrécissement et elle abandonne dans l'urèthre un fragment que l'on extrait avec difficulté.

Bougies flexibles à boules. — La bougie exploratrice à boule que l'on emploie aujourd'hui est une tige flexible portant un renflement olivaire à l'une de ses extrémités.

Les boules, de grosseurs différentes, varient depuis 2 millimètres jusqu'à 8 millimètres de diamètre.

Ch. Bell se servait, pour reconnaître les rétrécissements, de tiges métalliques flexibles portant à leur extrémité un renflement plus ou moins volumineux.

M. Ségalas a remis en usage ce moyen d'exploration oublié depuis longtemps, quoique indiqué déjà par J.-L. Petit (1) et par Desault (2).

On a reproché à l'instrument de métal de Ch. Bell une rigidité qui en rend l'application douloureuse. M. Leroy (3) a fait une heureuse modification en remplaçant le métal par la gomme : son introduction est plus facile et moins douloureuse parce que la flexibilité de la tige permet de parcourir sans violence les inflexions quelquefois brusques du canal de l'urèthre (fig. 20).

La bougie à nœuds est une tige flexible terminée par un renflement olivaire, et portant des renflements d'une grosseur inégale, éloignés les uns des autres de 3 à 4 centimètres. Cet instrument, très sensible, est utilement employé lorsqu'il existe des troubles fonctionnels dont on ne peut pas reconnaître la cause, soit avec la bougie de cire, soit avec la bougie à boule.

L'instrument à nœuds rencontre plus facilement les inégalités du

(1) *Œuvres chirurgicales*, 1790, t. III, p. 62.
(2) *Journal de chirurgie*, t. I, p. 170 ; t. II, p. 354.
(3) *Traité des angusties*, p. 122.

canal, et il transmet plus sûrement leur contact à la main de l'opérateur (fig. 20).

On a inventé un grand nombre d'instruments de métal pour explorer l'urèthre ; insuffisants ou dangereux, ils sont aujourd'hui abandonnés. Un seul est encore employé par quelques chirurgiens malgré ses inconvénients ; c'est celui d'Amussat.

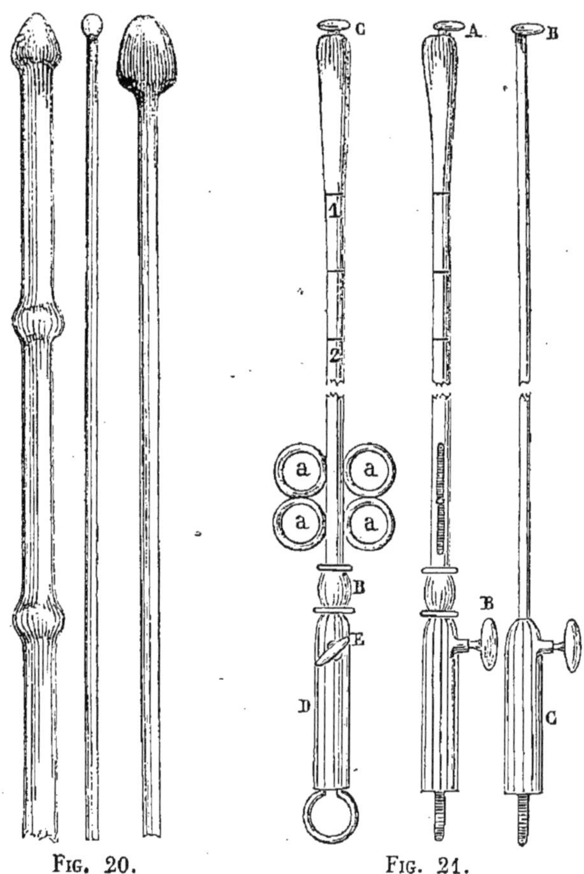

FIG. 20. FIG. 21.

Cet instrument est formé d'un tube métallique de 3 ou 4 millimètres environ de diamètre, et fermé par une lentille soudée excentriquement à l'extrémité d'un mandrin. Pour reconnaître l'obstacle uréthral, on fait tourner ce mandrin entre les doigts et saillir la lentille A, qui accroche les obstacles quand on retire l'instrument (fig. 21).

Cette opération n'indique rien de précis : on peut être arrêté par les replis de la muqueuse comme par un obstacle pathologique, et l'on peut croire à la présence d'un rétrécissement qui n'existe pas. Les manœuvres de cet instrument produisent toujours sur le canal un râclement douloureux.

Conservation des bougies de cire. — La fabrication des bougies est longue à cause de la dessiccation des couches de cire successivement posées. Les fabricants, dans un but d'économie, cherchent à abréger le temps de la dessiccation.

Préparés avec hâte, ces instruments se ramollissent, deviennent écailleux, et se collent les uns contre les autres. M. Stanislas Martin (1) conseille de les enduire d'une couche de collodium afin de les conserver et de les expédier au loin. On suspend les bougies à un bout de fil par un nœud coulant, et on les plonge une à une dans le collodium, placé dans une éprouvette à alcool. On les fait sécher en les suspendant isolément.

Le même moyen est applicable aux sondes de gomme.

D. DES ACCIDENTS PRODUITS PAR L'INTRODUCTION DES BOUGIES. — L'introduction des instruments chirurgicaux dans les voies urinaires, quelles que soient la prudence et l'habileté de l'opérateur, est assez souvent la cause d'accidents, les uns légers, les autres très graves.

Il n'y a pas d'état particulier du malade qui puisse toujours les faire prévoir; des diathèses ou d'anciennes affections chroniques les favorisent et aggravent tellement et si subitement la situation, que la médication la plus active reste impuissante. On a vu des malades mourir quelques heures après l'opération qui avait fait naître ces grands désordres.

Ces accidents sont locaux ou généraux.

Les premiers sont l'*hémorrhagie*, la *difficulté d'uriner*, l'*écoulement de mucosités*, l'*orchite*.

Les seconds, tels que, les *accès fébriles* simulant la fièvre intermittente, pouvant en présenter les principaux types et les variétés les plus importantes, les *dépôts de pus* dans les membres et dans les articulations, sont les suites plus ordinaires des manœuvres prolongées dans les voies urinaires que d'un simple cathétérisme. Nous les décrirons seulement dans le chapitre qui traite des accidents de la *lithotritie*.

Néanmoins la syncope et des accès de fièvre simple se développant souvent après l'introduction d'une petite bougie dans l'urèthre, nous décrirons ici les symptômes qui caractérisent les phases de ces accès.

Rares chez la femme, ils sont fréquents chez l'homme. Cette différence en faveur de la femme a été attribuée au peu de longueur et à la direction presque droite de son urèthre, qui rendent plus facile le passage des instruments. Cependant, si l'on réfléchit qu'ils

(1) *Bulletin de thérapeutique*, 1855, p. 409.

surviennent chez l'homme après un cathétérisme de courte durée et pratiqué facilement, tandis qu'ils ne se développent pas toujours après des manœuvres brutales et prolongées, on devra reconnaître que la disposition anatomique seule ne peut pas expliquer cette dissemblance.

Ils surgissent indifféremment après l'introduction d'un petit ou d'un gros instrument, après la dilatation ou la cautérisation, après les scarifications ou après les grandes incisions.

On en trouverait plutôt la cause dans le siége de la maladie. Ces accès fébriles sont plus souvent la conséquence d'efforts pour vaincre les obstacles situés au col de la vessie, ou des manœuvres pratiquées dans les rétrécissements placés au-dessus du bulbe, que des tentatives faites pour traverser les strictures obstruant la portion pénienne de l'urèthre.

Bonnet les attribuait à un trouble de la calorification. On observe, dit-il, chez les personnes qui ont une maladie des voies urinaires, une sensibilité extrême au froid ; le passage seul de la sonde, pour peu qu'il y ait douleur, donne instantanément une sueur froide, un abattement très grand. L'action hyposthénisante de l'opération s'ajoute ainsi à l'action hyposthénisante du froid habituel chez ces malades : de là une dépression des forces, un ralentissement de toutes les fonctions et l'apparition des accidents.

Selon MM. Barrier et Brou, la présence d'un tissu anormal dans les organes urinaires est une condition à peu près indispensable pour la production de la fièvre uréthrale (1).

Les sujets nerveux et pusillanimes n'y sont pas, ainsi qu'on l'a prétendu, plus disposés que ceux dont la constitution est robuste et le moral énergique. On opère des malades très impressionnables et très craintifs sans qu'il en résulte rien de fâcheux, tandis qu'on voit fréquemment le contraire.

Lorsque la fièvre simple apparaît après un cathétérisme, elle peut, en débutant avec frissons et avec l'apparence d'une fièvre d'accès, n'être cependant qu'une fièvre symptomatique qui se rattache à l'un des accidents locaux énumérés plus haut. Le doute ne sera pas de longue durée : si c'est une fièvre d'accès, les stades se suivront et les accès seront séparés par un état d'apyrexie, tandis que si c'est une fièvre symptomatique, il n'y aura pas retour des frissons, et surtout pas d'apyrexie. Elle est continue.

Les accidents généraux se rattachent à trois catégories de faits différents :

(1) Hornbostel, *De quelques-uns des accidents consécutifs au cathétérisme de l'urèthre*. Thèse de Paris, 1859.

Dans la première, ils se manifestent sous la forme d'accidents fébriles simples, c'est-à-dire sans complications.

Accès fébriles. — L'accès simple se manifeste quelques heures après le cathétérisme, et il parcourt les trois périodes qui caractérisent la fièvre intermittente. Ainsi, ce sont d'abord les frissons, ensuite la chaleur, enfin la sueur.

Les *frissons* sont généralement précédés de malaise, d'abattement, de lassitude et de dégoût pour les aliments. D'autres fois, plus rarement, les frissons surviennent brusquement : leur durée est très variable, ainsi que leur intensité : tantôt à peine sensibles, tantôt, au contraire, ils sont accompagnés de tremblements des membres et de claquements des dents. Les doigts, les ongles, le bout du nez et les lèvres sont pâles ; la soif est souvent très vive ; le pouls devient fréquent, dans certains cas il est irrégulier ; la respiration est difficile ; la sensation du froid est très pénible et la peau est crispée.

Après un temps plus ou moins long, les frissons sont moins rapprochés, et enfin ils alternent avec des bouffées de chaleur. Quelquefois il n'y a qu'un seul accès, d'autres fois il y en a plusieurs qui vont en s'amoindrissant, et qui enfin guérissent sans traitement.

La *chaleur* n'est pas toujours en rapport avec la violence des frissons ; une chaleur modérée peut succéder à des frissons violents, tandis que des frissons à peine sensibles peuvent être suivis d'une chaleur ardente. Lorsque la chaleur est bien établie, la respiration devient libre et l'anxiété disparaît. Le pouls se développe, il acquiert de la fréquence et il se régularise. La tête est douloureuse, la face se colore et les yeux s'injectent. Enfin, le pouls diminue de force et de fréquence, et la soif est moins vive. Les urines rendues pendant cette phase sont jaunâtres, en petite quantité, et elles exhalent une forte odeur d'ammoniaque.

Les *sueurs* commencent à paraître, et bientôt la peau, de moite qu'elle était, se couvre de gouttelettes abondantes ; le calme revient et le malade s'endort. « Ordinairement, dit M. Velpeau, cet accès est unique, et le lendemain il n'y paraît plus, le malade est dans le même état qu'avant l'opération. » M. Perdrigeon a fait observer avec justesse que l'assertion de M. Velpeau est exacte quand les trois phases ont été très complètes, mais lorsque les sueurs ont été peu abondantes ou lorsqu'elles n'ont pas paru, on retrouve encore, le lendemain et le surlendemain, des frissons, de la chaleur, des sueurs et de la fréquence dans le pouls.

Dans certains cas graves, ils augmentent jusqu'à prendre le caractère pernicieux, ainsi que le prouve le fait suivant :

Observation (1). — Le 15 juin, à huit heures du matin, un malade, âgé de soixante-trois ans, de taille moyenne, d'un tempérament sanguin-bilieux, d'une bonne constitution, se soumit à l'exploration de son urèthre atteint de rétrécissements. Une bougie entra facilement jusqu'à la portion membraneuse, où elle fut arrêtée par un obstacle. Le bout de l'instrument y pénétra après quelques essais; elle y fut arrêtée sans pouvoir le dépasser; l'instrument fut retiré. Quelques minutes après, le malade eut des bâillements et des pandiculations, les poils de ses bras et de ses mains se hérissèrent, et il eut un frisson. Alors apparurent tous les symptômes d'une fièvre pernicieuse typhique. Un traitement énergique fut inutile; vers dix heures du soir, il y eut, pendant une heure, un peu de transpiration, et le malade mourut le 16, à quatre heures du soir.

L'autopsie fut faite vingt-six heures après la mort. L'abdomen ayant été ouvert, on trouva tous les organes teints de sang; la rate était tuméfiée et altérée dans sa consistance, de telle sorte qu'en voulant l'attirer, elle se déchirait. Une grande partie de sa face postérieure était adhérente à la portion du péritoine qui tapissait l'extrémité vertébrale des dernières côtes; d'ailleurs toute la substance de cet organe ressemblait à de la lie de vin rouge. Le rein gauche était plus petit que le droit et, en quelque sorte, atrophié.

La vessie était contractée et plissée, son tissu était épaissi, et sa membrane muqueuse avait subi diverses altérations et était ramollie. La prostate était hypertrophiée et en partie altérée par une induration chronique qui était devenue depuis longtemps purulente. A un travers de doigt en avant de l'orifice de la vessie, existait un obstacle; le reste du canal de l'urèthre était intact.

De la syncope. — Lorsqu'on pratique le cathétérisme sur un malade auquel on n'a jamais introduit d'instrument dans l'urèthre, et si, pour faire cette opération, on l'a placé debout, appuyé contre un mur, on voit souvent survenir la syncope. Elle se manifeste plus fréquemment pendant l'introduction d'une très fine bougie, que lorsqu'on emploie un gros cathéter.

Rarement complète, cette syncope s'annonce par du malaise, de la pâleur, des bâillements et de la sueur sur le front. Quelquefois aussi elle arrive brusquement, et le malade s'affaisse tout à coup.

Dès qu'on s'en aperçoit, on doit retirer la bougie et faire coucher le malade horizontalement; on asperge sa figure avec de l'eau froide, et l'on ajourne le cathétérisme.

(1) *Gazette hebdomadaire de médecine*, 1857.

M. le professeur Nélaton dit que la syncope paraît due moins à la violence de la douleur que la position verticale trop longtemps maintenue.

Des accidents locaux. — Ecoulement de sang. — L'introduction d'un cathéter, et même d'une bougie très souple, produit quelquefois un écoulement de sang plus ou moins abondant, et, dans certains cas, mêlé à l'urine. Cette hémorrhagie n'est pas toujours due à une déchirure ou à une érosion des tissus; le seul frottement de l'instrument suffit pour que la membrane muqueuse laisse suinter une petite quantité de sang. Cette exhalation sanguine s'arrête ordinairement d'elle-même et en très peu de temps. C'est principalement chez les vieillards qu'elle se produit, et surtout lorsque le col de la vessie est déformé par une hypertrophie de la prostate. S'il existe en même temps un développement anormal des veines, l'écoulement sanguin peut être abondant; et si l'on introduit de nouveau une sonde dans la vessie, on voit que l'urine n'est chargée de sang qu'à sa sortie et lorsque la vessie en chasse les dernières gouttes.

Cette hémorrhagie ne doit pas donner des inquiétudes, elle cesse au bout de peu de temps, sans l'aide d'aucun moyen: il est prudent de prescrire le repos pendant quelques heures.

Difficulté d'uriner. — Les sujets nerveux et ceux qui ont un commencement d'hypertrophie de la prostate, éprouvent quelquefois de la difficulté à uriner après avoir été sondés. La rétention d'urine complète peut aussi être la conséquence d'un cathétérisme fait avec toute la prudence possible. Cette gêne dans l'émission de l'urine n'est pas de longue durée; le plus ordinairement, trois ou quatre heures après l'opération qui y a donné lieu, la vessie se débarrasse en plusieurs fois du liquide qu'elle contient, et le lendemain cette fonction s'exécute comme auparavant. Cette gêne passagère est due à la contracture des muscles de la portion profonde de l'urèthre, et non pas à un état inflammatoire.

L'inflammation peut aussi produire la rétention d'urine après un cathétérisme; mais, dans ce cas, l'opération a été faite sans précautions, et l'instrument a violenté les organes. Il est rare que cette rétention dure plus de vingt-quatre heures. Il suffit de faire prendre quelques boissons émollientes chaudes, d'appliquer des cataplasmes sur le périnée et de faire donner un lavement contenant dix à douze gouttes de laudanum, pour mettre fin à cette complication.

De l'orchite. — L'engorgement du testicule a lieu souvent après l'opération du cathétérisme: une inflammation de l'urèthre, même très vive, ne suffit pas constamment pour le produire, elle y concourt, elle y prédispose; mais il faut que l'introduction d'un instrument, qu'une pression ou une contusion agissent sur l'orifice des canaux éjaculateurs, pour que les symptômes de cette affection se développent. Cependant, dans quelques cas, elle apparaît sans qu'on puisse en reconnaître la cause. Quelquefois aussi c'est un épanchement dans la tunique vaginale qui a lieu, et non une inflammation : dans ce cas il y a peu de douleurs locales et absence de symptômes généraux. C'est principalement chez les vieillards qu'on voit survenir ce développement des bourses. Le plus généralement, après un cathétérisme, l'un des testicules, très rarement les deux en même temps, devient douloureux, durcit et augmente de volume; le scrotum est rouge, luisant et très sensible au toucher. Pendant trois ou quatre jours, la tumeur augmente, et le malade se plaint d'un poids et d'un tiraillement dans le cordon spermatique. Cet état reste le même pendant quelques jours; enfin le volume de la tumeur diminue jusqu'à ce que le scrotum soit revenu à son état normal.

Le gonflement est souvent précédé, pendant quelques jours, d'une grande sensibilité, d'une douleur dans le cordon spermatique; où il se produit très rapidement après une application de sangsues faite sur le trajet du cordon. Cette observation, signalée par M. Civiale, est presque constante, et ce chirurgien donne le conseil d'en prévenir le malade.

Tantôt l'inflammation acquiert brusquement toute son intensité, tantôt, au contraire, elle progresse lentement ou elle s'arrête pour devenir plus vive ensuite. La maladie est plus grave dans ce dernier cas que lorsqu'elle affecte une marche régulière. Tantôt elle est localisée dans le testicule, et les douleurs cessent rapidement; tantôt elle atteint les vésicules séminales et la totalité du cordon spermatique : les symptômes généraux ont alors une grande intensité; la fièvre, très forte, produit des mouvements nerveux et le délire; cependant l'orchite est peu développée. Si, dans de tels cas, on explore les vésicules séminales par le rectum, on reconnaît qu'elles ont acquis une très grande sensibilité. Il ne reste plus de doute sur leur participation à la maladie, lorsque, les accidents ayant cessé dans le testicule, les manifestations générales ne se sont pas amoindries.

La maladie se termine de différentes manières; le plus communément, c'est par résolution plus ou moins lente. Quelquefois il se forme un abcès; si l'on donne issue au pus avant que les tissus soient amincis, la guérison est prompte. M. Civiale dit ne l'avoir jamais vue se terminer par des indurations squirrheuses ou cancéreuses, ainsi que des chirurgiens l'ont cru.

Traitement de l'orchite. — Quand on peut attaquer la maladie dès son début, c'est-à-dire quand il n'y a encore qu'une sensation de malaise, que des tiraillements dans le cordon spermatique, que des élancements et un faible gonflement du testicule, il suffit souvent du repos, de l'application de cataplasmes froids sur le scrotum et sur le cordon, et surtout de relever les testicules, afin d'éviter les tiraillements sur le cordon, pour faire cesser les accidents en deux ou trois jours. Il est utile de faire administrer une potion ou un lavement purgatif.

Quand la maladie est plus grave, quand l'inflammation est vive, il faut faire une application de vingt ou de trente sangsues sur le cordon ; la douleur diminue très rapidement, et les phénomènes fébriles perdent leur intensité ; il est quelquefois nécessaire de faire deux ou trois applications de sangsues à des intervalles très rapprochés, ordinairement elles font cesser les douleurs. On fait ensuite des lotions d'eau blanche froide ; on a soin de relever les testicules et d'entretenir la liberté du ventre, par un verre d'eau de Sedlitz pris le matin à jeun pendant trois ou quatre jours.

Les sangsues produisent un gonflement du scrotum qui reste stationnaire pendant un certain temps, et qui enfin diminue progressivement.

M. Civiale conseille, pour hâter la résolution, de faire des fumigations d'eau vinaigrée bouillante, et vers la fin du traitement, de frictionner la peau avec de l'onguent mercuriel. Lorsque la tuméfaction est très considérable et lorsque les douleurs ne diminuent pas, malgré les évacuations sanguines, on doit faire des mouchetures avec une lancette ; ces ouvertures livrent passage à une sérosité roussâtre, souvent très abondante, et dont la sortie procure un grand soulagement.

La suppuration, qui est quelquefois un mode de terminaison de l'inflammation du testicule, entraîne au dehors de petites masses de vaisseaux séminifères qui ferment l'ouverture de la collection purulente, il faut les repousser, les faire rentrer avec un stylet ou les enlever avec des ciseaux. Après la guérison, une cicatrice profonde réunit le testicule et ses enveloppes, et ses fonctions ne sont point altérées.

M. Civiale a vu un vieillard chez qui la plaie ne s'était pas cicatrisée, et qui portait une fistule spermatique.

§ II. — De la dilatation de l'urèthre.

On a cherché à faire disparaître l'obstacle au cours de l'urine en refoulant, en affaissant, ou en comprimant par des agents mécaniques les parties charnues qu'on croyait être en saillie dans le canal de l'urèthre. Cette méthode, nommée dilatation, doit être employée dans la grande majorité des cas. On se sert, pour son application, de bougies ou de sondes. On lui a donné aussi le nom de traitement par les bougies et de traitement par les sondes.

Il y a plusieurs manières de faire la dilatation : 1° en laissant l'instrument à demeure dans le canal, ce procédé a été nommé *dilatation permanente;* et 2° en le laissant peu de temps, c'est alors la *dilatation temporaire.*

On a encore modifié cette méthode : Mayor, sous le nom de *dilatation forcée*, voulait arriver à la vessie avec de grosses sondes d'étain, quelle que fût l'étroitesse de l'obstacle : et depuis peu d'années, M. Perrève, avec un dilatateur gradué, opère la dilatation instantanée. Enfin, en acceptant pour base de la méthode la dilatation temporaire, M. Béniquié a fait faire une série de cathéters progressant par douzièmes de millimètre, employés pour l'exécution d'un procédé nommé dilatation temporaire lente.

Quelques chirurgiens adoptent la dilatation seulement comme moyen préparatoire, et pour arriver ensuite à faire l'uréthrotomie. D'autres s'en servent comme complément du traitement, après la cautérisation, ou après l'uréthrotomie : d'autres enfin, et c'est le plus grand nombre, l'emploient comme méthode générale ; réservant l'uréthrotomie et la cautérisation pour des cas exceptionnels. Ce sont ces divers procédés de dilatation que nous allons décrire.

Dilatation à l'aide des bougies. — Lorsqu'une petite bougie a traversé le rétrécissement et est entrée dans la vessie, on la laisse à demeure un temps plus ou moins long : deux, trois ou quatre jours, selon l'irritation plus ou moins vive, et selon la dureté des rétrécissements. On la retire quand le malade doit uriner, et on la replace immédiatement après. Des chirurgiens, au contraire, la laissent toujours en place, et ils engagent le malade à faire un effort pour uriner, la bougie étant dans le canal ; alors on la change seulement tous les deux ou tous les trois jours, en augmentant progressivement le volume, selon l'élargissement du rétrécissement : l'on suit cette marche jusqu'à ce qu'on soit arrivé à en poser une qui emplisse le canal.

Dilatation à l'aide des sondes. — De la sonde à demeure. — Les chirurgiens qui pratiquent encore le cathétérisme avec la sonde de métal dans les cas de rétention d'urine, sans chercher d'abord la cause qui l'a produite, ont pour habitude de laisser cette sonde dans le canal pendant trente-six ou quarante-huit heures: ils la remplacent ensuite par une sonde de gomme élastique qu'ils laissent pendant six ou sept jours; enfin ils lui substituent une autre plus volumineuse. Ils répètent cette manœuvre jusqu'à ce qu'ils puissent introduire une sonde emplissant le méat urinaire.

Ce traitement, qui retient le malade au lit pendant six semaines ou deux mois, est plus douloureux et surtout plus dangereux que celui fait par les bougies ; mais tous les deux ont la même impuissance, ils ne donnent jamais un résultat définitif.

Ayant remarqué que la sonde à demeure produisait souvent des ulcérations, on a cru possible d'utiliser cet accident en en faisant la base d'un mode de traitement. On a attaqué directement les obstacles lorsqu'on les a crus infranchissables, et l'on a exercé sur eux une pression continue afin d'y produire une ulcération.

Dilatation par ulcération. — Ce traitement consiste à faire, sur la partie rétrécie, une ulcération au moyen d'une pression continue par des bougies solides.

On sait comment une pression énergique et permanente ne tarde pas à ulcérer les parties comprimées ; on a donc pensé qu'en agissant de la sorte sur la partie rétrécie de l'urèthre, on y produirait une ulcération et une perte de substance. Dans ce but, on introduit avec force dans le rétrécissement des bougies très résistantes, de manière à y être très serrées.

Cette méthode incertaine est aussi très dangereuse. Certains rétrécissements dont l'ouverture est petite, ne laissent pas entrer les bougies ; on fait alors la compression d'avant en arrière, en employant une grosse bougie cylindrique très ferme, qu'on pousse jusqu'au rétrécissement, et contre lequel on presse avec énergie. On la fixe solidement dans cette position. L'inflammation et la douleur deviennent quelquefois si vives qu'on doit suspendre le traitement. On a vu la pression faire des déchirures dans le canal ; et Chopart dit : « Comme on ne se propose que de produire une simple ulcé-
» ration, la seule présence de la bougie peut l'opérer par la pres-
» sion et l'irritation qu'elle exerce sur le rétrécissement qui
» est la partie la plus dure de l'urèthre. Cette pression doit
» être lente et modérée; trop forte et continuée longtemps, elle
» pourrait être nuisible et déterminer la crevasse du canal *à côté*
» du rétrécissement (1). »

(1) Chopart, *Maladies des voies urinaires*, 2e édit., 1830, t. II, p. 318.

Ces déchirures sont à craindre, surtout lorsque l'obstacle est à la courbure du canal. Hunter les a observées plusieurs fois; aussi conseille-t-il de ne pas continuer le traitement, les urines ne sortant pas plus facilement quand la bougie a avancé dans le canal. Alors il y a un commencement de fausse route, qui peut aller jusqu'à perforer le rectum, si l'on continue dans cette voie (1).

Cette méthode réunit à ces dangers presque inévitables tous les désavantages des traitements par les sondes et par les bougies. Heureusement la grande mobilité des parties rend très difficile l'assujettissement de l'appareil destiné à faire la compression; et si, dans ces cas, la méthode est inefficace, elle n'expose pas à ces graves accidents, dont les auteurs du dernier siècle ont parlé.

Aujourd'hui, entièrement abandonnée, elle doit être mentionnée seulement comme une partie de l'histoire du traitement des rétrécissements de l'urèthre.

De la dilatation permanente. — La présence permanente de la sonde dans l'urèthre produit des effets souvent fâcheux: elle augmente la sensibilité, elle provoque des contractions et des épreintes; elle développe aussi du malaise et une chaleur, qui sont souvent les précurseurs d'un accès de fièvre avec frissons. Ces accidents augmentent au point d'être insupportables; aussi voit-on des malades arracher violemment la sonde, bien qu'ils soient convaincus de la nécessité d'une introduction nouvelle. Les besoins d'uriner sont plus fréquents, et les douleurs sont plus vives, surtout si quelques gouttes d'urine parviennent à s'échapper. Dans cette situation, les accidents nerveux ne tardent pas à augmenter et à être la cause des désordres les plus graves.

La sonde à demeure ne produit pas toujours ce résultat; ces désordres et ces mouvements nerveux sont parfois de peu de durée, ils diminuent progressivement avec plus ou moins de rapidité, et la satisfaction d'uriner compense la sensation pénible due à la présence de la sonde.

Elle provoque toujours le développement plus ou moins intense d'une inflammation et d'un écoulement.

Le gonflement de l'urèthre est aussi la suite de l'inflammation qui s'étend aux cordons spermatiques et aux testicules; elle est la cause d'abcès se développant, soit dans l'urèthre, soit dans la prostate. On a même rapporté des cas de gangrène de l'urèthre dûs à la présence de la sonde à demeure.

Il n'est pas possible de préciser la durée de cet état aigu; il varie

(1) *Traité des maladies vénériennes*, 1852.

entre quatre, huit ou dix jours. Alors les symptômes perdent leur intensité ; c'est l'indice de modifications avantageuses dans le rétrécissement. Il se ramollit, il devient dilatable, la sonde acquiert plus de liberté, et ses mouvements dans l'urèthre sont peu sensibles. On peut alors l'enlever et la remplacer par une autre plus volumineuse. Une fois cette période du traitement atteinte, on n'a plus à redouter ces graves accidents dépendant de la présence de la sonde.

M. Civiale dit avoir vu la sonde faire disparaître le gonflement des corps caverneux et la dureté de la verge, avec ou sans rétrécissement accompagnant plusieurs maladies des voies urinaires. Après la cessation du traitement, on voit le plus ordinairement le jet d'urine perdre son volume, son impulsion, et enfin on voit reparaître la difficulté d'uriner. Chez certains malades, la rétention nouvelle se fait très lentement, et elle n'a pas la gravité de la rétention avant le traitement. Chez d'autres, au contraire, elle est rapide et énergique, et chez quelques-uns enfin, chez le plus petit nombre malheureusement, le résultat du traitement reste acquis pour longtemps.

La sonde à demeure expose quelquefois le malade à une reproduction du mal plus puissante et plus énergique : il devient incurable.

La partie droite de la sonde, afin de traverser la portion courbe de l'urèthre, affaisse fortement la paroi inférieure du canal au niveau du ligament suspenseur de la verge, puis elle comprime la paroi supérieure de l'urèthre contre les pubis, enfin elle tend à abaisser la paroi inférieure de la portion membraneuse et la lèvre inférieure du col de la vessie (1); de sorte que trois points de l'urèthre, à savoir : la paroi inférieure au niveau du ligament suspenseur, la paroi supérieure sous la symphyse des pubis, et la paroi inférieure de la portion membraneuse, sont exposés à une compression permanente produisant rapidement des ulcérations, allongées dans des directions différentes, et selon la nature des sondes employées. Ainsi, après l'application de la sonde de métal, les ulcérations se produisent en arrière, tandis qu'elles s'étendent en avant quand elles sont survenues après l'usage des sondes flexibles. On explique cette différence par l'inclinaison de leur portion antérieure résultant du poids du pénis.

On voit, par ces faits, que cette méthode de traitement, non-seu-

(1) Mercier, *Mémoire sur les ulcérations de l'urèthre*, in *Journal des connaissances médico-chirurgicales*, 1840.

lement n'atteint pas le but, mais qu'elle produit un nouveau rétrécissement très dur et très allongé au niveau du ligament suspenseur. Les accidents peuvent encore se développer plus rapidement, et l'ulcération peut tout à coup livrer passage à l'urine : alors se forment des abcès, des fistules urinaires, ou des infiltrations si abondantes qu'elles donnent la mort en peu de temps.

Le seul avantage de la dilatation permanente est d'être plus commode pour le chirurgien, ce qui ne doit pas être pris en considération lorsque le malade n'en obtient aucun bénéfice. On doit donc reconnaître aujourd'hui que la sonde à demeure est rarement utile et qu'elle est souvent nuisible.

Dilatation temporaire. — On doit commencer ce mode de dilatation par l'introduction d'une petite bougie en rapport avec le diamètre de l'ouverture du rétrécissement. Le chirurgien reçoit la sensation d'une résistance vaincue, lorsque la bougie passe à travers le rétrécissement ; mais on peut s'abuser sur la marche de la bougie, qui se recourbe alors qu'elle semble avancer : en l'abandonnant à elle-même, son élasticité la fait sortir du canal et indique qu'elle n'est pas entrée dans l'obstacle.

La pointe de la bougie peut aussi être pincée dans le rétrécissement, et sa progression est impossible ; on en est averti par la légère résistance que l'on éprouve en voulant la retirer. Lorsqu'elle est ainsi retenue par la pointe dans le rétrécissement, il faut la laisser en place: après un quart d'heure ou une demi-heure, elle a produit assez de dilatation pour être mise en mouvement et pour arriver à la vessie.

On peut persister dans les essais pour traverser un rétrécissement tant qu'il n'y a pas douleur ou fatigue pour le malade ; dans le cas contraire, et surtout si le sang commence à paraître, il faut ajourner les tentatives, prescrire un bain, et les recommencer le lendemain ou deux ou trois jours après, selon l'irritabilité du malade.

Lorsqu'une première bougie a passé, il faut la laisser dans le canal jusqu'à ce que le malade accuse de la cuisson ; on ne peut pas préciser ce temps : il est des malades qui portent la bougie pendant plusieurs heures ; il en est d'autres, au contraire, qui, après quelques minutes, en sont agacés jusqu'à faire craindre des accidents nerveux. Mais généralement cette irritabilité est de peu de durée, et elle s'émousse après deux ou trois introductions. Si la sensibilité persiste, il faut introduire tous les jours, pendant quelques secondes, une bougie très fine et très souple : c'est le meilleur, sinon le seul moyen de dompter cette sensibilité exagérée. Lorsque la première bougie a été tolérée pendant quelques jours, on peut commencer à faire la dilatation.

On augmente le diamètre des bougies d'un quart ou d'un demi-millimètre par séance ; il importe de ne jamais employer la force pour les faire entrer.

Dans les deux premières séances on introduit une petite bougie et on la laisse un quart d'heure si elle ne produit point de fatigue. Dans la troisième séance on commence par la bougie de la veille, qu'on laisse en place pendant un quart d'heure; ensuite on en introduit une d'un demi-millimètre plus grosse que celle qu'on vient de retirer, et on la laisse pendant un quart d'heure ou une demi-heure. Dans la quatrième séance on introduit encore une bougie d'un demi-millimètre plus grosse, après que l'on a successivement placé les deux qui ont servi dans la séance précédente. On augmente donc tous les jours d'un quart ou d'un demi-millimètre le diamètre des bougies. Mais à mesure que le rétrécissement s'élargit, on supprime les numéros les plus petits, et l'on commence par les n°s 2, 3, 4, etc., selon que le traitement avance.

La progression des différents calibres doit être sévèrement observée, parce qu'une seule bougie plus grosse, poussée sans ménagement, produit des accidents qui nécessitent une suspension du traitement; et quand on le recommence, il faut se servir des numéros plus petits que ceux déjà employés. Ce traitement par les bougies flexibles et par la dilatation temporaire peut être utile pour combattre des rétrécissements commençants, mais il est insuffisant lorsqu'il s'agit de la transformation fibreuse complétement réalisée.

Les bougies flexibles employées pour faire la dilatation temporaire sont impuissantes à vaincre un rétrécissement fibreux, et si elles le ramollissent dans certains cas, c'est lorsqu'on les laisse à demeure, c'est-à-dire lorsqu'on fait la dilatation permanente.

Un grave inconvénient de cette méthode, c'est le temps qu'elle exige, moindre sans doute que pour faire la dilatation permanente, mais assez long cependant pour être une entrave aux affaires des hommes très occupés. Ce n'est pas en effet peu de chose que de donner chaque jour une heure et demie ou deux heures de son temps pendant cinq ou six semaines pour achever un traitement.

La méthode par la dilatation rapide, faite avec des cathéters de métal, réunit tous les avantages de la dilatation temporaire sans en avoir les inconvénients. Le temps surtout est singulièrement diminué, les séances ne se prolongeant pas au delà de huit à dix minutes.

De la dilatation temporaire rapide. — Lorsqu'une petite bougie est entrée, on doit la laisser en place pendant vingt-quatre ou trente-six heures. L'instrument très flexible ne fatigue pas le canal, et cependant il produit assez rapidement la dilatation des obstacles pour qu'on puisse le retirer le lendemain ou le surlendemain, et le remplacer par un autre un peu plus gros. Alors la voie devient libre, et il n'est plus nécessaire de le laisser à demeure.

Amussat, craignant de ne pouvoir pas retrouver l'ouverture du rétrécissement après avoir retiré la première bougie filiforme, a donné le conseil de la laisser en place et de poser successivement plusieurs petites bougies l'une à côté de l'autre, afin de produire une dilatation qui permette l'introduction de plus gros instruments sans tâtonnements. Lorsqu'on est parvenu, dit-il, à franchir les obstacles qui rendent la miction, ou impossible, ou très difficile, en se servant d'une bougie élastique très fine, d'un demi-millimètre de diamètre, on commence par la fixer à demeure dans le canal : elle sert de conducteur à l'urine, qui s'écoule alors plus facilement. Le lendemain ou le surlendemain, au lieu de la retirer pour lui en substituer une autre plus volumineuse, on fait pénétrer à côté d'elle une bougie d'égal volume, et successivement on en ajoute d'autres qu'on laisse à demeure, et qui forment un faisceau composé de cinq ou six bougies avec lesquelles le malade peut uriner. Ces bougies ne se tiennent pas en contact immédiat et elles dilatent beaucoup mieux les obstacles qu'une bougie unique dont le volume serait égal à celui de toutes ces fines bougies réunies. Elles sont aussi plus facilement supportées par les malades parce qu'elles sont très flexibles, et aussi parce que l'urine peut passer avec plus de liberté dans les intervalles laissés entre elles. Après avoir obtenu un élargissement suffisant, on rentre dans le mode de dilatation ordinaire faite avec des bougies élastiques ou métalliques. Il n'est pas toujours possible d'user de ce moyen, il suffit d'en avoir essayé l'application pour en comprendre la difficulté. Les bougies ne glissent pas facilement l'une sur l'autre, et elles se ploient au-devant du rétrécissement sans pouvoir le franchir.

Le quatrième ou le cinquième jour, on peut introduire des bougies terminées par des bouts olivaires, n°s 7 et 8 ; elles ont sur les bougies pointues l'avantage de ne pas piquer, et de passer plus facilement à travers l'ouverture des rétrécissements; mais on ne peut les employer que lorsqu'on a déjà dilaté les obstacles jusqu'à 1 millimètre ou 1 1/2 millimètre.

Pendant les six ou huit premiers jours du traitement, les bougies doivent être laissées dans l'urèthre une heure ou une heure et demie, selon la tolérance du malade ; et, bien qu'il soit possible d'en introduire de plus volumineuses, il est prudent d'employer seulement des diamètres de 1 1/2 à 2 millimètres, parce que, plus facilement supportés, ils émoussent rapidement la sensibilité du canal, si souvent exagérée.

Dans cette première période de traitement, un écoulement se forme dans l'urèthre, ou il augmente si déjà il existait : l'émission des urines devient quelquefois douloureuse, et les besoins de les rendre sont plus rapprochés. On fait cesser ces petits accidents par des bains, des boissons délayantes, des quarts de lavements d'eau froide et par quelques jours de suspension du traitement ; après quoi on peut continuer à faire la dilatation avec sécurité, en se servant des bougies cylindriques à courbures fixes du diamètre de 4 à 4 1/2 millimètres, n°s 10 et 11 de la filière par quart de millimètre.

Lorsque ces dernières passent facilement et lorsqu'elles ne produisent plus d'irritation, on les remplace par des bougies de métal, avec lesquelles on achève le traitement. Il faut avoir soin de les retirer immédiatement après leur entrée. Elles produisent en peu de temps une dilatation suffisante. Il est nécessaire aussi d'observer avec soin la progression des diamètres, qui sera toujours basée sur la sensibilité de l'urèthre.

Dans certains cas de rétrécissements très durs, traités autrefois par la cautérisation ou par la sonde à demeure, le contact des bougies flexibles ramollit rapidement les tissus du rétrécissement et détermine un gonflement considérable de la membrane muqueuse de l'urèthre ; la bougie, entrée facilement la veille, rencontre de grandes difficultés le lendemain, et si l'on insiste pour la faire passer, on irrite le canal, on augmente le gonflement, et le sang ne tarde pas à couler. Il ne faut pas lutter contre cette résistance ; on change l'instrument, et au lieu d'une bougie cylindrique on introduit une bougie de même diamètre, dont l'extrémité est conique et terminée par un bout olivaire.

Il arrive aussi qu'une bougie cylindrique ne peut pas entrer dans un rétrécissement admettant facilement une bougie conique, bien qu'elles aient toutes deux le même diamètre. Si la bougie cylindrique est très molle, elle ploie sous la pression de la main ; si, au contraire, elle est rigide, elle blesse l'urèthre et elle ne dépasse pas l'obstacle. Il ne faut point insister, et c'est en se servant de bougies plus petites qu'on arrive à éluder cette difficulté. Par exemple, si le grand diamètre d'une bougie conique est de 4 millimètres, celui de la bougie cylindrique devra être de 2 1/2 à 3 millimètres. Lorsqu'une bougie cylindrique est entrée facilement, on ne rencontre plus de résistance, et l'on peut en faire passer d'autres, à la condition de graduer la progression par quart de millimètre. On peut ensuite faire la dilatation avec les bougies d'étain, lorsque le rétrécissement a admis avec facilité une bougie cylindrique de 4 millimètres.

Lorsqu'on est arrivé à la période du traitement qui permet l'emploi des bougies de métal, il ne faut pas commencer les séances par leur introduction, mais par celle d'une bougie flexible, qu'on laisse dans le canal pendant dix à douze minutes. On peut ensuite faire passer successivement deux ou trois bougies de métal, en ayant soin que la première soit plus petite que la plus forte placée la veille : elles doivent être faiblement graduées, et *jamais* on ne doit les employer avec force. Si l'on rencontre une résistance, il faut retirer la bougie et en prendre une plus petite, jusqu'à ce qu'on en trouve une qui passe aisément : alors les autres entrent sans difficulté, et la plus grosse, qui n'avait pas pu être introduite, arrive à la vessie sans obstacle.

S'il survient de l'irritation, il faut cesser les manœuvres pendant deux ou trois jours.

Une particularité assez importante pour être mentionnée, c'est que l'introduction de la bougie, faite avec précaution, diminue la sensibilité de l'urèthre de telle sorte que le malade en sent à peine le passage, surtout de la seconde ou de la troisième, bien que le diamètre en soit plus fort que celui de la première.

Cette absence de la douleur enhardit les malades, qui demandent l'emploi de calibres plus considérables. Le chirurgien doit résister à ces désirs, pour éviter les accidents qui sont la conséquence d'une dilatation trop rapidement faite. Cette insensibilité peut aussi tromper l'opérateur : séduit par une trop facile introduction, il commence les séances suivantes par des diamètres plus forts, et presque toujours il survient des complications qui entravent la marche du traitement. Si cette imprudence a été commise, il faut arrêter la dilatation, sinon l'inflammation peut envahir les tissus avec violence et former des abcès dans la prostate.

On doit généralement faire la dilatation jusqu'à ce que l'urèthre ait atteint 8 millimètres de diamètre.

Lorsqu'ils ont obtenu 7 millimètres, les malades éprouvent assez de soulagement pour désirer mettre un terme au traitement : il faut leur démontrer la nécessité de rendre à l'urèthre toute sa largeur s'ils veulent conserver le résultat acquis.

Il est quelques cas exceptionnels où l'urèthre n'a que 6 millimètres de diamètre, de même qu'il en est d'autres où le canal admet des bougies de 9 à 9 1/2 millimètres. On ne doit jamais dépasser 9 millimètres, sinon l'on expose le malade à souffrir d'une irritation du col de la vessie, provoquant de fréquentes envies d'uriner, de la douleur en urinant et des accès de fièvre intermittente ; il faut alors laisser quelques jours de repos afin de dissiper ces accidents.

Pendant le traitement, on doit éviter les excès de quelque nature qu'ils soient, et il faut adopter un régime alimentaire tonique en se privant toutefois de liqueurs et de vins.

Les bougies de cire ont été longtemps et sont encore employées aujourd'hui par quelques chirurgiens : je les ai abandonnées comme moyens de dilatation. On ne peut pas en construire d'aussi fines que celles dites de gomme, de sorte qu'elles ne peuvent passer dans les rétrécissements très étroits ; la chaleur du canal les amollit, elles perdent leur résistance, elles se pelotonnent et se recourbent dans l'urèthre, et le chirurgien, trompé, ne s'aperçoit de son erreur que lorsque le bout de la bougie ressort par le méat urinaire.

Les bougies de cire ne doivent pas être conservées dans la pratique au-dessous de 4 millimètres, et il faut les employer seulement quand il s'agit de prendre des empreintes ou quand on veut émousser la sensibilité trop vive de l'urèthre et du col de la vessie.

Les bougies de métal ont sur les bougies flexibles l'avantage de faire en quelques minutes l'effet que ces dernières produisent en plusieurs jours ; il suffit de les laisser peu de temps dans le canal pour le dilater.

Il y a vingt ans déjà, qu'appréciant les avantages du métal substitué par Mayor aux sondes flexibles, j'ai fait fabriquer une série de bougies moins volumineuses que les siennes, et destinées à préparer la route à de plus gros diamètres.

La dilatation par les bougies de métal est à peu près généralement adoptée. Par cette méthode, on peut laisser plusieurs jours d'intervalle entre l'introduction des instruments ; le canal conserve longtemps la dilatation produite par cet agent ; elle expose moins aux accidents inflammatoires, à cause du séjour très court de ces bougies dans le canal ; elle arrive plus rapidement au but, par la possibilité d'introduire successivement plusieurs bougies graduées avec précision, et parce que l'on peut apprécier le progrès de chaque jour.

Effets des bougies et de la dilatation temporaire. — L'introduction d'une bougie produit généralement plutôt un agacement qu'une douleur, à moins qu'elle ne soit très pointue. Elle laisse après sa sortie un peu de chaleur, qui devient plus vive lorsque le malade urine. Quelques heures après, il y a un peu de courbature, et, dans certaines circonstances, il y a un accès de fièvre. Ces petits accidents ne réclament aucun soin, et ils cessent d'eux-mêmes. Après quelques introductions de courte durée, les tissus du rétrécissement subissent une modification encore inexpliquée, et qui permet l'introduction de bougies plus volumineuses; le rétrécissement a acquis la faculté de pouvoir être dilaté et de conserver cette dilatabilité pendant un temps plus ou moins long. La dilatation peut être faite sans douleur, si on a le soin de ne pas se servir d'instruments trop volumineux; et faute de n'avoir pas observé une gradation modérée, on a développé subitement une inflammation très vive. C'est principalement au début du traitement qu'on doit agir avec une grande circonspection. L'écoulement qui apparaît après quelques introductions est communément faible, peu ou point douloureux, et il n'exige aucuns soins particuliers.

Les symptômes généraux perdent de leur intensité, lorsque la sensibilité de l'urèthre a diminué et lorsque ce canal s'est habitué au contact des corps étrangers. Telle est l'action ordinaire des bougies sur les rétrécissements qui ne sont pas durs et secs. Dans ce dernier cas, la bougie doit être introduite avec un peu plus de force, d'où il résulte de la douleur, quelquefois des réactions fébriles, des rétentions d'urine, des uréthrites aiguës et des désordres dans les testicules, dans la vessie et dans les reins. Les progrès de la dilatation du rétrécissement font diminuer l'écoulement; ils rendent plus facile l'émission de l'urine, et la santé générale en ressent une heureuse influence.

La bougie flexible est le meilleur instrument pour commencer le traitement par la dilatation temporaire : par sa flexibilité, elle cause peu de douleurs et elle n'expose pas le malade à ces accidents si fréquents après l'emploi des instruments rigides, dans un canal déformé et rétréci. La bougie de cire molle, quand est venu le moment de s'en servir, a le grand avantage de rapporter les empreintes des obstacles qu'elle a traversés et d'indiquer l'opportunité d'en introduire une plus volumineuse. La dilatation faite avec modération, graduée avec lenteur, est la méthode la plus efficace contre le plus grand nombre des rétrécissements de l'urèthre. Elle est complète lorsqu'on a rendu au point rétréci son diamètre normal.

Il y a deux modifications du rétrécissement, où la dilatation seule est insuffisante : c'est 1° lorsque le canal rétréci est si irritable, que l'introduction d'un instrument augmente au lieu de diminuer les accidents et expose le malade à des réactions générales; 2° c'est lorsque l'élasticité de la stricture est si active qu'elle tend sans cesse à ramener les tissus à leur point de départ et à annuler l'action des instruments aussitôt qu'on les a retirés.

Dilatation par le cathétérisme simple et forcé, ou méthode de

Mathias Mayor. — La méthode du cathétérisme simple et forcé, appliquée au traitement des rétrécissements de l'urèthre, fut pour la première fois publiquement démontrée à Paris en 1835, par son auteur Mathias Mayor, chirurgien à Lausanne.

Elle produisit une sensation difficile à comprendre aujourd'hui, et elle souleva, dans les journaux de l'époque, une polémique dont la violence ne peut être expliquée que par la conviction profonde qui animait ses partisans et ses adversaires.

Le moment, en effet, était favorable pour l'introduction d'une méthode nouvelle. Près de quinze années de pratique avaient permis de juger des effets de la cautérisation ; on avait pu apprécier la valeur de la méthode de Ducamp ; et les nombreux mécomptes que les chirurgiens avaient à constater, commençaient une réaction qui depuis n'a pas cessé de s'accroître. Lorsque Mayor vint à Paris, il existait une si grande incertitude dans la thérapeutique des rétrécissements de l'urèthre, que ce praticien en a tracé le tableau suivant pour prouver l'opportunité de l'exposition de sa méthode.

« Si l'on me demande les motifs que j'ai pour traiter si cavalièrement ce qui existe et pour provoquer des réformes et des innovations radicales, j'interpellerai à mon tour les praticiens pour qu'ils me disent, en consultant leur conscience, si une révolution (c'est le mot) n'est pas une nécessité dans cette partie de l'art de guérir? Il est temps, en effet, de fixer les esprits sur un meilleur traitement, et qu'on cesse de voir, tour à tour et sans trop savoir pourquoi, les plus habiles *passer* des cordes à boyaux, bougies emplastiques, solides, creuses, simples et compliquées, de quinze ou vingt numéros différents, et destinées la plupart à rester à demeure dans l'urèthre, *revenir* ensuite aux boyaux de chats, aux bougies à ventre; *quitter* ces moyens pour des incisions, des cautérisations *intra-uréthrales*, avec des instruments, des appareils, des caustiques, des procédés et des *traitements consécutifs* divers; *renoncer* à ces derniers pour des injections forcées, avec telle ou telle seringue de métal, de gomme élastique, intercaler savamment à toutes ces opérations les instruments, les porte-empreintes, les stylets boutonnés, les explorateurs à onglets, moyens tous plus sensibles, plus sûrs et plus importants les uns que les autres (on le prétend du moins); associer la belladone, le copahu aux instruments divers; *n'arriver enfin*, après ce gâchis, aux véritables moyens, aux cathéters métalliques, que pour n'en proposer témérairement qu'un conique ou aigu (1). »

(1) Mayor, *Sur le cathétérisme simple et forcé*, 1836, p. XIII.

Ce tableau, dont quelques détails sont forcés, résumait néanmoins la situation et disait ouvertement ce que tous pensaient. Aussi Mayor trouva-t-il immédiatement un nombreux public, parfaitement disposé à l'écouter. Après avoir parlé avec dédain de l'anatomie et des altérations pathologiques du conduit uréthral, après s'être déclaré incompétent et tout à fait inhabile dans cette partie de la science, il restreint sa démonstration à la partie purement opératoire ; mais, sur ce point, il le déclare, il est *exclusif*, et pour caractériser sa méthode, il pose la formule suivante :

« Plus le rétrécissement est prononcé et opiniâtre, en d'autres » termes, plus l'urèthre offre de difficultés au cathétérisme et à la » libre excrétion des urines, plus aussi j'ai soin de m'armer d'un » cathéter de plus en plus volumineux (1). »

Ce qu'il y a d'étrange, c'est que cet homme qui parlait presque avec mépris des connaissances anatomo-pathologiques comme superflues, cet homme qui dédaignait les théories comme inutiles, cet homme qui ne croyait qu'au fait, a eu recours, pour expliquer la dilatation forcée, à une série de comparaisons plus pittoresques que vraies, et ne laissant aucune conviction dans l'esprit.

L'œuvre de Mayor a eu trop de retentissement pour qu'il soit permis d'en exposer seulement quelques généralités ; pour la faire connaître, il faut l'étudier dans ses détails.

Mayor dit : « les obstacles à la libre excrétion de l'urine, s'ils ne tiennent pas à un vice de l'innervation, sont matériels ou mécaniques. S'ils ne peuvent être combattus par les moyens ordinaires de la médecine, ils réclament les secours spéciaux de la chirurgie, ces derniers également mécaniques. »

Le but à atteindre est de diminuer les obstacles mécaniques à la libre issue des urines ; le moyen à employer « *est la compression,* » cette puissance qu'il appelle à son aide, « et en *laquelle j'ai foi,* » dit-il. Ainsi donc la compression avant tout et pour tout (2). Mais il est évident que si la compression doit avoir les caractères d'un objet propre à écarter, à amincir, à atrophier, elle doit être exécutée avec des corps résistants et d'un volume convenable, et à l'exclusion de ceux plus ou moins aigus : ils doivent aussi pouvoir acquérir un très beau poli et recevoir et garder telle forme que l'opérateur juge convenable de lui donner. Le métal résume tous ces avantages, et c'est à l'étain que Mayor a donné la préférence.

Ce chirurgien a divisé ses cathéters en six degrés · le minimum,

(1) *Loc. cit.*, p. 8.
(2) *Loc. cit.*, p. 20.

ou le n° 1, a 4 millimètres de diamètre, et le maximum, ou n° 6, a 9 millimètres de diamètre. Un septième cathéter, conique, résume les différentes grosseurs, depuis le n° 1 jusqu'au n° 6, afin de forcer graduellement le méat urinaire si sa dilatation est nécessaire.

Mayor commençait la dilatation par le n° 1, ou 4 millimètres, et il la portait jusqu'à 9 millimètres ou 4 lignes et demie, il basait sa manœuvre sur cette observation : qu'un corps arrondi à son extrémité, et d'un certain volume, écarte et enfile un canal membraneux, tel que l'urèthre, avec moins d'inconvénient et de danger qu'un corps petit, et à plus forte raison qu'un corps aigu. La grosseur du cathéter doit donc être en raison directe des efforts nécessaires pour surmonter la résistance de l'urèthre, de sorte que plus l'obstacle à l'introduction est considérable, plus il faut employer de force pour le vaincre (1).

Il appuyait avec énergie sur le rétrécissement, et il faisait des mouvements de vrille, « comme un artisan poussant un poinçon dans le trou trop étroit d'un cuir épais. » Si je n'avance pas, dit-il, si l'obstacle résiste fortement, j'ai recours, pour le vaincre, à plus de force, et j'emploie des numéros successivement plus gros, afin de rendre mes efforts de plus en plus inoffensifs, quoique toujours plus énergiques.

Après l'introduction d'un corps volumineux dans l'urèthre, ce canal, ou ne se rétrécit presque plus, ou ne revient que lentement sur lui-même; aussi est-il très rare qu'on soit obligé de laisser les bougies en permanence; l'introduction momentanée des cathéters métalliques suffit presque toujours au but qu'on se propose.

S'il est question d'embarras quelconque à faire disparaître de l'urèthre, on s'y prendra, en général, de la manière suivante : on écartera graduellement le passage rétréci en se servant d'un cathéter en rapport avec le calibre de l'urèthre et avec l'obstacle à surmonter, et en le poussant hardiment, mais avec lenteur. Cette première introduction peut, s'il n'y a pas urgence, se faire partiellement, c'est-à-dire que, s'il y a plusieurs points rétrécis, on peut les forcer successivement en une ou en plusieurs séances, et même, s'il n'existe qu'un seul rétrécissement, on peut ne le traverser que graduellement, en l'attaquant de loin en loin et en le forçant lentement. Ces essais se feront à volonté tous les jours ou à des intervalles plus éloignés ; en les suspendant sept ou huit jours, on n'aura presque rien perdu de l'effet produit, et on pourra facilement faire reprendre

(1) *Loc. cit.*, p. 73.

au corps dilatant la route qu'il a déjà parcourue (1). Cette opération sera répétée plus ou moins souvent, selon la ténacité de l'obstacle, son ancienneté, etc.

Lorsqu'on introduit avec force un cathéter dans la vessie, à travers un rétrécissement très dur, il est utile de le laisser séjourner pendant quelques minutes, afin que son action compressive soit plus puissante ; cette précaution est surtout nécessaire si l'on veut introduire, immédiatement après le premier, un deuxième et un troisième instrument.

Le point le plus difficile, c'est celui où il faut réellement employer la force, lorsque la résistance à vaincre est très considérable, et lorsqu'on est contraint par la nécessité de l'emporter sans délai. On est donc arrivé, avec la sonde, sur l'endroit qu'il s'agit de forcer. On cesse alors de tenir l'instrument avec les doigts seulement, mais on le prend à pleine main et en plaçant l'extrémité au milieu de la paume de la main, et en étendant le doigt indicateur sur le côté convexe de la sonde, on allonge ce doigt jusque contre le méat urinaire, sur lequel il importe qu'il reste appliqué ; après avoir, avec l'autre main, bien tendu la verge, le bout du doigt qui touche le méat urinaire indiquera si l'on fait quelques progrès, si l'obstacle cède un peu, ou s'il faut employer encore plus de vigueur. Dans le premier cas, on sent le bout du doigt presser graduellement et de plus en plus sur le gland ; l'instrument s'engage et avance ; dans le second cas, le bout du doigt immobile indique que les rapports du bec de la sonde avec l'obstacle ne changent pas : c'est alors qu'il faut employer plus de force, on prendra un instrument plus volumineux. Si l'on ne parvient pas encore à franchir l'obstacle, Mayor conseille de revenir à des numéros inférieurs, pour en essayer l'action en les présentant de nouveau sur le trajet qu'on a déjà amélioré ; on fait alors succéder de plus petits numéros à de plus gros, lorsque les conditions du rétrécissement sont changées par la pression qui a déjà été exercée.

Au moment où l'obstacle cède, on entend souvent un petit craquement brusque, comme si quelque chose *se déchirait* ou se déplissait. Mayor dit : il ne faut que s'en féliciter, car on a triomphé de l'ennemi (2).

Il arrive quelquefois que le méat urinaire n'est pas assez large pour livrer passage aux volumineux cathéters. Alors Mayor l'enfile avec un cathéter dont l'extrémité arrondie est en rapport avec l'ou-

(1) *Loc. cit.*, p. 38.
(2) *Loc. cit.*, p. 44.

verture étroite du gland. Cet instrument est conique, il augmente graduellement de volume, et à mesure qu'il chemine, il écarte de plus en plus l'orifice du pénis, et il lui donne un calibre convenable pour permettre l'introduction des autres cathéters.

Mayor conseille aussi, pour dilater le méat urinaire, de placer dans cette ouverture des petites chevilles faites avec la racine de guimauve, et préalablement mouillées; elles se gonflent et elles élargissent cette ouverture.

En résumé, la méthode de traitement de Mayor, c'est l'emploi de la compression, il dilate en comprimant : la compression est la cause, et la dilatation est l'effet; l'une est le moyen, l'autre est le but.

Il fonde les principes de son cathétérisme forcé sur cette observation, qu'un corps arrondi à son extrémité et d'un certain volume écarte et enfile un canal membraneux avec moins d'inconvénient et moins de danger qu'un corps petit et aigu; en conséquence, il dit que plus l'obstacle est considérable, plus il y a prudence et sécurité à se servir d'un corps volumineux.

Le chirurgien de Lausanne a principalement cherché à démontrer que sa méthode est exempte de dangers, et qu'après l'application forcée de ces volumineux cathéters, on n'avait pas à regretter ces inflammations, ces hémorrhagies et ces accès fébriles, si fréquents après l'emploi des autres méthodes. Malheureusement les opérations faites dans les hôpitaux de Paris par les chefs de service et par Mayor lui-même, n'ont pas justifié les éloges un peu bruyants donnés à cette manière de faire, et bientôt une série de revers ont ramené les plus audacieux à un peu plus de circonspection.

Définitivement jugée, cette méthode est aujourd'hui généralement abandonnée, et de la pratique de Mayor il n'est resté que l'emploi des sondes de métal, afin de compléter la dilatation temporaire, faite avec lenteur et prudence.

Dilatation brusque, par le dilatateur de M. Perrève. — M. Perrève s'est proposé de dilater brusquement les rétrécissements, après les avoir traversés avec un instrument spécial dont il est l'inventeur.

« Cet instrument, dit ce chirurgien, a une longueur qui dépasse celle de l'urèthre; son volume varie, comme son nom l'indique, mais ce n'est plus à la manière des sondes et des bougies qui vont en augmentant de grosseur au fur et à mesure qu'on s'éloigne de leur extrémité vésicale; l'augmentation de volume de ce dilatateur n'est point inhérente à la matière, car il est uniforme dans toute sa longueur; elle dépend des mouvements opposés qui éloignent et rapprochent de la partie centrale les pièces mobiles qui le composent :

c'est, si l'on veut, une sonde cylindrique qu'on peut à volonté augmenter ou diminuer de volume dans tous les points de sa longueur; c'est, si l'on veut encore, une sonde à développement (1). »

Pour appliquer cette méthode, sept dilatateurs de diverses grosseurs sont nécessaires (fig. 22).

Le n° 1, droit, à 1 1/2 millimètre de diamètre;
Le n° 2, légèrement courbé, à 2 millimètres;
Le n° 3, légèrement courbé, à 2 1/2 millimètres;
Le n° 4, courbe, à 2 1/2 millimètres;
Le n° 5, demi-courbe à 3 millimètres;
Le n° 6, courbe à 4 millimètres;
Le n° 7, courbe à 5 1/2 millimètres.

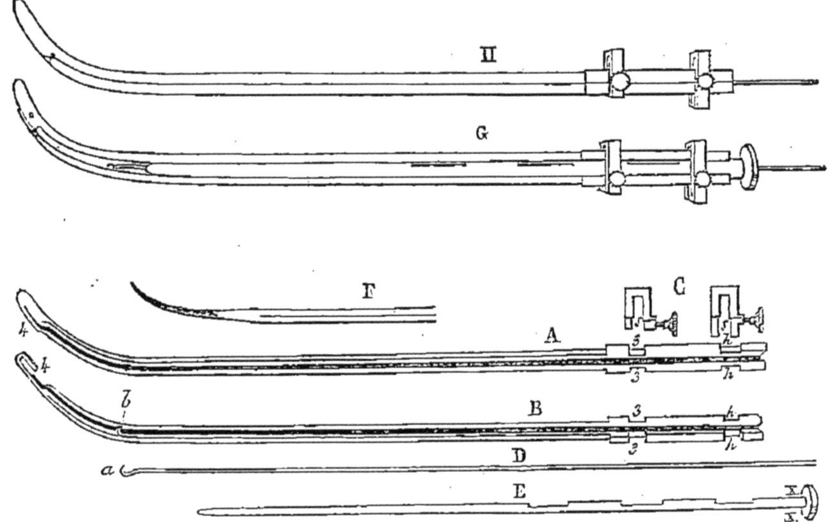

Fig. 22.

Le n° 2 porte à son extrémité un bout effilé de caoutchouc (fig. 22, F), afin de traverser les rétrécissements qui opposent de la résistance aux instruments rigides. Cet instrument se compose de deux tiges uréthrales (fig. 22, A. B.), représentant une moitié de cylindre coupé suivant le sens de la longueur. La surface, convexe et polie, porte la division du pied; la surface plane est creusée à la partie moyenne par un pavillon portant le numéro d'orde ou le diamètre.

Les mandrins (fig. 22, E), au nombre de trois, ont les diamètres :
N° 1, — 2 millimètres;
N° 2, — 3 millimètres;
N° 3, — 4 millimètres.

Pièces assemblées. — Chacune des pièces qui constituent le dila-

(1) Perrève, *Traité des rétrécissements de l'urèthre*, 1847, p. 140.

tateur ayant été décrite isolément, nous allons les placer actuellement dans leurs rapports respectifs.

» On commence d'abord par engager le crochet du conducteur *a*, sous la bride de la tige uréthrale *b*, ensuite on passe le crochet de cette tige 4 dans la mortaise ou fenêtre appartenant à la tige uréthrale (fig. 22, A). Pour cela, on porte le crochet dans la partie supérieure de la fenêtre, de manière à le faire passer au-dessus de la goupille. On abaisse le crochet dans une gouttière longitudinale destinée à loger le conducteur. A l'extrémité manuelle, chaque tige porte quatre échancrures pour recevoir les montants des châssis. L'extrémité vésicale est creusée par une mortaise, qui sert à accrocher les deux tiges uréthrales 4, 4. »

Les châssis destinés à embrasser l'extrémité manuelle des deux tiges uréthrales, servent aussi à limiter l'écartement produit par l'introduction du mandrin (fig. 22, E).

Le conducteur est un fil d'acier anglais non trempé, logé dans la gouttière des tiges uréthrales et servant à guider le mandrin (fig. 4).

Le mandrin est un tube long de 8 pouces, dont le diamètre ne doit pas dépasser 4 millimètres (fig. 22, D).

Le canal dont il est creusé doit être assez grand pour admettre librement le conducteur; son extrémité manuelle est terminée par une rondelle. On le retire un peu pour lui faire embrasser la goupille en travers, après quoi l'on rapproche les deux tiges uréthrales l'une de l'autre. Les tiges étant ainsi rapprochées, on passe les châssis dans les échancrures; enfin on les fixe par le moyen de la vis de pression.

Cette juxtaposition une fois opérée, il est manifeste que si l'on vient à faire glisser le mandrin sur le conducteur et qu'on le pousse dans l'intervalle des tiges, celles-ci s'éloigneront l'une de l'autre et augmenteront ainsi le volume de l'instrument.

Avant d'introduire ces dilatateurs, M. Perrève prend la mesure de l'urèthre et reconnaît le siége du rétrécissement au moyen d'une tige d'étain portant la division du pied, et qu'il appelle pied de roi uréthral.

Si le rétrécissement oppose trop de résistance à l'introduction des instruments, il fait une injection d'huile, au moyen d'une sonde ouverte aux deux bouts et portée jusque contre le rétrécissement. Il injecte une plus ou moins grande quantité d'huile, et si l'injection a été poussée dans le canal avec quelque force, elle pénètre le plus ordinairement dans l'obstacle. Pour y faire entrer l'instrument, il faut employer une certaine force que M. Perrève cherche à préciser de la manière suivante :

« Tout le monde sait la différence qui existe entre toucher, presser et forcer. Eh bien! c'est *presser* qui exprime le degré de force *maxima* qu'on ne doit jamais dépasser dans le tâtonnement. Aller au delà de la pression, ce serait s'exposer à lacérer les parties, à agrandir de fausses routes déjà existantes, et même à en faire de nouvelles. Les idées une fois arrêtées sur ce point important, il n'est pas besoin de dire que la force dont nous venons de parler doit toujours être proportionnée à la grosseur de l'instrument, et qu'elle doit être d'autant moindre que celui-ci est plus petit. Ce qui n'est que pression avec un gros instrument devient violence avec un petit. »

Introduction des dilatateurs. — Après avoir choisi un dilatateur dont la grosseur est en rapport avec l'ouverture du rétrécissement, le chirurgien fait appuyer le malade debout, contre un plan solide. Après s'être placé devant lui, un genou en terre, il introduit l'instrument dans l'urèthre. Dans les cas favorables, il arrive directement jusque dans la vessie; mais il peut rencontrer des obstacles dans son parcours, et alors il est enrayé dans sa marche, ou il vient buter contre le rétrécissement.

Si, au lieu d'arriver directement dans la vessie, le dilatateur est arrêté dans sa marche par un rétrécissement, le chirurgien pousse l'instrument, sans s'occuper d'autre chose que de la direction anatomique de l'urèthre, et sans jamais dépasser le degré de force assigné à la pression. M. Perrève ajoute : « Si, après avoir parcouru librement l'urèthre dans une certaine étendue, le dilatateur vient à *buter* dans l'intérieur du canal, le chirurgien regarde à quel chiffre de l'instrument correspond le méat urinaire, afin de savoir si ce chiffre est ou n'est pas le même que celui qui a indiqué la situation du rétrécissement. Si ce chiffre est moindre, c'est que le dilatateur bute au devant du rétrécissement, soit dans une lacune, soit dans un pli : dans ce cas, l'opérateur dégage son instrument, le remet ensuite dans la véritable direction du canal, puis il suit la marche anatomique jusqu'à ce qu'il soit arrivé dans la vessie..... Si le chiffre auquel correspond le méat urinaire est le même que celui qui a indiqué la situation du rétrécissement, il n'y a aucun doute, le dilatateur bute contre le rétrécissement : dans ce cas, le chirurgien sonde tous les points de la face antérieure de ce dernier, c'est-à-dire en haut, en bas, à droite, à gauche, pour engager le bec de l'instrument dans le canalicule de l'obstacle. D'ordinaire, après un temps fort court de tâtonnements, on parvient à franchir cet obstacle et à porter le dilatateur jusque dans la vessie; cependant il arrive parfois que trouver l'ouverture est chose fort difficile : dans ce cas, on doit considérer la région qu'occupe le rétrécissement; s'il est dans la région spongieuse, le chirurgien doit procéder au tâtonnement avec le dilatateur droit; s'il échoue, il doit prendre une demi-courbe; s'il échoue encore, il doit prendre une courbe, quoiqu'il ait déjà échoué avec cet instrument; et s'il échoue de nouveau, il doit se servir d'un dilatateur dont la grosseur dépasse un peu le diamètre du rétrécissement. »

Si cet obstacle est situé dans la région membraneuse, l'opérateur doit, s'il a échoué avec les dilatateurs courbes, avoir recours au dilatateur droit et au demi-courbe.

Si l'instrument butte derrière le rétrécissement, l'opérateur cherche à le placer dans la direction de l'axe du canal, et s'il ne parvient pas à le faire avancer, il développe le dilatateur (1). »

On rencontre des cas où l'instrument ne passe pas le premier

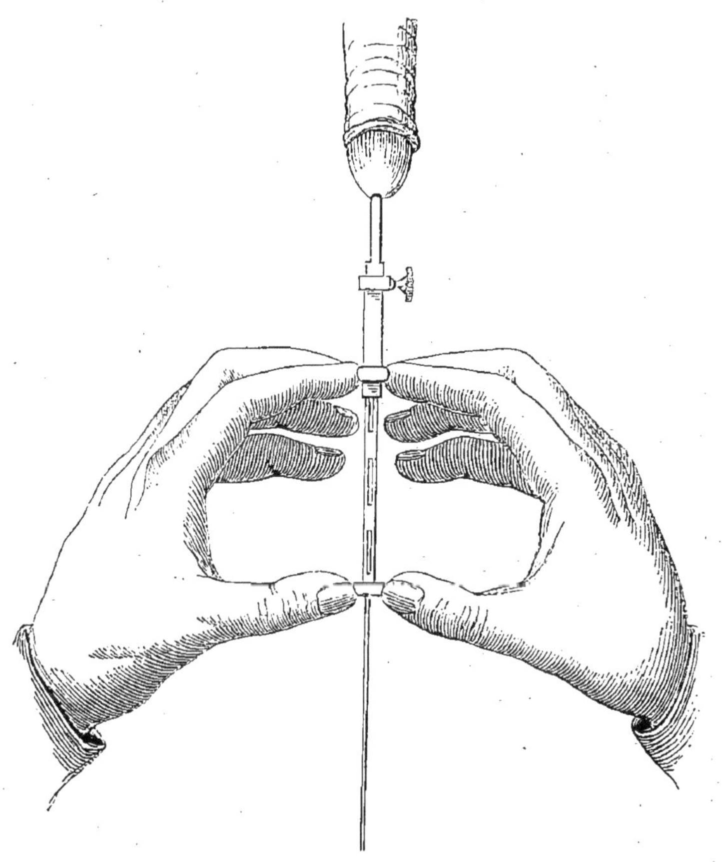

Fig. 23.

jour, on doit alors avoir recours aux bougies flexibles; on a à lutter contre toutes les difficultés qu'offrent certains rétrécissements. Aussitôt qu'on a pu entrer le plus petit des dilatateurs, il faut sur-

(1) *Loc. cit.*, p. 166.

le-champ élever la dilatation à 4 millimètres de diamètre, et quelquefois on ne peut lui faire traverser le rétrécissement qu'après avoir laissé la bougie quelques jours à demeure.

Lorsqu'enfin le dilatateur a dépassé tous les obstacles, et qu'il ne s'agit plus que de le développer, on place le mandrin sur le conducteur, et fixant l'instrument avec une main, de l'autre on pousse le mandrin sous les tiges uréthrales jusqu'à ce qu'il soit arrêté. On pose ensuite l'index et le médius de chaque main contre l'un des châssis, tandis qu'on place les pouces contre le pavillon du mandrin sans déplacer les mains, et en rapprochant les pouces des châssis par la simple flexion de la paume des mains; on pousse le mandrin sous les tiges uréthrales, soit en une fois, soit en plusieurs reprises, selon la sensibilité du malade (fig. 23).

L'opérateur doit s'arrêter pendant quelques minutes toutes les fois que le malade accuse de la douleur.

Dès que le mandrin est complétement poussé, on le laisse en place pendant quelques instants, puis on le retire, pour procéder ensuite à l'exploration du dilatateur.

A la première séance il faut porter la dilatation jusqu'à 3 ou 4 millimètres, et on laisse trois ou quatre jours de repos, mais la dilatation moyenne ne doit pas dépasser 7 millimètres.

Extraction des mandrins. — Avant de retirer les tiges uréthrales, il faut les débarrasser du mandrin qui a servi à les écarter. On fixe fortement l'un des châssis du dilatateur entre le pouce et l'index de la main gauche, et avec le pouce et l'index de la main droite, on étreint le pavillon du mandrin, tandis que les autres doigts prennent par leur face dorsale un point d'appui sur la main gauche en fléchissant les doigts qui tiennent le mandrin, tout en conservant le point d'appui sur la main gauche on amène le mandrin en dehors, et sans secousse (fig. 24).

Il arrive parfois que, pour retirer le mandrin d'entre les tiges uréthrales, on éprouve une résistance considérable. La puissance de traction exercée sur le mandrin est transmise également aux tiges uréthrales par le frottement qui retient le mandrin; il s'ensuit que, lorsqu'on a employé un petit dilatateur, dont les tiges uréthrales sont faibles, ces dernières fléchissent (fig. 25), elles se déforment et elles peuvent occasionner de graves désordres dans l'urèthre. Lorsque l'instrument est de petite dimension, et lorsqu'on éprouve de la résistance à extraire le mandrin, il est mieux de retirer le dilatateur armé de son mandrin. Dans certaines circonstances, il faut aussi agir avec force pour extraire le dilatateur, quoique privé de son mandrin. M. Perrève dit en avoir vu être maintenu dans l'urèthre si fortement, qu'il semblait être fixé dans les mâchoires d'une tenaille (1).

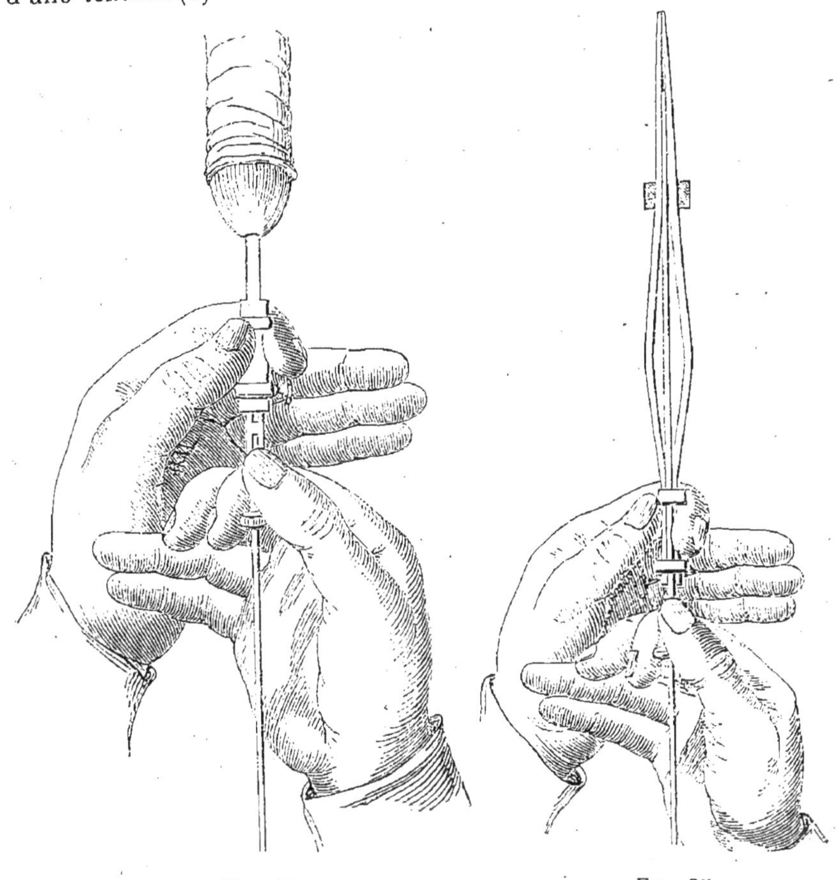

FIG. 24. FIG. 25.

Quantité de dilatation pour chaque séance. — Quelque étroit que soit le rétrécissement, M. Perrève porte toujours la dilatation de la première séance à 3 ou 4 millimètres ; il veut par là prévenir une rétention d'urine, qui pourrait résulter de l'inflammation produite par la distension du rétrécissement.

Dans les séances suivantes, il faut faire la dilatation aussi étendue que possible, en laissant un intervalle de trois à quatre jours entre chaque séance.

M. Perrève cherche à préciser le maximum de la dilatation qu'il opère. Il base sa méthode sur ce que les tissus, mécaniquement distendus outre mesure, perdent la faculté de revenir sur eux-mêmes, et il en conclut que l'urèthre, fortement dilaté, ne pourra plus re-

(1) *Loc. cit.*, p. 176.

venir sur lui-même, et que le rétrécissement ne se reproduira pas. Il reconnaît qu'on a atteint le terme maximum de la dilatation, « à la résistance considérable que présente la portion membraneuse, » lorsqu'elle a été portée aux dernières limites de son développe- » ment. Alors on éprouve, pour pousser le mandrin sous les tiges » uréthrales, une résistance *cent fois* supérieure à celle que peut op- » poser un rétrécissement qui a déjà subi plusieurs millimètres de » dilatation. »

Effets immédiats de la dilatation brusque. — Il résulte souvent de ce mode de dilatation un écoulement de sang qu'on ne voit pas après l'emploi de la dilatation temporaire. Il peut arriver, dit M. Perrève, que lorsqu'on procède à de larges dilatations, il s'écoule une quantité de sang égale à « un ou deux petits verres à eau-de-vie, » et il ajoute : « Quand bien même le malade perdrait » plus de deux petits verres de sang, lequel peut toujours être arrêté » par une injection de sulfate de zinc ou d'eau froide, cet accident » ne pourrait être que favorable au dégorgement des parties. »

Après la première ou la seconde séance, certains malades éprouvent une douleur très vive pendant qu'ils urinent et après avoir uriné. Dans le cours du traitement, et le plus ordinairement après les deux premières séances, il survient un accès de fièvre, dont la durée et le degré varient d'intensité. Cet accès se prolonge souvent pendant un ou deux jours, et M. Perrève dit l'avoir vu persister, chez plusieurs malades, pendant quatre ou cinq jours; il ajoute que, quelle que soit sa durée, et quelle que soit son intensité, il ne mérite jamais de fixer l'attention de l'opérateur (1).

Il faut signaler encore, comme suite de cette dilatation, la rétention d'urine et l'écoulement purulent. Ce dernier apparaît ordinairement quatre ou cinq jours après la première application du dilatateur, il varie beaucoup en quantité, et il persiste jusqu'après la fin du traitement.

Tout n'est point achevé, parce qu'on a porté le diamètre du canal à son maximum de dilatation ; la guérison n'est complète qu'à la condition de passer immédiatement, après les dernières séances dilatatrices et pendant dix à quinze jours, des bougies d'étain de gros calibre. Enfin, pour assurer le résultat, on doit introduire de grosses bougies d'étain tous les quinze jours pendant les six premières semaines. Lorsque la plus grosse passe facilement, on ne les introduit plus qu'après vingt-cinq et trente jours, et on éloigne l'emploi de ces instruments de mois en mois.

Cette méthode, qui a un moment fixé l'attention de l'Acadé-

(1) Perrève, *loc. cit.*, p. 188.

mie de médecine, est aujourd'hui abandonnée et presque oubliée.

De même que la méthode Mayor, elle a donné lieu à de graves accidents, tels que l'hémorrhagie, de violents accès de fièvre, et elle a produit de très vives douleurs.

Ces deux méthodes sont dangereuses dans leur application, puisqu'elles ont causé la mort de plusieurs malades en quelques heures, et elles sont souvent inutiles, puisqu'un grand nombre de ceux qui ont échappé à leurs dangers immédiats ont eu des récidives plus graves que la maladie première. C'est qu'en effet vouloir faire passer subitement un tissu fibreux condensé, inextensible, à un état de souplesse et d'élasticité, c'est l'exposer à subir une déchirure plus ou moins profonde, et le soumettre à toutes les chances d'une violente inflammation. Elle est inutile, si les obstacles sont dilatables, et dangereuse s'il faut les vaincre par rupture.

Mayor dit (1) : « Au moment où certaines coarctations viennent à céder, on entend un frémissement brusque comme si quelque chose se déchirait. » Les conséquences de cette méthode ont été si désastreuses, que, dans quelques salles de l'Hôtel-Dieu où elle a été employée, les malades ont demandé leur sortie, et d'autres, à l'hôpital des Invalides et à la Pitié, sont morts après un seul cathétérisme.

Les auteurs de ces procédés n'ont vu dans l'urèthre qu'un canal inerte, et dans le rétrécissement qu'un obstacle mécanique à vaincre par une force plus grande que la résistance. On a fait connaître un petit nombre de résultats favorables, dus évidemment au peu de gravité de la maladie, que la dilatation temporaire eût aussi guéris.

Afin d'apprécier les dangers de la dilatation instantanée, nous rapporterons un fait résumant les divers accidents inhérents à cette opération. Il s'agit d'un malade placé dans le service de M. A. Bérard, à l'hôpital de la Pitié. L'observation a été recuillie sous la direction de ce professeur. La publicité qu'on lui a donnée n'ayant suscité aucune réclamation, il est utile de la transcrire textuellement, afin de lui laisser toute son importance.

Observation (2). — « Connaissant par expérience les avantages de l'instrument de M. Perrève, et pour obtempérer aussi aux désirs du malade, M. A. Bérard prévint ce dernier que le lendemain, 7 août, il lui introduirait dans l'urèthre un autre instrument capable d'amener une dilatation plus rapide. Au moment de l'opération, le malade manifesta bien quelques craintes, mais qu'il fut facile de dissiper.

(1) Mayor, *Chirurgie simplifiée*, 1841, t. II, p. 103.
(2) *Revue médico-chirurgicale*, novembre 1851.

» A deux heures, M. A. Bérard passa deux instruments de calibre différent, suivant la méthode de M. Perrève, sans que le malade souffrît beaucoup; celui-ci fut, selon l'usage, conduit immédiatement au bain, où il resta sans rien éprouver de particulier ; mais au sortir du bain, où il est resté cinquante minutes environ, il fut pris d'un frisson très intense qui dura plus de deux heures, malgré les tentatives faites pour le réchauffer. L'interne de garde, ayant été appelé, le trouva sans connaissance. Malgré tous les secours, cet état dura jusqu'au moment où la mort arriva, c'est-à-dire à trois heures.

» Autopsie faite douze heures après la mort par M. A. Bérard, en présence de MM. Bégin, Lagneau, Guillon et Gosselin.

» L'habitude extérieure du corps ne présente rien de particulier.

» L'attention se porte immédiatement sur le cerveau, dont l'examen le plus minutieux ne fait découvrir aucune altération.

» Il en est de même des viscères thoraciques qui offrent seulement un peu de congestion.

» Tous les viscères abdominaux sont sains, la rate seule fait exception; son volume, en effet, est un peu plus considérable qu'à l'état normal. Quant à sa consistance, elle varie dans les divers points de l'organe. A côté d'un point ramolli qui s'en va en bouillie, on trouve un noyau se déchirant difficilement sous la pression du doigt.

» Après avoir fait l'examen des reins qui étaient un peu congestionnés sans être enflammés, on passe à l'urèthre, dans le but de constater les effets produits par le passage de l'instrument dilatateur à travers le rétrécissement.

» L'urèthre et la vessie ayant été préalablement séparés du corps, une incision est faite avec soin le long de la paroi supérieure jusque dans la vessie. La surface de l'urèthre ainsi mise à nu, on constate, au niveau du bulbe, une *déchirure de* 3 *centimètres de long* environ, partant de la face inférieure de l'urèthre et allant aboutir obliquement à gauche au bord de l'incision. Le prolongement de cette solution de continuité se trouve sur le côté droit de l'urèthre, mais ne revient pas tout à fait au point de départ; le fond de cette déchirure est irrégulier et traversé d'un grand nombre de petites brides qui n'ont pas *complétement cédé* à l'action de l'instrument. La muqueuse uréthrale est lisse et polie dans le voisinage de la déchirure; sa coloration n'offre rien de particulier. En coupant en travers l'urèthre, au niveau du point où se trouvait le rétrécissement, on constate une induration très marquée.

» On ne trouve, dans l'épaisseur de la muqueuse ni dans son voisinage, aucune trace d'inflammation, ni de foyer sanguin ou purulent. »

On voit que, malgré le peu de douleurs pendant l'opération, les tissus ont été déchirés, et que, malgré la puissance de l'instrument, le tissu fibreux n'a pas complétement cédé. Cet accès de fièvre est la conséquence ordinaire de tout effort violent exercé dans le canal de l'urèthre, ainsi que nous l'avons dit déjà dans le chapitre qui traite des accidents du cathétérisme. M. Sédillot a vu, dans une seule année, trois malades périr d'infiltrations urineuses survenues par rupture très considérable de l'urèthre. Dans un autre cas, le dilatateur se rompit (1).

§ III. — De la cautérisation de l'urèthre.

La croyance qu'on a eue longtemps, que les obstacles à la libre sortie de l'urine étaient formés par des végétations, par des carnosités, a fait naître l'idée de les détruire par des agents chimiques portés directement sur eux et maintenus en place jusqu'à leur destruction. Cette méthode a reçu le nom de cautérisation.

D'abord les caustiques furent posés immédiatement contre les obstacles ; cette manière d'opérer fut nommée *cautérisation directe, d'avant en arrière*, ou *antérétrograde*.

Ensuite lorsqu'on eut reconnu les dangers de cette méthode, on chercha, en protégeant les parties saines du canal, à conduire les agents chimiques jusque dans le rétrécissement, et à borner leur action à ce seul point.

Ce changement a reçu le nom de *cautérisation latérale*.

Enfin, dans ces derniers temps, on a fait dépasser l'obstacle par le porte-caustique et en le ramenant d'arrière en avant, on a mis son ouverture en contact avec les parois du point rétréci, afin que l'action du caustique fût très limitée.

Cette modification du procédé opératoire a été nommée *la cautérisation rétrograde*.

Cautérisation d'avant en arrière. — A. Ferri, A. Paré, Loyseau, etc., attaquaient directement les obstacles de l'urèthre en portant le caustique sur leur face antérieure.

Le caustique employé à cette époque était composé de :

Vert de gris..........	āā 30 grammes.
Opium..............	
Vitriol..............	
Alun de roche.........	

On mêlait le tout dans du vinaigre, pour l'exposer au soleil : et quand ce mélange était desséché, on le broyait en l'humectant de

(1) *Gazette médicale*, 1854, 21 janvier, p. 35.

nouveau avec du vinaigre, et, au bout de neuf jours, après avoir ajouté : litharge, 60 grammes ; huile rosat, 120 grammes, on faisait cuire jusqu'à consistance convenable (1). Ce caustique était employé de la manière suivante : on plaçait une bougie de cire dans l'urèthre pendant quelque temps ; après l'avoir retirée, on enlevait une certaine quantité de cire à l'endroit où le rétrécissement avait laissé son empreinte et cette perte de substance était remplie avec le caustique. La bougie ainsi préparée était introduite dans l'urèthre, en ayant soin de maintenir le caustique en rapport avec le point rétréci.

Procédé de Loyseau (2). — Loyseau décrit son procédé opératoire dans la narration qu'il donne du traitement auquel se soumit Henri IV. Il se servait d'un instrument inventé par lui, ayant la forme d'une sonde ouverte à son extrémité vésicale, et destinée à porter le médicament sur la *carnosité*, qui fut détruite en douze jours, et la plaie fut cicatrisée en trois semaines. Après avoir fait uriner le malade, la poudre caustique fut placée le soir au moment de se coucher, et le lendemain il fit des injections avec les trochisques de Gordon dissous dans les eaux de pourpier, etc., le traitement fut terminé par l'introduction de bougies de plomb enduites d'onguent, et, en cinq semaines, le roi fut entièrement guéri.

Le succès de Loyseau troubla le repos d'un chirurgien, qui n'hésita pas à s'avilir en se faisant le calomniateur de son heureux rival. Pendant le traitement, il survint quelques accidents dont on accusa Loyseau; mais le roi, dit ce dernier, « reconnaissant que cela venait » d'ailleurs de quelques excès que Sa Majesté avait faits..., me fit » la faveur de parler pour moi en présence de M. le duc de Bouillon. »

Procédé de Hunter. — Hunter employait le nitrate d'argent pour détruire les obstacles dans l'urèthre. Son appareil était composé d'une canule d'argent, ouverte à ses deux extrémités, et d'une tige de même métal portant un porte-crayon à une extrémité et un bouton arrondi à l'autre. L'ouverture antérieure de la canule était fermée avec le bouton, afin de la conduire jusque contre le rétrécissement, et l'on retirait ensuite le bouton ; on introduisait enfin dans la canule le porte-crayon armé de caustique, on le pressait contre le rétrécissement, en le laissant en contact pendant une minute. Le caustique, ramené dans la canule, était extrait avec l'appareil.

Cette opération était faite de deux en deux jours, jusqu'à ce que l'obstacle fût franchi.

(1) Ducamp, *Traité des rétentions d'urine*, 1823, p. 138.
(2) *Observations mdicales*, 1617.

Plus tard, Hunter employa exclusivement la *bougie armée* pour traverser les rétrécissements qui résistaient aux bougies simples.

Pour former ce petit appareil, il se servait d'une bougie emplastique, dont il fendait une des extrémités, afin d'y fixer un morceau de crayon de nitrate d'argent. La substance emplastique était ramenée sur les côtés du crayon, de manière à l'enchatonner et à ne laisser découvert que la face antérieure du caustique.

Modification de la bougie armée. — Le 28 avril 1818, M. Petit lut à l'Académie des sciences un Mémoire sur la rétention d'urine produite par les rétrécissements. Il décrivit une modification faite par lui à la bougie armée de Hunter, alors généralement adoptée dans la pratique, d'après les recommandations d'Everard Home.

Petit a remplacé la bougie emplastique par une sonde en caoutchouc, et, au lieu d'enchâsser le nitrate d'argent dans l'extrémité ramollie de la bougie, il a fixé le caustique en le plaçant dans l'ouverture de la sonde comme dans un porte-crayon; et il a consolidé cet appareil en l'entourant d'une couche de résine fondue (1).

Procédé de M. Leroy. — M. Leroy a cherché à faire admettre de nouveau la cautérisation d'avant en arrière. Il a modifié les instruments de Loyseau, et il a ajouté un mandrin portant le caustique et pouvant recevoir un mouvement circulaire. L'appareil dont il se sert permet d'appliquer le caustique avec plus de précision qu'on ne le faisait avant ce perfectionnement.

M. Leroy dit : « La cautérisation directe doit être faite suivant certaines conditions, pour être exempte des dangers qu'on lui attribue et pour qu'elle ait chance de réussite. Il faut qu'elle attaque bien centralement et de front l'obstacle, laissant intactes les autres parties de l'urèthre, double effet que ne produisent ni la bougie armée, qui cautérise toute la longueur du canal en avant des rétrécissements, ni le porte-crayon à gaîne de Wisemann et Hunter, lequel, rigide et presque droit, agit plus particulièrement par sa direction naturelle sur le fond du bulbe et la paroi inférieure de l'urèthre. Aucun instrument ne remplissant les conditions voulues, j'ai fait exécuter celui que l'on voit représenté dans la fig. 26.

» Il est courbe, parce que la plupart des angusties sont, comme nous l'avons dit, situées à la courbure de l'urèthre et au-dessus de l'excavation du bulbe ; il est flexible, pour ne pas violenter le canal ; il est aussi volumineux que l'urèthre peut l'admettre, afin que le caustique agisse sur le centre de l'obstacle et ne puisse pas dévier :

(1) Percy, *Rapport sur le mémoire sur la rétention d'urine* d'A. Petit, 1818, p. 17.

peu importe, avec cette dernière condition, que la saillie des tissus par laquelle le canal est rétréci soit circulaire ou latérale ; est-elle circulaire, l'ouverture se trouve élargie uniformément ; est-elle latérale, le tissu exubérant se présente à l'action du caustique qui le détruit.

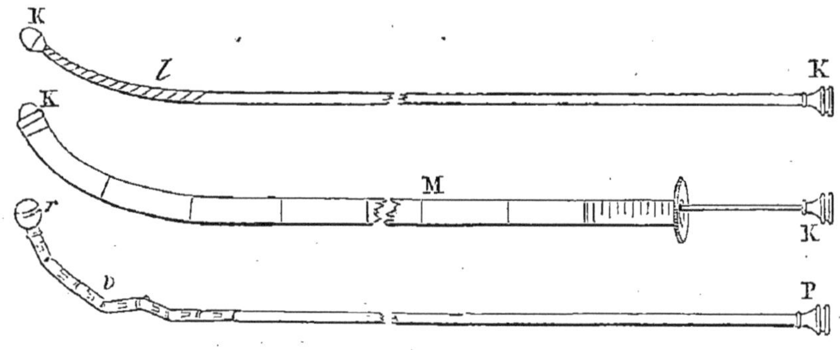

FIG. 26.

M, tube en gomme.
K-K, obturateur.
R, cupule en platine.
A, chaîne à la Vaucanson.

» Le porte-caustique direct est formé d'un tube en gomme à courbure fixe M, aux deux extrémités duquel sont des viroles, l'une externe en argent, l'autre uréthrale en platine. Un obturateur, K, K, sert à boucher l'ouverture du tube pendant qu'il chemine dans la partie de l'urèthre antérieure au rétrécissement. Le tube étant arrivé à l'obstacle, on retire l'obturateur, et à sa place on introduit le caustique, qui est contenu dans une sorte de capsule en platine *r*, portée par une tige dont une portion, formée par les mailles d'une chaîne à la Vaucanson *a*, a toute la flexibilité désirable pour ne pas changer la direction du tube conducteur. Cette capsule se charge en l'approchant d'une bougie et laissant tomber dans sa cavité une, deux ou trois gouttes de nitrate d'argent, au moment où ce sel entre en fusion ; on s'assure, avant de l'introduire dans le tube, qu'il adhère fortement à la capsule. Je me sers autant que possible de porte-caustiques volumineux, et je viens d'en dire la raison ; si, pourtant, l'étroitesse du méat urinaire, si un rétrécissement dans la portion spongieuse s'opposent à son passage, je dilate l'un et je débride l'autre. Toutefois, il arrive que la dureté du tissu de ces premières angusties, ou bien que la sensibilité du malade ne permettent pas d'obtenir un élargissement suffisant pour faire arriver jusqu'à l'obstacle un gros porte-caustique, et qu'il faille en employer d'une moindre dimension. Il importe alors de bien se rappeler la position du rétrécissement, relativement à la direction naturelle de l'urèthre, et de diriger le caustique sur le centre de l'angustie. »

La cautérisation directe peut se pratiquer dans la région spongieuse avec l'un des instruments courbes représentés plus haut, car leur élasticité permet que leur courbure s'efface. Lorsque l'urèthre est le siége d'un écoulement, il faut, avant de présenter le caustique, introduire jusqu'à l'obstacle, à travers la canule conductrice, un petit morceau d'éponge fixé sur une tige de baleine ou une bougie ; seulement la boule terminale qui sert à retenir l'éponge doit être beaucoup plus petite, en sorte qu'elle puisse se cacher pour ainsi dire dans son épaisseur (1).

Appréciation de la cautérisation directe. — L'emploi de la bougie armée produit peu de douleurs, bien que l'on parcoure souvent un grand espace dans l'urèthre, sans savoir ni ce qu'on ménage, ni ce qu'on détruit. Généralement, après cette application, le malade sent une cuisson qui dure d'une demi-heure à une heure, et deux jours après les eschares, ayant la forme de pellicules grisâtres, sortent entraînées par les urines. Après la seconde ou la troisième application du caustique, il survient un écoulement très abondant, le canal est sensible et le passage des urines est douloureux.

Le nombre des applications varie beaucoup ; vingt applications, et moins, ont parfois suffi ; mais on cite des cas où plus de cent cautérisations ont été nécessaires, et Everard Home parle d'un malade sur lequel on a fait douze cent cinquante-huit applications du caustique (2).

On ne voit une amélioration dans le cours de l'urine que lorsque l'obstacle est entièrement détruit. On comprend en effet que, le caustique portant seulement sur la face antérieure du rétrécissement, le jet d'urine devient plus volumineux, seulement après que l'agent chimique a successivement détruit toute l'épaisseur de la stricture.

En employant ainsi le caustique, on cautérise toujours plus ou moins profondément le canal en avant du rétrécissement, ce qui produit un écoulement abondant et ce qui rend cette portion de l'urèthre très sensible.

Le caustique, mal attaché, peut abandonner la bougie et déterminer de graves accidents. Ducamp dit que cela est arrivé plusieurs fois en Angleterre ; et il en doit être ainsi en effet, quand on voit comment la bougie se ramollit par la chaleur de l'urèthre et com-

(1) Leroy, *Traité des angusties*, 1845, p. 372.
(2) Home, *Treatise*, p. III, p. 119.

ment les mucosités, passant entre la cire et le nitrate d'argent, le dissolvent, lui font perdre de son volume et le rendent mobile dans son chaton.

La rétention d'urine est aussi une des conséquences de ce mode de cautérisation; l'inflammation qui en est la suite produit rapidement le spasme des muscles du col de la vessie. Le cathétérisme, alors, est très difficile, le caustique n'ayant pas encore agrandi l'ouverture du rétrécissement. En présence de semblables difficultés, Home s'est vu dans la nécessité de faire plusieurs fois la ponction de la vessie. La bougie armée peut faire une fausse route, à l'insu de l'opérateur, au bas de la courbure de l'urèthre, où aucun indice ne fait connaître la marche de l'instrument; c'est ce qui est arrivé lorsqu'on a été dans l'obligation de faire un grand nombre de fois l'application du caustique.

Ce traitement expose aussi aux hémorrhagies. On a vu le sang sortir par un jet continu et avec une telle abondance, qu'on l'a évalué à plusieurs pintes (1); le malade éprouva des lipothymies, des syncopes, et parut être sur le point de perdre la vie. Si l'on a à traiter un rétrécissement siégeant à la courbure, et qu'il survienne une hémorrhagie, le sang reflue en partie dans la vessie, il s'y agglomère en caillots, et il produit une rétention d'urine très difficile à faire cesser, à cause de l'impossibilité d'extraire ces caillots.

En résumé, la cautérisation d'avant en arrière est utile, seulement lorsqu'on doit modifier la sensibilité de l'urèthre en avant du rétrécissement, ou lorsqu'on veut faire disparaître un état fongueux qui empêche les bougies de pénétrer dans la stricture.

La pratique a démontré que ce moyen est dangereux lorsqu'on l'emploie pour détruire le rétrécissement; il exige beaucoup de temps, il n'atteint que rarement le but qu'on s'est proposé, et il est souvent la cause d'accidents graves.

Cautérisation latérale. — La cautérisation latérale agit de dedans en dehors, c'est-à-dire que le rétrécissement doit être assez dilaté pour permettre l'introduction de l'instrument portant le caustique. L'emploi de cette méthode n'est donc pas toujours possible dès le début du traitement, et dans certaines circonstances, lorsque les rétrécissements sont très étroits, c'est par la dilatation qu'il faut commencer; et elle doit être continuée jusqu'à ce que l'entrée du porte-caustique soit facile. De tous les caustiques conseillés pour cette opération, deux seulement sont restés dans la pratique, c'est le nitrate d'argent et la potasse caustique. Il faut donner la préférence au nitrate

(1) Ducamp, *loc. cit.*, p. 158.

d'argent fondu, parce que son action est rapide, limitée, et surtout parce que l'on peut le manier avec certitude.

Procédé par la potasse caustique. — Après avoir dilaté le rétrécissement avec de petites bougies, on applique le caustique de la manière suivante (1) : On introduit dans l'urèthre une bougie de cire qui puisse entrer dans l'obstacle ; lorsqu'elle y est arrêtée, on fait avec l'ongle une marque sur la bougie, à 1 centimètre du méat urinaire, et on la pousse jusque dans le rétrécissement ; on la retire ensuite, et l'on fait avec une épingle, à son extrémité et sur l'un des côtés, un trou de 3 millimètres de longueur, on place dans ce trou un morceau de potasse caustique, gros comme la moitié d'une tête d'épingle, et sans le couvrir entièrement, on relève la cire sur ses bords, de manière à l'enchatonner ; on recouvre le tout avec de l'axonge, afin d'empêcher l'action du médicament avant d'avoir atteint le rétrécissement. On trempe la bougie dans l'huile et on l'introduit rapidement jusqu'à l'obstacle ; on la laisse en contact quelques secondes, afin que le caustique puisse se dissoudre ; on fait avancer la bougie, de 5 à 6 millimètres, et on la laisse encore immobile pendant deux ou trois secondes ; enfin on l'introduit dans le rétrécissement.

Lorsque la bougie a franchi la stricture, on doit la retirer doucement, pour la réintroduire une seconde fois : cette manœuvre doit durer deux ou trois minutes.

On répète cette opération tous les sept jours, jusqu'à ce que le traitement soit achevé.

Telle était la manière d'opérer de Whately, dont Ducamp a traduit la description. La potasse caustique n'est pas favorable à la cautérisation, qui doit être très limitée. Elle se liquéfie rapidement et elle perd de sa force en se mêlant aux mucosités de l'urèthre et aux corps gras dont on enduit l'instrument qui la porte.

Si l'on n'emploie que la petite quantité de potasse indiquée par Whately, on produit peu ou point d'effet. Ch. Bell dit avoir traité par la potasse un malade qui mourut d'une maladie du poumon pendant le traitement d'un rétrécissement. A l'autopsie, on ne trouva aucune trace de l'action du caustique. Ce procédé est toujours incertain. La petite bougie de cire est bientôt ramollie par la chaleur du canal, de sorte qu'il est à peu près impossible de la faire entrer dans le rétrécissement par les mouvements de va-et-vient. On sait d'ailleurs combien il est difficile d'enfiler le rétrécissement sans tâtonnements, et si on ne réussit pas, ainsi que cela est arrivé à

(1) Ducamp, *loc. cit.*, p. 167.

Whately lui-même, le caustique est déposé au-devant du rétrécissement, et sans avoir agi sur lui.

Parmi les procédés employés pour faire la cautérisation, il en est un qui doit être particulièrement étudié, parce que son apparition a été un événement, et on peut dire, sans exagération, qu'il est le point de départ des perfectionnements apportés depuis, au traitement des rétrécissements de l'urèthre. Je veux parler du procédé de Ducamp, qu'il a appelé *traitement modifié*.

Dans la séance du 6 mai 1822, Percy a fait à l'Institut, sur l'ouvrage de Ducamp, un rapport très détaillé et qui donne de cette œuvre une analyse très claire et très complète. Le but que veut atteindre Ducamp, c'est de « détruire la disposition morbide des » parties qui forment le rétrécissement et les mettre de niveau avec » le reste du canal. » Le moyen, c'est l'application du caustique, qui ne doit toucher que le rétrécissement de dedans en dehors, dans toute son étendue et n'intéresser que la partie qui forme obstacle au cours de l'urine. Il faut, avant d'introduire l'instrument portant le caustique, connaître le siége du rétrécissement, et la direction de son ouverture. C'est au moyen d'une sonde exploratrice qui prend une empreinte moulée sur le point rétréci, qu'on découvre les parties qui doivent être détruites, et l'ouverture par laquelle doit entrer le porte-caustique.

On se rend compte aussi de la longueur de l'obstacle en y plaçant une bougie chargée de cire à mouler ; le rétrécissement forme une dépression sur cette cire, et l'étendue de cette empreinte indique celle de la stricture. Ayant acquis ces connaissances, on peut alors y porter le caustique avec sécurité. Quelquefois deux applications suffisent. Souvent une troisième est nécessaire, mais il est rare qu'il en faille une quatrième, et pour chaque application, on n'emploie qu'un dixième de grain de nitrate d'argent.

Après la destruction du rétrécissement, il faut chercher à former une cicatrice aussi large que le canal dans l'état sain ; et c'est au moyen d'un dilatateur fait avec une bougie à ventre que Ducamp espérait obtenir ce résultat.

Tel est le résumé de ce traitement, qui a eu une si grande vogue et qui est abandonné aujourd'hui. Il nous reste à décrire le porte-caustique et son mode d'application.

Porte-caustique de Ducamp (fig. 27). — Cet instrument est composé, 1° d'une canule de gomme élastique très flexible, de 5 à 6 millimètres de diamètre, et portant une échelle métrique *a*. Il y a à son extrémité manuelle un petit tube en métal, recevant une vis destinée à fixer le mandrin intérieur et terminée par une rondelle ; enfin, son extrémité vésicale reçoit une petite capsule, percée à son centre *f* pour laisser passer le mandrin intérieur *e*.

2° D'un mandrin flexible en gomme élastique, portant à son extrémité vésicale un cylindre de platine, creusé par une rainure profonde (*f*) destinée à recevoir le caustique.

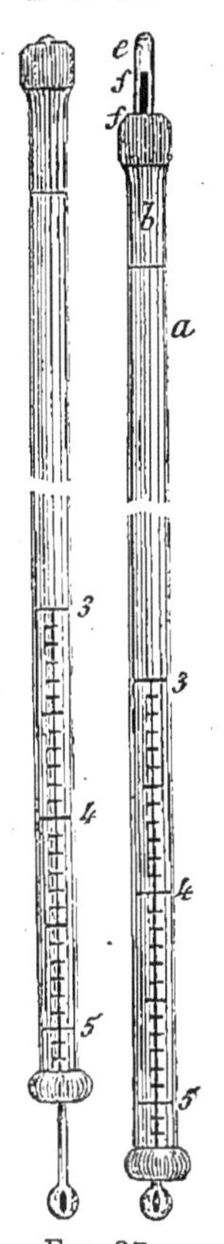

Fig. 27.

a. Canule de gomme élastique.
e. Cylindre de platine.
f-f. Rainure pour recevoir le caustique.

On introduit ce mandrin élastique dans la canule flexible, de manière que l'extrémité du cylindre de platine ne dépasse pas la capsule, et on le rend immobile en tournant la vis de pression.

Pour mettre à découvert le nitrate d'argent, il suffit de desserrer la vis et de pousser sur l'anneau.

Procédé de Ducamp. — Après avoir reconnu un rétrécissement dont l'ouverture est centrale, on introduit dans le canal le porte-caustique huilé et fermé; lorsqu'il rencontre une résistance, on pousse en avant la tige intérieure, le cylindre chargé de caustique sort de sa gaîne et entre dans l'obstacle. Pour le cautériser sur toute sa surface, on fait tourner la tige sur son axe, très légèrement; par cette précaution, il n'abandonne pas l'obstacle. Après une minute, on retire la tige intérieure, le caustique rentre dans sa gaîne et on enlève l'instrument.

Si la saillie de l'obstacle est à la partie supérieure, on introduit le porte-caustique en dirigeant la rainure qui porte le nitrate d'argent en haut, et on fait mouvoir l'instrument de droite et de gauche, de sorte que la paroi supérieure du point rétréci est seule détruite. Si, au contraire, c'est en bas qu'il faut opérer la perte de substance, on dirige le caustique dans cette direction; il en est de même si l'on doit agir de droite à gauche. Quand il existe un second rétrécissement, on l'attaque de la même manière, dès que les instruments peuvent aisément arriver jusqu'à lui; et s'il y en a un troisième, on le détruit quand le second n'existe plus.

Lorsque l'ouverture des obstacles est excentrique, c'est-à-dire lorsqu'elle est en haut, en bas, à droite ou à gauche, il faut employer un porte-caustique terminé à son extrémité par un renflement semblable à celui qui existe sur le conducteur des bougies. Cette modification devient inutile pour les applications suivantes. L'ouverture est devenue assez grande pour permettre l'entrée de l'instrument ordinaire. Ducamp recommande de ne jamais employer la force pour faire pénétrer le porte-caustique dans l'ouverture du rétrécissement ; de même qu'il ne faut jamais se servir du caustique pendant la période inflammatoire qui suit une rétention d'urine.

Trois jours après la dernière application du nitrate d'argent, on introduit un dilatateur de 3 lignes de diamètre, on le gonfle avec de l'air et on le laisse en place pendant cinq minutes : le lendemain on place le même dilatateur, qu'on distend de nouveau avec de l'air ou de l'eau ; on le retire au bout de dix minutes, pour lui substituer une bougie à ventre de 2 1/2 lignes de diamètre, qui reste dans le canal vingt minutes.

Cette bougie est replacée matin et soir, le jour suivant, pendant le même temps. Le lendemain on introduit le second dilatateur (de 4 lignes de diamètre) ; on le retire au bout de dix minutes, et on pose une bougie à ventre de 3 millimètres de diamètre ; cette bougie est mise de nouveau, matin et soir, pendant quinze ou vingt minutes. Le jour suivant on fait une nouvelle application du même dilatateur. Deux jours après on introduit le troisième dilatateur de 4 1/2 lignes de diamètre, et on le remplace par une bougie à ventre de 3 1/2 à 4 lignes.

Nous avons vu que Ducamp espérait obtenir une cicatrice aussi large que le canal, dans son état naturel, au moyen du dilatateur.

Cet instrument, qui a été souvent et si inutilement modifié, se compose d'une petite poche oblongue qu'on introduit vide dans le lieu que l'on veut élargir, et que l'on gonfle ensuite avec de l'air ou de l'eau, afin de distendre et de dilater les parties sur lesquelles il agit.

Ducamp se servait de trois dilatateurs, le premier ayant 3 lignes de diamètre, le second près de 4, et le troisième 4 1/2 (fig. 28).

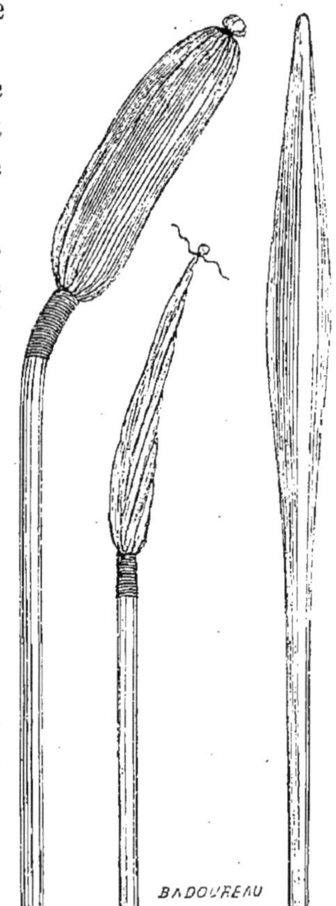

Fig. 28.

Ces instruments sont employés de la manière suivante : On marque sur la canule, avec un peu de cire, la distance qu'il y a du méat urinaire au rétrécissement, afin que la partie moyenne de la poche du dilatateur se trouve en rapport avec le point qu'il faut dilater. Le dilatateur étant mouillé, et trempé dans l'huile, est introduit comme une sonde. Lorsqu'il est placé, on adapte, par le moyen d'une vis, au pavillon du dilatateur une seringue garnie d'un pavillon, le piston est poussé doucement jusqu'à ce qu'on éprouve de la résistance; on ferme alors le robinet. Au bout de cinq minutes pour la première fois, et de dix ou quinze pour les autres, le robinet est ouvert, l'instrument se vide et on le retire.

Lallemand (1) a fait une critique fondée de l'instrument de Ducamp. « Il n'est pas toujours possible, dit-il, de mettre l'ouverture de la douille en rapport avec celle du rétrécissement, de manière que la tige de platine, en sortant de l'une, entre dans l'autre, et l'on rencontre cette difficulté principalement lorsque l'ouverture du rétrécissement, très étroite, commence brusquement ou est excentrique, et lorsqu'il y a de fausses routes, etc. Ces difficultés ne sont pas diminuées par le renflement de l'extrémité de la canule; la pratique a démontré son peu d'utilité. »

Il faut aussi que la cuvette de platine contenant le nitrate d'argent puisse pénétrer dans le rétrécissement sans résistance. Pendant les tâtonnements pour y entrer, le caustique peut être altéré par les liquides, soit par l'urine, soit par les mucosités, ou par du sang. Avec cet instrument, on ne peut atteindre un second rétrécissement qu'après avoir détruit le premier. Cet inconvénient doit être pris en considération lorsqu'il s'agit de détruire un grand nombre d'obstacles : d'abord, le traitement est très long; ensuite il peut survenir des accidents, tels que la rétention d'urine, etc.

Ducamp parle de cautérisation d'une ligne, d'une ligne et demie. Lallemand fait observer avec raison que nulle part Ducamp ne dit comment il peut avoir cette connaissance précise, son porte-caustique ne permettant pas de graduer l'étendue de chaque cautérisation.

Il est très difficile de faire entrer le porte-caustique dans les rétrécissements de la courbure sous-pubienne de l'urèthre, parce que, le mandrin qui porte la cuvette de platine étant droit, elle ne peut sortir de la canule qu'en suivant une direction droite. Il est donc à peu près impossible de cautériser circulairement un rétrécissement dans cette région.

C'est après avoir reconnu par la pratique tous les inconvénients attachés à l'instrument de Ducamp, que Lallemand en a imaginé un qu'il a nommé sonde à cautériser, ou sonde porte-caustique.

Sonde à cautériser, ou *sonde porte-caustique de Lallemand*. — Cette

(1) Lallemand, *Observations sur les maladies des organes génito-urinaires*, 1825-1827.

sonde, droite ou courbe, se compose d'un tube de platine ouvert à ses deux extrémités, destiné à protéger le nitrate d'argent; d'un mandrin de même métal, portant le caustique, de 7 lignes plus long que la sonde et bouchant son ouverture vésicale à l'aide d'un renflement olivaire; d'un écran vissé à l'autre extrémité; d'un mandrin pouvant être rapproché ou éloigné de la sonde, afin de limiter l'étendue de la cautérisation; enfin, d'un curseur agissant par une vis de pression, et indiquant la profondeur à laquelle pénètre l'instrument (fig. 29).

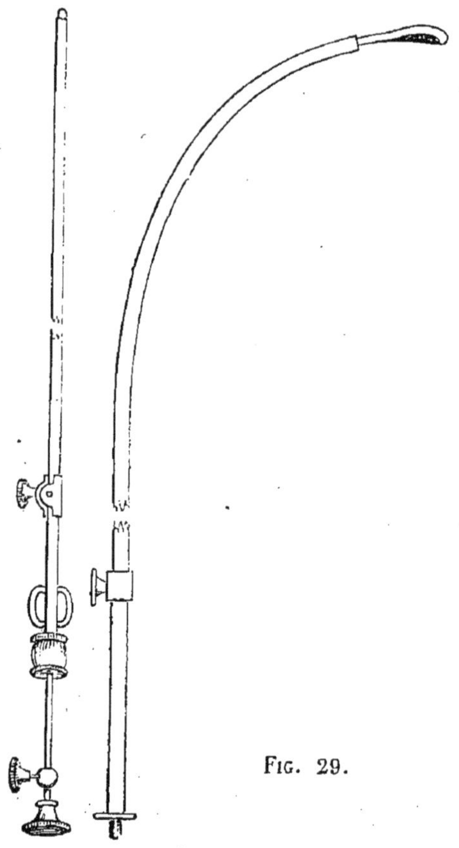

Fig. 29.

Tel est l'instrument droit employé pour cautériser les rétrécissements de la portion pénienne. Lorsqu'il faut agir dans la courbure du canal, on se sert d'un instrument courbe et de quatre mandrins portant des cuvettes dont les ouvertures sont dirigées en haut, en bas, à droite et à gauche; de sorte que, pour détruire un rétrécissement circulaire, on doit enlever le mandrin qui vient de servir pour lui en substituer un autre, afin d'agir sur une autre surface. Voici la description que Lallemand donne de sa manière d'opérer (1) :

Un malade présente un rétrécissement de 6 lignes, très étroit, irrégulier, tortueux, commençant à l'ouverture du gland; le canal est habituellement rempli d'urine, dont il faut garantir le nitrate d'argent. On prend une sonde droite n° 1, on charge le mandrin de nitrate d'argent, et on le fait rentrer dans la sonde. Le curseur est fixé à 6 lignes de l'extrémité de la sonde, on l'enduit de cérat, on l'introduit comme un stylet ordinaire et on explore à l'aise les irrégularités du conduit induré. On avance jusqu'à ce que le curseur soit en contact avec le gland; on sait ainsi que le nitrate d'argent a

(1) *Loc. cit.*.

pénétré de 6 lignes dans le rétrécissement. D'une main on saisit l'extrémité du mandrin qui dépasse la sonde, et de l'autre on ramène la sonde jusqu'à l'écrou. Le nitrate d'argent, parfaitement sec, est mis à nu, et on le promène dans tous les sens en roulant le mandrin entre les doigts : au bout d'une minute, on retire le mandrin de la sonde et on le sort de l'urèthre.

Dès qu'il est possible de faire passer à travers ce premier rétrécissement une bougie n° 3 ou 4, enduite de cire, on l'introduit jusqu'à ce qu'elle s'arrête, on tend la verge et l'on fait avec l'ongle une échancrure sur la bougie, au niveau du gland. La bougie est déformée à son extrémité : il y a 3 pouces de distance entre le commencement de la déformation et l'empreinte faite par l'ongle; on en conclut qu'il y a un second rétrécissement à 3 pouces de profondeur. On introduit dans ce second rétrécissement une bougie n° 2, enduite de cire : elle rapporte, après quelques minutes, une dépression circulaire de 3 lignes d'étendue; on en conclut que ce second rétrécissement est circulaire, et a 3 lignes de longueur. On agit comme dans le premier cas, avec cette différence seulement qu'on fait descendre l'écrou qui termine le mandrin, jusqu'à ce qu'il n'y ait plus que 3 lignes d'intervalle entre lui et la sonde. On fixe le curseur à 3 1/4 pouces, et l'on pénètre dans le rétrécissement comme avec un stylet. Quand le curseur est en contact avec le gland, la sonde est entrée de 3 lignes dans le rétrécissement ; on le ramène alors jusqu'à l'écrou, ce qui met le nitrate d'argent en contact avec le rétrécissement dans une étendue de 3 lignes. Après avoir cautérisé ce second rétrécissement, on peut cautériser le premier, afin d'activer le traitement.

Enfin on rencontre au delà de la courbure sous-pubienne un rétrécissement circulaire, à l'aide d'une sonde courbe, on cautérise avec les mêmes précautions la moitié supérieure du rétrécissement au moyen du mandrin décrit plus haut, c'est-à-dire portant le nitrate d'argent sur sa concavité, puis le lendemain, ou après la chute des escharres, on cautérise la moitié inférieure du même rétrécissement, avec un mandrin qui porte le caustique sur sa convexité. Enfin, si le rétrécissement est à droite ou à gauche, les mandrins porteront la cuvette dans ces mêmes directions.

Après la cautérisation, Lallemand a recours, ainsi que Ducamp, à la dilatation. Il donne la préférence aux bougies courbes, parce que la dilatation à air exige, pour être employée, une foule de précautions délicates. Les bougies à ventre ne peuvent servir au delà de la courbure; et enfin les bougies creuses d'un calibre un peu considérable et droites s'écaillent facilement quand on les courbe avec un mandrin, elles éraillent les surfaces cautérisées et elles les font saigner, de même que les sondes le font avec les yeux.

Les suppositions que je viens de faire, dit Lallemand, renferment à peu près tous les cas qui peuvent se présenter, et elles se sont en effet rencontrées toutes avec des circonstances qui augmentaient les difficultés dans l'observation VI (1).

Ayant vu des accidents produits par le porte-caustique de Ducamp, qui ne peut atteindre le dernier obstacle qu'après avoir successivement détruit ceux qui le précèdent, Lallemand a voulu dépasser tous les rétrécissements, commencer la cautérisation par le plus profond, et toucher les autres à mesure qu'il retire la sonde porte-caustique. Afin de pouvoir traverser les rétrécissements, il a dû donner à son instrument un très petit volume, et il a dû le faire en métal au lieu d'employer la gomme, ainsi que l'avait fait Ducamp. Cette modification heureuse pour arriver à la vessie est impropre à renfermer un mandrin qui doit recevoir un mouvement de rotation. Pour cautériser circulairement, il a donc fallu se servir ainsi que nous l'avons dit, de quatre mandrins portant chacun une cuvette dont l'échancrure est dirigée à droite, à gauche, en haut et en bas.

Ces changements compliquent beaucoup la manœuvre. Afin de la simplifier on a appliqué la spirale au mandrin qui porte la cuvette, et l'on a pu lui donner un mouvement de rotation complet dans une canule recourbée. Lallemand employait des instruments de calibres différents, depuis le n° 1 jusqu'au n° 6, il faisait succéder progressivement les plus gros aux plus petits après la chute des eschares, et après s'être renseigné par l'introduction de la bougie à empreintes, il se servait de l'instrument droit pour les rétrécissements de la portion spongieuse et du courbe pour ceux dont le siége est au-dessus du bulbe.

Porte-caustique de M. Ségalas. — M. Ségalas ayant reconnu le défaut de précision des instruments de Ducamp et de Lallemand, a réuni les avantages de ces deux porte-caustiques, de manière à former un appareil agissant avec plus de certitude (fig. 30).

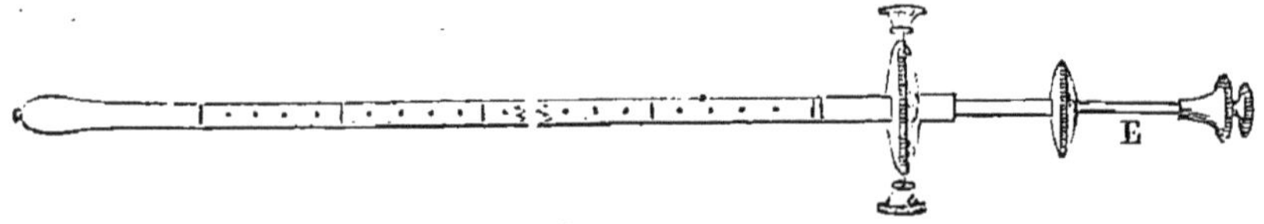

Fig. 30.

La cuvette qui contient le caustique est recouverte par une gaîne qui la protége contre les liquides du canal, de sorte qu'on peut

(1) Lallemand, *loc. cit.*

manœuvrer très lentement. Lorsque la gaîne est engagée, on la retire vers soi, et le caustique parfaitement sec est mis en contact avec les tissus que l'on veut détruire. Aussitôt l'action du caustique produite, on ramène la cuvette dans la gaîne, et celle-ci dans la canule extérieure. On retire enfin l'instrument sans avoir touché aucune autre partie que les parois du rétrécissement. Cet instrument compliqué exige une grande habitude pour le faire agir sûrement. M. Leroy dit que la cautérisation guérit certains rétrécissements contre lesquels a échoué la dilatation; mais pour obtenir ce résultat, elle ne doit porter que sur les parties faisant relief dans l'urèthre, et ne point toucher aux parties saines. Dans le but d'agir comme Lallemand, c'est-à-dire de cautériser dans la même séance les rétrécissements multiples, M. Leroy emploie un instrument qui produit son action dans le mouvement de retour, quoiqu'il soit nécessaire de le retirer pour le charger de nouveau. Il le nomme porte-caustique olivaire fenêtré, et il sert à pratiquer la

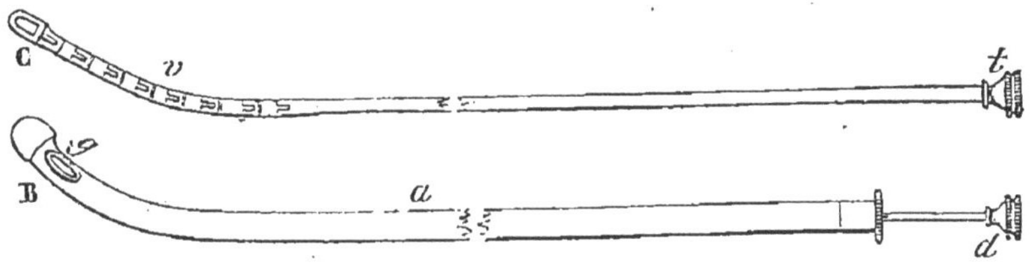

Fig. 31.

B. Olive terminale.
G. Ouverture dessous l'olive.
a. Chaine articulée.
c. Cuvette contenant le caustique.

cautérisation latérale rétrograde. Voici la description que ce chirurgien en a donnée dans son *Traité des angusties* (1) (fig. 31) : «Il ressemble à une sonde terminée par une demi-olive ou une demi-sphère B : immédiatement au-dessous de la saillie formée par cette moitié d'olive, sont une ou deux ouvertures G, à travers lesquelles agit sur les tissus exubérants le caustique contenu dans une cuvette latérale supportée ou par une chaîne articulée à la Vaucanson, ou par une spirale flexible. L'olive dont le volume aura été choisi du diamètre de la plus étroite des angusties est introduite jusqu'à la région prostatique, puis ramenée doucement en arrière. La saillie qu'elle forme est arrêtée par le point rétréci, et lorsque par une traction légère le chirurgien s'est bien assuré de la nature de la résistance, il insinue dans le tube la tige porte-caustique, la chaîne articulée ou la spirale flexible qui la termine. Toutes deux permettent de tour-

(1) *Urologie*, p. 324.

ner la cuvette chargée du nitrate d'argent vers l'une et l'autre ouvertures alternativement, lorsque l'on veut cautériser de plusieurs côtés. Si l'instrument est très petit, plusieurs cuvettes chargées seront portées successivement jusqu'au fond du tube, et tenues en rapport avec les ouvertures. Lorsque la combinaison d'une quantité de caustique aura été opérée, la tige portant la cuvette est extraite. Si le diamètre du tube le permet, on le remplace par une autre tige garnie à son extrémité d'un peu de coton ou d'un morceau d'éponge conique, afin d'essuyer et d'absterger les mucosités chargées de nitrate d'argent qui peuvent obstruer les yeux ou fenêtres; puis après une minute d'attente, pour laisser passer la contraction spasmodique, déterminée d'ordinaire par la cautérisation, une traction légère et soutenue est exercée sur l'instrument : la boule se dégage et sort; mais s'il y a plusieurs angusties, elle se trouve arrêtée par celle qui précède immédiatement; et sur celle-ci la cautérisation est pratiquée comme nous venons de le dire, à moins qu'elle soit située dans la région spongieuse; là il est très rare qu'elle convienne. Parfois la constriction exercée par le rétrécissement est assez forte pour que le dégagement de la boule ne s'opère qu'après une ou deux minutes. » Une fois seulement la sortie de l'instrument ne put avoir lieu qu'après trois heures, tant était violente la constriction produite par la cautérisation.

Effets immédiats de la cautérisation. — Les effets de la cautérisation varient selon la quantité de caustique employé, selon l'étendue de la surface cautérisée, et aussi selon le degré d'irritabilité du sujet.

Si l'on fait une légère cautérisation dans un rétrécissement peu étendu, on produit une faible douleur à laquelle succède une cuisson qui dure deux ou trois heures; les urines sortent plus facilement, et les dernières gouttes sont expulsées avec des épreintes qui répondent à l'anus. Le lendemain apparaît un écoulement souvent abondant et mêlé d'un peu de sang, après cinq ou six jours ces petits accidents disparaissent, et l'on peut introduire dans l'urèthre une bougie de 5 à 6 millimètres. S'il y a plusieurs rétrécissements, dont un placé dans la portion pénienne empêche d'atteindre les plus profonds, une cautérisation faite sur ce premier rétrécissement produit une amélioration momentanée, et l'urine sort assez librement pour faire croire à la disparition de l'obstacle.

Si l'on applique le caustique dans un rétrécissement dur, et surtout s'il a son siége dans la portion pénienne, l'action du caustique est toute différente, quoiqu'il ait été manié légèrement et avec toute la certitude possible.

La première application est souvent sans résultat, et si dans quelques circonstances elle a été utile, les suivantes sont nulles, ou plutôt elles aggravent l'état du malade ; l'écoulement est très abondant, l'émission de l'urine est douloureuse et difficile; le canal devient sensible au toucher, l'introduction d'une bougie, même d'un petit diamètre, est très difficile sinon impossible. Si l'on insiste on provoque une hémorrhagie, et parfois une rétention d'urine. Il faut alors suspendre le traitement et chercher à calmer ces symptômes par des évacuations sanguines, des bains, des quarts de lavements froids et opiacés et des boissons délayantes.

La partie touchée par le caustique rougit et se tuméfie, elle se couvre d'une pellicule grisâtre qui se détache et tombe du second au cinquième jour, entraînée par les urines et les mucosités très abondantes de l'urèthre. M. Civiale dit avoir vu ces pellicules sortir seulement le quinzième jour. Pendant les premières heures qui suivent l'opération, le malade éprouve de fréquents besoins d'uriner, et il craint de les satisfaire. Il laisse s'échapper quelques gouttes d'urine qui produisent une très vive douleur.

Le lendemain les besoins d'uriner sont moins fréquents et moins rapprochés, mais alors les urines commencent à être mêlées de sang, la douleur diminue, et enfin les dernières gouttes d'urine seulement sont mêlées de sang et sont expulsées avec des épreintes pénibles encore à supporter.

En résumé, dans les cas de rétrécissements commençants partiels, les effets immédiats d'une légère cautérisation sont généralement favorables, lorsque ces rétrécissements existent dans la portion bulbeuse, et lorsque l'ouverture permet de prendre une empreinte exacte, et de faire sans effort l'introduction du porte-caustique.

Dans des cas plus avancés, et lorsqu'ils siégent dans la portion pénienne, l'action du caustique qui, par une première application, a pu améliorer la situation du malade, cesse bientôt d'être utile, et elle devient nuisible, si l'on persiste à l'employer.

C'est donc dans les cas les plus simples, dans les cas où les empreintes sont facilement prises, et où l'instrument est facilement introduit qu'on peut user du caustique. Mais nous ferons remarquer que ce sont aussi ces cas simples qui cèdent avec une extrême rapidité à l'action de la dilatation temporaire, avec moins de douleurs et avec moins d'inconvénients que ceux qui sont inévitables, quand on a fait la cautérisation.

Répétée un grand nombre de fois, l'application du caustique laisse généralement une induration dans les tissus de l'urèthre, et bien que ce canal admette une grosse sonde, l'urine en sort difficilement.

Appréciation de la cautérisation. — La cautérisation a été prônée avec une grande ardeur ; elle n'a pas tardé aussi à détruire des illusions ; de nombreux et graves accidents, et surtout la récidive rapide de la maladie, ont forcé les chirurgiens à se tenir sur la réserve, à ne pas partager aveuglément l'enthousiasme de quelques hommes, et à chercher enfin à déterminer les cas dans lesquels cette méthode pouvait être utilement employée.

Si l'on en croit Lallemand, la cautérisation réalise tout ce qu'on peut espérer de l'emploi d'une méthode, et elle doit être seule acceptée comme méthode générale dans le traitement des strictures, *quel que soit le siége* qu'elles occupent dans l'urèthre.

Les chirurgiens, malgré les efforts de Lallemand, ne sont cependant pas d'accord sur la manière d'appliquer le caustique, ni sur la nature des rétrécissements qui doivent être soumis à l'action de cet agent.

Les uns, adoptant les idées de l'école de Montpellier, détruisent tout ce qui fait saillie dans l'urèthre ; les autres, se conformant à la pratique prudente de l'hôpital Necker, cherchent à modifier et non à détruire les obstacles; enfin ceux qui imitent Lallemand, portent le caustique sur les rétrécissements longs, durs et fibreux, et dans toute la longueur de l'urèthre. Au contraire, ceux qui prennent pour guides les principes émis par M. Civiale, effleurent avec le caustique les brides et les rétrécissements de la courbure de l'urèthre seulement.

Quelques-uns, croyant que l'occlusion du canal était due à un épaississement, à un tissu morbide faisant saillie et placé sur la membrane muqueuse, ont cru pouvoir agir avec assez de précision pour détruire cette saillie, sans altérer la muqueuse. L'anatomie pathologique a démontré que le changement, dans les tissus qui constituent le rétrécissement, est toujours recouvert par la muqueuse, et la pratique prouve que la plus grande habileté de l'opérateur ne peut jamais limiter avec rigueur l'étendue de la surface sur laquelle doit porter le caustique, la mobilité des rétrécissements et l'extensibilité de la verge étant des obstacles à la précision de la manœuvre.

Appliqué d'avant en arrière, le caustique a causé de graves accidents, soit en creusant de fausses routes, soit en produisant des hémorrhagies. On a dit que la rétention d'urine était souvent la conséquence de cette manière de l'employer ; je ne sais si ce fait a été observé, ou s'il a été admis en théorie ; mais j'ai vu deux fois la rétention d'urine cesser sous l'influence du caustique en contact avec la face antérieure du rétrécissement : ce qui peut s'expliquer par la cessation de la contraction musculaire si fréquente dans les cas de rétrécissements anciens.

La cautérisation latérale, presque toujours douloureuse, aide à dilater les rétrécissements durs et secs; mais employée comme méthode unique, elle traîne à sa suite des effets désastreux. Si elle est appliquée avec modération, elle est impuissante à élargir le canal; et si, au contraire, on s'en sert comme moyen destructif, elle engendre un tissu inodulaire qui rétrécit rapidement l'urèthre et reproduit un rétrécissement plus dense, plus allongé et moins extensible que celui qui existait. Cette vérité nous est malheureusement trop souvent démontrée aujourd'hui par l'examen des malades soumis à cette méthode il y a une quinzaine d'années, alors qu'elle était en si grande vogue: on sait que des chirurgiens n'ont pas hésité à faire jusqu'à soixante cautérisations sur le même sujet.

Parmi les suites fâcheuses de la cautérisation destructive, on doit signaler les indurations de l'urèthre, la persistance d'une sécrétion purulente, l'inflammation de la prostate, une excessive irritabilité du canal, des douleurs dans les testicules et les cordons spermatiques, de la fréquence dans les besoins d'uriner et quelquefois l'altération de la santé.

Aujourd'hui, qu'on a pu constater ces résultats sur des malades cautérisés depuis un grand nombre d'années, cette méthode a été à peu près généralement abandonnée comme méthode absolue.

En Angleterre, où elle a eu une si grande vogue, les chirurgiens n'emploient plus le nitrate d'argent. A Paris, deux ou trois opérateurs au plus s'en servent encore; à Montpellier, où pendant de nombreuses années elle a été exaltée, la véracité de ces résultats est mise en doute: « N'ajoutez pas, dit M. Serres, une foi trop grande à ce qu'on a écrit sur ce sujet, ou vous aurez bien des mécomptes dans votre pratique. » Et le plus ardent promoteur de cette méthode, Lallemand, effrayé des entraînements de ses adeptes, a cru devoir modérer leur zèle, en disant : « Je saisirai cette occasion pour m'élever contre l'abus épouvantable que certains praticiens font aujourd'hui de la cautérisation. »

En résumé, la cautérisation doit être abandonnée comme méthode générale et ayant pour but de détruire les rétrécissements de l'urèthre; elle ne doit jamais être appliquée dans la portion spongieuse de l'urèthre, parce qu'elle y produit très rapidement la transformation fibreuse; elle occasionne de vives douleurs, et elle y est souvent la cause d'abondantes hémorrhagies.

Elle peut modifier avantageusement les rétrécissements placés près de la portion membraneuse; lorsqu'ils sont durs et secs, elle les ramollit, et elle provoque une sécrétion qui permet de faire utilement la dilatation : mais il ne faut pas perdre de vue que l'application du caustique doit être faite légèrement ; seulement pour modifier la vitalité des tissus et jamais pour produire une perte de substance et pour détruire la saillie qui diminue la capacité de l'urèthre.

§ IV. — De l'incision de l'urèthre ou de l'uréthrotomie.

On appelle *uréthrotomie* l'opération dont le but est l'agrandissement du calibre d'une ou de plusieurs portions rétrécies de l'urèthre. Elle consiste dans la division des tissus formant le rétrécissement, soit qu'on l'emploie isolément, soit qu'elle vienne en aide à la dilatation en coupant des brides s'opposant à l'entier achèvement de cette dernière.

On exécute cette méthode par deux procédés principaux : l'un, l'uréthrotomie interne, attaque le rétrécissement dans le canal ; l'autre, l'uréthrotomie externe, l'atteint seulement après avoir coupé en commençant par la peau, les différents tissus qui le recouvrent. Ces deux procédés se subdivisent encore, le premier en incisions faites d'avant en arrière, en scarifications et en incisions d'arrière en avant ; le second, en incisions faites sur un conducteur, et en incisions faites sans conducteur.

Uréthrotomie d'avant en arrière. — Des chirurgiens n'ont pas craint d'attaquer sans guide un rétrécissement d'avant en arrière ; ils ont poussé avec témérité, dans la direction supposée de l'urèthre, un instrument aigu ou tranchant. Les mécomptes de pareilles manœuvres ont fait comprendre la nécessité d'agir avec plus de prudence et d'employer des moyens moins dangereux.

Procédé de M. Civiale. — M. Civiale fait cette opération, qu'il considère comme exceptionnelle ; quand le rétrécissement est placé dans la portion pénienne seulement, et comme premier temps de

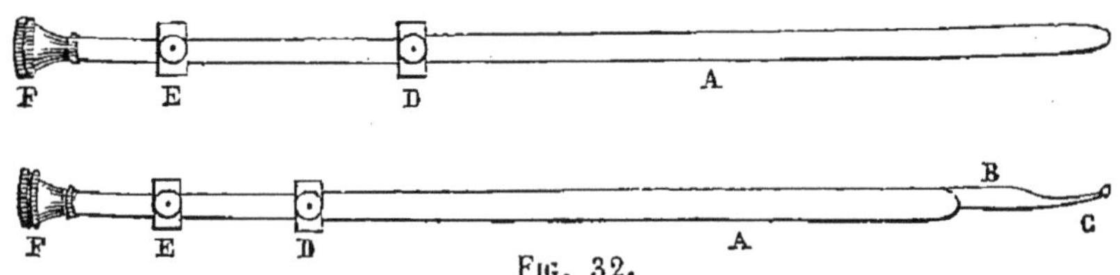

FIG. 32.

l'uréthrotomie d'arrière en avant ; la seule qui soit aussi sûre et aussi efficace que la première est dangereuse et incertaine.

L'instrument de ce chirurgien (fig. 32) est formé d'une tige conductrice C, faisant corps avec la lame B, qui va en s'élargissant à partir de la base du stylet conducteur. Elle est logée dans une canule aplatie AA, d'où on la fait sortir en appuyant sur la rondelle terminale FF. Un curseur EE est destiné à faire connaître et à régler l'étendue dont la lame sort de la gaîne (1). On monte l'instrument en plaçant la lame dans la gaîne, le tranchant n'en dépassant pas le rebord. La tige conductrice seule fait saillie. La vis de pression de la virole rend la lame immobile, et le curseur est fixé sur la tige porte-lame.au point déterminé pour la profondeur à laquelle on veut pénétrer dans l'obstacle.

Cet instrument ne doit jamais être employé au delà de la portion pénienne. Lorsque le rétrécissement peut être limité, lorsque la tige conductrice peut y entrer, l'opération sera faite facilement, et le résultat sera très heureux.

Manuel opératoire. — On pousse sur le rétrécissement la tige olivaire qui surmonte la lance d'environ 15 millimètres. Dès qu'on sent le bout de l'instrument engagé, on fait la section à plusieurs reprises, en retirant la gaîne qui dégage la lame mise à nu en contact avec le rétrécissement.

Il est rare que la section des tissus puisse être opérée en une seule fois. Dans l'intervalle des opérations, M. Civiale introduit des bougies dans la partie divisée, afin d'empêcher la soudure des lèvres de la plaie (2); quelquefois on doit opérer en plusieurs temps. Alors dès que la tige cesse d'avancer, on desserre la vis de pression sans cesser de pousser, et on retire un peu la gaîne, afin de découvrir davantage la lame. On allonge la verge, on presse sur le porte-lame qui achève la section des tissus indurés. Lorsque l'on redoute une réaction trop vive pouvant produire la rétention d'urine, M. Civiale introduit immédiatement l'uréthrotome à olive, et il fait l'uréthrotomie d'arrière en avant, comme nous la décrirons, il place ensuite une sonde à demeure, afin d'évacuer l'urine.

Procédé de M. Reybard. — Le scarificateur de M. Reybard est formé de deux parties distinctes qui, réunies, ressemblent à une sonde de longueur ordinaire, plus grosse et aplatie à son extrémité vésicale. La première partie, formant le corps de l'instrument, est composée de deux parties vissées : l'une est une canule portant les divisions du mètre; l'autre est aplatie et est nommée le fourreau; elle est destinée à recevoir la lame de l'instrument. La forme du fourreau varie selon qu'il doit recevoir une lame à un ou à deux tranchants. Enfin un curseur qui sert à déterminer la profondeur à laquelle on doit enfoncer l'instrument, complète cette première partie.

(1) *Bulletin de thérapeutique*, 1844, t. XXVII, p. 273.
(2) *Gazette des hôpitaux*, 1852, 19 février.

La seconde, plus longue que la première d'environ 4 centimètres, est composée de trois pièces distinctes qui, réunies, forment une seule tige portant la lame (fig. 33).

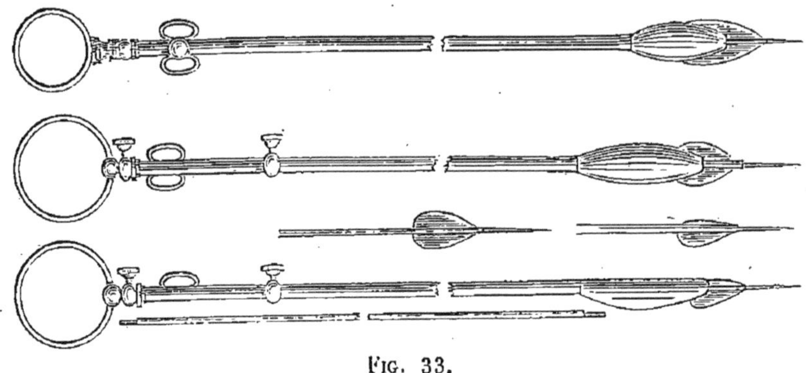

FIG. 33.

Lorsque les pièces de cet appareil sont assemblées, elles forment une tige enfermée dans la sonde, et pouvant aisément être mise en mouvement. On ouvre l'instrument en enfonçant le mandrin dans la sonde jusqu'à l'écrou, et on le ferme en le retirant. Ouvert le plus largement, la moitié de la lame sort du fourreau, et l'autre moitié fait saillie sur les bords.

On opère de la manière suivante :

Le malade est appuyé contre un mur. L'opérateur, assis, prend la verge au-dessus du gland ; il introduit l'uréthrotome jusque contre le rétrécissement, et il serre la verge sur la sonde, afin de conserver les rapports ; avec la main droite il pousse le mandrin, et il le retire alternativement jusqu'à ce que, l'ayant enfoncé tout entier et le faisant cheminer librement dans la sonde, il s'assure qu'il est entré dans le rétrécissement. Cette certitude acquise, il donne à l'instrument le degré d'ouverture déterminé d'avance et fixé par le régulateur ; plaçant ensuite le pouce de la main droite dans l'anneau, il saisit en même temps la sonde avec les doigts indicateur et médius, pour réunir les deux parties de l'instrument. Enfin, poussant l'appareil en avant, il le fait entrer dans le rétrécissement, qui est insensiblement coupé par les bords obliques de la lame. L'opération se compose donc de plusieurs temps :

1° De l'introduction de l'instrument jusqu'à l'obstacle;

2° De l'introduction du stylet conducteur dans l'ouverture du rétrécissement;

3° De l'action d'ouvrir l'instrument;

4° De la division des parties, en poussant du même coup contre l'obstacle la sonde et le mandrin, pendant qu'on fixe la verge.

On voit que M. Reybard a voulu être certain de parcourir le rétrécissement sans dévier, en y introduisant d'abord un conducteur utile seulement pour les rétrécissements de la portion pénienne; mais lorsqu'il s'agit des obstacles siégeant à la courbure de l'urèthre, les conducteurs de M. Reybard sont trop courts pour pouvoir être dirigés convenablement, et ils n'atteignent nullement ce but.

Procédé de Bonnet. — Bonnet (de Lyon) a aussi incisé les rétrécissements d'avant en arrière, après avoir obtenu un certain degré de dilatation. « On rencontre des rétrécissements qui, » par leur étroitesse, leur longueur et leur densité, ne permettent » pas de réussir par la dilatation, qui ne peut porter leur diamètre » au delà de 3 millimètres (1). » « Dans ces cas, dit Bonnet, l'uréthrotomie d'avant en arrière semble être plus spécialement indiquée, à la condition de pouvoir l'exécuter avec certitude. »

C'est avec les instruments représentés (fig. 34) que ce chirurgien a fait cette opération.

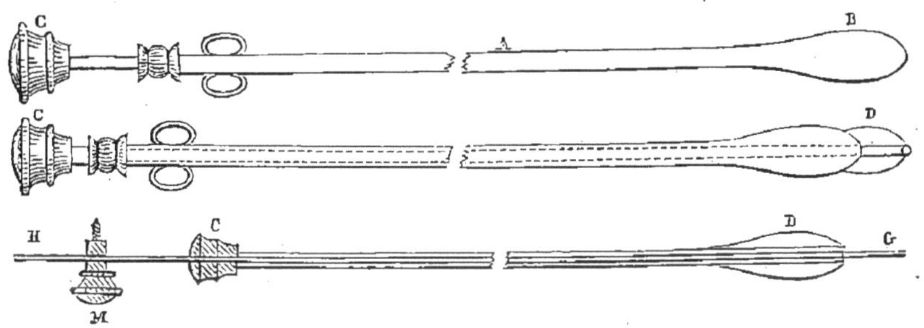

FIG. 34.

La première figure représente l'instrument fermé, et tel qu'il doit être poussé le long du fil conducteur, presque au niveau de l'obstacle. A indique la canule de 22 centimètres de long sur 4 millimètres de diamètre. Sa partie renflée, ou l'olive B, sert à loger la lame; G représente l'extrémité de la tige qui porte la lame. C'est cette extrémité, faisant saillie au dehors, qu'il faut pousser contre l'orifice extérieur de la canule, pour faire sortir la lame au degré nécessaire.

Dans la deuxième figure, l'instrument est ouvert convenablement pour entrer dans le rétrécissement. D montre la portion de lame devant couper l'obstacle. C indique l'extrémité de la tige portant la lame.

La troisième figure fait voir la lame et la tige traversées par le fil conducteur, long de 60 centimètres et de 1 1/2 millimètre de dia-

(1) *Gazette des hôpitaux*, 5 septembre 1848.

mètre : Il doit être préalablement introduit dans la vessie. La tige servant de support a 23 centimètres de longueur. G, H, est le fil conducteur muni du curseur M. On connaît l'étendue de l'incision en mettant ce dernier en contact avec l'extrémité de la tige C, alors que l'olive B est contre le rétrécissement.

Lorsque les rétrécissements sont placés sous la symphyse, Bonnet emploie des instruments recourbés.

Procédé opératoire. — Après avoir obtenu la plus grande dilatation possible, le rétrécissement est traversé avec une sonde de gomme élastique percée à ses deux extrémités, et renfermant un mandrin de 60 centimètres de long. Cette sonde est retirée en laissant le mandrin en place. Il ne s'agit plus alors, pour couper le rétrécissement sans crainte de faire de fausses routes, que de se servir de la tige qui le traverse et qui peut avoir seulement de 1 1/2 à 2 millimètres de diamètre. Pour profiter de ce guide, il suffit de perforer dans son centre et dans toute sa longueur la lancette et la tige de l'instrument de M. Reybard décrit plus haut. En introduisant dans ce conduit médian la tige métallique de 60 centimètres de long, dont la plus grande partie reste au dehors du canal de l'urèthre, on peut porter jusqu'à l'entrée du rétrécissement la lame entourée de sa gaîne; ensuite, la faisant sortir, on la pousse profondément le long de la tige, qui la dirige et l'empêche de s'égarer.

Bonnet conseille de faire cette opération après avoir dilaté les rétrécissements jusqu'à 3 ou 4 millimètres. Il nous paraît plus utile d'introduire tout de suite un uréthrotome à olive, dont le diamètre est en rapport avec la lumière du rétrécissement, ou de se servir de l'instrument de M. Charrière dont nous allons parler. On fait ainsi l'uréthrotomie d'arrière en avant, toujours moins dangereuse que la section d'avant en arrière.

Les difficultés de l'opération de Bonnet augmentent encore lorsque le rétrécissement est placé dans la courbure de l'urèthre. La pression nécessaire pour le couper favorise la déchirure du tissu par le passage du renflement de la gaîne, dont on ne peut pas régulariser le mouvement en avant dès que la lame a divisé le rétrécissement. M. Bonnet conseille l'emploi des instruments courbes; le danger de faire des déchirures reste le même, puisque la courbure ne change rien au degré de pression nécessaire pour traverser l'obstacle.

M. le professeur Linhart emploie également un uréthrotome droit, qui agit d'avant en arrière avec une grande précision (1).

Procédé de M. Maisonneuve. — L'opération que fait M. Maison-

(1) *Verhandlung des phys. med. Geselsch.* Wurtzburg, 1858, t. IX.

neuve a pour but de faciliter l'introduction d'un instrument assez volumineux pour couper les rétrécissements d'arrière en avant, et cependant assez petit pour les traverser et servir de conducteur. Ayant reconnu l'incertitude de tous les procédés exécutés sans conducteur, ce chirurgien, imitant M. Bonnet, s'est servi d'une bougie flexible, et vissée sur l'extrémité de l'uréthrotome qu'il veut faire entrer dans le rétrécissement. Voici la description que M. Maisonneuve en donne ainsi que de la manière de l'employer.

« Le seul instrument nécessaire pour cette opération se compose d'un tube cannelé et d'une lame tranchante. Ce tube cannelé, long de 30 centimètres, a de 1 à 3 millimètres de diamètre; il présente près de son extrémité externe un petit anneau qui lui sert de manche, tandis que son extrémité vésicale est munie d'un pas de vis pour s'articuler à l'ajustage de la bougie conductrice. Sa lame tranchante a la forme d'une demi-olive (fig. 35, 7-7). Elle est tranchante sur la convexité; son dos est muni d'une arête qui la retient dans la cannelure du tube; elle se continue par une de ses pointes avec une tige mince qui glisse dans le tube cannelé et qui, à son extrémité externe, se termine par un petit mandrin destiné à la manœuvrer. »

L'instrument, ainsi composé, est droit ou légèrement courbe à son extrémité vésicale. Dans ce cas, la lame peut être placée du côté de sa concavité ou de sa convexité. Cette dernière forme est la meilleure.

Manœuvre opératoire. — Pour exécuter l'uréthrotomie par ce procédé, le chirurgien introduit d'abord dans l'urèthre une bougie conductrice appropriée au degré d'étroitesse du rétrécissement, et dont l'extrémité externe est munie d'un petit ajustage à peine plus volumineux qu'elle. Ce premier temps s'exécute, suivant les règles, et avec les précautions ordinaires à cette espèce d'introduction. Aussitôt que la bougie a pénétré jusque dans la vessie, on visse sur son ajustage l'extrémité vésicale de l'uréthrotome le plus convenable au cas particulier, puis on le pousse doucement, de manière que, guidé par la bougie qui le précède, il franchisse tous les rétrécissements.

On introduit dans la cannelure du tube la petite lame tranchante à laquelle on a fait parcourir sans hésitation toute la longueur de l'instrument, de manière à diviser d'un seul trait tous les rétrécissements. Ce dernier temps de l'opération est si rapide et si peu douloureux, que souvent les malades ne s'en aperçoivent même pas, et attendent qu'on l'exécute alors qu'il est déjà terminé. C'est à peine s'il s'écoule quelques gouttes de sang. Ce procédé est d'une exécution sûre. Il a, de plus, la facilité de pouvoir être appliqué aux rétrécissements de la courbure de l'urèthre.

Lorsqu'on opère ces derniers, il faut agir avec une extrême lenteur, parce qu'on rencontre quelquefois de la difficulté à faire entrer dans la lumière de l'obstacle le bout du conducteur, vissé sur la bougie flexible, qui est serrée fortement par les contractions des muscles de la portion membraneuse. Il est prudent de n'introduire le conducteur qu'après avoir laissé dans le canal la bougie conductrice pendant une demi-heure au moins; elle a acquis alors assez de liberté pour entraîner librement le conducteur.

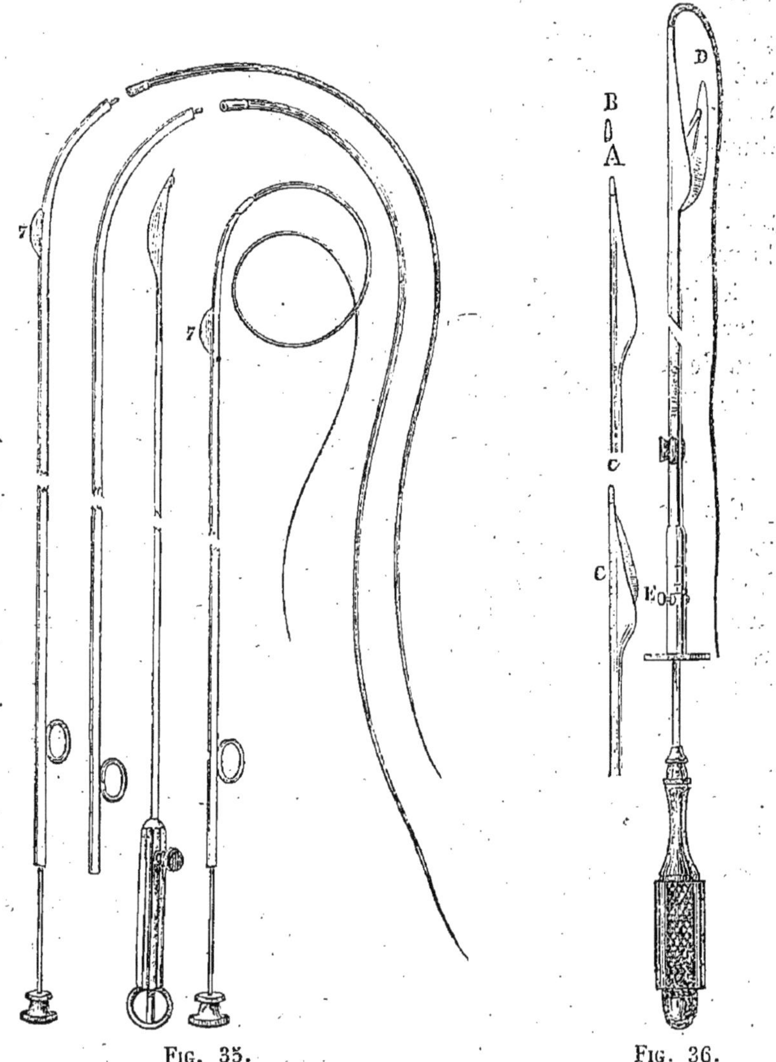

FIG. 35. FIG. 36.

Uréthrotome de M. Charrière. — Cet instrument, pouvant agir d'arrière en avant, a sur tous les autres uréthrotomes de grands avantages pour inciser d'abord les rétrécissements d'avant en arrière (fig. 36).

Il est formé d'une gaîne dont l'extrémité vésicale porte un renflement conique terminé par un pas de vis A, fermé par un capuchon B. L'extrémité manuelle porte une vis de pression E. Afin d'assurer l'immobilité de la lame poussée en avant, cette lame fait une saillie C qui s'engage dans le rétrécissement pour le couper. Avant d'introduire l'instrument, on place dans la vessie une bougie flexible que l'on visse sur l'extrémite vésicale de l'appareil D, on fait marcher lentement la bougie flexible qui se contourne dans la vessie, et lorsque le renflement est arrêté par l'obstacle, on desserre la vis de pression E, afin de dégager la lame que l'on pousse en avant en même temps que l'appareil. Le rétrécissement est divisé avec sécurité, puisque l'instrument suit la route ouverte par la bougie conductrice.

On fait ensuite rentrer la lame dans la gaîne, et, en retirant l'appareil, on ramène la bougie conductrice, qui s'était pelotonnée dans la vessie.

Cet instrument si utile a subi des critiques qu'il est loin de mériter. Ainsi, on a dit que la bougie conductrice peut se courber, et loin de faciliter la manœuvre, elle peut la rendre confuse et impossible. On a ajouté qu'on est exposé à la couper, parce que, étant serrée dans le rétrécissement et manquant de résistance, elle n'obéit pas à l'impulsion qu'on lui donne au dehors.

Ces reproches sont fondés, lorsqu'on opère dans de mauvaises conditions, qu'il est toujours facile d'éviter : par exemple, lorsqu'on a négligé de préparer le canal en y plaçant une bougie à demeure pendant trente-six ou quarante-huit heures, temps suffisant pour que cette bougie puisse être mise en mouvement avec facilité.

On a fait observer encore que le rétrécissement placé à l'extrémité du bulbe donne à l'urèthre une courbure très brusque qui dirige l'extrémité de l'instrument dans le cul-de-sac du bulbe, où il ploie en angle droit la bougie conductrice, et l'empêche d'entrer dans la stricture.

Ce fait a été observé, mais il est dû à la manière dont le chirurgien a manœuvré, et non à l'instrument. Il est évident qu'en maintenant en haut la partie saillante de l'olive, la tige, qui est droite, va directement dans le cul-de-sac du bulbe.

Si, au contraire, on fait glisser l'olive en saillie sur la face inférieure de l'urèthre, l'extrémité amincie est éloignée de cette paroi inférieure de toute l'épaisseur de l'olive, et lorsqu'on abaisse la tige entre les cuisses du malade, l'extrémité se place forcément en regard de l'ouverture de la portion membraneuse dans laquelle elle s'engage facilement. Ayant négligé ces soins préalables, on comprend pourquoi des chirurgiens ont échoué.

La longue bougie conductrice a encore, sur les petites, l'avantage de pouvoir être dirigée. Lorsque le rétrécissement est allongé, les petites n'avancent pas ; elles sont arrêtées dans la masse indurée avant que la lame puisse atteindre l'ouverture des rétrécissements.

Lorsqu'il est entré, et qu'il s'agit de couper d'arrière en avant, cet instrument ne vaut ni plus ni moins que celui à olive simple : la division des tissus se fait aussi bien par l'un que par l'autre.

En résumé, ce qui caractérise les avantages de cet uréthrotome, c'est de pouvoir être introduit avec sécurité ; d'inciser les obstacles d'avant en arrière avec la précision d'un débridement de trajet fistuleux sur une sonde cannelée ; c'est enfin la certitude qu'on a d'agir sans confusion et sans rien laisser au hasard (1).

Uréthrotomie interne, ou de dedans en dehors. — Cette opération a été faite avec timidité d'abord, et plus tard avec trop de hardiesse peut-être. En effet, si l'on compare les petites incisions que faisait Amussat dans tous les cas de rétrécissements, aux grandes plaies pratiquées par M. Reybard, quelle que soit la nature de l'obstacle, on voit que, si le premier atteignait rarement le but, le second l'a trop souvent dépassé.

M. Civiale a fondé sur l'étude préalable des caractères de la lésion une opération qui peut, selon les besoins, avoir seulement la faible portée des scarifications d'Amussat et celle des grandes incisions de Reybard.

Des chirurgiens, en grand nombre, ont vu seulement le côté instrumental de la question, et ils ont réduit cette opération à un problème de mécanique. Les résultats peu satisfaisants ont fait désirer des instruments autres que ceux déjà employés ; chaque opérateur tenu en défiance, a voulu avoir son appareil, toujours cru supérieur aux autres ; et de ces essais, faits dans une voie erronée, est résulté une innombrable quantité d'uréthrotomes oubliés aujourd'hui, et dont l'inutile description peut se lire dans les catalogues des fabricants spéciaux.

Scarification. — Dans l'espérance de diminuer la résistance des tissus du rétrécissement et de les ramollir, Amussat fit de petites incisions de dedans en dehors, sur toute la surface de la stricture. Il comptait sur la suppuration résultant de ces incisions pour faire disparaître le rétrécissement.

(1) *Moniteur des hôpitaux*, 18[illegible]9, 6 janvier.

L'instrument présenté à l'Académie en 1825 subit différentes modifications, et reçut successivement les noms d'uréthrotome, de scarificateur et de coupe-brides.

La dernière forme adoptée par Amussat est représentée dans la figure 37.

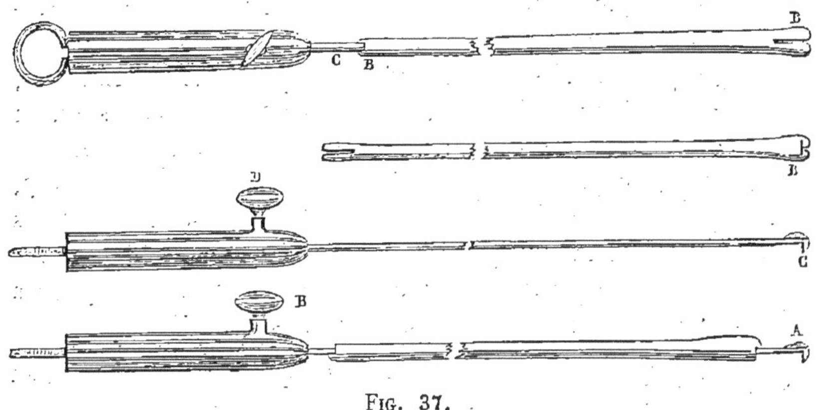

Fig. 37.

Cet instrument est formé d'une canule d'argent BB et d'un mandrin d'acier C. L'extrémité vésicale de la canule a sur un de ses côtés une fente longue de 10 à 12 millimètres, et sur l'autre côté une entaille de 1 à 2 millimètres de profondeur. Le diamètre de cette canule varie de 2 millimètres et demi à 4 millimètres.

Le mandrin est une tige d'acier aplatie et proportionnée au diamètre et à la longueur de la canule ; il porte à son extrémité vésicale une demi-lentille CA, qui vient se loger dans l'entaille de la canule lorsque l'instrument est fermé. Sur le côté opposé à la demi-lentille on a soudé une lame tranchante qui se loge dans la fente de la canule, et rend l'instrument fermé inoffensif.

L'extrémité manuelle du mandrin porte un petit manche B fixé par une vis D, toujours placée de manière à indiquer la position du tranchant de la lame.

Fermé, l'instrument ressemble à une sonde droite dont l'extrémité vésicale est parfaitement arrondie.

Manœuvre de l'instrument. — On l'introduit fermé, le plus profondément possible ; ayant dépassé le rétrécissement, on retire la canule, et par un mouvement de va-et-vient donné au mandrin, la lentille dégagée fait reconnaître le rétrécissement contre lequel elle butte. Ensuite on fait tourner le mandrin sur son axe afin d'amener la lame à la place occupée par la lentille, et en tirant le mandrin vers soi, on divise l'obstacle enfermé entre la lame et l'extrémité vésicale de la canule. La lame est ramenée à sa position première, afin de rentrer dans la canule et de ne pas blesser l'urèthre. L'examen de la position de la vis fait connaître si l'instrument est convenablement fermé.

L'action de cette lame est insuffisante, elle incise seulement la membrane muqueuse et elle laisse intact le tissu du rétrécissement.

Dzondi, le premier, avait employé cette combinaison sans plus de succès qu'Amussat.

Voulant conserver à l'instrument le même mode d'action, et comprenant la nécessité de donner à la lame plus de prise sur les tissus, on lui a donné une saillie plus excentrique en la faisant glisser sur un plan incliné placé à l'extrémité vésicale de la canule extérieure.

Scarificateur de M. Ricord. — Cet instrument est composé d'un tube creusé sur l'un de ses côtés (fig. 38) par une rainure dont la

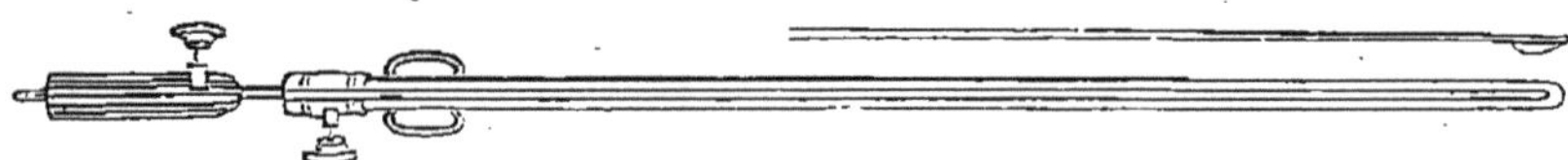

FIG. 38.

profondeur diminue insensiblement en se rapprochant de l'extrémité vésicale. Un mandrin portant une lame tranchante glisse dans la rainure et y reste cachée tant qu'elle n'atteint pas la portion la moins profonde de cette rainure. Elle fait alors une saillie qui, mise en rapport avec l'obstacle, le divise par un mouvement de va-et-vient.

Si l'action de cette lame est plus forte que celle du scarificateur d'Amussat, elle a aussi peu de certitude dans l'étendue des mouvements ; puisque la canule extérieure ne porte aucun arrêt indiquant le moment où la lame est en contact avec le rétrécissement : sans le savoir, on fait agir la lame en avant et en arrière de l'obstacle.

M. Bégin et M. Robert ont cherché à faire disparaître ce défaut en revêtant l'instrument de M. Ricord d'une gaîne fortement renflée pouvant prendre un point d'appui sur le rétrécissement (fig. 39).

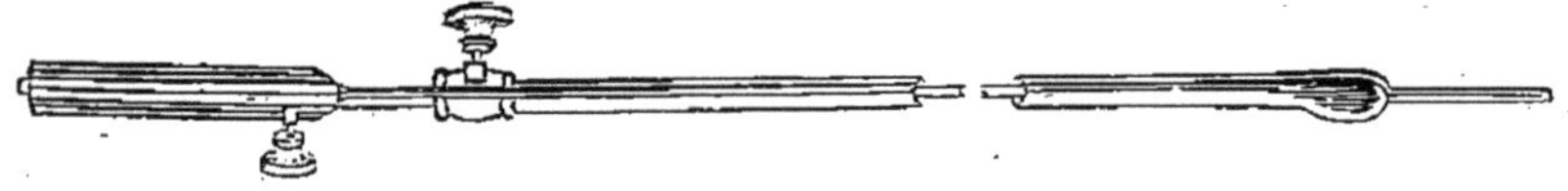

FIG. 39.

Cette modification a donné à la manœuvre plus de précision, mais elle n'a pas augmenté la puissance de la lame.

La même insuffisance résulte de la combinaison des lames dans l'instrument de M. Mercier. Ces divers appareils ne sont plus employés.

Uréthrotomie d'arrière en avant. — L'uréthrotomie, ou l'incision profonde et unique de l'urèthre, tend à un tout autre but que les scarifications multiples : trois ou quatre petites incisions faites sur un rétrécissement ne donnent pas le même résultat que celle qui, en un seul point, divise largement les tissus. Les petites incisions multiples, c'est-à-dire la scarification, n'a pas pour but de détruire le rétrécissement, mais de faciliter le traitement qui doit faire disparaître la stricture ; tandis que l'uréthrotomie profonde prépare la guérison sans le secours d'aucune autre méthode.

Après la scarification, on continue à introduire des bougies de plus en plus volumineuses : après l'uréthrotomie on cesse toute manœuvre dans l'urèthre. La sonde, qu'on a laissée vingt-quatre heures, étant retirée, on ne cherche plus à augmenter par la bougie la capacité du canal, mais seulement à empêcher l'agglutination des lèvres de la plaie, à les faire cicatriser isolément, et à obtenir dans leur intervalle un tissu nouveau assez large et assez souple pour rendre au canal sa capacité perdue. On doit surtout éviter l'inflammation suppurante, dont les suites reproduiraient infailliblement la maladie.

Afin de préciser la dilatation comparative des membranes, et afin de faire des incisions nettes, M. Reybard, en expérimentant sur le cadavre, a observé les faits suivants :

1° La membrane interne de l'urèthre est moins extensible que son tissu spongieux ; on peut la déchirer et la décoller en poussant la dilatation au delà de ses limites. Il y a alors une plaie large et superficielle dont la surface est formée par le tissu spongieux mis à découvert ;

2° Le tissu spongieux le plus extensible supporte la plus grande dilatation sans lésion, son extensibilité est si grande qu'elle semble ramener les parois du rétrécissement au niveau de celles de l'urèthre (1).

On fait l'uréthrotomie d'arrière en avant avec des instruments dont la forme est différente : les uns sont terminés par une olive et les autres sont cylindriques ; les premiers donnent une grande certitude à la manœuvre, tandis que les seconds exposent à des tâtonnements et à un défaut de précision.

Procédé de M. Civiale. — La figure 40 représente l'uréthrotome de M. Civiale monté et armé à trois lignes. Le curseur L est reculé jusqu'au pavillon C, formant l'extrémité de la canule A, dont l'autre bout se termine par une olive B ; dans celle-ci sont logées la

(1) *Gazette médicale*, 1849, 1er décembre.

lame E et la languette F, fixée au dos de la lame au moyen d'une charnière, et s'arc-boutant sur un point d'appui G, ménagé à la base de l'olive. Pour faire saillir la lame, on tire sur le manche I, fixé à la tige porte-lame, qui est placée dans une rainure longitudinale de la gaîne. Lorsqu'on dégage la lame, elle sort du milieu de l'olive, et non d'une de ses extrémités; l'incision se fait donc avec une grande netteté et sans tiraillement des tissus. Entre le manche et la rondelle du pavillon J il y a un bouton ou une partie carrée H, prolongement de la crémaillère qui sort du pavillon dans la proportion de la saillie que l'on donne à la lame.

L'autre figure représente l'extrémité olivaire du même instrument avec la lame cachée dans la rainure (fig. 40).

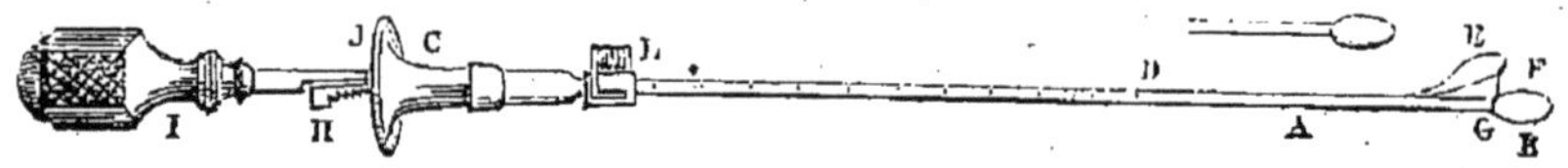

Fig. 40.

On doit avoir des instruments de plusieurs calibres dont l'olive entre dans le rétrécissement avec difficulté, afin que la profondeur de l'incision soit suffisante : celle-ci dépend de la saillie de la lame, et non de la pression de la main qui la met en mouvement.

L'olive doit être poussée avec un certain effort pour traverser le rétrécissement, l'ayant franchi, elle devient libre ; ensuite on dégage la lame en tirant sur le manche, et l'on ramène l'instrument à soi sans pression et sans saccades. On ne doit pas oublier que le rétrécissement vient en avant comme il a été en arrière pendant l'introduction de l'olive. Ce mouvement d'arrière en avant coupe l'épaisseur des tissus formant le rétrécissement, ce dont on est averti par le défaut de résistance. On repousse la lame dans l'olive en appuyant le doigt sur le bouton H, et on retire l'instrument.

Procédé opératoire. — Les quelques jours employés à faire la dilatation préparent et aident à l'introduction de l'olive : elle est maintenue quelque temps contre le rétrécissement en appuyant progressivement jusqu'à ce qu'une secousse et un manque de résistance indiquent que l'obstacle est dépassé. S'il n'y a pas un second rétrécissement, l'instrument est libre, et on peut lui communiquer des mouvements de rotation et de va-et-vient.

On ramène l'olive contre l'extrémité postérieure du rétrécissement, afin d'en reconnaître exactement la limite, ensuite on le repousse de 3 à 4 millimètres, on fait sortir la lame comme nous venons de le dire, et on la porte sur la paroi inférieure de l'urèthre. On place les doigts de la main gauche sur le rétrécissement, afin de le soutenir, et l'instrument est tiré lentement dans l'obstacle, dont il sort bientôt.

L'incision étant faite, la lame est repoussée dans l'olive en pressant le bouton de la crémaillière, et on retire l'appareil.

Pour nettoyer l'instrument, on desserre la vis de pression de la gaîne et on presse sur le bouton de la crémaillère, afin de dégager et de retirer le porte-lame; le curseur étant placé de manière à ne pas empêcher la sortie de la lame. On essuye la cavité de l'olive, l'intérieur de la gaîne et de l'armure, et on les enduit d'un corps gras (1).

Lorsque la dilatation du rétrécissement ne peut pas être faite, l'uréthrotomie par ce procédé n'est pas possible. M. Civiale a fait construire des uréthrotomes de toutes les grosseurs : le plus petit de ceux qu'il emploie a une olive de 3 millimètres d'épaisseur et de 4 de largeur, il sert à faire une incision assez profonde pour permettre le passage immédiat de l'uréthrotome n° 2, dont l'olive a une largeur de 5 millimètres et une épaisseur de 3 millimètres; le n° 3, dont l'olive est plus grosse de 2 à 3 millimètres, est réservé pour compléter l'incision des tissus fibreux qui résistent au n° 2.

Lorsque les rétrécissements sont nombreux, on est souvent arrêté par le plus profond, que l'olive traverse difficilement, ou qu'elle ne peut pas traverser. Il en est de même de certains rétrécissements très durs et très longs qui doivent être élargis d'abord par l'uréthrotomie d'avant en arrière, afin de permettre le passage de l'olive. C'est dans de tels cas que l'instrument de M. Charrière est plus particulièrement indiqué. La bougie conductrice ayant fait la voie, la partie cannelée de l'uréthrotome s'engage à sa suite dans les rétrécissements étroits ou très durs, et l'olive les traverse avec sécurité, après qu'ils ont été débridés sur un conducteur et sans déplacement de l'appareil.

L'introduction de l'instrument à olive, dans ces cas rebelles, rend nécessaire l'ouverture du canal à un degré suffisant pour en permettre le passage, et, comme le dit M. Civiale, « cette difficulté est plus grande ici que dans toute autre circonstance, et l'on ne parvient pas toujours à l'écarter (2). » Il faut donc recourir à l'uréthrotomie d'avant en arrière.

D'autres fois on s'aperçoit, après avoir fait une grande incision, que des brides ou des tissus indurés, soit en arrière, mais surtout en avant, ont échappé à l'action de l'instrument. On doit les diviser

(1) Civiale, *Traité pratique sur les maladies des organes génito-urinaires*. 3e édit., 1858, t. I, p. 424.

(2) *Loc. cit.*, 1858, 3e édit., t. I, p. 441.

avec une olive assez volumineuse pour donner à la lame une saillie de 4 à 5 millimètres, et il faut la faire agir, non-seulement en tirant, mais encore en pressant avec force.

L'incision doit diviser toute la longueur du rétrécissement, quelle que soit son étendue. Les incisions partielles, limitées, aggravent presque toujours la situation du malade, soit en augmentant l'étroitesse du rétrécissement, soit en produisant une déviation du canal.

Immédiatement après l'opération on introduit dans l'urèthre une bougie de cire, afin d'apprécier le calibre nouveau rendu au canal.

On doit souvent employer une grande force pour faire avancer la lame dans l'épaisseur des tissus fibreux, qui sont durs généralement, et résistent à l'action de la lame. Ils se déplacent aussi par l'effort de traction, et viennent en avant, de même qu'ils ont été refoulés en arrière quand l'olive a dû les dépasser :

M. Civiale dit qu'il est prudent de ne pas dépasser les limites suivantes lorsqu'on incise l'urèthre.

Dans le cas de simple bride au méat urinaire on fait sortir la lame de 6 à 10 millimètres ; la largeur de l'incision peut être de 12 à 14 millimètres. Dans les rétrécissements de la portion pénienne la profondeur est la même que celle du méat urinaire, et la longueur doit être proportionnée à celle de l'obstacle. L'incision doit le dépasser en avant et en arrière.

On a exagéré la nécessité de fermer l'instrument aussitôt après sa sortie de l'obstacle ; dans les cas de rétrécissements multiples, les uns très rapprochés, les autres très éloignés, l'instrument ouvert a parcouru l'urèthre sans dommage pour les parties saines, dont la souplesse et l'élasticité les soustraient à l'action de son tranchant. Lorsqu'ils sont très éloignés, M. Civiale conseille de désarmer l'instrument jusqu'à la rencontre d'un autre obstacle, et ensuite de l'armer de nouveau.

A quelque profondeur que soit placé le rétrécissement, il peut toujours être coupé avec un instrument droit. Quelquefois cependant des difficultés provenant de la déviation du canal, empêchent son introduction ; dans ces cas j'ai employé utilement l'appareil de M. Charrière.

Cette opération est ordinairement suivie d'un accès de fièvre simulant la fièvre intermittente, et d'un écoulement de sang qui s'arrête spontanément après quelques heures. Dans d'autres circonstances plus fréquentes qu'on ne l'a cru, l'hémorrhagie persiste plusieurs jours, et elle ne peut être arrêtée qu'en plaçant dans l'urèthre une sonde de 6 à 7 millimètres. Je l'ai vue plusieurs fois reparaître du huitième au dixième jour, alors qu'on était fondé à croire la plaie solidement cicatrisée. Ce retour éloigné de l'écoulement du sang était précédé d'un frisson quelquefois très violent.

L'hémorrhagie est donc primitive ou secondaire : la première est la plus fréquente : il est rarement possible de donner une explication satisfaisante de son retour et de son abondance.

Les hémorrhagies réellement graves dépendent moins de l'opération que des violences tardives exercées sur l'urèthre, telles que l'élargissement forcé de la plaie, des déchirures faites par des cathéters trop gros, etc.

Le sang s'infiltre quelquefois dans les tissus voisins de la plaie. Lorsqu'il y a seulement une ecchymose, celle-ci disparaît en peu de temps. Des accidents très graves, au contraire, peuvent être la conséquence d'un épanchement abondant, et il faut se hâter de débrider les tissus, principalement si une certaine quantité d'urine est détournée de sa voie naturelle.

Le sang provenant d'une incision faite à l'extrémité du bulbe peut refluer dans la vessie, s'y accumuler, et produire tous les accidents de la rétention ; si l'introduction d'une sonde flexible et des injections ne suffisent pas à faire sortir les caillots, il faut avoir recours aux manœuvres spéciales décrites à l'article *Hématurie*.

L'infiltration d'urine peut aussi avoir lieu sans épanchement de sang immédiatement après l'opération ou pendant le traitement consécutif : non-seulement elle se fait dans les tissus voisins de l'incision, mais elle atteint quelquefois des parties très éloignées. Limitée, il en résulte un gonflement dur ou plusieurs abcès.

L'infiltration immédiate est brusque, circonscrite et très douloureuse. Celle qui se fait dans le cours du traitement complémentaire est lente, diffuse et presque indolente ; cependant on remarque un arrêt de la cicatrisation de la plaie et de la fièvre.

On ne peut trop se hâter de donner issue à ce liquide épanché, par de nombreuses et profondes incisions.

Les accès de fièvre résultant de l'opération ou de l'infiltration d'urine sont de même nature que ceux observés généralement après l'introduction des instruments, ou après les opérations faites dans les voies urinaires.

Procédé de M. Reybard (1). — Par l'opération de M. Reybard on se propose : 1° de faire dans l'urèthre une longue et profonde incision divisant toute l'épaisseur du canal jusqu'au tissu cellulaire sous-cutané, et dont les bords doivent se cicatriser isolément ;

(1) Reybard, *Traité pratique des rétrécissements du canal de l'urèthre*. 1853, p. 353.

2° d'obtenir une large cicatrice en favorisant entre les lèvres écartées de l'incision la formation d'un tissu dont les propriétés sont différentes de celles des cicatrices résultant de la scarification.

Il y a donc deux indications principales : l'une, de faire au niveau du rétrécissement une incision de 5 à 6 centimètres de longueur, et pénétrant jusqu'au tissu cellulaire exclusivement ; et l'autre, d'empêcher la soudure des bords de la plaie qui doivent se cicatriser sans être en contact.

Cette dernière est obtenue par des soins consécutifs à l'opération, et la première est réalisée par un uréthrotome représenté fig. 41.

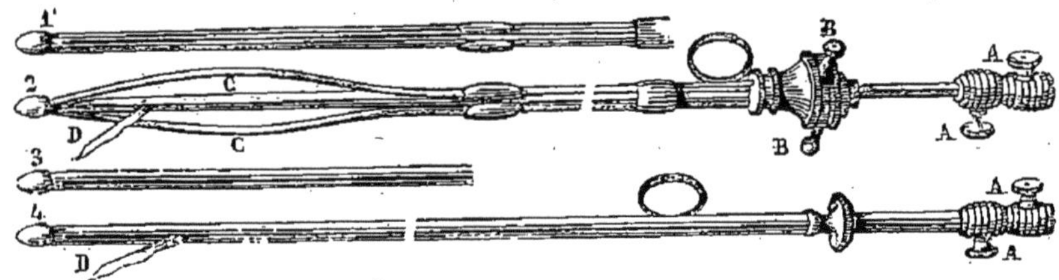

Fig. 41.

Cet appareil est formé de deux pièces principales : l'une pleine, c'est le mandrin et la lame 4D ; l'autre, c'est la canule qui lui sert de gaîne 3 ; deux bandelettes élastiques 2CC servent à écarter les parois de l'urèthre en faisant agir l'écrou ailé 2BB.

Soins préliminaires. — M. Reybard, adoptant la pratique de M. Civiale, émousse la sensibilité du canal en y plaçant des sondes pendant quelques minutes, huit ou dix jours avant l'opération. Il veut aussi qu'on élargisse par la dilatation l'ouverture de l'obstacle, fût-elle même assez grande pour admettre l'instrument. Il prend une connaissance, la plus exacte que possible, de la situation et de la longueur du rétrécissement, en attachant une moindre importance à préciser sa forme, le siége de son ouverture et l'épaisseur de ses parois. L'incision étant faite sur un seul côté, la lame agit toujours de la manière déterminée à l'avance.

Quelques heures avant l'opération, M. Reybard fait prendre au malade une potion opiacée, qui est donnée encore pendant les deux ou trois jours qui la suivent. Cette médication a pour but d'empêcher ou d'amortir les réactions générales. Souvent aussi il fait prendre des bains, des boissons mucilagineuses, des lavements et de légers purgatifs.

Au moment d'opérer, on doit vérifier les différentes pièces de l'appareil, s'assurer de leur jeu facile, et préciser le degré d'ouverture et la profondeur où la lame doit entrer. L'écartement des branches est proportionné à la longueur de l'incision, et il est réglé au moyen de l'écrou. Le curseur limite la longueur de l'instrument devant entrer dans l'urèthre; on prend cette mesure à partir du talon de la lame qui doit toujours dépasser le rétrécissement avant de la faire sortir de la gaîne.

Manœuvre de l'instrument. — Afin de ne pas altérer la description de cette manœuvre difficile, nous emploierons souvent la phrase de l'auteur lui-même.

L'opérateur s'assied devant le malade qui est debout, appuyé contre un mur. Il introduit dans l'urèthre l'instrument, comme une sonde ordinaire, jusqu'au delà du rétrécissement, il le fixe en comprimant la verge sur lui avec la main gauche, et en plaçant le doigt indicateur de la même main dans l'anneau placé à l'extrémité de la gaîne. S'il s'agit d'un rétrécissement de la portion pénienne, on tient l'appareil dans le canal seulement; si le rétrécissement est à la courbure, on pousse l'appareil jusque dans la vessie; pour en faciliter la marche, on visse à son extrémité un bout recourbé.

Ce premier temps de l'opération est souvent difficile à exécuter. L'instrument est gêné par la résistance de l'obstacle et par son refoulement en arrière. Il butte contre un repli de la muqueuse ou contre le col de la vessie, difficulté qu'on fait cesser en adaptant un bout recourbé. On s'assure que l'obstacle est dépassé en ouvrant l'appareil sans résistance, et le curseur pouvant être mis aisément en contact avec le méat urinaire, la verge étant lâchée.

Dans le deuxième temps, on fait saillir la lame ondulée, et l'on prend l'appareil de la main gauche, dont le doigt indicateur est passé dans l'anneau. On allonge la verge sur l'instrument, et on les tient immobiles. On écarte les branches dilatatrices en manœuvrant l'écrou jusqu'à l'arrêt, afin de tendre les tissus, qui, offrant une plus grande résistance à la lame, sont coupés à une profondeur déterminée. C'est seulement après avoir ouvert l'instrument qu'on doit allonger la verge, sinon on le ramène en avant de l'obstacle, qui échappe à l'action de la lame.

Le troisième temps est divisé en trois manœuvres très distinctes : par la première, on coupe les tissus du rétrécissement; par la deuxième, on fait une ponction dans les tissus sains, et l'on achève la section; par la troisième, enfin, on régularise l'incision et on lui donne l'étendue nécessaire.

La condition indispensable pour faire une seule plaie, régulière, assez longue et assez profonde, en un mot, pour assurer le succès de l'opération, c'est de ne pas cesser de comprimer la verge sur l'instrument, et de les maintenir l'un et l'autre dans la plus grande immobilité.

Dans la première manœuvre, on agit seulement sur le mandrin; on le retire de la canule jusqu'à ce qu'on voie le point de repère tracé en noir sur la tige ovale. Par ce mouvement, on coupe seulement les tissus du rétrécissement. L'instrument est immédiatement plus libre, et on repousse la lame dans la gaîne.

La deuxième manœuvre ouvre de nouveau la lame. On écarte ensuite les branches dilatatrices en vissant l'écrou à fond, et on incise une seconde fois les tissus de l'urèthre; mais, au lieu de retirer le mandrin comme dans la première manœuvre, on fait une ponction de la manière suivante : on retire le mandrin d'un centimètre, ensuite on le repousse jusqu'au fond de la canule. Dans ce mouvement en arrière, la lame se redresse, et elle pique de dedans en dehors les parois de l'urèthre. L'incision est ensuite achevée en tirant le mandrin jusqu'au point de repère, ce qui est la troisième manœuvre. On ferme la lame, on dévisse l'écrou, afin de rapprocher les branches dilatatrices, et l'appareil est retiré.

Longueur de l'incision. — M. Reybard donne à l'incision une longueur de 6 à 7 centimètres. Il vaut mieux, dit-il, dépasser cette limite que de ne pas l'atteindre; on doit donc la commencer à 3 ou 4 centimètres en arrière du point rétréci, et il faut la terminer en avant à peu près à même distance. Toutefois, s'il y a une succession de rétrécissements, sur une longueur de 4 à 5 centimètres, on commencera et on achèvera l'incision tout près de leurs limites, afin de ne pas lui donner une longueur exagérée. Mais quelque petit que soit le point rétréci, elle ne peut pas avoir moins de 6 centimètres.

Profondeur de l'incision. — La lame doit pénétrer à 4 ou 5 millimètres de profondeur, et elle doit couper les tissus sains, jusqu'à la couche celluleuse, afin d'obtenir un écartement facile des bords de la plaie. Le grand espace est comblé par une cicatrice qui s'ajoute aux parois comme une pièce rapportée.

Une seule incision suffit; lorsqu'on en fait plusieurs, on a beaucoup de peine à introduire une sonde dans la vessie, et ces essais, souvent fort longs, sont la cause d'accidents inflammatoires toujours graves et quelquefois funestes.

Lieu où l'on doit faire l'incision. — Sans se préoccuper du point où le canal est plus particulièrement altéré, M. Reybard veut qu'on opère toujours sur l'un des côtés du canal, parce que, dit-il, la section est plus facile, l'épaisseur des parois étant moins grande qu'à la face inférieure, et parce qu'on est plus à l'abri de l'hémorrhagie, à cause de l'éloignement des artères bulbeuses. C'est une erreur; les artères bulbeuses rampent sur les faces latérales du bulbe, et non à sa partie inférieure. Je crois être assuré que M. Reybard a modifié son procédé, et qu'il fait actuellement une incision sur la paroi inférieure du bulbe.

Vérification de l'incision. — Afin de savoir si l'incision a la profondeur convenable, on introduit dans l'urèthre une sonde dont le bout est recourbé à angle presque droit; on l'enfonce en tournant le côté recourbé dans la direction de l'incision, et on promène ce crochet dans la plaie, aux extrémités de laquelle il s'arrête. La longueur de la section est calculée, d'après le parcours de la sonde poussée d'avant en arrière et ramenée d'arrière en avant.

M. Reybard dit que si l'incision est régulière, il n'y a jamais d'ecchymose sous-cutanée; cet épanchement de sang étant dû, non à la division complète de l'urèthre, mais au peu de longueur de l'incision de la membrane externe.

Traitement après l'opération. — Immédiatement après l'opération, on doit placer une sonde destinée à arrêter l'hémorrhagie et à donner issue à l'urine. Cette sonde, flexible et de 6 millimètres de diamètre, introduite sans mandrin, est laissée à demeure pendant trente ou quarante-huit heures, selon la tolérance de l'urèthre et la persistance de l'hémorrhagie.

L'introduction de la sonde doit être faite avec grande prudence, surtout à la rencontre de l'angle postérieur de la plaie qui arrête le bec de la sonde. Généralement supportée sans fatigue, elle évite au malade les douleurs quelquefois excessives provoquées par les premières émissions de l'urine. Ces douleurs s'amoindrissent après quelques heures du contact de l'instrument avec la plaie. Faibles, lorsque l'incision a divisé les tissus voisins de la fosse naviculaire, elles sont parfois d'une extrême violence, lorsque les incisions ont été faites sous l'arcade du pubis ou à l'extrémité du bulbe.

Ordinairement la sonde à demeure arrête l'hémorrhagie. Dans quelques cas exceptionnels, et sans qu'il m'ait été possible d'en reconnaître les causes, j'ai vu l'hémorrhagie durer plusieurs jours. Mais l'introduction d'une sonde plus grosse que celle placée d'abord, l'a toujours arrêtée; et, malgré son abondance et sa persistance, l'issue, inquiétante quelquefois, n'a jamais été funeste.

Les applications froides sur le périnée ne m'ont pas paru avoir de l'influence sur la cessation de l'hémorrhagie.

Ces premiers accidents ayant cessé, on ne doit pas introduire d'instrument dans l'urèthre pendant dix ou douze jours, afin de donner à la plaie le temps de se cicatriser. Lorsqu'on agit plus tôt, il n'est pas rare de voir le sang reparaître, et il résulte souvent de ces manœuvres trop hâtives une inflammation qui compromet le résultat de l'opération. Ainsi, pour avoir voulu donner à la plaie la plus grande extension possible, et faire cicatriser isolément les lèvres de cette plaie, on a donné lieu à une inflammation suppurative ; origine de nouveaux rétrécissements.

L'introduction des bougies, pour achever le traitement, doit être faite avec prudence. Il faut s'arrêter lorsque le malade accuse de la douleur, et lorsque la bougie cesse d'être libre, soit dans la partie incisée, ou en avant, soit en arrière de cette partie. Si l'incision n'a pas été complète, et s'il reste en avant ou en arrière une bride inaperçue pendant la première période du traitement, on doit faire de nouveau l'opération sans ajournement.

Lorsque la dilatation peut être continuée sans obstacle, il vaut mieux se servir des sondes d'étain que des sondes flexibles, leur action étant plus efficace, en exerçant sur la partie incisée une pression graduée à volonté.

Lorsqu'on a mis à exécution le procédé de M. Reybard, on doit, pour se conformer aux préceptes donnés par ce chirurgien, faire la dilatation tous les jours, afin d'augmenter la surface des parois de l'urèthre de toute l'étendue de l'espace compris entre les incisions. Il est nécessaire de faire remarquer que l'histoire des malades, publiée par M. Reybard, fait connaître qu'à la suite de cette dilatation prompte et puissante, on a eu à regretter un grand nombre d'accidents locaux, tels que l'inflammation du canal, l'hémorrhagie, l'infiltration de l'urine, et des troubles généraux d'une extrême gravité.

Les douleurs produites par l'uréthrotomie sont faibles pendant l'incision, tandis qu'elles sont quelquefois très vives pendant l'introduction des instruments sans conducteur. On ne peut trop insister sur la nécessité de préparer l'urèthre et de ne jamais opérer d'emblée, ainsi qu'on a conseillé de le faire. Lorsque ces diverses précautions ont été prises, il est toujours inutile et quelquefois dangereux d'avoir recours au chloroforme.

Après l'opération de M. Reybard, l'hémorrhagie très abondante a eu dans certains cas une durée inquiétante ; aussi ce chirurgien s'en est-il préoccupé en recommandant l'emploi d'un bandage compressif. Dans quelques circonstances, ces divers moyens ont eu seulement des effets momentanés, et les malades sont restés dans un état alarmant d'anémie.

On a vu aussi la tuméfaction du prépuce, de la verge, du scrotum et du périnée, principalement après un épanchement sanguin, dans les tissus superficiels ou profonds. Ces accidents surviennent ordinairement pendant la dilatation consécutive, et ils sont suivis d'une suppuration de longue durée.

L'infiltration a été plus fréquente après cette opération qu'après celle faite avec d'autres instruments ; il en est de même des accès de fièvre qui, très nombreux et très persistants, ont souvent eu un caractère d'une extrême gravité.

On a observé, après les grandes incisions, une perte de l'élasticité de l'urèthre. La verge reste courbée pendant l'érection et les efforts pour la redresser sont inutiles et douloureux. Cependant il est facile d'introduire dans le canal une bougie de 7 à 8 millimètres. C'est particulièrement lorsque l'incision a été faite dans la portion pénienne que cette incurvation s'est produite. Cet état disparaît à mesure que l'on s'éloigne de l'opération ; et à moins d'une altération fibreuse dure et épaisse, on doit attendre, et ne pas faire de longtemps une nouvelle opération.

Uréthrotomie périnéale, ou incision externe.— L'uréthrotomie périnéale, remise en lumière dans ces derniers temps par M. Syme (d'Édimbourg), est une opération qui consiste à atteindre, en traversant le périnée, le rétrécissement de l'urèthre et à le diviser sur le cathéter cannelé de Marianus sanctus (1).

Pour M. Syme, l'introduction d'un conducteur dans l'obstacle est la condition absolue du succès. Il est important de mettre en évidence ce précepte, parce qu'il est en opposition avec celui généralement admis ; c'est-à-dire que « l'incision du périnée est contre-indiquée, lorsqu'une sonde, si petite qu'elle soit, peut arriver à la vessie en passant dans un rétrécissement. »

Afin de bien circonscrire ce sujet, nous dirons encore que cette opération n'est pas applicable aux accidents de la rétention d'urine, et qu'elle a pour seul but la guérison des rétrécissements rebelles aux autres méthodes.

On peut donc établir que l'uréthrotomie périnéale est une opération réservée aux rétrécissements indilatables et qu'on peut traverser avec un petit conducteur.

M. Syme lui attribue une action plus générale ; il dit qu'elle est un remède complet pour les rétrécissements les plus opiniâtres et une méthode des plus expéditives, des plus sûres, et permanente pour les cas de moindre importance.

Procédé de M. Syme. — On fait placer le malade sur un meuble,

(1) Verneuil, *Notice historique sur cette méthode*, in *Archives de médecine*, septembre 1857.

comme pour faire l'opération de la taille périnéale: deux aides soutiennent ses jambes. L'opérateur introduit un cathéter à rainure, légèrement courbé et assez petit pour entrer dans le rétrécissement, et il le confie à l'un des deux aides (fig. 42).

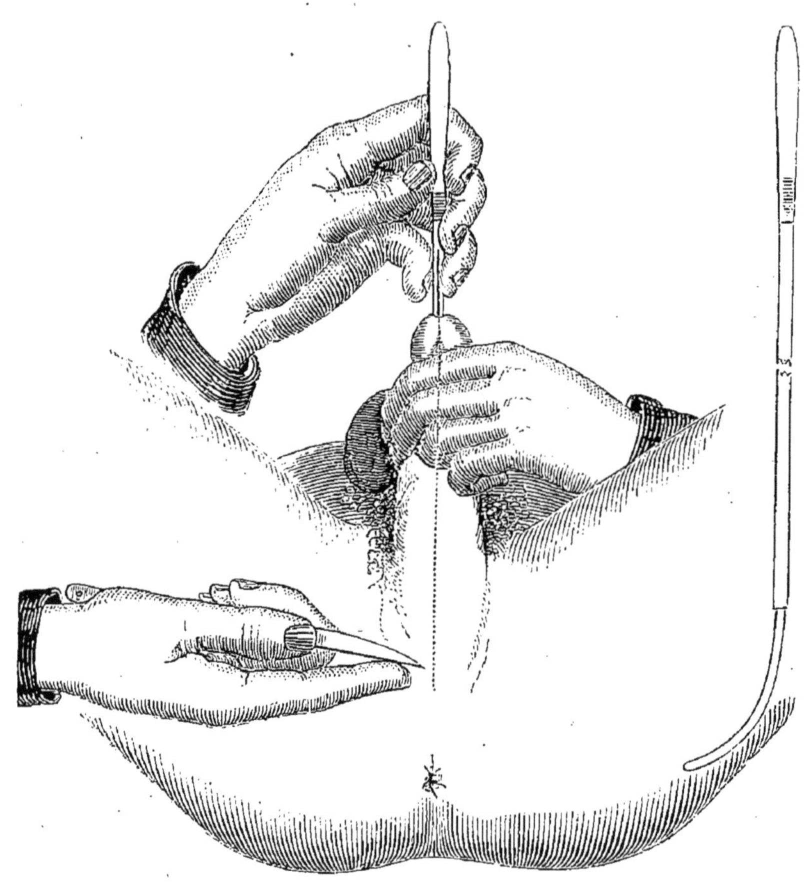

FIG. 42.

Ensuite, assis ou à genoux, il fait une incision sur la ligne médiane du périnée de 4 ou 5 centimètres de longueur. Il faut se garder de la faire vers l'anus, afin d'éviter les infiltrations d'urine.

Elle doit diviser toute l'épaisseur du périnée jusqu'à l'urèthre. Alors, de sa main gauche prenant le manche du cathéter, et de sa main droite un bistouri droit et petit, l'opérateur cherche la rainure du cathéter avec le doigt indicateur placé sur la pointe de la lame du bistouri (fig. 42), et il pousse cette pointe dans la rainure qui va lui servir de guide. Ensuite il dirige la lame d'arrière en avant, pour diviser les tissus du rétrécissement. Lorsqu'il s'est assuré qu'ils sont coupés dans toute leur longueur, il retire le cathéter et il le remplace par une sonde en argent de 5 ou 6 millimètres de diamètre; cette sonde est fixée, afin que son extrémité ne sorte pas de la vessie.

Le malade est remis au lit, où il reste pendant quarante-huit heures, et après ce temps on retire définitivement la sonde.

Il est nécessaire de tenir le cathéter de la main gauche, et de ne pas le confier à un aide, pendant que l'opérateur cherche la rainure et incise les tissus. Il faut qu'il y ait accord entre les deux mains, et action concertée pour obtenir une division totale de l'obstacle.

La condition importante de cette opération, c'est de couper la masse des tissus indurés, et de s'assurer que leur section est complète. M. Syme a souvent rencontré de grandes difficultés à faire cette vérification; aussi, après divers essais, il s'est enfin arrêté à un instrument faisant couper avec certitude la totalité des tissus malades et constater que le but de l'incision a été atteint. Cet instrument, dont on voit le dessin (fig. 42), est formé de deux parties distinctes; l'une, plus petite, commençant à la courbure, porte une rainure sur sa convexité; l'autre, plus volumineuse, s'arrête brusquement à la courbure, où elle forme une arête par sa jonction à la partie plus petite. Cette dernière, cannelée, est introduite dans le rétrécissement, tandis que la portion plus volumineuse est arrêtée contre la face antérieure de la stricture, qu'elle ne peut pas dépasser. On sent ainsi très distinctement avec le doigt, à travers le périnée, la position de l'instrument en rapport avec l'obstacle, et l'incision est plus facile à faire. La pointe du bistouri s'arrête contre la tige renflée, et l'opérateur peut s'assurer qu'il a coupé entièrement le rétrécissement.

Il peut encore avoir une autre preuve de la réussite de l'opération, en poussant l'instrument jusque dans la vessie, où il arrive lorsque tous les tissus rétractés ont été divisés. Ensuite on le retire pour lui substituer une sonde, qu'on laisse en place pendant quarante-huit heures, ainsi que nous l'avons dit.

Procédé de M. Coulson. — M. Coulson est plus absolu que M. Syme. Nous avons vu que ce dernier n'admet la possibilité de son opération que pour les rétrécissements pouvant recevoir un stylet conducteur, et lorsque les accidents de la rétention d'urine ont cessé. M. Coulson, au contraire, dit qu'on doit agir même pendant la rétention d'urine, le rétrécissement étant infranchissable.

Ce chirurgien porte un cathéter cannelé jusqu'au rétrécissement, il incise le périnée, et il fait la boutonnière derrière le rétrécissement : par cette ouverture, il introduit un stylet cannelé dans la stricture, jusqu'à ce qu'il soit presque en contact avec le cathéter, appuyé sur la face antérieure de l'obstacle ; il incise ensuite sur le stylet cannelé toute l'épaisseur des tissus de la portion de l'urèthre rétrécie ; il fait ainsi cesser la rétention en même temps qu'il opère le rétrécissement. Les soins à donner au malade sont les mêmes que ceux exigés par l'opération de M. Syme.

Procédé de M. Sédillot. — M. Sédillot chloroforme le malade. Lorsque le rétrécissement est infranchissable, après avoir coupé les tissus, comme le fait M. Coulson, après avoir retrouvé l'ouverture de l'obstacle, il y introduit deux stylets qu'il écarte, afin de dilater le canal rétréci et de permettre au bistouri de marcher avec sécurité.

Quelques chirurgiens n'ont pas osé faire cette opération de M. Syme, parce que, ne pouvant pas limiter la longueur du rétrécissement, ils n'ont pas su dans quel point de l'urèthre l'incision devait être commencée, ni où elle devait être arrêtée.

Quelques autres aussi ont craint de l'entreprendre à cause de la grande difficulté de faire passer le bout de la sonde dans la partie profonde de l'urèthre. C'est, en effet, une des grandes complications de l'opération, quoi qu'en aient dit quelques chirurgiens.

M. Syme a dû plusieurs fois chercher péniblement le siége précis du rétrécissement, et longuement essayer de faire l'introduction de la sonde dans le bout postérieur du canal. Pour faire cesser ces incertitudes, il s'est servi d'un conducteur en acier, cannelé sur sa convexité et couvert par une sonde de gomme élastique, ouverte à ses deux bouts qu'on arrête au commencement de la courbure du cathéter. Cette partie, plus mince que le reste de l'instrument, pénètre dans l'obstacle et s'avance vers la vessie jusqu'à ce que le relief de la sonde vienne butter contre l'obstacle. On confie l'instrument à un aide, qui le maintient avec fermeté en même temps qu'il relève les bourses avec la main gauche, et le chirurgien exécute l'opération, ainsi que nous l'avons décrite. Il pousse ensuite jusque dans la vessie le cathéter armé de la sonde, où elle arrive librement, si le rétrécissement a été entièrement divisé. On retire le cathéter et on laisse la sonde. On voit donc qu'il est possible de savoir exactement où doit s'arrêter l'incision, de diriger sans tâtonnements la sonde, qui doit rester à demeure et d'avoir la certitude que le rétrécissement est entièrement coupé.

Lorsque l'induration du périnée est considérable, lorsqu'elle exige des débridements, M. Syme fait une longue incision sur les côtés de l'urèthre, sans l'atteindre ; il fait poser des cataplasmes pendant quelques jours, et ensuite il complète l'opération en coupant le rétrécissement.

Pansement. — Ordinairement l'hémorrhagie est peu abondante. M. Syme a écrit dans le *Journal mensuel d'Édimbourg*, juin 1851, qu'il a fait cette opération huit fois pendant l'hiver qui vient de finir, et que, « dans aucun cas, l'écoulement sanguin n'a dépassé une cuillerée à café. » M. Sédillot dit que la section du bulbe n'a pas produit d'hémorrhagie; une ligature est à peine nécessaire pour lier l'artère bulbeuse qu'il suffit souvent de comprimer entre les doigts pour arrêter l'écoulement du sang.

Il faut se garder de tamponner la plaie, afin d'éviter l'inflammation des veines, qui, dans deux cas observés par M. Sédillot, s'est développée d'une manière foudroyante.

Ce chirurgien laisse la sonde à demeure pendant la première semaine, le malade restant couché sur le dos, et les jambes étant maintenues fléchies à l'aide d'un coussin placé sous les jarrets. La sonde reste ouverte, pour que l'urine coule goutte à goutte. La plaie doit être souvent lavée, sans pansements, sans réunion, et laissant quelquefois passer impunément une certaine quantité d'urine.

Vers le douzième jour, l'urine cesse de sortir par la plaie du périnée, dont la cicatrisation se fait insensiblement.

Lorsqu'on introduit une sonde dans le canal, après que la cicatrisation est achevée, on sent au point où la cicatrice s'est formée un peu d'induration, et cette partie de l'urèthre est plus sensible que dans l'état normal. M. Syme attache peu d'importance à la dilatation après l'opération.

Accidents consécutifs. — Quelle que soit la méthode employée, l'uréthrotomie peut produire des accidents consécutifs, locaux ou généraux, variant beaucoup d'intensité et de durée. On peut, sinon toujours les prévenir, au moins en atténuer la gravité.

Ces accidents sont l'*hémorrhagie*, les *accès de fièvre*, l'*inflammation*, l'*infiltration d'urine* et la *mort*.

Nous avons dit déjà que l'hémorrhagie a toujours pu être arrêtée, et les moyens à employer ont été décrits.

Les accès de fièvre sont fréquents après l'incision faite avec les instruments de M. Reybard. M. Robert dit : « Dans notre relevé de trente-deux cas d'uréthrotomie, les accès de fièvre ont été observés douze fois; la forme pernicieuse s'est montrée deux fois. Ils sont moins fréquents après l'emploi de l'instrument à olive. Cette différence s'explique par l'inégalité des efforts, toute en faveur de l'instrument à olive, nécessaire à l'introduction des appareils. »

M. Syme affirme que, par sa méthode, les accidents nerveux sont peu importants, et qu'ils n'ont pas besoin « de médicaments ni d'autres soins, excepté de *l'assurance positive du chirurgien que tout ira bien.* »

Appréciation de l'uréthrotomie. — L'instrument à olive produit peu de douleurs. Celui de M. Reybard en occasionne davantage, principalement pendant les manœuvres d'introduction ; et celles qui résultent de l'opération de Syme ont paru être assez vives pour que des chirurgiens aient cru utile d'avoir recours au chloroforme, principalement quand on opère sans conducteur.

Les douleurs du traitement consécutif sont faibles lorsqu'on agit avec prudence; les malades s'habituent à la présence de la sonde. Dans quelques cas, elle excite des besoins d'uriner qui cessent d'être pressants en la retirant.

Plus tard, les bougies sont facilement supportées, à la condition de ne pas se servir de trop volumineuses en commençant, et d'en faire l'introduction avec lenteur et prudence.

L'infiltration d'urine a été observée après l'emploi de toutes les méthodes ; elle peut se faire immédiatement après l'opération, elle est primitive, ou elle peut survenir pendant le traitement, alors elle est secondaire.

Lorsqu'elle est lente et peu abondante, elle occasionne un gonflement, une inflammation sourde de la plaie, et elle donne lieu à un ou à plusieurs abcès circonscrits. Lorsqu'elle est abondante et rapide, la douleur est très vive, et la mortification des tissus s'étend au loin. L'arrêt des caillots de sang et le spasme des muscles de l'urèthre ont également été suivis de l'infiltration urineuse.

L'uréthrotomie périnéale a été plusieurs fois la cause de l'infiltration d'urine, soit parce qu'on a ouvert, dans une certaine étendue, le fascia profond, soit parce que la pointe du bistouri s'est égarée dans les tissus. Préoccupé de cette idée, M. Syme dit : « Quoique facile, cette opération exige une grande attention et une grande précision pour faire l'incision sur la ligne médiane. La pointe du bistouri peut glisser sur les côtés de la cannelure et se perdre dans les tissus, surtout quand ils sont indurés et lorsqu'ils empêchent de reconnaître le conducteur. Dans ces cas, surviennent les graves complications de la phlébite, de la résorption purulente, auxquelles succombent les opérés ; assez rares après l'uréthrotomie interne et plus fréquentes après l'incision périnéale. »

D'après un tableau publié par M. Thompson, les guérisons complètes sont en grande minorité, la proportion des demi-succès et des résultats douteux est considérable, et l'on a cité plusieurs cas de mort.

Cette opération reste souvent incomplète, parce qu'elle atteint difficilement les brides placées en arrière, et surtout celles placées en avant du rétrécissement divisé. C'est donc à tort que M. Syme a écrit : « L'incision externe sur une sonde cannelée est un remède complet contre les rétrécissements les plus opiniâtres ; et dans les cas moins graves, elle guérit plus promptement et plus sûrement que la simple dilatation. »

L'uréthrotomie, par quelque procédé qu'on l'exécute, n'est pas une méthode absolue. Elle doit être précédée et suivie de l'emploi de la dilatation pour faciliter l'introduction des instruments et pour rendre au canal son calibre normal. Les scarifications sont aujourd'hui généralement abandonnées ; l'expérience ayant prouvé que, si elles améliorent momentanément l'état du malade, elles ne tardent pas à l'aggraver, en augmentant la force de rétraction par les nouvelles cicatrices ajoutées au rétrécissement.

L'uréthrotomie d'avant en arrière est une opération exceptionnelle, utile seulement pour faciliter le passage des instruments; l'uréthrotomie d'arrière en avant, faite avec l'instrument à olive, incise les tissus malades et ménage à volonté les tissus sains. C'est une opération facile généralement, et dont la portée peut être déterminée; pouvant atteindre successivement et par une seule opération toutes les parties rétrécies, elle a l'avantage de laisser à l'abri du contact de l'air les plaies qui guérissent sans suppuration.

Dans l'uréthrotomie externe, pour atteindre le rétrécissement, on doit diviser les parties saines, et on ne peut pas toujours arriver à toutes les parties malades, lorsque, par exemple, les rétrécissements sont multiples et très éloignés les uns des autres.

Cette opération n'est pas d'une exécution aussi facile que le dit M. Syme ; il résulte des faits publiés par M. Thompson qu'il y a eu beaucoup de mécomptes pour avoir cru à cette prétendue facilité, et M. Syme a rejeté sur des erreurs commises par les chirurgiens les revers nombreux qui ont été signalés.

Cette méthode ne peut pas être appliquée lorsque les rétrécissements sont très distants les uns des autres, à moins de fendre l'urèthre sur une grande longueur, ou de faire des incisions multiples pour diviser chaque rétrécissement.

La plaie, exposée à l'air, suppure et se ferme lentement, et elle donne lieu à des résorptions purulentes ayant occasionné la mort.

Elle a sur l'uréthrotomie interne de grands avantages, lorsque le rétrécissement est compliqué de fausses routes, de tumeur ou de pierre, puisqu'elle débride ces fausses routes, découvre ces tumeurs, qui, ainsi que les pierres, peuvent être extraites par l'incision.

Cette opération est la plus utile dans les cas où la partie rétrécie de l'urèthre a une tendance constante à se resserrer, et qui augmentant après chaque essai de dilatation ; dans les cas où le rétrécissement, résistant à tous les moyens, revient sur lui-même par la force de rétraction des tissus profondément transformés, ou par la production de cicatrices devenues plus résistantes après de nombreuses cautérisations : elle est encore l'unique ressource contre les rétrécissements traumatiques entourés de tissus indurés et perforés de fistules.

Des récidives ont été observées après cette opération, de même qu'après les autres procédés de l'uréthrotomie, et M. Syme les attribue à la division incomplète du rétrécissement. Nous croyons, ainsi que nous l'avons dit, qu'elles dépendent plutôt de l'impossibilité d'atteindre avec le bistouri les brides placées au-devant de la stricture.

Les praticiens prudents ne l'accepteront jamais pour méthode générale, applicable à tous les cas de rétrécissements, comme ont voulu le faire quelques enthousiastes; ils ne la répudieront pas davantage, à l'exemple des esprits timorés, et ils seront heureux d'avoir à leur disposition une opération puissante, exceptionnelle et réservée aux cas contre lesquels les autres méthodes viennent échouer.

On a proposé d'autres moyens de guérir les rétrécissements, que l'expérience n'a pas sanctionnés.

L'excision faite par Arnott, et plus tard par M. Leroy, avec des curettes emporte-pièces n'est plus employée aujourd'hui.

L'électricité, proposée par M. Wertheimber pour ramollir et dilater les rétrécissements, a été jugée inefficace.

ARTICLE III.

DES RÉTRÉCISSEMENTS DU MÉAT URINAIRE.

Le méat urinaire peut être divisé en deux parties par une membrane tendue de manière à former deux ouvertures, l'une supérieure et l'autre inférieure. Dans ces cas, il est allongé, l'ouverture supérieure se termine en cul-de-sac à la paroi supérieure du canal, et l'ouverture inférieure est la véritable entrée de l'urèthre.

Lallemand a vu un cas semblable, et M. Civiale en cite quatre ; j'en ai observé deux, dont un très étroit. Dans un des cas cités par M. Civiale, l'urine sortait par les deux ouvertures.

Ces brides n'occasionnent pas d'incommodités dans l'état de santé, et c'est seulement pendant une inflammation de l'urèthre, ou lorsqu'il est nécessaire d'introduire des instruments dans ce canal, qu'on est dans la nécessité de les enlever.

Il en est de même des brides en croissant ; elles occupent tantôt la paroi supérieure et tantôt la paroi inférieure du canal, elles sont quelquefois circulaires.

Elles deviennent des causes d'accidents lorsque l'urine est épaisse, chargée de mucosités, ou lorsqu'elle entraîne des sables ou des graviers, et enfin elles sont un véritable obstacle à l'introduction des instruments volumineux.

Elles n'attirent l'attention des malades que lorsqu'elles ont acquis assez d'ampleur pour empêcher la libre sortie de l'urine. Alors le gland devient dur, et on peut les sentir en en prenant le bout entre deux doigts. Si cet état se complique d'une lésion au col de la vessie, il devient volumineux, dur et douloureux.

Ces obstacles ne sont pas dangereux, parce qu'on les reconnaît et qu'on peut les atteindre facilement. Une bougie de cire molle, assez volumineuse pour produire la distension du méat urinaire, rapporte fidèlement l'empreinte de ces obstacles et ne laisse pas de possibilité à une erreur de diagnostic.

Traitement des rétrécissements de l'orifice externe de l'urèthre. — La dilatation, soit temporaire, soit permanente, est impuissante à élargir ces rétrécissements ; on a employé les bougies, les sondes, les cathéters d'étain, les morceaux de guimauve, laissés à demeure, et toujours l'ouverture s'est rétrécie très peu de temps après avoir enlevé ces corps dilatants.

La cautérisation a été souvent faite sans succès ; et presque toujours elle a augmenté la force de rétraction.

C'est à l'incision qu'il faut recourir pour faire disparaître ces obstacles, et non pas aux scarifications multiples qui, en se cicatrisant, reproduisent le rétrécissement et augmentent sa force rétractile.

Cette opération est si peu douloureuse, elle donne lieu à si peu d'inconvénients, que M. Civiale la fait en commençant une première séance de lithrotitie, entre l'injection et l'introduction de l'instrument et sans en prévenir le malade.

C'est M. Civiale qui a le plus contribué à vulgariser cette petite et utile opération. Ayant souvent rencontré des difficultés à introduire les instruments pour broyer la pierre, il a fait avec succès le débridement du méat urinaire; et bientôt de la pratique de la lithotritie, elle s'est répandue dans la thérapeutique des maladies des voies urinaires. Elle était si peu en usage avant 1824, que Ducamp dit, dans son *Traité des rétrécissements de l'urèthre* : « Le méat urinaire n'a que la moitié à peu près de la largeur de la » partie la plus étroite du canal, quelques chirurgiens ont *bien pro- » posé d'agrandir cette ouverture* par une incision, mais je ne sache » pas que cette idée ait été mise à exécution (1). »

L'incision doit être faite sur la paroi inférieure de l'urèthre, parce que l'épaisseur des tissus y est moindre qu'en aucun autre point.

On a imaginé différents instruments pour l'exécuter. On s'est servi du bistouri boutonné, et de la sonde cannelée. Ils sont au moins

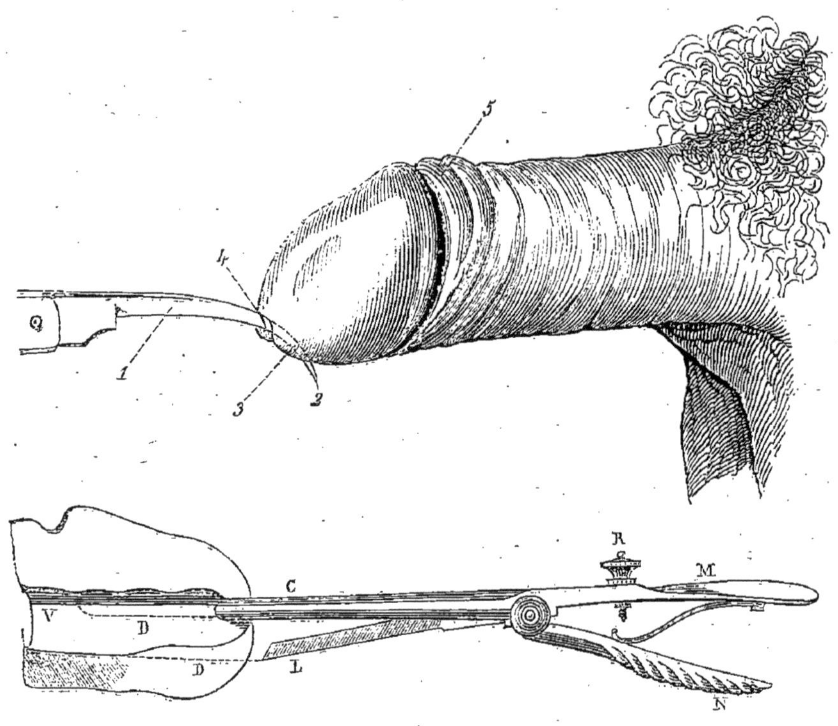

FIG. 43.

C. Gaîne du lithotome.
L. Lame dégagée de la gaîne.
M. Manche de l'instrument.
N. Bascule de la lame.
R. Vis servant à régler la saillie de la lame.

inutiles, et on peut atteindre le même but par des moyens plus simples. Je me sers d'un bistouri à lame étroite et très recourbée vers la pointe 2 (fig. 43), qu'on émousse par une petite boule de cire. Après l'avoir huilé, on l'introduit dans le méat urinaire, 4, et on lui fait parcourir toute la ligne pointée, 3. Alors on pique la paroi inférieure

(1) Ducamp, *Traité des rétentions d'urine*, 1823, p. 94.

du canal, et la pointe du bistouri, 2, apparaît au dehors après avoir abandonné la boule de cire; il suffit de tirer la lame à soi pour achever l'opération. Le plus souvent c'est le malade lui-même qui la termine en faisant brusquement un mouvement en arrière.

Le lithotome caché, réduit, de M. Civiale, est aussi d'une grande utilité (fig. 43). Je l'ai employé dans le cas particulier des valvules, et il ne mérite pas la critique qui en a été faite.

M. Leroy (1) dit que cet instrument coupe les tissus au delà du rétrécissement ; mais ce fait, blamé par lui, est une des conditions du succès dans la cure des rétrécissements, comme nous l'avons vu dans la description de l'uréthrotomie.

Après avoir opéré le débridement du méat urinaire, l'hémorrhagie dure souvent quelques heures ; elle est presque toujours abondante, relativement à la plaie qu'on a faite. On ne doit pas s'en préoccuper : cet écoulement de sang est favorable au malade, il prévient le gonflement du gland, il empêche le développement des érections, qui sont toujours douloureuses après une opération.

Le malade doit placer la verge dans un vase d'eau froide quand il veut uriner. Cette précaution le met à l'abri de douleurs, de cuissons produites par le passage de l'urine sur la plaie.

Vingt-quatre heures après l'opération, la plaie a une grande tendance à se cicatriser, il n'est pas rare de voir les lèvres réunies et soudées entre elles : on les sépare en déchirant les adhérences commencées; et il faut placer sur la plaie un peu de cérat saturné afin d'éviter une nouvelle soudure. On a conseillé de la toucher avec le nitrate d'argent, afin d'empêcher sa réunion immédiate. Le contact de ce caustique est toujours douloureux, et les malades ne l'acceptent qu'avec répugnance : il est donc inutile de l'employer, puisqu'on peut arriver plus facilement au même but. Les tissus de l'urèthre passent très vite à l'état de rétraction, lorsqu'ils ont subi l'influence de l'inflammation. Obéissant à la loi générale de la rétraction, ils perdent de leur étendue, de sorte que l'ouverture que l'on a faite diminue de près d'un tiers de la longueur : il faut donc faire l'incision plus longue que l'ouverture qui devra rester définitivement.

Dans quelques circonstances exceptionnelles, l'hémorrhagie continue malgré les applications d'eau froide et l'usage de différents moyens recommandés en pareil cas. On doit alors avoir recours à une grosse sonde introduite et fixée dans l'urèthre. Après une heure ou deux de séjour l'hémorrhagie s'arrête.

(1) Leroy, *Urologie*, 1845, p. 178.

Il y a des cas où l'on doit faire cette incision deux ou trois fois, et il faut continuer à introduire les bougies jusqu'à ce que le méat urinaire ait acquis sa souplesse normale.

On a conseillé de se servir du bistouri; cet instrument n'agit pas avec la même certitude que le lithotome caché ou que l'uréthrotome à olive, dont l'action est toujours exactement limitée par le rétrécissement lui-même.

ARTICLE IV.

DU RÉTRÉCISSEMENT DE LA PORTION SPONGIEUSE DE L'URÈTHRE.

Les rétrécissements de la portion spongieuse, éloignés de 3 à 5 centimètres du méat urinaire, se distinguent de ceux qui ont leur siége dans les autres portions du canal par des particularités très évidentes : ils sont quelquefois allongés et durs, et ils résistent presque toujours à tous les moyens employés pour les dilater; heureusement leur siége permet de suivre la marche des instruments de cathérisme et d'éviter de faire des déchirures et de fausses routes si fréquentes à la courbure du canal.

Ils sont dus surtout aux violences, à la torsion du pénis pendant l'érection, à la funeste habitude qu'ont certaines personnes de briser la corde *dans la chaudepisse cordée*, à la dilatation forcée du canal par des instruments trop volumineux, au séjour prolongé de fragments de pierre après la lithotritie, et surtout aux injections caustiques employées pour guérir l'uréthrite. En général ces rétrécissements se forment très lentement, et lorsqu'ils sont très anciens, ils ne produisent pas la sécrétion purulente qui accompagne souvent les autres. Le doigt promené sur la peau sent distinctement une nodosité dure et quelquefois visible, lorsqu'on a introduit une sonde dans le canal. Si sur un cadavre on examine l'intérieur de l'urèthre, et si aucune complication n'a altéré les tissus, on trouve seulement une surface nacrée d'une étendue plus ou moins grande, et moins extensible que les parties voisines.

Les rétrécissements de la portion pénienne, surtout ceux qui sont éloignés de 4 à 6 centimètres du méat urinaire, laissent souvent sur la bougie de cire molle des empreintes linéaires peu épaisses et semblables à un sillon formé par un très petit lien; d'autres fois ces sillons multiples sont très rapprochés, de sorte que l'introduction d'un cathéter fait croire à l'existence d'un rétrécissement très allongé. Ces sortes de strictures résistent à la dilatation, soit temporaire, soit permanente, elles augmentent de gravité par la cautérisation, et c'est l'incision seule qui, en les débridant, peut faire cesser les désordres qu'elles occasionnent.

La cautérisation destructive est la méthode la plus dangereuse que l'on puisse employer dans cette partie de l'urèthre, il en résulte toujours des accidents immédiats, tels que l'hémorrhagie, de vives douleurs, la rétention d'urine, et plus tard la reproduction du rétrécissement et la transformation fibreuse à un degré plus complet.

On ne peut trop insister sur la nécessité d'exclure la force en introduisant ou en retirant des bougies, et de choisir celles-ci d'un petit volume; une bougie trop grosse pour l'ouverture du rétrécissement n'y entre qu'avec violence, et elle produit une douleur qui s'étend jusque dans les testicules. Quand on la retire, elle est serrée par le rétrécissement à tel point qu'elle abandonne une partie de la cire, derrière le rétrécissement: l'urèthre, tiraillé par les efforts d'extraction, s'enflamme, devient dur, douloureux, tendu comme une corde, ou il s'y forme des nodosités qui se transforment bientôt en petits abcès.

Ces rétrécissements, quoique assez peu développés pour ne pas avoir été reconnus pendant qu'on constate l'existence d'une autre stricture située à la courbure, acquièrent tout à coup une telle irritabilité pendant le traitement dirigé contre la stricture plus profondément située, qu'ils deviennent la maladie principale, et qu'il faut s'en occuper activement, et à l'exclusion momentanée de celle pour laquelle le traitement avait été commencé.

Traitement. — La dilatation temporaire faite avec lenteur est utilement employée lorsque la maladie, à son début, n'est encore qu'une simple diminution du calibre du canal sans transformation fibreuse du tissu réticulaire. On ne doit introduire une bougie plus grosse que lorsque la première entre avec facilité. Cette précaution ne doit pas être négligée, car une inflammation qui amène la contracture, qui produit la rétention d'urine, et enfin oblige à interrompre le traitement, est la conséquence immédiate de toute violence exercée sur ce rétrécissement. Pendant l'introduction des bougies, il survient très souvent un écoulement favorable à la dilatation : s'il est très abondant, il faut suspendre pendant quelques jours l'usage des instruments; si, au contraire, le canal reste sec, la dilatation sera impuissante, quelque temps qu'on l'emploie, et l'on sera contraint de l'abandonner pour choisir une autre méthode.

La dilatation permanente par la sonde à demeure augmente la gravité de la maladie : des rétrécissements simples et extensibles deviennent durs et rigides, et l'incision seule peut rendre au canal son calibre normal; ils s'opposent au passage des bougies qui entraient avec facilité les jours précédents, et si l'on insiste, on produit des accidents qui obligent à abandonner momentanément toute espèce de manœuvres. Dans de tels cas, il faut se servir de petites bougies passant librement dans cette stricture étroite, et les laisser en place pendant quelques minutes; on les remplace ensuite par une autre un peu plus grosse, et en peu de jours on peut réintroduire librement celle qui était invinciblement arrêtée.

Malheureusement cette portion de l'urèthre a, comme son orifice externe, une tendance extrême à revenir sur elle-même, lorsque les tissus qui la composent ont subi la transformation fibreuse. On doit considérer comme l'exception la guérison obtenue par la dilatation. Quelques soins que l'on mette à appliquer cette méthode, quelque prudence que l'on emploie à diriger le traitement, la force de rétraction permanente et progressive inhérente au tissu fibreux, domine et annule tous les efforts, et c'est par l'uréthrotomie qu'il faut chercher à rendre au canal ses dimensions et sa souplesse.

ARTICLE V.

DU RÉTRÉCISSEMENT DE LA PORTION BULBEUSE DE L'URÈTHRE.

Les rétrécissements qui se forment à l'union du bulbe et de la portion membraneuse sont les plus nombreux; et lorsqu'il n'y a point de complications, la maladie, sans gravité, guérit par le traitement si simple et si peu douloureux de la dilatation temporaire. Mais les malades attendent souvent que le mal ait fait des progrès et ait produit des accidents avant de se soumettre à un traitement qu'ils redoutent, et qui nécessairement sera long et pénible, puisqu'il aura à détruire un bourrelet fibreux, dur, difficilement extensible, et occupant quelquefois la presque totalité de la circonférence de l'urèthre.

Les lésions consécutives que nous avons décrites page 68, se produisent presque toujours, et les symptômes généraux deviennent graves; ils réclament des secours immédiats, dont l'application est difficile, dangereuse et quelquefois impossible. Ils constituent donc une des situations les plus critiques qu'on puisse rencontrer.

Traitement. — Il faut d'abord reconnaître le rétrécissement par l'introduction d'une petite bougie de cire molle, qui en rapportera une empreinte, la pointe de la bougie s'engageant avec difficulté dans l'ouverture étroite du rétrécissement. On devra agir avec les précautions que nous avons indiquées dans le chapitre traitant des explorations, afin d'éviter le pelotonnement de la bougie sur la face antérieure du rétrécissement. C'est par l'habitude et par le tact, que le chirurgien sent si la bougie est entrée ou si elle s'est repliée au devant de la stricture.

Les rétrécissements de cette région modifient quelquefois les rapports anatomiques de telle sorte, que l'introduction d'une bougie flexible devient impossible, si on ne l'aide par une petite manœuvre. La rétraction des tissus a rendu très brusque la courbure du canal et a augmenté l'excavation du bulbe, dans laquelle la pointe de la bougie vient s'enrouler : on doit alors, sans presser la bougie contre les parois du bulbe, soulever, avec l'indicateur de la main gauche, le périnée au niveau du bulbe, en même temps qu'on enfonce lentement la bougie. Le doigt relève les tissus et forme un plan solide empêchant le bulbe de céder à la pression de la bougie et aidant son entrée dans la portion membraneuse. Les bougies de cire molle doivent rester en place seulement pendant cinq ou dix minutes; elles ne produisent pas de douleurs, et elles ne provoquent pas de réaction. Généralement elles conservent l'empreinte du rétrécissement, et tant que cette empreinte se fait, on ne doit pas se servir d'une bougie plus forte. La gradation du volume des instruments doit être observée avec soin, afin d'éviter des réactions et des spasmes qui produisent brusquement des resserrements du canal. Dans ce dernier cas, il faut interrompre le traitement et soumettre le malade au repos, aux bains, aux boissons et aux lavements émollients.

On fait de nouveau l'introduction des bougies, en commençant par des numéros inférieurs, qu'on augmente ensuite très lentement.

J'insiste beaucoup sur la nécessité de procéder avec lenteur dans l'introduction des instruments, et sur le soin qu'on doit mettre à proportionner leur volume à l'ouverture des rétrécissements, surtout de ceux formés dans la portion bulbeuse, où une dilatation forcée produit des accidents qui peuvent amener la mort des malades, ainsi que M. Civiale en a cité des exemples (1).

ARTICLE VI.

DES RÉTRÉCISSEMENTS MULTIPLES DE L'URÈTHRE.

Les rétrécissements peuvent être nombreux, soit qu'ils existent réunis dans une même partie du canal, soit que, très éloignés les uns des autres, ils aient leur siége dans des portions différentes de

(1) *Loc. cit.*, 2e édit., t. I, p. 398.

l'urèthre. Cette multiplicité des strictures est une complication de la maladie; elle augmente les difficultés du traitement.

Le diagnostic est difficile à établir lorsque le premier obstacle est le plus étroit, et l'on reste dans l'incertitude quant à la gravité, et souvent quant au nombre, de ceux qui sont placés plus profondément. On ne peut faire le choix d'une méthode de traitement que lorsqu'on a déjà obtenu un certain degré de dilatation permettant l'introduction d'instruments explorateurs.

La dilatabilité des rétrécissements, variant avec leur siége, oblige le chirurgien à employer alternativement différentes méthodes. Les obstacles qui se forment au méat urinaire, ou les rétrécissements anciens de la portion pénienne résistent à la dilatation, tandis que la majorité de ceux placés dans le fond du bulbe se laissent heureusement modifier par les bougies. La direction à donner au traitement dépend donc de ces conditions diverses.

Certains rétrécissements de l'urèthre opposent une grande résistance à l'introduction de la plus petite bougie; la rétention d'urine complique souvent ces cas graves, et ce liquide, s'infiltrant dans les tissus pour se créer des issues nouvelles, a fait croire à un grand nombre de chirurgiens que le canal est complétement oblitéré.

D'autres rétrécissements, laissant sortir l'urine et empêchant le passage de la bougie la plus ténue, ont fait nier l'oblitération complète de l'urèthre et admettre l'imperméabilité de l'obstacle.

Ces opinions diverses proviennent de ce qu'on n'a pas établi une distinction suffisante entre le rétrécissement proprement dit, c'est-à-dire, celui qui est le produit d'une inflammation de l'urèthre, et le rétrécissement traumatique, c'est-à-dire celui qui se forme après les déchirures ou après de profondes contusions de l'urèthre. Dans le premier cas, l'oblitération complète du canal est extrêmement rare, tandis que dans le second on l'a vue un grand nombre de fois; et c'est pour ne pas avoir tenu compte de la différence des causes qu'il y a encore de l'incertitude dans l'appréciation des résultats. Il existe aussi de la confusion dans le choix des moyens de traitement : par exemple, on voit employer par les uns de volumineux instruments dans les cas où d'autres se servent de bougies filiformes; on voit des chirurgiens faire la boutonnière lorsque d'autres traversent les obstacles de vive force, soit avec le trocart, soit avec la sonde conique. Enfin, quelques-uns ont modifié leur pratique en détournant de sa véritable signification une opération nouvelle, utile dans des cas particuliers pour la guérison desquels elle a été imaginée, mais dangereuse et souvent funeste dans des circonstances qui laissent de l'imprévu. C'est ainsi que nous avons vu l'uréthrotomie périnéale, qui doit toujours être faite sur un conducteur, et dans le but unique de guérir un rétrécissement, être pratiquée sans guide, et pour faire cesser une rétention d'urine.

ARTICLE VII.

DU RÉTRÉCISSEMENT INFRANCHISSABLE DE L'URÈTHRE.

M. Symè dit qu'il n'y a pas de rétrécissement infranchissable : lorsque l'urine peut encore passer par gouttes, à travers une stricture, une bougie très fine doit pouvoir y être introduite. Je partage entièrement cette opinion, quelque absolue qu'elle paraisse être (1).

M. Leroy, à plusieurs reprises, a montré aux praticiens l'importance de cette question ; et il a rendu un grand service à cette partie de la pratique chirurgicale, en expliquant les causes qui s'opposent au passage des bougies, et en diminuant beaucoup, par cette démonstration, le nombre des rétrécissements dits *infranchissables* (2). Grâce à ce progrès, des malades ont été guéris par la seule dilatation, qui auraient dû subir des opérations dangereuses, et d'autres ont été soustraits aux angoisses de la rétention d'urine, sans subir les épreuves du cathétérisme, exécuté *chirurgicalement, secundum artem !*

Tous les chirurgiens ont vu des rétrécissements laissant passer l'urine et empêchant l'introduction d'une bougie, quelle que soit sa ténuité : ils ont vu également que la bougie ayant franchi l'obstacle est très libre dans le canal ; de sorte que ce n'est pas à l'étroitesse de son ouverture qu'on doit attribuer la difficulté à y pénétrer, mais à sa position excentrique, ou à une saillie de la muqueuse qui la couvre. M. Leroy dit avec raison que cette difficulté provient aussi de ce que des rétrécissements plus ou moins nombreux, situés alternativement sur l'une ou l'autre paroi du canal, altèrent la direction de son trajet, qui décrit alors un zigzag. La pointe de la bougie qui a dépassé un premier rétrécissement en rencontre un second contre lequel elle butte, et dont elle ne peut trouver l'ouverture qui n'est pas en rapport avec celle que l'instrument a dépassée.

Tel était le fait communiqué à la *Société de chirurgie* par M. le professeur Nélaton : un jeune homme, qui urinait par regorgement et chez lequel toutes les tentatives de cathétérisme avaient échoué, ayant succombé quelques jours après, on fit l'incision de l'urèthre

(1) *Henri Thompson, Ext. divis. of strict.* in *the Lancet*, nᵒˢ IV, V ; 1, 1856.
(2) *Urologie*, p. 130.

en avant et en arrière du point rétréci, et on put voir le conduit que l'urine traversait sans difficultés; alors qu'aucun instrument, quelque petit qu'il fût, n'avait pu y entrer. Des tentatives de cathétérisme furent en vain renouvelées par chaque membre de la Société; et enfin M. Nélaton ayant incisé le rétrécissement, on vit qu'il était disposé en Z.

Ces rétrécissements ont aussi été nommés *imperméables*. M. Samuel Wilmot dit qu'on doit réserver cette dénomination pour ceux qui ne laissent pas sortir une goutte d'urine, et que les autres doivent être divisés en rétrécissements qui cèdent et en rétrécissements qui ne cèdent pas, en *absorbobles* et en *non absorbables* (1).

On a cherché à expliquer les difficultés qu'on rencontre à introduire une très fine bougie dans ces rétrécissements; on a dit que le contact de l'instrument, que la piqûre faite par sa pointe, provoquaient un spasme, un afflux du sang fermant subitement l'entrée de l'obstacle. On a dit encore que les petites bougies manquaient de résistance pour vaincre la sécheresse et le peu d'élasticité des tissus fibreux. Préoccupé de ces causes imaginaires, on a méconnu les causes réelles, c'est-à-dire la position alterne et la situation excentrique de l'ouverture des rétrécissements.

Quelquefois certaines strictures ont été declarées infranchissables, après un premier cathétérisme heureux: les difficultés en effet, deviennent plus grandes après une première introduction; mais la persévérance dans l'emploi de la bougie doit toujours amener un résultat favorable.

M. Lefebvre (2) a montré l'urèthre d'un homme qu'il n'a plus été possible de sonder après y avoir réussi une première fois; l'urine continua à sortir par un jet filiforme. Le 21 juin 1845, une petite bougie pénétra dans la vessie; le 22, des essais nouveaux furent impuissants; une petite quantité de sang et de pus sortit par l'urèthre; le 25 et le 26, les essais d'introduction ne furent pas plus heureux; il survint un accès de fièvre, et le malade mourut le 1er juillet.

On voit donc, et la sortie de l'urine le prouve, qu'il y a toujours un passage ouvert dans la partie rétrécie de l'urèthre; dans les faits que je viens de rapporter, et qui peuvent servir de types, l'autopsie montre clairement ce conduit, ses déviations et les causes de l'obstruction de son ouverture.

De l'oblitération complète de l'urèthre. — Dans le petit nombre de faits d'oblitération complète de l'urèthre, après l'inflammation de

(1) *Dublin Quarterly Journal*, t. XLVI, p. 311.
(2) *Société anatomique*, année, 1845.

ce canal, nous choisirons, pour les citer, ceux qui nous ont semblé être incontestables, à cause de l'autorité acquise dans la science par les hommes qui les ont fait connaître.

Observation. — Félix Pascal, qui a annoté le traité de Chopart, dit avoir vu une seule fois, sur le cadavre d'un homme âgé d'environ cinquante ans, une oblitération du canal, commençant au-dessus de la fosse naviculaire, et ayant plus d'un pouce de longueur. Dans cette partie, *le canal était parfaitement interrompu.* Il y avait des fistules au périnée et au scrotum. Il ajoute : « Nous avons examiné l'urèthre dans d'autres sujets qu'on n'avait pu sonder, et chez lesquels on croyait le canal entièrement fermé ; nous avons pu passer un stylet dans la partie rétrécie ; des nodosités rendaient ce canal tortueux et changeaient sa direction (1). »

Alliès rapporte le fait d'un homme de trente ans qui avait deux fistules, l'une à la fosse naviculaire, et l'autre au scrotum : l'urèthre *était oblitéré* depuis le méat urinaire jusqu'à la fosse naviculaire, l'urine sortait en totalité par les deux fistules (2).

Viguerie, chirurgien de l'Hôtel-Dieu de Toulouse, a opéré un homme de cinquante-cinq ans, qui avait l'urèthre *oblitéré* depuis deux mois, et qui rendait l'urine par dix trous fistuleux, situés près de l'anus et aux fesses (3).

Ch. Bell possédait dans sa collection un urèthre si *complétement oblitéré*, qu'une soie de sanglier ne pouvait y entrer (4).

Thompson cite trois exemples d'oblitération qui font partie de la collection de l'hôpital de Guys, ils portent les numéros 2405, 2403, 2412. Ce chirurgien dit avoir vu à l'hospice un obstacle si complet, qu'après avoir ouvert l'urèthre jusqu'au rétrécissement, il lui fut impossible d'y faire passer une soie de sanglier. Derrière le point obstrué, il y avait une fistule (5).

M. Bouchet a présenté à la *Société anatomique* un urèthre dont la *complète oblitération* a été constatée par MM. Nélaton, Gosselin et Galliet. La totalité de l'urine passait par des fistules périnéales (6).

Bérard, membre d'une commission, composée de lui, de Blandin et de M. Lenoir, a fait à la Société anatomique un rapport sur une intéressante communication de M. Bosc. Il s'agis-

(1) Chopart, *Traité des maladies des voies urinaires*, t. II, p. 323.
(2) Alliès, *Maladies de l'urèthre*, p. 73.
(3) Chopart, *Traité des maladies des voies urinaires*, t. II, p. 328.
(4) Ch. Bell, *On divers. of the urethra*, 3ᵉ édit., p. 404.
(5) Pro, *Mémoire sur l'anatomie pathologique des rétrécissements de l'urèthre*. p. 55.
(6) *Bulletins de la Société anatomique*, 1851, p. 83.

sait d'un nommé Choquet, âgé de soixante-douze ans, mort à la suite de plusieurs rétentions d'urine. Cet homme avait eu diverses blennorrhagies; enfin, une obstruction de l'urèthre avait déterminé la formation de fistules périnéales. L'examen de la pièce anatomique a fait voir une *oblitération complète* de l'urèthre, longue de plusieurs lignes, et siégeant dans la portion bulbeuse du canal (1).

M. Demarquay a fait connaître à la *Société de chirurgie* l'histoire d'un homme âgé de quarante-six ans, atteint d'une oblitération complète de l'urèthre, produite par un rétrécissement, après une blennorrhagie. Le docteur Legendre (de Caen) fit l'opération de la boutonnière, et pendant un grand nombre d'années l'urine sortit par une voie artificielle. M. Demarquay a constaté l'oblitération complète, en faisant le cathétérisme récurrent, c'est-à-dire en introduisant dans l'urèthre une bougie très fine par la boutonnière, jusqu'à la face postérieure du rétrécissement. Il a pu sentir que le canal était fermé depuis le méat urinaire jusqu'à une profondeur de 6 centimètres (2).

D'après les faits que nous venons de rapporter, il n'y a donc plus de doute possible sur l'oblitération complète de l'urèthre, après une uréthrite; et Amussat a été dans l'erreur lorsqu'il a écrit : « Quels que soient le siége et l'ancienneté d'un rétrécissement, le canal de l'urèthre n'est *jamais entièrement oblitéré;* il existe toujours un point de communication entre les parties antérieure et postérieure (3). »

Traitement des rétrécissements multiples, difficiles à franchir, et qui laissent filtrer l'urine. —La prudence dans l'exécution du cathétérisme est sans doute une des conditions de succès ; mais, pour réussir dans les cas difficiles, il faut encore avoir une grande foi dans la puissance de la sonde ; elle encourage le chirurgien à continuer ses essais, et elle lui fait atteindre un but qu'il eût manqué, faute de persévérance. Je crois que les cas où une bougie ne peut pas être portée jusque dans la vessie sont très rares ; et si j'accepte le fait du rétrécissement infranchissable, c'est d'après l'assertion d'hommes éminents, dont l'opinion est respectée.

Vidal, par exemple, dit : « Franchir le rétrécissement est le but le plus important et le plus difficile ; tous les rétrécissements ne sont

(1) *Bulletins de la Société anatomique*, 1827, p. 83.

(2) *Bulletin de la Société de chirurgie*, 1857.

(3) Amussat, *Leçons sur les rétentions d'urine causées par les rétrécissements de l'urèthre et sur les maladies de la glande prostate*, publiées par M. Petit. 1832, in-8, fig., p. 26.

pas franchissables. et il est arrivé à tous les chirurgiens d'échouer, quelque patience que l'on y mît, et quelques variées que fussent les manœuvres (1). »

M. Maisonneuve « reconnaît, *comme tout le monde*, des rétrécissements infranchissables (2). »

M. Ricord déclare « qu'il lui est arrivé fréquemment de renoncer à l'introduction d'une bougie, après avoir employé toutes les manœuvres classiques les plus patientes et les plus variées (3). »

Sans doute, il faut tenir compte de l'opinion émise par de tels chirurgiens ; mais je dois dire que, pendant vingt-deux années de pratique, je n'ai pas rencontré un seul cas de rétrécissement qui ait empêché l'introduction d'une bougie. Souvent j'ai lutté contre de grandes difficultés, souvent aussi j'ai renouvelé mes essais pendant plusieurs jours, et la confiance que j'ai dans l'action de la sonde m'a toujours fait retrouver la voie naturelle.

On rencontre dans l'urèthre des obstacles d'une nature particulière : ce sont les rétrécissements formés par les cicatrices des déchirures de l'urèthre, et des contusions du périnée, autrement dit les *rétrécissements traumatiques.*

Dans ces cas, les difficultés sont grandes, surtout à la courbure du canal. Cette région, dont la direction naturelle est déjà un empêchement au libre passage d'un instrument, est aussi le siége de phénomènes nerveux qui aggravent la situation ; il faut donc tenir compte : 1° des contractions spasmodiques des muscles qui enveloppent la portion membraneuse ; 2° de la grande dilatabilité du bulbe, et 3° accidentellement, des fausses routes que des mains inhabiles ont pu faire en avant du rétrécissement.

L'introduction d'une bougie filiforme dans un rétrécissement traumatique est toujours une manœuvre délicate ; c'est principalement dans ces cas qu'on a admis l'imperméabilité, et qu'on a imaginé les opérations hasardeuses de la ponction des obstacles, du cathétérisme forcé et de la boutonnière. Ce rétrécissement est toujours plus difficile à dépasser que celui formé après une inflammation de l'urèthre ; dans ce dernier cas, l'altération des tissus n'a pas de limite brusquement arrêtée ; et c'est sur une certaine étendue qu'on trouve ses traces, qui s'affaiblissent insensiblement à mesure qu'on s'éloigne de la stricture : au contraire, après une cause traumatique, la transformation des tissus ne dépasse point la cicatrice,

(1) *Union médicale*, 1855, p. 372.
(2) *Ibid.*
(3) *Ibid.*

et quelle que soit la longueur de la portion rétrécie, la partie de l'urèthre, qui est en avant, n'est point altérée.

Ce fait devient évident lorsqu'on injecte au mercure les lymphatiques de l'urèthre : après avoir fait pénétrer le tube à injection dans le tissu érectile, à 1 ou 2 centimètres en avant de l'obstacle, on voit le mercure arrêté dans sa marche par la ligne blanche formant le rétrécissement ; si, au contraire, le tube est introduit seulement sous l'épithélium, on voit les globules mercuriels parcourir toute la surface du canal et y dessiner des anastomoses très fines et très déliées, semblables à celles fournies par les *vasa vasorum*. Ces vaisseaux perdent insensiblement leur capacité, à mesure qu'ils se rapprochent du rétrécissement.

Lorsqu'il y a une cicatrice, un rétrécissement traumatique, la diminution du volume n'est pas progressive ; elle apparaît brusquement, et elle établit sans transition la séparation entre les tissus sains et ceux qui ont été atteints par la déchirure.

Ces injections au mercure prouvent que, dans le rétrécissement, produit de l'inflammation, il n'y a pas destruction de tissus, mais seulement altération de texture, qui s'amoindrit en s'éloignant du point central ; tandis que, après une cause traumatique, l'obstacle est constitué par un tissu nouveau, dont les éléments, ne se mêlant pas aux tissus sains, laissent entre eux une démarcation parfaitement distincte.

Il y a donc entre ces deux espèces de rétrécissements cette différence, que, dans la première, l'urèthre va en diminuant de capacité jusqu'à l'obstacle ; qu'il forme un conduit en entonnoir qui dirige la bougie vers le passage resté ouvert ; et que, dans la seconde, il conserve toute son ampleur et son élasticité au-devant et contre le rétrécissement ; de sorte que, dans ce grand espace, la bougie se pelotonne aisément sous la plus légère pression, et c'est par hasard que sa pointe rencontre l'ouverture de l'obstacle, puisqu'il est impossible de lui donner une direction et qu'elle n'en reçoit pas des parois du canal.

On a imaginé différents moyens pour introduire les bougies dans les rétrécissements étroits, multiples et irrégulièrement placés.

Trye et Sommering ont injecté de l'huile d'olive et de l'huile opiacée ; après avoir fermé le méat urinaire, ils pressaient avec le doigt la paroi inférieure du canal, afin de faire passer le liquide plus loin, et ils répétaient cette manœuvre jusqu'à ce que la bougie entrât dans le rétrécissement.

Amussat a fait des injections forcées d'eau tiède, afin de dégager le bout de l'instrument, retenu assez fortement dans l'obstacle pour ne pouvoir pas être enfoncé dans la vessie ou retiré vers le méat urinaire. Cette pratique douloureuse et trop souvent impuissante, n'est plus employée.

Ducamp a voulu rendre moins incertain le maniement de la bougie filiforme, en la conduisant contre un rétrécissement à l'aide d'un conducteur dont l'ouverture excentrique peut être dirigée sur l'une ou l'autre paroi de l'urèthre : ce procédé, basé sur les empreintes prises avec la bougie terminée par une masse de cire, a été abandonné aussitôt qu'on a reconnu l'inexactitude des empreintes.

Béniqué a cru pouvoir diriger une bougie très fine sur l'orifice dévié d'un rétrécissement, en se servant d'un tube en métal ouvert aux deux bouts et rempli par un mandrin, afin de le transformer en un cylindre lisse. Lorsque cet appareil a atteint l'obstacle, on retire le mandrin et on y place un faisceau de bougies parallèles, dont le nombre est d'autant plus grand, le diamètre d'autant plus petit, que l'ouverture à franchir est plus étroite. Le tube ainsi armé est tenu immobile, et l'on prend isolément une des bougies qu'on pousse en avant, afin de la faire entrer ; si l'on ne réussit pas, on imprime le même mouvement à chacune des autres isolément, jusqu'à ce qu'on ait agi sur celle qui est en regard de l'ouverture de l'obstacle: ensuite on retire le reste du faisceau et on extrait le tube. Ce procédé rend plus facile l'entrée de la bougie dans le premier rétrécissement, mais il ne diminue pas les difficultés pour traverser ceux qui sont placés derrière lui.

Dupuytren, qui redoutait avec raison les conséquences d'un cathétérisme forcé, a placé une sonde en permanence contre le rétrécissement, et il a cherché à en expliquer l'action par l'expression restée célèbre de *dilatation vitale*, que personne n'a comprise et dont tout le monde s'est contenté. L'usage prévaut encore, et cette pratique, bien qu'inutile dans les cas dont nous parlons, est encore employée aujourd'hui dans quelques hôpitaux.

Sans doute, on a remarqué que ces différents procédés opératoires sont basés seulement sur la position excentrique de l'ouverture et nullement sur le siége alterné des rétrécissements multiples ; cette disposition, dont l'importance pratique semble avoir été méconnue, a été prouvée par M. Leroy, qui a établi sur elle l'emploi de la bougie tortillée (page 93). Cet instrument doit être présenté doucement et sans recevoir pendant sa marche, des mouvements de rotation ; s'il butte, on le retire un peu, on change la position de la pointe en le faisant légèrement tourner entre les doigts, et on le pousse de nouveau. Ces manœuvres doivent, dans certains cas, être répétées un grand nombre de fois, et à force de patience et de légèreté de main, on parvient à le faire entrer dans le pertuis des divers rétrécissements. Ordinairement, lorsqu'il les a franchi, il arrive facilement à la vessie, et on peut lui donner un mouvement de va-et-vient avec une grande liberté.

Mais la bougie en caoutchouc se refuse à de persévérantes manœuvres, parce que la chaleur et les mucosités du canal la ramollissent et effacent la spirale qu'on lui a donnée; elle redevient droite et elle perd ses avantages lorsque la pointe de cette bougie est pincée et retenue après avoir traversé le rétrécissement : sa trop grande souplesse ne peut vaincre la contraction musculaire qui l'arrête, elle se pelotonne, et il faut la retirer ou attendre que le spasme ait cessé.

Ces inconvénients n'existent point lorsqu'on se sert des bougies filiformes en baleine, matière première depuis longtemps employée, abandonnée ensuite, recommandée de nouveau par M. Guillon en 1832, et dédaignée encore lors de la vogue dont ont joui les instruments de Mayor.

Dans les cas difficiles, je me sers toujours de la bougie en baleine, et, grâce à la facilité qu'elle a de conserver la forme de spirale qu'on lui donne au moment de l'introduire, grâce à sa résistance, qui l'empêche de se pelotonner, on a un instrument dont la pointe est toujours en contact avec les parois du canal, qui a une force suffisante pour ne pas être arrêté par un spasme et qu'on manie sans danger, à la condition cependant de ne pas céder à des mouvements d'impatience et de conserver la légèreté de main indispensable pour exécuter des manœuvres de longue durée.

Je place le malade debout contre un meuble ou un mur, et j'introduis la bougie très lentement jusqu'au rétrécissement, sur lequel je l'appuie pour ne plus le quitter, et je la fais tourner très doucement, sans jamais lui imprimer un mouvement de va-et-vient. Lorsque les obstacles sont profondément situés, lorsqu'ils sont très près de la portion membraneuse, le contact de la bougie produit des phénomènes nerveux qui peuvent aider au succès de l'opération. C'est un état syncopal qui amène le relâchement des muscles. Jamais je ne les ai vus, lorsque les rétrécissements sont placés dans la portion pénienne. Souvent j'ai eu l'occasion de remarquer qu'une bougie retenue dans un rétrécissement arrivait facilement dans la vessie pendant cet état de malaise. Ce n'est donc pas le rétrécissement, comme on le croit, qui emprisonne la bougie : on en a la preuve par la liberté qu'elle a de se mouvoir lorsqu'elle l'a franchi. On a cherché à expliquer cette constriction par la piqûre de la pointe de la bougie sur un second rétrécissement, piqûre qui devient subitement une cause d'irritation et de turgescence dans le premier obstacle. Si l'on réfléchit que ce pincement n'a jamais lieu par les bougies filiformes, dans les rétrécissements de la portion pénienne, et qu'il se produit seulement lorsque la bougie a pénétré dans la portion membraneuse, on devra reconnaître que c'est à la contraction brusque et énergique de la masse musculaire qui l'embrasse et non à la turgescence du rétrécissement que sont dus ce pincement et cet arrêt de la bougie. Il faut donc attendre ou provoquer le relâchement de ces muscles; la syncope vient souvent en aide au chirurgien, mais elle n'est pas constante; et lorsqu'elle me fait défaut dans des cas difficiles, je fais prendre au malade, par intervalles, quelques cuillerées d'eau contenant une faible dose d'émétique.

Plusieurs chirurgiens ont employé le chloroforme avec succès dans ces circonstances.

Ainsi M. Mackensie, ne pouvant pas introduire une sonde dans la vessie d'un homme atteint de rétention d'urine, administra le chloroforme, et lorsque l'anesthésie fut produite, l'urine s'échappa sur les côtés de la sonde, qui entra sans résistance dans la vessie (1).

M. Cooper Forster, ne pouvant pas sonder un malade, donna inutilement l'opium à haute dose; enfin il fit respirer les vapeurs du chloroforme, et une sonde n° 3 arriva à la vessie (2).

Après avoir fait la ponction à un malade atteint de rétrécissement, M. Sédillot essaya en vain, pendant quinze jours, d'introduire une sonde; sous l'influence du chloroforme, un instrument de 4 millimètres entra facilement. Huit jours après, voulant placer une sonde nouvelle, il trouva les mêmes difficultés, qui cédèrent de nouveau par l'emploi du même moyen. A chaque changement de sonde, les mêmes phénomènes reparurent, et chaque fois le chloroforme les fit cesser (3).

Je n'emploie pas le chloroforme, parce que je fais placer le malade debout pour subir les manœuvres du cathétérisme. Les avantages qu'on peut retirer de l'administration de cet agent sont annulés par les difficultés qu'on éprouve à introduire une bougie filiforme dans un rétrécissement, lorsque le malade est couché; d'ailleurs, les bons effets de l'émétique, que l'on peut graduer à volonté, ont satisfait aux exigences de la situation.

Deux fragments d'observations serviront de preuve à ce que nous venons de dire : l'une est relative à un rétrécissement, suite d'une uréthrite, et l'autre à un rétrécissement traumatique. Nous avons choisi ces deux narrations seulement, parce que les malades qui en

(1) *Monthly Journal*, 1852.
(2) *Medical Times*.
(3) *Gazette medicale*, 28 janvier 1854.

font l'objet ont été vus journellement par le grand nombre d'élèves qui suivent à l'hôpital les visites de M. le professeur Nélaton, parce qu'il en a entretenu plusieurs fois les nombreux auditeurs de ses leçons cliniques, et enfin parce que la publication qui en a été faite primitivement dans le *Moniteur* et dans la *Gazette des hôpitaux* est la reproduction fidèle des opinions de ce célèbre chirurgien.

Observation. — *Rétrécissements multiples de l'urèthre.* — Un homme âgé de quarante-deux ans, ayant eu dans sa jeunesse plusieurs gonorrhées, s'était aperçu depuis plusieurs années que l'émission de l'urine était difficile. Le jet était petit, il restait toujours quelques gouttes dans le canal après que le malade croyait avoir fini d'uriner. Enfin, l'émission ne se fit plus que goutte à goutte et avec douleur.

L'état général devenait inquiétant, la figure était maigre et d'une teinte cachectique; devenu hypochondriaque, il voulait guérir par quelque opération que ce fût.

M. le professeur Nélaton, qui a peu de temps à donner à chaque sujet, fit quelques tentatives pour pénétrer dans la vessie de cet homme; l'interne les répéta matin et soir, pendant trois quarts d'heure chaque fois, et elles furent inutiles.

Ce malade était depuis quinze jours à l'hôpital, lorsque M. Nélaton demanda à M. Phillips de s'en occuper. Le lendemain, ce chirurgien essaya pendant deux heures de faire pénétrer la bougie; il réussit seulement à dépasser le premier rétrécissement. Le surlendemain, après une séance de trois heures, la bougie entra dans la vessie; elle fut fixée et resta en place pendant trois jours. La dilatation fut portée à 4 millimètres, il fut impossible de dépasser ce degré, tant les tissus étaient indurés. M. Phillips ayant demandé à M. Nélaton la permission d'inciser les rétrécissements, il lui fut répondu qu'il avait jusqu'ici conduit le malade en trop bonne voie; et, bien que n'étant pas partisan de l'incision uréthrale, le savant professeur de la Clinique engagea M. Phillips à terminer une cure si bien commencée.

Au bout de quelques semaines, le malade pouvait introduire lui-même une sonde de 7 millimètres. Il est sorti de l'hôpital parfaitement guéri (1).

« Les rétrécissements qui succèdent aux contusions et aux déchirures de l'urèthre présentent de telles complications, qu'il est difficile de les franchir. L'usage des bougies de baleine, des précautions par-

(1) Chairoux, *Moniteur des hôpitaux*, 6 juin 1857.

ticulières pour le cathétérisme, et une persévérance qu'on ne saurait trop recommander, ont permis à M. Phillips de vaincre un de ces rétrécissements réputés infranchissables ; c'est ce que démontre le fait suivant recueilli par M. Gustave Baillière à la clinique de M. le professeur Nélaton » (1) :

OBSERVATION. — *Rétrécissement traumatique de l'urèthre.* — Un homme âgé de trente ans, est venu à l'hôpital, le 4 décembre 1857, pour se faire guérir d'un rétrécissement de l'urèthre ; il y a trois ans, étant monté sur une échelle, il tomba si malheureusement que le périnée fut accroché par un des montants de l'échelle. Lorsqu'il urina, il vit que son urine était mêlée de sang ; deux jours après, cette hémorrhagie cessa ; peu à peu le jet diminua, et aujourd'hui cet homme pisse très difficilement et avec de vives douleurs. Le cathétérisme essayé par plusieurs personnes, et avec des instruments divers, fut sans résultat. Sur l'invitation de M. le professeur Nélaton, M. Phillips donna des soins à ce malade, et il se servit de bougies de baleine ; trois séances de trois heures chacune furent infructueuses. Huit jours après, M. Phillips a recommencé ses essais, et, après trois nouvelles séances, la bougie fut portée dans la vessie. Ce succès a été obtenu après dix-huit heures de manœuvres patientes.

Sept jours après, le malade se plaignant de douleurs au périnée, on y vit une tuméfaction pâteuse, et enfin un phlegmon. Une incision donna issue à de l'urine mêlée de pus. Le lendemain, de formidables accidents généraux se développèrent, le gonflement périnéal s'étendit aux bourses, à la verge et aux régions inguinales ; deux incisions nouvelles faites sur le périnée et sur le scrotum amenèrent un changement heureux dans l'état du malade, qui put continuer le traitement du rétrécissement.

Un mois après, il se forma un abcès rétro-pharyngien qui compromit sa vie ; M. Nélaton donna issue au pus, et la santé se rétablit. L'usage des bougies fut continué, et ce malade, dont la fistule est réduite à un petit pertuis, est sorti de l'hôpital, en pouvant introduire lui-même une sonde de 7 millimètres.

On voit donc que d'anormales dispositions des tissus, sans oblitérer complétement le canal, rendent néanmoins très difficile l'introduction d'un instrument dans la vessie, quoique l'urine en sorte en totalité par l'urèthre. Ces cas ont été déclarés *rétrécissements infranchissables.* Nous pensons qu'on s'est trop hâté de croire à l'imper-

(1) *Gazette des hôpitaux*, 1858.

méabilité des obstacles, et qu'avec des instruments plus convenables, plus aptes à se prêter à certaines exigences, et surtout qu'avec plus de persévérance et de foi dans leur puissance on eût atteint un but auquel on a trop tôt renoncé.

ARTICLE VIII.

DU PHIMOSIS

Le phimosis est ordinairement congénital; il peut aussi se former sous l'influence de divers états pathologiques du gland, du prépuce ou de l'urèthre; s'il ne porte pas toujours le trouble dans les fonctions de l'appareil génito-urinaire, dans certaines conditions, il modifie l'action de ces organes et réagit d'une manière fâcheuse sur la santé générale. Dans tous les cas, il est la cause d'inconvénients que les soins de la plus extrême propreté ne suffisent pas toujours à écarter.

L'ouverture du prépuce, souvent trop petite, empêche de découvrir le gland; d'autres fois elle est étroite au point de ne pouvoir admettre une petite sonde; enfin, par exception, le prépuce est imperforé. Dans ces divers états une sécrétion sébacée, abondante, est toujours une cause de malaise et quelquefois d'accidents.

Dans le premier cas, on peut empêcher l'agglomération de ces mucosités entre le gland et le prépuce en faisant des injections et en retirant avec une curette les concrétions sébacées; mais, lorsque l'ouverture est très étroite, la matière sébacée s'accumule, durcit, et elle peut comprimer l'urèthre et rendre pénible l'émission de l'urine. M. Civiale a vu plusieurs cas où l'introduction de l'instrument le plus fin était impossible à cause de la grande sensibilité du canal.

Le phimosis congénital occasionne des accidents nombreux et complexes dont M. le docteur L. Fleury (1) a donné une très bonne description. Parmi ces accidents, les uns se manifestent localement et troublent les fonctions génito-urinaires; les autres agissent généralement, troublent l'innervation et modifient l'économie entière.

Accidents locaux. —L'influence que le phimosis congénital exerce sur les fonctions génitales est de deux sortes : ou il produit l'excitation du sens génital, ou il le déprime.

On a attribué l'excitation prématurée du sens génital, à l'accumulation de la matière sébacée; c'est une erreur qui est démontrée par la persistance des érections et des désirs vénériens chez ceux qui peuvent encore entretenir l'organe dans l'état de propreté le plus

(1) *Gazette des hôpitaux*, 30 octobre 1851, n° 126.

complet, et l'explication de ce phénomène, donnée par M. Fleury après avoir observé plusieurs sujets, ne laisse pas de doute sur la véritable cause de ces accidents.

La membrane muqueuse du gland, recouverte par le prépuce, enduite de matière sébacée, à l'abri de l'air et du frottement des vêtements, est plus fine, plus sensible et plus facilement impressionnable que celle qui recouvre un gland découvert et soumis constamment aux influences extérieures. Ceux qui viennent d'être opérés conservent pendant quinze jours et plus une sensibilité exagérée du gland qui leur fait difficilement supporter le contact des vêtements. Certains sujets sont incommodés par une démangeaison, par un agacement entretenant une demi-érection qui développe hâtivement le sens génital, cause fréquente de la fatale habitude de la masturbation.

Les excitations continues des organes génitaux produisent des pertes séminales bientôt accompagnées des phénomènes pathologiques généraux qui ébranlent fortement la constitution des malades. M. Fleury rapporte l'histoire d'un sujet ayant des pertes séminales sans érections à la seule influence de la vue d'une femme ou pendant une conversation avec elle. Les médications diverses employées pendant plusieurs années furent sans résultat, et le malade fut guéri par la section du prépuce.

Lorsque le prépuce recouvre complétement le gland, même pendant l'érection, il se produit des phénomènes différents des précédents : au lieu de provoquer les désirs vénériens, ce phimosis très prononcé les éteint, et il empêche les érections ; le volume de la verge, ainsi que celui des testicules, reste très petit ; l'éjaculation tardive est pénible et douloureuse à cause de l'obstacle que le prépuce oppose à la libre sortie du sperme, toujours incomplète et sans vigueur.

La compression du gland est douloureuse pendant l'érection, et surtout pendant l'éjaculation. L'irritation est quelquefois très vive, et elle a pour conséquence l'uréthrite chronique, l'inflammation de la prostate, des conduits éjaculateurs et des testicules.

L'influence de ce vice de conformation se fait sentir aussi sur l'excrétion de l'urine : les besoins d'uriner sont fréquents, ils troublent le sommeil ; la vessie ne se vide pas, il y a des ténesmes au col vésical, des élancements au bout de la verge, augmentés par la marche, les mouvements de la voiture, et dont l'ensemble résume les signes de la présence d'une pierre dans la vessie.

Le phimosis congénital trouble fortement les sujets d'une constitution grêle et nerveuse ; les accidents locaux, quoique peu apparents, occasionnent des phénomènes généraux dont l'intensité n'est pas en rapport avec le peu de gravité des premiers.

On voit des adultes de vingt à trente ans être tourmentés par une démangeaison continue ayant son siége au prépuce : ils y portent souvent la main pour presser ou pour tirailler le bout de la verge; fréquemment tourmenté, irrité, l'organe devient sensible, et les érections se reproduisent souvent; la nuit, les rêves érotiques amènent des éjaculations qui ne tardent pas à devenir des pertes séminales involontaires sans érections; d'autres fois les sujets sont réveillés par une sensation semblable à celle qui accompagne l'éjaculation sans que le sperme s'écoule et sans qu'on le retrouve dans l'urine, et cependant la faiblesse et la prostration sont aussi fortes que si elles étaient la conséquence de pertes séminales réelles.

Cet état est plus grave que celui décrit précédemment, et il est accompagné de symptômes généraux qui indiquent une atteinte à la constitution.

Accidents généraux. — Uniquement par l'action du prépuce trop étroit sur l'appareil génital, et sympathiquement sur l'innervation générale, on voit se développer des troubles fonctionnels analogues à ceux observés chez la femme dans certains cas de déplacements de l'utérus, et connus sous le nom de névropathies générales et d'état nerveux. M. le docteur Fleury a grand soin d'établir que ces phénomènes ne dépendent pas de la spermatorrhée, mais seulement de l'action du prépuce sur le gland, ayant eu plusieurs fois l'occasion, de les observer alors qu'il n'y avait pas de pertes séminales.

La circulation est irrégulière, il y a des palpitations, des congestions vers la tête, et le sang se porte brusquement vers le foie, vers le poumon, etc.; alors le pouls devient fort, fréquent et dur, ou lent, petit et mou.

On remarque fréquemment et irrégulièrement la gastralgie et la névralgie de la face, les douleurs du foie, de la vessie et des membres inférieurs. La gastralgie ne subit pas de variations une fois établie, elle est tenace et continue; il y a lassitude des membres inférieurs et répugnance pour les exercices musculaires; enfin, on voit se succéder tous les symptômes qui caractérisent cet état particulier du système nerveux produit par les pertes séminales involontaires.

M. le docteur Borelli (de Turin) a publié plusieurs faits de phimosis congénital confirmant les observations de M. le docteur Fleury (1). Du travail de ces deux médecins il résulte les conclusions suivantes :

(1) Borelli, *Maladies génito-vésicales,* in *Gazette des hôpitaux,* décembre 1851.

1° Le phimosis congénital peut donner lieu à des symptômes de lésions génito-vésicales;

2° A un degré plus avancé, cette difformité peut modifier la vessie, irritée par les contractions répétées et impuissantes à expulser l'urine, elle s'enflamme lentement et elle subit diverses altérations.

3° Indépendamment des accidents dans les organes génito-urinaires, le phimosis congénital trouble les fonctions du système nerveux.

4° Lorsqu'il y a seulement allongement du prépuce, il suffit de le tirer en arrière, afin de découvrir le méat urinaire pendant la miction pour empêcher le développement des accidents que nous venons de décrire.

5° Lorsque le phimosis s'oppose à ce que le méat urinaire soit découvert, la résection du prépuce est le seul moyen de faire disparaître les symptômes produits par ce vice de conformation.

Traitement du phimosis. — Différents procédés ont été imaginés pour découvrir le gland enveloppé par un prépuce dont l'ouverture est trop étroite.

Nous décrirons seulement ceux dont la pratique a sanctionné l'utilité, et nous ne parlerons pas du débridement du frein, des incisions multiples, et de la circoncision proprement dite, parce que ces opérations sont généralement connues.

Chez certains sujets atteints de phimosis congénital, la peau du prépuce a quelquefois un tiers de plus en longueur que la muqueuse intérieure : elle est renversée en dedans, et, quoi qu'on fasse, on ne peut pas ramener au dehors la muqueuse, qui doit cependant être réunie à la peau, dont une partie sera excisée. Malgré toutes les précautions, on laisse attaché à la muqueuse un ourlet de peau plus ou moins large. Ces inconvénients sont encore plus évidents dans les cas de phimosis inflammatoires, recouvrant des ulcérations ou des excroissances du gland. La peau, gonflée, indurée depuis longtemps, a perdu son extensibilité, et il est à peu près impossible de passer les sutures avant de faire l'excision, à moins de tirer très fortement en avant la peau de la verge, dont on enlève forcément une trop grande partie.

Voici l'opération la plus utile aux cas qui viennent d'être indiqués.

Procédé avec renversement de la membrane muqueuse. — Il faut faire asseoir le malade dans un fauteuil renversé ou le faire coucher en travers de son lit. L'opérateur se place entre ses jambes.

Les instruments nécessaires sont : une pince très longue, afin de limiter la portée de l'incision; des ciseaux recourbés, dont une des deux branches est terminée par une petite olive pour qu'elle puisse être introduite sous la muqueuse sans blesser le gland ; et des aiguilles à sutures terminées en fer de lance ou des serres-fines. J'ai adopté cette forme, parce qu'elle rend plus facile le passage de l'aiguille à travers les tissus. Celles dont on se sert généralement augmentent de volume à mesure qu'on se rapproche de l'extrémité chargée de la ligature, de sorte que l'on fait avec la pointe une petite ouverture à travers laquelle doit passer le reste de l'instrument, quatre ou cinq fois plus volumineux que sa pointe. La ligature n'est jamais amenée sans efforts et sans produire des saccades qui peuvent compromettre le succès de la réunion immédiate. Avec les aiguilles en fer de lance, au contraire, on fait d'abord une ouverture plus large que le diamètre le plus grand de l'instrument, ce dernier passe sans frottement et entraîne sans résistance le fil à travers les tissus. Il est prudent de tracer à l'encre le contour de l'incision : la peau de la verge étant très mobile, elle cède à la plus légère traction, et pour peu que l'on n'ait pas l'habitude de faire cette opération, on est exposé à couper la peau au delà des limites nécessaires pour obtenir un résultat convenable.

Premier temps de l'opération (fig. 44 A). — On trace une ligne sur la peau au niveau du bord saillant du gland ; on place la pince en avant du gland, juste à la limite de la ligne d'encre ; le prépuce (fig. 44, 3) dépassant la pince est allongé par les doigts (fig. 44, 5, 5) de la main gauche de l'opérateur ; la pince est maintenue fixe par un aide, de manière à refouler le gland et à lui faire former une saillie en arrière. L'opérateur traverse alors le prépuce avec un bistouri, et, en rasant la pince, il coupe la moitié supérieure du prépuce ; il renverse ensuite le tranchant de l'instrument, et il achève le premier temps de l'opération en ayant toujours soin de raser la pince. On a conseillé d'attaquer le prépuce directement par en haut ou par en bas. De cette manière l'incision est difficile à exécuter : la peau, très mobile, roule sous le bistouri, et elle ne se laisse pas entamer, tandis qu'après l'avoir traversée, la lame du bistouri marche plus facilement.

Le résultat de ce premier temps est le dédoublement du prépuce, la muqueuse seule reste intacte, et elle recouvre toujours le gland.

Deuxième temps de l'opération. — L'aide abandonne la pince, et l'opérateur soulève l'ouverture de la muqueuse, il fait glisser entre elle et le gland une lame de ciseaux mousses qu'il enfonce dans le cul-de-sac, et il coupe la muqueuse jusqu'à la couronne du gland ; il la renverse vers la peau de manière à donner le résultat représenté dans la figure 44, B. Le gland (fig. 44, 11) est alors découvert, et la muqueuse renversée (fig. 44, 7) vient se réunir aux bords de la peau (fig. 44, 6), où on l'attache par six ou huit points de suture (fig. 44, 10) ou avec des serres-fines.

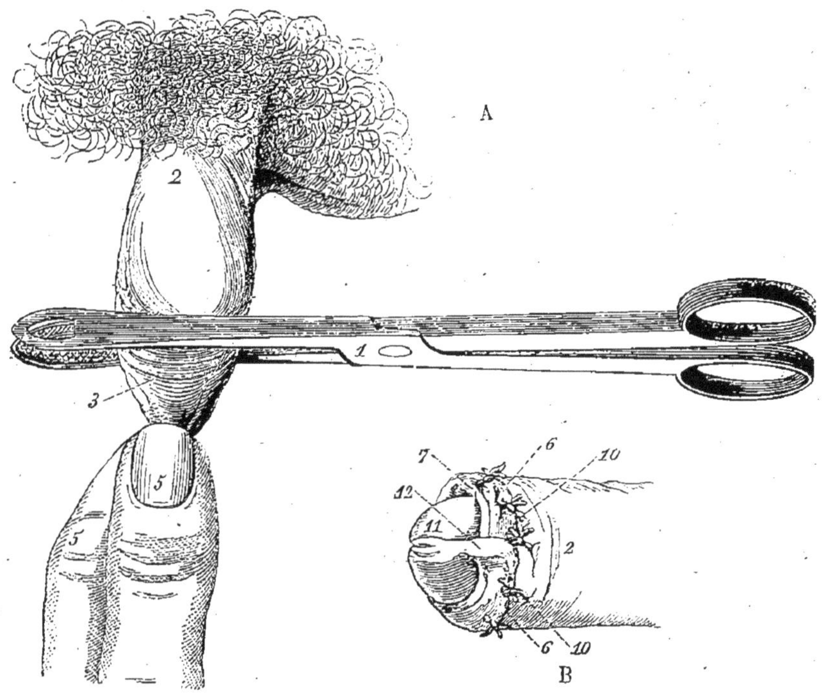

FIG. 44.

A Pince limitant la longueur du lambeau.
2. Saillie formée par le gland refoulé.
3. Lambeau du prépuce à exciser.
5-5. Doigts de l'opérateur.

B *Le gland découvert après l'opération.*
6-7. La muqueuse renversée.
10. Les sutures.
11. Le gland.
12. Le frein.

Lorsque le phimosis est congénital, sans complication, l'hémorrhagie est généralement faible; il n'en est pas de même lorsqu'il est le produit d'une inflammation; les tissus sont alors gorgés de sang, et l'hémorrhagie est abondante.

Le pansement consiste en application de compresses trempées dans l'eau froide et fréquemment renouvelées. J'enlève ordinairement un ou deux points de suture trente-six heures après l'opération, et le troisième jour tous les autres sont retirés. Il est nécessaire de recommander au malade de placer la verge dans l'eau froide lorsqu'il veut uriner ; non-seulement cette précaution lui évite des douleurs qui résultent toujours du contact de l'urine sur la plaie, mais elle met aussi les sutures à l'abri de l'inflammation produite par ce liquide.

Il est assez rare de voir suppurer les intervalles des sutures lorsque celles-ci ont été mises en nombre suffisant. Si ce contre-temps survient, il faut faire le pansement avec des compresses d'eau blanche. Le traitement est un peu plus long, mais, dans la généralité des faits, la guérison est complète du douzième au quinzième jour.

Dans le but d'éviter l'inoculation virulente quand il existe des chancres, Vidal a modifié le procédé de Hawkins de la manière suivante :

Procédé de Vidal (de Cassis). — On fait une incision sur un côté du prépuce, un lambeau est saisi avec une pince à pansement dans le sens de l'axe de la verge; la lèvre de la plaie ne dépasse pas les mors de la pince, qui est confiée à un aide. Une autre pince saisit l'autre lambeau (le plus grand) de manière qu'une portion de celle-ci déborde les mors de cette pince : cette portion est excisée avec des ciseaux. Les pinces, serrant ainsi chacune un lambeau, ont un bord libre et un qui correspond à des points du prépuce non divisé. C'est immédiatement en dehors de ce bord non libre que l'on passe des aiguilles entraînant des petits fils, trois pour chaque lambeau. Les pinces sont alors enlevées, et les points de suture se trouvent passés, on n'a plus qu'à serrer les fils qui réunissent la membrane muqueuse à la peau. Un dernier point de suture sert à réunir la peau à la muqueuse dans l'angle existant au point de réunion des deux incisions. Ce procédé, d'une exécution plus facile que les autres lorsqu'il existe un œdème considérable du prépuce, n'a pas le degré de certitude de celui de M. Ricord pour mettre la plaie à l'abri du pus virulent, résultat que l'on peut aisément obtenir en n'excisant pas la muqueuse, mais en l'incisant sur le gland.

Procédé de M. Ricord. — Premier temps. — On trace avec une plume et de l'encre une ligne qui contourne le prépuce en suivant la coupe ovalaire de la base du gland à 7 ou 8 millimètres de sa couronne. On limite ainsi toute l'étendue du prépuce qui devra être excisée. Cela fait, on passe entre le gland et le prépuce une longue aiguille dont la pointe est recouverte d'une boulette de cire. Arrivé au cul-de-sac préputial, on traverse d'un seul trait toute l'épaisseur de la base du prépuce, afin de fixer d'une manière invariable les deux feuillets sur un même plan.

Deuxième temps. — On passe ensuite une pince à pansement d'arrière en avant et obliquement de haut en bas, au-dessous de la pointe de l'aiguille en appliquant ses branches sur la ligne tracée à l'encre. Les branches de la pince rapprochées fortement, et celle-ci confiée à un aide, on saisit ensuite le pli ainsi formé par la portion du prépuce que l'on doit exciser.

Troisième temps. — Un bistouri droit, glissé entre la pince et l'aiguille, coupe tout d'un seul trait. Cette section laisse une plaie ovalaire formée par la peau et la muqueuse coupées forcément au même niveau, et qui se prêtent très aisément à la réunion.

On fixe alors les sutures ou on place les serres-fines.

M. Bonnafond a modifié ce procédé en fixant la muqueuse au moyen d'une pince, au lieu de la traverser avec une aiguille. M. Bonnafond dit : « Dans mon procédé je fixe la muqueuse, et à l'aide d'une pince dilatatrice interne dont l'introduction est des plus faciles, laquelle, en se déployant dans la cavité préputiale, tend fortement la muqueuse et fixe très solidement le membre viril. Cette pince, une fois introduite et déployée, est confiée à un aide. L'opérateur alors n'a qu'à tendre la peau entre le pouce et l'index de la main gauche, à fixer ainsi le gland en le refoulant en bas et en arrière, et puis à couper, soit avec un bistouri, ou mieux, avec des ciseaux un peu forts, l'excédant du prépuce qui dépasse ses doigts. On peut, si l'on veut, remplacer les doigts par les branches d'une pince. Tout cela se fait dans quelques secondes seulement, sans qu'on puisse jamais faillir au résultat désiré, la section de la peau et de la muqueuse étant constamment faite au même niveau.

Ce procédé, d'une exécution rapide, est plus douloureux que le précédent à cause de la distension de la muqueuse produite par la pince.

Chez quelques malades, on voit que le phimosis est produit seulement par la muqueuse trop étroite, la peau du prépuce étant suffisante pour être ramenée derrière le gland; on peut donc agrandir l'ouverture préputiale sans enlever un morceau de la peau et sans produire une mutilation.

M. Faure a décrit le procédé suivant, qu'il a appliqué plusieurs fois avec succès.

Procédé de M. Faure. — On tire la peau de la verge du côté du ventre aussi fortement que possible; puis, sur un point de l'anneau opposé au frein, d'un coup de ciseaux à extrémités mousses, on fait une incision dans le sens longitudinal portant exclusivement sur la membrane muqueuse sans intéresser le tégument extérieur. Comme le tissu sous-cutané est lamellaire et très lâche, cette incision permet le glissement de la peau en arrière, tandis que la muqueuse reste appliquée sur le gland. On poursuit alors la section de cette dernière jusqu'à la couronne : par son élasticité propre elle se contracte en raison inverse de son adhérence aux parties sous-jacentes, et l'on a une plaie angulaire dont le sommet est en arrière et la base en avant, la peau étant intacte. Cette petite opération dure au plus une seconde, le malade la sent à peine; il ne s'écoule que quelques gouttelettes de sang. On ne fait aucun pansement; et pour tout soin ultérieur il suffit de découvrir le gland plusieurs fois par jour, particulièrement au moment de la miction. Le malade est donc, à l'instant même, débarrassé de son infirmité tout en conservant son prépuce. La peau n'ayant subi aucune atteinte, il n'y a pas de mutilation, et comme la cicatrice finit par se confondre avec la muqueuse du prépuce, il ne reste pas même de trace de l'opération.

Il semble oiseux d'insister encore sur la nécessité de prendre toutes les précautions possibles pour assurer le succès de l'opération, et cependant un exemple récent vient de prouver que, pour les avoir négligées, cette opération si simple et si facile peut être suivie des accidents les plus fâcheux.

M. le professeur Nélaton a montré à sa clinique un jeune sujet opéré en ville d'un phimosis par le procédé de l'excision. N'ayant pas tenu compte de l'extrême mobilité de la peau de la verge, le médecin a attiré à lui la peau avec force, et il en a fait la section circulaire : les téguments ayant repris leur position normale, on a vu que la section de la peau avait été faite près de la racine de la verge. La surface suppurante est considérable, les érections ont déchiré la cicatrice à mesure qu'elle commence à se faire, et il en est résulté des hémorrhagies. Mais l'avenir est plus inquiétant encore que l'état actuel : lorsqu'un tissu inodulaire aura fermé cette vaste plaie, comment la verge pourra-t-elle s'allonger dans l'érection, et surtout comment pourra-t-elle augmenter en diamètre, enfermée comme elle le sera dans un fourreau inextensible et doué d'une force de rétraction permanente et progressive (1)?

ARTICLE IX.

DE L'IMPERFORATION DU PRÉPUCE.

L'imperforation congénitale du prépuce a été observée plusieurs fois; c'est un vice de conformation trop facile à reconnaître pour qu'il soit nécessaire de le décrire. L'excision d'une portion du prépuce, fait à l'instant même cesser tous les accidents. On lit (2), qu'un enfant né depuis trois jours n'avait pas uriné; le bout de la

(1) Nélaton, *Pathologie chirurgicale*, 1859, t. V, p. 663.
(2) *Dictionnaire des sciences naturelles*, t. IV, p. 163, article IMPERFORATION, par Fournier.

verge était tendu et douloureux : on reconnut que le prépuce était imperforé; on en enleva le bout avec des ciseaux, et les urines coulèrent. Le gland était couvert d'une croûte sédimenteuse épaisse, qui fut détachée par des ablutions émollientes et du vin rouge. L'ablation d'un morceau du prépuce n'est pas toujours suffisante; la suppuration de la plaie produit un anneau de tissu inodulaire qui ne tarde pas à reproduire un phimosis très fort, et qui oblige à faire une opération nouvelle. Je pense donc qu'il est convenable de faire immédiatement la circoncision, en renversant la membrane muqueuse.

Lallemand a rencontré un cas d'imperforation congénitale du méat urinaire. L'enfant qui portait ce vice de conformation avait le gland criblé d'une multitude d'ouvertures fistuleuses capillaires. Une incision pratiquée avec le bout d'une lancette, en se rapprochant le plus près possible du canal, eut un plein succès (1).

ARTICLE X.

DU PARAPHIMOSIS.

Le *paraphimosis* ou l'étranglement du gland est formé par l'ouverture du prépuce devenue trop étroite, et retirée derrière la couronne du gland ; de sorte que le grand obstacle à la réduction est dans ce rebord saillant, qui augmente de volume par la compression du bord préputial.

On fait cesser cet état par deux méthodes : 1° la réduction ; 2° le débridement.

Réduction. — Si l'on peut agir dans les premiers moments de la maladie, la réduction est facile à opérer ; mais si elle existe depuis un ou deux jours, il se forme bientôt un bourrelet au bord du prépuce, l'inflammation envahit la couronne du gland, et des adhérences ne tardent pas à augmenter les obstacles à la réduction.

Procédé opératoire. — On met un peu d'huile sur la couronne du gland, ce dernier est recouvert d'un morceau de linge très fin pour qu'il ne glisse pas entre les doigts ; on le pétrit lentement afin de faire refouler le sang qu'il contient en excès dans les veines de la verge, et on le presse doucement sur le bourrelet du prépuce. De la main gauche, placée derrière ce bourrelet, on tire en avant la peau du prépuce, de manière à le faire revenir sur le gland (fig. 45) (2).

(1) Bermond, *Considérations pratiques sur les rétrécissements de l'urèthre*, 1837, p. 30.

(2) A. Guérin, *Éléments de chirurgie opératoire*, p. 521.

M. Mercier dit que le grand obstacle à la réduction est précisément dans les manœuvres généralement employées pour repousser le gland en arrière, dont on augmente le diamètre transversal et dont on rend plus saillant le bord de la couronne; de sorte que si l'on continue les pressions, le gland s'invagine dans la peau de la verge, et l'étranglement ne disparaît pas.

La difficulté la plus grande à vaincre est à la face supérieure du gland, et non à sa face inférieure, où l'infiltration est néanmoins plus considérable; mais en bas, la couronne diminue insensiblement de volume, tandis qu'en haut elle a sa plus grande épaisseur. M. Mercier a pensé qu'en affaissant ce rebord et en lui présentant un plan incliné, il rentrerait plus aisément dans l'anneau préputial, et le reste le suivrait facilement.

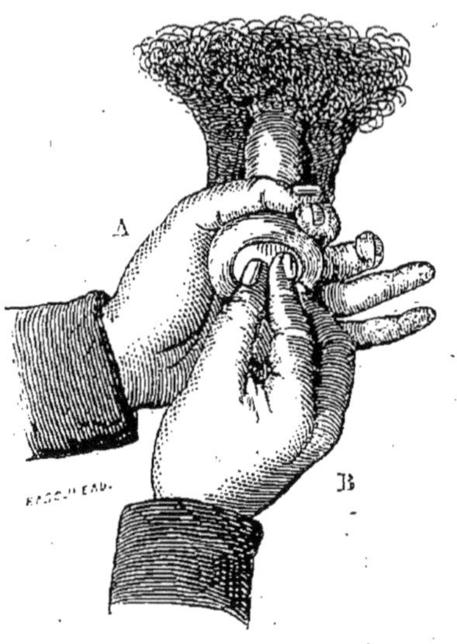

Fig. 45.
Réduction du paraphimosis.
A. Main gauche de l'opérateur.
B. Main droite.

C'est d'après ces observations qu'il a décrit et qu'il a employé plusieurs fois le procédé suivant :

Procédé de M. Mercier. — L'opérateur se place à la droite du malade; il applique le médius et l'indicateur de la main droite en long sur la face inférieure de la verge, et la pulpe du pouce sur la face dorsale de la couronne du gland et du bourrelet œdémateux; il presse de manière à les effacer et il engage l'extrémité de l'ongle sous la bride, en refoulant la muqueuse préputiale; en même temps, de la main gauche, il embrasse circulairement le corps de la verge, et les deux doigts étendus par-dessous. Par une pression modérée, il fixe sur l'ongle du pouce droit la bride, qui vient ainsi le recouvrir, et il l'amène sur le gland par une traction simultanée des deux mains. Le gland glisse sous la pulpe du pouce, et passe immédiatement derrière la bride.

Débridement. — Lorsque le paraphimosis a produit une grande inflammation, lorsque déjà il y a des ulcérations et des douleurs vives, il est impossible d'en opérer la réduction par la compression : il faut faire le débridement de l'anneau qui étrangle la base du gland.

Procédé opératoire. — On fait coucher le malade, on introduit à plat, sous le bourrelet du prépuce, un bistouri étroit, droit et pointu, jusqu'au delà de la bride qui étrangle la verge; on relève le tranchant du bistouri vers la peau, et d'un seul coup on coupe complétement l'anneau. Cette même manœuvre doit souvent être répétée sur deux ou trois autres points de la circonférence.

On entoure le bout de la verge d'un linge fin, et l'on fait la réduction en comprimant le gland entre les doigts et en ramenant le prépuce en avant.

M. Malgaigne a très heureusement modifié la méthode du débridement, en agissant sous la peau. Il introduit un ténotome sur différents points de la verge, et il coupe successivement les brides qui empêchent le gland de reprendre sa position. Il évite ainsi de faire des plaies dont la suppuration est toujours longue, et en très peu de temps le gonflement de la verge disparaît sans laisser de traces.

Section du frein. — Le frein de la verge est quelquefois si petit, que, dans l'érection, il attire en bas l'extrémité du gland et il rend le coït difficile et douloureux. Presque chaque fois qu'on accomplit cette fonction, le frein s'éraille, se fendille, et pendant quelques jours le malade en est très incommodé, car les frottements des vê-

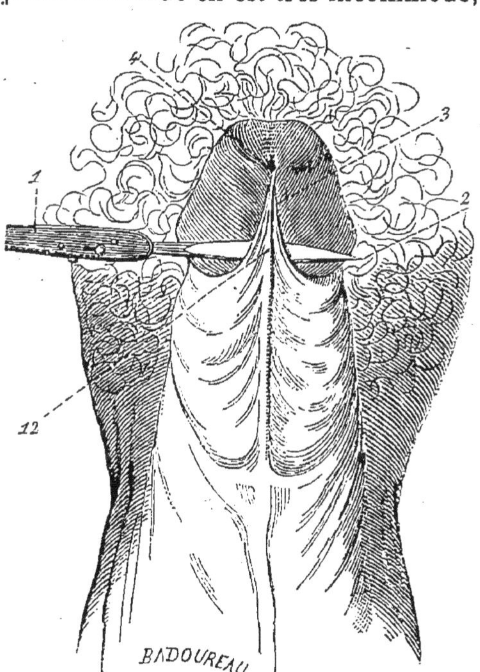

FIG. 46.

1. Le gland.
2. Pointe du bistouri.
3. Le frein.
4. Le méat urinaire.

tements réveillent les douleurs. Surtout, il devient la cause d'un phimosis lorsque la surface du gland est enflammée. Pour guérir cette petite difformité, on ne doit pas couper le frein, mais il faut le détacher du gland et l'enlever en totalité. En le coupant transversalement, on produit une cicatrice qui fait renaître la difformité et qui l'augmente quelquefois. Pour faire cette opération, un aide doit relever le gland, afin de tendre le frein et de lui donner toute sa longueur. L'opérateur le prend par sa base, avec des pinces à dents de souris, il l'éloigne du gland le plus possible, et il plonge dans sa base, au-dessous des pinces, une petite lame de bistouri qui traverse les tissus (fig. 46).

Alors, en rasant le gland, il détache complétement une languette de peau comprenant le frein dans son épaisseur et ne tenant plus à la verge que par sa base adhérente au prépuce. Il suffit d'un coup de ciseaux pour le détacher entièrement. On applique ensuite un ou deux points de suture, ou une ou deux serres-fines, afin d'obtenir une réunion immédiate. Quelques opérateurs se contentent de faire un pansement simple, et ils laissent suppurer la plaie; après la suppuration, le tissu de cicatrice est quelquefois si épais et si rétractile, qu'insensiblement il reproduit la difformité; il faut donc toujours chercher à obtenir la réunion immédiate. L'hémorrhagie qui suit cette opération est très peu abondante; quelques compresses d'eau froide entourant le membre suffisent pour l'arrêter, et il suffit pour tont pansement, d'appliquer quelques petites pièces de linge maintenues par un cordonnet.

CHAPITRE III.

DES POLYPES DE L'URÈTHRE.

Les polypes de l'urèthre sont des excroissances charnues, très rouges, lisses, adhérentes à la muqueuse par une base large ou par un pédicule.

Ils sont plus fréquents qu'on ne le croit généralement; on a admis leur rareté, parce qu'ils ont été méconnus, ou pris pour des rétrécissements. Les moyens d'exploration employés aujourd'hui, plus parfaits que ceux dont on se servait autrefois, et surtout le soin que l'on met à explorer l'urèthre, en ont fait découvrir un plus grand nombre et ont fait cesser la méprise.

La femme y est moins sujette que l'homme; elle n'en souffre guère, et l'on s'en est peu occupé pour ce motif. Dans quelques rares exceptions, ils ont produit des troubles fonctionnels réclamant l'intervention de l'art, et ce petit nombre de faits seulement étant publiés, on a cru à leur extrême rareté.

Ils peuvent être disséminés dans toute la longueur du canal, mais ils sont particulièrement dans la fosse naviculaire, où on en trouve quelquefois plusieurs agglomérés.

Chez les vieillards, ils croissent dans les portions membraneuse et prostatique, et jusque près du col de la vessie.

Chez la femme, ils sont généralement placés au méat urinaire; ils s'enfoncent dans l'urèthre, où ils ne sont jamais complétement cachés.

Ils sont un obstacle à l'émission de l'urine; ils provoquent des spasmes de la portion profonde de l'urèthre, assez forts, dans certaines circonstances, pour qu'il y ait rétention d'urine. Ils saignent avec facilité, s'enflamment, et font participer les parties voisines à une irritation douloureuse, qui oblige le malade au repos (1).

Anatomie pathologique. — J'ai eu plusieurs fois occasion d'enlever des excroissances polypeuses développées chez l'homme. Comparées à celles qui croissent chez la femme, elles m'ont semblé être de la même nature. Quelquefois ces polypes ont de la consistance; d'autres fois ils sont mous, transparents, et se laissent facilement déchirer. La base est granuleuse et ressemble à des bourgeons charnus peu développés.

Ils sont arrondis, agglomérés, et ils prennent la forme des parties qui les compriment et gênent leur développement.

M. Verneuil en a fait au microscope une étude (2) qu'il est utile de citer textuellement :

« L'orifice externe du canal de l'urèthre de la femme, dit M. Verneuil, est le siége fréquent d'une production pédiculée, désignée depuis longtemps dans tous les ouvrages sous le nom de *polypes de l'urèthre.*

» M. Gosselin ayant récemment enlevé une de ces petites productions, j'en fis l'examen anatomique.

» La tumeur est aplatie transversalement; elle est d'un rouge très vif, assez molle au toucher; elle pâlit notablement après la section du pédicule, qui est très vasculaire. Elle conserve, après l'affaissement, 2 millimètres d'épaisseur sur 1 centimètre à peu près dans sa plus grande dimension. La surface est lisse au premier abord; mais, vue à la loupe, elle est un peu mamelonnée, surtout sur le bord tranchant qui réunit les deux faces latérales. Le pédicule, gros comme une petite plume d'oie, se renfle en trois ou quatre lobules plus ou moins isolés, qui, par leur réunion, constituent la masse totale.

» Examinée à un faible grossissement, cette tumeur est facilement

(1) Garru, *Gazette des hôpitaux*, 20 décembre 1849.

(2) *Société de biologie*, octobre 1853.

reconnue de nature papillaire; elle est formée par l'agglomération de cylindres juxtaposés et serrés les uns contre les autres, terminés par une extrémité arrondie et adhérente par la base, comme les doigts de la main sur la région métacarpienne.

» Les papilles, larges de 1/3 à 1/4 de millimètre, portent entre elles des prolongements latéraux beaucoup plus petits.

» La surface externe est recouverte par une couche assez épaisse d'épithélium cylindrique, formée de cellules petites, munies d'un noyau, assez intimement soudées entre elles.

» Ces cellules sont disposées perpendiculairement à la surface de la papille, comme les poils du velours, ce qui donne à la papille une certaine élégance. Le corps de la papille est parcouru par un très grand nombre de vaisseaux capillaires, dont les anses, remplies de sang, sont la cause de la coloration très intense du tissu.

» Ces capillaires, entrecroisés en divers sens, sont larges, à parois minces, et çà et là un peu dilatés; ils atteignent le voisinage de la surface, c'est-à-dire qu'ils ne sont séparés du revêtement épithélial que par une mince épaisseur du tissu de la papille.

» Ce tissu lui-même, difficile à observer à cause des vaisseaux, présente une apparence *fibroïde* très peu dense, du liquide et de la matière amorphe abreuvant en abondance les mailles lâches de la trame; ce qui explique l'affaissement et la réduction de la tumeur à un très petit volume par la dessiccation.

» En résumé, les polypes de l'urèthre chez la femme me paraissent devoir être anatomiquement rangés dans la classe des hypertrophies papillaires et dans la variété si remarquable par le grand développement des vaisseaux. La forme pédiculée, si commune dans ces altérations, vient confirmer cette opinion et rapprocher la lésion qui nous occupe des végétations papillaires, si fréquentes à la région génitale externe dans les deux sexes.

» Ce fait vient compléter la série des altérations de ce genre qui s'observent sur toutes les muqueuses garnies de papilles.

» Les polypes (nom impropre et fondé seulement sur une configuration externe), les polypes de l'urèthre de la femme se rangent donc à côté des verrues, des condylomes, des végétations du prépuce, du gland, de la marge de l'anus, de certaines tumeurs pédiculées de la langue, des lèvres, des narines, de la conjonctive (granulations palpébrales), du vagin, de l'intérieur du col de l'utérus, des gencives, etc.

» En un mot, des hypertrophies papillaires, si communes, si analogues, dont il faudra prochainement écrire l'histoire. »

Causes. — Les différentes causes d'irritation de l'urèthre, la masturbation, les excès du coït, la malpropreté, sont les conditions les plus favorables à la production des polypes de l'urèthre. On a attribué à la syphilis une influence qu'elle n'a pas. Selon quelques chirurgiens, cette maladie serait la cause la plus active de ces productions. Cependant le jeune âge du plus grand nombre des sujets qui en ont été atteints doit suffire pour éloigner toute idée d'infection syphilitique; et s'il est vrai qu'on les voit très souvent chez les femmes publiques, il est constant aussi qu'il y en a chez de très jeunes filles dont la vie et la position sociale ne permettent pas la possibilité d'un soupçon outrageant.

Symptômes. — Deux périodes sont à remarquer dans cette affection. Gerdy les avait nommées période d'*innocence* et période de *méchanceté*.

Les polypes peuvent rester longtemps dans la première période, et n'avoir d'autre inconvénient que de gêner un peu l'émission de l'urine. Le hasard les fait connaître lorsqu'un médecin explore les organes génitaux pour toute autre maladie.

Cependant, ce qui est plus ordinaire, les malades sentent une cuisson en urinant, et les besoins d'uriner sont plus rapprochés; l'urine est plus ou moins colorée de sang, et progressivement les douleurs augmentent.

Quand les polypes acquièrent du volume, ils gênent la sortie de l'urine, le jet est moins fort, souvent divisé et suivi d'une plus ou moins grande quantité de sang, ce qui a lieu aussi après le coït. Les malades ont la sensation d'un corps étranger, d'une pesanteur qui s'étend dans le bassin et les lombes.

Quelques femmes ont été victimes d'une méprise; on a cru chez elles à une maladie de l'utérus.

Les douleurs peuvent devenir intolérables et ne plus laisser un moment de repos. Elles sont provoquées par le frottement des lèvres de la vulve pendant la marche, par le passage de l'urine et par le contact des linges les plus fins.

On a attribué ces douleurs à la destruction de l'épithélium qui recouvre ces tumeurs; mais on les a observées également lorsque cet épithélium était intact, et c'est pour en connaître la cause que M. Verneuil a fait les recherches que nous avons rapportées. Cet habile observateur n'y a découvert aucun filet nerveux.

M. Henry croit d'après ses recherches, et se fondant sur le peu de douleurs pendant l'ablation de ces tumeurs, qu'elles sont insensibles, et que c'est l'action qu'elles exercent sur les parties voisines qui les rend si douloureuses.

Lorsque le polype augmente de volume, ou lorsqu'il est placé extérieurement, il peut être, pendant le coït, le siége d'une très vive douleur ; il peut produire une dilatation de l'urèthre et être la cause de la rétention d'urine.

Diagnostic. — Le polype est difficile à reconnaître lorsqu'il est profondément placé. Toujours l'attention est appelée vers le siége du mal par quelque indice ; et, en pressant sur les côtés de l'urèthre avec les deux indicateurs, on fait saillir la muqueuse, qui laisse voir la tumeur, dont la couleur rouge foncé la fait distinguer de cette membrane, sur laquelle elle est adhérente.

L'introduction d'un stylet à bouton aide également à les reconnaître. M. Garru s'est servi avec succès d'une pince mousse à anneaux pour écarter les parois de l'urèthre et amener le polype au dehors.

Lorsqu'ils sont petits, les polypes peuvent être confondus avec les végétations muqueuses. Ils s'en distinguent cependant en ce que les végétations sont inégales, déchiquetées, d'un rose pâle, et qu'elles résistent à la pression. Les polypes sont très rouges, unis, globuleux, souvent très mous, et ils cèdent toujours à la pression. M. Huguier dit qu'ils siégent au moins dix-huit fois sur vingt sur la paroi postérieure du canal, et M. Henry a vérifié l'exactitude de ce dire en contrôlant les observations.

Cette plus grande fréquence serait due, selon M. Huguier, à l'hypertrophie de la petite crète raphéale, très vasculaire, décrite particulièrement par M. Jarjavay.

Les erreurs de diagnostic ont une grande importance dans ce cas : d'abord, parce qu'on soumet les malades à un traitement inutile, et ensuite parce qu'on en laisse souffrir qui auraient pu être soulagés promptement.

M. Larcher cite l'observation d'une femme qui souffrit beaucoup pendant dix-neuf mois. Le polype fut méconnu jusqu'à ce qu'il apparût au dehors : on en fit l'excision, et la malade guérit très rapidement.

Ces erreurs de diagnostic ont été fréquemment commises, et voici quelques faits cités par M. Henry, dans lesquels M. Velpeau a su découvrir la vérité :

M. Yvan lui présenta une dame qui souffrait, depuis plusieurs années, des parties génitales externes, et qui avait subi toutes sortes de traitements pour des maladies supposées. On lui avait fait plusieurs cautérisations sur le col de l'utérus, et personne n'avait songé à examiner l'intérieur de l'urèthre, qui contenait un polype.

On lui adressa également une autre dame comme étant atteinte d'une maladie de matrice, pour laquelle on la traitait depuis quinze ans. A un examen plus attentif, on reconnut, comme unique maladie, un polype de 9 lignes de long.

Enfin, M. Velpeau fut encore appelé auprès d'une dame qui souffrait de l'urèthre depuis longtemps, qui éprouvait en même temps des pesanteurs au bas-fond de la vessie, au rectum, à la matrice; elle portait dans l'urèthre une tumeur qui pouvait avoir le volume d'un œuf, consistante, d'un rouge livide, et ayant énormément distendu l'urèthre.

Le prolapsus de la muqueuse simule la présence d'un polype. Dans les deux cas, il y a tumeur d'aspect fongueux; mais la forme du polype est irrégulière, tandis que celle du prolapsus est toujours circulaire. Le polype a un pédicule, la muqueuse renversée n'en a pas, et elle laisse un libre passage à l'urine, ce qui n'a pas lieu lorsqu'il y a un polype.

Si le prolapsus a été pris pour le col utérin, l'erreur cesse bientôt par l'introduction d'une sonde qui entre facilement dans la vessie.

En même temps qu'un polype de l'urèthre, il y a un renversement de la muqueuse à laquelle il est attaché. On reconnaît cette disposition en promenant un stylet autour de la tumeur, on parvient ainsi à l'isoler de la muqueuse.

Le prolapsus de la membrane interne de l'urèthre altère la forme et la direction de ce canal, et il diminue sa longueur et son calibre.

Pronostic. — Cette affection n'est pas grave, quoiqu'elle exige parfois des moyens de traitement douloureux. M. Velpeau pense qu'elle peut dégénérer, et qu'il est nécessaire d'en faire l'ablation le plus tôt possible. Cependant ces polypes se reproduisent souvent, à moins qu'ils ne soient de nature fibreuse ou seulement charnue, ce sont malheureusement les plus rares parmi ceux qui se développent dans l'urèthre.

Traitement. — Ces excroissances n'ayant rien de spécifique doivent être attaquées localement, sans aucune modification générale préalable.

Quatre moyens sont employés pour enlever ces tumeurs : la ligature, la cautérisation, l'excision et le dessèchement.

La ligature est applicable seulement lorsque le polype est charnu, fibreux, et placé de manière à être facilement accessible, sinon on ne pourrait l'atteindre et le contourner avec une anse de fil. La ligature est sans effet lorsque les tumeurs sont molles et friables. M. Velpeau a opéré par la ligature un polype qu'il dut exciser ensuite (1).

(1) Henry, *Des polypes de l'urèthre*, thèse de Paris, 1858, p. 33.

M. Dacamin a fait la ligature en portant dans l'urèthre un fil d'or courbé en anse passé autour de la tumeur, et dont les extrémités furent introduites dans une canule à polype. Une demi-heure après l'étranglement, la tumeur tomba, une cautérisation avec le nitrate d'argent fut faite, et les douleurs cessèrent immédiatement.

La cautérisation par le fer rouge est abandonnée aujourd'hui. Son efficacité a été plusieurs fois démontrée pour empêcher la récidive si fréquente de cette affection, mais outre la difficulté de porter le fer chaud à une certaine profondeur dans l'urèthre, cette méthode laisse le germe d'un tissu rétractile qui ne tarde pas à produire un rétrécissement du canal, ainsi que M. Caudmont l'a observé chez une femme âgée de quarante ans.

La cautérisation avec le nitrate d'argent est insuffisante. Elle a échoué, pratiquée par M. Velpeau dans un cas ou la ligature était inapplicable. Ph. Boyer l'a employé avec succès sur une petite tumeur, qui fut cautérisée souvent et à de très courts intervalles.

Lorsque la tumeur peut être prise par des instruments, on doit employer l'excision. On la saisit, soit avec de petites pinces à dents, soit avec une petite érigne, et on l'enlève d'un coup de ciseaux courbés sur le plat. Il est prudent de couper profondément, afin d'empêcher la récidive.

L'opération devient difficile lorsque la tumeur est profondément placée. Dans un cas de polype situé près du col de la vessie, M. Espezel (1) entr'ouvrit l'urèthre d'une femme avec un petit spéculum, il introduisit des ciseaux allongés et très effilés en rasant la paroi inférieure de l'urèthre sur laquelle était implanté le polype, et il l'excisa en totalité.

L'hémorrhagie est abondante, et elle s'arrête presque toujours en peu de temps ; cependant elle a, dans certains cas, été assez persistante pour nécessiter une légère cautérisation au fer rouge.

L'hémorrhagie peut se faire intérieurement, et le sang s'accumule alors dans la vessie.

Lisfranc ayant excisé un polype du volume d'une noisette, vit sortir une petite quantité de sang. Une heure après la malade était pâle, immobile, et son pouls était très faible. Supposant qu'une grande perte de sang avait pu seule produire de tels effets, il découvrit la malade et il ne vit aucune trace de sang dans le lit. Cependant l'hémorragie avait été abondante et le sang avait reflué jusque dans la vessie, qui était considérablement distendue. Après avoir fait sortir des caillots, il fit la compression de l'urèthre avec les doigts, et peu de temps après le sang ne reparut pas.

(1) *Bulletin de thérapeutique*, 1843.

Afin de prévenir cette hémorrhagie, Lisfranc voulait qu'on cautérisât le pédicule du polype. Il voulait aussi en détruire les dernières traces afin d'en empêcher la récidive (1).

Chez les femmes âgées, la dilatabilité de l'urèthre étant diminuée, on est quelquefois dans la nécessité d'inciser la paroi inférieure du canal pour atteindre le polype.

M. Demarquay a dû agrandir le méat urinaire d'un homme pour enlever une petite tumeur dont l'influence était fâcheuse pour l'économie. Les troubles généraux qu'elle occasionnait, les difficultés d'uriner, et les pertes de sang fréquemment renouvelées rendaient indispensables l'ablation de cette tumeur.

Dessèchement. — Cette méthode peut remplacer l'excision dans quelques cas, et dans tous elle peut l'aider. Elle consiste à recouvrir les polypes que l'on peut atteindre d'une poudre cathérétique, afin de les flétrir et de les faire tomber. M. Garru (2) emploie un mélange, par parties égales, de sabine et de sulfate d'alumine que l'on place sur la tumeur. En quinze jours elle est desséchée et elle tombe : il a également appliqué cette poudre sur le reste du pédicule après l'excision.

Enfin, dans un cas où l'excision ne peut se faire en totalité, le traitement fut achevé par des applications de cette poudre. Voici un extrait du fait opéré par M. Garru :

« Dans un quatrième cas une difficulté se présenta : il s'agissait d'une ouvriere ourdisseuse, mariée, sujette à une leucorrhée habituelle et offrant des polypes vésiculaires situés à l'orifice de l'urèthre, et de plus un polype de même nature, mais contenu dans l'intérieur même du canal de l'urèthre. L'excision fut pratiquée à l'extérieur d'une manière complète; mais, à l'intérieur du canal, l'excision, malgré nos soins, fut imparfaite, et un fragment du polype resta sans que la malade permît de revenir à l'opération, qui avait été très douloureuse. L'emploi de la poudre cathérétique eut son succès accoutumé au pourtour du méat urinaire; mais le canal n'était pas libre, et les mêmes souffrances qui avaient déterminé la malade à se faire traiter subsistaient; la marche devenait promptement pénible, l'émission des urines était difficile et les approches maritales douloureuses.

» Nous ne pûmes surmonter la résistance de la malade à parfaire l'opération par une excision nouvelle, et la pensée nous vint d'y suppléer en introduisant dans le canal uréthral notre poudre au moyen d'une mèche mouillée et chargée d'alun et de sabine. Mais

(1) *Bulletin de thérapeutique*, 1843.
(2) Garru, *Gazette des hôpitaux*, 1849.

cet expédient était d'une application malaisée : la mèche était difficilement introduite à l'aide d'un stylet; son contact, inégal et rugueux, était pénible ; les besoins d'uriner ne tardèrent pas à se faire sentir, et la tente de charpie fut bientôt expulsée. C'est alors que, pour parer à ces inconvénients, nous fîmes fabriquer des bougies de cire dans lesquelles on incorpora le plus possible de poudre de sabine et d'alun. Ces bougies, parfaitement lisses, n'offensèrent pas l'urèthre; leur rigidité permit de les introduire sans efforts aussi profondément qu'on le voulut, et elles furent supportées sans peine. La chaleur amenait promptement la fusion de la cire, et l'action du mélange des deux poudres devenait immédiate. Une seule précaution fut prise, celle d'attacher la bougie avec un long fil qui empêchât celle-ci de tomber dans la cavité vésicale ou qui permît de la retirer au besoin. Mais cet accident n'arriva pas. La malade put garder la bougie en place d'abord pendant plusieurs heures, ensuite pendant plus d'une semaine. Dès lors elle se trouva complétement soulagée de toutes ses incommodités passées; on cessa l'usage de la sonde, et depuis une année la cure s'est maintenue sans aucun retour du mal. »

Traitement. — Hunter dit que cette maladie ne doit pas être traitée par les bougies, à moins qu'on n'emploie de volumineux instruments, afin de produire par leur pression l'ulcération des carnosités. Si, par cette méthode, on n'obtient pas l'effet désiré, il faut avoir recours à la cautérisation.

M. Leroy a employé avec succès la bougie à boule promenée à différentes reprises dans le canal, et il a ramené, après les avoir arrachées, les végétations qui l'obstruaient. On peut aussi, quand on les voit dans la fosse naviculaire, ainsi que je l'ai fait, les harponner et les exciser avec des ciseaux.

En général, on ne reconnaît pas les végétations, c'est le cas le plus ordinaire; il est impossible alors de les attaquer directement et avec précision. Le hasard seul révèle leur présence. M. Civiale dit que les empreintes rapportées par la bougie de cire peuvent faire connaître leur présence. On sait que les empreintes ne sont fidèles qu'en raison de la dureté et de la fixité du corps qui s'imprime; or les végétations, toujours mobiles et moins dures que les rétrécissements, ne donnent jamais des traces assez nettes pour les faire distinguer des strictures molles.

Ch. Bell dit qu'elles font sur la bougie une empreinte semblable à celle laissée par des pierres ou des graviers, et qu'elles donnent la même sensation que des calculs, lorsqu'on les touche avec un stylet boutonné. On ne comprend pas comment Bell a pu commettre une telle erreur, alors qu'on sait que les empreintes laissées par les concrétions sont nettes et anguleuses, tandis que celles formées par les tissus en saillie sont indécises et mal limitées.

La difficulté n'est pas dans le traitement, mais dans le diagnostic de la maladie, et, comme le fait remarquer Hunter, les chirurgiens qui ont indiqué la manière de les traiter, n'ont point appris comment on peut les diagnostiquer (1).

CHAPITRE IV.

DES LÉSIONS TRAUMATIQUES DE L'URÈTHRE (2).

Les résultats des violences exercées sur le périnée varient avec la nature et la puissance des causes qui ont agi.

On voit tous les degrés intermédiaires, depuis la contusion simple jusqu'à la formation des eschares, et depuis le gonflement des tissus jusqu'à la déchirure de l'urèthre. Elles peuvent produire :

1° Des contusions avec ou sans déchirure de l'urèthre dans la région périnéale ;

2° Des contusions avec ou sans déchirure dans la portion pénienne ou extra-périnéale.

Cette distinction est utile, afin d'apprécier immédiatement l'importance des difficultés que l'on rencontre dans le cours du traitement des rétrécissements de nature spéciale, suites inévitables de ces lésions.

Contusions intra-périnéales. — Les causes qui produisent le plus souvent ces contusions sont les chutes et les coups sur le périnée ; elles sont d'autant moins dangereuses que les corps contondants sont plus larges et plus mousses, ainsi que le prouvent les observations 1, 4, 5, 6, 8, 10, 14 et 15, publiées par M. le docteur J. Franc (3), et les 2, 7 et 9 du même livre, dans lesquelles on voit les accidents être déterminés par des coups de pied d'homme ou de

(1) Hunter, *Œuvres complètes*, traduction de Richelot, t. II, p. 367.

(2) Nous ne décrirons pas les phases diverses des contusions du périnée, longuement exposées dans les traités de pathologie. Nous voulons seulement attirer l'attention des praticiens sur quelques parties de cette question, qui ont le plus de rapports avec le but de ce livre.

(3) Franc, *Observations sur les rétrécissements de l'urèthre par cause traumatique*, 1840, in-12.

cheval. Dupuytren a cité un exemple de destruction partielle de l'urèthre par un projectile de guerre (1).

Contusions extra-périnéales de l'urèthre. — Les causes des contusions de cette portion de l'urèthre sont peu nombreuses, et les faits sont en plus petit nombre que ceux observés dans la portion intra-périnéale.

La constriction de la verge avec un lien, pour empêcher l'incontinence d'urine, la torsion du pénis pendant l'érection, et principalement la manœuvre qui consiste à briser la corde dans le cas de *chaudepisse cordée*, sont les causes qui, après avoir déchiré l'urèthre, engendrent ces rétrécissements traumatiques presque toujours incurables.

Une violence extérieure, agissant sur le périnée, comprime les tissus de cette région entre l'arcade du pubis et l'agent extérieur ; la plus ou moins grande énergie de cette compression produit les différents degrés de ces lésions.

Ces degrés sont : 1° la contusion, 2° la déchirure, 3° les eschares ou les pertes de substances.

L'action traumatique n'atteint pas seulement l'urèthre ; presque toujours les accidents s'étendent au loin, et l'on voit le périnée dans une étendue plus ou moins grande, les bourses, les testicules et la verge être soumis, à des degrés divers, à la cause extérieure qui a agi sur ces organes.

§ Ier. — Contusion simple de l'urèthre.

Une chute sur le périnée, ou l'action d'un corps mousse sur cette région peuvent produire un épanchement de sang dans le tissu cellulaire, sans qu'il y ait déchirure de l'urèthre ; alors il est rare que la tumeur sanguine comprime assez fortement le canal, pour qu'il y ait rétention complète d'urine et pour rendre difficile l'introduction d'une sonde. Si le gonflement est assez fort pour obstruer momentanément le canal et pour produire une rétention complète d'urine, il diminue assez rapidement pour que les accidents de la rétention disparaissent ; et il est prudent de ne pas se hâter de faire le cathétérisme.

Les tissus peuvent être froissés et écrasés ; le gonflement se fait alors très rapidement par l'extravasation du sang, et la rétention d'urine en est la suite presque inévitable. S'il n'y a pas d'hémorrhagie par le canal, et si, la rétention d'urine n'étant pas

(1) Dupuytren, *Leçons orales de clinique chirurgicale*, 2e édit., 1839, t. VI, p. 514.

complète, le malade n'éprouve pas de douleur en urinant, on est certain qu'il y a seulement contusion, et non déchirure ou perte de substance du canal.

Si la contusion n'a pas été très forte, elle se termine par résolution; le canal cesse d'être comprimé, et les urines reprennent leur cours régulier. Si, au contraire, les tissus ont été violemment meurtris, ils suppurent, et il se forme des indurations circonscrites ou diffuses, et des fistules.

Bien que l'urèthre ne soit pas atteint dans ce degré de la contusion, son voisinage et ses connexions avec les tissus altérés font que le tissu spongieux qui l'enveloppe, laisse échapper du sang à divers intervalles, ainsi que le démontre l'observation 7 du livre cité de M. Franc. Lorsque les tissus de l'urèthre sont atteints, la contracture complique bientôt la lésion, et elle produit une rétention d'urine qui ne cède souvent qu'à l'introduction de la sonde répétée plusieurs fois.

§ II. — Déchirure de l'urèthre.

La contusion du périnée est quelquefois aggravée par la déchirure de l'urèthre; cette lésion peut se faire dans toutes les portions du canal, mais le plus généralement c'est sous les pubis qu'on l'observe; on l'a vue d'une grande étendue, sans qu'il y ait perte de substance; les tissus spongieux et cellulaire du canal sont toujours déchirés en même temps que la membrane muqueuse; mais rarement l'urèthre se rompt dans toute sa périphérie; aussitôt que la cause vulnérante a agi, le périnée, le scrotum et une partie des cuisses se tuméfient et se couvrent d'ecchymoses, le sang coule par l'urèthre, et il y a impossibilité d'uriner. Plus tard, quand l'urine commence à couler, la douleur est vive; quelquefois aussi il y a épanchement d'urine plus ou moins rapide dans les tissus; l'épanchement qui se fait lentement ne produit pas tout de suite de graves accidents, et c'est après un temps souvent assez long que ce liquide se crée une issue par la peau. L'hémorrhagie est de courte durée, ou elle persiste pendant plusieurs jours; et elle revient à des époques variables; l'inflammation occasionnée par une contusion à ce degré, se termine rarement par résolution; les bords de la plaie du canal et les tissus meurtris suppurent, ils deviennent durs, épais, et ils sont souvent traversés par des trajets fistuleux. Ces indurations adhérentes au canal rendent très di ficile, sinon impossible, la guérison des rétrécissements traumatiques.

§ III. — Perte de substance de l'urèthre.

Lorsque la contusion a été très violente, les tissus, écrasés entre les deux plans solides de l'arcade des pubis et du corps vulnérant, sont frappés de mort dans une certaine étendue : bientôt les eschares, éliminées par le travail inflammatoire, laissent des surfaces dénudées et des ouvertures anormales à l'urèthre. La rétention d'urine est, dans ce cas, souvent le résultat de la présence d'un caillot de sang dans le canal, ce dont on est averti par la cessation de l'hémorrhagie (1).

C'est surtout dans la portion pénienne de l'urèthre qu'ont lieu les pertes de substances par causes extérieures ; elles sont plus rares dans les portions intra-périnéales, parce qu'elles sont protégées par une couche de tissu très épaisse. Dans cette région, les ouvertures sont fermées ordinairement avec facilité, tandis que, dans la portion pénienne, il est presque impossible d'oblitérer ces brèches ; la réunion des tissus ne peut se faire, et la chute de l'eschare donne lieu à un hypospadias qui résiste souvent à tous les procédés autoplastiques.

Les pertes de substances du canal varient en étendue, en direction et en forme, selon la violence de la cause qui les a produites ; ces différentes circonstances modifient beaucoup la formation des rétrécissements qui leur succèdent et les difficultés de leur traitement.

C'est dans ces cas graves, dans ces cas de grande perte de substances, laissant une large ouverture à l'urèthre, qu'on voit ces cicatrices, longues, dures, irrégulières, oblitérant complétement le canal, et forçant l'urine à s'échapper par de nombreuses fistules. Lorsque la perte de substances est considérable, la douleur est très vive en urinant, et elle persiste longtemps après la sortie de l'urine ; cette douleur augmente, et elle devient très intense, lorsque l'inflammation s'est développée dans les tissus déchirés.

La contracture du col de la vessie survient presque toujours immédiatement après une forte contusion du périnée ; elle peut cesser rapidement et mettre fin à la rétention d'urine ; mais souvent aussi elle dure longtemps et elle aggrave la situation en rendant nécessaire l'évacuation artificielle de l'urine.

La cicatrisation de la plaie de l'urèthre résultant de la chute des

(1) Voyez les observations 2 et 9 *loc. cit.*, de M. Franc.

eschares, se fait de différentes manières : tantôt elle a la forme d'un repli valvulaire, de hauteur variable; elle rétrécit le canal et elle empêche l'urine de sortir librement; tantôt elle est assez épaisse et irrégulière pour oblitérer le canal; elle force alors l'urine à chercher une issue par des trajets fistuleux à travers l'épaisseur du périnée.

Traitement. — Lorsqu'il y a contusion du périnée seulement, sans déchirure de l'urèthre, sans hémorrhagie, il suffit de faire des applications de compresses trempées dans l'eau froide pour faire cesser les accidents en quelques jours.

S'il y a rétention d'urine, on ne doit pas faire immédiatement le cathétérisme, afin de ne pas augmenter l'irritation. On parvient ordinairement à faire cesser cette rétention en plaçant le malade au bain et en faisant donner de petits lavements légèrement opiacés.

Si la contusion a produit un gonflement considérable, s'il y a eu extravasation du sang dans les tissus, il faut faire sur le périnée une application de vingt à vingt-cinq sangsues ; on facilitera l'écoulement du sang soit par des cataplasmes, soit en plaçant le malade au bain.

Si enfin la rétention d'urine persiste malgré l'emploi des moyens indiqués, il faut avoir recours à l'introduction d'une sonde de métal conduite avec lenteur et grande précaution : la sonde de métal doit être préférée à la sonde de caoutchouc, parce qu'elle peut être dirigée avec plus de précision.

La contusion du périnée ayant été assez forte pour déchirer l'urèthre ou pour frapper de mort une plus ou moins grande étendue de ses parois, il y a toujours hémorrhagie par le canal et rétention complète d'urine. Dans quelques cas, le gonflement du périnée et des bourses devient rapidement considérable et il indique qu'il s'y est fait un épanchement d'urine.

L'*hémorrhagie*, peu abondante, ne réclame pas de soins particuliers; des lotions froides sur le périnée, sur la verge et sur le bas-ventre la font cesser en peu de temps. Elle devient une complication fâcheuse lorsqu'elle ne s'arrête pas spontanément, et il est souvent difficile d'y mettre un terme. Elle résiste aux applications de topiques froids, glacés, aux révulsifs, aux saignées générales, et dans ces cas graves la sonde seule peut la maîtriser. On ne doit pas oublier que l'introduction d'une sonde est, dans cette circonstance, une manœuvre très dangereuse : l'urèthre est déchiré, et l'on ignore dans quelle partie est la déchirure, et quelle est son étendue. On peut donc, si l'on n'agit avec une extrême prudence, augmenter les désordres produits par la contusion. Lorsque l'instrument est heureusement entré dans la vessie, on le laisse à demeure pendant trente-six ou quarante-huit heures ; ordinairement après ce temps l'hémorrhagie est tarie.

M. le docteur Franc dit avoir vu Lallemand arrêter avec la saignée générale une hémorrhagie uréthrale qui avait résisté à l'emploi de la sonde.

Cet instrument, placé à demeure, ne sert pas seulement à mettre un terme à l'hémorrhagie, il régularise aussi la formation des cicatrices ; il n'empêche pas la formation ultérieure des rétrécissements, mais il force le tissu inodulaire à s'étendre à la surface, au lieu de s'élever en saillies irrégulières qui, en alternant, créent de grands obstacles à l'introduction des sondes ; il a encore l'avantage de diminuer la sensibilité, souvent si vive, que l'on remarque dans l'urèthre violenté.

La *rétention d'urine*, suite de la contusion du périnée, est toujours une grave complication. Les malades demandent vivement à être débarrassés des douleurs qu'elle leur fait éprouver sans tenir compte des suites fâcheuses qui peuvent résulter d'un cathétérisme immédiat. Dans ces circonstances, si la réussite met fin aux angoisses du patient, l'insuccès, au contraire, compromet sa vie ou l'expose à des infirmités.

Lorsqu'on a employé sans résultat les antiphlogistiques, les narcotiques, etc., la distension de la vessie devenant trop considérable, et un essai de cathétérisme fait avec une excessive réserve n'ayant pas réussi, il vaut mieux faire la ponction de la vessie que de persister à vouloir y introduire une sonde. On fait ainsi cesser les accidents les plus pressants, et on a le temps de faire une application de nombreuses sangsues, afin de dégorger le gonflement du périnée et de permettre à une sonde d'arriver à la vessie ; on fait cesser de la sorte les deux symptômes les plus alarmants, c'est-à-dire la rétention d'urine et l'hémorrhagie.

La rétention d'urine peut être le résultat de la formation de caillots dans l'urèthre ; il est très utile de le reconnaître, afin de la faire cesser immédiatement par l'introduction d'une sonde qui brise, déplace ces caillots sanguins, et déblaye le canal.

La contracture des muscles de la portion profonde de l'urèthre a une grande influence sur la production de la rétention d'urine à la suite d'une cause traumatique : aussi est-il nécessaire de soumettre d'abord les malades à l'action des narcotiques, intérieurement et extérieurement. On fera poser sur le périnée et sur le bas-ventre des cataplasmes faits avec de la jusquiame, de la farine de graine de lin, et une forte décoction de têtes de pavots ; on fera prendre une pilule contenant 5 centigrammes d'extrait gommeux d'opium; on introduira dans l'urèthre une pommade faite avec 1 once d'axonge, 5 centigrammes d'acétate de morphine et 25 centigrammes d'extrait de belladone (1), et c'est seulement après l'emploi infructueux de ces moyens que l'on aura recours au cathétérisme. Il est rare que la rétention résiste à la puissance de ces agents; ils produisent un léger narcotisme, le relâchement des muscles contracturés, et ils livrent à l'urine un passage qui s'élargit insensiblement.

La contusion du périnée présente des résultats si différents qu'il est impossible de poser des règles précises au traitement qui doit être employé; chaque cas est accompagné de circonstances qui doivent modifier la manière d'agir du chirurgien, et c'est son expérience qui doit faire un choix dans les ressources qu'il a à sa disposition. Lorsqu'il y a rupture complète, avec écartement des deux bouts, il est presque impossible de retrouver le bout postérieur de l'urèthre et d'y faire pénétrer une sonde. On a dû souvent abandonner le malade, qui a guéri ensuite avec une fistule périnéale. Dans ces derniers temps, le canal a été rétabli, en remettant le bout postérieur de l'urèthre en communication avec le bout antérieur au moyen d'une sonde introduite d'arrière en avant.

M. Voillemier (2) s'est servi de la fistule, résultant d'une ponction hypogastrique, pour retrouver le bout postérieur du canal, et M. Demarquay, après avoir largement incisé le périnée, peu de jours après l'accident a découvert le bout postérieur, en faisant uriner le malade.

Cependant on peut établir comme règle générale qu'il faut employer les antiphlogistiques, les émollients et les narcotiques; que le cathétérisme, dans les situations compliquées, doit être fait seulement lorsqu'on a déjà modifié la lésion par les moyens indiqués précédemment, et qu'enfin la ponction de la vessie est réservée pour les cas où la rétention d'urine ne peut plus être prolongée sans danger, et lorsque les lésions de l'urèthre créent à l'introduction d'une sonde des difficultés telles que l'on ne peut pas espérer les vaincre en peu de temps et sans aggraver l'état du malade.

Le danger de la contusion du périnée dépend surtout de la profondeur de la lésion, et de la déchirure ou de la perte de substance de l'urèthre. Souvent alors l'urine s'échappe par la fissure du canal, et elle s'infiltre plus ou moins rapidement dans les tissus, jusqu'à

(1) Franc, *loc. cit.*, p. 203.
(2) *Gazette des hôpitaux*, 1857.

ce qu'elle vienne former à la peau une tuméfaction circonscrite ou diffuse connue sous le nom d'*abcès urineux*. (Voy. article II, DES ABCÈS URINEUX, pag. 235.)

CHAPITRE V.

ACCIDENTS DES LÉSIONS TRAUMATIQUES DE L'URÈTHRE.

ARTICLE PREMIER.

DE L'INFILTRATION D'URINE.

L'urine, en s'échappant par des déchirures faites au réservoir ou aux conduits destinés à la contenir ou à la porter au dehors, produit des accidents toujours graves, souvent mortels, et qui ont reçu les noms d'*infiltrations d'urine*, de *dépots* ou *d'abcès urineux*. Cependant il est nécessaire d'établir une distinction entre ces deux dénominations : la première fait comprendre seulement l'entrée, la pénétration plus ou moins rapide de l'urine dans les tissus, et la seconde signifie qu'il y a déjà formation d'une tumeur contenant de l'urine seulement, ou de l'urine et du pus.

La *gravité des infiltrations d'urine* dépend principalement de la rapidité plus ou moins grande avec laquelle elle envahit et pénètre les tissus : tantôt elle s'échappe goutte à goutte par un pertuis à peine visible, et tantôt, au contraire, elle sort par une large plaie ; tantôt, aucun obstacle ne s'opposant à sa marche, elle s'épanche au loin ; tantôt, enfin, arrêtée par la résistance d'une aponévrose, ses désordres sont limités. Il résulte donc de ces différences une grande variété dans la forme et dans les conséquences de ces infiltrations.

D'autres modifications dépendent aussi de la quantité du liquide débordé subitement, de l'état de ce liquide, du temps qu'il séjourne dans les tissus et de la situation des parties envahies. On peut donc observer des altérations de téguments depuis la simple induration, jusqu'à celles qui atteignent la formation de clapiers aux dépens du périnée, des cuisses, de la paroi antérieure de l'abdomen, etc., et qui laissent des fistules nombreuses s'ouvrant à de grandes distances.

Le *diagnostic* n'en est pas toujours facile. Les tumeurs urineuses pouvant être confondues avec d'autres, par exemple avec le gonflement du scrotum que l'on voit survenir pendant un traitement par les bougies ou par les sondes, ainsi que l'a observé M. Civiale : c'est par l'absence des symptômes généraux de l'infiltration d'urine que ce chirurgien a rectifié cette erreur.

L'infiltration d'urine est quelquefois précédée de la formation d'une tumeur au périnée, stationnaire pendant plusieurs jours. Le malade qui souffre d'un rétrécissement de l'urèthre fait de vains efforts pour uriner; pendant ces efforts la tumeur se rompt tout à coup, et l'urine se répand dans les tissus voisins. Cette tumeur urineuse s'est rompue par les efforts prolongés que le malade a faits pour uriner, ou par une nouvelle quantité d'urine brusquement passée dans cette direction, ou enfin par le sphacèle de son enveloppe.

La douleur est vive, instantanée, et la sensation de brûlure est très manifeste. Borovero a cité un exemple de rupture d'une tumeur urineuse : la poche existait depuis plusieurs jours à la partie inférieure de l'urèthre, la tuméfaction augmenta brusquement, et elle s'étendit au pénis et au scrotum.

Ordinairement c'est après avoir souffert longtemps de la rétention d'urine que l'infiltration se fait tout à coup. Le malade sent que le liquide s'échappe de la vessie sans le voir couler au dehors, et le périnée, le scrotum, la verge, le bas-ventre, etc., acquièrent rapidement un volume considérable; une forte cuisson, une vive douleur et la vue du rapide gonflement des organes urinaires et du périnée effrayent le malade; la fièvre se développe, et, comme le fait remarquer M. Civiale, si elle existait déjà, elle change de caractère : le pouls devient petit, faible et fréquent ; la langue est sèche, la gorge brûlante, et les traits du visage se décomposent avec une effrayante rapidité.

La marche ordinaire de l'épanchement se dirige vers la racine de la verge, dans le périnée, le scrotum, la verge, la partie interne et supérieure des cuisses ; enfin, elle dépend du siége de la lésion qui en est la cause, mais elle peut être modifiée par la plus légère circonstance, et s'étendre en fusées dans d'autres parties. Après les fausses routes faites entre deux rétrécissements, ou après une violente contusion du périnée, l'épanchement de l'urine a lieu rapidement, et il est souvent impossible de suivre sa progression, tant elle est brusque.

Desault a cru que l'on pouvait reconnaître le siége de la crevasse par la direction que prend l'urine épanchée (1). Si, dit-il, la lésion existe aux bassinets des reins, à l'entonnoir ou au commencement des uretères, le dépôt se fait ordinairement dans les lombes et les fosses iliaques ; si elle est placée vers la fin des uretères ou

(1) Desault, *OEuvres chirurgicales*, t. III, *traité des maladies des voies urinaires*, p. 279.

dans la vessie, près de son bas-fond, l'infiltration reste assez communément enfermée dans le bassin.

Souvent on voit le malade trop tard, les accidents sont arrivés à leur plus grand développement, et le chirurgien ne peut plus sauver d'une destruction complète les tissus envahis par l'urine.

De tous les liquides de l'économie, l'urine est celui dont l'extravasation est le plus funeste : elle produit une suppuration fétide, et elle frappe de gangrène les téguments et les parties qui en sont imprégnés. Cependant son action ne se fait pas toujours sentir avec la même rapidité, d'où résultent des modifications dans la marche des accidents et dans les indications pour leur traitement.

Lorsque l'urine filtre en petite quantité et lentement, les tissus deviennent durs et épais, et il se forme des tumeurs qui se transforment en abcès. Après un fort long temps, et sans donner lieu à des symptômes généraux, l'épanchement devenant considérable et rapide, les tissus sont frappés de mort en très peu de temps, et des désordres locaux effrayants développent des symptômes généraux d'une grande intensité.

Il est difficile d'apprécier sur le cadavre l'étendue de la lésion uréthrale qui a donné lieu à l'épanchement : elle est toujours considérable, mais il faut tenir compte des altérations survenues après l'infiltration, et qui ont atteint l'urèthre en même temps que les autres parties.

Il n'est pas toujours possible de suivre la marche de l'urine épanchée ; les directions qu'on lui a assignées, en les basant sur la disposition des plans aponévrotiques, ne semblent pas avoir cette exactitude, et les prévisions de l'anatomiste sont souvent en défaut. La direction que suit l'urine varie selon qu'elle s'infiltre lentement ou qu'elle s'échappe rapidement. Les recherches cadavériques montrent seulement que les tissus peuvent être atteints à de grandes distances de la lésion qui y a donné lieu.

ARTICLE II.

DES ABCÈS URINEUX.

Lorsque l'irruption de l'urine n'a pas été très rapide, les tissus dans lesquels elle a pénétré s'enflamment ; il se forme une ou plusieurs tumeurs de volume différent, très dures, se développant au périnée, au scrotum et à la racine de la verge ; plus rarement elles apparaissent dans les parois de l'abdomen, aux cuisses, aux fesses, au sacrum, etc. Ces tumeurs sont quelquefois très lentes dans leur accroissement; souvent elles restent stationnaires, et tout à coup, sans cause appréciable, elles donnent lieu à des accidents semblables à ceux produits par les subites infiltration de l'urine.

L'urèthre, n'ayant souffert aucune opération et n'étant pas altéré par un rétrécissement, peut cependant être en communication avec des abcès urineux. M. Civiale a vu plusieurs cas de ce genre; la lésion existait toujours dans la portion membraneuse, mais variait par son étendue, sa direction, et par la situation de son orifice interne.

Ces communications ont lieu par les cellules uréthrales dans lesquelles l'urine séjournant développe une inflammation et de petits abcès. Ils détruisent les parois du canal et ils creusent une ouverture qui livre passage à l'urine.

Dans certains cas, bien que l'infiltration soit lente et que le liquide sorte par des fistules, les désordres ne sont pas moins graves ni moins rapides.

Lorsqu'il y a lésion des parois de l'urèthre, on explique aisément les effets résultant d'une infiltration urineuse; mais lorsque le canal n'est pas déchiré, lorsqu'on n'y voit pas de fissures, on se rend difficilement compte du passage de l'urine dans les parties voisines. Cependant les abcès qui se développent sur le trajet de l'urèthre et au périnée ont tous les caractères des abcès urineux; on les voit après une simple irritation de la portion profonde du canal n'ayant pas subi d'altération, et sans qu'il y ait eu rétention d'urine.

Les abcès se forment ordinairement dans les circonstances suivantes : Pendant le traitement d'un rétrécissement, on remplace une bougie par une plus grosse, passant avec peine, avec frottement et douleurs; l'urine sort difficilement, et quelques heures après il survient du malaise et un accès fébrile. Souvent, le lendemain de cette introduction, un écoulement apparaît, et enfin on voit se former une tumeur dure, soit près de l'urèthre, soit à une distance éloignée. Pendant que les sondes restent à demeure, l'irritation et l'écoulement augmentent; la douleur devient assez forte pour être dans l'obligation de les retirer ; et l'on voit bientôt paraître une tumeur le long du canal.

Lorsque le canal se contracte avec force sur la bougie qu'on introduit temporairement, pour consolider un traitement fait par la sonde à demeure, l'irritation qui en résulte amène un écoulement douloureux, et les réactions sont bientôt suivies d'abcès le long du canal, au périnée, ou dans des régions plus éloignées.

Souvent, avec ces abcès, il y a une excessive sensibilité de l'urèthre, qui ne faiblit pas, malgré l'introduction répétée des bougies. Les symptômes de cette affection ressemblent aux symptômes des autres maladies des voies urinaires; ils sont donc peu propres à éclairer le diagnostic; malheureusement c'est par l'autopsie que, dans un certain nombre de cas, on reconnaît les désordres qu'on a méconnus pendant la vie. Lorsque la tumeur fait saillie sous la peau, et lorsqu'elle prend tout à coup un grand développement, on y perçoit la fluctuation, et l'on ne tarde pas à voir marcher avec rapidité des désordres semblables à ceux des rapides infiltrations urineuses. Quelquefois aussi la tumeur ne subit aucune modification, et sous la peau qui la recouvre on voit un petit abcès s'ouvrant spontanément : la suppuration en est de longue durée, peu abondante, et insensiblement la tumeur disparaît.

Dans d'autres circonstances on trouve seulement du pus sans mélange d'urine dans ces abcès, qui ne sont pas formés par une crevasse. Ils succèdent ordinairement à l'inflammation des tissus environnant le canal. Très lents à se développer, ils s'ouvrent spontanément, et ils laissent des fistules. Lorsque le pus est mêlé à l'urine, ces abcès sont plus dangereux, en ce qu'ils désorganisent une plus grande quantité de tissus. Les abcès du scrotum et du périnée peuvent aussi provenir d'une fissure du rectum : l'exploration des organes fera cesser l'incertitude qui pourrait exister dans le diagnostic.

Des abcès se forment également dans diverses parties du corps, pendant le traitement des maladies des voies urinaires. C'est ordinairement après une irritation vive de l'urèthre qu'ils se montrent; ils sont toujours précédés de symptômes généraux intenses, et le pus, dans ces cas, s'accumulant dans les articulations, a fait confondre le début de la maladie avec un accès de goutte, de rhumatisme, ou avec un érysipèle phlegmoneux.

Traitement. — Il faut tout de suite inciser largement le lieu où s'est fait l'épanchement, même quand il n'est pas considérable, quand les tissus ne sont pas encore détruits, et alors qu'il est encore possible d'introduire une sonde pour vider la vessie.

Lorsque l'infiltration est circonscrite, il suffit d'une seule incision, atteignant la tumeur dans toute son épaisseur, pour livrer une issue à l'urine et pour faire cesser les accidents. Les pansements consécutifs consistent en applications de cataplasmes et de mèches de charpie dans la plaie.

Il n'est pas possible de préciser la longueur à donner à l'incision, et de dire combien il faut en faire; c'est la gravité de la situation qui doit guider le chirurgien. Il faut agir promptement, afin de prévenir la mortification des tissus et de l'arrêter, si déjà elle est commencée. Les incisions doivent être longues et profondes; et, quelque soin qu'on mette à remplir ces deux indications, on est quelquefois trompé par le gonflement des parties. On croit avoir atteint les tissus à une grande distance, alors qu'on est encore éloigné du siége de la lésion. Le dégorgement et l'élimination des eschares sont d'autant plus rapides que les incisions sont longues, profondes et nombreuses; on ne doit donc pas hésiter à agir avec vigueur, puisque l'on peut arrêter promptement la marche des désordres et être sans crainte sur des difformités consécutives, ces grandes incisions produisant toujours de petites cicatrices.

Lorsque les incisions ont été faites tardivement, la mortification des tissus s'étend, et le malade est dans une telle prostration que la réaction est insuffisante pour éliminer les parties gangrenées. Les unes tombant en lambeaux, et les autres, flottant dans la plaie, sont grisâtres et imprégnées d'une sanie infecte où domine l'odeur urineuse; cette sanie entraîne les tissus sphacélés, la plaie s'agrandit et elle prend l'aspect d'une préparation anatomique. Desault dit (1) : « Les praticiens qui n'ont pas l'habitude de voir ces sortes de maladies pourraient être effrayés de l'étendue de l'ulcère résultant de la chute des eschares. Quelquefois le scrotum en entier, la peau de la verge, celle des aines, du périnée et de la partie supérieure des cuisses, tombent en gangrène et les testicules à nu restent suspendus aux cordons spermatiques et flottent au milieu de cet ulcère énorme. On conçoit à peine comment la cicatrice pourra se faire sur les testicules ainsi dénudés; mais la nature a des ressources sans bornes; elle collera les testicules et leurs cordons aux parties subjacentes, et, attirant la peau de la circonférence de l'ulcère vers le centre, elle recouvrira ces organes et leur fournira une nouvelle enveloppe en forme de scrotum. » Dieffenbach (2) dit également : « J'ai eu occasion de voir, à mon grand étonnement, dans un cas où presque tout le scrotum avait été détruit par une infiltration urineuse très étendue, et où l'urine s'échappait de la fistule par une ouverture d'un demi-pouce de diamètre, tout le tissu qui avait été désorganisé se reproduire par-dessus la sonde, à l'aide d'une granulation riche et abondante, et en même temps le scrotum se régénérer entièrement. »

Ces vastes plaies guérissent rapidement à l'aide de pansements simples : on emploie les cataplasmes émollients, jusqu'à la chute des eschares, et ensuite on se sert de charpie recouverte de cérat. Si le sujet est affaibli, on donne du vin de quinquina et les préparations ferrugineuses.

(1) *Traité des maladies des voies urinaires*, p 286.
(2) *Gazette médicale*, t. IV, 1836.

Dans tous les cas, il est nécessaire de vider la vessie avec la sonde, afin que l'urine ne passe pas dans la plaie.

Lorsque l'épanchement urinaire est circonscrit, lorsqu'il forme au dehors une seule tumeur, il suffit de l'ouvrir par une seule et longue incision, pour donner issue à l'urine. Lorsque, au contraire, l'infiltration est diffuse, lorsqu'elle s'étend dans le tissu cellulaire, on doit faire plusieurs incisions, sans chercher à conserver quelques parties, qui, atteintes par l'urine, sont inévitablement détruites; et si les incisions multiples ne les sauvent pas, en donnant une libre issue à l'urine, elles empêchent au moins la propagation des accidents. Dans les cas malheureusement très rares où l'on peut faire les incisions peu de temps après l'extravasation de l'urine, on l'évacue avant qu'elle ait infecté les tissus; mais c'est presque toujours trop tard qu'on est appelé à porter secours au malade.

Les incisions doivent être faites sur toutes les parties atteintes par l'urine, et on ne doit pas hésiter à débrider profondément le scrotum, le dartos, la verge et le périnée.

On doit donc toujours ouvrir les abcès urineux, excepté dans les cas où la tumeur, très limitée, a son siége dans l'épaisseur des parois de l'urèthre ou sur son trajet. La sonde à demeure la fait presque toujours disparaître par la suppuration, et la crevasse du canal sert à la sortie du pus qui s'écoule entre la sonde et les parois de l'urèthre. Cette manière d'agir est préférable à l'incision qui se cicatrise difficilement et qui laisse ordinairement une fistule, principalement lorsque la tumeur s'est développée entre la racine de la verge et la symphyse des pubis.

Certains malades ne résistent pas à une aussi violente secousse. L'état général en est profondément altéré; chaque jour la prostration augmente, la langue devient sèche et noirâtre, l'estomac ne tolère plus les aliments solides et liquides, le pouls est petit et fréquent, le malade est triste et abattu; un hoquet survient, qui précède la mort de peu de temps. Cette triste fin est quelquefois très douloureuse, soit que l'urine ne sorte pas facilement par la plaie, à cause de l'état de la prostate ou du gonflement des lèvres de la plaie, soit que la vessie ne se contracte pas suffisamment. Des douleurs très vives se font sentir dans l'appareil urinaire et produisent des convulsions. D'autres fois, enfin, l'affaissement augmente, et le malade épuisé s'éteint sans secousse.

Cautérisation par le fer rouge porté sur de larges surfaces. — M. le professeur Bonnet (de Lyon), en employant le cautère actuel, a voulu prévenir les infiltrations d'urine et empêcher leurs effets désastreux. C'est à la puissance d'oblitération des vaisseaux et à la faculté d'annuler les principes toxiques qui se dégagent des tissus gangrenés par l'urine, qu'il attribue les heureux résultats obtenus par l'emploi du cautère actuel. Cette cautérisation modère l'inflammation, localise la maladie et arrête la réaction fébrile. Bonnet donne la préférence au fer rouge, parce que, mieux qu'avec les autres caustiques, on agit rapidement et avec certitude ; et enfin, pour remédier à l'inconvénient qu'ont les eschares faites par le feu d'exhaler rapidement une odeur infecte en se ramollissant, il applique pendant quelques heures sur la plaie une couche de chlorure de zinc, qui dessèche très vite les tissus et arrête les émanations fétides. Lorsque les eschares se détachent, il remplace la pâte de chlorure de zinc par des compresses ou de la charpie trempées dans une dissolution de chlorure de zinc à un centième.

Dans les cas d'abondantes infiltrations, lorsque des tissus sont frappés de mort, il faut immédiatement ouvrir une large issue à l'urine, et l'on doit le plus rapidement possible faire disparaître les obstructions du canal de l'urèthre.

Malgré le grand débridement fait à la tumeur, l'urine ne sort pas facilement des tissus dans lesquels elle a pénétré ; il faut donc les dessécher, afin d'empêcher une absorption toujours nuisible, et c'est dans ce double but que M. Bonnet éteint dans la plaie plusieurs fers rougis au feu. Appliqué sur les plaies imprégnées d'urine, le feu développe une inflammation adhésive, il empêche de nouvelles infiltrations, ainsi que la production des érysipèles et de l'œdème, et en détruisant la surface muqueuse des trajets fistuleux, il les met dans les meilleures conditions pour se couvrir de bourgeons charnus et pour activer la soudure de leur surface.

Le chirurgien de Lyon a également appliqué cette méthode au traitement des abcès urineux, quelle qu'ait été la lenteur de leur formation. Il établit une distinction importante dans l'ordre des moyens à employer ; il se demande s'il faut attaquer d'abord le rétrécissement, ou s'il faut ouvrir l'abcès (1).

Si le rétrécissement est facilement dilatable, si la tumeur s'est développée lentement, et si elle n'est pas compliquée de désordres dans les tissus voisins, il faut commencer par débarrasser l'urèthre des obstacles qui l'obstruent. On est souvent parvenu à faire disparaître des tumeurs en agissant seulement sur le rétrécissement. Mais si elle est enflammée, si elle donne lieu à des accès fébriles, et surtout si le rétrécissement très dur exige un traitement prolongé, on doit commencer par faire l'ouverture de la tumeur, afin

(1) Philippeaux, *De la cautérisation dans le traitement des abcès urineux*, in *Bulletin de thérapeutique*, 1855, t. XLIX, p. 219.

de donner une issue à l'urine qui traverse la plaie, et afin qu'elle ne s'infiltre pas.

Après avoir ouvert largement la tumeur, M. Bonnet éteint dans sa cavité autant de fers rougis au feu qu'il est nécessaire pour que l'eschare soit complétement sèche.

Avant d'appliquer le cautère, il faut introduire dans l'urèthre, jusque contre le rétrécissement, un cathéter qui sert à refouler en haut le canal, afin de le préserver de l'action du feu ; la cautérisation sur la paroi supérieure de la tumeur doit être faite légèrement.

Les douleurs sont vives pendant les premières heures qui suivent l'opération ; quelquefois l'urine cesse de sortir par le canal, et elle coule abondamment par la plaie ; la vessie se vidant, les besoins d'uriner sont moins rapprochés, et le malade éprouve du soulagement. Jamais, à la suite de cette opération, on ne voit de gonflement œdémateux, d'érysipèle, ni de phlegmon : pendant quelques jours, la plaie exhale une odeur fétide, qui persiste jusqu'à la chute des eschares. On incise ensuite le rétrécissement qui, livrant un libre passage à l'urine, permet à la plaie du périnée de se cicatriser.

ARTICLE III.

DES RÉTRÉCISSEMENTS TRAUMATIQUES.

On a donné le nom de rétrécissement traumatique à la diminution du calibre de l'urèthre à la suite des contusions, des déchirures, ou des pertes de substance de ce canal, formés rapidement ; ces obstacles sont longs, durs, irréguliers et inextensibles. Le développement en est rapide ; cependant M. Civiale cite l'exemple d'un malade entré à l'hôpital Necker, pour y être guéri d'un rétrécissement, dû à une chute sur le périnée, ayant eu lieu dix ans auparavant.

On les trouve dans toutes les portions de l'urèthre ; mais ordinairement ils sont placés au niveau de la portion antérieure du périnée et dans la partie du canal enveloppée par les bourses.

Ces régions, les plus exposées aux violences extérieures, sont aussi occupées par les fistules et par l'induration qui compliquent très souvent cette forme de rétrécissement. Situés dans la portion pénienne, ils modifient la direction de la verge, et la courbure produite pendant l'érection est en raison de la longueur et surtout de l'épaisseur des brides inodulaires.

Lorsqu'ils sont compliqués de fistules en communication avec la peau, celle-ci est attirée en dedans, et l'ouverture fistuleuse prend la forme d'un entonnoir.

On n'a pas cité un seul fait de rétrécissement traumatique multiple; mais on a vu cette variété compliquée d'un rétrécissement fibreux. Dans un cas semblable, Dupuytren a fait d'abord la dilatation du rétrécissement fibreux, avant d'atteindre les cicatrices profondément placées.

Ces cicatrices, souvent très allongées, ont aussi la forme d'une valvule. Dans ce cas, elles oblitèrent le canal, et elles forcent l'urine à sortir par des fistules, ou à passer par une ou plusieurs ouvertures très petites faites dans la valvule.

M. Franc a vu des brides diviser le canal en deux parties. On a observé des sujets dont l'urèthre était presque oblitéré dans une étendue de plusieurs centimètres. Ces cas, toujours graves, ont peu de chances de guérison, si la maladie date de longtemps. Il faut prendre en considération l'ancienneté des cicatrices, pour apprécier les difficultés du traitement qu'on va entreprendre.

Si des cicatrices récentes, ayant la forme de brides ou de valvules, sont heureusement modifiées par un traitement bien dirigé, celles qui sont anciennes, longues et dures, opposent toujours une grande résistance aux agents les plus puissants; et l'introduction de la sonde, faite avec persistance, est le seul moyen d'empêcher l'occlusion du canal.

L'oblitération complète a lieu plus fréquemment après les contusions et les déchirures du périnée qu'après la blennorrhagie ou l'inflammation simple de l'urèthre; et les cicatrices qui résultent des violences extérieures produisent des modifications de formes qui interrompent toute communication avec la vessie.

Traitement. — On ne peut pas établir des règles générales pour le traitement des rétrécissements traumatiques à cause des nombreuses variétés qu'ils présentent. Cependant la dilatation est la méthode qu'il faut d'abord employer, excepté dans les cas d'oblitération complète qui exigent des moyens plus actifs.

A toutes les périodes de la maladie, la dilatation peut être utile, sinon pour amener la guérison, au moins pour rendre plus facile l'emploi d'autres méthodes.

Dans les premiers moments de la contusion, la bougie empêche la cicatrice de se former irrégulièrement et de dévier le canal. Lorsque la cicatrice est ancienne, le contact prolongé de la bougie la ramollit et la rend extensible. On doit être bien convaincu que l'amélioration obtenue par la dilatation n'est que temporaire, et qu'après en avoir cessé l'usage, le canal revient très rapidement au point de départ; la dilatation ne peut donc être que la préparation à l'application d'une autre méthode.

Lorsque le canal est complétement oblitéré, l'embarras du chirurgien est grand ; il doit faire appel à son expérience pour choisir entre les méthodes téméraires recommandées dans ces cas graves, et à sa prudence pour les mettre à exécution. Ces méthodes sont la ponction, le cathétérisme forcé, la cautérisation directe, et l'uréthrotomie périnéale.

La guérison complète des rétrécissements traumatiques est, dans l'état actuel de la science, impossible à obtenir. On peut seulement donner au canal une largeur suffisante pour la sortie de l'urine, et le moyen le moins imparfait pour obtenir ce résultat, c'est l'incision.

Il est difficile d'établir des règles précises pour faire la détermination des cas où cette opération est applicable, parce que ces rétrécissements ont des formes si variées qu'ils trompent toutes les prévisions. Je crois qu'il faut se borner à poser quelques jalons indiquant la route à suivre, et laisser à la sagacité, à la prudence du chirurgien le choix des moyens et la manière de les employer.

1° Lorsque le rétrécissement traumatique en forme d'une valvule ou d'une bride laisse passer un instrument, il faut faire l'incision de cet obstacle avec l'uréthrotome à olive.

2° Lorsque des cicatrices longues, dures et inextensibles, siégent dans la portion pénienne, il faut essayer de les ramollir et de les dilater par la sonde à demeure.

3° La dilatation devenant impuissante, il faut les inciser profondément avec l'instrument à olive.

4° Lorsque les cicatrices se sont formées dans la portion membraneuse, et lorsque, adhérentes aux parties voisines, elles constituent une masse fibreuse, l'opération de Syme est l'unique moyen qui puisse faire espérer, non pas la guérison, mais le rétablissement partiel du calibre de l'urèthre avec l'obligation d'y introduire souvent une bougie.

L'incision externe doit être aussi employée pour faire disparaître les indurations circonscrites que l'on voit souvent en dehors du canal après des violences exercées sur le périnée. Ces incisions provoquent la suppuration et le dégorgement de ces tumeurs, de ces indurations diffuses, et la cicatrisation a lieu promptement.

Lorsque ces tumeurs sont adhérentes au canal ou lorsque ses tissus prennent part à leur formation, l'incision doit être faite dans toute l'épaisseur des tissus indurés, en y comprenant les parois de l'urèthre, ainsi que l'a fait Lallemand. Lorsqu'elles ne sont pas adhérentes, au contraire, l'incision doit être faite avec attention, couches par couches, afin de ne point intéresser les parois du canal. Si l'on a été dans la nécessité de l'ouvrir, il faut placer une sonde à demeure comme on le fait dans l'uréthrotomie externe, afin de donner une bonne direction à la cicatrisation.

M. Dugas a enlevé une tumeur de cette espèce (1), et le malade a guéri. Ce succès ne légitime pas une opération aussi insolite, et il ne doit pas encourager les chirurgiens à la pratiquer de nouveau : la perte de substance qu'on est obligé de faire subir à l'urèthre devient la cause d'un rétrécissement traumatique, et l'expérience a prouvé que l'incision simple de ces tumeurs les fait disparaître, et ne laisse pas après elle les suites fâcheuses, inévitables, de l'extirpation.

De la cautérisation. — En appliquant la cautérisation aux rétrécissements traumatiques, on ne doit pas avoir pour but la destruction des cicatrices, mais seulement de chercher à modifier la vitalité, à diminuer la sensibilité, souvent très vives de l'urèthre, et à ramollir le tissu inodulaire, dont la résistance s'oppose à l'introduction des bougies. Le porte-caustique devra donc toucher rapidement les parties, afin de ne point faire des eschares.

Si la cautérisation destructive a rendu momentanément l'accès du canal plus facile, le retrait n'a pas tardé à se faire, et en très peu de temps l'obstacle s'est reproduit plus fort et plus difficile à vaincre qu'il ne l'était avant l'application du caustique.

La cautérisation directe est utile contre les cicatrices peu épaisses, en forme de diaphragme, et placées dans la portion pénienne. Elle est dangereuse, au contraire, à la courbure, et près de la portion membraneuse : les chances de fausses routes y sont nombreuses, et l'on doit s'en abstenir, contrairement à l'opinion de plusieurs opérateurs.

Traitement de l'oblitération complète. — Pour détruire l'oblitération complète, on a imaginé des opérations faites sans guide et au hasard ; aussi les conséquences en ont-elles été souvent fâcheuses. Leur inutilité fréquente et leurs dangers constants les ont fait abandonner, puis reprendre ; jusqu'à ce que leur inefficacité fût de nouveau prouvée. M. Syme, convaincu de l'impossibilité d'agir sûrement, les a avantageusement modifiées ; et, en faisant voir comment il est possible d'introduire un conducteur dans le canal, il a mis entre les mains des praticiens un moyen de les exécuter avec certitude.

Nous rappellerons en peu de lignes quelques faits heureux de ponction des obstacles, desquels on s'est autorisé pour justifier de nouvelles et malheureuses tentatives.

Faite par les uns à l'aide d'un trocart, d'une lame cachée dans

(1) Franc, *loc. cit.*, p. 84.

un tube, ou d'une sonde à dard ; et par les autres au moyen d'une sonde conique, cette opération a reçu, dans le premier cas, le nom de *ponction*, et, dans le second, celui de *cathétérisme forcé*.

Sans nous arrêter à la manière dont Turquet se servit d'un stylet de jonc (1) pour ouvrir un passage à l'urine à travers l'obstacle dont souffrait Henri IV, et pour laquelle, quoique ayant réussi, il fut déclaré indigne d'exercer la médecine, *propter temeritatem, impudentiam et ignorantiam*, nous citerons quelques faits dont le succès a encouragé les chirurgiens de notre époque à persévérer dans cette voie, après avoir perfectionné les instruments et la manière de les manœuvrer.

Le trocart peut être utile pour perforer les oblitérations de l'urèthre, lorsque les obstacles sont placés dans la portion pénienne du canal, parce qu'il est possible de sentir et de diriger sa marche; mais il est dangereux lorsqu'ils occupent la courbure de l'urèthre, parce que l'épaisseur des tissus empêche de reconnaître la direction que l'instrument a prise, et les causes qui l'arrêtent.

Stafford, et après lui, M. Dupierris ont fait la ponction des rétrécissements avec une sonde dont un des deux bouts cache une lancette destinée à perforer l'obstacle. La sonde est courbe lorsqu'on doit attaquer un rétrécissement placé sous la symphyse.

D'une application dangereuse, ces instruments ne sont plus employés.

Alliès dit avoir perforé le gland avec un trocart, et avoir ensuite entretenu la voie nouvelle à l'aide d'une bougie. Le malade guérit dans l'espace de deux mois.

Viguerie a osé porter le trocart dans la courbure de l'urèthre. Après avoir conduit la canule jusqu'à l'obstacle, il exerça une forte traction sur la verge et sur le périnée avec la main gauche, et, avec la droite, il enfonça le trocart et la canule assez vigoureusement pour le dépasser. Il retira le trocart, et la canule fut laissée en place; au bout d'une demi-heure, l'urine sortit par ce tube, qui, le quatrième jour, fut remplacé par une bougie. La dilatation fut continuée au moyen de ces derniers instruments, et, après un traitement fort long, le malade fut guéri de son oblitération et de ses fistules.

Dans le mois d'octobre 1848, M. Robert, a pu, sur un ancien militaire, rétablir le canal complétement oblitéré, après une violente contusion du périnée, qui avait aussi donné lieu à plusieurs fistules. Connaissant le peu de certitude des procédés opératoires exécutés dans des cas semblables par Stafford, Dupierris, Reybard, etc.,

(1) Percy, *Rapport* in *Académie des sciences*, 22 décembre 1817.

M. Robert fit construire une sonde d'argent, ouverte aux deux extrémités, dont l'une, l'extrémité vésicale, était légèrement recourbée, et livrait passage à une tige d'acier à pointe carrée et tranchante.

Le malade fut placé sur le bord du lit, les cuisses étant écartées et à demi fléchies; la sonde sans le dard fut portée jusqu'à l'obstacle contre lequel le dard, ensuite introduit dans la sonde, fut tenu en contact et rendu immobile dans sa gaîne au moyen d'une vis de pression. L'opérateur pressa lentement cet appareil, jusqu'à ce qu'il eut traversé un tissu très résistant; alors on reconnut qu'il était arrivé dans un espace vide et libre. Le dard fut retiré et remplacé par une petite sonde flexible poussée jusque dans la vessie, et qui fut laissée à demeure après que l'on eut enlevé la sonde d'argent.

Il ne se produisit pas d'hémorrhagie ni d'accidents consécutifs; l'urine sortit immédiatement par la sonde, qui fut remplacée huit jours après par une autre plus volumineuse.

Cette opération si heureuse est une rare exception, et le succès en est dû au peu d'épaisseur des tissus qui fermaient l'urèthre. Malheureusement, l'estimation précise de l'épaisseur de l'obstacle ne peut pas se faire préalablement; et c'est la cause principale de l'incertitude que l'on voit encore dans la description de cette opération et des nombreux revers dont elle est suivie.

C'est pénétré de ses graves inconvénients et de sa grande utilité dans ces cas spéciaux, que M. Syme a imaginé le procédé de ponction que nous allons décrire, et dont on comprend tout de suite l'avantage, en voyant comment ce chirurgien la fait sur un conducteur.

Nouveau procédé de M. Syme. — M. Syme commence par dilater un trajet fistuleux, s'il est trop étroit pour permettre l'introduction d'un cathéter; ensuite il conduit jusque dans la vessie, par cette voie convenablement préparée, un conducteur semblable à celui dont on se sert pour faire la taille, avec cette différence que la rainure est creusée dans sa concavité, au lieu de l'être sur sa convexité. Il place dans l'urèthre, en le faisant entrer aussi loin que possible, le conducteur qu'il emploie pour exécuter l'uréthrotomie périnéale; il confie à un aide la plaque du cathéter placé dans la fistule, et il introduit dans l'anus l'indicateur de la main gauche, afin de bien fixer cet instrument, qui doit lui servir de point de repère : il pousse ensuite, avec la main droite, le petit cathéter, de manière à serrer entre ces deux instruments le point oblitéré, et à le perforer avec l'extrémité du conducteur placé dans l'urèthre, qui vient, par cette manœuvre, se loger dans la cannelure creusée dans la concavité du cathéter placé dans la fistule.

La situation est alors semblable à celle des rétrécissements que l'on divise sur un conducteur, et la fin de l'opération est la même que celle de l'uréthrotomie périnéale.

La sonde à dard a été employée pour traverser des oblitérations du canal : les inconvénients de cet instrument, les dangers presque inévitables auxquels il expose l'ont fait abandonner, malgré quelques succès obtenus par une main très habile et très exercée ; il exige une force d'impulsion presque aussi grande que celle qui est nécessaire pour faire pénétrer la sonde mousse à travers les obstacles, et si on ne la maintient pas dans la direction précise de l'urèthre, la déviation du dard produit une voie nouvelle en blessant des organes importants, tels que le rectum, des vaisseaux, etc., et il détermine la formation des épanchements d'urine.

La possibilité, la probabilité de ces accidents ont fait renoncer à l'usage de la sonde à dard, et quelques chirurgiens ont mieux aimé se servir d'une sonde de moyenne grosseur, à parois épaisses et solides, conique et terminée par un bout pointu ; c'est la sonde conique avec laquelle on a pratiqué le cathétérisme forcé (voir le chapitre *Rétention d'urine*).

ARTICLE IV.

DES FISTULES URINAIRES.

Les fistules urinaires sont des conduits anormaux, occasionnés par une action traumatique ou par une inflammation ayant altéré une ou plusieurs parties de l'appareil urinaire. Elles constituent toujours une affection grave et quelquefois incurable.

L'ouverture interne de la fistule est dans l'urèthre ou au col de la vessie, plus rarement dans la vessie même. Dans le premier cas, elle s'ouvrent à l'extérieur au périnée, dans le scrotum, le long de la verge, quelquefois dans le rectum ; dans le second, elles ont leur ouverture externe aux aines et à l'hypogastre : toutes suivent des trajets plus ou moins irréguliers, et elles ont quelquefois des embranchements qui s'étendent très loin.

Il n'y a donc véritablement fistule urinaire que lorsque l'urine est apportée au dehors par un conduit anormal.

Elles présentent de nombreuses différences par leur situation, leur longueur, leur nombre, leur direction, par les désordres qu'elles ont produits, par leur complication et par leur mode de cicatrisation. En effet, on voit des abcès considérables livrer passage à une grande quantité d'urine, marcher rapidement vers la cicatrisation ; une prompte reproduction des tissus ferme le trajet nouveau, et force l'urine à s'écouler par la voie naturelle ; d'autres, au contraire, succèdent à des abcès qui semblent avoir peu de gravité, et résistent aux moyens les plus puissants.

Si l'écoulement de l'urine par l'ouverture extérieure est une preuve certaine de l'existence d'une fistule, on ne doit pas conclure qu'il n'y en a pas, si ce liquide passe entièrement par l'urèthre, et s'il n'apparaît pas au dehors par une autre ouverture. En effet, il s'engage plus facilement dans son canal excréteur libre de tout obstacle, que dans un trajet fistuleux très étroit et très tortueux, Dans ces cas le diagnostic est difficile. L'ouverture extérieure laisse échapper de temps en temps une petite quantité de pus ; et l'on ne sait s'il provient de l'urèthre, du rectum ou de quelque autre organe. La corde qui indique la direction du trajet fistuleux, n'est pas un signe infaillible révélant la communication interne, et la situation de l'ouverture externe n'est pas un guide plus certain, puisque ces fistules s'ouvrent quelquefois au dehors très loin de leur point de départ. La forme de cette ouverture est souvent semblable à celle des fistules stercorales. Enfin la grande irrégularité du trajet empêche les injections d'arriver à l'orifice interne, et elle rend impossible leur parcours avec un stylet.

En général, il y a seulement une seule ouverture interne, ou orifice d'origine. Cependant on a vu les portions prostatique et membraneuse, criblées de petits trous, se réunissant à peu de distance pour former, tantôt un seul trajet, tantôt plusieurs (1). Cette ouverture interne est très variable ; elle est cependant toujours plus grande que l'ouverture externe ; et elle est la cause de la persistance de la maladie, lorsqu'on la méconnaît.

Le plus grand nombre des fistules s'ouvrent dans la portion membraneuse, tantôt obliquement d'arrière en avant, tantôt verticalement de haut en bas. M. Civiale a vu l'orifice interne d'une fistule, placé au-devant du bulbe, former un entonnoir très évasé, ainsi que le trajet qui avait plus de 6 millimètres de diamètre.

Le diamètre de l'orifice interne des fistules est tel, que bien rarement on est exposé à le rencontrer avec l'extrémité d'une sonde introduite dans l'urèthre.

Souvent il y a plusieurs ouvertures extérieures ou de décharge. M. Civiale en a compté cinquante-deux sur un même sujet. Ces ramifications nombreuses sont toujours la conséquence de l'ancienneté de la maladie ; et, dans ces cas, les embranchements s'organisent, se couvrent d'une membrane d'apparence muqueuse, semblable

(1) Civiale, *loc. cit.*, t. I, p. 438.

à celle qui tapisse seulement le trajet principal, lorsque la maladie est de date plus récente. Presque toujours la sécrétion purulente est considérable, et il y a plutôt gêne que douleur, à moins qu'il ne se fasse un nouvel épanchement urineux.

Lorsqu'il y a seulement une ouverture extérieure, les tissus sont peu ou point altérés ; on ne voit pas ces indurations, ces tuméfactions bosselées, qui changent l'aspect du périnée, du scrotum, de la verge, et les confondent dans une même tumeur. Ce changement s'opère quelquefois très lentement ; et arrivé à un certain degré, le gonflement des tissus ne fait plus de progrès. Le malade est seulement gêné dans ses mouvements, mais il ne souffre pas.

L'orifice externe est quelquefois si petit qu'il n'en sort pas une goutte d'urine, de sorte qu'on peut méconnaître la fistule ; on doit alors appliquer un linge fin sur le siége présumé de l'ouverture et comprimer le gland pendant que le malade urine, afin de forcer le liquide à s'engager dans le trajet fistuleux.

Dans des cas très rares, les parties, siéges des fistules urinaires, ont dégénéré et elles se sont transformées en ulcère cancéreux. Cependant, si l'on donne promptement issue aux urines, les tissus indurés se ramollissent, et ils reviennent lentement à leur texture première.

§ Ier. — Anatomie pathologique des fistules urinaires.

L'ouverture interne ou d'origine est ordinairement placée derrière un rétrécissement souvent unique ; sa forme varie, selon qu'elle est le résultat d'une fissure ou d'une perte de substance. Dans le premier cas, c'est seulement un petit pertuis ; dans le second, elle est en raison de l'eschare qui s'est détachée, soit après une contusion du périnée, soit après un long séjour d'une sonde dans la vessie. M. Cruveilhier (1) a fait connaître un cas de perte de substance très considérable du canal, au niveau du ligament suspenseur de la verge, produite par une sonde en gomme élastique laissée à demeure pendant quinze jours.

L'ouverture cutanée ou de décharge, souvent unique, quelquefois en grand nombre, est le plus ordinairement placée entre le scrotum et l'anus : on en voit également sur le scrotum, sur les côtés de la verge, au pli de l'aine, à la région hypogastrique, à la face interne des cuisses, au voisinage de l'anus et du sacrum (2).

Les fistules, presque toujours produites par des infiltrations d'u-

(1) Cruveilhier, *Anatomie pathologique*, liv. xxv, pl. 5.
(2) Cruveilhier, *Anatomie pathologique générale*, t. II, p. 577.

rine, s'ouvrent quelquefois très loin de leur point de départ, ce qui s'explique par la facilité qu'a l'urine de filtrer dans le tissu cellulaire.

M. Cruveilhier a suivi une infiltration d'urine jusqu'à l'angle supérieur de l'omoplate droit; elle était la suite d'une déchirure de l'urèthre faite pendant un cathétérisme forcé.

Cet orifice externe est froncé, déprimé en cul de poule, et souvent entouré par un tissu fongueux.

Trajet fistuleux. — Il est rarement direct, et quelquefois si dévié qu'il est presque impossible de déterminer la position de l'orifice interne. Desault en cite un remarquable exemple (1), celui de Frédéric-Louis Omet, âgé de dix ans, qui avait des fistules s'ouvrant à la région lombaire droite, à la région lombaire gauche, au pubis et au scrotum.

Le trajet fistuleux, unique à son point de départ, a autant de décharges qu'il y a d'ouvertures extérieures, on les sent au dehors, sous la forme d'une corde, et lorsqu'elles sont nombreuses, les indurations se confondent et forment sous la peau une masse dure considérable.

La quantité d'urine qui sort par les fistules est très variable, quelquefois par gouttes, elle s'échappe mêlée au pus, dont on la distingue difficilement; d'autres fois, c'est la totalité de l'urine qui s'écoule par ces voies nouvelles, ainsi que Boyer l'a observé chez un malade qui, depuis quarante ans, n'avait plus évacué d'urine par les voies ordinaires.

§ II. — Traitement des fistules urinaires.

Avant de s'occuper de la fistule, on doit chercher à connaître la lésion de l'appareil urinaire qui l'a produite, et employer tous ses soins à la faire disparaître. On commencera donc par étudier la partie de l'urèthre au-devant de l'ouverture pathologique. Presque toujours cette portion du canal est très sensible, rétrécie ou déformée.

Dieffenbach a remarqué que, dans les cas où l'urine s'écoule depuis longtemps, par un trajet contre nature, la portion de l'urèthre située en avant se dessèche; et plusieurs fois ce chirurgien a retiré avec le cathéter une matière muqueuse, gluante et caséeuse. L'urèthre, uniformément rétréci dans toute sa longueur,

(1) Desault, *Œuvres chirurgicales*, t. III, p. 301.

avait sa muqueuse indurée. Dans les cas récents, cette partie était très sensible (1).

Il faut avoir recours à la dilatation temporaire en introduisant très lentement des bougies dont la marche est arrêtée par les déviations du canal, et qu'on doit s'abstenir de pousser en avant lorsqu'elles rencontrent un obstacle près de l'ouverture fistuleuse. En présentant, à différentes reprises, des bougies d'un petit calibre, on parvient à traverser l'obstacle et on l'élargit en employant des instruments dont on augmente peu à peu le volume.

C'est dans cet ordre que doit être commencé le traitement, lorsque les obstacles aisément traversés, permettent une dilatation facile, et laissent passer une grande partie de l'urine. Mais, lorsque les bougies ne peuvent pas être introduites, le malade ayant de fréquents besoins d'uriner, lorsque les urines sortent difficilement par les fistules et occasionnent des douleurs dans la vessie, de la fièvre et de l'insomnie ; on doit commencer le traitement par les fistules et s'occuper du rétrécissement deux ou trois semaines après, c'est-à-dire lorsqu'on a, par une large voie artificielle, rendu facile la sortie de l'urine, diminué les dépôts qu'elle contient et fait cesser les symptômes généraux.

Membrane muqueuse des trajets fistuleux. — Les membranes qui tapissent les trajets fistuleux ne sont pas des membranes muqueuses, mais des surfaces d'apparence muqueuse, qu'il est impossible de détacher des tissus sous-jacents par la dissection la plus délicate. M. Cruveilhier (2) dit que c'est par défaut de contiguïté, et non par développement complet, que ces surfaces ne se soudent pas ; elles sont entourées d'une couche de tissu lardacé, fibreux, résistant au rapprochement des surfaces et ne produisant pas une sécrétion adhésive.

Lorsqu'une fistule s'est établie, des caroncules s'y développent et la placent dans les conditions les plus favorables pour la cicatrisation, si l'on peut empêcher les liquides de suivre cette voie anormale. Les caroncules s'atrophient, elles disparaissent pour faire place à une surface rouge ressemblant aux membranes muqueuses, et si cette voie pathologique persiste, elle fonctionne bientôt comme les voies normales.

M. Cruveilher dit : « J'ai appris de Dupuytren que ces membranes muqueuses accidentelles sont quelquefois si bien organisées, qu'elles ont acquis le droit de vivre à l'état de membrane muqueuse. Indé-

(1) *Gazette médicale*, 1836, t. IV.
(2) Cruveilhier, *Anatomie pathologique générale*, 1856, t. III, p. 938.

pendamment de la cause qui les a produites, des concrétions urinaires, entrées ou formées dans les fistules, ainsi que d'autres corps étrangers, produisent une sécrétion purulente et empêchent la cicatrisation de ces conduits, quoique l'urine passe librement dans l'urèthre. »

M. le docteur Spadini en cite un cas remarquable. Le malade avait fait, plus de quarante ans avant la maladie qui l'a amené à l'hôpital, une chute sur le périnée qui avait occasioné une grande difficulté d'uriner. Depuis quatre ou cinq jours, il n'urinait que par regorgement; le scrotum, énormément tuméfié, était infiltré d'urine. Une incision longitudinale fit cesser les accidents, et quelques jours après on trouva dans les pièces de pansement une concrétion grosse comme un œuf de pigeon. Louis a rapporté plusieurs faits semblables dans son *Mémoire sur les pierres urinaires formées hors des voies naturelles* (1).

Lorsque le pus est peu abondant, il forme en se desséchant une croûte qui ferme temporairement l'orifice de la fistule; elle s'ouvre de nouveau, soit par la chute de la croûte, soit par la formation d'un petit abcès : il est donc indispensable de distinguer ces différentes causes, afin de les détruire.

L'*exploration* de la fistule doit être faite avec un stylet boutonné et légèrement courbé. On introduit dans l'urèthre un cathéter cannelé ou une grosse sonde de métal, et l'on cherche à mettre l'olive du stylet en contact avec la cannelure du cathéter ou avec la sonde. La rencontre de ces deux instruments indique que la fistule ne contient pas de corps étranger. Dans le cas contraire, on doit chercher à le faire sortir, soit en le repoussant dans l'urèthre s'il est petit, soit en pratiquant une large incision dans les tissus, afin de l'extraire. On a conseillé l'emploi de la corde à boyau, et de la bougie à empreinte de Ducamp, pour explorer ces fistules. Ces moyens ne sont pas assez sûrs pour être préférés au stylet et au cathéter.

La *sonde à demeure*, tant recommandée par Boyer, empêche plutôt qu'elle ne favorise la cicatrisation des fistules. M. Mercier a démontré que cet instrument, ainsi employé, développe une inflammation ulcérative sur divers points de l'urèthre, et que, loin de fermer des ouvertures accidentelles, il en crée de nouvelles. (Voyez *De la dilatation permanente*, p. 116.) Un grand nombre de fistules est dû à la sonde ou est entretenu par elle. Cet instrument n'empêche pas le contact de l'urine avec la plaie, et il est souvent un obstacle à sa cicatrisation.

(1) *Mémoires de l'Académie de chirurgie*, t. III, p. 430.

C'est donc un usage qu'il faut abandonner, malgré l'autorité des chirurgiens qui l'ont recommandé.

La sonde est utilement employée lorsque la vessie ne se débarrasse pas complétement de l'urine ; elle sert encore à entretenir la liberté du canal ; mais on doit s'en servir temporairement pour vider la vessie, et elle ne doit jamais être placée en permanence. Lorsqu'on a débarrassé l'urèthre des obstacles qui l'obstruaient, on peut y laisser passer l'urine sans dommage pour la fistule, ainsi que le prouvent les suites de l'opération de la taille périnéale, après laquelle l'urine passe entièrement par la plaie, qui ne tarde cependant pas à se cicatriser.

Traitement direct des fistules urinaires. — La difficulté de fermer les fistules varie selon la région qu'elles occupent. Celles qui sont situées derrière le scrotum se cicatrisent plus facilement que celles qui occupent la portion pénienne de l'urèthre. Dans les premières, la réunion des surfaces est favorisée par une couche épaisse de parties molles, par un tissu cellulaire abondant et par la peau du scrotum, qui s'allonge avec une extrême facilité. Dans les secondes, il n'en est pas de même : la portion pénienne de l'urèthre est seulement recouverte par une peau très mince, et qui n'a pas la même propriété que celle du scrotum.

Il faut chercher, 1° à changer la nature de la surface interne du conduit, impropre à la cicatrisation ; 2° à empêcher le séjour de l'urine dans les parties voisines, et à prévenir sa rétention dans les voies urinaires.

Les *injections irritantes* faites dans le trajet fistuleux ont presque toujours été sans résultat. Si, dans certaines circonstances, elles ont modifié la surface du trajet, elles n'ont pas changé sa forme, et elles ont laissé subsister les difficultés à la sortie de l'urine.

La *sonde introduite dans la vessie par le périnée* a presque toujours été impuissante ; elle ne produit aucun changement dans la forme et dans la texture de ces conduits anormaux.

Les *caustiques*, diversement employés, ont souvent réussi. On s'est servi de la potasse, du chlorure de zinc, du nitrate d'argent, des trochisques de minium, de la teinture concentrée de cantharides et de la teinture d'iode.

Il est quelquefois difficile de les porter à une profondeur suffisante ; cependant c'est de cette réussite que dépend le succès. Il est également difficile de ne pas dépasser le but, c'est-à-dire de ne pas atteindre l'urèthre. Si l'on parvient à les appliquer convenablement, les résultats sont favorables, parce qu'ils modifient les surfaces, détruisent les indurations qui les entourent, et ils rendent plus facile la sortie de l'urine en agrandissant les ouvertures extérieures.

Ces différents caustiques ont été employés en injections, en pommade étendue sur des mèches, en crayon et en liquide porté par un pinceau.

Il est toujours utile, ainsi que l'a fait Dieffenbach (1), de préparer, de dilater le trajet fistuleux, avant d'y introduire l'agent qui doit modifier ses surfaces.

Cautérisation de Dieffenbach. — Le chirurgien de Berlin dilatait d'abord la fistule jusqu'au diamètre d'une plume de corbeau, au moyen d'une corde de boyau introduite par l'ouverture externe; ensuite il plaçait dans l'urèthre une bougie de cire, afin de bien immobiliser le pénis et de préserver du caustique l'intérieur du canal. La bougie doit être de moyenne grosseur; trop mince, elle laisse passer le liquide caustique, et trop grosse, elle distend trop le trajet fistuleux. Le pinceau imbibé de caustique ne peut atteindre alors l'ouverture interne; le pinceau est promené sur toute la longueur du trajet, afin de le cautériser en tous sens, pendant une demi-minute, et dans l'espace de six ou huit heures cette cautérisation est faite trois fois. Le caustique employé est la teinture de cantharides concentrée.

La bougie est retirée et remplacée par une sonde flexible de moyenne grosseur.

Le malade reste couché.

Le lendemain, on détache avec une petite pince l'épiderme qui a été soulevé, et l'on porte dans le fond de la plaie un morceau d'éponge fine et desséchée, afin d'irriter davantage le trajet fistuleux. Quelques jours après, lorsque la suppuration est établie, on applique de nouveau le caustique, jusqu'à ce qu'il y ait production de bourgeons charnus. Quelque abondants que soient ces derniers, il est rare que l'agglutination se fasse par la cautérisation seule; on doit toujours compléter l'opération en appliquant des sutures, après toutefois le développement des bourgeons charnus.

Cautérisation par le fer rougi au feu, appliquée autrefois par Collot, par Marc-Aurèle Séverin. — Cette méthode a été abandonnée. Faite sans règle précise, les résultats n'ont pas toujours répondu à l'attente des opérateurs. Autant qu'il est possible d'en juger par le peu de détails donnés sur leur manière d'agir, ces chirurgiens se bornaient à introduire dans les fistules un cautère rougi, sans avoir la certitude d'atteindre toute la longueur du trajet.

(1) Dieffenbach, *Mémoires sur les fistules urinaires*, in *Gazette médicale*, 1836, t. IV.

Bonnet a combiné l'incision avec la cautérisation. Cette dernière, appliquée isolément, ne change pas assez la forme des fistules, et l'incision seule expose trop les plaies aux accidents qui résultent du contact de l'urine. Il a donc voulu unir à la précision du bistouri l'innocuité de la formation des eschares sèches.

L'*incision* faite à la peau doit comprendre l'espace qui sépare l'orifice fistuleux le plus en avant, de celui qui est le plus en arrière; sa profondeur doit être au moins d'un centimètre. On introduit ensuite des sondes cannelées dans chacun des trajets fistuleux, et l'on incise successivement toutes les fistules, de manière que ces incisions viennent se réunir à l'incision centrale, ce qui augmente progressivement sa profondeur.

Afin de ne pas blesser l'urèthre, on y introduit une grosse sonde jusqu'au rétrécissement, surtout lorsque les incisions se rapprochent du canal.

On est quelquefois forcé de séparer en avant les deux testicules, de diviser les fistules sur le ventre, ou d'étendre les incisions jusque dans le rectum.

On arrête l'hémorrhagie et l'on fait passer des fers rougis sur toute la surface de la plaie, jusqu'à ce qu'elle soit complétement sèche. Cependant, afin de ne point atteindre l'urèthre, on doit toujours reconnaître sa situation au moyen de la sonde, et l'on ne doit faire agir le cautère que sur les parois latérales de la plaie. Huit ou dix fers rougis doivent être employés pour faire cette cautérisation.

Les parties qu'on ne veut pas atteindre par le feu sont protégées par des compresses mouillées.

M. Palasciano (de Naples) a employé avec succès la méthode de Bonnet, et en s'affranchissant de la précaution de protéger l'urèthre, il dit avoir obtenu des résultats très prompts. Il évite de la sorte les tâtonnements quelquefois fort longs, pour traverser le rétrécissement deux ou trois semaines après avoir cautérisé les fistules. Il a opéré dans la même séance les fistules et le rétrécissement.

Après avoir mis le canal à découvert par les incisions faites aux fistules, il franchit le rétrécissement avec un cathéter cannelé, qu'il introduit dans la vessie, il incise l'urèthre de dehors en dedans, ainsi que le fait M. Syme; puis il éteint des cautères dans la plaie jusqu'à ce que les surfaces soient entièrement sèches. Nécessairement une partie de l'urèthre est atteinte par le fer rouge.

Il laisse ensuite une sonde à demeure.

M. Palasciano dit avoir employé quinze fois cette méthode, et toujours avec succès. Une semblable assertion rend difficile le choix entre la méthode en deux temps de Bonnet et celle en un temps de M. Palasciano; mais, dans les deux cas, il reste acquis que le fer rouge a, plus que tous les autres caustiques, une grande puissance de cicatrisation, après les graves désordres produits par l'urine infiltrée, et qu'il est le moyen le plus actif à opposer à ces maladies compliquées qui laissent toujours après elles de cruelles infirmités et qui souvent font périr les malades.

Fistules urinaires constitutionnelles.—Le docteur William Colles, chirurgien à l'hôpital Steven, a décrit une variété de fistules urinaires qui n'avait pas encore été signalée. Ces fistules se forment d'une manière insidieuse et sans dépendre d'une affection des voies urinaires. Un abcès se montre au périnée presque sans douleur et sans réaction inflammatoire; il est longtemps à s'ouvrir, et c'est par hasard qu'on s'en aperçoit; le malade se croit en bonne santé, et cependant il maigrit, la face est pâle et un peu jaune; les ongles minces et transparents ressemblent à une plaque d'ivoire appliquée sur une surface de couleur pourpre.

Les orifices extérieurs de ces fistules sont larges et nombreux, sans duretés et sans bourgeons charnus à leur contour; cet état dépend très souvent d'une maladie de poitrine.

On doit s'abstenir de l'introduction des bougies, qui fatigueraient beaucoup le malade sans aucun avantage pour la guérison de la fistule. On ne doit faire aucune opération dans le but de fermer le trajet fistuleux, et c'est par une médication indirecte, c'est en cherchant à modifier la constitution générale qu'on peut espérer la guérison de cette infirmité.

§ III. — Opérations pratiquées pour oblitérer les fistules urinaires.

Plusieurs causes rendent très difficile l'occlusion des fistules urinaires.

Le diamètre de ces ouvertures accidentelles varie beaucoup : tantôt c'est un petit pertuis, laissant passer à peine quelques gouttes d'urine; tantôt c'est une large ouverture livrant une large issue à la presque totalité de ce liquide.

Leur guérison est d'autant plus difficile, qu'elles sont placées plus près du gland, où elles ressemblent à l'hypospadias. Dans cette région, le tissu cellulaire, rare et lâche, permet des déplacements de la peau diversement tiraillée par les changements de volume de la verge en érection. Les sutures déchirent les téguments, et elles laissent après l'opération des ouvertures plus grandes que celles qu'on a essayé de fermer.

Il est encore une autre cause qui empêche les bords de la plaie de se souder et qui détruit les adhérences commencées : c'est l'urine. Elle est le plus grand obstacle à la réunion des plaies ; aussi les chirurgiens ont-ils beaucoup cherché à la détourner et à annuler ses effets fâcheux. Quatre moyens ont été employés dans ce but.

1° On a mis une sonde à demeure dans l'urèthre ;

2° On a introduit une sonde dans la fistule ;

3° On a fait une boutonnière dans une partie saine, et le plus près possible du col de la vessie ;

4° Enfin, on a répété le cathétérisme chaque fois que le besoin d'uriner s'est fait sentir.

Nous avons dit déjà que la sonde à demeure, non-seulement est inutile, mais encore qu'elle est nuisible, en laissant passer l'urine entre elle et les parois de l'urèthre, et en enflammant les tissus par son contact prolongé.

On a changé les conditions de la sonde à demeure en plaçant à son extrémité un morceau d'éponge ; d'autres ont traversé ses ouvertures avec des fils, afin d'agir par la capillarité. Enfin, on s'est servi de l'instrument de M. Soyer, fonctionnant par un courant d'eau continu. Ces divers appareils ont toujours été insuffisants.

Cependant l'urine a pu être éloignée des organes qu'il était important de protéger, en creusant une voie nouvelle dans l'épaisseur du périnée.

Viguerie (de Toulouse) a fait une boutonnière au périnée ; M. Ségalas a utilisé une fistule périnéale ancienne, et M. Ricord en a pratiqué une, maintenue ouverte par une sonde à demeure. Ces opérateurs ont réussi à soustraire les plaies à la désastreuse influence de l'urine, et ils ont guéri des fistules de la portion pénienne considérées comme incurables.

Ces combinaisons ont néanmoins eu peu d'influence sur les ouvertures accidentelles placées derrière le gland. Les méthodes anciennes comptent peu de résultats heureux, et les guérisons dues aux opérations nouvelles ont été obtenues après une succession d'accidents si graves, que la vie de quelques malades a été en danger.

Dieffenbach a essayé de détourner l'urine en isolant complétement la suture par deux incisions latérales. Son opération est divisée en plusieurs temps : 1° après avoir placé une sonde dans l'urèthre, il soulève les bords de la fistule avec une pince à érigne, il les emporte avec le bistouri, en allongeant les angles de la plaie, et il dissèque les bords de l'ouverture dans une étendue de 6 à 8 millimètres ;

2° Il place autant d'épingles qu'il est nécessaire pour fermer la plaie, et il les entoure d'un fil ciré ;

3° De chaque côté de la suture il fait une incision longitudinale parallèle à la suture, et une fois plus longue que cette dernière ;

4° Il décolle la peau de chaque côté de la suture, de manière à isoler complétement ce lambeau de peau qui, étant soulevé, permet de voir la sonde placée dans l'urèthre.

On comprend que si l'urine sort entre la sonde et le canal, elle passe par les ouvertures latérales, sans toucher la suture. Le troisième jour, une ou deux épingles sont enlevées, et si la réunion est faite, on retire tous les points de suture, et la granulation couvre les ouvertures latérales qu'il faut quelquefois toucher avec la teinture concentrée de cantharides.

De la suture entrecoupée. — Après avoir préalablement avivé la fistule avec la teinture de cantharides, on passe une aiguille fine et courbée, dans l'épaisseur des tissus, à 2 millimètres des bords de l'ouverture, on noue les bouts de la ligature, et on les coupe près du nœud.

L'aiguille, enfoncée obliquement de haut en bas, doit toucher la sonde placée dans le canal, afin que les bords de l'orifice interne de la fistule soient également compris dans la ligature.

L'avivement de la fistule par la teinture concentrée de cantharides, a réussi entre les mains de Dieffenbach un plus grand nombre de fois que l'avivement par le bistouri : après la dénudation des bords de la fistule, ce chirurgien a employé également la suture entortillée, et définitivement il a donné la préférence à la suture entrecoupée, avec laquelle il a obtenu d'heureux résultats.

De la suture en gousset. — Cette suture produit un froncement circulaire des tissus, analogue à celui d'une bourse qu'on ferme en tirant sur ses cordons. Elle est applicable seulement lorsque la peau est saine et lorsqu'elle a conservé toute sa souplesse. On ne peut pas l'employer dans les cas où l'ouverture d'une fistule est dure et calleuse, et lorsque cette ouverture est placée immédiatement derrière le gland où la peau est très adhérente.

Procédé opératoire. — On avive l'ouverture de la fistule avec la teinture concentrée de cantharides. Plusieurs fois dans les vingt-quatre heures, on enlève l'épiderme avec des pinces, afin de mettre la peau à vif. On place une bougie dans l'urèthre, et l'on fait passer dans l'épaisseur de la peau une petite aiguille courbée qui porte deux fils cirés. L'application de cette suture est difficile ; elle doit être posée à 5 millimètres du bord libre de l'ouverture, afin que les tissus conservent assez de résistance pour ne pas être déchirés lorsque les fils sont serrés. L'aiguille doit être enfoncée de telle sorte que les fils soient plus près de l'ouverture interne de la fistule que de l'externe, et elle doit ressortir au moins trois fois dans son trajet, afin qu'il y ait une épaisseur de peau suffisante comprise dans l'anse de fil; enfin elle doit traverser définitivement la peau, au point où elle y est entrée, après avoir décrit un trajet circulaire; les deux fils se rejoignent et ils sortent ainsi par le même trou.

On doit avoir soin de ne pas traverser complétement l'épaisseur des parois de l'urèthre, afin d'éviter le contact de l'urine avec les fils qui porteraient ce liquide dans toute l'étendue de la suture et empêcheraient l'agglutination des bords de la fistule. Enfin on noue lentement les deux fils qui rapprochent et mettent en contact les surfaces avivées; on retire la sonde placée dans l'urèthre, et on laisse le malade uriner librement.

Du quatrième au sixième jour, selon le degré de l'inflammation locale, on coupe la ligature tout près du nœud, et on retire le fil très lentement.

Les différentes sutures, quelque variée que soit leur application, ont généralement peu réussi à fermer les fistules de la portion antérieure de l'urèthre, de même que dans les cas d'hypospadias. On a dû se servir de lambeaux de peau empruntés aux parties voisines, pour combler les brèches faites au canal de l'urèthre, et c'est à l'autoplastie qu'on a eu recours.

Autoplastie. — Cette méthode opératoire consiste à attirer une portion de la peau éloignée de l'ouverture anormale, le pédicule de ce lambeau cutané étant allongé ou tordu. Il doit vivre dans un endroit nouveau, c'est-à-dire qu'il est transplanté.

Cette opération, toujours difficile, doit être exécutée exceptionnellement, et seulement lorsque la situation de la fistule et l'étendue de la perte de substances laissent peu de doutes sur un résultat heureux.

Le lambeau de peau peut être emprunté de différentes régions plus ou moins rapprochées de l'ouverture fistuleuse. A ce sujet, Dieffenbach a établi les divisions suivantes :

1° Lorsqu'une perte de substance considérable est faite aux dépens de la paroi inférieure et postérieure de l'urèthre, on emploiera la peau du scrotum ;

2° Lorsque l'ouverture occupe la partie moyenne de l'urèthre, on se servira de la peau de la verge ;

3° Et lorsqu'enfin elle est à la base du gland, on mettra en œuvre la peau du prépuce.

La peau de la verge est apportée à la face inférieure de l'urèthre par une rotation circulaire autour de l'axe du pénis, et la peau du prépuce, tirée d'avant en arrière, ferme l'ouverture fistuleuse par une transplantation annulaire.

Transplantation du scrotum. — On place d'abord une sonde dans l'urèthre, on dissèque ensuite les bords de l'ouverture fistuleuse de manière à former une plaie transversale qui se termine par des angles très aigus, remontant sur chaque côté de la verge jusqu'à la moitié de sa circonférence.

On soulève un pli longitudinal du scrotum dans le sens du raphé, on l'incise immédiatement derrière l'ouverture fistuleuse sur une longueur de 6 à 7 centimètres, et on le détache du tissu cellulaire sous-jacent. Ce lambeau est attiré en avant, et son bord antérieur est mis en contact avec le bord saignant de la peau de la verge, ou on l'attache avec six ou sept points de suture entortillée.

Il est nécessaire d'introduire par-dessous le pont, et jusqu'à l'ouverture fistuleuse, un bout de sonde flexible, afin d'amener au dehors les gouttes d'urine qui pourraient s'engager dans la plaie et empêcher sa cicatrisation.

On applique sur le pénis des compresses trempées dans l'eau froide, afin de modérer l'inflammation, et l'on enlève les sutures du troisième au cinquième jour. Lorsqu'on a retiré le bout de la sonde, il reste une petite plaie suppurante dont on active la guérison en la touchant avec la teinture de cantharides.

Transplantation avec torsion du pédicule. — Lorsque la perte de substance est considérable, le lambeau doit être long, et il doit pouvoir rester dans sa nouvelle place sans être soumis à des tractions. Le scrotum fournit la peau la plus convenable pour cette opération, elle est voisine de la brèche à combler, elle est facile à détacher, et elle est très riche en vaisseaux sanguins.

Après avoir dessiné sur le scrotum la forme du lambeau que l'on veut enlever, après avoir avivé les bords de l'ouverture fistuleuse, on dissèque le lambeau, qui reste adhérent par un pédicule de 1 à 2 centimètres de largeur ; on le renverse en le tordant, et on le met en rapport avec les bords saignants de l'ouverture fistuleuse, où il est fixé par des points de suture. Ce lambeau doit avoir en surface le double de l'ouverture qu'il est destiné à fermer parce qu'il subit un retrait rapide et considérable, la peau du scrotum étant, plus que celle des autres régions, soumise à cette disposition.

On ferme ensuite la plaie du scrotum par quelques sutures.

Peu d'heures après l'opération le lambeau augmente de volume, gorgé de sang, il devient bleuâtre et luisant ; on doit faire sur lui de nombreuses scarifications avec la pointe d'une lancette afin de faciliter la sortie du sang qui y est accumulé. Après deux ou trois jours on enlève les sutures, et lorsque le lambeau est solidement attaché, on retire la sonde placée au périnée pour détourner l'urine.

De la réunion par surfaces. — L'épaisseur de la peau qui entoure l'ouverture de la fistule est quelquefois si petite qu'il est impossible de faire souder entre elles les deux parties opposées : il existe au contraire une force de réunion très grande avec les tissus sous-jacents dans les surfaces avivées. C'est cette disposition que Dieffenbach a cherché à utiliser en décollant la peau dans une grande étendue, et en l'attirant sur les ouvertures qu'il veut fermer. Après de nombreuses modifications faites à ses plans d'opérations, il a été amené à écrire que l'occlusion des ouvertures fistuleuses situées immédiatement derrière le gland est une des opérations les plus difficiles de la chirurgie, et qu'il ne connaissait pas d'exemple de guérison. Quelques-uns de ses plans n'ont pas été exécutés; ainsi, la transplantation annulaire du prépuce d'avant en arrière, et la transplantation annulaire de la peau de la face dorsale de la verge, attirée en bas, sont restés à l'état de projet.

Procédé de M. Alliot. — Nous avons dit que l'urine passe entre le canal et la sonde, et filtrant par la suture, elle empêche la réunion des tissus. Pour soustraire la suture à cette cause de destruction, M. Alliot l'a placée au delà des limites de la fistule.

Ce chirurgien fait sur un des côtés de l'ouverture deux incisions transversales qui la dépassent en haut et en bas, il dissèque la peau de ce côté, et de l'autre il en emporte un morceau. Il attire ensuite le lambeau sur la surface mise à nu, et il y fait deux points de suture qu'il soutient par un bandage convenablement serré.

Ce procédé, applicable lorsqu'on peut disposer d'une grande surface cutanée et lorsqu'on peut impunément sacrifier une partie de la peau, cesse de l'être lorsque la perte de substance est considérable et lorsqu'on a besoin, pour la réparer, de la totalité des téguments.

Transplantation circulaire ou rotation de toute la peau de la verge autour de son axe. — Cette opération difficile est indiquée lorsque de grandes pertes de substances ont ouvert l'urèthre au milieu de la portion pénienne, ou lorsque la peau détruite empêche le rapprochement des lèvres de l'ouverture malgré les incisions latérales.

Procédé opératoire. — On avive d'abord l'ouverture fistuleuse, ensuite on soulève un pli de la peau sur le côté de la racine de la verge. Au milieu de ce pli on plonge un bistouri étroit avec lequel on fait une incision qui comprend les deux tiers de la circonférence du pénis. Après avoir attiré en arrière la peau du prépuce, on le soulève derrière la couronne du gland, et on fait une incision qui comprend également les deux tiers de la circonférence de l'organe. On dissèque avec des ciseaux, et aussi loin que possible, la peau limitée entre les deux incisions, en la soulevant avec des pinces; on forme ainsi un anneau cutané de 3 à 4 centimètres de longueur : on le fait tourner sur son axe, et s'il existe des tiraillements dans les angles, on débride en avant et en arrière. La peau est fixée dans cette position nouvelle avec des points de suture entrecoupée, afin d'empêcher le retour des téguments vers leur ancienne place.

Dieffenbach conseille d'assurer les sutures par des bandelettes de diachylum, qui doivent être coupées, et non enlevées, lorsqu'il survient des érections. Enfin on introduit dans la plaie l'extrémité d'une petite sonde pour recueillir et entraîner les gouttes d'urine qui pourraient y rester.

Transplantation annulaire du prépuce. — Après avoir avivé l'ouverture fistuleuse, on soulève avec une pince aiguë, au-devant de l'ouverture, la peau du prépuce, en lui faisant former un pli très allongé dans lequel on plonge un petit bistouri, de manière à faire une incision comprenant les deux tiers de la circonférence du pénis. La même chose est faite derrière l'ouverture fistuleuse, et l'incision prend la forme d'un demi-ovale. On dissèque la peau du prépuce, et, après l'avoir tirée en arrière en lui faisant subir un mouvement de rotation, on l'attache avec des points de suture, de sorte que la face cutanée supérieure du prépuce est placée à la face inférieure de l'urèthre.

Les points de suture sont enlevés du troisième au cinquième jour.

Procédé de M. Nélaton (1). — C'est en mettant en contact de larges surfaces que le professeur de l'école de Paris a obtenu la soudure des tissus. Voici les différents temps de l'opération qu'il a faite avec succès pour fermer une fistule de trois centimètres de longueur et de deux de largeur : elle était placée entre le gland et les bourses.

1° Les bords de la fistule ont été avivés par dissection.

2° Deux incisions horizontales ont été faites au delà des limites supérieure et inférieure de la fistule (fig. 47), et la peau a été décollée soigneusement avec le bistouri et les ciseaux.

3° La peau, ainsi détachée, a été amenée au-devant de la fistule, et la suture entortillée a réuni les lèvres de la plaie (fig. 48).

L'urine a été détournée par une seconde fistule placée derrière la première, et au lieu de laisser une sonde à demeure, on a sondé avec précaution le malade plusieurs fois chaque jour.

(1) *Gazette des hôpitaux*, 10 août 1852.

Le troisième jour on a enlevé les trois épingles moyennes et on a laissé les fils; le cinquième jour on a retiré les épingles des angles; quinze jours après l'opération, cette grande fistule était entièrement fermée.

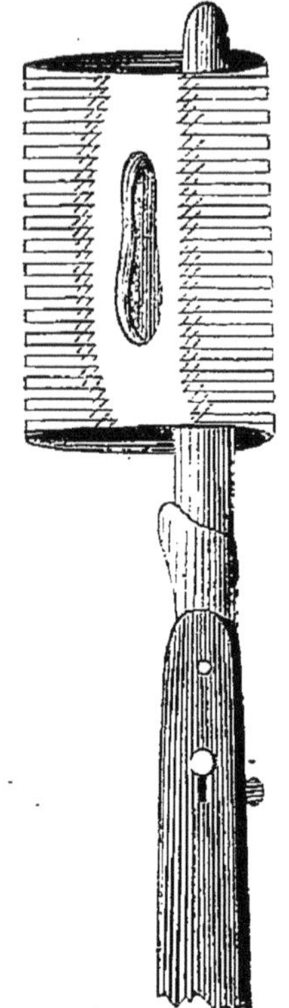
FIG. 47.

Dans un rapport remarquable lu à la Société de chirurgie, M. Verneuil (1) a fait connaître une opération pratiquée avec un grand succès par M. Arlaud.

Le malade, âgé de trente-neuf ans, reçut un coup de couteau sur la base de la verge en érection : les deux tiers du fourreau, le corps caverneux gauche, la moitié du corps caverneux droit, et l'urèthre furent divisés ; le membre tenait seulement par un pédicule de peau et par la moitié du corps caverneux droit.

La cicatrisation vicieuse de cette plaie et la difficulté d'uriner rendirent nécessaire une opération dont on redoutait les dangers, et que l'habileté de l'opérateur réussit à terminer heureusement.

Afin de lui laisser toute sa clarté, nous reproduisons la description donnée par M. Verneuil.

Le malade, souffrant beaucoup de la rétention d'urine, était décidé à tout endurer pour être débarrassé d'un mal qui devait le conduire au *désespoir* et à la *mort*.

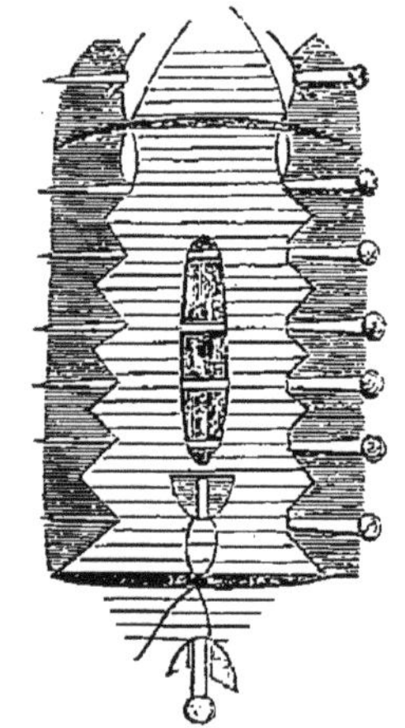
FIG. 48.

Le premier soin de l'opérateur fut de faire cesser les accidents de la rétention d'urine.

Il chercha donc à introduire dans le moignon pubien de la verge et par le pertuis d'où sortait l'urine, un stylet à panaris. Poussé avec une certaine force, cet instrument pénétra dans un cul-de-sac. Cette dilatation fut ouverte largement avec le bistouri, un petit flot d'urine s'écoula. Lorsque le sang fut arrêté et la plaie épongée, on retrouva sans peine l'orifice uréthral, ce qui permit de conduire dans la vessie une sonde flexible n° 11. Le malade, qui avait grande frayeur du sommeil anesthésique, n'avait pas voulu être endormi. L'évacuation de la vessie lui causa

(1) *Gazette des hôpitaux*, 7 juillet 1857.

beaucoup de satisfaction, il voulait en rester là; cependant comme sa pusillanimité faisait craindre qu'il ne refusât toute autre opération, M. Constantin, chirurgien en chef de la marine, et M. Arlaud, se décidèrent à terminer de suite la restauration uréthrale. Voici comment on procéda :

Observation. — Une sonde, introduite par le méat, fut poussée jusqu'au cul-de-sac qui terminait en arrière le segment antérieur de la verge, et confiée à un aide chargé de presser sur le pavillon. Ce bout du canal était couvert de fongosités, elles furent excisées avec le bistouri et les ciseaux; on put alors sentir le bec de la sonde à travers une couche résistante et assez épaisse de tissu inodulaire, et le mettre à nu au moyen d'une incision longitudinale. En appuyant sur le pavillon, on fit parcourir à cette sonde toute l'étendue de la plaie jusqu'à ce qu'elle rencontrât la première sonde flexible, introduite préalablement dans le bout supérieur, comme il a été dit plus haut. Cette dernière, ayant été retirée avec précaution, fut heureusement remplacée par la première, qui, dès lors, traversa tout le canal, depuis le méat jusque dans la vessie.

Voici maintenant l'état des choses : le canal était parcouru dans toute son étendue par une sonde flexible n° 11, il était interrompu au-devant du scrotum par une plaie avec perte de substance, mais récente, saignante, sans autre complication qu'un rétrécissement correspondant au cul-de-sac uréthral antérieur, qui venait d'être incisé. Cette première difficulté vaincue, il fallait oblitérer la plaie, rétablir la solution de continuité, et combler la perte de substance, car la section de l'urèthre ayant été complète, ses deux bouts rétractés, et en ce moment ils étaient distants de plus de 2 centimètres. Le plus grand obstacle à la réunion résidant dans le contact de l'urine avec les plaies saignantes, il fallait prévenir ce contact, quel que fût le procédé employé.

Assisté de MM. Constantin, Drouet, et en présence de plusieurs officiers de santé et étudiants, M. Arlaud agit de la manière suivante :

Un premier lambeau fut taillé aux dépens du fourreau de la verge, à l'aide de deux incisions longitudinales parallèles à l'axe de l'urèthre, et distante du raphé de 2 centimètres environ; on disséqua le lambeau en lui conservant toute l'épaisseur possible, et on le détacha dans l'étendue de 2 centimètres. Son bord adhérent était situé vers le gland, son bord libre vers la plaie uréthrale.

Un deuxième lambeau plus étendu fut emprunté au scrotum à l'aide de deux incisions parallèles au raphé, et à 2 centimètres de ce raphé. On le disséqua jusqu'à ce qu'il dépassât aisément le bord libre du premier; puis on aviva son bord antérieur aux dépens de la face cutanée qui devint ainsi saignante dans une assez grande étendue. Pour effectuer la réunion, le lambeau scrotal fut attiré vers l'ouverture uréthrale qu'il dépassait. Le lambeau antérieur fut appliqué par-dessus le biseau saignant du précédent, et sa coaptation fut assurée au moyen d'une serre-fine et de quatre points de suture entortillée.

Ainsi, c'est la méthode française ou par glissement qui a été employée; mais au lieu d'un simple *affrontement*, il y a eu *chevauchement* des lambeaux. Le procédé suivi a donc été une variété de la méthode que M. Roux (de Brignolles) a employée dans une fistule aérienne sous le nom d'*autoplastie à doublure* ou *à double plan de lambeaux*.

Deux heures après l'opération, l'envie d'uriner se fit sentir : la verge fut inclinée à gauche; la sonde débouchée, l'urine sortit du méat à plein jet et sans mouiller l'appareil.

Le 30 mai, la sonde est fortement serrée par le canal au niveau de la suture. Quelques gouttes échappées de l'extrémité de la sonde à la fin de l'excrétion ont imbibé les pièces du pansement. Infiltration légère du prépuce et du scrotum, pas de fièvre; diète, pansement à l'eau fraîche, onctions huileuses sur le scrotum.

Le 31, apparaît un peu de fièvre avec frisson et ténesme vésical; le calme revient dans la nuit suivante, l'urine filtre en petite quantité dans l'intervalle des deux épingles les plus rapprochées du raphé. La serre-fine est enlevée. Bouillon léger, lavement salin suivi d'une selle abondante.

Le 2 juin, ablation de deux épingles, l'une d'elles implantée dans le corps caverneux gauche avait déterminé une petite hémorrhagie. Le malade est tourmenté par des ardeurs uréthrales et du ténesme anal; il existe un peu d'uréthrite, un peu de pus suinte par le méat, une petite quantité d'urine s'écoule par la plaie; le scrotum est souple, légèrement excorié à gauche. Potage, eau vineuse.

Le 3, céphalalgie, insomnie, fièvre. L'écoulement de l'urine se fait toujours par le méat et la sonde, il n'en passe pas davantage par la plaie. Onctions huileuses sur toutes les parties génitales, pour les soustraire à l'action irritante de l'urine. Les accidents généraux augmentent le lendemain, et cependant l'état local est des plus satisfaisants. Les deux dernières épingles étant enlevées, la réunion des deux lambeaux entre eux est complète. L'urine ne s'écoule plus par la plaie, elle sort du méat par un jet fort, plein, non contourné. Lavement salin, selle copieuse.

Le 5, anorexie, soif vive, langue sèche, frisson suivi de chaleur et de sueur. 80 centigrammes de sulfate de quinine, soupe, eau vineuse. Le lendemain, douleur intense vers la région membraneuse et le col de la vessie, douleurs dans les articulations fémoro-tibiales. Limonade tartrique émétisée. Les symptômes se calment dans la journée du 7. M. Arlaud *attribue ces accidents au contact de la sonde*. Le passage des urines détermine dans le canal une sensation de brûlure.

Le 8, l'état général est bien meilleur, le pouls est calme, il ne s'écoule point d'urine par la fistule, un petit décollement existe vers le milieu du lambeau scrotal, on cautérise avec le nitrate d'argent; des bourgeons charnus paraissent sur tout le trajet de la cicatrice, l'urine coule aisément par la sonde, et aussi entre le méat et cette sonde, car son calibre est insuffisant pour donner passage à la colonne fluide poussée par la contraction de la vessie. Cautérisation de la plaie, régime sévère.

Le 10, deux selles diarrhéiques; une petite quantité d'urine a passé par le point où le lambeau scrotal présente un léger décollement. Le malade se plaint d'un frottement pénible exercé par la sonde sur les parois du canal. M. Arlaud, craignant la rupture de cet instrument, songe, le 12, à le retirer. Le malade urine immédiatement à plein jet. La sonde est inégale, dépolie, incrustée de sels calcaires; l'enduit qui la recouvre est détruit en plusieurs points et laisse voir la trame, surtout dans le point correspondant à la solution de continuité uréthrale. Sa cavité est presque entièrement effacée par des grumeaux de fibrine et de mucus épaissi.

La rupture de cette sonde, qui était en permanence depuis treize jours, était imminente; elle aurait eu lieu infailliblement les jours suivants; on pouvait la craindre pendant l'extraction, car l'instrument était étroitement embrassé par le tissu inodulaire. L'accident n'eut pas lieu heureusement; mais le chirurgien, ayant prévu sa possibilité, avait disposé des moyens ingénieux pour y porter sur-le-champ remède.

Une nouvelle sonde de moyen calibre fut replacée, et introduite sans mandrin, pour ménager plus sûrement la virole inodulaire; elle buta d'abord contre une sorte d'anneau résistant, qu'elle ne tarda pas à franchir; on glissa alors dans sa cavité un mandrin courbe, bien huilé, qui la conduisit jusque dans la vessie. Ce temps, qui avait causé quelques appréhensions, fut donc exécuté sans encombre.

Le 14 août, survint une selle sans lavement. Pendant les efforts, la sonde est violemment expulsée de la vessie et de l'urèthre. L'urine a coulé à plein canal. Le malade, effrayé, replace lui-même la sonde sans difficulté. Le lendemain, accès de fièvre de trois heures. La sonde est retirée à onze heures du soir; les douleurs articulaires cèdent complétement, et le malade, pour la première fois depuis l'opération, dort, pendant le reste de la nuit, jusqu'à sept heures du matin.

Les jours suivants, le malade retire et replace plusieurs fois sa sonde avec facilité; il quitte Rochefort le 17. On lui recommande de se sonder deux fois par jour avec une sonde n° 12, qu'il gardera à chaque séance une heure en place dans le canal.

Nous adhérons complétement au jugement porté sur cette opération par M. Verneuil, lorsqu'il dit :

C'est donc sans hésiter que je déclare le procédé suivi par M. Arlaud un des meilleurs que l'on puisse employer à la cure d'une fistule de la partie moyenne de la verge. Conjointement avec celui de M. Nélaton, il offre plus de chances de réussite que la plupart des autres. Voici quels avantages je lui reconnais :

1° Les lambeaux sont pris à la partie inférieure de la verge et du scrotum, c'est-à-dire dans le point où, avec une mobilité égale, l'extensibilité des téguments acquiert son maximum.

2° En formant deux lambeaux, l'un antérieur, l'autre postérieur, qui marchent à la rencontre l'un de l'autre, on évite les dissections et les décollements trop étendus, c'est-à-dire qu'on diminue les chances de sphacèle.

3° On parvient encore à éviter les tiraillements exagérés du tégument destiné à constituer l'opercule, et si survenaient ces érections qui ont compromis tant d'opérations de ce genre, on parviendrait à en pallier l'inconvénient en relevant le scrotum contre la verge au moyen d'une bandelette agglutinative.

4° Grâce à l'imbrication des lambeaux, la suture dont la réussite importe le plus, c'est-à-dire celle qui réunit le sommet des deux lambeaux, est presque entièrement soustraite au contact de l'urine. On peut d'ailleurs faire qu'elle ne corresponde pas directement à la perforation uréthrale. Si la réunion s'effectue dans ce point, le succès définitif est à peu près certain, quand bien même les sutures latérales viendraient à manquer.

5° La section du filet, le débridement du limbe préputial à sa partie supérieure, une incision à distance sur le scrotum, suivant les cas, donneraient d'ailleurs aux lambeaux beaucoup de liberté sans compliquer notablement l'opération.

Cette opération me paraît surtout bien préférable aux procédés à un ou à deux lambeaux latéraux, qui entraînent, ou le tiraillement exagéré du tégument dans le sens transversal, ou la nécessité de pratiquer sur le dos et sur les côtés de la verge des incisions suivies de larges plaies béantes. Jusqu'à ce jour ces procédés ont fourni beaucoup plus de revers que de succès, ce qui m'engage à les proscrire, sinon d'une manière absolue, au moins toutes les fois qu'on pourra les remplacer par d'autres.

Procédé de M. Ségalas. — Dieffenbach, dans le mémoire qu'il a publié en 1836 (1), dit : « J'avais pensé qu'en pratiquant, à distance et en arrière de la fistule, à un endroit plus rapproché de la vessie,

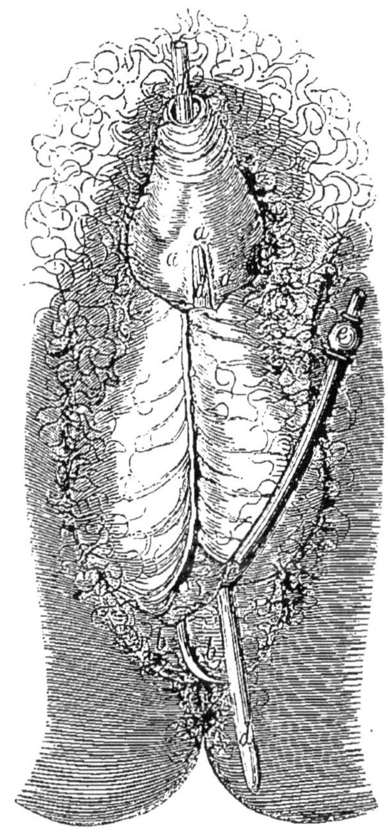

FIG. 49.

a, a, à, bords cicatrisés de la fistule antérieure.
b, b, ouverture de la fistule postérieure.
d, d, sonde placée dans la portion antérieure de l'urèthre.
c, sonde placée dans la vessie.

une contre-ouverture, on pourrait, au moyen d'une sonde introduite par cette ouverture, empêcher l'urine d'arriver jusqu'à l'orifice fistuleux. » Cette idée heureuse qu'il n'a point appliquée, a été reprise par M. Ségalas, qui l'a définitivement fait entrer dans la pratique.

Après avoir dilaté une fistule du périnée avec des bougies de cire,

(1) *Gazette médicale*, 17 janvier 1836.

M. Ségalas y a placé une sonde pénétrant dans la vessie et servant à l'écoulement de l'urine (fig. 49, *c*). Afin d'ouvrir le canal, qui ne aissait pas passer les instruments introduits par le méat urinaire, il fit entrer dans une fistule périnéale restée libre une bougie de cire molle, qui, après plusieurs jours, put être conduite jusque dans le gland, et qui sortit par le méat urinaire (fig. 49, *d*) : le malade portait donc une sonde à la partie postérieure de l'urèthre et une bougie dans la partie antérieure. La sonde plongeait dans la vessie et en sortait par une des fistules du périnée, et la bougie était à découvert dans la fistule pénienne, derrière le gland (1) (fig. 49).

Les cicatrices entourant la perte de substance furent circon scrites par deux incisions : l'une en arrière, transversale, intéressant toute la partie antérieure du scrotum, et l'autre, en avant, semi-elliptique, s'étendant jusqu'au gland et se continuant sur les côtés avec les extrémités de la première. La cicatrice soulevée avec des pinces fut enlevée entièrement, de manière à mettre à découvert la face inférieure des corps caverneux. Le prépuce fut fendu à sa face supérieure jusqu'à la couronne du gland, et porté en arrière; son bord postérieur fut mis en contact avec le bord saignant de la plaie du scrotum, et maintenu par sept points de suture entortillée. La verge fut enveloppée de compresses trempées dans l'eau froide, afin de modérer l'inflammation.

Le cinquième jour, les aiguilles furent enlevées et la suture était presque complète ; il restait encore un pertuis de 3 à 4 lignes dont l'occlusion, malgré une suture nouvelle, ne fut complète qu'après deux mois, pendant lesquels les bords furent souvent touchés avec le nitrate d'argent et avec la teinture de cantharides.

Afin de fermer les fistules du périnée, on retira la bougie et la sonde qui y étaient placées ; une sonde petite et flexible fut introduite dans la vessie. Successivement le volume des sondes fut augmenté, et les fistules cessèrent de laisser passer l'urine. Cependant il en sortait du pus : elles furent cautérisées avec le nitrate d'argent, et, vingt jours après l'introduction de la sonde dans l'urèthre, les deux trajets fistuleux étaient complétement cicatrisés.

M. Ricord, encouragé par le succès que M. Ségalas a obtenu en utilisant la fistule du périnée pour détourner le cours de l'urine, a créé une issue à ce liquide en faisant l'opération de la boutonnière, et en laissant dans la plaie une sonde, qui a été retirée seulement après l'occlusion de l'ouverture anormale de l'urèthre. Deux de ces opérés avaient des divisions complètes du canal, près de l'angle péno-

(1) Ségalas, *Lettre à M. Dieffenbach sur une uréthroplastie*, 1840, in-8, fig.

scrotal (1), par suite de ligatures qu'ils s'étaient posées dans leur enfance; et le troisième avait une destruction de près des deux tiers de la portion spongieuse anté-scrotale. Dans cette dernière opération, M. Ricord s'est servi d'une fistule périnéale pour évacuer l'urine, ainsi que l'avait fait M. Ségalas.

M. Goyrand (d'Aix) a également guéri une fistule en établissant une boutonnière au périnée. Cette fistule était placée à 15 millimètres en avant du scrotum, et elle avait une longueur de 8 millimètres. Une boutonnière faite au périnée permit d'introduire une sonde dans la vessie, et une sonde fut placée dans l'urèthre par le méat urinaire. Un lambeau de peau fut enlevé à la base du pénis, près du scrotum, auquel il resta attaché; des incisions latérales permirent d'enlever la peau recouvrant les bords de la fistule et de mettre à nu une large surface de tissus. Le lambeau fut ensuite porté en avant, afin de recouvrir toute la surface saignante, et il fut attaché par la suture à épingles.

On dut ouvrir un abcès à la base du lambeau dont le bord antérieur ne fut pas soudé : néanmoins la guérison eut lieu, et six mois après l'opération, il restait seulement un pertuis capillaire.

CHAPITRE V.

DIFFORMITÉS CONGÉNITALES DE L'URÈTHRE.

L'urèthre peut présenter des modifications congénitales de forme qui troublent l'excrétion de l'urine; ce sont l'oblitération, le rétrécissement, l'hypospadias et l'épispadias.

§ Ier. — Oblitération de l'urèthre.

L'obstruction complète ou partielle de l'urèthre est ordinairement formée par un diaphragme membraneux (2), par une adhérence peu étendue ou par un rétrécissement d'une partie plus ou moins longue du canal. Le siége en est indistinctement au méat urinaire et vers le milieu du canal. M. J. Cloquet a observé un enfant nouveau-né dont l'urèthre était oblitéré dans sa partie moyenne, sur une étendue de 27 millimètres.

Lorsque l'oblitération est partielle, l'urine s'écoule par un petit pertuis.

Rarement on la voit chez l'adulte; cependant M. Marchal rap-

(1) Hunter, *Traité des maladies vénériennes*, annoté par Ricord, 1852, p. 312.
(2) Pichardat, *Recherches sur les anomalies congénitales de l'urèthre* (Thèse de Paris, 1857).

porte le fait d'un soldat qui fut réformé « à cause du long temps qui est nécessaire au sujet pour la miction, ce qui serait un inconvénient en route et une cause de danger en campagne (1). »

L'ouraque a remplacé l'urèthre dans certains cas d'oblitération; l'urine s'échappait par l'ombilic en bavant sur les parois de l'abdomen, et sans interruption.

En voici un exemple rapporté par Larbaud (2) :

En 1550, Cabrol, étant dans la ville de Beaucaire, à la suite de monseigneur de Montmorency, eut l'occasion de voir une jeune demoiselle qui avait toujours uriné par l'ombilic, allongé et ressemblant à la crète d'un coq d'Inde. Cette jeune fille était âgée de dix-huit à vingt ans. Cabrol trouva l'orifice de l'urèthre fermé; il en fit l'ouverture, et y plaça une canule de plomb. Le lendemain il lia l'excroissance charnue de l'ombilic, et douze jours après, la malade était guérie.

Lorsque le méat est fermé, le canal se distend en forme de tumeur allongée, pendant que le malade fait des efforts pour uriner, et cette tuméfaction disparaît peu de temps après avoir satisfait le besoin d'uriner. S'il reste une petite issue au bout du gland, les urines sortent en filet et tombent en une sorte de rosée, dit Chopart.

Le méat urinaire a quelquefois la forme d'un 8. Cette disposition dépend (3) de ce que les faisceaux directs du gland forment un coude très saillant au moment de leur inflexion.

Lorsqu'on a fait disparaître cet obstacle par une petite opération, le canal rentre dans les conditions normales. Les imperforations du gland doivent donc toujours attirer l'attention de l'accoucheur, qui ne doit jamais abandonner un enfant qu'après un examen très attentif.

Une incision faite avec le bistouri suffit pour ouvrir la membrane qui ferme le canal. Si l'épaisseur des tissus était plus considérable, il faudrait se servir d'un trocart pour les perforer.

Le passage de l'urine empêchant l'agglutination de la plaie, il est inutile de faire aucun pansement.

§ II. — Rétrécissement congénital de l'urèthre.

On a longtemps nié les rétrécissements congénitaux de l'urèthre : cependant M. Nélaton en a vu quatre. Deux occupaient une grande étendue de l'urèthre entre la courbure et le gland, et ils avaient converti ce canal en un tube dur et étroit. Ils furent inutilement soumis à la dilatation, et l'on n'a pas cru l'incision praticable, à cause de la

(1) *Bulletin de l'Académie de médecine*, 1843.
(2) Larbaud, *Recherches sur le catarrhe de la vessie*, 1812, p. 6.
(3) Jarjavay, *loc. cit.*, p. 166.

grande étendue du rétrécissement. Les deux autres étaient placés à la terminaison du bulbe, et ils avaient peu de longueur. L'un de ces deux malades vint à la clinique réclamer les soins de M. Nélaton, et c'est son histoire que nous faisons connaître dans l'observation suivante. Cet homme a souffert de son rétrécissement dès son enfance, il n'a pas eu de contusion ni de plaie au périnée, et plus tard il n'a jamais eu de maladies vénériennes. Son frère souffre de la même maladie, et il présente toutes les mêmes particularités.

Observation. — Un homme âgé de trente-quatre ans est atteint d'un rétrécissement congénital siégeant à la terminaison du bulbe.

A l'âge de huit ans il commença à se plaindre d'envies fréquentes d'uriner, et il laissait couler de l'urine dans ses vêtements. A l'école on lui avait donné une permission permanente d'aller uriner.

Il fut inutilement soumis à différents traitements.

A quinze ans, le cathétérisme, pratiqué avec une sonde d'argent, fit reconnaître un rétrécissement du canal. Ayant agi avec violence, le médecin brisa la sonde dans l'urèthre. Quelques jours après de petites bougies flexibles furent introduites, et le malade en éprouva une amélioration temporaire. Les accidents revinrent et durèrent jusqu'en 1852, époque où M. Nélaton fut consulté. Un rétrécissement très étroit, placé à l'extrémité du bulbe, fut de nouveau reconnu. L'urine, sans projection, coulait par regorgement.

Le rétrécissement fut dilaté par de petites bougies élastiques, bientôt remplacées par des cathéters d'étain jusqu'à 9 millimètres de diamètre. Cette grosseur des instruments fut difficilement supportée, et l'on dut avoir recours au chloroforme pour en continuer l'usage. Il en résulta des accidents généraux et du délire. Le traitement fut interrompu.

Le malade sortit de l'hôpital, et pendant cinq ans il fut peu gêné par son rétrécissement.

En 1857, les symptômes du rétrécissement forcèrent de nouveau le malade à demander des soins à M. Nélaton, qui, ayant une première fois amélioré l'état du malade par la dilatation, ne crut pas devoir employer une autre méthode.

Cependant, après un grand nombre d'introduction de cathéters de métal, le canal se rétrécissait rapidement, et en peu d'heures le résultat acquis était perdu. M. Nélaton conseilla de faire l'uréthrotomie qui fut exécutée par M. Richard avec l'instrument de M. Charrière.

Ce malade fut tenu en observation pendant quelques semaines, et enfin il est sorti de l'hôpital pouvant introduire avec facilité des sondes de 8 millimètres.

§ III. — De l'hypospadias (1).

Que l'hypospadias soit congénital ou accidentel, il faut admettre trois variétés, dont l'importance, au point de vue du succès de l'opération, varie suivant le siége que cette difformité occupe :

1° Sous le gland ;

2° A l'angle péno-scrotal ;

3° Au périnée.

Enfin, lorsque la difformité est congénitale, tantôt l'urèthre s'arrête au niveau de l'ouverture anormale, et tantôt il est complétement oblitéré.

Selon Geoffroy Saint-Hilaire, l'hypospadias est produit par un arrêt de développement de l'urèthre avec ouverture anormale, ou par l'absence de suture à la paroi inférieure : alors il reste sous la verge une gouttière qui continue jusque sous le gland le trajet de l'urèthre.

L'hypospadias sous le gland est le plus commun, et il porte peu de trouble dans l'émission de l'urine. La forme de l'ouverture varie beaucoup ; il semble, dans certains cas, que la paroi inférieure seule fasse défaut ; et dans d'autres, le gland imperforé recouvre un méat plus ou moins ouvert sous la fosse naviculaire.

On a vu aussi deux méats ; l'un, normal, placé dans le gland ; l'autre, accidentel, situé près du frein.

M. Pichardat a observé un fait semblable à la consultation d'un hôpital.

On a dit que cette disposition était défavorable à la contagion blennorrhagique. Je ne sais sur quels faits cette proposition est basée, mais M. Verneuil a observé un malade portant un orifice anormal et très étroit, qui ne l'a pas mis à l'abri d'une double contagion (2).

L'hypospadias peut être placé à la partie moyenne de la verge, avec ou sans gouttière antérieure. En relevant la verge, l'urine est projetée par un jet presque normal. MM. Paillard et Marx ont vu à la consultation de Dupuytren un enfant dont le méat s'ouvrait à un pouce à peu près de l'extrémité du pénis ; l'urine tombait verticalement et un peu en arrière (3).

Enfin Pinel a cité un fait observé par Lacroix (de La Ferté), où un jeune homme avait au-dessous et sur le trajet du canal de l'urèthre deux ouvertures avec bords calleux se resserrant comme des sphinc-

(1) Nélaton, *Pathologie chirurgicale*, 1859, t. V, p. 475.
(2) *Bulletins de la Société anatomique*, août 1857.
(3) Pichardat, *loc. cit.*, p. 25.

ters. L'une était près du gland imperforé, et de 5 à 6 lignes de diamètre; l'autre, plus près de l'anus, était plus grande que la première. L'urine sortait par les deux.

M. Larrey, qui, par sa position, a acquis une grande autorité dans cette question, a observé que cette infirmité est moins rare qu'on ne le croit généralement, qu'elle est considérée comme un cas de réforme, excepté lorsque la difformité est placée sous le gland.

Il dit encore que les chirurgiens militaires savent que l'hypospadias produit presque toujours une innervation très marquée du bout de la verge; et quand on examine des conscrits, on peut reconnaître qu'il y a un hypospadias sans relever la verge, par la seule innervation du gland.

L'hypospadias au périnée, dans les cas simples, n'est ordinairement qu'une fistule urinaire. Cependant, dans ceux qui ont fait croire à un hermaphrodisme, on voit le scrotum fendu d'avant en arrière, et l'urèthre manquer dans une certaine longueur. Cette division donne aux organes l'apparence d'une vulve.

M. Hersent (1) a présenté à la Société anatomique un fait qui doit être mentionné, la dissection l'ayant fait connaître avec détails. Lorsque le gland est perforé, en même temps que persiste la portion bulbeuse de l'urèthre, l'urine sort par les deux ouvertures et elle est une cause permanente de contrariétés.

M. Velpeau dit, dans son *Anatomie chirurgicale*, que l'absence de la portion pénienne de l'urèthre coïncide souvent avec la fente plus ou moins grande du scrotum et la rétention des testicules derrière l'anneau. Le sujet semble alors porter une vulve, et ses apparences extérieures diffèrent assez peu, au premier coup d'œil, de celles d'une femme dont le clitoris serait très développé.

On a vu l'ouverture de l'urèthre placée derrière les testicules, et près de l'anus.

Lorsque l'hypospadias est formé aux dépens du scrotum, la verge est aplatie et elle est plus courte que dans l'état normal.

§ IV. — De l'épispadias.

Cette difformité se distingue de l'extrophie de la vessie par la réunion de la face antérieure de cet organe.

Elle est très rare, elle a été observée sur différents points de la face dorsale de la verge, depuis le gland jusqu'à l'union des corps caverneux au pubis. Cependant c'est plus particulièrement à cette dernière forme qu'on a réservé le nom d'épispadias.

(1) *Bulletins de la Société anatomique*, 1843, p. 196.

M. Isid. Geoffroy Saint-Hilaire (1) dit que l'épispadias qui s'ouvre en avant du pubis est une anomalie d'embouchure, par la non-réunion de la paroi supérieure du canal. Il en est de même pour celui qui s'ouvre au-dessus du gland. L'ouverture placée au dos de la verge est due à une non-connexion, puisque le canal est placé dans le sillon supérieur des corps caverneux.

M. Jarjavay (2) croit au contraire que cette difformité est le résultat de la non réunion des corps caverneux.

Enfin M. Richet (3) admet qu'elle est un premier degré de l'extrophie de la vessie.

En réalité, on sait peu comment se forme cette ouverture anormale; sa rareté l'a fait mettre en doute, mais les observations que M. Larrey a communiquées à l'Académie de médecine en ont suffisamment démontré les variétés.

C'est ordinairement près des pubis qu'est placée l'ouverture de l'urèthre, elle est limitée en haut par un repli de la peau qui s'abaisse pour la fermer et lui donner une forme transversale. La gouttière s'étend jusqu'au gland, et elle suit dans toute sa largeur la face supérieure des corps caverneux.

Pinel a étudié un fait d'épispadias dans lequel la surface inférieure du canal était sans altération, et où l'on voyait le vérumontanum, les canaux éjaculateurs et prostatiques. Le prépuce, divisé, pendait sous forme de lambeaux sur les côtés du gland (4).

M. Marjolin a présenté à la Société de chirurgie un garçon âgé de douze ans environ, ayant un vice de conformation assez rare. Toute la paroi supérieure du canal de l'urèthre manque, de telle sorte qu'on peut voir la membrane muqueuse dans toute son étendue jusqu'au-dessous de la symphyse des pubis. En cet endroit, la peau, qui est à peine couverte de poils, forme une sorte d'arcade à concavité inférieure, puis elle se porte de chaque côté le long des corps caverneux jusqu'au frein; toute la portion de peau qui correspond au prépuce se trouve plissée, et en quelque sorte agglomérée au dessous du gland.

Dans ce cas, qui diffère complétement de l'extrophie vésicale, il y a ceci de remarquable :

1° C'est que la symphyse pubienne ne présente aucun écartement;

2° Le vérumontanum et l'ouverture des conduits éjaculateurs,

(1) Isid. Geoffroy Saint-Hilaire, *Histoire générale et particulière des anomalies de l'organisation de l'homme et des animaux*, 1832-36, 3 vol. in-8, fig., t. I.

(2) Jarjavay, *loc. cit.*.

(3) Richet, *Traité d'anatomie médico-chirurgicale*, p. 765.

(4) *Mémoires de la Société médicale d'émulation*, an IX, t. IV, p. 324.

qui habituellement, dans les cas d'extrophie de vessie, occupent la fosse naviculaire, sont situés, suivant toute probabilité, à leur place normale. Une petite sonde d'enfant introduite dans le petit pertuis sous-pubien démontre que la vessie a une capacité assez grande. Lorsque l'enfant est debout, l'urine s'écoule involontairement; mais lorsqu'il est couché, elle peut être retenue toute une nuit dans la vessie.

Si l'on fait alors uriner l'enfant debout, on remarque que l'urine peut être retenue deux ou trois secondes, puis elle est projetée assez vivement en avant, à 20 centimètres et plus du méat urinaire; seulement elle forme, non un jet cylindrique, mais un jet irrégulier et en nappe.

L'épispadias congénital n'a pas été observé avec l'urèthre placé sous les corps caverneux. On a vu ce canal s'ouvrir sur la verge à quelque distance de la symphyse des pubis; et Chopart a fait connaître l'histoire d'un enfant de dix ans qui urinait vers le ventre.

L'urèthre peut encore s'ouvrir au-dessus du gland, en passant dans l'espace qui le sépare des corps caverneux.

M. Richard a vu deux faits d'épispadias, chez la femme; difformité qui paraît être fort rare: elle n'a guère été admise que compliquée d'une extrophie de la vessie.

M. Malgaigne a aussi été appelé à sonder une femme atteinte d'une rétention d'urine, chez laquelle on n'avait pas pu faire le cathétérisme à cause d'une déformation de l'urèthre. La malade rendit par la sonde 3 300 grammes d'urine.

§ V. — Traitement des difformités congénitales de l'urèthre.

La chirurgie seule intervient efficacement dans ces états spéciaux de l'urèthre: différentes combinaisons de rapprochement des tissus, en vue de reconstituer le canal, ont été essayées, et peu ont réussi. Parmi les moins incertaines, nous décrirons celle qui a reçu le nom d'uréthrogénie.

Traitement de l'oblitération congénitale. — Uréthrogénie. — Cette opération, abandonnée depuis le XVIIe siècle, a été faite de nouveau dans ces derniers temps. Elle consiste à creuser un nouveau canal dans toute la longueur de la portion de l'urèthre oblitérée.

M. Ricord a opéré un jeune homme dont la partie antérieure de l'urèthre avait été détruite par un chancre jusqu'au scrotum. Ayant introduit une large sonde cannelée dans l'orifice qui se trouvait au-devant du scrotum dans un repli de la peau, il enfonça un stylet en forme de lance par l'orifice uréthral du gland qui existait encore;

puis il le fit glisser avec lenteur entre la peau de cicatrice et le sillon inférieur des corps caverneux jusqu'à ce qu'il eût rencontré le cul-de-sac de la sonde cannelée. Il eut ainsi la certitude d'avoir pénétré jusqu'au véritable canal : alors il introduisit dans ce canal artificiel une petite sonde d'argent qu'il remplaça le cinquième jour par une sonde élastique. Le volume des sondes fut augmenté graduellement, le trente-quatrième jour après l'opération, la sonde avait 5 millimètres environ de diamètre, et il ne restait plus qu'une petite fistule au niveau de l'ancienne ouverture.

C'est toujours une opération très grave que celle qui consiste à creuser un canal artificiel dans l'épaisseur des tissus. Les observations de malades qui ont subi l'uréthrogénie sont généralement incomplètes; et ainsi que le fait remarquer M. Verneuil, il n'existe pas, si ce n'est un fait dû à M. Ripoli (de Toulouse), une seule observation concluante d'uréthrogénie par perforation. Sans doute des malades ont survécu : pendant un certain temps, ils ont uriné par le nouveau canal; mais combien de temps ce canal est-il resté libre, et à quelle époque a eu lieu l'inévitable récidive?

Traitement de l'hypospadias. — M. Chassaignac a opéré l'hypospadias de la manière suivante sur un avocat atteint de cette difformité congénitale avec absence complète de la partie antérieure de l'urèthre. Une incision médiane et longitudinale fut d'abord pratiquée jusqu'à l'urèthre, à trois travers de doigt en arrière de l'ouverture. On obtint une fistule auxiliaire à travers laquelle on introduisit d'arrière en avant un trocart qu'on poussa dans l'épaisseur des tissus, dans toute la longueur de la verge et jusqu'à son extrémité. On creusa ainsi un canal artificiel. Une sonde fut placée aussitôt à la place du trocart; elle pénétrait par la boutonnière et ressortait à l'extrémité du gland. Une seconde sonde fut poussée à travers la même ouverture jusque dans la vessie.

Pour terminer l'opération, M. Chassaignac attacha ensemble les deux sondes par celles de leurs extrémités qui correspondaient à la plaie, puis, tirant sur la sonde antérieure, il attira jusque dans le nouveau méat urinaire la sonde vésicale qu'il laissa seule en place. Quant à la boutonnière auxiliaire, elle se referma aisément.

On a fait également une incision longitudinale sur la face inférieure de la verge, afin de diviser l'oblitération. Après avoir disséqué latéralement les lambeaux, on les a ramenés sur une sonde, et ils ont été fixés par des points de suture.

Les différentes opérations pratiquées pour guérir cette infirmité ont été décrites dans le chapitre des fistules urinaires (voy. p. 256).

Traitement du rétrécissement congénital. — La dilatation est insuffisante, ainsi qu'on l'a vu chez le malade de M. Nélaton (pag. 272). C'est à l'uréthrotomie interne qu'il faut avoir recours. Chez ce malade elle eut le plus heureux résultat.

Traitement de l'hypospadias. — Divers procédés ont été imaginés pour guérir cette difformité, et quelques-uns ont réussi.

M. Guersant dit avoir opéré dix hypospadias. Chez la plupart de ces malades, l'ouverture était à la base du gland, et dans deux cas elle était derrière les bourses. « Sans doute, dit cet chirurgien, j'ai pu renvoyer à leurs parents les enfants munis d'un canal artificiel ; mais dès qu'on négligeait la sonde, le canal se fermait ; et, bien que je n'aie pu suivre tous mes petits malades, je ne pourrais dire avoir constaté un seul succès réel et durable. »

Autoplastie. — Procédés de M. Nélaton. — Jusque dans ces dernières années, la chirurgie était restée impuissante à guérir l'épispadias ; M. le professeur Nélaton a imaginé et a exécuté des procédés opératoires qui, par leurs succès, ont complétement changé cette partie de la chirurgie et l'ont relevée de la désolante infériorité où elle était restée jusqu'à ce jour (1).

Deux opérations faites dans la même année ont réussi ; nous les décrirons en nous aidant d'un travail remarquable publié sur ce sujet par M. Richard, parmi nos jeunes chirurgiens un des plus habiles (2).

Premier procédé. — Le premier malade opéré par M. Nélaton est un Suédois âgé de vingt ans. La figure 50 montre la forme du pénis,

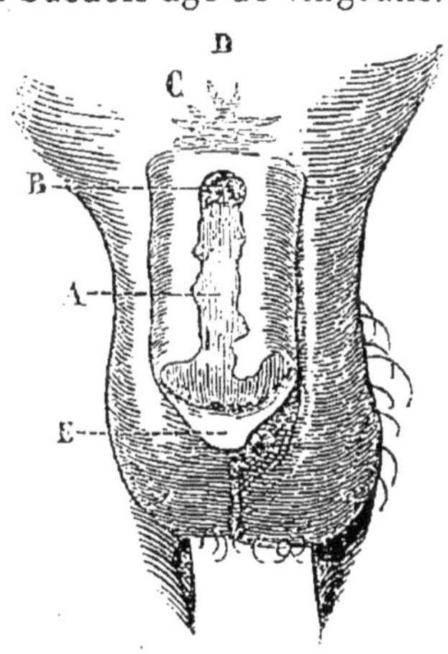

Fig. 50.

Fig. 50. — A, gouttière uréthrale ; — B, infundibulum au niveau du bord inférieur du ligament interpubien et au fond duquel est le col vésical ; — C, cicatrice due aux opérations d'avivement pratiquées par le chirurgien de Stockholm ; — D, peau normale de la région pubienne au dépens de laquelle sera taillé le lambeau abdominal ; — E, prépuce.

l'écartement des deux corps caverneux étalés en une large surface, la gouttière uréthrale tapissée d'une muqueuse rouge très sensible

(1) Nélaton, *Pathologie chirurgicale*, 1859, t. V, p. 468.
(2) *Gazette hebdomadaire de médecine*, 1854, p. 417.

au toucher, se terminant en arrière en un infundibulum arrondi au niveau du bord inférieur du ligament interpubien. Chez ce malade, les pubis s'écartaient l'un de l'autre d'environ 5 centimètres. Au fond de l'infundibulum, mais assez profondément, s'ouvrait l'orifice uréthro-vésical.

Sans prétendre replacer ce malade dans les conditions normales, M. Nélaton espéra, par une opération, pouvoir diminuer ses souffrances, en le mettant en état de porter un appareil destiné à recueillir l'urine.

Le but du chirurgien fut donc de créer un tube uréthral à l'extrémité duquel pût s'adapter sûrement un appareil, et de rendre à la verge sa forme cylindrique.

L'idée fondamentale de l'opération fut d'affronter des surfaces et non des lignes, et d'éviter toute réaction des points de suture.

Un lambeau quadrilatère, de la largeur de la verge et un peu plus long qu'elle, fut taillé dans la peau de l'abdomen, au-dessus de l'infundibulum uréthral. Il fut disséqué de manière que sa base, large pédicule, correspondît au ligament interpubien. Ce lambeau devait être abaissé sur la gouttière uréthrale. Afin de l'y maintenir, M. Nélaton fit sur la face supérieure de la verge, à l'union de la

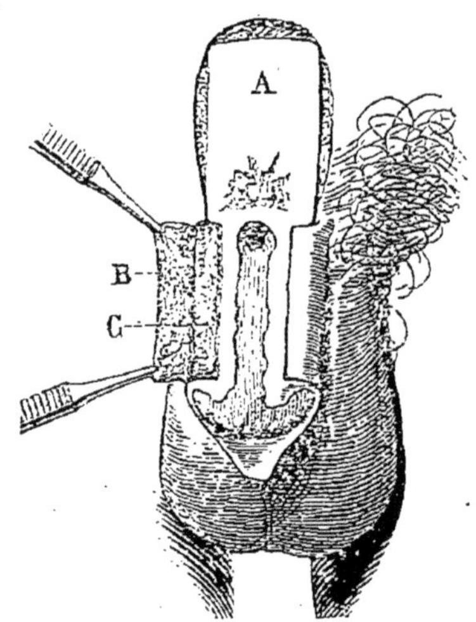

Fig. 51. — A, lambeau abdominal; — B, lambeau latéral, et laissant à nu : — C, la surface saignante sur laquelle va reposer la partie latérale droite du lambeau abdominal.

Fig. 51.

peau avec l'urèthre étalé, une incision longitudinale jusqu'au gland. Deux autres incisions plus petites furent faites transversalement aux deux extrémités de la longue incision longitudinale. Deux lambeaux, disséqués de chaque côté de la verge sous forme de valves, furent destinés à recouvrir le lambeau abdominal abaissé sur la gouttière uréthrale (fig. 51), c'est-à-dire qu'une large surface saignante devait être recouverte par deux autres surfaces aussi larges et saignantes.

Quand ce lambeau abdominal fut rabattu sur la verge de façon que sa face cutanée répondît, au milieu à la gouttière uréthrale, de chaque côté aux surfaces d'où l'on venait de détacher les lambeaux latéraux, la face sanglante de ce même lambeau, devenue antérieure, fut à son tour couverte par les deux lambeaux latéraux (fig. 52). La largeur de ceux-ci pourtant était insuffisante pour cacher par

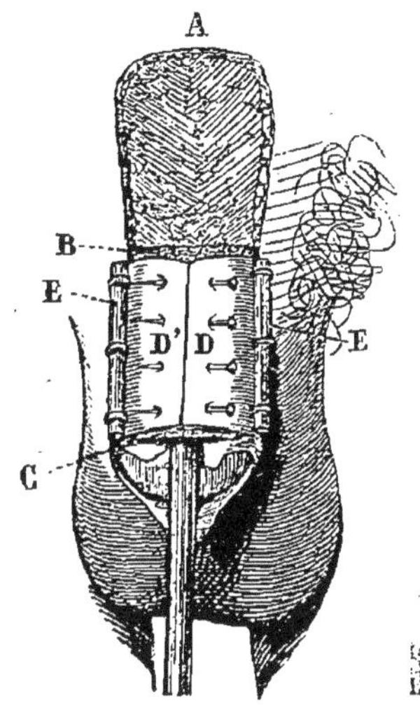

Fig. 52.

Fig. 52. — La précédente figure représentant l'opération pratiquée sur le jeune Suédois pendant son exécution, celle-ci montre l'opération terminée; — A, plaie abdominale, d'où le lambeau abdominal vient d'être détaché et rabattu sur l'urèthre; — B, base ou large pédicule du lambeau abdominal rabattu; — C, bord antérieur du lambeau abdominal qui formera la valve antérieure du méat urinaire futur. La face sanglante du lambeau abdominal ne se voit qu'en B, C, le reste est caché par les lambeaux latéraux qui y sont appliqués; — D, D', lambeaux latéraux amenés au contact et couvrant le lambeau abdominal. On voit les épingles qui les retiennent. Les fils de la suture entortillée ne sont pas figurés. — E, E, rouleaux de diachylon qui soutiennent les lambeaux latéraux.

leur rapprochement tout le lambeau abdominal; afin d'arriver à ce résultat et d'éviter tout tiraillement des sutures, le chirurgien pratiqua de chaque côté une incision longitudinale à la face inférieure de la verge, ce qui permit la locomotion des téguments, et amena les deux lambeaux latéraux à un accolement complet et facile. Cette coaptation fut maintenue sur la ligne médiane par des épingles passées de la façon indiquée sur la fig. 52, et de chaque côté par deux rouleaux longitudinaux de diachylon, de manière à joindre les effets des sutures entortillées et emplumées.

L'opération s'était faite aisément, et les suites en furent très simples. Les sutures furent enlevées au bout de trois jours. Un certain écartement s'observait entre les bords internes des lambeaux latéraux; de plus, une petite eschare ébarba un des angles. Mais des granulations s'élevaient sur des surfaces dénudées, et la cicatrisation marcha très régulièrement, amenant naturellement avec elle un léger retrait des parties transplantées.

Quand, au bout d'un mois, ce travail réparateur fut entièrement achevé, on eut finalement un tube uréthral parfaitement clos, si ce n'est, en avant, au point que l'on pouvait appeler le nouveau méat urinaire. Mais ce tube était large à admettre le doigt, et l'on dut songer à le rétrécir.

C'est ce que fit M. Nélaton à l'aide de cautérisations répétées : un cautère rougi, de forme appropriée, introduit dans l'intérieur du canal uréthral, touchait en plusieurs points la portion nouvelle, ou paroi supérieure, en respectant la muqueuse proprement dite. Au huitième ou dixième jour, lorsque les eschares se détachaient, et que la cicatrice tendait à se faire et à rétrécir le conduit, pour lui laisser en même temps une certaine laxité, une incision était faite sur les téguments de la verge. Telles sont les manœuvres qui, à quatre reprises différentes, chacune à deux mois d'intervalle, finirent par amener un notable rétrécissement de l'urèthre nouveau, tout en augmentant sa souplesse et sa laxité.

Le chirurgien surveillait en même temps un autre point du traitement consécutif. Le lambeau abdominal, bien que fixé solidement par les deux couvercles latéraux qui s'y étaient soudés, conservait de la tendance à remonter vers l'abdomen, tiraillé dans ce sens par la cicatrice de la plaie abdominale, et c'est à quoi furent opposées des incisions transversales sur cette cicatrice.

Deuxième procédé. — Au mois de décembre 1852 on amena à M. Nélaton un garçon âgé de onze ans, très peu développé pour son

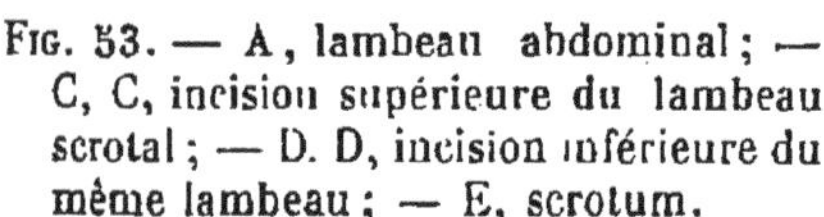
FIG. 53. — A, lambeau abdominal; — C, C, incision supérieure du lambeau scrotal; — D. D, incision inférieure du même lambeau; — E, scrotum.

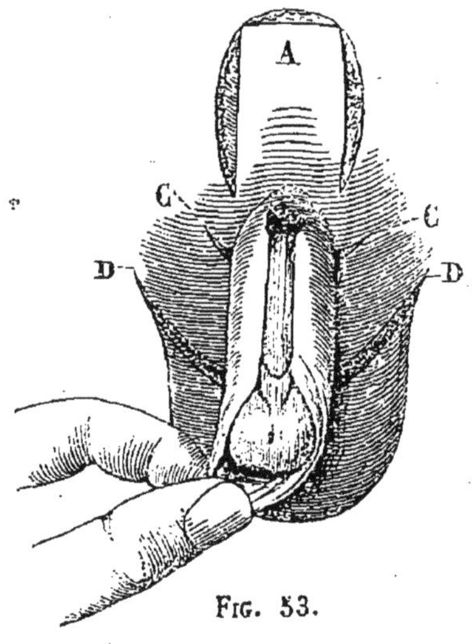

FIG. 53.

âge : il portait un épispadias; il y avait écartement du corps caverneux, la gouttière uréthrale était terminée en avant par le gland bilobé, et en arrière par un entonnoir dont le fond était l'orifice uréthro-vésical.

L'enfant fut endormi.

Comme dans le fait précédent, on tailla un lambeau abdominal qui fut rabattu (fig. 53) pour le fixer, on fit de chaque côté de la verge une incision longitudinale, dont les deux bords furent écartés par une petite dissection.

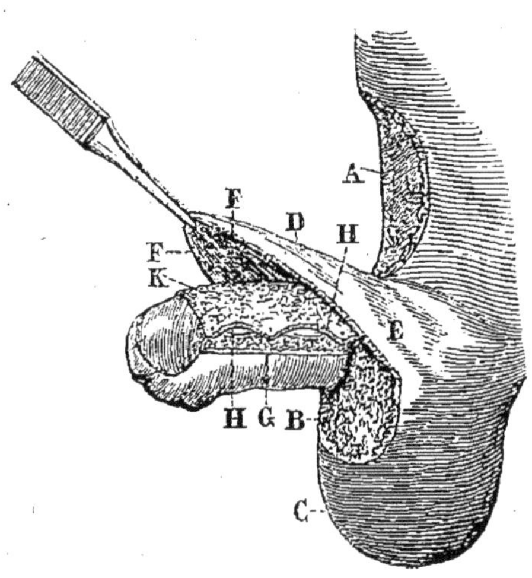

Fig. 54.

Fig. 54. — A, plaie abdominale; — B, plaie scrotale; — C, scrotum; — D, lambeau scrotal qui vient d'être porté au-dessus de la verge, déjà recouverte elle-même du lambeau abdominal; — E, pédicule gauche du lambeau scrotal; — F, F, circonférence antérieure du lambeau scrotal qui va être suturé à G', lèvre inférieure de l'avivement longitudinal, pratiquée sur les côtés de la verge, et dont HH' est la lèvre supérieure; — K, lambeau abdominal rabattu sur la gouttière uréthrale, et dont le bord est, de chaque côté, uni à la lèvre supérieure de cet avivement longitudinal; de ce lambeau on ne voit que la face sanglante, que va cacher tout à l'heure la face sanglante du lambeau scrotal.

Au bord supérieur, trois points de suture fixèrent de chaque côté le lambeau abdominal (fig. 54). Pour doubler ce lambeau, pour recouvrir sa face saignante, M. Nélaton a eu l'heureuse idée de prendre un morceau du scrotum (fig. 54) limité par les incisions CC, DD, l'une supérieure, concave en haut, et passant dans le sillon péno-scrotal jusqu'au niveau du plan dorsal de la verge, et l'autre inférieure et concentrique à la première.

Cette bande de peau, en forme de croissant, fut disséquée et laissée adhérente au scrotum par ses extrémités seulement.

La verge fut ensuite passée dans l'anneau formé par ce lambeau, qui put ainsi recouvrir par sa surface saignante la surface saignante du lambeau abdominal (fig. 54) placé sur la gouttière uréthrale.

Ce grand lambeau scrotal fut attaché par trois épingles de chaque côté au bord inférieur de l'incision longitudinale de la verge. La partie la plus saillante du bord convexe de ce lambeau correspondait au méat urinaire (fig. 55).

Comme dans la première opération, la paroi uréthrale est formée de deux couches, mais sans suture médiane, par conséquent sans tiraillements.

Les suites de cette opération furent aussi heureuses que celles de la première. On fit quelques cautérisations, afin de diminuer le calibre de l'urèthre.

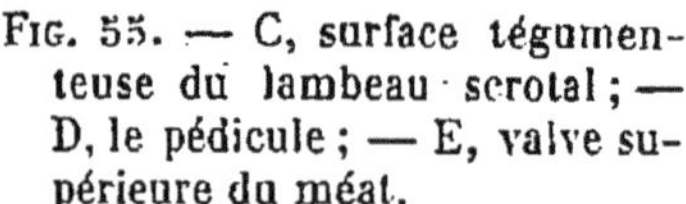

Fig. 55. — C, surface tégumenteuse du lambeau scrotal ; — D, le pédicule ; — E, valve supérieure du méat.

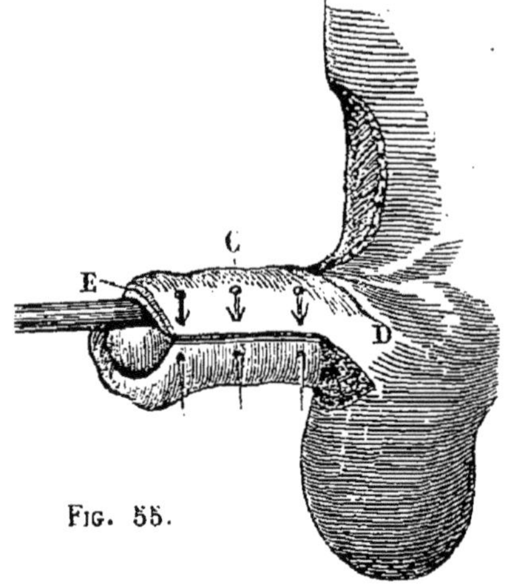

Fig. 55.

L'enfant resta cinq mois à l'hôpital ; il conservait son urine étant couché et assis, et, dans les derniers temps de son séjour, il ne mouillait plus son linge en marchant.

Ce qui caractérise cette opération de M. Nélaton, c'est le déplacement d'un grand lambeau sans tiraillements et sans torsion, c'est l'application de larges surfaces saignantes sur d'autres surfaces saignantes forçant la soudure à se faire à moins d'un sphacèle, d'un lambeau, ce qui n'est guère possible, puisque leur circulation se fait par de larges pédicules.

Cette ingénieuse modification dans la taille et dans le déplacement des lambeaux agrandit beaucoup les limites posées jusqu'à ce jour à l'autoplastie, et M. Nélaton aura eu le bonheur d'assurer la guérison de lésions ou de difformités que l'on pouvait à peine modifier ou dissimuler.

DEUXIÈME PARTIE.

MALADIES DE LA PROSTATE ET DE LA VESSIE.

CHAPITRE PREMIER.

MALADIES DE LA PROSTATE.

ARTICLE PREMIER.

DES PLAIES DE LA PROSTATE.

La prostate peut être atteinte en dedans par l'urèthre, et en dehors par le périnée, le rectum, et par l'hypogastre. Ces blessures sont souvent le résultat d'une chute ou d'un coup. M. Dugas (1) cite un fait de déchirure de la prostate produite par une chute du haut d'un arbre. Le blessé était tombé sur la pointe d'un échalas.

M. Velpeau a donné des soins à un homme qui s'était blessé la prostate en s'asseyant sur la pointe d'un tranchet. Cet organe a aussi été atteint par des projectiles lancés par la poudre à canon.

Les blessures de cette glande peuvent donc être faites par des instruments piquants, tranchants et contondants.

Par la région hypogastrique, les blessures sont très rares. MM. Monod et Cazenave (de Bordeaux) en ont chacun fait connaître un exemple. C'est en faisant la ponction de la vessie que le trocart a atteint la glande.

Les blessures faites par l'urèthre ont souvent pour cause des manœuvres brutales pendant le cathétérisme ou le séjour prolongé de fragments de calculs, ou enfin des tentatives pour les extraire.

Nous ne devons pas mentionner ici les incisions régulières faites dans un but chirurgical. L'histoire de ces plaies fait partie de celle des opérations en général.

Anatomie pathologique — L'aspect des plaies de la prostate varie avec la cause qui a agi. Tantôt elles sont régulières et simples, tantôt elles sont déchirées et compliquées. La glande peut être traversée dans toute son épaisseur ou seulement être lésée dans une

(1) *Fragments pour servir à l'histoire des maladies de la prostate* (thèse de Montpellier, 1832).

partie très limitée. Quelquefois un fragment en est entièrement détaché. Les bords de la plaie s'écartent peu, ou même ils restent en contact, maintenus dans cette position par les enveloppes fibreuses et par la nature des tissus de la glande.

Symptômes — L'écoulement de sang, de sperme et d'urine qu'on voit également lorsque la portion membraneuse de l'urèthre est atteinte, peut faire soupçonner une plaie de la prostate. On a la certitude que la glande est lésée seulement lorsqu'on peut en sentir les bords avec le doigt introduit dans la plaie.

Marche et terminaison. — Les plaies simples, par instrument tranchant, marchent rapidement vers la guérison ; les blessés souffrent peu, et l'urine cesse bientôt de couler par la lésion, à cause du gonflement des tissus qui met les surfaces dans un contact immédiat. M. Richard a vu un de ses opérés de la taille rendre l'urine par l'urèthre trois heures après l'opération.

La plaie compliquée de contusions produit de vives douleurs, elle se termine souvent par suppuration, et il reste des fistules. L'hémorrhagie est fréquente, ainsi que la phlébite, surtout lorsque la partie sus-montanale est blessée.

L'oblitération des canaux éjaculateurs est, dans certains cas, inévitable par la cicatrisation de ces plaies, et le degré d'importance de ce fait est relatif à l'âge du sujet.

ARTICLE II.

DE LA PROSTATITE AIGUE.

Longtemps méconnue, cette maladie a été bien décrite seulement par M. Bégin en 1835, par M. Verdier, élève de Lallemand, et enfin par M. Velpeau dans le *Dictionnaire de médecine et de chirurgie.* M. Bérard, dans sa remarquable thèse de concours, a parfaitement résumé les différents travaux relatifs à cette question.

Des causes. — Les causes de l'inflammation aiguë de la prostate sont nombreuses. Cette phlegmasie se développe souvent sous l'influence de quelques maladies de l'appareil urinaire, des excitations répétées, de l'inflammation des organes génitaux, et de certains états morbides du rectum. Elle est fréquente pendant la période d'excitation des organes génitaux, et, selon M. Bégin, elle peut quelquefois amener la mort (1).

L'irritation entretenue par les calculs, les sécrétions âcres du catarrhe vésical, le séjour forcé de l'urine dans les follicules prosta-

(1) *Dictionnaire de médecine et de chirurgie pratiques,* t. XIII, art. PROSTATE.

tiques, et les obstacles au cours de l'urine, placés dans l'urèthre, donnent facilement lieu à l'inflammation de la prostate. Le coït pendant le flux des règles, et les flueurs blanches, et surtout la blennorrhagie, ont une action très grande sur cette affection. Le froid humide aux pieds y prédispose les rhumatisants, et l'on a vu des hommes, échauffés par de longues marches, mouillés par la pluie, et ayant gardé leurs vêtements humides, être atteints d'une prostatite aiguë. M. Verdier dit avoir connu plusieurs faits dus à l'usage abusif du café (1).

Certains médicaments, tels que le cubèbe, la térébenthine, les injections caustiques, et des topiques astringents, pour supprimer un flux hémorrhoïdal, ont aussi une fâcheuse influence.

Les violences sur le périnée et l'équitation prolongée pendant une blennorrhagie ont quelquefois donné lieu à cette maladie. Mais les causes qui agissent le plus directement, avec le plus de certitude, ce sont les causes traumatiques. Ainsi, l'introduction d'un instrument dans l'urèthre faite par une main inhabile, des manœuvres peu mesurées pour dilater les rétrécissements, des graviers ou des fragments de calculs arrêtés dans la région prostatique produisent souvent cette inflammation.

Symptômes. — Lorsque la maladie n'a pas encore atteint une grande intensité, les symptômes se résument en envies fréquentes d'uriner, chaleur en urinant, pesanteur au périnée, et en un écoulement muco-purulent.

Dans un degré plus avancé nommé *folliculitte* par Lallemand, lorsque l'inflammation a, ainsi qu'on l'a cru, envahi les follicules, aux symptômes que nous venons de citer, et qui sont plus prononcés, s'ajoutent une sensibilité quelquefois très grande provoquée par le toucher rectal, et une réaction générale.

Plus grave encore, cette période de la maladie, qu'on dit s'être étendue jusque dans le parenchyme de la glande, produit une tension pulsative dans le périnée et dans le fondement : il survient des érections douloureuses, et les stations debout et assises donnent des exacerbations aux symptômes.

L'introduction d'un lavement produit des douleurs s'irradiant dans le bassin, et le liquide est rejeté chez les sujets vigoureux : ce haut degré de la maladie est atteint avec une extrême rapidité.

La fièvre augmente et la réaction devient générale.

Les garde-robes, difficiles et douloureuses, sont redoutées par le malade ; les besoins de rendre les urines, incessants, provoquent

(1) Verdier, *De la prostatite aiguë et chronique*, p. 15.

le ténesme vésical : l'urine, coulant goutte à goutte, avec efforts violents, arrache des cris ; enfin la rétention devient complète.

L'agitation augmente avec la rétention, et le malade ne peut plus rester couché. Il se lève, il s'assied, et il porte les mains sur le bas-ventre. La fièvre s'aggrave, la soif est ardente, la bouche sèche, l'haleine fétide, la respiration difficile, et quelquefois il y a des vomissements. Le malade pousse des cris, et l'agitation est bien près du délire : des frissons surviennent, le malade se pelotonne dans son lit et il reste immobile, la face est grippée, le pouls petit, fréquent, il y a claquement des dents et insomnie. Boyer dit « qu'il » y a sensation pénible dans l'anus, faisant croire à la présence de » matières, et portant les malades à faire des efforts d'expulsion. »

L'exploration par le rectum augmente les douleurs et la force des battements, le besoin d'uriner devient plus pressant, et lorsque les recherches sont achevées, lorsque le doigt est retiré du rectum, il semble au malade que le poids augmente dans le fondement.

Si l'on est dans l'obligation de faire le cathétérisme, la sonde franchit difficilement la portion prostatique de l'urèthre, ou elle est arrêtée au col de la vessie. Son introduction est toujours fort douloureuse.

L'ensemble de ces phénomènes, développés rapidement en quelques jours, caractérise la prostatite aiguë.

Souvent alors à la dysurie succède la rétention complète, et tous ces accidents s'ajoutent aux symptômes de l'inflammation. L'agitation du malade augmente à mesure que la vessie est distendue.

Si une médication active ne parvient pas à arrêter les progrès de l'inflammation, la fièvre que nous avons déjà indiquée prend la forme d'accès, et de violents frissons viennent faire soupçonner la formation du pus.

La maladie entre alors dans une des phases que nous allons exposer.

Diagnostic. — Il est généralement facile. Sans doute plusieurs de ces symptômes sont communs à d'autres affections de l'appareil urinaire, mais la douleur et le poids que le malade sent à la partie inférieure du rectum, la sécrétion abondante et la nature des mucosités rendues par l'urèthre empêcheront toujours qu'on ne la confonde avec une inflammation du col de la vessie, avec la présence d'un calcul ou avec une rétention d'urine.

Le diagnostic devient plus facile lorsque la suppuration est établie ; le toucher par le rectum aide souvent à reconnaître les abcès qui font saillie dans l'intestin, et les explorations par l'urèthre indiquent le siége de l'abcès s'élevant au-devant du col de la vessie.

Le *pronostic* est favorable lorsque le sujet est vigoureux et lorsqu'il n'y a pas de complications. Il est généralement grave lorsqu'il y a une affection antérieure. On doit tenir compte de l'état général du sujet et des maladies qui compliquent la prostatite.

Elle peut se terminer par résolution, mais la suppuration en est également une des suites fréquentes, et la situation en devient plus grave.

Les abcès se cicatrisent quelquefois avec rapidité. Dans d'autres circonstances ils restent ouverts très longtemps. Enfin, ou ils occasionnent de grands désordres, tels que des cavernes prostatiques et des fistules urinaires, ou ils conduisent les malades à la mort par l'épuisement ou par la résorption purulente. Ceux qui sont entretenus par des rétrécissements et par des calculs ne guérissent qu'après la disparition de la complication; et ceux qui sont le résultat de tubercules ramollis ne se ferment jamais.

Lorsqu'il y a une caverne, le pronostic est toujours très grave, soit par la cause qui l'a produite, soit par les infiltrations urineuses dont elle se complique si souvent; et si la terminaison n'est pas fatale, elle laisse des fistules urinaires incurables.

Anatomie pathologique. — Les follicules prostatiques sont rouges, injectés et secs; ou si l'inflammation n'a pas été vive, ils sont gorgés d'un liquide transparent et plus abondant que dans l'état normal. en pressant la prostate, on en fait suinter des gouttelettes de mucosités purulentes.

Le tissu de la glande est resté solide, et il est difficile de le morceler.

A un degré plus avancé, lorsque la suppuration est commencée, la prostate, coupée par tranches, ressemble à l'hépatisation grise du poumon. La substance de la glande a perdu sa résistance, et on la déchire sans peine.

Le pus s'accumule en foyers, les cloisons des cellules sont détruites, et les follicules dénudés restent isolés dans le pus.

Dans quelques cas graves, toute la substance de la glande disparaît, et il reste seulement son enveloppe fibreuse. Les parois de cette poche sont recouvertes d'une pseudo-membrane jaunâtre ou brune, selon qu'elle a été en contact avec l'urine.

Lorsque l'inflammation, peu intense, a été de longue durée, le volume de la glande est plus grand, et elle est très adhérente aux parties voisines. La muqueuse des follicules est pale, épaissie et ramollie. Les ouvertures des canaux excréteurs sont béants et ils laissent échapper un liquide visqueux, gluant, que l'on retrouve dans la vessie, où il s'est accumulé.

Le pus des abcès chroniques est tantôt disséminé, tantôt réuni en foyers contenant de l'urine, du pus, des débris de tissu cellulaire, des graviers et des calculs. Lorsqu'ils s'ouvrent dans la vessie ou dans l'urèthre, ils laissent des fistules dont les ouvertures sont entourées d'un bourrelet fongueux qui devient dur en s'éloignant de l'époque de sa formation (1).

Traitement. — On doit agir avec promptitude et énergie, afin d'empêcher la terminaison par suppuration, et l'on doit surtout faciliter la sortie de l'urine, afin de soustraire le malade aux angoisses et aux dangers de la rétention.

On fera tout de suite des saignées générales et locales en rapport avec la violence des accidents déjà développés.

Les saignées locales seront faites au périnée, à l'anus, et sur la paroi recto-prostatique. Des sangsues seront portées sur cette partie à l'aide d'un spéculum approprié (2) d'un pouce et demi de diamètre, oblitéré à son extrémité libre. Cet instrument a sur toute sa longueur une échancrure de 8 à 10 lignes formée par une plaque à coulisse. Placé dans l'intestin, l'échancrure répond à la prostate lorsqu'on retire la plaque. Les sangsues sont alors facilement dirigées sur la surface mise à découvert. Lorsqu'elles sont détachées, le doigt introduit dans le spéculum refoule les tissus qui s'y engagent, et l'instrument est retiré.

On pose des cataplasmes narcotiques et l'on donne des bains très prolongés; pendant deux ou trois heures. M. Velpeau conseille de faire sur le périnée des frictions avec l'onguent mercuriel opiacé et belladoné.

On doit chercher à rendre les selles faciles. Certains malades ne peuvent pas supporter les lavements ; l'huile de ricin ou le mercure doux est utile dans ces cas; et la boisson sera composée de tisane de graine de lin ou de guimauve.

Le cathétérisme est immédiatement indiqué, si la vessie, rapidement distendue, ne peut pas se débarrasser sans efforts. Lallemand a donné le conseil de faire la saignée générale avant de pratiquer le cathétérisme, afin d'atténuer ses effets toujours pénibles dans cet état de l'urèthre. En employant des sondes très flexibles et en agissant avec lenteur, nous avons pu nous dispenser de la saignée, et il nous a semblé que les craintes de Lallemand sont exagérées.

Le convalescent ne doit pas monter à cheval, il doit s'abstenir du coït, et éviter les transitions brusques de la température.

(1) Verdier, *De la prostatite aiguë et chronique*, p. 53 et 58.
(2) Béraud, *Des maladies de la prostate*, 1857, p. 27.

ARTICLE III.

PROSTATITE CHRONIQUE.

La prostatite chronique peut être primitive, ou elle peut succéder à la prostatite aiguë, M. Bégin dit qu'elle est fréquente, et il l'a souvent observée chez de jeunes soldats. Elle se produit sous l'influence des mêmes causes qui amènent l'état aigu, mais agissant avec moins de force.

La constitution du sujet et un état particulier de l'organe ont aussi une grande influence sur la production de l'état chronique.

Les progrès en sont lents et presque insensibles: cette marche insidieuse est funeste, parce que l'on ne reconnaît la maladie que lorsqu'il y a déjà de grands désordres.

La prostatite chronique peut se terminer par suppuration ou par engorgement. Dans le premier cas on voit se former des abcès dont le développement varie beaucoup; et dans le second l'organe devient volumineux, et il sécrète en abondance un liquide visqueux.

On a attribué à tort à cette phlegmasie chronique, l'état hypertrophique et les productions fibreuses de cet organe. Ces différentes transformations s'opèrent sous l'influence d'autres causes.

Anatomie pathologique. — Le volume de l'organe est plus considérable qu'à l'état normal, et il s'est formé de nombreuses et solides adhérences avec les parties voisines; la membrane muqueuse est pâle, épaissie et fongueuse; les orifices des canaux excréteurs sont dilatés, et ils contiennent un liquide visqueux, épais et abondant, que l'on peut suivre jusque dans la vessie. Quelquefois ce liquide est mêlé avec du pus.

Symptômes. — Les besoins d'uriner sont fréquents et pressants, le jet d'urine a peu d'impulsion, et son passage dans l'urèthre produit une cuisson en commençant et en finissant.

Il y a des élancements dans l'urèthre, d'où sort un liquide qui varie en quantité et en qualité. Ordinairement il est visqueux et filant comme du blanc d'œuf; d'autres fois il est opaque, jaunâtre et très abondant. Les changements que l'on remarque dans la quantité et dans la qualité du liquide sont en rapport avec la plus ou moins grande intensité des symptômes, modifiés eux-mêmes par un régime plus ou moins sévère ou par des variations atmosphériques.

Il y a de la pesanteur dans le fondement, et le doigt introduit dans le rectum produit de la douleur, sans reconnaître toujours la saillie formée par la prostate, que l'on dit à tort devoir toujours être dans le rectum.

C'est fréquemment pendant la défécation que le liquide uréthro-prostatique s'écoule, et quelquefois spontanément. Il ressemble au sperme par la couleur, aussi les malades en sont-ils préoccupés. L'examen au microscope fait tout de suite reconnaître sa véritable nature et permet de rassurer l'esprit des malades. On n'y voit pas d'animalcules, mais, ainsi que le décrit M. Béraud (1), cet écoulement présente, dans un liquide homogène de consistance muqueuse, de nombreuses granulations d'aspect graisseux, à centre brillant et jaunâtre et à contours foncés. Il y a des cellules d'épithélium dont quelques-unes ont des cils vibratils. L'absence d'animalcules et la réunion des caractères que le microscope a révélés font distinguer la spermatorrhée de la prostatorrhée.

L'urine, immédiatement après sa sortie, perd sa transparence, et elle devient blanchâtre. Souvent, dans le fond du verre où elle a été recueillie, il y a un dépôt mêlé de sable gris très fin. Au-dessus de ce dépôt on voit du pus couvert d'une épaisse couche de glaires, enfin, l'urine occupant la partie supérieure du verre, et contenant un nuage floconneux.

Si l'on vide lentement le contenu du verre, l'urine coule la première avec le nuage floconneux, ensuite le pus et les dépôts, et enfin les glaires de la prostate restent les dernières et elles sortent en s'allongeant (2).

Les malades qui souffrent de la prostatique chronique sont amaigris, blafards, et ils ont les traits altérés. Les forces musculaires et génitales sont détruites; le pouls est petit et fréquent; la peau sèche et froide. Ils redoutent le froid, et ils ont les pieds et les mains très sensibles, principalement les rhumatisants et les dartreux. La température froide et humide leur est contraire; elle augmente la quantité des urines, qui deviennent bourbeuses et qui multiplient les besoins de les rendre.

La marche excite les douleurs et l'exercice du cheval est impossible. Ces malades ne peuvent s'occuper d'aucun travail, ils deviennent insouciants, négligés de leurs personnes jusqu'à la malpropreté; ils sont irritables et ombrageux, et ils fuient le monde.

Traitement. — On doit d'abord se préoccuper des troubles apportés dans l'excrétion de l'urine, afin de lui donner la possibilité de sortir le plus facilement possible. On aura donc recours immédiatement au cathétérisme.

Si le sujet est d'une forte constitution, et si son tempérament est sanguin, on fera souvent de petites évacuations sanguines locales.

(1) Béraud, *Des maladies de la prostate*, 1857, p. 32.
(2) Verdier, *De la prostatite aiguë*, p. 41.

Dans tous les cas on emploiera des révulsifs appliqués sur le périnée, sur le bas-ventre et sur la face interne des cuisses. Les frictions avec la pommade stibiée sont particulièrement utiles. On a aussi conseillé l'emploi du cautère et du séton ; et à l'intérieur, l'iodure de potassium.

La cautérisation, dans la portion prostatique de l'urèthre, renouvelée plusieurs fois, à de longs intervalles, a donné de très bons résultats à la condition d'être légère, de très courte durée, et d'être faite avec grande précaution. (Voy. le procédé opératoire, de la CAUTÉRISATION DE LA PROSTATE.)

Le régime alimentaire doit être très sévère, et le malade s'abstiendra de toute espèce d'excès.

Il faut provoquer la transpiration cutanée chez les rhumatisants et chez les dartreux par des bains hydro-sulfureux naturels ou artificiels, par des vêtements de flanelle et par des sudorifiques.

Les amers, l'iode et les bains aromatiques seront utiles aux sujets lymphatiques et à ceux dont la réaction est lente.

Les eaux de Baréges, de Bagnères-de-Luchon et de Cauterets ont souvent été conseillées par Lallemand, à des malades qui en ont obtenu de très bons effets.

Si, malgré la cautérisation, le suintement clair et filant persiste, Lallemand prescrit l'eau de goudron et le baume de copahu.

La résolution est généralement lente, et quelquefois cette phlegmasie se termine par suppuration. Il se forme dans ces cas des abcès et des cavernes.

ARTICLE IV.

ABCÈS ET CAVERNES DE LA PROSTATE.

Différentes affections de la prostate et des parties qui l'entourent se terminent par suppuration : c'est aussi le résultat ordinaire, lorsqu'après sept ou huit jours la phlegmasie ne diminue pas, et lorsqu'à cette époque de la maladie apparaissent des frissons.

Dans certains cas, le pus s'échappe à mesure qu'il est formé, et il ne s'agglomère pas ; dans d'autres cas, au contraire, il s'accumule, et il forme des cavités qui varient par leur grandeur, par leur siége, par les tissus aux dépens desquels elles sont creusées, et par le lieu où elles s'ouvrent : ce sont les *abcès de la prostate*.

Les uns sont petits, circonscrits, disséminés sous la muqueuse ; les autres sont moins nombreux, plus vastes, et ils sont placés profondément. Ils se développent comme ceux qu'on observe dans l'utérus, et ils forment une cavité plus ou moins profonde qu'on a nommée *caverne*.

Lorsque le pus sort par l'urèthre, il est souvent très difficile de savoir de quelle partie de l'appareil urinaire il provient ; et cette difficulté de reconnaître ces abcès pendant la vie a fait nier leur fréquence par quelques chirurgiens, et par E. Home en particulier.

Ceux qui n'admettent pas les incertitudes du diagnostic disent que ces abcès peuvent toujours être reconnus par certains signes qui ont une grande ressemblance avec ceux qui caractérisent les altérations du vérumontanum ! Quels sont ces caractères particuliers? c'est ce qu'ils n'ont pas encore décrit.

Il est plus vrai de dire que ce diagnostic est parfois très difficile à établir, et que les troubles fonctionnels occasionnés par ces abcès sont souvent vagues et incertains.

On a attaché de l'importance, comme diagnostic, au suintement qui tache le linge, aux dépôts de l'urine et à son odeur fétide : ces particularités diverses se retrouvent également dans plusieurs autres maladies de l'appareil urinaire ; elles ne peuvent donc pas être acceptées comme des signes distinctifs. Il en est de même des modifications du jet de l'urine, dont la forme varie à chaque instant.

Le volume et la sensibilité de la prostate ne peuvent pas davantage servir de guide; cet organe pouvant contenir un abcès sans acquérir plus d'ampleur, et la douleur produite par la sonde pendant un cathétérisme se manifestant également dans les cas de contracture spasmodique du col vésical.

Cependant certains foyers, lorsqu'ils sont considérables et lorsque la fluctuation n'y est pas douteuse, peuvent être reconnus par le toucher rectal.

Les désordres sont quelquefois si faibles, qu'on méconnaît ces abcès pendant la vie; et Lallemand, en faisant une autopsie, en a trouvé plus de trente qu'on n'avait pas soupçonnés.

Ce diagnostic si difficile, devient plus obscur encore lorsqu'il y a des complications. On a donné le conseil de combiner le toucher rectal et le cathétérisme. La sonde appuyant sur la prostate, pendant que le doigt lui sert de soutien dans le rectum, dirige le pus vers le doigt qui sent la fluctuation! Nous pensons qu'il faut admettre la valeur de ces moyens avec une grande réserve. Il en est de même de quelques abcès développés entre la vessie et le rectum, et simulant les abcès de la prostate. Dans quelques circonstances heureuses on a pu les reconnaître, mais on manque de données précises pour établir un diagnostic exact.

M. Demarquay a publié des observations d'abcès périprostatiques expliquant quelques faits restés obscurs jusqu'à ce jour (1).

(1) *Gazette des hôpitaux*, 1er avril 1856.

On sait que la face rectale de la prostate, privée d'une enveloppe aponévrotique, n'oppose pas de limite aux fusées purulentes qui peuvent s'étendre jusqu'au cul-de-sac péritonéal, et décoller au loin le péritoine. Cette disposition anatomique favorise les collections de pus en arrière plus qu'ailleurs.

Après avoir détaché le rectum de la prostate, et suivi le plan formé par le sphincter, le pus se fait jour en arrière des muscles transverses, dans le point où l'aponévrose superficielle se continue avec l'aponévrose moyenne. Il envahit l'espace ischio-rectal, et toute l'étendue du périnée au-dessous du plan fibreux le plus inférieur. L'abcès est alors sous-cutané. M. Demarquay l'a vu s'ouvrir dans l'urèthre en avant du bulbe.

Le phlegmon parenchimateux plus rare que le précédent, s'ouvre dans l'urèthre ou dans le rectum : lorsqu'il communique seulement avec la vessie, il est à peu près impossible de le reconnaître. L'exploration doit être faite en plaçant deux doigts dans l'anus et la main sur le périnée. Par une pression alternative des doigts et de la main on sent la fluctuation.

Marche et terminaison des abcès de la prostate. —Des abcès parenchimateux restent ignorés, ainsi que nous l'avons dit : si l'on en trouve un certain nombre après la mort, d'autres guérissent, ce dont on a la preuve par les cicatrices qu'ils ont laissées. Dans ces cas, le pus est insensiblement éliminé, la partie solide qui reste se concrète et la glande ressemble alors à une prostate contenant des tubercules.

Ces abcès s'ouvrent dans l'urèthre, dans la vessie, dans le rectum, dans l'abdomen, dans les tissus du bassin et du périnée, et enfin ils peuvent se créer plusieurs issues.

Cette rupture a lieu soit spontanément, soit pendant un cathétérisme, soit enfin pendant des efforts de défécation et de miction.

C'est le plus ordinairement dans l'urèthre que se déversent ces abcès, la capsule qui entoure la glande étant une barrière trop difficile à rompre, et c'est où ils trouvent la moindre résistance qu'ils s'ouvrent, c'est-à-dire dans l'urèthre, autour du vérumontanum, par une ou par plusieurs ouvertures.

Aussitôt que le pus s'échappe, soit seul, soit mêlé à l'urine, les douleurs cessent et le soulagement est grand.

C'est une circonstance heureuse lorsque le pus sort par les conduits excréteurs de la glande, le foyer est préservé du contact de l'urine par la disposition oblique de leur ouverture ; lorsque, au contraire, ils s'ouvrent largement, la cavité s'emplit d'urine, et il en résulte fréquemment des fistules.

Ils se vident plus rarement dans la vessie, ainsi que J.-L. Petit en a rapporté un fait. Bell a vu un de ces abcès se faire jour dans la cavité abdominale; et d'autres chirurgiens en ont observé qui se sont écoulés par le rectum. Cette issue est favorable en ce qu'elle n'expose pas le foyer à être en contact avec l'urine. Le pus, retenu dans le rectum, sort mélangé avec les matières fécales. Cependant, si la communication s'établit en même temps soit avec l'urèthre, soit avec la vessie, des fistules urinaires ne tardent pas à se former.

On confond facilement les abcès périprostatiques avec ceux de la glande elle-même ; le pus s'est amassé dans le tissu cellulaire ambiant, et non dans la prostate. Quoi qu'on en ait dit, la différence dans l'intensité des accidents qu'ils occasionnent n'est pas suffisante pour les faire distinguer les uns des autres; et c'est seulement lorsqu'ils se sont ouverts qu'il est possible d'avoir des notions plus précises sur leur véritable nature.

M. Velpeau dit : « Lorsque le pus se fait jour par l'anus, un mieux notable se manifeste dans l'espace de quelques heures, et cet orage violent qui semblait mettre la vie en danger se calme presque complétement. »

L'infiltration du pus dans le tissu cellulaire du bassin est toujours un accident très grave. C'est seulement après de grands désordres qu'il arrive à la peau, de sorte que la rupture de l'abcès de la prostate, au lieu d'améliorer l'état du malade, aggrave sa situation ; la suppuration se dirige dans différentes directions, et la peau s'ouvre quelquefois dans des points très éloignés du foyer.

M. Pigeaux a montré une prostate (1) formant une vaste poche pleine de pus, dans laquelle s'ouvrait le cordon déférent, dilaté et rempli de pus jusque vers l'anneau inguinal.

Les abcès qui sont circonscrits s'ouvrent plus rarement; après la mort, on les voit enveloppés dans des espèces de kystes (2). Il en est qui renferment des graviers et des calculs dont quelques-uns, dépassant les limites de la prostate, sont arrivés jusqu'à la peau du scrotum; ils sont généralement entourés d'une enveloppe très dense (3).

La terminaison de ces abcès varie : la suppuration diminue, elle devient plus épaisse et insensiblement elle se tarit. C'est le cas le plus simple. Les bords de l'ouverture se réunissent pendant que les parois sécrètent encore du pus; le foyer s'emplit de nouveau, la cicatrice peu solide se rompt sous la pression du liquide et laisse sortir une nouvelle quantité de pus.

(1) *Bulletins de la Société anatomique*, t. V, 1830, p. 188.
(2) Civiale, *loc. cit.*, t. II, p. 481.
(3) Verdier, *De la prostatite aiguë et chronique*, p. 54.

Ces alternatives d'occlusion et de réouverture ont lieu plus ou moins promptement, et la quantité du pus est moindre à chaque nouvelle évacuation, jusqu'à ce qu'enfin la cicatrisation du foyer soit complète. Dans d'autres conditions, lorsque la constitution est affaiblie ou lorsqu'il y a des tubercules, la cicatrisation ne se fait pas, et le pus ne cesse pas d'être sécrété. C'est dans de tels cas que les malades succombent à l'épuisement, ou empoisonnés par la résorption purulente.

On sait comment la prostate est enveloppée par une aponévrose solide, décrite par M. Denonvilliers ; si un travail destructif quelconque fait disparaître tout ou partie de la substance de la glande, l'enveloppe dont nous parlons résiste, elle forme une cavité qui résulte de cette désorganisation et qui a reçu le nom de *caverne de la prostate*. Lorsqu'une communication s'est établie entre elle et un organe voisin, la caverne est compliquée de fistule.

Les parois de cette poche, toujours écartées par les attaches extérieures, ne peuvent se mettre en contact; et, comme le fait remarquer M. Béraud (1), on a le même effet que dans la fosse ischio-rectale, où des parois ostéo-fibreuses circonscrivent un espace rempli par des tissus cellulo-adipeux. Les corps étrangers qui s'y logent, liquides ou solides, empêchent tout travail réparateur, et tendent sans cesse à creuser l'enveloppe, jusqu'à ce qu'enfin une ulcération plus profonde livre passage au contenu, et établit une fistule.

Que l'inflammation soit terminée par gangrène ou par suppuration, que des tubercules isolés ou rassemblés en masse soient ramollis, c'est toujours l'élimination de ces détritus, de ce pus ou de cette matière tuberculeuse qui laisse, entre le rectum et l'urèthre, un vide augmentant sans cesse, que rien ne peut combler, et qui peut être assez considérable pour loger un œuf de dinde. M. Béraud a vu, dans le service de M. Velpeau, une prostate changée en poche purulente, sans fistule, avec destruction de la muqueuse vésicale et prostatique.

Lorsque la caverne est creusée par la fonte des tubercules, l'urèthre est quelquefois criblé de petites ouvertures. D'autres fois la perte de substance est unique et considérable. M. Dufour a donné le dessin d'une destruction de la partie membraneuse et prostatique de l'urèthre à la suite d'un abcès de la glande.

Ces cavernes peuvent s'ouvrir dans la vessie, dans l'urèthre, dans le rectum ou dans le périnée, et ces ouvertures forment des fistules dont la guérison est subordonnée à la cicatrisation de la caverne.

(1) Béraud, *Maladies de la prostate*, p. 82.

Symptômes. — Les fistules qui s'ouvrent à l'anus ou au périnée sont facilement reconnues, le toucher par le rectum fait sentir dans la région prostatique une poche que la pression débarrasse du liquide qu'elle contient, soit par les fistules, soit par l'urèthre.

Lorsque la caverne s'ouvre dans le rectum, on sent dans l'intestin un tubercule dur, par où il est quelquefois possible d'introduire un stylet facile à mouvoir dans toutes les directions.

En s'ouvrant, la caverne peut se vider sur la face antérieure du rectum, et traverser le sphincter de l'anus, de manière à ressembler à une simple fistule à l'anus. Dans de tels cas, M. Ricord croit (1) que la plupart des fistules à l'anus des phthisiques sont dues à la tuberculisation de la prostate, d'où est résulté le précepte empirique, mais vrai, de ne pas les opérer.

Le liquide qui sort par les fistules varie beaucoup en quantité et en qualité. Il est clair, sanguinolent, épais ou caséeux, selon que la caverne contient de l'urine, du sang, du pus ou de la matière tuberculeuse.

L'excrétion de l'urine subit aussi des modifications. Si la communication de la caverne avec l'urèthre s'est faite sans la destruction de ce dernier, l'urine arrive aisément au dehors par le méat; si, au contraire, la déchirure est grande, et s'il y a un obstacle en avant, le liquide entre dans la caverne, et une petite quantité s'échappe difficilement par l'urèthre.

Lorsque les efforts de la miction ont cessé, l'urine tombe sans cesse goutte à goutte de la caverne, et le malade éprouve tous les accidents de l'incontinence.

Le canal communiquant largement avec la caverne, et celle-ci s'ouvrant au dehors par des fistules, l'urine sort peu ou point par l'urèthre. Ce liquide distend la caverne et il s'écoule ensuite par les fistules. Si elle s'est ouverte en même temps dans l'urèthre et dans le rectum, l'urine sort en partie par cette dernière voie.

Lorsqu'on fait le cathétérisme, la sonde, qui a suivi une marche régulière jusqu'au delà du pubis, entre subitement, malgré le chirurgien, dans une cavité qui a été souvent la cause d'une erreur grave. On a pu croire que l'instrument était entré dans la vessie, parce qu'il en sortait une certaine quantité d'urine mêlée de pus.

Cependant, en imprimant à la sonde des mouvements à droite et à gauche, on sent bientôt qu'elle est gênée, et que cette poche est trop petite pour être la vessie, et trop grande pour être l'urèthre.

Le doigt introduit dans le rectum aide encore à rectifier cette

(1) Béraud, *Maladies de la prostate*, p. 85.

erreur : en touchant la sonde à travers une cloison peu épaisse, il fait reconnaître sa véritable situation.

Il est nécessaire de dissiper ce doute, parce que, si le malade souffre d'une rétention, on ne cherche pas à porter la sonde plus profondément, et l'on ne fait pas cesser les accidents qui ont rendu le cathétérisme nécessaire.

Ordinairement, l'ouverture d'un abcès qui succède à une prostatite aiguë procure un grand soulagement et une plus grande facilité à uriner. Au contraire, lorsque l'abcès est une des suites de la prostatique chronique, on ne voit pas toujours cette amélioration après l'évacuation du pus. Cette différence dépend de l'affaissement de la glande et du plus ou moins grand nombre de parties qui restent engorgées.

Lorsque l'urine entre dans un abcès de la prostate ouvert dans l'urèthre, elle donne la sensation du besoin d'aller à la selle, et elle provoque des efforts si violents que le rectum se renverse, qu'il se fait des hernies, et que les hémorrhoïdes, lorsqu'elles existent en même temps que l'abcès, acquièrent un volume considérable.

Le malade cherche à diminuer ses douleurs en pressant sur le périnée, de manière à faire sortir l'urine de la caverne, et comme elle ne peut pas en être expulsée en totalité, elle forme des dépôts qui deviennent le point de départ de calculs.

Lorsqu'il s'établit des fistules, la cuisson est très vive pendant les premiers temps où l'urine s'y engage ; plus tard, ces trajets se recouvrent d'une membrane muqueuse qui en amortit la sensibilité. Si la communication existe entre la vessie et le rectum, l'urine dissout les matières fécales près de l'anus ; elle devient fétide, irritante, et elle produit un ténesme très douloureux. La constriction augmentée du sphincter de l'anus, empêche la libre sortie des matières délayées, dont une certaine quantité entre dans la vessie et y produit des contractions violentes.

Après un certain temps, le rectum et la vessie tolèrent ces liquides anormaux et les douleurs deviennent moins fortes.

Traitement. — Si l'inflammation tend à devenir phlegmoneuse, il faut, ainsi que l'a fait Lallemand, ouvrir promptement la tumeur périnéale, même avant la formation du pus. L'hémorrhagie qui a lieu par cette incision dégorge les parties et soulage le malade. S'il y a du pus, il s'écoule, les douleurs diminuent, le canal de l'urèthre est désengoué, et le cathétérisme devient facile. On doit empêcher le recollement des lèvres de la plaie par l'introduction d'une petite mèche, et l'on prescrit des cataplasmes et des bains de siége.

Comment faut-il ouvrir une issue au pus, lorsque l'abcès dans la prostate rend le cathétérisme extrêmement dangereux, et lorsque la rétention d'urine est complète?

M. Velpeau a traité cette question avec une grande autorité. Les circonstances le permettant, c'est par le périnée qu'il faut attaquer l'abcès ; aucun réservoir naturel n'est ouvert ; le pus s'échappe librement, comme lorsqu'on a ouvert un abcès sous-aponévrotique, et la position de la région empêchant la stagnation du pus, les téguments sont dans les conditions les plus favorables pour une prompte cicatrisation.

Cette opération donne d'heureux résultats, ses indications n'étant pas douteuses, c'est-à-dire s'il y a une tumeur au périnée, ou une fluctuation profonde.

On a aussi attaqué avec succès la prostate par le rectum. Lallemand et Civiale en ont fait la ponction ; le premier avec un bistouri recourbé. MM. Velpeau et Ricord ont pratiqué plusieurs fois cette opération, et, dans un seul cas, une fistule a été deux mois à se fermer ; ordinairement la cicatrisation se fait au bout de quelques jours.

M. Velpeau introduit le bistouri à plat sur l'index ; il relève le tranchant contre la glande, et il incise largement.

M. Despretz s'est servi du doigt armé d'un ongle tranchant et taillé en pointe pour faire cette ouverture (1).

On doit essayer d'ouvrir l'abcès dans l'urèthre, lorsqu'il fait dans ce canal une saillie qui empêche l'introduction de la sonde. L'instrument de métal est poussé avec modération et continuité sur la tumeur, et l'on entre dans une poche d'où sort un flot de pus. Ce résultat a souvent été obtenu par hasard, pendant des tentatives aventureuses de cathétérisme.

La fluctuation étant manifeste, et les parois de la poche étant trop résistantes, M. Velpeau conseille de faire l'ouverture avec la sonde conique manœuvrée avec grande circonspection.

On a dit que l'abcès ayant de la tendance à s'ouvrir dans la vessie, la sonde devait être ramenée dans cet organe, de manière à déchirer la poche qui contient le pus ! Si l'on réfléchit à l'absence de signes diagnostiques particuliers de cette variété et à la difficulté de l'exécution de cette opération, on comprendra qu'il est beaucoup plus prudent de s'en abstenir.

Lorsqu'on a ouvert l'abcès, lorsqu'on a fait cesser les accidents de la rétention d'urine, l'étude plus lente, plus attentive de la lésion, fait enfin reconnaître une caverne de la prostate. Tous les efforts de

(1) Béraud, *Des maladies de la prostate*, p. 77.

chirurgiens doivent tendre à empêcher la stagnation des liquides dans cette cavité, et à agrandir ou à régulariser l'ouverture extérieure qui doit donner une issue permanente aux liquides : le doigt servant de guide, on devra pénétrer dans la caverne.

S'il est resté une fistule rectale, on incisera sa paroi inférieure dans toute son étendue pour la transformer en fistule complète.

On a donné le conseil de faire une contre-ouverture lorsque la poche s'ouvre seulement dans l'urèthre; la fistule résultant de cette contre-ouverture étant aussi difficile à guérir que celle qui aboutit dans l'urèthre, l'utilité de cette opération n'est pas suffisamment démontrée.

On a à peu près renoncé à l'emploi de la sonde à demeure; les désavantages de cette pratique sont nombreux, et son peu d'efficacité doit la faire abandonner.

Si la chirurgie a peu de ressources pour aider la guérison des abcès et des cavernes provenant de l'inflammation de la prostate, elle est complétement impuissante lorsque ces cavités ont été creusées par la fonte des tubercules enfermés dans cet organe.

ARTICLE V.

TUBERCULES DE LA PROSTATE.

Les tubercules de la prostate ont été souvent observés; et c'est surtout dans l'âge adulte qu'ils se manifestent. Comme dans le poumon, ils peuvent rester longtemps à l'état de crudité, ou, très rapidement, ils parcourent dans la prostate les mêmes phases que dans les autres organes. On les voit à l'état de ramollissement et de liquéfaction.

L'envahissement par infiltration, constaté dans le poumon, a été nié dans la prostate; M. Godard a montré une pièce anatomique qui prouve que ce mode particulier, peut avoir lieu aussi dans la prostate. Dans ce cas, le lobe latéral gauche de la glande était infiltré à son sommet par des granulations tuberculeuses. Les tubercules enkystés sont extrêmement rares.

C'est ordinairement le tissu glandulaire qui est envahi le premier, et au début, on voit la matière tuberculeuse enfermée dans les canaux prostatiques. Plus tard seulement, elle atteint les tissus musculaire et fibreux.

Selon M. Velpeau, la suppuration qui ne se réunit pas en un seul foyer, et qui constitue une grande quantité de petits abcès disséminés dans la glande, donne lieu à de petites granulations qui ne sont autre chose que des tubercules.

Les deux lobes semblent être pris simultanément, la maladie débutant toutefois par la portion susmontanale (1) du côté de la face uréthrale. Celle-ci peut être déjà ramollie avant que la face rectale soit atteinte.

Les tubercules peuvent être disséminés en grand nombre ou réunis en masse, sans que la glande ait sensiblement augmenté de volume.

M. Béraud dit que certains tubes étant isolés, il les a vus distendus par la matière tuberculeuse : les fibres de tissu cellulaire et les fibres musculaires de la vie organique qu'ils accompagnaient, quoique se laissant facilement déchirer, ne pouvaient pas être séparées, ainsi qu'on le fait dans l'état normal : comme si de la matière amorphe les cimentait. On y voyait également un grand nombre de petites granulations, les unes grisâtres solubles dans l'acide acétique ; les autres jaunâtres et insolubles criblaient tous les tissus de la trame contenant les conduits distendus.

La tuberculisation de la prostate est-elle toujours sous l'influence d'une diathèse, comme le croient un grand nombre de médecins ? Y a-t-il, selon Vidal, un tubercule malin et un tubercule bénin ? MM. Ch. Robin et Béraud (2) ont fait des observations qui prouvent que la prostate peut être tuberculeuse à l'exclusion de tout autre organe. Ce fait est rare, cependant ; on voit presque toujours le tubercule dans d'autres parties du corps en même temps qu'il y en a dans la prostate, et c'est dans les testicules qu'on les observe le plus communément. Tantôt la tuberculisation s'arrête à l'appareil urinaire, tantôt elle envahit le poumon. MM. Mignon et Caudmont (3) ont montré à la Société anatomique des exemples de tubercules de la muqueuse de la vessie. Cette membrane en était criblée, très épaissie, très rugueuse, et elle était couverte de petites ulcérations qui n'atteignaient point la couche musculaire.

M. Cruveilhier (4) dit avoir vu une prostate contenant un grand nombre de tubercules creux.

M. le docteur Thompson (de Londres) a recueilli quatorze cas de tuberculisation de la prostate avec semblable production dans d'autres parties du corps. Voici ce tableau :

(1) *Gazette des hôpitaux*, 1850, p. 440.
(2) Béraud, *Des maladies de la prostate*, p. 52.
(3) *Bulletins de la Société anatomique*, p. 92 et 113.
(4) *Bulletins de la Société anatomique*. Paris, 1845.

CAS.	AUTEURS.	AGE.	CONDITIONS DE LA PROSTATE.	CONDITIONS DES AUTRES ORGANES.
1	Lloyd.	23	Cavité contenant une once de matière scrofuleuse.	Vessie et reins sains, cavités tuberculeuses aux poumons.
2	Adams.	26	Prostate disparue par la suppuration.	Tubercules aux reins, uretère et testicule droit.
3	Hudson.	26	De petits points de tubercules ramollis.	Tubercules aux reins, uretères, poumons, etc.
4	Bashain.	29	Dépôts granulaires.	Rein droit et vessie principalement affectés.
5	Gross.	27	Huit petites masses du volume d'un pois.	Rein, uretère et vesicule séminale d'un côté, ganglions lymphatiques.
6	Vidal (de Cassis).	19	Cavité tuberculeuse.	Testicules, vesicule séminale, cerveau et poumons.
7	Vidal (de Cassis).	50	Larges masses tuberculeuses.	Reins, poumons, etc.
8	Lallemand.	55	Trente petits abcès et tubercules.	Les deux reins.
9	Ricord.	58	Larges abcès dans la prostate.	Tubercules miliaires dans les uretères, testicule amputé pour tubercule.
10	Guy's (Hospital Museum).	23	Dépôts tuberculeux du volume d'une tête d'épingle à une noix.	Ulcérations de la vessie, tubercules aux poumons.
11	Bartholo-(mew's Museum).	Jeune homme	Petites masses circonscrites.	Tubercules dans les reins, poumons et autres organes.
12	*Id.*	*Id.*	Grande masse tuberculeuse dans le lobe gauche de la prostate.	Tubercules dans le rein, le testicule gauche, dans les poumons, etc.
13	St.-Georges's (Hospital Museum).		Large cavité tuberculeuse capable de contenir 2 onces de liquide.	Reins excessivement malades, scrofules au testicule.
14	Simon.	Non signé.	Non précisée.	Tout le trajet génito-urinaire du testicule aux reins.

M. Rayer (1) croit que cette affection est la manifestation d'une diathèse. Dans les différents cas de dépôt de matière tuberculeuse

(1) Rayer, *Maladies des reins*, 1841, t. III, p. 627.

dans les reins, il a toujours retrouvé le même élément de destruction dans différents organes. Sur seize fois que ce savant observateur a vu cette matière dans les reins, seize fois il l'a retrouvée dans d'autres organes, et presque toujours dans le poumon.

Symptômes. — Les symptômes qui accompagnent les tubercules de la prostate sont vagues, indéterminés, et sans caractères spéciaux qui les différencient de ceux produits par d'autres maladies de l'appareil urinaire. Ainsi les douleurs au col de la vessie, le ténesme, les difficultés d'uriner et la rétention d'urine sont des phénomènes qu'on observe dans presque toutes les maladies de ces organes.

On a voulu faire une exception pour l'hématurie, parce que le sang sort quelquefois sans efforts et sans besoins d'uriner. Mais c'est ainsi que se fait l'hémorrhagie uréthrale, et souvent aussi celle qui provient du col de la vessie : la confusion est donc possible.

Un signe qui n'est pas constant, mais qui peut aider à reconnaître la maladie, c'est la *blennorrhagie tuberculeuse.* MM. Ricord et Dufour l'ont particulièrement signalée comme moyen de diagnostic.

Dans le début de la maladie, l'urine n'a rien de particulier. Plus tard elle contient des dépôts divers que l'on trouve également dans d'autres maladies de cet appareil, et en plus une sécrétion fournie par la prostate, qui a été observée avec soin par MM. Ch. Robin et Béraud. Voici la description de ces produits pathologiques, donnée par M. Béraud dans son excellente thèse de concours (1).

Examen au microscope par MM. Ch. Robin et Béraud. — Nous avons à examiner ici deux choses : *A.* La matière s'échappant des conduits prostatiques dans l'urèthre. Cette matière est d'un blanc jaunâtre, fort analogue à du tubercule ramolli, mais pourtant d'un blanc un peu plus crémeux et moins jaune. Elle offre, en outre, une particularité dont l'anatomiste ne pourrait rester immédiatement frappé : c'est que cette matière est visqueuse, ce qui ne s'observe pas dans le tubercule ramolli. En outre, placées dans l'eau, les portions de cette substance ne s'y dissocient pas de manière à émulsionner ce liquide, comme le fait le tubercule mou ; elle s'y gonfle, on peut la réduire en fragments pulpeux qui n'abandonnent, dans cette dissociation, qu'une portion de leur masse au liquide ambiant.

Examinés au microscope, les fragments et les portions qu'ils ont abandonnés à l'eau se montrent composés d'une matière amorphe très granuleuse, à granulations de volume uniforme ; cette matière

(1) Béraud, *Des maladies de la prostate*, p. 49.

amorphe représente à elle seule environ les sept dixièmes à huit dixièmes de la masse du tissu morbide.

Elle est parsemée de corpuscules larges de six à huit millièmes de millimètre, rarement neuf millièmes; quelques-uns ont, au contraire, cinq millièmes seulement; ces corpuscules sont légèrement polyédriques, à contours un peu irréguliers, parsemés dans leur intérieur de granulations analogues à celles de la matière amorphe, mais sans nucléoles.

L'aspect extérieur de ces corps est manifestement celui qu'on décrit dans les corpuscules caractéristiques du tissu tuberculeux; l'acide acétique agit sur eux comme sur ces corpuscules caractéristiques. Nous avons, en effet, constaté que cet agent rendait pâles, très transparents, ces corpuscules, sans les gonfler notablement, ni les dissoudre et les faire disparaître d'une manière complète.

L'acide acétique rendait transparente la matière amorphe décrite plus haut, sans la dissoudre complétement; il nous a été facile de constater qu'il rendait cette matière amorphe moins pâle que celle du tissu tuberculeux des ganglions lymphatiques et du poumon. Elle y laissait aussi un plus grand nombre de fines granulations jaunâtres, à contours foncés, à centre brillant, que dans la matière amorphe du tubercule pulmonaire.

B. Ayant examiné ensuite la matière d'aspect tuberculeux infiltrant les parties latérales de la prostate et y formant par places de petits amas décrits plus haut, nous avons observé les particularités suivantes : ce tissu s'est montré plus mou que le tissu du tubercule pris dans le poumon. Sa consistance était absolument la même que celle de la matière décrite en premier lieu. En outre, ce tissu nous a présenté d'une manière tellement absolue la constitution intime de la matière demi-solide que nous venons d'examiner en premier lieu, qu'il est inutile de reproduire ici la description qu'on vient de lire; c'était, en effet, la même matière amorphe et les mêmes corpuscules, offrant également les mêmes réactions au contact de l'acide acétique.

Le cathétérisme est de nul secours ; s'il y a un obstacle à la sortie de l'urine, il le fait constater sans en préciser la nature.

Le toucher rectal est plus utile; il indique approximativement le volume de la glande, et surtout sa consistance. Le doigt peut sentir un noyau dur, distinguer des parties ramollies et découvrir des abcès.

Vidal a donné le conseil de presser fortement sur le périnée, pendant que le doigt est dans le rectum, afin de sentir la base de la prostate. Cette manœuvre est peu utile, et elle est douloureuse.

Le diagnostic, resté incertain par l'étude des symptômes locaux, peut être complété par l'examen des poumons et des testicules. S'il y a un commencement de phthisie pulmonaire, si les testicules sont bosselés et durs, s'il y a des douleurs au col de la vessie, et des ténesmes, on est fondé à croire à la présence de tubercules dans la prostate.

Marche et pronostic. — Lorsque la prostate seulement contient des tubercules ; et lorsque les poumons sont sains, le dépérissement du sujet est très lent. Exceptionnellement la matière tuberculeuse s'arrête dans son développement ; cependant M. Broca en a vu un exemple ayant subi une transformation crétacée.

Généralement la tuberculisation de la prostate passe par les mêmes phases que celles observées dans les autres organes, et notamment dans les poumons. Lentement, progressivement, elle détruit les tissus et elle laisse des cavernes, d'où sort une abondante suppuration, soit par les voies naturelles, soit par des vois nouvelles, par des fistules.

Lorsque les poumons en sont atteints en même temps que la prostate, il peut arriver que ceux contenus dans les organes respiratoires aient subi toutes leurs transformations et amené la ruine du sujet, avant que ceux renfermés dans la prostate aient acquis un certain développement.

La matière tuberculeuse peut aussi, en peu de temps, envahir la vessie, le rectum et les vésicules séminales.

Traitement. — Les soins doivent se borner malheureusement à diminuer les douleurs de l'ischurie par le cathétérisme, et à prévenir les désordres que peut produire le pus en lui ouvrant de bonne heure une issue facile.

Il faut soutenir les forces du malade par les préparations ferrugineuses, le vin de quinquina et par une bonne alimentation.

On a aussi recommandé l'emploi de l'iodure de potassium à hautes doses, de l'huile de foie de morue et iodée.

Ces différents essais, restés infructueux, n'ont servi qu'à constater l'impuissance de la thérapeutique dans cette cruelle affection.

ARTICLE VI.

ULCÉRATIONS DE LA PROSTATE.

Difficiles, sinon impossibles à reconnaître sur le vivant, les ulcérations de la prostate ont été quelquefois confondues avec la suppuration de cette glande : tantôt superficielles et bornées à la muqueuse, elles ont peu de gravité ; tantôt profondes et intéressant les tissus de la glande, elles peuvent en amener la destruction.

E. Home, et récemment M. Béraud, en ont vu sur des cadavres. Les études de M. Velpeau sur ce sujet et la description qu'il en a donnée servent aujourd'hui de guide aux praticiens.

Causes. — Lorsqu'il y a une prédisposition tuberculeuse ou de l'affaiblissement, et une santé très épuisée ; les plaies de la prostate, même celles faites dans un but chirurgical, ne se cicatrisent pas. Selon M. Civiale, elles peuvent détruire la totalité de l'organe. La sonde, pendant l'opération du cathétérisme, fait aussi quelquefois des éraillures qui deviennent des altérations plus ou moins profondes.

E. Home, pour avoir trouvé sur un cadavre des calculs anguleux engagés dans la glande, a mis au nombre des causes qui produisent les ulcérations, les morceaux de calculs irréguliers arrêtés dans la région prostatique de l'urèthre, déchirant la muqueuse, et insensiblement détruisant la substance de l'organe.

Anatomie pathologique. — Les ulcérations commencent, les unes du côté de l'urèthre, les autres du côté du rectum. Ces dernières sont presque toujours la conséquence d'autres affections, qui se propagent du rectum ou des parties environnantes à la prostate. Dans ces cas, leur gravité dépend de la maladie première, et non de l'ulcération de la glande.

Celles qui se forment du côté de l'urèthre, plus ou moins profondes, se développent sur tous les points de la surface de la portion prostatique du canal.

M. Velpeau en a vu qui provenaient de la dégénérescence tuberculeuse, après de petits abcès, ayant le caractère d'ulcérations variqueuses, sanieuses ou cancéreuses. Il en a vu aussi à l'état d'ulcérations simples et semblables à des aphthes, placées sur les orifices des conduits prostatiques (1).

Symptômes. — Il n'y a pas de symptômes propres aux ulcérations de la prostate ; les troubles qu'elles occasionnent ressemblent à ceux de plusieurs autres affections du col de la vessie, et notamment à ceux des fongosités, ou d'une phlegmasie de la portion profonde du canal. On a donné une importance exagérée à la douleur vive que le malade ressent lorsque la sonde ou la bougie touche le point ulcéré, et au suintement sanguin qui résulte de ce contact. Il en est de même de la forte chaleur et des battements limités dans un point de la racine de l'urèthre, des pollutions, de la très vive sensibilité de la portion prostatique du canal, au moment où les premières

(1) *Dictionnaire de médecine* en 30 volumes, t. XXVI, art. PROSTATE.

gouttes d'urine la traversent, de la diminution de la douleur pendant la miction, et enfin de la récrudescence de la cuisson lorsque sortent les dernières gouttes d'urine. Ces symptômes accompagnent les différentes affections de l'appareil urinaire, et ils ne caractérisent pas les ulcérations de la prostate.

On a considéré cependant comme signe spécial de l'ulcération, l'écoulement muco-purulent; c'est une erreur, on le trouve également dans la prostatique chronique. Ce dernier signe n'a pas une valeur plus grande que ceux que nous venons d'énumérer; et, quoi qu'on en ait dit, il est presque impossible de diagnostiquer une ulcération de la prostate.

Traitement.— En supposant qu'on ait reconnu la maladie, M. Velpeau dit qu'il n'y a que l'*ulcération plate* qui exige une médication spéciale. Si elle est de nature tuberculeuse ou cancéreuse, on ne peut rien en attaquant directement l'ulcération.

Les remèdes sont portés dans l'urèthre sous forme liquide, en poudres ou en pommades.

M. Velpeau conseille d'employer le traitement suivant. On commence par des injections d'eau tiède; ensuite on se sert de l'eau d'orge miellée, mêlée à des liquides narcotiques, afin de calmer les douleurs. L'eau de chaux, une solution de sous-acétate de plomb liquide, de sulfate de zinc, de cuivre, de tannin, de nitrate d'argent, est portée sur la partie ulcérée par une sonde ouverte aux deux bouts, introduite jusque dans la portion membraneuse de l'urèthre.

Les pommades au précipité blanc, au calomel ou à l'alun en poudre sont conduites sur l'ulcère à l'aide d'une sonde à piston; et enfin la cautérisation au nitrate d'argent semble avoir été utile aux malades traités par M. Velpeau.

Ce célèbre professeur pense qu'un certain nombre de pollutions nocturnes, qu'on dit avoir été guéries par la cautérisation, dépendaient de légères ulcérations de la prostate cicatrisées par le caustique.

ARTICLE VII.

CANCER DE LA PROSTATE.

Boyer a dit : « L'engorgement squirrheux de la prostate est une maladie très commune chez les vieillards. » Longtemps cette opinion a été adoptée par tous les chirurgiens. Des observations et des études microscopiques récentes ont prouvé la grande rareté du cancer de la prostate.

M. Cruveilhier dit n'avoir jamais observé un véritable cancer de la prostate. Rokitansky, constatant le petit nombre de ces lésions, croit que celles qu'on a étudiées sont. la plupart, consécutives. M. Mercier dit aussi n'en avoir pas vu primitivement développées dans la glande. Dans les cancers de la vessie qu'il a examinés, ou dont il a lu la description, la prostate était restée étrangère à la dégénérescence, excepté dans un cas communiqué par M. le docteur Contour, où le cancer était manifeste.

Des recherches nouvelles ont été faites, et, tout en reconnaissant la rareté de cette maladie, on sait aujourd'hui que toutes les formes du cancer ont été trouvées dans la prostate; la plus fréquente est l'encéphaloïde, et ensuite, la colloïde, la mélanique et la fibro-plastique.

Cette affection se montre à toutes les époques de la vie, aussi bien dans l'enfance que dans la vieillesse. M. Thompson en a publié six cas développés pendant le très jeune âge; de neuf mois à huit ans.

M. Béraud (1) a fait connaître les recherches de M. Forster, qui sont intéressantes à signaler.

Ce médecin allemand dit avoir trouvé assez souvent la métamorphose colloïdienne des cellules et de leurs nucléoles comme un progrès physiologique. Cette métamorphose s'opère de deux manières :

« 1° La nucléole se change en une vésicule qui se ratatine en se plissant;

« 2° La métamorphose se fait en même temps dans le contenu des noyaux et des cellules, de sorte que l'un se transforme dans l'autre, puis le contenu des cellules colloïdiennes ainsi faites, flotte dans le produit de la prostate comme un corps luisant. »

Le cancer de la prostate peut difficilement être reconnu pendant la vie. Les symptômes n'ont rien de distinctif, et si l'on parvient à le reconnaître, c'est lorsque la maladie est déjà très avancée.

Il n'y a pas de traitement direct possible; les soins des chirurgiens doivent se borner à faciliter la sortie de l'urine, et à amortir la violence des douleurs.

ARTICLE VIII.

DES CALCULS DE LA PROSTATE.

Le nom de calcul de la prostate doit être donné seulement aux concrétions développées dans les conduits de cet organe; celles qui viennent de la vessie, et qui se sont creusé une loge aux dépens des tissus de la glande, ont des caractères particuliers qui les distinguent des précédentes; elles doivent conserver la dénomination de *con-*

(1) *Loc. cit.*, p. 116.

crétions urinaires, et nous croyons que la division en trois variétés établie par M. Béraud n'est pas justifiée. Selon cet anatomiste, la première variété comprend les calculs formés dans la glande; la deuxième, ceux qui y sont arrivés à la suite d'une opération de taille; et la troisième, ceux qui, formés dans la vessie, en sont sortis, se sont logés dans la prostate et y ont grandi. Ces deux dernières variétés sont des concrétions urinaires accidentellement arrêtées dans la prostate, et elles ne sont pas des calculs prostatiques, avec lesquels ils n'ont aucune ressemblance.

Anatomie pathologique. — La prostate produit des calculs dont la forme, le nombre, le volume, la couleur et le siége varient beaucoup.

La forme est tantôt arrondie, tantôt triangulaire, et très irrégulière. S'étant accrus dans les conduits, ils en conservent l'aspect arborescent. La surface est lisse lorsqu'ils sont isolés, et elle est à facettes lorsqu'ils sont multiples et en contact.

Le nombre est en général petit; cependant il varie beaucoup, depuis un seul jusqu'à devoir renoncer à en faire l'énumération, comme cela est arrivé à MM. Cruveilhier et Béraud.

Le volume présente également de grandes différences. Plus ces calculs sont petits, plus ils sont nombreux. Généralement ils ressemblent à des grains de tabac; et l'on en a vu, en parcourant tous les degrés intermédiaires, atteindre le volume d'un œuf de poule. Blandin et Goyrand en ont observé de semblables.

La couleur n'est pas égale; quelquefois ils sont noirâtres, et plus souvent verdâtres. Fichte en a compté cent de couleur rouge. Suivant Wollaston, ils sont formés de phosphate calcaire. Leur consistance est souvent si faible, qu'on peut les écraser entre les doigts, comme de la cire.

Leur siége est ordinairement dans les conduits de la glande, ou libres, sur les côtés de la crète uréthrale. Souvent aussi ils sont contenus dans des cellules.

Si quelques-uns, de couleur blanchâtre, sont amorphes, d'autres, les plus nombreux, ont des couches concentriques entourant un noyau formé par de petites granulations. Leur structure n'était point connue avant les recherches de MM. Ch. Robin et Béraud; aussi croyons-nous qu'il est utile de rapporter ici la description donnée par ces habiles observateurs (1).

« Le diamètre de ces concrétions varie depuis deux centièmes de millimètre jusqu'à celui d'une tête d'épingle; ces dernières sont rarement trouvées avant quarante ou cinquante ans. Leur forme varie

(1) Béraud, *Des maladies de la prostate*, p. 96.

beaucoup, ainsi qu'il a été dit déjà. Quelquefois ovoïdes, arrondies ou prismatiques, triangulaires comme on le voit fig. 56 (1), elles sont plus souvent quadrilatères ou polyédriques, à angles arrondis, lorsqu'elles atteignent 1/10e de millimètre ou 1 millimètre. Leur coloration est presque nulle lorsqu'elles sont très petites; et elle est d'un jaune d'ambre, tantôt pâle, tantôt foncé, lorsqu'elles sont visibles à l'œil nu. Nous verrons bientôt que c'est à une particularité remarquable de structure que, dans certains cas, ces calculs offrent à l'œil

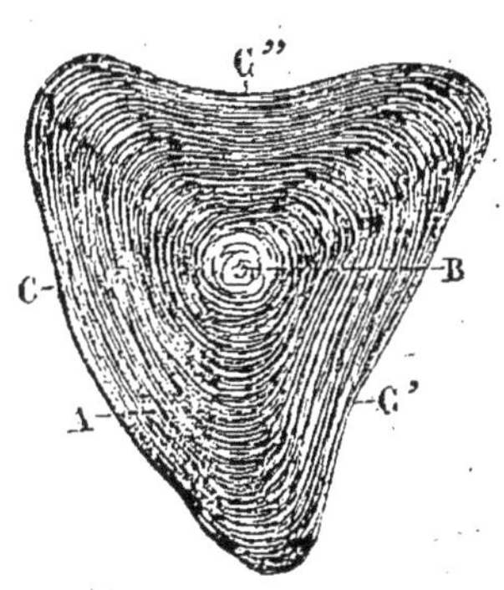

Fig. 56.

Calcul de la prostate vu au microscope, à un grossissement de 300 à 400 diamètres.

A, calcul prismatique.
B, sommet du calcul.
C, C', C'', faces de la pyramide.

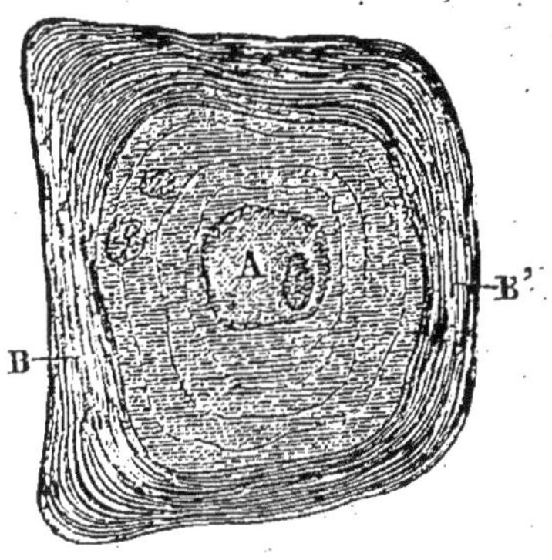

Fig. 57.

Calcul de la prostate vu au grossissement égal au précédent.

A, noyau et granulation au centre.
B, B', couches concentriques.

nu une coloration noirâtre qui peut les faire comparer à des grains de tabac; tandis que sous le microscope, vus par transparence, ils offrent une coloration rougeâtre semblable à celle de l'hématoïdine. Ces calculs se composent presque toujours d'un petit noyau central (fig. 57), souvent granuleux, plus formé que le reste du calcul. Dans les cas où ces concrétions sont noirâtres ou rougeâtres, ce noyau, granuleux ou non, a particulièrement la coloration que nous venons d'indiquer, et il semble être formé par l'hématosine provenant de quelque épanchement sanguin.

On trouve quelquefois dans l'épaisseur de ce noyau, auprès de sa surface, soit des cellules épithéliales, soit des noyaux de l'épithélium prostatique englobés dans son épaisseur.

Il est une particularité de structure qui donne à ces calculs un aspect d'une élégance toute spéciale, et dont aucune autre concré-

(1) Les figures 56, 57 et 58, empruntées au livre de M. Béraud, *Maladies de la prostate*, ont été dessinées par M. Ch. Robin.

tion n'offre d'exemples aussi tranchés. Autour du noyau, la masse des calculs est en effet composée d'un nombre plus ou moins considérable de couches concentriques régulièrement disposées : les plus grandes et les plus extérieures autour des plus petites et des plus internes (fig. 58).

De l'épaisseur et de la régularité de ces couches concentriques peuvent résulter des variétés d'aspect sous le microscope presque infinies, nous ne chercherons pas à les décrire, car les exemples que nous avons figurés suffisent pour en donner une idée. Notons toutefois que, plus les calculs sont volumineux, plus sont épaisses les couches concentriques, plus larges sont les intervalles interposés aux lignes qui les séparent. Dans ces cas-là également, la substance de ces couches concentriques est finement granuleuse, au lieu d'être tout à fait homogène comme dans les calculs invisibles à l'œil nu. Lorsqu'on vient à comprimer ces calculs entre deux lames de verre, ils se brisent, ils éclatent, en quelque sorte, de la surface jusqu'au noyau, qui tantôt résiste, et tantôt est déprimé lui-même. Il est commun dans ces conditions de voir les couches concentriques se séparer les unes des autres et s'exfolier en quelque sorte. Quel que soit le volume de ces calculs, tant qu'ils sont encore transparents ou demi-transparents sous le microscope, traités par l'acide chlorhydrique ou par l'acide acétique, ils ne font que devenir un peu plus pâles, sans qu'il y ait dégagement de gaz. Ce n'est que lorsqu'ils sont devenus opaques que l'emploi de ces réactifs produit un dégagement gazeux et les attaque comme ils le font lorsqu'il s'agit de concrétions de phosphate et de carbonate de chaux. L'emploi de la teinture d'iode, avant comme après l'action des acides, détermine l'apparition dans ces calculs d'une teinte d'un brun jaunâtre ou rougeâtre, semblable à celle dont la teinture d'iodure détermine l'apparition sur toutes les substances azotées. De ces faits nous sommes donc autorisé à conclure que les calculs transparents ou demi-transparents, de couleur ombrée ou rougeâtre, que nous venons de décrire, sont essentiellement des concrétions de nature azotée.

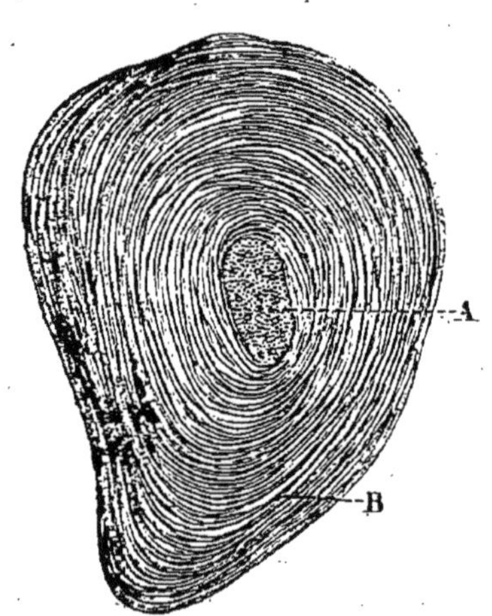

Fig. 58. — *Calcul de la prostate vu au même grossissement.*

A, noyau et granulations au centre.
B, B, couches concentriques.

Les caractères chimiques des calculs sont assez variables ; Wollaston (1) leur donne le phosphate de chaux pour base. Les auteurs allemands (2) nous fournissent sur ce sujet quelques renseignements : d'après Virchow, les concrétions propres de la glande prostate sont formées d'une substance protéique insoluble que l'on rencontre encore dans la liqueur séminale. Au microscope, cette substance est composée de petits fragments amorphes homogènes qui sont insolubles dans l'eau, et solubles dans l'acide acétique à un plus haut degré que les autres substances protéiques. Cette dissolution précipite par le cyano-ferrure de potassium (3).

Mickel de Hensbach croit que ces calculs sont des précipités du produit sécrété. Il dit que, chez les hommes après quarante ans, on trouve en dehors de l'état de maladie de petites concrétions microscopiques. On a dit aussi qu'ils sont le produit du sperme. Ayant atteint un certain degré, on ne reconnaît plus le lieu où ils se sont formés.

Les grands calculs se trouvent dans toutes les hypertrophies de la prostate. Un des caractères de ces concrétions est d'être combustible sans résidu ; de plus, elles sont insolubles dans l'éther, dans l'alcool, et elles sont légèrement solubles dans les solutions alcalines. Enfin les acides en amènent le gonflement.

On a trouvé dans la prostate de petites concrétions qui ont été prises pour des calculs : ce sont des phlébolites ou concrétions formées dans les veines de la prostate ; assez fréquentes, on les voit particulièrement sur les parois latérales de la glande, et près du col de la vessie.

M. le professeur Denonvilliers en a fait connaître un exemple à la Société anatomique (1833).

Les calculs de la prostate altèrent la glande et les parties voisines en raison de leur volume. La portion prostatique de l'urèthre peut être considérablement distendue, au point d'être prise pour la vessie qui perd de sa capacité et dont les parois s'épaississent. Les tissus de la glande disparaissent insensiblement, l'enveloppe s'ulcère et la concrétion s'échappe.

Symptômes. — Les troubles produits par les calculs prostatiques sont des douleurs dans le périnée et au col de la vessie, et une gêne dans la région périnéale, comme si elle contenait une tumeur. Il y a de fréquents besoins d'uriner.

Lorsque ces pierres ont acquis un certain volume, la dysurie

(1) *Verhandlung der phys. med. Geselsch.* Wurtzburg, 1852, t. II, p. 52.
(2) *Illustrirte medecinische Zeitung*, 1852, cahier 4.
(3) *Philosophical transactions*, 1797.

augmente; et il peut en résulter la rétention complète. L'émission du sperme est difficile, et, selon Blandin, le pénis est dans un état de demi-érection.

Diagnostic. — Il est quelquefois très difficile. Cependant on parvient à reconnaître ces concrétions en introduisant le doigt dans le rectum après avoir placé une sonde dans la vessie. Le toucher fait sentir une dureté circonscrite ou il détermine un bruit produit par leur frottement. C'est surtout lorsqu'ils sont placés près du rectum que le toucher est utile; lorsqu'ils sont plus rapprochés du canal de l'urèthre, la sonde fournit des indications plus nettes que le doigt.

On doit aussi employer la grosse bougie de cire molle qui rapporte les empreintes laissées sur elle par ces corps durs. C'est ordinairement une traînée, un sillon tracé sur toute la portion de la bougie qui a dépassé le lieu où est arrêté le calcul.

S'il y a des fistules, on peut, en y introduisant un stylet, sentir ces corps étrangers. Malgré ces moyens, qui ont souvent donné de très bons résultats, le diagnostic des calculs prostatiques peut présenter de grandes difficultés, principalement lorsqu'il y a des complications. De volumineux calculs ont été méconnus pendant la vie, et Vidal cite un exemple d'une concrétion grosse comme un œuf de poule qui avait échappé à toutes les recherches.

Abandonnés à eux-mêmes, ils peuvent se faire jour spontanément, soit par l'urèthre préalablement ulcéré, soit par le périnée ou par le rectum, après avoir formé un abcès.

On en a vu qui, après être entrés dans la vessie, y ont augmenté de volume et ont pris le caractère des calculs urinaires.

Traitement. — Lorsque ces calculs font saillie dans l'urèthre, on doit les extraire par cette voie au moyen d'un petit lithoclaste. Si, développés dans la prostate, ils ne peuvent pas être atteints par le canal, on ouvre un chemin par une incision, soit au périnée, soit à la prostate elle-même en passant par le rectum.

Nous renvoyons la description de ces manœuvre au chapitre DES CALCULS ARRÊTÉS DANS L'URÈTHRE.

ARTICLE IX.

DE L'HYPERTROPHIE DE LA PROSTATE.

On dit qu'il y a hypertrophie de la prostate lorsque, sur un homme ayant dépassé quarante-cinq ans, on constate une augmentation du volume de l'organe sans inflammation. Différentes causes la produisent, lui impriment des caractères anatomiques variés, et concourent au même résultat, qui est le trouble dans l'excrétion urinaire.

L'augmentation du volume de l'organe peut dépendre d'une transformation du tissu propre de la glande seule, analogue à la transformation graisseuse, et du développement des éléments fibreux et musculaires qui concourent à sa formation.

§ Ier. — Anatomie pathologique de l'hypertrophie de la prostate.

Dans l'hypertrophie, il y a augmentation de volume, de poids et de densité (1). Il est important, en étudiant cette modification des tissus, de ne pas la confondre avec des productions anormales qui augmentent le volume d'un organe, en altèrent la forme, et produisent la compression et la déformation des parties voisines dont les fonctions sont plus ou moins empêchées.

La prostate est la glande qui est le plus souvent altérée par l'hypertrophie; elle est presque constante chez les vieillards, mais à des degrés divers, et quoiqu'on ait dit le contraire, je ne sais s'il existe un seul fait authentique de l'hypertrophie de cette glande chez l'adulte et chez l'enfant (2).

L'hypertrophie de la prostate peut être générale ou partielle.

Générale. — L'hypertrophie peut être régulière ou inégale. Les deux lobes sont quelquefois inégaux, ainsi qu'on le voit dans la XXIIe livraison, pl. 2, du grand ouvrage d'anatomie pathologique de M. Cruveilhier; quelquefois aussi ces lobes hypertrophiés sont d'un volume égal, et indépendants l'un de l'autre.

Partielle. — L'hypertrophie a atteint seulement quelques granulations isolées, dans la portion sus-montanale, ou dans l'un des lobes latéraux, ou enfin dans les deux lobes latéraux, laissant intacte la portion sus-montanale ou partie moyenne.

Quelle que soit la déformation de la glande, quel que soit le nombre des granulations atteintes, les changements survenus dans sa texture sont toujours les mêmes, ils ont toujours pour effet une augmentation de volume et une altération de la forme de l'organe.

Le tissu fibreux, si abondant dans la constitution de cette glande et les deux couches musculaires, l'externe et l'interne, sont presque toujours hypertrophiés en même temps que les granulations. Consécutivement, par les efforts que la vessie fait pour expulser l'urine, la couche musculaire de cet organe s'épaissit et elle acquiert souvent un volume considérable. Lorsque la couche interne ou transversale devient plus forte, ce qui peut se faire sans la participation de la

(1) Cruveilhier, *Traité d'anatomie pathologique générale*, t. III, § I.
(2) Caudmont, *Sur les engorgements de la prostate*, 1847, p. 1.

couche externe, elle forme une saillie dans l'urèthre qui, sous l'aspect d'une valvule, ferme l'orifice uréthro-vésical.

Les divers développements des granulations sont particulièrement observés dans la vessie ; quelquefois ils se font dans l'urèthre, au col vésical, et lorsque la totalité de la glande a été atteinte, on voit par exception du côté du rectum des saillies plus ou moins fortes séparées par un sillon peu profond.

La forme inégale, dure et bosselée de la surface externe de la glande, qu'il est possible de sentir par le rectum, est généralement un des caractères du squirrhe, et non de l'hypertrophie de la prostate.

Du côté des pubis, l'irrégularité est plus grande encore. Quelquefois cette face est arrondie, sans bosselures ; quelquefois aussi elle est creusée par un sillon profond dû au développement des deux lobes latéraux ; en avant il peut être si grand que l'urèthre semble être à peine séparé du rectum.

Plus rarement il y a des bosselures molles formées par des granulations qui n'ont pu être contenues. Dans ce dernier cas, l'enveloppe fibreuse étant très mince en ce lieu, s'est rompue, ou les fibres s'étant écartées, les granulations se sont échappées et elles ont fait hernie.

Les cloisons fibreuses qui isolent les granulations prostatiques peuvent également être atteintes par l'hypertrophie : on voit alors des tumeurs fibreuses se former dans le tissu même de la glande ; semblables à celles qui croissent dans l'utérus. Elles ont servi à M. Velpeau à compléter son parallèle entre la prostate et la matrice. Il en a compté jusqu'à vingt-six sur un même sujet. Dans ces cas, ces tumeurs sont petites, blanchâtres et très dures. Elles atrophient la substance de la glande, dont on ne peut plus faire sortir de liquide par la pression.

Je crois que M. Cruveilhier a trop généralisé le fait de quelques granulations ramollies, lorsqu'il a dit que le tissu de la glande est plus fragile que dans l'état normal et qu'on le déchire avec facilité.

Dans le grand nombre de prostates que j'ai disséquées et que j'ai montrées dans mes cours, j'ai toujours vu le tissu pathologique plus ferme que le tissu normal ; quelquefois il contient seulement un petit nombre de granulations molles et friables : il se sépare en sphéroïdes inégaux, blanchâtres, de différentes grosseurs, et pouvant atteindre le volume d'une noisette.

Lorsque la maladie est ancienne, chacune de ces divisions est une granulation hypertrophiée, dont le tissu aréolaire est rempli d'un liquide semblable au liquide prostatique, et souvent plus épais. Quelquefois des granulations creuses communiquent entre elles, et elles sont distendues par un liquide jaunâtre et visqueux ; d'autres fois elles sont compactes, et la pression n'en fait rien sortir.

Ces sphéroïdes sont parfaitement distincts du tissu normal, qui est grisâtre, et dans lequel on ne reconnaît pas les granulations. Leur surface est lisse, et on peut les extraire en les énucléant. On voit alors qu'ils n'ont d'autre communication avec la glande qu'un mince pédicule qu'on suppose être le canal excréteur. Je dis qu'on suppose, parce qu'il ne peut pas être distendu par le liquide, quelque pression qu'on fasse, ainsi que cela a lieu dans l'état normal. On y trouve souvent de petits calculs prostatiques ou de la matière brune et huileuse.

Ces petits canaux excréteurs sont placés seulement sous la paroi postérieure de l'urèthre (1), tandis que les canaux excréteurs propres de la glande, alternativement dilatés et rétrécis, traversent la prostate dans des directions sinueuses et d'arrière en avant.

Les granulations les plus développées sont isolées et enfermées dans une alvéole ; elles semblent y être comprimées, et elles font hernie aussitôt qu'on divise la glande : les petites, au contraire, sont réunies par grappes dans une même cellule ; on en voit aussi qui sont creuses et remplies de liquide.

M. Mercier (2) dit que le *gonflement* de la prostate, quelle que soit son ancienneté, a deux caractères différents : tantôt il est mou, tantôt il est dur. Dans le premier état, qui est généralement le plus volumineux et le plus régulier ; la substance de la glande très élastique, cède sous la pression du doigt ; et l'on reconnaît aisément que des granulations arrondies sont agglomérées.

Dans le second état, lorsque la substance est dure, la forme de la glande est irrégulière, sa texture ne cède pas sous la pression du doigt, qui ne distingue pas les granulations. Après une section, son aspect est lardacé et d'un blanc mat ; sa consistance est assez dure pour qu'on l'ait comparée à celle du cartilage.

Ces deux états peuvent exister dans le même organe. M. Mercier dit que dans quelques cas il a trouvé au milieu d'une prostate molle plusieurs granulations dures et faciles à énucléer.

Les prostates que j'ai étudiées ne m'ont pas montré cette différence de consistance dont parle M. Mercier. J'ai vu deux états dus à des altérations distinctes. Dans l'un, il y avait hypertrophie des granulations de la glande : quelques-unes, moins serrées que les autres par la faiblesse de leur enveloppe fibreuse, se développaient

(1) Caudmont, *Sur les engorgements de la prostate*, p. 37.

(2) Mercier, *Recherches anatomiques, pathologiques et thérapeutiques*, 1841, p. 147.

plus librement: dans l'autre, l'hypertrophie du tissu fibreux formait des bosselures, des saillies ayant la forme de tumeurs isolées, jamais pédiculées, tandis que les granulations prostatiques, quelle que soit leur augmentation de volume, conservent toujours une attache déliée, qui est probablement son conduit excréteur. Ainsi que nous venons de le dire, je crois que c'est pour n'avoir pas fait cette distinction que M. Mercier a admis deux états différents dans l'hypertrophie.

L'augmentation de volume de la prostate est donc le résultat du développement de ses granulations ou de la présence de tumeurs fibreuses, et les formes variées que cet organe acquiert résultent du plus ou moins grand nombre de granulations hypertrophiées, de leur position, de leur volume et de leurs rapports avec les organes voisins.

Le liquide prostatique n'est pas en quantité égale dans ces deux états différents. Il est moins abondant dans l'état dur que dans l'état mou, et si dans certaines circonstances il est blanchâtre, dans d'autres il est brun. M. Mercier pense que c'est de la condensation de ce dernier que résulte le développement de ces petites concrétions nommées *calculs prostatiques*, dont la consistance n'est quelquefois pas plus grande que celle de la cire, et qui n'ont jamais de couches superposées.

De la forme de l'hypertrophie. — La prostate est partout enveloppée et contenue par des plans musculaires et aponévrotiques dont la résistance variable oppose une force inégale à l'extension des parties hypertrophiées. Au col de la vessie, elle est bridée par la continuation du plan musculaire du trigone et de la paroi antérieure de la vessie fixés aux aponévroses du bassin, qui ne permettent aucun déplacement. Sur les parois vésicales des lobes latéraux, au contraire, les faisceaux musculaires sont plus épais, mais plus mobiles, et ils suivent les mouvements des parois de la vessie. Il y a donc différence de résistance.

Cette disposition anatomique et la fréquente répartition inégale des granulations dans chaque lobe sont les causes qui produisent une si grande variété de formes dans l'hypertrophie de la prostate, et c'est généralement vers la vessie et vers l'urèthre que se portent les granulations, parce que la résistance des enveloppes y est moins grande que dans les autres parties.

M. Thompson, dans un excellent livre sur les maladies de la prostate, dit que la variété des formes dépend de la différence des tissus qui concourent à la production des tumeurs, et qu'on peut les diviser en deux groupes :

1° En hypertrophie totale comprenant la totalité du tissu glandulaire;

2° En hypertrophie limitée.

Dans le premier groupe, les différents tissus sont atteints; dans le second, c'est seulement ou une partie du tissu glandulaire, ou une partie des tissus fibreux et musculaires: on voit alors des tumeurs circonscrites ou des saillies à larges bases. L'hypertrophie des éléments musculaires et fibreux qui affecte particulièrement les lobes latéraux est fréquente, surtout dans l'âge avancé.

La forme d'une prostate hypertrophiée n'est plus la même que celle d'une prostate normale : ses faces plus éloignées et ses bords plus allongés donnent à la glande une forme plus arrondie; la face postérieure, dont l'étendue augmente peu, est plus profondément creusée par le sillon longitudinal que dans l'état normal, et les faces latérales s'allongent vers la portion membraneuse et vers la vessie, en repoussant en arrière les parois de cet organe.

Le volume d'une prostate hypertrophiée est d'autant plus considérable que les lobes latéraux sont plus atteints : leur développement s'opère en dehors et il est apparent, tandis que le lobe moyen, se portant dans la vessie et dans l'urèthre, ne peut être reconnu que par l'exploration interne. Le plus ordinairement le volume est doublé, cependant il peut acquérir des proportions considérables : il a été comparé au volume du poing, à celui d'une orange, et M. Velpeau l'a vu aussi gros qu'un œuf de dinde. Il y a une pièce au musée Dupuytren où la prostate hypertrophiée a huit ou neuf fois son volume normal.

Cette augmentation n'est pas égale dans toutes les parties, et c'est dans le sens de la longueur plutôt que dans celui de la largeur qu'elle a lieu.

Siége des tumeurs. — Les tumeurs formées par l'hypertrophie des granulations se développent sur toutes les parties de la prostate, et la face externe, quoique enveloppée d'une membrane fibreuse, en porte quelquefois. M. Civiale a vu la face antérieure déformée par une tumeur que l'on sentait au-dessus des pubis, et M. Caudmont a trouvé deux fois des tumeurs attachées par une large base à la face antérieure de la surface externe (1). Everard Home en a vu deux exemples (2), et M. Mercier de même (3). Ces tumeurs sont d'autant plus volumineuses qu'un plus grand nombre de granulations s'est échappé et a fait hernie à l'extérieur.

(1) Caudmont, *loc. cit.*, p. 48.

(2) Home, *Maladies de la glande prostate*, trad. par Marchant, 1829, p. 146.

(3) Mercier, *loc. cit.*, p. 162.

Les trois parties de la prostate peuvent être atteintes en même temps, mais à divers degrés; et, dans d'autres circonstances, la partie moyenne seule est développée. On voit encore un des deux lobes latéraux faire saillie dans l'urèthre et laisser une dépression dans le lobe opposé ; où, ces deux lobes modifiés en même temps, presque toujours d'un volume inégal, forment dans l'urèthre deux tumeurs qui se touchent et s'écrasent par leur sommet. C'est à cette forme que M. Mercier attribue une variété de l'incontinence, et que M. Tompson dit n'avoir jamais vue dans les musées de Londres. Ces lobes latéraux hypertrophiés envoient aussi des prolongements dans la vessie, où ils forment des tumeurs sur les côtés de l'orifice urétro-vésical. Mais lorsque les trois portions de la prostate sont hypertrophiées, les lobes latéraux peuvent faire saillie dans la vessie en même temps que le lobe moyen qui, dans ce cas, est toujours placé en arrière des tumeurs latérales.

Home dit avoir vu un cas où ces tumeurs adhéraient entre elles.

M. Thompson a cherché à connaître l'ordre de fréquence du développement des différentes parties de la prostate. 123 faits ont servi à dresser ce tableau :

1° Hypertrophie générale, c'est-à-dire que les deux lobes latéraux et le médian sont développés : 74 sur 123.

2° Hypertrophie générale avec plus grand développement du lobe médian : 19.

3° Hypertrophie générale avec prédominance du lobe droit : 8.

4° Hypertrophie générale avec prédominance du lobe gauche : 11.

Cas rares :

1° Hypertrophie des lobes latéraux : seulement 5.

2° Hypertrophie de la partie antérieure (portion sus-montanale seule) : 3.

3° Hypertrophie des lobes latéraux et la portion sus-montanale, sans la portion postérieure du lobe moyen : 3.

Hypertrophie de la portion moyenne ou sus-montanale. — Nous avons dit (p. 18) qu'au-dessous du col de la vessie et entre les deux lobes latéraux il y a des granulations peu apparentes chez l'adulte, et qui prennent de l'accroissement chez le vieillard. Elles peuvent être hypertrophiées en petit nombre, et, dans ce cas, elles forment une tumeur qui se développe derrière le col de la vessie, et qui a été nommée *lobe moyen*, *lobe pathologique*, *lobe d'Everard Home*. Lorsque l'hypertrophie atteint la totalité de ces granulations, elles se soulèvent en masse épaisse et elles constituent un obstacle à la sortie de l'urine, auquel on a donné le nom de *val-*

vule prostatique, de *valvule uréthro-prostatique*, de *barrière uréthro-vésicale*.

C'est aussi dans cette portion de la prostate que l'on trouve le plus souvent des tumeurs fibreuses. Il en est qui contiennent une certaine quantité de tissu glandulaire; ordinairement elles sont enfermées dans une capsule fibreuse. Leur volume varie entre celui d'un pois et celui d'une noix.

Sur quatorze prostates hypertrophiées examinées par M. Thompson, huit avaient des tumeurs fibreuses, uniques, binaires ou multiples.

Elles sont plus solides et moins colorées que la substance prostatique environnante.

Hypertrophie du lobe moyen.— Le lobe moyen n'est pas, ainsi qu'on le dit, le point de départ plus fréquent de l'hypertrophie que les lobes latéraux, mais c'est la portion de la prostate qui peut acquérir le plus grand volume. Il se développe presque toujours immédiatement derrière l'orifice uréthro-vésical, et jamais il ne forme une tumeur dans la portion prostatique de l'urèthre; la résistance des lobes latéraux étant un obstacle à son développement dans le canal, c'est dans la vessie, où il trouve l'espace libre, qu'il prend de l'accroissement (fig. 59) (1).

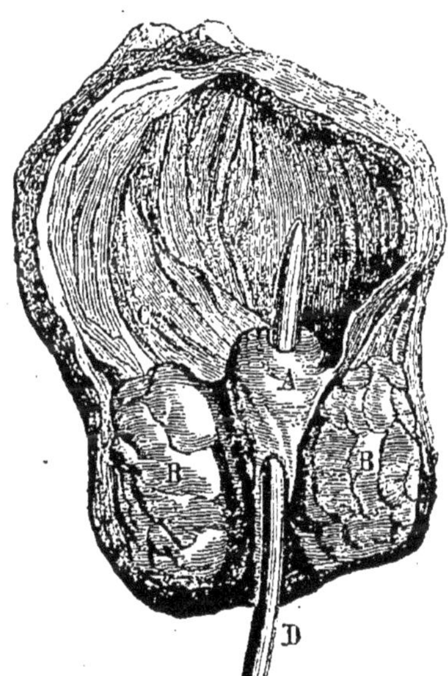

Fig. 59.— *Hypertrophie de la prostate avec saillie du lobe moyen.*

A, lobe moyen.
B-B, lobes latéraux.
C, parois de la vessie.
D, sonde ayant labouré le lobe moyen.

(Musée Dupuytren.)

Cette tumeur arrondie, quelquefois bosselée, a un volume qui varie entre celui d'une noisette et celui d'un œuf d'oie. Le volume est considérable, surtout lorsque la totalité de la glande est hypertrophiée. Le plus ordinairement unique, elle est isolée des

(1) *Atlas du journal des connaissances médico-chirurgicales*, 1849.

parois de la vessie par deux sillons se dirigeant obliquement vers l'urèthre. La face postérieure forme un plan incliné jusqu'au trigone vésical dont elle a soulevé le sommet, et avec laquelle elle se confond; la face antérieure, en se rétrécissant, se termine en pointe dans l'urèthre sur le vérumontanum.

Le diamètre antéro-postérieur est ordinairement moins grand que le diamètre transverse, et l'aspect granuleux et bosselé fait reconnaître la présence de granulations. Quelquefois la surface est sillonnée par des rainures qui partent du trigone et qui se réunissent dans l'orifice uréthro-vésical; elles sont attribuées à des faisceaux musculaires et elles divisent ces tumeurs en lobules.

M. Jarjavay dit que les granulations glandulaires hypertrophiées s'accroissent de dehors en dedans, se mettent en contact, et prennent l'aspect d'une masse distincte. Par une coupe antéro-postérieure, on sépare ces lobules qui, isolés par une lame fibreuse, semblent constituer un lobe unique par leur contact. M. Cruveilhier a le premier signalé cette disposition.

A mesure que les deux lobes se développent, la substance glandulaire couvre le raphé qui les réunit (1). Il n'est pas toujours facile de reconnaître la véritable nature de ces tumeurs. M. Jarjavay, qui en a disséqué un grand nombre, dit que rien ne ressemble plus à la substance glandulaire que les tumeurs qui se développent souvent dans l'épaisseur du faisceau musculaire intra-glandulaire, et qui ne sont autre chose que des tumeurs fibreuses, analogues en tout point aux tumeurs de la même nature qui naissent et croissent entre les fibres musculaires de l'utérus. Dans ces cas, au lieu d'être hypertrophiée, la prostate est atrophiée, et le siége précis de ces productions est dans les plans musculaires qui s'interposent aux lobules.

M. Velpeau (2), qui a émis le premier cette opinion, l'a basée sur la similitude de la prostate et de l'utérus. Ces deux organes ont dans l'œuf un développement à peu près semblable, ils subissent la même nature de lésions dans l'âge avancé; le tissu, base de l'organe, semble être le même, et le tissu musculaire organique n'y est pas disposé en forme de membrane.

Nous ajouterons que les travaux des anatomistes contemporains tendent à prouver que l'utricule prostatique est l'analogue de l'utérus.

On voit quelquefois des excroissances attachées à ces tumeurs par de larges bases, ou par de minces pédicules, et semblables à celles que l'on trouve à la partie antérieure du trigone.

(1) Jarjavay, *loc. cit.*, p. 112 et 127.

(2) *Dictionnaire de médecine* en 30 vol., t. XXVI, art. PROSTATE.

La coloration de ces tumeurs est, au début, la même que celle des parties voisines. Lorsqu'elles sont enflammées, elles deviennent brunâtres et violacées. On a rarement l'occasion de voir ce commencement : les troubles fonctionnels n'étant pas assez grands pour attirer l'attention. J'ai pu examiner un certain nombre de ces faits à l'école pratique, dans mes cours de lithotritie, et j'ai vu que les granulations petites, et plus ou moins nombreuses, se montrent derrière l'orifice uréthro-vésical, quelquefois isolées, d'autres fois réunies, et ayant l'aspect d'une tumeur bosselée, ou sous la forme d'un bourrelet transversal. Il y a donc réellement un troisième lobe de la prostate, distinct des deux lobes latéraux. Il peut devenir très gros, sans que extérieurement on le soupçonne, le volume total de la glande n'en étant pas augmenté.

Valvule prostatique. — Le soulèvement des granulations de la portion susmontanale, en forme valvulaire, peu appréciable du côté de la vessie, est quelquefois considérable dans l'urèthre, et il ferme complétement l'orifice uréthro-vésical. Son bord supérieur, irrégulier, bosselé, et dans certains cas couvert de petites tumeurs, diminue d'épaisseur à mesure qu'on s'éloigne de sa base. Sa face antérieure forme souvent un plan incliné vers l'urèthre, et d'autres

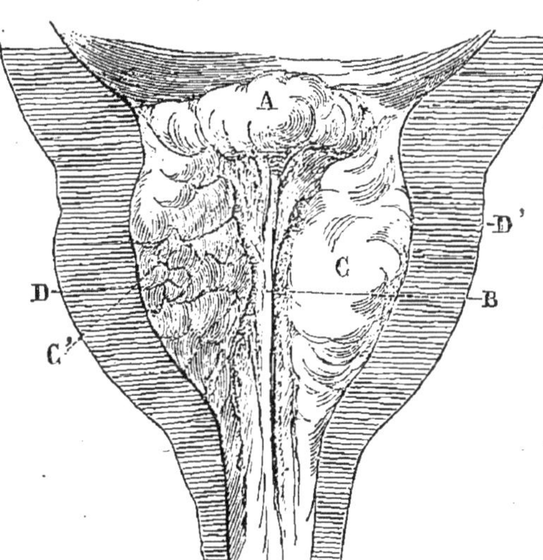

Fig. 60. — *Hypertrophie en masse de la portion susmontanale.*

A, valvule prostatique.
B, verumontanum.
C-C', lobes latéraux.
D-D', paroi antérieure de l'urèthre divisée.

fois un angle très brusque à sa réunion à la face postérieure du canal (fig. 60).

Sa hauteur varie beaucoup, et si, dans certains cas, elle est visible seulement lorsqu'on écarte les lobes latéraux, elle peut aussi obstruer complétement l'orifice vésical. M. Béraud (1) a mesuré une

(1) *Maladies de la prostate*, p. 135.

barrière qui avait 5 centimètres de hauteur du côté de l'urèthre. Placée transversalement, elle s'étend d'un lobe latéral à l'autre; du côté de la vessie, elle simule une soupape recouvrant une plus ou moins grande partie de l'orifice uréthral; ou elle le ferme tout entier.

Cette augmentation de volume des granulations prostatiques change les rapports et la forme du col de la vessie, qui tantôt est soulevé vers le pubis, et tantôt prend la figure d'un croissant. La membrane muqueuse qui la recouvre est altérée seulement, lorsqu'il survient de l'inflammation, lorsqu'une rétention d'urine a duré longtemps, lorsqu'il y a de fausses routes, ou enfin lorsque des sondes ont été laissées à demeure. Dans ces cas, elle est violacée, épaissie et fongueuse. Des vaisseaux très dilatés rampent à sa surface, surtout en arrière, où ils sont en si grand nombre, qu'on a cru y voir des varices. Hors ces complications, M. Mercier dit avoir toujours vu cette membrane muqueuse d'une pâleur remarquable.

Tumeurs des lobes latéraux. — Si le lobe moyen peut se développer beaucoup dans la vessie, sans qu'on le soupçonne en examinant la forme extérieure de la prostate, il n'en est pas de même des lobes latéraux. La masse totale de la prostate augmente en raison de l'accroissement du volume de ces lobes. C'est principalement dans le sens de leur largeur que ces changements s'opèrent, et surtout c'est vers la vessie que se portent les tumeurs. Néanmoins, la glande s'allonge aussi vers la portion membraneuse de l'urèthre, et dans une proportion plus considérable à la partie antérieure et sur les côtés, qu'à la face postérieure (fig 61).

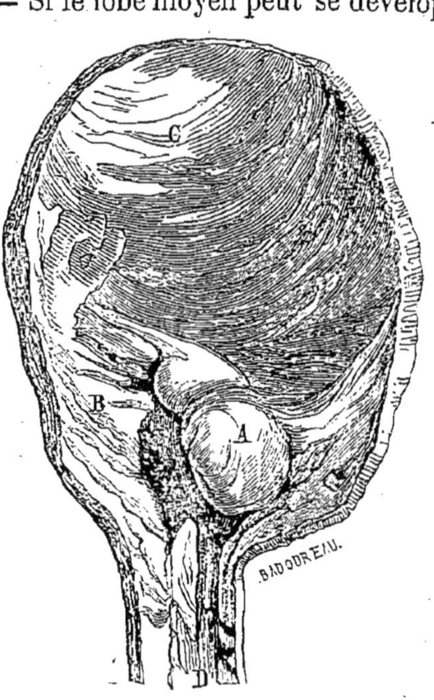

Fig. 61. — *Hypertrophie du lobe latéral gauche.*

A, lobe hypertrophié.
B, dépression produite dans le lobe opposé.
C, vessie.
D, portion membraneuse de l'urèthre.

Sur les côtés de l'orifice uréthral, dans la vessie, les tumeurs, plus ou moins développées sont quelquefois larges et arrondies, et d'autres fois elles sont saillantes et allongées. Vers la portion membraneuse de l'urèthre, le développement prostatique est arrondi, et il forme un plan oblique, solide, et fermant l'urèthre en avant, par le contact des deux lobes latéraux.

Cet état hypertrophique peut se faire d'une manière irrégulière du côté de l'urèthre : un des deux lobes devient saillant; il forme une tumeur dans le canal, et il creuse une dépression dans le lobe opposé. (fig. 61 A).

Avant la publication de son premier volume, Home n'avait jamais vu l'hypertrophie du lobe droit, ce qui lui a fait dire que la courbure à gauche était très rare. Les deux lobes peuvent augmenter de volume à des hauteurs différentes; les tumeurs sont superposées, et elles donnent à l'urèthre une forme en zigzag. D'autres fois, enfin, elles s'avancent l'une vers l'autre, au même niveau, se touchent par leur sommet, et s'applatissent mutuellement.

Le développement considérable des lobes latéraux rend moins apparent le verumontanum, qui semble être refoulé vers la portion membraneuse, à cause de l'accroissement que la portion prostatique de l'urèthre a pris depuis le sommet du verumentanum jusqu'à la vessie.

Modifications imprimées à l'urèthre par l'hypertrophie de la prostate. — Ce qui fixe tout de suite l'attention, quand on examine une prostate hypertrophiée, c'est l'allongement de l'urèthre, et l'augmentation de son calibre. L'allongement peut être de 3 centimètres en plus de l'état normal, ainsi que l'a constaté M. Béraud (1) et M. Mercier dit en avoir vu dont le calibre était de 30 millimètres de diamètre. C'est donc à tort qu'on a cru que l'hypertrophie de la prostate produisait un *rétrécissement* du canal.

Lorsque la portion susmontanale a principalement été modifiée, la distance qui sépare le col de la vessie du verumontanum n'est plus la même, généralement elle est augmentée; il n'est pas rare de les voir éloignées l'un de l'autre de 25 à 30 millimètres; dans ces cas, lorsqu'on doit pratiquer le cathétérisme, on doit se rappeler que les sondes ordinaires n'ont pas une longueur suffisante pour arriver à la vessie.

Lorsque les lobes latéraux sont hypertrophiés, une coupe transversale du canal fait voir une fente linéaire allongée près de la portion membraneuse, tandis que, si la coupe a été faite près du col de la vessie, la fente est bifurquée. Les deux sillons latéraux rencontrant la fente longitudinale, forment un Y renversé. Les parois de l'urèthre sont en contact, et elles ne laissent pas de vide.

Ces fentes sont parfois d'inégale longueur, ce qui est dû à un

(1) Béraud, *Maladies de la prostate*, p. 130.

moindre développement d'un des deux lobes : la fente la plus courte est béante.

Il résulte des recherches de M. Caudmont, qu'un seul sillon livre passage à l'urine; c'est toujours celui qui est placé au-dessous de la tumeur la moins développée. En introduisant une sonde, tantôt par la verge et tantôt par la vessie, elle s'est toujours engagée dans la fente la moins profonde (1). L'extrémité inférieure de la portion prostatique porte une fente longitudinale résultant du contact de l'extrémité des deux lobes latéraux, et au-dessous de cette fente, sur la paroi inférieure de l'urèthre, il y a une petite ouverture froncée dans laquelle aboutissent les deux sillons latéraux.

L'extrémité supérieure, au niveau du col de la vessie, est soulevée de manière à augmenter la courbure de cette portion de l'urèthre, qui se fait aux dépens de la paroi postérieure seulement. Lorsque la maladie est ancienne, la courbure peut être angulaire : au début, elle représente une courbe régulière (fig. 62).

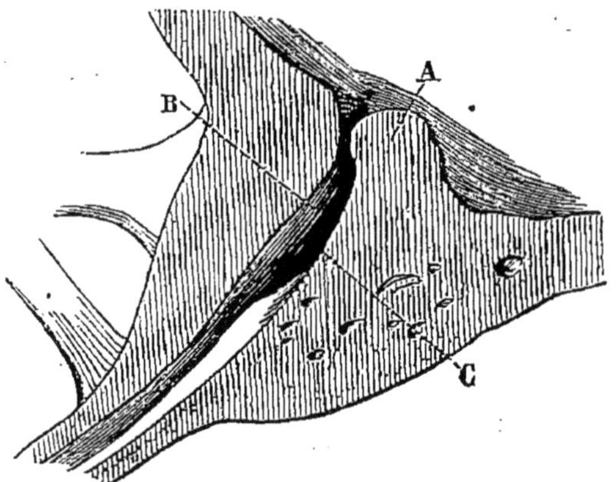

FIG. 62. — *Courbe produite par l'hypertrophie de la portion sus-montanale.*

A, valvule prostatique.
B, courbure de la partie supérieure de la portion prostatique de l'urèthre.
C, origine du verumontanum.

Déviations latérales de la portion prostatique de l'urèthre. — Les déviations latérales ont lieu, lorsqu'un des deux lobes proémine dans l'urèthre, lorsqu'il creuse une concavité dans le lobe opposé, ou lorsque les deux lobes, formant tumeur, à des hauteurs différentes, donnent au canal une double direction en forme de zigzag.

Les parois du canal sont généralement dures, sans souplesse et épaissies ; mais un fait constant et d'une grande importance pour le cathétérisme, c'est que, dans les déviations les plus prononcées, les gouttières antérieure et postérieure ne changent pas de position : elles restent toujours sur la ligne médiane (2), et elles conservent une voie assurée pour le passage de la sonde.

(1) Caudmont, *Sur les engorgements de la prostate*, p. 53.
(2) Mercier, *Recherches anatomiques et pathologiques sur les maladies des organes urinaires des hommes âgés*, p. 238.

Déformation du col de la vessie. — Le col de la vessie subit toujours une modification de forme, lorsque la prostate a augmenté de volume, et elle varie selon que l'hypertrophie est totale ou partielle.

La lèvre postérieure de l'ouverture vésicale est non-seulement soulevée et refoulée en arrière, mais encore dans certains cas elle prend l'aspect d'un croissant dont la convexité est du côté de l'urèthre : on voit cette forme particulièrement quand le lobe moyen est seul hypertrophié.

La courbure de la portion prostatique est considérablement augmentée et toujours en raison du volume de la tumeur.

Lorsqu'un seul des deux lobes latéraux fait saillie dans la vessie, le côté de l'orifice uréthral, correspondant à cette tumeur, reste immobile pendant la miction, et l'ouverture prend une forme semi-lunaire. Elle se transforme en une fente dirigée d'avant en arrière, lorsque les deux lobes hypertrophiés envoient des tumeurs de chaque côté du col vésical, et les surfaces muqueuses de ces tumeurs sont maintenues en contact. Le trigone est toujours soulevé quand la prostate est hypertrophiée, et particulièrement lorsque ce sont les lobes latéraux qui ont augmenté de volume. La pointe du trigone cache l'ouverture vésicale, et, sur chaque côté, on voit un sillon qui sépare les lobes latéraux du lobe moyen. C'est par ces sillons que les instruments pénètrent dans la vessie, et que l'urine en sort.

Ce déplacement de l'extrémité du trigone n'est pas dû seulement au développement des granulations, mais encore à une hypertrophie du tissu fibreux. Au lieu des granulations seules, les dissections y font voir la bande charnue de la luette vésicale.

La souplesse et l'élasticité des tissus de l'orifice uréthro-vésical sont diminuées ; les bords sont durs et ils ne peuvent plus s'éloigner l'un de l'autre. Ces modifications ne peuvent être bien étudiées qu'en les examinant du côté de la vessie, avant d'avoir achevé la section de son col.

Altérations de la vessie. — La vessie est ordinairement modifiée par l'hypertrophie de la prostate. Il est rare que sa capacité reste normale, elle augmente ou elle diminue : dans le premier cas, chez les sujets lymphatiques ou affaiblis, les fibres musculaires de l'organe se distendent, s'amincissent, perdent de leur contractilité et permettent à la vessie d'acquérir une grande ampleur. Dans le second cas, chez les sujets sanguins, robustes, les fibres musculaires se contractent, s'épaississent et diminuent la capacité de l'organe. C'est l'état le plus ordinaire ; à un degré plus fort, cet état de contraction des fibres musculaires fait disparaître le bas-fond presque entièrement.

Le trigone, ainsi que nous l'avons dit, subit aussi des changements ; non-seulement le sommet s'élève et cesse d'être sur le même plan que l'urèthre, mais il perd ses dimensions, et, dans certains cas, on l'a trouvé très réduit. M. Caudmont (1) dit avoir vu une vessie dans laquelle le faisceau des uretères, large et épais, était placé immédiatement derrière une petite éminence surmontant le bord postérieur de l'orifice uréthral.

Lorsque la partie antérieure du trigone est soulevée, il se forme derrière le col de la vessie une cavité qui semble remplacer son bas-fond.

La totalité du trigone peut aussi être soulevée ; il en résulte deux gouttières qui sont limitées par les parois latérales de la vessie. M. Caudmont a plusieurs fois observé en avant du trigone et en dehors de la proéminence des lobes latéraux, une cavité dirigée en bas et en avant sur un plan au-dessous de la paroi inférieure de la vessie : dans ce cas, le bas-fond a disparu et le point le plus déclive est placé derrière et sur les côtés du col. Une grande quantité de sable d'acide d'urique a été trouvée dans cette cavité.

Enfin il s'opère quelquefois une modification organique avec tendance à la destruction de la membrane muqueuse.

Altérations des vésicules séminales.— M. Béraud (2) dit qu'il a constamment vu les vésicules séminales hypertrophiées, lorsqu'il y avait hypertrophie simple de la prostate, tandis qu'elles sont atrophiées lorsque l'hypertrophie s'est faite dans les tissus musculaires et fibreux de cette glande. Le plus ordinairement, les canaux éjaculateurs ont disparu par la compression, et il est impossible d'en faire sortir le sperme, quelque puissant que soit l'effort exercé sur les vésicules séminales.

§ II. — Causes de l'hypertrophie de la prostate.

Les causes de l'hypertrophie de la prostate ne sont pas connues, et c'est par des hypothèses qu'on cherche à les expliquer. La ressemblance qu'on dit exister entre cette hypertrophie et celle de la glande thyroïde, l'analogie qu'on a voulu établir entre la prostate et l'utérus, et, comme conséquence, la production des masses fibreuses, si communes dans ce dernier organe, comme les analogues des tumeurs de la prostate ; sont des questions encore sans solution et surtout sans aucune utilité pour la pratique.

C'est à tort aussi qu'on a attribué aux scrofules, à la syphilis, à

(1) Caudmont, *Sur les engorgements de la prostate*, p. 61.
(2) Béraud, *Maladies de la prostate*, p. 137.

l'excès des plaisirs vénériens une influence sur l'hypertrophie de la prostate; de même, c'est sans plus de fondement qu'on a confondu l'hypertrophie avec la dégénérescence squirrheuse.

M. Civiale (1) dit : « L'irritation occasionnée par la présence d'un calcul est une cause des plus puissantes; » et il énumère les nombreuses lésions que ce corps étranger produit dans la prostate. Sans doute la présence d'une pierre altère les tissus de cette glande, mais elle ne produit pas cet état particulier et toujours le même qui caractérise l'hypertrophie; sans doute on trouve souvent un calcul en même temps qu'une hypertrophie de la prostate, mais le calcul, loin de produire l'hypertrophie, en est fréquemment une conséquence; et l'on peut dire qu'une grande proportion des calculs phosphatiques est due à une hypertrophie de la prostate. On sait que les enfants ont souvent la pierre; et cependant on ne cite pas un seul fait d'hypertrophie de la prostate bien authentique, observé dans cette première époque de la vie.

Les rétrécissements de l'urèthre ont également été mis au nombre des causes qui produisent l'hypertrophie. On voit, il est vrai, des malades qui ont une hypertrophie de la prostate en même temps qu'un ou plusieurs rétrécissements; mais la disproportion est si grande entre ceux-ci et ceux qui ont seulement des rétrécissements sans hyperthrophie de la prostate, qu'on est bien forcé de reconnaître que la stricture est sans action sur la formation de l'hypertrophie. On voit tous les jours des maladies de la prostate dues à des rétrécissements de l'urèthre; ceux qui ont longtemps souffert d'un rétrécissement sont disposés aux maladies de la prostate, mais ces maladies ne sont pas l'hypertrophie.

M. Mercier, qui nie aussi l'action des rétrécissements, leur attribue une puissance opposée. Ils peuvent, selon lui, produire l'atrophie de la glande : je ne pense pas qu'il prouve ce fait, lorsqu'il dit que « l'urine lancée par la vessie et arrêtée par la coarctation du canal empêche la glande de prendre de l'accroissement, à cause de la forte pression qu'elle exerce de dedans en dehors. Home a écrit que tout ce qui porte obstacle à la libre circulation du sang dans les parties inférieures du corps, chez le vieillard, a une grande influence sur le développement hypertrophique; et, partant de ce fait, il s'en sert pour expliquer la formation des différentes tumeurs.

Par exemple, il dit : « Les cas dans lesquels le lobe moyen et les lobes latéraux ont fait saillie dans la vessie, sont dus à l'excès de l'exercice à cheval, et ceux dans lesquels le lobe moyen, assez déve-

(1) Civiale, *loc. cit.*, t. II, p. 370.

loppé pour produire la rétention d'urine, est resté stationnaire jusqu'à la mort du sujet, ont été compliqués de rétrécissements incomplétement guéris. »

Ces explications, produits de l'imagination du chirurgien anglais, ne sont pas confirmées par la pratique et par l'observation cadavérique.

Si l'on réfléchit qu'il y a chez l'homme âgé de plus de cinquante ans, un développement considérable des veines du bassin; que ce développement accompagne toujours l'hypertrophie de la prostate; que chez le vieillard, dont la respiration lente et difficile produit un sang moins oxygéné, le système veineux est très développé; que la saturation graisseuse, ainsi que l'a démontré M. J. Guérin, est un fait constant chez les sujets affectés de déviation de l'épine dorsale, et chez lesquels la respiration incomplète fait prédominer le système veineux : ces considérations n'autorisent-elles pas à dire que l'hypertrophie de la prostate, état presque normal de la vieillesse, se produit sous les mêmes influences et dépend des mêmes causes que la transformation graisseuse?

Le séjour forcé du sang veineux dans le bassin est favorisé par la position assise et l'immobilité; aussi les hommes sédentaires, les hommes de cabinet, ont-ils très souvent cette affection. M. Mercier a vu que, parmi les sujets atteints de l'hypertrophie de la prostate qui viennent dans les hôpitaux, les cordonniers comptent pour plus d'un tiers, et généralement ils en souffrent à un âge moins avancé qu'on ne le remarque dans les autres professions. Après les cordonniers, viennent les portiers, les tisseurs, les tailleurs (1).

En résumé, les causes de l'hypertrophie de la prostate sont encore obscures, et on ne peut pas admettre celles qui ont été énumérées par les chirurgiens : l'influence de certaines professions sur le développement de cette maladie semble être démontrée; mais ce dont il faut tenir compte, c'est l'action de la prédominance du système veineux sur le système artériel. Comment agit ce changement dans la composition du sang? Est-ce, comme se le demande M. Mercier, en augmentant l'action de l'organe de manière à rendre la nutrition plus active, ou le travail de composition est-il ralenti, ou enfin, comme l'analogie semble l'indiquer, est-ce une transformation des tissus de la glande analogue à la transformation graisseuse?

(1) Mercier, *Recherches anatomiques sur les maladies des organes urinaires et génitaux*, 1841, p. 222.

§ III. — Symptômes de l'hypertrophie de la prostate

Les troubles fonctionnels produits par l'hypertrophie de la prostate n'ont pas de caractères spéciaux, et il est impossible, par leur étude seulement, de porter un diagnostic précis. Presque tous ceux assignés comme lui étant propres, accompagnent plusieurs autres maladies des voies urinaires, et il est même arrivé que des malades ont longtemps porté une prostate hypertrophiée sans qu'il en soit résulté aucun accident. Cette altération se fait lentement ; elle occasionne peu de désordres généraux lorsqu'elle n'est pas un grand obstacle à la sortie de l'urine. L'examen des modifications physiques de cette glande, et les changements de ses rapports avec les parties voisines, ont seuls une importance réelle pour constater la gravité de la lésion. Néanmoins, il est utile d'énumérer les symptômes qui peuvent faire soupçonner l'existence de cette maladie, bien qu'ils soient communs à d'autres affections.

Les besoins d'uriner sont fréquents, principalement pendant la nuit ; le jet d'urine est déformé, tantôt en spirale, bifurqué, tombant goutte à goutte, ou tantôt brusquement interrompu et reparaissant par saccades, ou enfin continuant à couler sans projection. Les besoins sont quelquefois si impérieux, que l'urine s'échappe sans que le malade puisse la retenir ; d'autres fois il y a incontinence, à laquelle succèdent de violents efforts d'expulsion, sans autre résultat que la sortie de quelques gouttes d'urine ; enfin, la rétention complète a lieu, soit insensiblement, soit tout à coup, et le plus ordinairement sans cause appréciable.

Les urines ne tardent pas à être altérées ; elles deviennent ammoniacales, elles modifient les conditions de la muqueuse vésicale, qui sécrète d'abondantes mucosités, laisse suinter du sang, et ce catarrhe vésical devient la cause de productions phosphatiques.

En résumé, la dysurie dans ses divers degrés est le symptôme le plus apparent.

Il existe aussi d'autres sensations communes à plusieurs maladies des voies urinaires, mais qui acquièrent parfois une grande intensité dans l'hypertrophie de la prostate ; ce sont celles qui résultent de la contracture de l'appareil musculaire du col de la vessie.

Elle se manifeste toujours par une forte cuisson lorsque le malade finit d'uriner, et elle se fait sentir pendant qu'il urine, si déjà le catarrhe vésical existe : le passage des mucosités dans l'urèthre est dans ce cas très douloureux. Des élancements très aigus le parcourent, et particulièrement la douleur est très vive dans le méat urinaire, comme s'il y avait une pierre dans la vessie. La sensation d'une pesanteur vers le périnée et dans le rectum augmente par la secousse de la voiture et du cheval, ainsi que le continuel besoin d'aller à la garderobe, même après une abondante évacuation. Des douleurs vagues se font sentir dans les aines, dans les lombes, à la face antérieure des cuisses, et dans les hypochondres. Quelquefois il y a faiblesse dans les membres inférieurs, hésitation dans la marche et grande difficulté de se maintenir en équilibre sur un seul pied.

La nuit, les érections sont fréquentes, longues, fatigantes, et rarement suivies d'éjaculation ; elles tourmentent les malades qu'un âge avancé n'en exempte point; et après une éjaculation, l'urine sort plus librement.

Lorsque l'urine est abondante, limpide et récemment expulsée, on a observé des corpuscules brillants, paraissant doués de mouvements spontanés et semblables à des animalcules ; il faut, pour les apercevoir, un grossissement de 250 (1).

L'urine ne tarde pas à être altérée ; elle contient un nuage muqueux et floconneux, jusqu'au moment où apparaît le catarrhe vésical. Lorsque la maladie est ancienne, elle se complique souvent d'une phlegmasie chronique de la muqueuse uréthrale et des tissus de la prostate : dans ce cas, le liquide sécrété par cette glande est modifié, il est plus épais, plus coloré, et on peut le confondre avec le sperme, si on ne le soumet pas au microscope.

Les premiers effets de la maladie sont presque toujours méconnus. Les sujets attribuent à leur âge avancé la légère incommodité qu'ils éprouvent, et ils y apportent une sérieuse attention, seulement lorsque les besoins d'uriner trop fréquents troublent leur sommeil ou lorsque, laissant échapper involontairement quelques gouttes d'urine, ils voient leurs vêtements mouillés et exhaler une odeur pénétrante. Insensiblement cette incontinence disparaît pour être remplacée par la rétention d'urine. Le malade, se faisant illusion, croit recouvrer la faculté de retenir l'urine, mais cet erreur est bientôt détruite par l'apparition d'accidents plus graves que ceux de l'incontinence; c'est la rétention complète qui s'est produite.

L'hypertrophie de la prostate est presque toujours la cause d'une constipation plus ou moins forte ; lorsque les malades vont à la garderobe, il leur semble ne pas être débarrassés, bien que l'évacuation ait été complète. J.-L. Petit a écrit que les matières fécales portaient en avant une empreinte, un sillon creusé par un saillie dans le rectum, formée par la prostate; c'est une observation inexacte.

(1) Leroy, *Traité des angusties*, 1845.

Si la gouttière stercorale existait, elle disparaîtrait, en passant dans le sphincter, comme à travers une filière; et lorsqu'il se forme une empreinte, ce n'est pas à l'hypertrophie de la prostate qu'il faut la rapporter, mais à une tumeur hémorrhoïdale placée en dehors du sphincter de l'anus.

L'ensemble de ces symptômes, l'étude de ces troubles fonctionnels, peuvent faire supposer, mais non pas prouver l'hypertrophie de la prostate; c'est qu'en effet on les voit, soit réunis, soit isolés, accompagner plusieurs autres maladies des voies urinaires.

L'hématurie, par exemple, est souvent produite par des calculs, par d'anciens rétrécissements et par l'inflammation chronique du canal de l'urèthre.

Le catarrhe de la vessie est une conséquence fréquente de la présence d'un corps étranger ou d'un obstacle quelconque au cours de l'urine.

La rétention plus ou moins complète est le symptôme le plus fréquent de la contracture du col vésical, quelle que soit la cause qui l'ait provoquée.

L'incontinence est, dans la très grande majorité des cas, un des symptômes, soit d'une affection de la vessie, soit d'une altération de l'urèthre.

C'est donc à l'exploration faite avec des instruments appropriés qu'il faut demander la révélation des changements opérés dans le volume et dans la forme de la prostate, ainsi que des différences apportées dans ses rapports avec les organes voisins.

Explorations. — Recherches faites avec la bougie de cire molle. — Nous supposons que le malade est soumis pour la première fois à l'examen du chirurgien.

On le place debout, appuyé contre un meuble; l'opérateur, assis, se sert d'abord d'une bougie de cire molle de 5 à 6 millimètres de diamètre, dont il recourbe l'extrémité, pour franchir facilement la portion bulbeuse de l'urèthre. S'il n'y a pas de rétrécissement, la bougie est seulement arrêtée à 16 ou à 17 centimètres, c'est-à-dire dans la portion prostatique du canal. Il faut alors pousser avec modération la bougie sur l'obstacle et l'y maintenir immobile pendant deux ou trois minutes. S'il s'agit d'une barrière prostatique, l'extrémité de la bougie est coudée presque à angle droit : pressée par la main de l'opérateur contre une barrière, dure et taillée à pic, elle a dû céder, à cause de sa mollesse augmentée par la chaleur du canal.

Cette épreuve, peu fatigante pour le malade, doit être répétée plusieurs fois, mais non dans la même séance, afin de voir si la déformation de la bougie sera toujours la même. Il est prudent de ne pas recommencer immédiatement l'expérience, parce que la valvule, soumise plusieurs fois et coup sur coup aux pressions de la bougie, peut ne plus opposer de résistance, empêcher la reproduction de l'empreinte, et devenir ainsi, sinon une cause d'erreur, au moins une cause d'incertitude.

S'il s'agit de tumeurs, et non d'une barrière prostatique, l'extrémité de la bougie, ramenée au dehors, n'est pas recourbée en crochet ; elle est aplatie sur l'un ou sur l'autre de ses côtés, et plus ou moins près de son extrémité, selon le siége de la tumeur. La courbure de la bougie est irrégulière, allongée et sans angle.

Il résulte donc de cette première exploration que, s'il y a une barrière uréthro-vésicale, la bougie de cire molle, après avoir parcouru un espace de 16 à 17 centimètres, est arrêtée, et qu'elle rapporte au dehors son extrémité recourbée en crochet; que si des tumeurs ont déformé l'urèthre, la bougie pénétre souvent dans la vessie, et au lieu d'être courbée en crochet, elle porte des surfaces aplaties et une extrémité doucement recourbée.

Recherches faites avec des instruments de métal. — Avant de procéder aux recherches des différentes modifications données au canal et au col de la vessie par l'hypertrophie de la prostate, il faut placer le malade dans des conditions qui aident la manœuvre des instruments appropriés, sans produire des douleurs pouvant induire le chirurgien en erreur. Il faut donc, pendant plusieurs jours, introduire dans l'urèthre une bougie de cire molle de 5 à 6 millimètres de diamètre, et la laisser en place pendant quelques minutes ; faire prendre des bains de siége prolongés et faire donner des quarts de lavement d'eau de pavot. On obtient, par ces moyens, une insensibilité relative de l'urèthre qui permet d'agir avec plus de certitude.

Les explorations devront être de courte durée ; il vaut mieux les répéter que de les prolonger, parce que les manœuvres longues sont souvent la cause d'accidents consécutifs. Si l'on se sert de la sonde à grande courbure, qui est malheureusement encore trop employée, on n'obtiendra peu ou point de résultat ; la courbure passe par-dessus les obstacles sans les rencontrer, et on fait beaucoup souffrir le malade, en cherchant à porter vers le trigone l'extrémité recourbée de la sonde.

Est-il nécessaire de dire que cette opération exige une main habituée à manier l'instrument et une grande prudence dans les recherches ? Avant d'imprimer aucun mouvement d'inclinaison à la courbure de la sonde, lorsqu'elle est entrée dans la vessie, il faut faire, dans cet organe, une injection d'eau tiède, afin d'écarter ses parois, de les mettre à l'abri de toute violence, de laisser à l'instrument la liberté de ses mouvements, et surtout afin de ne pas confondre les obstacles pathologiques avec les frottements occasionnés par le rapprochement des parois de la vessie.

De la barrière uréthro-prostatique. — On doit d'abord donner au malade une position qui facilite l'introduction des instruments ; on le fera donc coucher sur un lit, et un oreiller roulé dans une serviette servira à soulever le bassin et permettra d'abaisser fortement le pavillon de la sonde ; mouvement indispensable pour la faire entrer dans la vessie. L'opérateur se place à la droite du malade, et il se sert d'une sonde de métal à courbure courte et brusque. Introduite lentement dans l'urèthre, elle atteint aisément l'extrémité de la portion membraneuse, c'est alors qu'il faut abaisser le pavillon de la sonde sans le pousser en avant, et surtout sans le presser entre les doigts ; on lui laisse ainsi la liberté d'obéir à la direction nouvelle donnée au canal par la déformation de la prostate, et on connaît de quel côté incline la petite courbure de l'instrument, en traversant la portion prostatique. Ces différents mouvements sont clairement indiqués au dehors par l'inclinaison de la plaque fixée à l'extrémité manuelle de la sonde.

La *barrière uréthro-prostatique* arrête brusquement le bout recourbé de l'instrument : on cesse de le pousser en avant, et on abaisse la plaque entre les cuisses du malade. Lorsque le talon de la courbure a atteint le bord libre de l'obstacle, il glisse par-dessus et il entre dans la vessie ; aussitôt l'urine sort par la sonde. Le mouvement d'abaissement de la plaque doit être fait avec attention, afin de connaître la hauteur de la valvule prostatique. Jusque-là on a obtenu plusieurs données propres à faire soupçonner la présence d'une barrière : mais on en acquiert bientôt la certitude, lorsque, après être entré dans la vessie, le cathéter peut pivoter, et lorsqu'on peut lui imprimer facilement un mouvement de rotation complet derrière et contre le col de la vessie.

Pour exécuter cette manœuvre sans produire de la douleur, il faut abaisser davantage la plaque de la sonde entre les cuisses du malade, afin que l'extrémité de la courbure, tournée en bas, ne blesse pas le trigone vésical. Lorsque l'instrument, entré dans la vessie, est abandonné à lui-même, et lorsqu'on cesse de presser sur la plaque, il se relève, et il est très mobile ; on peut, avec facilité, le pousser dans la vessie, et le ramener contre le col, sans produire de la douleur et sans rencontrer de la résistance. Pour des recherches longues, il est nécessaire de se servir d'un instrument sans ouvertures, parce que les frottements, inséparables de ces recherches, déterminent de la douleur et provoquent une évacuation sanguine.

Les obstacles siégeant au col de la vessie n'ont pas tous la même force de résistance : il en est qui sont mous et qui sont facilement effacés par l'instrument. C'est avec une extrême précaution qu'il faut chercher à les franchir ; si l'on n'a pas eu le soin d'abaisser assez le pavillon de la sonde et si on le pousse en avant, elle passe à travers l'obstacle qu'elle déchire, et elle fait une fausse route qui ne pénètre pas toujours dans la vessie.

On peut également reconnaître une barrière prostatique en retirant la sonde. Il faut agir avec lenteur, afin de bien apprécier le moment où le bec de l'instrument est enfermé dans le col vésical ; l'urine alors ne coule plus ; en continuant très lentement l'extraction de la sonde, elle fait tout à coup un ressaut très brusque, en abandonnant le bord libre de la barrière, plus élevé que la surface inférieure de l'urèthre. Cette secousse est encore plus prononcée si l'on appuie sur le bec de la sonde, en élevant son pavillon, on s'assure de la réalité du fait en répétant plusieurs fois cette manœuvre. Il faut se souvenir que la secousse devient moins forte à mesure qu'on la produit : le passage répété de la sonde, en déprimant l'obstacle, diminue momentanément sa puissance. Cette secousse est si brusque, elle est si prononcée lorsque l'obstacle est très élevé, qu'on voit au dehors le mouvement saccadé auquel obéit le pavillon de la sonde.

Par ces diverses manœuvres, on connaît les trois points importants de l'obstacle : 1° la bougie de cire molle rapporte l'empreinte de la face uréthrale ; 2° l'étendue du soubresaut de la sonde en métal indique la hauteur de la barrière ; et 3° la possibilité de promener circulairement, sans résistance, la petite courbure de la sonde contre et derrière le col de la vessie, donne la preuve qu'il n'y a point de tumeur. Enfin, une dernière démonstration de la présence d'une valvule uréthro-vésicale, c'est que l'urine sort aussitôt que la sonde a franchi l'obstacle, sans qu'il soit nécessaire de l'enfoncer profondément dans la vessie, ainsi qu'on doit le faire lorsque l'obstacle est formé par des tumeurs.

Exploration des tumeurs. — Du lobe moyen. — L'extrémité de la sonde étant arrêtée par le col de la vessie, il faut faire attention à quelle profondeur elle doit pénétrer pour que l'urine s'écoule : si l'obstacle est formé par une barrière, l'urine sort, ainsi que nous l'avons dit, aussitôt que la sonde a dépassé cet obstacle, dont l'épaisseur est peu considérable : si, au contraire, il est formé par une tumeur de la portion susmontanale, et si c'est le lobe moyen, l'urine s'écoule seulement lorsque la sonde a dépassé la tumeur, c'est-à-dire après avoir pénétré très loin dans la vessie. Il en est de même lorsqu'on veut renverser le bec de l'instrument. Dans le cas de barrière prostatique, ce mouvement peut être exécuté immédiatement après avoir dépassé le bord supérieur de l'obstacle, tandis que, s'il s'agit d'une tumeur, l'instrument doit entrer très profondément dans la vessie, pour atteindre et dépasser la limite de la tumeur. Lorsqu'enfin on veut explorer circulairement le col de cet organe avec la petite courbure renversée, le mouvement de rotation est complet dans les cas de valvule, et il ne peut pas être exécuté dans le cas de tumeur; la petite courbure parcourt un demi-cercle, ou trois quarts de cercle, mais elle est arrêtée par la tumeur, soit à gauche, soit à droite; et le mouvement entier n'est possible qu'à la condition d'enfoncer l'instrument jusqu'au bas-fond de la vessie. Si l'on se sert du lithoclaste, on est quelquefois dans la nécessité de le pousser, jusqu'à ce que la partie carrée soit en contact avec le méat urinaire.

M. Mercier (1) a indiqué un état particulier de la prostate, qui donne à l'instrument explorateur une direction pouvant induire le chirurgien en erreur: « Quelquefois, dit-il, avant que le bec de l'instrument ait abandonné les lobes latéraux, il commence à monter insensiblement, pour arriver à une élévation de plusieurs millimètres, ce qui peut faire croire à l'existence d'une tumeur. Il y a, dans ce cas, une hypertrophie uniforme et considérable de la portion susmontanale, se confondant avec les lobes latéraux; le col de la vessie est, par suite de cette disposition, beaucoup plus éloigné du vérumontanum qu'il ne l'est ordinairement. » L'erreur cessera en enfonçant la sonde dans la vessie: s'il s'agit de ce dernier mode d'hypertrophie, l'urine coulera aussitôt, tandis que la sonde devra pénétrer plus profondément, s'il s'agit d'une tumeur.

Des lobes latéraux. — L'arrêt de la sonde au commencement de la portion prostatique est un premier indice de l'hypertrophie d'un ou des deux lobes latéraux, tandis qu'elle arrive sans obstacle jusqu'au col de la vessie, lorsqu'il y a seulement hypertrophie de la portion susmontanale. Après être entrée dans la vessie, la sonde confirmera ce premier renseignement, si, en la retirant, le bec s'incline d'un côté ou d'un autre. Ce mouvement est fidèlement reproduit au dehors par la plaque fixée à l'extrémité de la sonde. Cependant le mouvement d'inclinaison peut être assez faible pour

(1) Mercier, *loc. cit.*, 1841, p. 361.

être méconnu, et c'est ce qui a lieu lorsque la sonde longe la paroi antérieure ou la postérieure de l'urèthre, c'est-à-dire lorsqu'elle passe en avant ou en arrière de la tumeur. Afin de faire cesser le doute, M. Mercier donne le conseil de retirer lentement le cathéter dans la région prostatique en appuyant sur lui, par une pression faite sur la racine de la verge, de manière à maintenir le talon de la courbure contre la paroi postérieure du canal ; on retire ensuite l'instrument sans relever la plaque vers l'abdomen. S'il y a seulement augmentation du diamètre antéro-postérieur de la portion prostatique, le bec de l'instrument la traverse sans que la plaque s'incline, tandis que, si un des deux lobes forme tumeur dans l'urèthre, la courbure, en passant au niveau de cette tumeur, s'incline du côté opposé et elle transmet le même mouvement à la plaque.

Si la courbure de la sonde est serrée dans la portion prostatique et si l'élévation de la plaque vers les pubis, ou son abaissement vers le rectum, rendent plus faciles les mouvements qu'on lui imprime, on a la preuve que l'hypertrophie a développé presque au même degré les deux lobes latéraux qui, par leur contact, aplatissent l'urèthre latéralement. Cette plus grande liberté rendue à la sonde par le mouvement d'élévation ou d'abaissement est due à ce qu'elle se place dans le sillon antérieur ou dans le postérieur qui restent toujours dans la ligne médiane.

Si l'hypertrophie des deux lobes est égale, uniforme et sans tumeur, la sonde n'indique rien ; seulement ses mouvements sont moins libres, et elle doit parcourir généralement un plus long espace que dans l'état normal pour atteindre la vessie. Il est nécessaire, lorsqu'on a reconnu le siége de la tumeur, de toujours diriger vers elle le talon de l'instrument, afin de ne pas la violenter avec l'extrémité pendant les recherches.

Ces explorations, toujours délicates, exposent, dans certains cas exceptionnels, à de graves accidents, et quelques circonstances particulières concourent à en augmenter les difficultés. Ainsi la contractilité excessive de la vessie ne permettant pas d'y introduire une quantité d'eau suffisante, rend les manœuvres si douloureuses, qu'il est impossible de les faire convenablement, sans avoir recours au chloroforme.

Malgré les plus grandes précautions, ces recherches, en cas de fongus, peuvent produire une hémorrhagie abondante et de longue durée ; il est nécessaire d'en avertir le malade, afin de le rassurer sur les suites de cet accident, que, du reste, je n'ai jamais vu se terminer d'une manière fâcheuse.

Un état observé fréquemment après ces explorations, c'est un mouvement fébrile simulant la fièvre intermittente : lorsqu'il est faible, il cesse rapidement et sans aucune médication ; mais dans certaines circonstances, l'accès débute avec violence, et il y a douleur et besoins fréquents d'uriner : il en résulte une prostration extrême des forces, et M. Civiale dit avoir vu une fois la mort en être la conséquence. On voit avec quels soins, avec quelle prudence il faut procéder à ces explorations, et avec quelle circonspection il faut se décider à les faire.

Il résulte de ces recherches avec l'instrument de métal, que, lorsqu'il y a une *barrière uréthro-vésicale*, la sonde est arrêtée brusquement à 17 ou 18 centimètres ; qu'après un mouvement de pression suffisant, la sonde entre brusquement dans la vessie, par un mouvement rapide donnant la sensation d'une résistance vaincue, et que l'urine coule aussitôt que la sonde a dépassé l'orifice uréthro-vésical ; enfin qu'il est possible de faire parcourir à la partie recourbée de la sonde une rotation complète derrière et contre le col de la vessie ; ce mouvement est impossible à exécuter lorsqu'il existe un lobe moyen ou des tumeurs intra-vésicales placées sur les côtés de l'ouverture uréthrale.

Lorsqu'il y a des tumeurs formées par les lobes latéraux, la sonde est arrêtée au commencement de la portion prostatique ; et au lieu de butter brusquement, en conservant sa rectitude, la plaque extérieure est inclinée à droite et à gauche, selon le siége de la tumeur. L'instrument entre insensiblement dans la vessie sans secousse ; l'urine ne sort qu'après l'avoir enfoncé dans la vessie jusqu'au delà des tumeurs, et il y a impossibilité de faire parcourir à sa courbure toute la surface interne du col de cet organe.

Exploration par le rectum. — L'exploration par le rectum n'a pas dans ces cas une grande utilité : ses résultats sont vagues ou incomplets. Le doigt introduit dans le rectum reconnaît une augmentation de volume de la prostate, mais il n'indique aucune des modifications de cette glande du côté de l'urèthre ou de la vessie ; il ne constate aucun des faits importants à connaître ; et si l'on se contentait de ce seul mode de recherches, on s'exposerait à de graves erreurs. On sait qu'il peut y avoir un développement considérable du lobe moyen dans la vessie, sans que les autres parties de la prostate aient participé à cet accroissement de volume. Le doigt peut donc constater seulement les changements de forme extérieure des lobes latéraux, et quelquefois même il n'atteint pas la glande : c'est lorsqu'on n'a pas eu la précaution de vider la vessie avant de faire l'exploration ; la prostate étant entraînée en avant et en haut, par la vessie qui contient une grande quantité d'urine. Il est même utile d'engager le malade à faire des efforts de défécation pendant ces recherches.

M. Mercier (1) a rendu l'exploration par le rectum plus précise. Dans le procédé décrit par ce chirurgien, on tourne d'abord la pulpe du doigt en avant, et on lui fait parcourir dans tous les sens la face postérieure de la glande; on reconnaît son état général, et l'on peut sentir les tumeurs qui, bien rarement, il est vrai, se développent à sa surface externe; ensuite on sent le sillon médian et l'on cherche à droite et à gauche, afin de savoir lequel des deux lobes est le plus volumineux. Cette dernière manœuvre est mieux exécutée en se servant alternativement des deux indicateurs, parce qu'il est impossible de palper également les deux lobes avec un seul doigt, qui parcourt, dans une plus grande étendue le lobe correspondant au côté où l'on est, et qui peut, de la sorte, le faire paraître plus volumineux que celui du côté opposé.

Néanmoins il n'est pas possible de préciser exactement la différence qu'il y a entre les deux lobes, puisque les doigts parcourent seulement la surface extérieure de la glande, très rarement déformée, malgré le développement interne de quelques tumeurs, et particulièrement de celles qui s'élèvent sur la portion susmontanale.

Pour que ce mode d'exploration ait quelque utilité, il doit être exécuté suivant le conseil donné par M. Civiale, c'est-à-dire après avoir introduit un cathéter dans l'urèthre, de manière que la glande soit placée entre cet instrument et le doigt de l'opérateur. Mais quelque bien faites que soient ces recherches, leur résultat est toujours très petit, et on ne comprend pas comment les chirurgiens y ont encore recours si fréquemment, et pourquoi ils les préfèrent aux explorations par l'urèthre.

M. le professeur Nélaton croit qu'il est utile de combiner le palper de l'abdomen avec le toucher par le rectum; il pense qu'on peut ainsi mieux reconnaître le volume de la prostate. Je ne crois pas que cette manœuvre puisse éclairer davantage le diagnostic; on ne peut sentir la prostate par l'abdomen que si le sujet est maigre, et que si la prostate a acquis un volume considérable; la constatation du volume n'a pas une grande importance, puisque nous savons que des malades ont peu souffert, quoique leur prostate fût très grosse. Le volume total n'indique rien quant aux tumeurs du côté de l'urèthre ou de la vessie, seuls faits importants à connaître et qui ne peuvent être sentis que par le cathétérisme uréthral. C'est donc le seul mode de recherches véritablement utile, et c'est celui par lequel nous pensons qu'il vaut mieux commencer.

(1) Mercier, *loc. cit.*, 1841, p. 351.

§ IV. — Traitement médical de l'hypertrophie de la prostate.

L'hypertrophie de la prostate est peu ou point modifiée par le traitement médical ; cette transformation des tissus résiste à l'emploi des médicaments les plus énergiques, et il semble qu'on a été dans l'erreur en croyant l'avoir guérie. Il s'agissait certainement d'autres affections. Il y a eu erreur de diagnostic en attribuant à l'hypertrophie des phénomènes dus à l'inflammation de la prostate, ou à la contracture du col de la vessie. Everard Home dit même qu'on ne peut avoir confiance dans aucun des remèdes internes si hautement conseillés.

Nous devons cependant faire connaître des faits récents qui paraissent avoir eu un heureux résultat par l'emploi du chlorhydrate d'ammoniaque. M. le docteur Vanoye (1) dit que le docteur Fischer (de Dresde) a employé le chlorure ammoniacal à hautes doses contre les *tuméfactions chroniques de la prostate*. Depuis 1821, époque de la publication de M. Fischer, d'autres médecins, MM. Hulzman, Cramer, Gaspari, Wernak, Schamlziger, Rechnitz, ont fait connaître de nouvelles observations dont les praticiens doivent tenir compte. Mais il faut se demander si ces *tuméfactions chroniques* de la prostate étaient dues à l'hypertrophie de cette glande, ou à l'inflammation chronique de son tissu.

Ces faits étant encore en petit nombre, et ceux publiés par M. Vanoye étant particulièrement intéressants, nous croyons utile de reproduire ces derniers.

La première de ces observations est celle d'un cultivateur âgé de cinquante-huit ans, adonné aux boissons alcooliques et aux excès vénériens. Après avoir été affecté de blennorrhagie à plusieurs reprises, il commença à éprouver de la difficulté à uriner vers l'automne de 1847. Soumis à un traitement antiphlogistique, il avait été tellement soulagé, qu'il avait repris ses anciens excès, ses anciennes habitudes. Bientôt il survint de nouveaux accidents plus graves, qui nécessitèrent plusieurs fois l'introduction de la sonde. Il en résulta une notable amélioration, qui se maintint jusque vers le mois de mars 1848, époque à laquelle se déclara une strangurie prononcée. Ayant constaté l'intégrité du canal de l'urèthre et un gonflement considérable de la prostate, M. Vanoye employa de nouveau les antiphlogistiques. Mieux sensible; mais la cause de l'affection n'étant pas enlevée, les symptômes ne tardèrent pas à revenir à leur premier degré d'intensité. Il fallut donc songer à un traitement plus

(1) *Annales médicales de la Flandre occidentale*, avril 1852.

efficace. Tour à tour il recourut aux moyens les plus puissants conseillés dans les cas semblables; il n'en obtint tout au plus qu'une diminution assez notable, mais peu rassurante, des symptômes, vu que l'engorgement prostatique n'en persistait pas moins. Dans ces circonstances, M. Vanoye prescrivit le chlorhydrate d'ammoniaque à la dose de 4 grammes par jour, dans un véhicule mucilagineux, associé à de l'extrait de chiendent. Le médicament fut si bien supporté, que la dose put en être élevée en huit jours à 8 grammes, et huit autres jours après à 12 grammes. Bien que l'émission des urines fût moins pénible, l'hypertrophie prostatique persistait : or, sachant que, pour obtenir de ce traitement un résultat favorable, il faut souvent le continuer pendant longtemps et administrer le médicament à doses croissantes, M. Vanoye le porta à 15 grammes; mais le malade ne le supporta point; il y eut de la diarrhée, de l'anorexie, et de plus quelques signes scorbutiques qui dénotaient une profonde modification du sang. Pendant ce temps, le volume de la prostate avait diminué d'une manière sensible, et, malgré un abattement général, le malade se sentait considérablement mieux. Suspension du traitement pendant douze jours, durant lesquels l'amélioration se prononça de plus en plus; puis le médicament fut repris, mais seulement à la dose de 8 grammes par jour. Au bout d'un mois, l'engorgement glandulaire, sans être complétement dissipé, se trouvait réduit au point que le malade se croyait guéri; la miction était devenue plus facile qu'elle ne l'avait été depuis bien des années, et la prostate ne présentait plus qu'un développement relativement insignifiant, et ne pouvant pas gêner les fonctions de la vessie. Cet homme continue à se porter d'une manière satisfaisante; seulement, quand il se laisse aller à un excès de boisson, il éprouve pendant quelques jours un peu de dysurie ; mais ces légers accidents n'ont pas réclamé un traitement énergique.

Dans le second cas, chez un vieillard de soixante-quatre ans, d'une forte constitution, atteint depuis plus de deux ans d'un catarrhe vésical chronique, la sonde pénétrait librement dans la vessie; mais l'émission de l'urine se faisait d'une manière presque incessante, était pénible, douloureuse, surtout le soir et la nuit. L'urine, rendue en très petite quantité, était trouble, muqueuse, épaisse, et laissait déposer un sédiment mucoso-purulent. Vessie d'une capacité normale, mais prostate légèrement tuméfiée. Après des injections dans la vessie, d'abord de liquides émollients additionnés de belladone, puis d'eau de goudron, en trois semaines il y eut une amélioration si marquée sous tous les rapports, que le malade se crut permis de ne plus suivre le traitement d'une manière exacte, et qu'il le cessa bientôt tout à fait. Deux mois et demi après, il revenait, présentant les signes d'un catarrhe vésical chronique, avec rétention incomplète d'urine, et de plus un engorgement prononcé de la prostate. Comme les injections n'étaient pas suivies d'un soulagement aussi prompt et aussi marqué que la première fois, elles furent remplacées par des pilules de térébenthine, puis par l'uva ursi, etc. Bref, en désespoir de cause, M. Vanoye lui prescrivit une potion composée d'eau de pluie, 250 grammes, de chlorhydrate d'ammoniaque et extrait de taraxacum, de chaque 15 grammes; une cuillerée toutes les heures. Après huit jours, et bien qu'il y eût de l'amélioration, la dose de sel fut portée à 24 grammes, et quelque temps après à 32, de manière à en faire prendre 8 grammes par jour. Amélioration progressive. Cependant il survint, six semaines après le début du traitement, une maladie qui força à suspendre la médication. Le besoin d'uriner ne se faisait presque plus sentir; la miction même s'opérait d'une manière satisfaisante, et la prostate à peine tuméfiée. Le traitement fut repris et continué pendant deux mois à peu près. A part une certaine fréquence dans l'émission de l'urine, celle-ci se fait aussi facilement qu'avant la maladie. On voit que, pour obtenir du chlorhydrate d'ammoniaque les effets désirés, il est nécessaire de l'administrer à haute dose et pendant un temps assez long. On peut commencer par 1gr, de deux en deux heures, et aller jusqu'à 2 et même 4 grammes également toutes les deux heures, de manière que le malade en prenne 1/2 once (15 grammes) ou au delà par jour. Lorsque la dose est trop forte, les troubles digestifs, vomiturítions, vomissements, diarrhée, ne tardent pas à avertir le médecin. A part la réaction de l'appareil digestif, il se manifeste quelquefois d'autres signes qui annoncent la saturation de l'organisme et la nécessité de renoncer momentanément au médicament, tels qu'une éruption miliaire, des sueurs profuses caractéristiques, et surtout des symptômes analogues au scorbut, tels que taches sanguines, hémorrhagie, aphthes, etc. On peut mitiger jusqu'à un certain point ces effets du sel ammoniac, à l'aide de certaines précautions qu'il est prudent de ne pas négliger. Ainsi, lorsqu'on croit avoir à craindre son action trop incisive sur la muqueuse gastrique, on peut administrer le remède dans un véhicule mucilagineux, on lui associe un extrait amer ou des aromatiques; et pour atténuer ces effets généraux trop prononcés sur l'organisme, l'expérience a prouvé que rien n'est plus favorable qu'un régime fortifiant, composé de bouillon, de vin, de viandes rôties, de bières houblonnées, etc. Il ne devra être administré qu'avec réserve chez les personnes sujettes à des hémorrhagies passives, et offrant une très grande faiblesse de constitution ou des maladies asthéniques prenant leur source dans un grand apauvrissement du sang.

On a beaucoup insisté sur l'emploi des saignées locales, faites sur la région lombaire et sur le périnée, des bains de siége prolongés, des vésicatoires et des sétons au pubis et au périnée ; on a prescrit la ciguë et l'éponge brûlée. Ces divers moyens, dont l'impuissance est aujourd'hui reconnue, ont été successivement abandonnés.

Si le traitement médical est impuissant à résoudre l'hypertrophie de la prostate, il est éminemment utile à faire disparaître les complications et à préparer l'application de la médication directe.

On doit particulièrement se préoccuper de l'état des voies digestives et s'appliquer à régulariser les évacuations. On emploiera les lavements et les laxatifs doux.

Lorsqu'il y a une vive irritation entretenant le ténesme du col vésical, on la combat par les émollients, les bains de siége tièdes et prolongés, les lavements et les suppositoires opiacés, on a recours également aux dérivatifs, tels que les ventouses et les sinapismes appliqués aux régions lombaire et périnéale : il est prudent de ne pas se servir des vésicatoires cantharidés. Certains médicaments très prônés, tels que le calomel, l'aconit, la jusquiame, la coloquinte, la poudre de Dower peuvent être utiles, mais ils n'ont pas sur cette maladie l'action spéciale qu'on leur a attribuée.

L'action des opiacés, si puissante quand il s'agit de la contracture simple du col vésical, est quelquefois bien faible, quand il y a hypertrophie de la prostate. Home cite le fait d'un malade qui prit sans résultat 220 gouttes de laudanum en vingt-quatre heures et une certaine quantité d'opium.

Le traitement médical sera donc toujours utilement employé pour combattre les complications, et il pourra ramener momentanément le calme lorsque les symptômes de la contracture prédomineront et lorsque l'hypertrophie de la prostate sera peu considérable ; on doit y avoir recours et persister dans son application.

Traitement de la première période. — On est souvent appelé à donner des soins à des vieillards qui, subitement, ne peuvent plus uriner, ou dont les besoins très rapprochés et très douloureux deviennent intolérables. Ces accidents apparaissent ordinairement après des excès de table, de fatigue ou de rapports sexuels. L'exploration des organes ayant fait connaître une augmentation de volume de la prostate, sans complication de tumeurs volumineuses, le chirurgien doit s'abstenir de tentatives violentes, et il emploiera, pour le traitement, les moyens les plus simples. Ainsi il introduira une sonde à courbure fixe, trois ou quatre fois dans les vingt-quatre heures, afin de vider la vessie; cette manœuvre ramène ordinairement la faculté d'uriner après quelques jours. Si l'urèthre est très irritable, on y place chaque jour une bougie de cire molle, pendant quelques minutes; et, après trois ou quatre jours, l'on fait dans la vessie des injections d'eau tiède d'abord, afin de connaître la force contractile de cet organe, et progressivement on remplace l'eau tiède par de l'eau froide.

Ordinairement le cathétérisme, fait pendant les premiers jours, amène du sang, soit pendant l'introduction de la sonde, soit avec le dernier jet d'urine en retirant l'instrument, et malgré les soins qu'on a mis à faire l'opération. Cette hémorrhagie, qui se répète, ne doit pas inquiéter; elle cesse d'elle-même après quelques jours du passage des sondes, et ces malades non-seulement recouvrent la faculté d'uriner, mais encore ils vident plus facilement et plus complétement leur vessie qu'ils ne le faisaient avant de s'être soumis à ce traitement. La guérison ne s'obtient pas toujours aussi régulièrement que nous venons de le dire; si l'amélioration est souvent prompte et soutenue, elle se fait quelquefois attendre longtemps, et il suffit d'une réaction provoquée par le cathétérisme pour faire cesser le mieux obtenu; le malade passe successivement par des alternatives qui le découragent.

Lorsque la maladie a acquis un certain développement, le retour des accidents est fréquent, et malgré les soins et la persévérance dans le traitement, il est rare que la fonction s'exécute régulièrement. Les besoins d'uriner sont rapprochés, l'urine sort lentement par un jet sans projection, et tombant entre les talons. Cet état, qui ne produit pas de douleurs, peut durer longtemps sans aggravation, si le sujet ne fait pas d'écarts de régime,

Quand la maladie a plus de gravité, une impossibilité complète d'uriner a succédé aux fréquents besoins qui tourmentaient le malade; et, dans certains cas, cette fâcheuse situation est aggravée par diverses complications. L'urèthre acquiert souvent une si grande sensibilité, que le contact des instruments est presque intolérable; on doit alors procéder avec une extrême lenteur et persister dans l'emploi de la bougie de cire molle, placée dans le canal pendant une ou deux minutes; on évacue l'urine avec une petite sonde flexible et sans mandrin. Ces cathétérismes répétés sont possibles seulement lorsqu'il n'existe pas dans le canal un obstacle difficile à franchir, sinon il est plus utile de laisser une petite sonde flexible à demeure, que de recommencer plusieurs fois chaque jour des manœuvres souvent incertaines et toujours douloureuses. Sans doute la sonde à demeure est fatigante, surtout à cause de la grande sensibilité de l'urèthre ; mais, dans cette situation embarrassante, on n'a pas le choix des moyens, et il faut se résoudre à employer celui qui produit le moins d'accidents.

Le traitement doit encore être modifié lorsque l'hypertrophie de la prostate est compliquée des affections suivantes.

Hypertrophie de la vessie. — L'hypertrophie des parois de la vessie est une complication très grave et très fréquente de l'hypertrophie de la prostate. En perdant de sa capacité, la vessie se contracte avec une telle violence, qu'elle peut contenir à peine une petite quantité d'urine. Il en résulte des besoins de l'expulser très fréquents, impossibles à contenir, et ne pouvant être satisfaits qu'avec de cruelles angoisses. Le malade, croyant que sa vessie n'est pas vidée parce qu'il continue à rendre quelques gouttes d'urine, ne peut maîtriser des efforts qui se reproduisent toutes les demi-heures, et quelquefois de dix en dix minutes ; il perd le sommeil, l'appétit, et la santé générale bientôt altérée amène l'amaigrissement.

C'est alors qu'on voit apparaître les hémorrhagies, le catarrhe vésical et la cystite, qui, après plusieurs mois de souffrances, terminent par la mort une si cruelle situation.

Dans ces cas si graves, on a conseillé l'emploi persévérant des émollients et des opiacés à très hautes doses. Ces moyens, les seuls indiqués, apportent quelquefois un soulagement momentané, mais ils sont impuissants à guérir ; peut-être, lorsque les contractions vésicales sont si douloureuses, pourrait-on employer les injections de gaz acide carbonique, par le procédé de M. Broca.

Les rétrécissements de l'urèthre compliquent rarement l'hypertrophie de la prostate. C'est une remarque que M. Mercier a déjà faite, et que confirment les nombreuses ouvertures des corps qui ont servi à mes cours de l'école pratique. Lorsque cette complication existe, elle crée quelquefois au chirurgien une situation très difficile : le rétrécissement, comprimant la sonde, empêche les recherches vers le col de la vessie, et il est presque impossible de porter un diagnostic complet.

Lorsqu'on veut faire la dilatation du rétrécissement, le malade souffre beaucoup ; la bougie irrite les tumeurs prostatiques, et elle produit des réactions qui forcent à interrompre le traitement.

M. Civiale, à l'exemple de Home, donne le conseil de ne pas pousser la bougie jusque dans la portion prostatique. Ces cas sont toujours graves ; la pratique a prouvé que, s'il survient une irritation au col de la vessie, on perd le résultat obtenu par la dilatation du rétrécissement, et il est à peu près impossible de recalibrer complétement l'urèthre. M. Civiale attribue les accidents qui surviennent au col de la vessie à la rapidité employée dans le traitement, et il dit qu'il lui a suffi de suspendre ce traitement pendant quelques jours, et de le continuer ensuite avec plus de lenteur, pour faire cesser cette aggravation.

Complication de fausses routes. — Les fausses routes au col de la vessie sont fréquentes ; nous parlons seulement de celles faites pendant les manœuvres du cathétérisme, et commencées dans la portion prostatique.

Ces déchirures quelquefois dues à différentes opérations chirurgicales, sont souvent aussi dans l'urèthre au devant de certains rétrécissements. C'est au-dessous du bord inférieur du col de la vessie qu'est le siége ordinaire du plus grand nombre des fausses routes dirigées d'avant en arrière. La sonde peut entrer dans les tissus sans les traverser et y rester plus ou moins engagée; elle peut atteindre le rectum et la cavité abdominale, sans avoir rencontré la vessie; d'autres fois enfin cet organe peut être attaqué par son bas-fond ou par ses faces latérales; enfin, d'une seule ouverture dans la portion prostatique peuvent s'irradier plusieurs déchirures.

Les fausses routes au col de la vessie sont difficiles à reconnaître, et elles peuvent être la cause de graves erreurs, en ce qu'elles sont un obstacle à la constatation des altérations de la prostate. En effet, la sonde, s'engageant dans cette voie anormale, arrive à la vessie sans avoir rencontré les tumeurs qui ont été les causes premières des lésions produites avec la sonde. M. Civiale dit : « Je ne connais aucun moyen certain d'éviter les méprises en pareil cas. » Nul symptôme particulier ne les fait soupçonner; la maladie de la prostate suit son cours sans en être modifiée, et la fausse route s'organise en un canal qui sert à la sortie de l'urine. D'autres fois ces désordres produisent une telle perturbation, que le malade ne tarde pas à succomber.

On a eu le malheur de réussir et d'entrer dans la vessie dans quelques cas, en traversant la prostate de vive force, et en créant de la sorte une nouvelle issue à l'urine: on cite toujours, à l'appui de cette manière d'agir, l'opération que Lafaye fit à Astruc; et M. Cruveilhier, voulant la faire adopter par les praticiens, lui a donné le nom de *ponction de la vessie à travers la prostate.* D'autres l'ont nommée la *fausse route organisée.*

Les quelques rares succès dus à cette méthode ont encouragé des chirurgiens dont la témérité s'en est prévalue, et ils ont cherché à amoindrir et à excuser leurs revers, en s'appuyant sur l'autorité d'un grand nom.

Si l'on réfléchit aux connaissances précises qu'il faut avoir de la région, à la délicatesse du tact, indispensable pour reconnaître la nature des obstacles qui arrêtent l'instrument, à l'adresse que le chirurgien doit posséder pour diriger convenablement la sonde dans l'épaisseur des tissus, sans la faire dévier ; si l'on se représente le nombre et la variété des obstacles qu'on rencontre, la résistance et l'épaisseur des tissus qui les composent et les dangers résultant d'une fausse manœuvre, on devra hésiter, avant que de prendre une telle résolution, et après avoir bien apprécié les écueils d'une telle situation, on devra demander à une pratique moins aventureuse les moyens de venir en aide au malade. C'est à la ponction de la vessie par-dessus les pubis qu'il faut recourir pour faire cesser ces accidents. On voit souvent qu'un cathétérisme, impossible pendant les angoisses de la rétention, devient praticable lorsqu'elles ont cessé ; ensuite le chirurgien peut agir lentement, avec prudence, et s'il sait manier la sonde, il finit toujours par arriver à la vessie. C'est aussi le conseil donné par Sœmmering (1).

Je dois encore citer M. Civiale, dont la grande expérience doit servir de guide dans ces cas difficiles : « C'est un grand tort que de vouloir arriver d'emblée, et à un moment déterminé, comme cela n'a lieu que trop souvent. J'ai vu plusieurs cas de rétention complète dans lesquels le danger paraissait imminent à la première visite, et presque toujours j'ai eu à me féliciter d'avoir différé l'introduction de la sonde. En agissant de la sorte, je suis presque toujours parvenu à pénétrer dans la vessie (2). »

§ V. — Opérations pratiquées dans les cas d'hypertrophie de la prostate.

On a proposé de placer des ligatures au-dessous des tumeurs, de les étrangler et de les frapper de mort. Ces ligatures, soit de métal, soit de fil ciré, sont difficilement applicables, lorsque les tumeurs ont un pédicule, et elles sont impossibles lorsque la base de ces productions est large.

Après de longs essais, M. Civiale a réussi à placer une ligature sur un fongus; et je ne connais pas un seul cas où la ligature en anse, proposée par M. Leroy, ait été appliquée avec succès sur une tumeur de la prostate.

(1) Sœmmering, *Traité des maladies de la vessie et de l'urèthre, considérées spécialement chez les vieillards*, traduit de l'allemand par M. Hollard, 1824, p. 158.

(2) Civiale, *loc. cit.*, t. II, p. 453.

L'épreuve pratique n'a pas été favorable à ces différents procédés opératoires qui, d'abord, paraissent ingénieux, et qui, en réalité, sont des embarras pour le praticien. Il hésite à faire un choix entre des moyens si nombreux et si vantés, et il se laisse décourager par un insuccès inévitable, ne sachant pas que les inventeurs n'ont pas été plus heureux que lui.

L'anse de Jacobson et le percuteur courbe de Heurteloup ne sont guère plus utiles que les ligatures, pour arracher les tumeurs de la prostate, et parvînt-on à les saisir convenablement, on ne sait pas encore jusqu'à quel point il est possible d'étendre impunément les manœuvres de l'arrachement. Sans doute, pendant l'opération de la taille, on a fait l'excision de certaines tumeurs en saillie dans la vessie; mais évidemment c'est là un cas particulier qu'il faut abandonner à la sagacité, à la prudence du chirurgien, et pour lequel il n'est pas possible de tracer à l'avance une ligne de conduite.

La taille a aussi été pratiquée avec succès pour faire cesser la rétention d'urine. C'est qu'en effet les tissus divisés se transforment, s'amoindrissent, se *rétractent* et ils diminuent les obstacles qui s'opposaient à la sortie de l'urine. Mais la taille est une opération bien grave et dont l'utilité est moindre aujourd'hui, que l'on peut atteindre et diviser ces obstacles par les voies naturelles et sans incisions préalables.

Il reste un certain nombre d'opérations qui peuvent être utilement employées contre l'hypertrophie de la prostate et dont nous donnons ici la description.

Dilatation forcée du col de la vessie. — M. Miquel, d'Amboise, a imaginé, pour dilater le col de la vessie, un appareil composé de six lingots de plomb de forme conique, dont la base à près d'un centimètre de diamètre, et dont le sommet est attaché a un mandrin de fer très flexible. Il en place un dans une sonde d'argent, ouverte aux deux bouts, qu'il introduit dans la vessie où il abandonne le lingot de plomb en retirant la sonde. Il porte de la même manière un second cône, et successivement il recommence cette manœuvre jusqu'à ce qu'il en ait placé cinq ou six. Les fils de fer, sortant par le méat urinaire, sont réunis, et en tirant sur eux, les cônes se rapprochent dans le col de la vessie. On comprend que plus on tire sur les fils de fer, plus le diamètre du cône de plomb écarte les parois du col vésical, et plus la dilatation est forte. Pour retirer ces lingots, on doit les repousser en masse dans la vessie, et ensuite on les extrait successivement.

Cet appareil, d'une grande simplicité, n'est cependant pas d'une application facile. On éprouve de la résistance à faire glisser la sonde dans le canal lorsqu'un ou deux fils de fer sont déjà placés dans la vessie. Il est préférable de se servir, pour faire cette opération, du dilatateur à branches mobiles : on l'introduit aussi facilement qu'une sonde ordinaire, et son action est aussi énergique que celle des cônes de plomb.

La pince à trois branches de M. Civiale, ouverte dans la vessie, et ramenée vers l'urèthre, est aussi un puissant moyen de dilatation; et enfin le plus facile à employer, c'est le lithoclaste qu'on ouvre dans le col, en agissant sur la vis extérieure. Pour faire cette manœuvre avec toute sécurité, il faut se servir de l'écrou brisé de M. Charrière. Mais il ne faut pas oublier, qu'on a dans les mains un instrument d'une très grande puissance, et qui peut occasionner de graves désordres, si on ne le manie pas avec une extrême circonspection.

Dépression de la prostate. — L'opération qui consiste à déprimer la prostate est une conséquence de la lithotritie. Lorsque la pince à trois branches était le seul moyen connu de détruire la pierre, les chirurgiens ont souvent été arrêtés par l'impossibilité d'introduire les instruments droits dans la vessie; ils ont cherché à redresser l'urèthre, dont la courbure profonde est si souvent augmentée par l'hypertrophie sénile de la prostate, et les manœuvres ayant pour but de produire ce redressement en agissant sur le col de la vessie, ont fait cesser des rétentions d'urine. Cette observation a servi à établir qu'un grand nombre de rétentions d'urine qu'on attribuait à la paralysie de la vessie sont produites par des obstacles mécaniques contre lesquels on a employé un moyen énergique : la dépression de la prostate.

M. Civiale, dans les cas peu avancés, introduit dans la vessie une sonde rigide ordinairement de métal, à grande courbure, et dont il appuie fortement l'extrémité oculaire sur la partie malade, soit en l'introduisant, soit surtout en la retirant.

Les premiers essais de dépression furent faits par M. Leroy, en plaçant dans la vessie une bougie creuse contenant un mandrin courbe, auquel il substituait une tige droite. Ce changement ne pouvait pas être opéré sans un grand effort occasionnant de la douleur. Afin de remédier à cet inconvénient, M. Rigal plaça dans la bougie une spirale en élastique de bretelle, fixée à un pas de vis, serré sur la tige droite, qui pût ainsi avancer sûrement. Enfin, M. Leroy attacha à la bougie flexible un pavillon de métal faisant l'office d'écrou; cette combinaison, qui dépassait le but, en développant une force dont l'opérateur ignorait le degré, ne fut pas adoptée.

MM. Meyrieux et Tanchou ont fait un mandrin articulé dont le tiers *vésical*, obéissant à une vis de rappel placée à l'extrémité manuelle, décrit une courbe ou se redresse, selon que la vis est tournée dans l'un ou l'autre sens. On place cet instrument dans une bougie creuse, et on lui donne une courbure dont le degré varie avec la puissance de l'obstacle à franchir. Quand la bougie a pénétré dans la vessie, on détourne la vis, la courbure se redresse, et par ce mouvement, une pression est produite sur le col de la vessie et sur la prostate. De cette manière, on déplace aussi momentanément les tumeurs qui obstruent le col vésical.

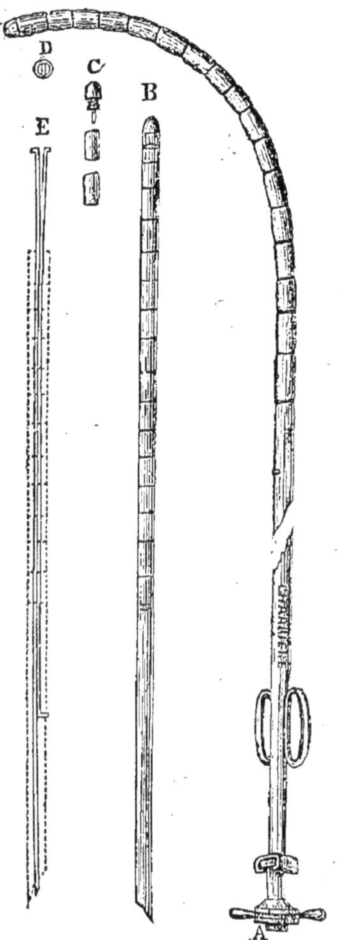

Fig. 63.

Fig. 63. — *Mandrin articulé de M. Charrière.*

Le mandrin recourbé montre l'appareil assemblé, et disposé pour être introduit dans la bougie flexible.

B. Le mandrin redressé pour agir sur le col de la vessie.

C. Viroles détachées du mandrin, et bout servant à les fixer.

D. Coupe des viroles détachées.

E. Tiges intérieures recevant les viroles, obéissant à un pas de vis. Elles sont destinées à courber ou à redresser l'appareil.

M. Charrière a inventé un instrument beaucoup plus simple que celui de MM. Meyrieux et Tanchou, dont l'action est tout aussi énergique, et qui peut être également produite sous un petit volume (fig. 63).

M. Mercier se sert d'un mandrin ordinaire pour introduire la sonde dans la vessie; il retire ce mandrin, et il le remplace par une tige droite en baleine qui pénètre à cause de son élasticité. Lorsqu'elle a atteint l'extrémité de la bougie, on relève l'extrémité externe de la tige et l'on agit comme avec un levier interfixe.

L'extrémité interne presse sur le bord postérieur du col de la vessie, et le point d'appui est pris sur la paroi supérieure de l'urèthre, au milieu du bord inférieur de l'arcade pubienne.

Ce procédé ne répond pas à l'attente de son auteur. Pour agir efficacement sur la prostate, le mandrin doit avoir une certaine rigidité. On éprouve alors une grande difficulté à lui faire franchir la courbure profonde de l'urèthre. Si, au contraire, le mandrin est assez flexible pour passer dans cette courbure, il manque de résistance pour abaisser le col de la vessie, et la manœuvre est sans utilité.

Espérant atrophier la glande, M. Leroy a ajouté à la dépression un tampon placé dans le rectum, afin de la comprimer entre deux plans solides, je ne sache pas que ce conseil ait été suivi avec avantage.

C'est donc le mandrin de MM. Meyrieux et Tanchou, ou mieux encore celui de M. Charrière, qui réunit le plus d'avantages (fig. 63).

On ne peut pas fixer la durée de la dépression. Il est des malades qui la supportent aisément pendant une demi-heure, une heure et plus; il en est d'autres, au contraire, chez qui elle devient insupportable après quelques minutes. C'est donc à la sagacité du chirurgien et à sa prudence à déterminer la durée de ce moyen.

Incision du col de la vessie. — L'incision du col de la vessie, ou plutôt l'incision de l'obstacle placé en avant du col vésical, est faite avec l'instrument de M. Mercier, il est terminé par une courbure courte et brusque et presque en angle droit. Dans l'épaisseur de la tige et au niveau de la courbure, il y a une lame qu'on peut faire sortir à volonté de 2, 4 et même 6 millimètres sans qu'elle se dégage complément de l'épaisseur du bec recourbé, condition importante pour ne pas être exposé à accrocher les tissus.

Après avoir introduit l'instrument dans la vessie, on tourne le bec en arrière et on le ramène presque contre le col vésical; on reconnaît de nouveau la présence et la résistance de l'obstacle; ensuite on repousse l'instrument dans la vessie à 2 ou 3 centimètres de profondeur, et l'on fait sortir la lame en tirant sur la rondelle attachée au mandrin à l'extrémité manuelle de l'instrument. Le mandrin porte une échelle métrique qui permet de préciser le degré de saillie donné à la lame. On tire à soi l'instrument jusqu'à ce que sa courbure soit arrêtée au col; ce mouvement d'arrière en avant a coupé l'obstacle en deux parties. Afin d'assurer le succès de l'opération, on fait encore deux incisions obliques l'une à droite et l'autre à gauche, en manœuvrant comme on l'a fait pour la première incision. On fait rentrer la lame en poussant sur la rondelle, et l'on retire l'instrument.

L'incision faite avec cet instrument est complète, lorsque la valvule a de la résistance; mais quand elle est molle, flottante, elle fuit devant la lame, et elle ne se laisse pas entamer. M. Mercier a combiné un nouvel instrument qui agit en plaçant la valvule entre deux places solides, de manière à ne pouvoir point se dérober à l'action de la lame (fig. 9). L'incision réussit particulièrement quand elle attaque la valvule musculaire; il semble que les lambeaux de celles-ci tendent à s'éloigner, en raison de la contraction musculaire, tandis que, dans les valvules prostatiques, les surfaces incisées, pressées l'une contre l'autre, et maintenues en contact sont dans de très bonnes conditions pour se réunir et pour faire échouer l'opération.

Quand on se sert de ce dernier instrument, on opère de la manière suivante:

On amène le bec recourbé contre la face vésicale de l'obstacle, et on l'y maintient immobile; on tourne alors la vis placée à droite (le bec de l'instrument étant renversé), et l'on fait descendre la lame en L (fig. 9), en tirant sur la rondelle. Ce premier mouvement de la lame entame l'obstacle : ce qui reste intact se place entre le bec et le dos tranchant de la lame, qui, refoulée dans sa gaîne, coupe ce qu'elle trouve dans son passage. On fait ce mouvement de va-et-vient deux ou trois fois, et l'on fixe la lame rentrée dans sa gaîne en serrant la vis qu'on a ouverte en commençant l'opération.

Ce mouvement de va-et-vient ne suffit pas toujours pour couper en totalité la base de la valvule, surtout du côté du verumontanum. M. Mercier se sert de son instrument fermé comme d'un explorateur, pour reconnaître l'état des parties; et s'il rencontre encore une résistance, il appuie contre elle le talon de l'instrument, dont le bec est relevé, il ouvre la vis placée à gauche, fait saillir la lame sur le talon et il achève la section de l'obstacle à petits coups, et avec une grande précaution.

La lame est ramenée dans sa gaîne, la vis est fermée et l'instrument est retiré.

Dans un cas où la compacité du tissu prostatique tenait les bords de la division trop fortement pressés l'un contre l'autre pour laisser passer l'urine, M. Mercier a employé un instrument qui diffère du premier en ce qu'il a deux lames parallèles, distantes de 3 millimètres environ, s'ouvrant ou se fermant simultanément. Il laisse entre ses deux lames un petit lambeau attaché seulement par sa base, qui s'affaisse, s'atrophie et empêche le contact immédiat des deux surfaces de la plaie.

Division de la valvule d'avant en arrière, et de la base vers le bord libre. — M. Civiale, se fondant sur ce que la valvule varie chez chaque individu en épaisseur et en résistance, ce qui empêche de préciser les limites de l'incision, a cherché à faire cesser ces incertitudes en attaquant d'avant en arrière, et de la base vers son bord libre. Il a donné à son instrument le nom de *coupe-bride*, ou de *kiotome* (fig. 64).

Cet instrument fermé ressemble à une sonde coudée. La petite portion est formée de deux moitiés réunies par une charnière, terminée par une extrémité arrondie. L'une de ces moitiés, fixe, fait corps avec la tige droite; l'autre moitié peut être mobilisée par une tige métallique placée dans la portion droite, et vissée extérieurement à une rondelle. Lorsqu'elles sont éloignées l'une de l'autre, elles laissent un espace triangulaire, qu'on augmente ou qu'on diminue à volonté, et dans lequel on enferme les tissus à diviser.

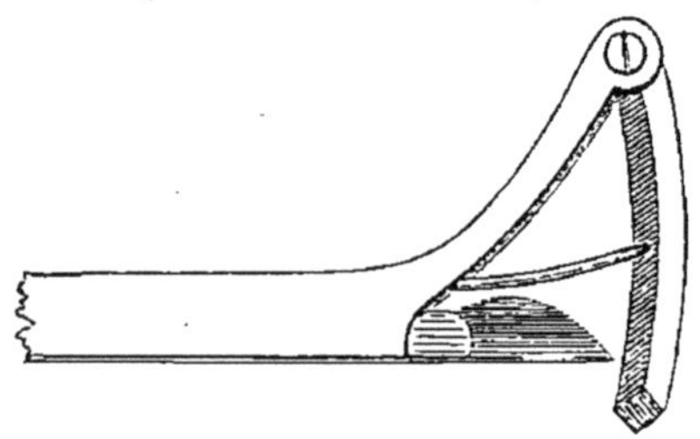

FIG. 64.

Le corps de l'instrument renferme une tige *porte-lame* avec un talon en saillie, et fixée en arrière à la troisième rondelle. En le poussant, on fait sortir une lame cachée dans l'instrument, qui parcourt le côté ouvert du triangle, et entre dans une ouverture à l'extrémité libre de la pièce articulée (fig. 64).

Opération. — L'instrument est introduit comme un lithoclaste, après que la vessie a été distendue par une injection. On place la portion recourbée sur le trigone vésical, et on l'attire contre la face postérieure de la valvule. On pousse la rondelle du milieu, ce qui écarte les deux moitiés de la portion recourbée, entre lesquelles la valvule se place. On tire ensuite sur l'instrument comme pour l'amener au dehors, jusqu'à ce qu'on sente de la résistance. On fait enfin une traction sur la rondelle du milieu, pour comprimer la valvule entre les deux branches de la portion coudée.

La section des tissus est faite ensuite en poussant la lame vers la vessie.

Dès que la division est achevée, on rentre la lame en tirant vers soi la troisième rondelle, et l'on pousse l'instrument dans la vessie pour rapprocher les branches écartées, et on le retire sans difficulté (1).

On ne doit pas avoir recours tout de suite à cette opération dont les résultats sont souvent ou la guérison, ou une amélioration plus ou moins grande. Dans un grand nombre de cas, il suffit de sonder les malades plusieurs fois chaque jour pour que la vessie retrouve, au bout d'un certain temps, la faculté de se vider. Il faut donc attendre que les différents moyens usités en pareille circonstance aient prouvé leur inefficacité avant que de pratiquer une opération peu douloureuse, mais qui peut être suivie d'une hémorrhagie très abondante.

Excision de la valvule prostatique. — L'opération de l'excision consiste à enlever un lambeau dans toute l'épaisseur de la valvule prostatique; on l'exécute avec un instrument nommé exciseur (fig. 65).

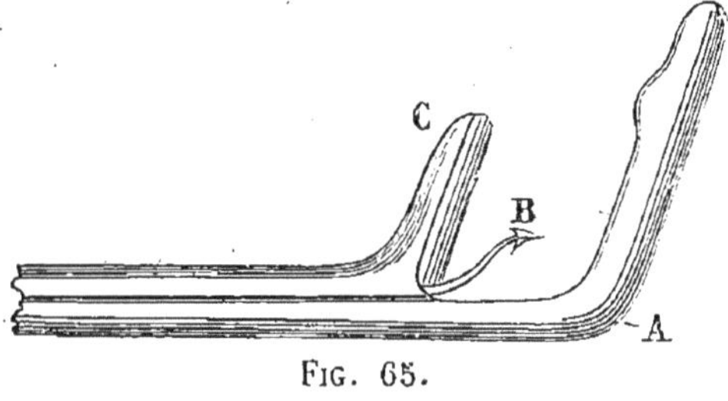

FIG. 65.

M. Mercier a fait construire cet instrument ayant la forme du lithoclaste; comme lui, il est formé de deux pièces, l'une mâle et l'autre femelle. Le bec, long de 25 millimètres et épais de 5, est arrondi à son extrémité, et à angles mousses dans le reste de son étendue. Près du talon A, il est fenêtré de part en part en forme de mortaise, dont les bords sont tranchants du côté de la concavité, tandis qu'ils sont arrondis du côté du talon. La mortaise a 15 millimètres de longueur et 5 de largeur. La tige est cannelée dans toute son étendue, afin de recevoir la branche mâle, et elle est échancrée près du coude dans une longueur de 15 millimètres.

La pièce mâle a un bec C long et large comme la mortaise dans laquelle il doit entrer à frottement. La face dorsale de ce bec est excavée de manière que les bords soient aussi tranchants que possible. La tige est droite et elle glisse dans la cannelure de la pièce femelle.

Malgré la longueur de ses mors, la partie centrale d'une valvule épaisse, et surtout d'une tumeur à large base, peut s'échapper. Afin d'immobiliser la partie qui doit être emportée, M. Mercier a ajouté à l'appareil une aiguille mobile terminée en hameçon B.

Opération. — On doit d'abord faire rentrer l'aiguille dans la pièce mâle et fermer les mors. Ensuite, l'instrument huilé est introduit dans la vessie, préalablement remplie d'eau. Le bec de l'instrument est renversé, et ses mors sont écartés de 1 centimètre à 1 centi-

(1) Civiale, *loc. cit.*, t. II, p. 293.

mètre 1/2; il est ensuite attiré lentement, jusqu'à ce que le bec de la pièce mâle soit descendu dans la portion prostatique, ce qui est fait facilement.

La valvule se trouve, par ce mouvement, placée entre les mors dont on assure la position par quelques mouvements de va-et-vient. L'aiguille est ensuite poussée en avant et aussitôt retirée d'un demi centimètre, afin de rendre égale la tension des deux surfaces de la valvule. On rapproche fortement les mors en tournant la rondelle, et on retire l'instrument qui rapporte le lambeau.

On introduit ensuite l'explorateur, afin de s'assurer de la disparition complète de l'obstacle; s'il en reste une partie, on achève l'opération en l'incisant par le procédé décrit page 49.

Hémorrhagie. — Immédiatement après la sortie de l'instrument, le sang coule, en partie par l'urèthre, et en partie dans la vessie, où il se forme rapidement en caillots. Ordinairement cette hémorrhagie diminue promptement, et au bout de trois ou quatre jours, elle est complétement arrêtée. Néanmoins. M. Mercier l'a vue persister pendant quinze jours. L'écoulement sanguin peut être abondant, durer longtemps et reparaître plusieurs jours après avoir entièrement cessé. Il est prudent d'injecter de l'eau froide dans la vessie, on fait une nouvelle injection deux heures après la première, afin de débarrasser l'organe des caillots qui y sont accumulés.

Plusieurs causes peuvent produire ces hémorrhagies; 1° l'état général du sujet y prédispose. M. Mercier a vu un homme d'un tempérament lymphatique, à chairs blafardes et molles, qui eut des hémorrhagies abondantes après des opérations faites dans l'urèthre. La valvule du col ayant été coupée, il en résulta une hémorrhagie très abondante.

2° L'excessive irritabilité des organes urinaires produit des spasmes, et des ténesmes qui font sortir le sang par la plaie.

3° La difficulté de rendre les urines en est la cause la plus fréquente; les efforts auxquels se livre le malade favorisent la sortie du sang.

4° Les accès fébriles, dans certains cas, ont donné lieu à une hémorrhagie;

5° Enfin des violences produites par l'introduction d'une sonde, ont occasionné un écoulement de sang plus abondant qu'après l'opération.

M Mercier, à qui on doit cette opération, recommande de ne jamais quitter le malade sans qu'il ait essayé de rendre spontanément l'eau de l'injection. Cet essai doit être fait, étant couché et sans efforts.

Si l'urine ne sort pas, il faut introduire une sonde à courbure fixe, qui vide la vessie, à moins qu'elle ne soit obstruée par des caillots : on doit, dans ce cas, la dégager, soit avec un mandrin flexible, soit avec une injection, si la vessie n'est pas trop distendue.

Les accidents produits par l'hémorrhagie continuent, si les caillots s'accumulent dans la vessie ; il faut agir alors comme nous avons dit de le faire, en parlant du traitement de l'hématurie, les moyens à employer sont les mêmes et nous renvoyons à ce chapitre.

On ne doit pas laisser la sonde à demeure : des caillots peuvent en boucher les ouvertures, et les contractions qu'elle provoque augmentent l'hémorrhagie. Il vaut mieux introduire une sonde flexible, à courbure fixe, chaque fois que le malade a besoin d'uriner.

Si on est dans la nécessité de répéter l'opération, il ne faut pas la faire avant que l'inflammation, suite de la première incision, soit entièrement guérie, afin de ne pas être exposé à une hémorrhagie très abondante. Trois semaines d'attente suffisent ordinairement.

Une douzaine de jours après l'opération, afin d'en assurer les résultats, on fait la dépression de la prostate, comme nous venons de la décrire page 349.

On la répète pendant plusieurs jours, et pendant une durée que le chirurgien mesure sur l'impressionabilité du malade.

Cautérisation de la prostate. — La cautérisation de la prostate est une opération employée avec avantage, lorsqu'il y a un boursouflement ou des granulations de la muqueuse du col de la vessie, qui laissent couler du sang avec une extrême facilité, au contact le plus léger d'un instrument introduit avec précaution.

Il est bien entendu qu'en faisant la cautérisation, on ne se propose pas de détruire les tumeurs de la prostate, elle ne peut pas les faire disparaître, et elle peut, étant prolongée, ajouter au spasme, et augmenter la contracture.

Avant de la faire, on doit prendre la mesure exacte de la longueur du canal, et il est prudent d'introduire d'abord l'instrument, afin de s'assurer qu'il entrera facilement lorsqu'on voudra cautériser.

On mesure l'urèthre, ainsi que nous l'avons dit, en portant une sonde dans la vessie ; on la retire lentement pendant que l'urine sort ; bientôt elle cesse de couler, lorsque l'ouverture de la sonde se dégage du col de la vessie. On laisse la verge sans l'allonger ; on pose le pouce sur la sonde contre le méat urinaire, et l'on retire la sonde. L'espace compris entre l'ouverture vésicale de la sonde et le point marqué par le pouce, donne la mesure de la longueur du canal ; on la reporte sur le porte-caustique où on la fixe au moyen du curseur à vis.

Je préfère, pour mesurer l'urèthre, la sonde ouverte aux deux bouts à la sonde avec ouverture latérale; la mesure qu'on obtient est plus précise avec la première qu'avec la seconde, parce que l'ouverture latérale étant allongée, elle peut faire varier, en plus ou moins, de toute l'étendue de cette ouverture, la longueur supposée au canal. On est assuré par ces précautions que l'olive de l'instrument entre seule dans la vessie, lorsque le curseur est arrêté au méat urinaire.

Il est nécessaire de vider la vessie, avant que de faire l'opération, afin que l'urine ne s'engage pas dans le porte-caustique et n'altère pas le nitrate d'argent en le délayant, ce qui peut ainsi faire manquer l'opération. Le nitrate d'argent délayé agit moins énergiquement que lorsqu'il est parfaitement sec, et l'on ne peut limiter son action, parce que l'urine, modifiée par cet agent, porte son influence sur des parties qu'on ne veut pas toucher, ou qu'il importe de respecter. Le malade n'obtient pas le bénéfice de l'opération dont il a souffert tous les inconvénients, car elle est parfois très douloureuse à cause de l'étendue des surfaces cautérisées par l'urine ainsi modifiée.

L'instrument doit être chargé en faisant fondre le nitrate d'argent à la lampe à esprit de vin ou sur des braises ardentes, dont on entretient la chaleur en soufflant avec un chalumeau. Le caustique doit être brisé en morceaux et non réduit en poudre. Lorsqu'on a exposé l'instrument à la chaleur, on voit après quelques secondes le nitrate d'argent se ramollir, se boursoufler, et couler comme de l'huile épaisse. Il faut alors retirer l'instrument et le laisser refroidir. Si on le laisse plus longtemps exposé à la chaleur, le nitrate d'argent fait une petite explosion, et il ne reste rien ou presque rien dans l'instrument. On ne doit pas le retirer avant la liquéfaction, parce que, restant en grumeaux, il se détache très facilement, et des morceaux peuvent tomber dans l'urèthre.

Lorsque l'instrument est refroidi, il faut l'ouvrir et le fermer brusquement plusieurs fois, afin de faire tomber toutes les parties de caustique qui ne sont pas solidement attachées ou qui se sont soudées en dehors de la cuvette, qui seule doit le contenir. L'instrument, bien fermé, est introduit comme un cathéter; à mesure que l'olive se rapproche de la vessie, la douleur devient plus vive; on doit alors arrêter la marche de l'instrument, attendre quelques instants et recommencer avec une extrême lenteur, ce qui permet de saisir le moment où l'olive franchit le col pour entrer dans la vessie. On fixe l'instrument le plus solidement possible par le mandrin, et l'on retire vers soi le tube jusque contre le curseur, limitant l'étendue de la cuvette qui doit être dégagée.

On promène ensuite le caustique sur la face rectale de la prostate, en imprimant à la main qui tient le mandrin un mouvement de droite à gauche et de gauche à droite ; on ramène à soi le mandrin qui rentre dans le tube, et l'on retire l'instrument fermé.

Immédiatement après l'opération, il est prudent de mettre le malade au bain ; on doit lui faire prendre des boissons délayantes en abondance, afin de rendre les urines moins irritantes, et des lavements opiacés qui diminuent les épreintes du col de la vessie et du rectum.

Porte-caustique de Lallemand. — Ce porte-caustique est terminé par un renflement olivaire, ordinairement trop petit et trop arrondi; il s'applique trop exactement contre les bords du tube, de sorte que la membrane muqueuse, pincée entre le tube et l'extrémité arrondie, peut très aisément être déchirée, et l'on est exposé à en amener des lambeaux lorsqu'on le retire. On n'a plus à craindre cet accident avec la forme nouvelle donnée à l'extrémité. L'olive débordant l'ouverture du tube en écarte la membrane muqueuse, qui ne peut être pincée par son plan très oblique.

Le diamètre de l'extrémité olivaire doit dépasser d'une manière sensible le diamètre du tube, pour que l'opérateur sente l'instrument entrer dans la vessie ; le curseur, fixé sur le tube, indique bien qu'on approche de la vessie; mais le seul moyen d'avoir la preuve de l'entrée de l'instrument, c'est la légère résistance que l'olive rencontre au col, quand on veut l'en faire sortir.

Afin de pouvoir rendre sensible la différence de volume, on ne doit pas donner au tube un diamètre considérable, car le renflement ne pourrait pas franchir le méat urinaire, ou il serait égal au diamètre du tube, et l'on serait alors privé du seul moyen de s'assurer de l'entrée dans la vessie.

La cuvette et la tige doivent être faites avec le même morceau de métal, sans soudure, parce que le nitrate d'argent altère rapidement ce moyen d'union. Les cuvettes ne doivent pas être polies à l'intérieur comme elles le sont généralement ; le caustique ne peut pas y être fixé solidement, et il s'en détache des fragments qui produisent une action trop vive, et qu'on ne cherchait pas. La surface intérieure des cuvettes doit être très rugueuse, et semblable à une râpe (1).

J'emploie de préférence le porte-caustique de M. Mercier. Son extrémité recourbée, qui permet d'accrocher le col de la vessie,

(1) Lallemand, *Des pertes séminales*, 1836-1842, 3 vol. in-8.

l'ouverture dont l'étendue est égale à la portion prostatique de l'urèthre, et la cuvette de moitié moins grande que l'ouverture du porte-caustique, donnent à cet instrument un degré de précision que n'ont pas tous les autres, et l'on peut à volonté cautériser seulement une partie ou la totalité de la portion prostatique de l'urèthre.

ARTICLE X.

ATROPHIE DE LA PROSTATE.

On a vu des prostates dont le volume avait beaucoup diminué, et l'on a dit qu'elles étaient atrophiées. Après une longue suppuration, cette glande peut devenir très petite : c'est la destruction, dans ce cas, et non l'atrophie de la substance qui lui a donné de si petites proportions. La véritable atrophie est ordinairement la conséquence d'une compression de longue durée, ainsi que cela a lieu lorsque des tumeurs fibreuses se développent dans l'organe. Loin de l'amoindrir, l'aspect extérieur de la glande est plus volumineux que dans l'état normal, à cause des tumeurs fibreuses qu'elle contient. La substance seule de la prostate est atrophiée, ce qu'on voit seulement en la coupant par tranches. Je crois donc que les quelques cas d'atrophie de la prostate dont on a parlé étaient des prostates rapetissées par la destruction, et non par l'atrophie, qui n'est jamais, ainsi qu'on l'a dit aussi, le résultat d'un âge avancé.

M. Civiale a vu des prostates dont le développement a été arrêté par la présence d'un calcul; elles étaient si petites, qu'on les sentait à peine par le rectum, la sonde étant préalablement placée dans l'urèthre. Les malades avaient longtemps souffert de douleurs sans caractère spécial, ressenties plutôt au pubis et au sacrum qu'à l'urèthre. Les sensations du malade, toujours vagues et incertaines, et les explorations ne révélant rien, on ne peut suivre les diverses modifications par lesquelles elle passe, et l'on constate seulement que son volume est petit.

Lorsqu'on pratique le cathétérisme, il semble que la sonde entre subitement dans la vessie, aussitôt qu'elle a dépassé la courbure de l'urèthre, et sans qu'il soit nécessaire d'abaisser le pavillon. Le col de la vessie, au lieu d'être dirigé en haut vers le pubis, est abaissé vers le rectum et rapproché de l'arcade pubienne. La portion prostatique de l'urèthre est très dilatée, ce qui fait que l'urine sort plutôt que d'habitude, c'est-à-dire aussitôt que les ouvertures de la sonde ont dépassé la courbure de l'urèthre.

Cette affection, peu grave, porte néanmoins des troubles dans les fonctions de la vessie. M. Civiale dit n'avoir jamais vu l'incontinence résulter de cet état. La santé est incomplète, et il y a perte des facultés sexuelles.

L'art est impuissant; le rôle du chirurgien doit se borner à lutter contre les accidents qui peuvent survenir, et qui ne peuvent être prévus.

CHAPITRE II.

MALADIES DE LA VESSIE.

ARTICLE PREMIER.

DE LA RUPTURE DE LA VESSIE.

La rupture de la vessie a lieu moins rarement qu'on n'a semblé le croire. Cette lésion étant immédiatement accompagnée d'une série de symptômes extrêmement graves, on a vu seulement la péritonite qui en est la conséquence fatale, et l'on a méconnu la rupture qui y a donné lieu ; si elle s'est opérée spontanément, l'autopsie, faite avec soin, ne la dévoile pas facilement.

La rupture spontanée est toujours précédée d'une altération de l'organe; elle ne peut se faire par la seule distension. M. Cruveilhier (1) dit : « Je ne connais aucun exemple positif de rupture de la vessie par le seul fait de la distension excessive de cet organe. » C'est qu'en effet la surdistension de l'organe, l'accumulation des liquides, soit dans leur intérieur, soit dans les canaux qui s'y rendent, réagissent sur la glande et diminuent sa sécrétion.

Dupuytren (2) a dit que la matrice et la vessie peuvent se rompre lorsque, ces viscères étant trop distendus par le fœtus ou par l'urine, un obstacle s'oppose à ce que leur contenu puisse sortir. Le fait de rupture de l'utérus est incontestable, mais pour la vessie il y a toujours une altération de l'organe qui a préparé la rupture.

Elle a lieu plus fréquemment chez l'homme que chez la femme. Dans quarante-sept observations recueillies par M. Houël, on en compte seulement cinq relatives à la femme, dont quatre par violence et une seule spontanée. Elles se font plus facilement dans l'âge adulte et dans la vieillesse que dans l'enfance.

M. King a publié un fait de rupture de la vessie sur un fœtus de quatre mois. M. Robert Lee en a rassemblé plusieurs, et M. Mal-

(1) Houel, *Des plaies et des ruptures de la vessie*, p. 58 et 59.
(2) Dupuytren, *Clinique chirurgicale*, 2e édition, 1839, t. V, p. 236.

gaigne en a présenté un à la Société de chirurgie. M. Field, de Brigton, a vu un cas de rupture de la vessie, à la suite d'une rétention produite par une hypertrophie de la prostate. La glande avait acquis quatre fois son volume, et la rétention s'était reproduite plusieurs fois.

Causes. — Deux ordres de causes sont nécessaires pour produire cette lésion : les prédisposantes et les déterminantes. Ces dernières agissant seules suffisent rarement; elles doivent rencontrer des conditions qui établissent la prédisposition, et la plus importante, c'est la distension de l'organe, quelle que soit la nature de l'obstacle qui a empêché l'évacuation de l'urine.

Il résulte des observations recueillies par M. Houel que l'ivresse est une cause fréquente prédisposante de la distension de la vessie, sans faire éprouver de besoins d'uriner.

La vessie fortement distendue s'élève au-dessus des pubis pour se mettre en contact avec des parois flexibles qui la protègent moins que ne le faisaient les os du bassin : en arrière, la face postérieure n'est plus contenue dans la concavité du sacrum; elle est en rapport avec l'angle sacro-vertébral en saillie, condition défavorable, selon M. Laugier, lorsque l'organe est soumis à un choc violent.

La surdistension de la vessie produit l'écartement des faisceaux de la couche musculaire, elle livre passage à la membrane muqueuse qui fait hernie au dehors; et elle s'ulcère facilement sous l'influence du séjour prolongé de l'urine altérée.

Ces hernies de la muqueuse sont ordinairement multiples.

Elles sont nombreuses les causes déterminantes, mais elles doivent toujours s'associer à une cause prédisposante.

La rupture traumatique s'opère de différentes manières : par des violences extérieures, telles que des coups de pied, de genoux, de bâton sur le bas-ventre, et par des chutes d'un lieu élevé, même quand le poids du corps a porté sur les pieds seulement.

Des sujets ont été relevés avec une rupture de la vessie, après une chute de cheval, après un éboulement, après de fortes contusions de la région lombaire. M. H. Larrey cite le fait d'un soldat qui, à la suite d'une contusion de l'hypogastre, mourut subitement d'une rupture, de la vessie (1).

M. Velpeau (2) dit que la vessie, par une trop grande distension, peut se rompre sous l'influence des contractions énergiques des muscles abdominaux, pendant le travail de l'accouchement. Dans

(1) H. Larrey, *Histoire chirurgicale du siége de la citadelle d'Anvers*, 1833.
(2) Velpeau, *Traité sur l'art des accouchements*, 1835, t. II, p. 22.

ces cas, on voit plus souvent des eschares que de simples ruptures de la vessie.

Anatomie pathologique. — La résistance de la couche musculaire de la vessie n'est pas la même dans ses différentes parties : cette membrané laisse des intervalles, excepté au trigone, ou, plus épais, les faisceaux sont rapprochés et ne laissent entre eux aucun espace libre.

Sous l'influence de fortes contractions, lorsque l'urine n'a pas une libre issue, la membrane muqueuse s'engage dans les espaces qui séparent les fibres musculaires et elle vient au dehors de l'organe se mettre en contact avec le péritoine. Il faut donc que la rétention ait eu lieu (1), et que de violentes contractions aient agi sur la muqueuse pour la déplacer. M. Cruveilhier dit n'avoir jamais vu une vessie à cellule sans hypertrophie.

Ce qui caractérise cette hernie tuniquaire, c'est de ne pas être doublée par la couche musculaire, elle ne peut se vider, et par là s'explique la facile formation des calculs dans leur intérieur.

M. Richard a présenté à la Société anatomique la vessie d'un vieillard qui a succombé à une inflammation violente de cet organe. Depuis longtemps il y avait rétention d'urine produite par l'hypertrophie du lobe moyen de la prostate.

Au fond de la vessie, on vit une cellule formée par la membrane muqueuse, faisant hernie, à travers la couche musculaire, et communiquant largement avec la cavité vésicale; la cellule contenait une grande quantité de petits graviers, et il n'en existait pas un seul dans l'organe (2).

La forme de ces cellules est arrondie ordinairement; on en a vu d'allongées en forme de doigt de gant; leur capacité varie depuis la petite dépression, qui semble être creusée dans l'épaisseur des parois de l'organe, jusqu'à ces cavités vastes qui égalent celle de la vessie.

L'ouverture est aussi très variable, tantôt elle est très large, tantôt elle est si petite qu'on la découvre seulement après un examen attentif, elle est enfermée entre deux colonnes charnues. Cette différence de grandeur fait comprendre comment un calcul, après avoir été reconnu, a échappé aux recherches suivantes, cette ouverture permettant un passage facile de la vessie dans la cellule.

Les parties de la vessie où se font les ruptures varient selon que les lésions sont traumatiques ou spontanées.

Les ruptures traumatiques sont presque aussi fréquentes à la face

(1) Mercier, *Gazette médicale*, 1836.
(2) *Bulletins de la Société anatomique*, 1845, p. 205.

antérieure qu'à la postérieure; mais ces dernières sont toujours compliquées de la déchirure du péritoine et de l'épanchement de l'urine dans la cavité péritonéale.

Dans le nombre de trente-sept faits de rupture traumatique réunis par M. Houel, on voit que quinze avaient eu lieu à la face postérieure et communiquaient avec le péritoine. Douze étaient placées dans la face antérieure sans communications avec la séreuse abdominale, et trois sur les faces latérales, une seule communiquait avec le péritoine; trois de ces ruptures étaient doubles, dont deux placées au sommet de la vessie.

Une double rupture s'était faite, l'une à la face antérieure, et l'autre à la face postérieure de l'organe; enfin deux ruptures sans indication de siége, mais en communication avec le péritoine.

Si les ruptures de la face antérieure et de la face postérieure de la vessie sont presque égales en fréquence, les dernières ont toujours un degré de gravité que n'ont pas les premières. Dans celles-ci l'urine s'épanche seulement dans le tissu cellulaire du bassin, tandis que dans celles-là elle envahit le péritoine. Dans ce dernier cas, quelle que soit la variété de la rupture, les désordres sont les mêmes.

Longueur de la déchirure. — La déchirure varie de 1 à 12 centimètres; elle peut être longitudinale ou transversale; la première direction est la plus commune, et c'est aussi la moins défavorable. La différence de direction des fibres musculaires des couches charnues de la vessie diminue l'écartement des bords de la plaie, et empêche l'urine de sortir complétement et avec impétuosité.

C'est surtout lorsque la déchirure a lieu sur la face antérieure que la direction longitudinale est favorable. La sortie de l'urine est lente et isolée par le tissu cellulaire. Elle reste loin du péritoine, et elle ne donne pas lieu à la grave complication de la péritonite.

Si, dans quelques circonstances, l'urine épanchée reste circonscrite dans le tissu cellulaire du bassin, on l'a vue quelquefois remonter derrière les muscles abdominaux et atteindre l'ombilic. Cet épanchement limité a la forme d'une tumeur globuleuse dont l'enveloppe est formée par le tissu cellulaire condensé et par les productions plastiques d'un aspect lardacé, suites de l'inflammation.

Cette poche, en communication avec la vessie affaissée, est tapissée d'une membrane ayant l'aspect des membranes muqueuses; elle contient un liquide urineux souvent mêlé de sang (1).

L'urine épanchée ne pouvant revenir dans la vessie, par suite d'une occlusion accidentelle de l'ouverture de communication et

(1) Houel, *Des plaies et des déchirures de la vessie*, p. 67.

ne pouvant être amenée au dehors par la sonde, produit une inflammation qui, du tissu cellulaire, se propage au péritoine et est promptement mortelle.

Lorsque l'épanchement se fait rapidement et abondamment, le tissu cellulaire ne peut pas s'organiser en parois épaisses pour s'opposer à l'infiltration, qui produit bientôt du pus. Ces deux liquides, mélangés, décollent le péritoine et pénètrent quelquefois jusqu'aux reins ; et si c'est en avant, les trajets purulents peuvent remonter jusqu'à l'ombilic, ou descendre vers les cuisses en passant par le trou obturateur.

Dans la rupture traumatique, les bords sont irréguliers, et on y a reconnu des traces de contusions, c'est-à-dire des ecchymoses, des infiltrations sanguines et des caillots de sang.

Lorsque la lésion s'est étendue au péritoine, la rupture est plus grande dans cette membrane que dans les tuniques vésicales. Dans un cas la muqueuse de la vessie a formé un bourrelet fermant presque l'ouverture. On retira trois pintes d'urines mêlées de sang à l'aide de la sonde (n° 33 des tableaux de M. Houel).

Les bords de la déchirure peuvent encore être disposés de façon à la fermer par la pression du liquide contenu dans la vessie, et chaque fois qu'on fait le cathétérisme, on retire une certaine quantité d'urine.

Rupture spontanée. — Ce mode de rupture est plus rare que celui qui a lieu par une action traumatique. Dans les quarante-sept faits publiés par M. Houel, on le compte seulement sept fois, six à la face postérieure et un à la partie supérieure de la vessie. C'est presque toujours à la face postérieure qu'elle a lieu, et toujours au-dessous du péritoine. L'épanchement a lieu constamment dans le tissu cellulaire du bassin.

Lorsque l'irruption de l'urine ne se fait pas instantanément, il se forme un kyste protecteur qui arrête l'infiltration.

Si la rupture spontanée n'est pas le résultat d'une inflammation gangréneuse par distension, elle est la conséquence d'une hernie tuniquaire. Les bords de la rupture ont alors un aspect qui leur est propre et qui font voir, par l'autopsie, si la rupture est traumatique ou spontanée, à moins qu'une action traumatique n'agisse sur une hernie de la muqueuse; dans ce cas, il serait difficile de préciser le vrai caractère de la lésion.

Lorsque la rupture est spontanée, l'ouverture n'est pas régulièrement transversale ou longitudinale, ainsi qu'on le voit dans la rupture traumatique. Elle est arrondie ou triangulaire, et les bords très minces diminuent d'épaisseur à mesure qu'ils approchent de l'ouverture. La face extérieure de ses bords est dépourvue d'enveloppe musculaire, et en même temps on voit d'autres hernies de la muqueuse à des degrés différents, qui aident à faire reconnaître le mécanisme de cette lésion.

M. Deguise fils a constaté un ramollissement considérable des parois vésicales (n° 42 des tableaux de M. Houel).

Diagnostic. — Le diagnostic des ruptures de la vessie est généralement facile à établir. S'il s'agit d'une rupture traumatique, la connaissance de la cause d'une part, et l'introduction de la sonde d'une autre part, font cesser les doutes, que l'étude des symptômes généraux n'a pas suffi à dissiper.

Les difficultés sont plus grandes lorsque la rupture est spontanée : il y a absence de cause extérieure, et ce n'est pas toujours immédiatement après les angoisses de la rétention que l'accident se produit. Dans ce dernier cas, aux douleurs de la rétention succède un moment de calme produit par la sortie de l'urine à travers la déchirure de la vessie; mais bientôt les accidents graves que nous avons décrits se développent par le contact de l'urine avec les tissus; et l'ensemble de ces symptômes fait reconnaître la nature de la lésion. Le cathétérisme ne peut pas toujours être employé dans ces cas; tantôt il est difficile à faire, lorsqu'il y a une hypertrophie de la prostate, qui a pu être la cause première de tous les accidents; tantôt il est absolument impossible, lorsque l'urèthre est oblitéré par des rétrécissements. On a donné le conseil de pratiquer le toucher rectal. Il peut faire reconnaître une hypertrophie de la prostate, mais non une rupture de la vessie.

Symptômes. — Les symptômes sont locaux et généraux, et à peu près semblables dans les ruptures traumatiques et dans les ruptures spontanées. Dans le premier cas, on reconnaît une cause extérieure absente dans le second.

Symptômes locaux. — Ordinairement il y a une ecchymose sur la partie atteinte par le corps vulnérant : une douleur très vive, arrachant des cris au malade, a son siége dans le bas-ventre. Cette douleur peut se produire tout de suite après la contusion, ou se développer longtemps après. Elle est soumise à la rapidité plus ou moins grande de l'épanchement urineux. Elle s'étend bientôt sur tout le ventre, à mesure que la péritonite se complète.

Le besoin d'uriner est vif et sans relâche, souvent inassouvi, et toujours la cause de profondes douleurs. La sonde introduite amène peu ou point d'urine, à moins qu'une disposition des lèvres de la déchirure se soit opposée à l'extravasation totale du liquide. L'urine est mêlée de sang et quand elle a cessé de couler, c'est du sang pur qui sort par la sonde. Des caillots sanguins peuvent fermer les ouvertures de la sonde, et empêcher le passage de l'urine.

Le toucher par le rectum ne perçoit plus le bas-fond de la vessie, et quand la rupture large s'est faite sur la face postérieure, le doigt paraît tellement rapproché de la sonde, qu'il semble en être séparé seulement par la paroi du rectum.

Si l'épanchement a eu lieu en avant, s'il est circonscrit en forme de tumeur volumineuse derrière la paroi antérieure de l'abdomen, il peut faire croire à une distension de la vessie; le cathétérisme corrige bientôt cette erreur : la sonde n'amène pas d'urine, à moins que, par un hasard heureux, elle ne pénètre dans la tumeur, ce qui est arrivé une fois à M. Denonvilliers.

La tumeur circonscrite peut être seulement un abcès urineux, tandis que plus étendue, la fluctuation révèle un épanchement sous-péritonéal. Il peut y avoir aussi plusieurs tumeurs que la percussion limite par la sonorité due à l'accumulation des gaz dans l'intestin.

Symptômes généraux. — L'étendue de l'infiltration, la quantité d'urine épanchée et la difficulté qu'elle a de s'écouler au dehors, influent beaucoup sur le degré de gravité des symptômes généraux.

Au moment de la contusion, des malades ont eu la sensation d'une déchirure, dans la profondeur de l'abdomen ; et comme foudroyés par le coup, ils ne peuvent pas se relever. D'autres ont pu marcher encore, et plus tard, quelquefois le lendemain, les accidents se sont développés.

La face est pâle, altérée, la langue sèche, le pouls fréquent, la respiration difficile, saccadée, et à peine abdominale (1).

Le malade est, ou dans une extrême agitation, ou dans un anéantissement profond. Les nausées et les vomissements de bile surviennent lorsqu'il y a un commencement de péritonite. Les frissons irréguliers apparaissent, le pouls devient plus fréquent en s'affaiblissant, les traits du visage expriment une grande anxiété, et la transpiration devient urineuse au point de communiquer cette odeur à tout ce qui enveloppe le malade. Un hoquet incessant survient, les extrémités se refroidissent ; après un délire plus ou moins long et dans une grande prostration le malade meurt.

Pronostic. — Le pronostic est toujours très grave. M. Laugier considère ces lésions comme toujours mortelles. Cependant M. Houel a recueilli deux cas de guérison, dont l'un après six semaines de traitement.

Ce résultat heureux ne peut pas être espéré, lorsque l'irruption communique avec le péritoine, et c'est seulement lorsque l'infiltra-

(1) Houel, *loc. cit.*, p. 73.

tion urineuse n'a pas dépassé les limites du tissu cellulaire du petit bassin, qu'une guérison exceptionnelle peut être obtenue : ou bien encore, lorsque l'épanchement a été enfermé dans une poche qui l'isole, et qui se forme seulement quand la rupture a lieu à la face antérieure de la vessie. Il est donc nécessaire de rechercher le siége de la rupture, avant de se prononcer sur le degré de gravité des accidents.

Traitement. — Le danger le plus grand, c'est l'infiltration de l'urine. Il faut donc au plus tôt chercher à amoindrir l'épanchement de ce liquide. On placera tout de suite une sonde à demeure qu'on ne bouchera pas, afin que l'urine puisse sortir sans interruption. La sonde flexible de gomme doit être préférée à la sonde de métal, parce qu'elle est plus facilement tolérée ; il faut veiller à ce que ses ouvertures ne soient pas obstruées pas des caillots de sang. Bien que la sonde n'empêche pas l'infiltration, elle en diminue les dangers ; c'est donc un moyen très utile qu'il faut mettre en œuvre tout de suite. Son importance n'est plus douteuse aujourd'hui qu'on connaît quelques cas de guérison, prouvant que l'opinion de M. Laugier est trop absolue, lorsqu'il considère la sonde à demeure comme insolite ; la rupture de la vessie étant dans la pensée de ce chirurgien toujours mortelle.

La boutonnière est indiquée lorsqu'un rétrécissement s'oppose à l'introduction d'une sonde qui est, on ne peut trop le redire, l'indication la plus pressante.

M. Denonvilliers a réussi à débarrasser la sonde des caillots qui l'obstruaient, en y faisant des injections d'eau tiède. Il faut agir avec une grande prudence, afin qu'une trop grande quantité d'eau n'augmente pas les accidents de l'infiltration.

Il est rare qu'on ait eu besoin d'ouvrir des foyers purulents, les malades succombant dans les six ou huit jours qui suivent l'accident. S'ils résistent à ces graves désordres, des collections de pus peuvent se montrer dans l'abdomen sous le péritoine.

M. Syme a ouvert la paroi abdominale, pour donner issue au pus, et, par cette ouverture, il a introduit son doigt dans la vessie, afin de reconnaître la rupture. Le malade a guéri.

S'il survient des accidents locaux inflammatoires, on doit les combattre par des sangsues, des cataplasmes, des onctions mercurielles et des bains entiers de longue durée.

Le traitement général doit être basé sur la force du sujet et la violence des réactions ; on fera des saignées générales ; le malade sera tenu à une diète absolue et privé de boissons, et des purgatifs seront donnés pour débarrasser l'intestin.

Diagnostic des cellules. — Les explorations les plus attentives ne font pas toujours découvrir les cellules vésicales, et la situation des tumeurs qu'elles forment ne permet pas de les reconnaître ; on ne peut pas les sentir lorsqu'elles sont placées sur la face postérieure de la vessie. M. Civiale dit ne connaître aucun cas dans lequel le diagnostic a été précis, lorsqu'elles se sont développées vers le rectum, vers l'épigastre et sur les côtés des fosses iliaques. On est fondé à croire qu'il y en a, lorsque, en palpant l'abdomen, on sent des bosselures, des tumeurs exceptionnelles qui disparaissent avec l'écoulement de l'urine, et qui se reforment par une injection. On doit ensuite compléter les recherches par le cathétérisme.

Lorsqu'il soupçonne des cellules vésicales, M. Civiale procède de la manière suivante, après avoir palpé l'abdomen et pratiqué le toucher rectal :

Une sonde introduite dans la vessie laisse sortir la totalité de l'urine ; il fait incliner le malade à droite et à gauche, ce qui amène encore une petite quantité d'urine ; il presse sur l'abdomen et il engage le malade à faire des efforts d'expulsion qui font encore sortir un peu de liquide. Il cesse de faire des pressions pendant peu de temps, recommence ensuite, et l'urine coule encore. Il emplit la vessie avec des injections d'eau tiède, jusqu'à ce que le besoin d'uriner se fasse sentir ; il laisse sortir l'injection en répétant les manœuvres précédentes ; et si les mêmes phénomènes se produisent plusieurs fois, il est fondé à croire qu'il y a des cellules.

La sonde peut entrer dans une cellule, il faut agir dans ce cas avec la plus grande précaution, dans la crainte d'une perforation des parois de la cellule dépourvues de tunique charnue, et souvent ramollies par l'inflammation. On est averti de la direction prise par la sonde, en voyant la profondeur où elle est entrée, en appréciant la quantité de liquide rendue et le peu de facilité de la mouvoir.

ARTICLE II.

DES ABCÈS DE LA VESSIE.

On n'a pas souvent l'occasion d'observer les abcès de la vessie, et le petit nombre des faits publiés autorise à dire que c'est une affection relativement rare.

Ils ont des formes très variées, qui dépendent de la disposition du liquide qu'ils contiennent et de leur mode de développement.

Anatomie pathologique. — Le pus s'infiltre dans le tissu cellulaire qui unit les différentes couches des parois de la vessie et les sépare dans une étendue plus ou moins considérable. Ruysch (1) en a cité un exemple. Un malade, âgé de vingt-cinq ans, avait une très grosse pierre dans la vessie : il fut taillé, on ne put extraire le calcul et il mourut. Les parois de la vessie étaient très épaisses, divisées en lamelles et séparées par des couches de pus.

D'autres fois le pus est aggloméré en plusieurs foyers, ou enfin il n'y en a qu'un seul.

Les abcès multiples sont parfois très éloignés les uns des autres ; c'est ordinairement vers le sommet et sur la face antérieure de la vessie qu'ils se forment. On a pris pour des abcès de la vessie des collections purulentes de la prostate ou du pourtour du col de la vessie, et on a cru à tort qu'ils pouvaient se développer dans la paroi inférieure de cet organe. Ces abcès péri-prostatiques existent en même temps que d'autres, envahissant les parois vésicales, ainsi que M. Civiale (2) en a vu plusieurs exemples à l'hôpital Necker.

Ils sont placés, tantôt près de la membrane interne et tantôt près de l'externe de cet organe ; cette situation influe beaucoup sur leur terminaison, puisque, dans le premier cas, s'ouvrant dans la vessie, le pus peut être entraîné par les urines, et que, dans le second, crevant dans l'abdomen, ce liquide s'épanche dans le bassin et quelquefois dans le péritoine.

Ils s'ouvrent également une issue dans la matrice, dans le vagin et l'utérus.

Causes. — La rétention d'urine est la cause ordinaire de la formation du pus dans l'épaisseur des parois de la vessie. Chopart et d'autres ont fait connaître des faits de rétention d'urine occasionnés par la présence d'un calcul dans le col de la vessie et dans l'urèthre, et ayant donné lieu à la formation d'abcès dans les parois vésicales. M. Civiale dit que la présence prolongée d'une sonde dans la vessie peut y produire des abcès.

Selon l'opinion de Baillie, ils peuvent être la suite de toute irritation prolongée, soit du corps, soit du col, quoiqu'il n'y ait pas rétention d'urine, et sans qu'on puisse découvrir la relation entre le point enflammé et l'abcès.

Les contusions violentes sont propices aussi à leur développement. Hellwig parle d'une femme qui reçut un coup de pied de vache dans le ventre, et qui succomba après la formation d'un abcès.

Morgagni a fait connaître l'histoire d'une femme qui mourut à la

(1) Ruysch, *Observat. anat. chirurg.*, p. 82.
(2) Civiale, *loc. cit.*, t. III, p. 107.

suite d'un abcès formé par l'introduction d'une longue aiguille dans le vagin.

D'autres fois on ne découvre aucune cause appréciable, comme on le voit dans le fait cité par Chopart, d'une femme qui accoucha pour la septième fois : il fit sortir le pus par une incision sur la ligne blanche ; et dans celui signalé par M. Civiale, d'un jeune homme qui eut un vaste abcès à la face antérieure de la vessie, sans qu'il fût possible d'en trouver la cause.

Diagnostic. — Il est très difficile de reconnaître les abcès des parois de la vessie. Ils ne se présentent pas toujours sous la forme d'une tumeur ; et, fût-elle même très développée, il est presque impossible de savoir si cette tumeur a grandi dans les parois ou au dehors d'elles, et enfin si elle contient du pus.

La sortie d'une certaine quantité de pus mélangé d'urine, ou pur, n'indique rien de particulier quant à la réalité de l'abcès. En effet, le pus sort spontanément, ou il reste en masse, lorsqu'il y a des cellules autour de la vessie ; et l'autopsie seule les fait connaître (1). On peut donc facilement les ignorer pendant la vie.

La position occupée par la tumeur peut la soustraire aux recherches les plus attentives, principalement chez les sujets obèses, et elle n'est jamais assez développée pour être reconnue par le toucher et pour faire apprécier son contenu.

Les explorations vésicales sont également de peu de ressources pour savoir si la tumeur est formée dans les parois ou au dehors d'elles, ainsi que pour sentir une fluctuation.

C'est donc seulement quand elle est placée au sommet, ou à la face antérieure de la vessie, qu'il est possible de la reconnaître par le toucher. Une méprise est cependant encore facile même dans ce cas, c'est lorsque, dans une rétention d'urine, par exemple, la vessie fait saillie à l'aine, au lieu d'être apparente dans la ligne médiane.

Verdier dit qu'une pareille tumeur a été prise pour un abcès. On l'incisa, et il en sortit de l'humeur et une pierre.

C'est surtout lorsque des obstacles empêchent de faire le cathétérisme que l'erreur est probable, puisqu'on ne vide pas immédiatement la vessie. On peut encore confondre les abcès des parois avec ceux du tissu cellulaire ambiant, qu'ils s'ouvrent ou non dans la vessie. Ces derniers ressemblent aux abcès péri-uréthraux, qui ne communiquent pas avec le canal.

La cavité de l'abcès est isolée de la vessie : celle-ci, étant pleine d'urine, elle n'en laisse pas sortir par l'abcès ; et quand les deux

(1) *Bulletins de la Société anatomique*, 1842, p. 16.

cavités sont en communication, il est difficile de savoir si l'abcès s'est ouvert dans la vessie, ou si cette dernière a laissé filtrer une petite quantité d'urine qui a donné lieu à la formation de l'abcès.

L'épaisseur des parois vésicales et de la tumeur, généralement très grande, tend à faire croire que la tumeur a un volume très considérable; et, selon le diamètre qu'elle prend, il est facile de la confondre momentanément avec des abcès des aines, de l'hypogastre, des fosses iliaques, avec le déplacement du rein, ou, selon M. Gama, avec un testicule resté dans le canal inguinal.

Symptômes. — Les symptômes ne sont d'aucun secours; ils sont négatifs. La douleur, il n'y en a pas toujours, n'a rien de spécial, et les troubles fonctionnels de la vessie, très légers généralement, ressemblent à ceux des autres maladies des voies urinaires.

M. Civiale a eu recours aux injections dans la vessie pour préciser un diagnostic. Après avoir introduit une sonde dans la vessie, et avoir laissé sortir l'urine, il reconnut qu'il ne s'était opéré aucun changement dans la forme de la tumeur qu'on sentait en palpant l'hypogastre. Cette tumeur n'était donc pas due à l'accumulation de l'urine, puisque ce liquide venait d'être évacué. Il fit ensuite une injection d'eau, de manière à distendre la vessie et à pouvoir l'explorer avec la sonde. Cette recherche ne fit rien connaître; seulement la distension de la vessie rendait la tumeur plus saillante, sans rien changer à sa forme. Il était donc évident qu'elle était formée aux dépens des parois de cet organe et des tissus ambiants.

Pronostic. — Le pronostic est toujours grave.

Les abcès de la vessie sont généralement la conséquence de profondes altérations des tissus, et ils peuvent occasionner les accidents les plus sérieux en laissant infiltrer le pus dans le bassin ou dans le péritoine.

Le danger est grand, surtout lorsque de l'urine est mêlée au pus.

Cependant la mort peut être éloignée encore, soit par la position, soit par des adhérences de l'abcès qui ont dirigé le pus vers la peau où il s'ouvre; cette ouverture laisse écouler le pus et elle se transforme en fistule.

La terminaison la moins grave, c'est l'ouverture spontanée de l'abcès dans les voies urinaires. Dans cette circonstance on est fondé à espérer une guérison.

Traitement. — Il n'est pas possible de formuler un traitement régulier applicable aux abcès de la vessie. Cependant un principe dont on ne doit pas s'écarter, c'est de chercher à créer une issue au pus et à agir le plus rapidement possible.

C'est avec la plus grande précaution qu'il faut ouvrir les abcès de la vessie. Les organes voisins peuvent avoir subi des modifications de forme, de position et de texture; ils peuvent avoir contracté des adhérences et établi des communications qui constituent souvent des chances heureuses, et dont il faut profiter. Par exemple, la vessie étant devenue adhérente à la face antérieure de l'abdomen, dans une grande étendue; elle a diminué les chances d'épanchement dans le bassin, et elle a créé des conditions favorables à la sortie du pus.

ARTICLE III.

TUMEURS DANS L'ÉPAISSEUR DES PAROIS VÉSICALES.

La surface externe de la vessie est quelquefois bosselée, et elle présente une forme très irrégulière. Ces inégalités, connues sous le nom de *tumeurs vésicales*, sont très dissemblables.

Leur siége, leur volume, leur forme, leurs causes, leur développement et leur terminaison n'ont rien de régulier; et c'est presque toujours l'autopsie qui les fait connaître.

Anatomie pathologique. — Ces tumeurs sont formées par une induration partielle des parois de la vessie. C'est particulièrement chez les calculeux, à la suite d'une irritation prolongée de la vessie qu'elles se développent. Elles se dessinent sur la face externe du viscère, et les explorations internes ne font rien découvrir.

Les éléments qui les composent ont une grande résistance, et leur homogénéité est si complète, qu'on ne trouve aucune trace des tissus primitifs, soit de la vessie, soit des parties qui l'entourent. Si la maladie fait des progrès, la masse indurée acquiert une apparence lardacée, qui lui donne l'aspect d'un squirrhe.

M. Andral dit avoir vu le tissu cellulaire qui unit les tuniques musculeuses et muqueuses de la vessie, d'une épaisseur considérable, et ressembler au squirrhe dans beaucoup de points.

Ces tumeurs peuvent rester très petites, et dans d'autres circonstances, on les voit occuper une grande surface.

Diagnostic. — On ne peut les reconnaître que si le sujet est maigre, et si elles sont placées sur la face antérieure de l'organe. Il faut d'abord y introduire une sonde, on place ensuite une main sur le bas-ventre, et l'on circonscrit la tumeur entre la sonde et la main. Cependant il y a encore des causes de méprises; on sait que la face antérieure de la vessie est souvent le siége d'abcès, ou qu'elle retient des corps étrangers fixes, qui peuvent faire croire à la présence d'une tumeur, alors qu'il n'y en a pas.

Du côté du rectum, le diagnostic est encore plus douteux ; et sur les côtés de la vessie, ces tumeurs échappent à toutes les recherches.

ARTICLE IV.

DES PLAIES DE LA VESSIE.

Les plaies de la vessie résultent d'une action mécanique extérieure, tandis que les ruptures traumatiques sont produites par l'extension forcée de l'organe, unie à une violence extérieure. Ces lésions, semblables en apparence, doivent cependant être étudiées séparément, parce qu'elles diffèrent beaucoup par les causes, par les symptômes, par les accidents consécutifs et par leur terminaison.

Les plaies de la vessie peuvent être faites par des instruments piquants, tranchants ou contondants. Ces derniers sont particulièrement des projectiles lancés par des armes à feu.

M. Laugier (1) les divise en plaies *pénétrantes* et non *pénétrantes*, selon qu'elles intéressent ou non le péritoine : cette division n'est pas suffisante pour indiquer la différence de gravité. Une plaie qui a complétement divisé la paroi antérieure de la vessie est une plaie pénétrante, et cependant elle n'a pas lésé le péritoine, ce qui change le caractère de la blessure et diminue beaucoup sa gravité.

Sans tenir compte de la cause, on peut les diviser en trois variétés (2) :

1° La plaie peut intéresser seulement une des parois de la vessie, et être simple et unique ;

2° La vessie peut être perforée de part en part, et avoir deux plaies placées sur des points opposés ;

3° Simple ou double, la plaie peut être compliquée de lésions des parois de la vessie, des parties voisines, ou contenir un corps étranger.

Le sommet, le bas-fond, les côtés et le col, sont les points de la vessie les plus exposés aux blessures.

Causes. — La plénitude de l'organe, en l'exposant aux blessures, en diminue aussi la gravité, en éloignant le péritoine.

« La vessie à l'état de vacuité, dit Larrey, est difficile à atteindre, à moins que la cause n'agisse dans une direction très oblique, ou ne pénètre par le périnée ; dans ce dernier cas, l'état de plénitude plus ou moins considérable a peu d'importance quant à la possibilité d'atteindre le péritoine.

(1) *Dictionnaire de médecine* en 30 vol., t. XXX, art. VESSIE.

(2) Houel, *Des plaies et des ruptures de la vessie*, 1857, in-8 (concours de l'agrégation en chirurgie).

Dans un bon travail sur les plaies de la vessie, M. Demarquay a fait voir que, si le péritoine, en avant, ne descend pas toujours à la même hauteur, selon le degré de plénitude de la vessie; en arrière, au contraire, quelle que soit la quantité de liquide contenu, la position de la membrane séreuse est invariable; le cul-de-sac péritonéal conserve avec la vessie les mêmes rapports, maintenus par l'aponévrose prostato-péritonéale décrite par M. Denonvilliers.

Les blessures par des instruments contondants sont plus nombreuses que celles faites par des instruments tranchants ou piquants. Les premières atteignent la vessie dans différentes parties, directement ou en passant par des voies naturelles, mais toujours par la partie supérieure ou inférieure du bassin. Cependant M. Kéraudren a fait connaître l'histoire d'un homme dont la vessie avait été blessée par une baguette de fusil entrée dans le bassin par le trou obturateur.

Des coups d'épée, de baïonnette, de lance, de sabre, etc., faisant entrer ces armes dans le bassin par le pubis ou par le plancher périnéal, atteignent la vessie dans des directions variées, et rendent la position du blessé d'autant plus critique qu'ils ont lésé le péritoine.

Ces plaies sont moins communes aujourd'hui qu'elles ne l'étaient autrefois, à cause du changement apporté dans les armes. M. Larrey, qui a vu un très grand nombre de ces blessures, dit que ceux qui en ont été atteints sont morts dans les quarante-huit heures, à la suite d'une infiltration urineuse, lorsque le péritoine participait à la lésion.

La plupart de ces plaies sont tortueuses, et les ouvertures en sont étroites.

Des corps étrangers, depuis longtemps renfermés dans la vessie, ont produit des plaies, en procédant de dedans en dehors. M. Caudmont (1) en a fait connaître un exemple intéressant : la vessie portait quatre plaies faites par un porte-plume; l'une d'elles communiquait avec une cavité pleine de pus et d'urine, et avec le rectum.

M. Civiale dit que la vessie a été pincée par des instruments lithotriteurs, qui ont fait des blessures de dedans en dehors (2).

Une sonde introduite sans précaution peut perforer la vessie. M. Caudmont a rapporté un fait cité par M. Aug. Bérard, qui en avait été témoin lorsqu'il était interne des hôpitaux. Un de ses collègues appelé pour sonder une malade hydropique, rencontra un

(1) *Bulletins de la Société anatomique.* Paris, 1850, p. 355.
(2) *Bulletin de thérapeutique*, t. XXXI, p. 21.

obstacle; ne voyant pas l'urine sortir, il fit un effort, et il amena au dehors un liquide de couleur jaunâtre qui fut pris pour l'urine. La quantité considérable de liquide qui s'écoula et l'affaissement du ventre firent supposer que la sonde avait pénétré dans la cavité abdominale. Peu de temps après, il survint une péritonite à laquelle la malade succomba, et l'autopsie dévoila la perforation de la vessie.

Elle peut encore être atteinte par les voies naturelles, sans lésion des parois abdominales, les instruments pénétrant par le rectum et par le vagin.

Les chutes, les coups et les projectiles lancés par la poudre à canon, produisent des plaies contuses, les plus fréquentes, ainsi que nous l'avons dit déjà.

Les projectiles traversent la vessie de part en part, intéressent seulement une de ses parois : ils sortent par l'ouverture d'entrée, ou ils restent dans l'organe; et ils deviennent ensuite un noyau de calcul. Souberbielle a extrait une pierre qui avait un biscaïen pour noyau.

Les organes voisins de la vessie peuvent également être atteints par le projectile et devenir la source de graves complications.

Il est utile de rappeler que, si la plénitude de la vessie l'expose à être blessée plus facilement, elle diminue également les conditions fâcheuses de ces blessures. Lorsqu'il est distendu, cet organe, au lieu d'être contenu dans le petit bassin, déborde par en haut, se met en contact immédiat avec la paroi antérieure de l'abdomen ; et le péritoine refoulé offre peu de prise aux projectiles.

M. Larrey rapporte le fait d'un garde mobile qui reçut une balle dans la vessie; elle entra au-dessus du pubis, et le péritoine ne fut pas touché.

L'état de plénitude est l'état habituel chez le combattant; l'illustre chirurgien dit que l'ardeur de l'action fait oublier le besoin. Cet état de plénitude est encore entretenu par une cause physiologique. Qui ne sait que, pendant une émotion vive, la sécrétion urinaire est surabondante?

Les projectiles peuvent seulement contusionner la vessie, et la plaie résulte de la chute de l'eschare, comme le prouve un fait publié par M. Fleury (de Clermont).

Symptômes. — Presque toujours très graves, les symptômes sont locaux et généraux.

Symptômes locaux. — Il est rare qu'on méconnaisse la plaie extérieure, dont l'aspect varie cependant selon la forme de l'instrument qui l'a faite. Il n'est pas toujours facile d'en connaître la direction, et si elle ne livre pas passage à l'urine, on ignore sa profondeur. Il est dangereux de faire ces recherches avec un stylet, qui peut aggraver la situation, et dont le résultat ne modifie pas le traitement.

Lorsque la plaie est pénétrante, l'urine s'échappe toujours lorsque la vessie est distendue; et la quantité de ce liquide, ainsi que la manière dont elle sort, dépendent du lieu où la vessie a été atteinte, de la direction de la plaie et du degré de plénitude de la vessie.

Les premiers jets d'urine sont ordinairement teints de sang ; le chirurgien ne voit pas toujours ce mélange. Généralement, il s'est écoulé un certain temps entre son arrivée et le moment où l'accident a eu lieu ; dans cet intervalle, les urines sont devenues claires : cependant dans certains cas elles deviennent sanguinolentes à plusieurs reprises.

Le diagnostic peut être difficile lorsqu'un instrument piquant a blessé la vessie à l'état de vacuité. Elle se contracte, revient sur elle-même et elle se cicatrise assez promptement pour qu'il ne s'échappe pas de l'urine. Cependant des accidents consécutifs aident à faire connaître toute l'étendue de la lésion. La blessure peut produire la rétention d'urine ; les efforts que fait la vessie rompent la cicatrice récente, et l'urine se fait jour au dehors ou s'infiltre dans le bassin.

Si la plaie a été faite par un instrument tranchant, et si elle est placée à une partie déclive de l'organe, l'urine coule sans interruption.

Il est remarquable que s'il y a deux plaies, ce n'est pas l'inférieure, mais c'est la supérieure qui se transforme en fistule (1).

L'urine, ne trouvant pas une issue par l'ouverture cutanée, s'infiltre dans le tissu cellulaire du bassin ou dans le péritoine. Dans le premier cas, souvent elle s'isole en provoquant un travail particulier, condensant les tissus qui forment une enveloppe épaisse. Dans le second cas, il se développe une péritonite promptement mortelle.

Les plaies d'armes à feu peuvent donner lieu à un écoulement de l'urine immédiat; mais le gonflement des tissus, succédant au passage rapide du projectile, ferme souvent l'issue et il oppose une résistance à sa sortie.

A la chute des eschares, l'écoulement reparaît, et alors commence l'infiltration.

Cependant l'eschare établit une différence entre les plaies par armes à feu, et celles par armes blanches. Cette différence est à l'avantage des premières : en effet, l'eschare s'oppose à la sortie

(1) Baudens, *Clinique des plaies d'armes à feu*, 1836, 1 vol. in-8.

immédiate de l'urine et empêche momentanément l'infiltration ; il s'opère ensuite un travail qui, dans certaines circonstances, a conduit l'urine au dehors, à la chute de l'eschare; et a empêché l'infiltration.

L'action vulnérante peut s'étendre jusqu'au rectum et au vagin : l'urine sort alors par les ouvertures naturelles, quelquefois mêlée aux matières fécales qui s'échappent simultanément par le rectum, par le vagin et par l'urèthre ; quelquefois aussi des gaz sortent par ce canal. Si les accidents inflammatoires immédiats peuvent être maîtrisés, le malade guérit avec des fistules. M. Demarquay a fait connaître un fait de ce genre.

Le liquide sortant des plaies de la vessie est très variable; tantôt c'est de l'urine pure, tantôt elle est mélangée de sang, de matières fécales et de pus.

L'hémorrhagie est un symptôme important. Si elle se fait par l'urèthre, elle révèle une lésion de la vessie; elle est moins grave, si le sang sort uniquement par l'ouverture cutanée; quelques vaisseaux étrangers à la vessie ont seuls été blessés.

M. Demarquay (1) a publié des observations de plaies pénétrantes, avec lésion de l'artère épigastrique.

Dans ces circonstances, l'hémorrhagie s'est faite dans la vessie et elle s'est manifestée par les accidents de la rétention. Si elle est abondante, le pouls devient petit, la face pâlit et la peau se sèche. Quelquefois les caillots sortent spontanément; d'autres fois, malgré les injections, ils restent dans la vessie.

La rétention d'urine se produit, les efforts de la vessie rompent la cicatrice, l'urine s'échappe et s'infiltre dans le bassin.

Lorsqu'un corps étranger est resté dans l'organe, il l'enflamme; et, selon S. Cooper, il est bientôt frappé de gangrène.

Symptômes généraux. — Au moment de la blessure, surtout si elle est faite par une arme à feu, il y a défaillance, et douleurs abdominales qui s'étendent souvent jusqu'aux organes sexuels.

Les besoins d'aller à la garderobe et d'uriner sont pressants, et l'émission de l'urine est souvent impossible. La vessie contient peu d'urine, comme le démontre le cathétérisme.

L'intensité de la douleur abdominale varie selon que le péritoine est ou n'est pas blessé : dans le premier cas, il y a grande tension du ventre et du périnée, des hoquets, des nausées et des vomissements. Le pouls est rapide, petit, filiforme, et il y a délire.

Larrey établit trois périodes d'infiltration : la première dure

(1) *Mémoires de l'Académie des sciences*, 1845.

d'un jour à un jour et demi; l'urine peut sortir par la plaie. La deuxième s'étend au sixième jour; il est rare que pendant ce temps l'urine s'infiltre. La troisième s'établit du septième au neuvième jour; les escbares se détachent et l'infiltration a lieu : c'est la plus dangereuse; cependant elle peut être amoindrie en faisant sortir l'urine par une sonde à demeure.

Diagnostic. — Il faut tenir compte, ainsi qu'il a été dit, de la plénitude de la vessie au moment de l'accident, de la disposition de l'ouverture cutanée et des déviations que le projectile a suivies.

Le fait le plus important et le plus probant de la pénétration de la plaie, c'est la sortie de l'urine. Cependant il peut se faire que l'urine cesse de couler peu de temps après l'accident; le chirurgien ne peut pas la voir, et il reste une grande incertitude dans son esprit. Néanmoins, Larrey conseille de ne pas explorer la plaie, et d'attendre l'époque de la suppuration pour y introduire un stylet.

L'introduction de la sonde aide beaucoup à dissiper ces doutes; en amenant au dehors des caillots de sang avec l'urine, elle établit l'existence d'une plaie de la vessie, elle constate l'état de vacuité ou de plénitude de l'organe, et elle fait connaître s'il y a un corps étranger. Mais il n'est pas toujours possible de faire le cathétérisme. Indépendamment des rétrécissements de l'urèthre ou de l'hypertrophie de la prostate, d'autres obstacles peuvent empêcher la marche de la sonde. M. Bourrienne (1) rapporte un fait où une balle avait traversé la ceinture pelvienne et perforé la vessie près de son col; des esquilles s'étaient introduites dans l'urèthre et oblitéraient le canal.

Lorsqu'un projectile a fait deux ouvertures, on ne peut pas distinguer celle par où il est entré de celle par où il est sorti. Ce fait est important, seulement pour la médecine légale. L'aspect général du sujet aide à établir le diagnostic : la face est grippée, pleine d'angoisses, et la fièvre ardente; enfin, le ballonnement du ventre et la matité de l'hypogastre, quand il y a infiltration, confirment l'existence d'une plaie de la vessie.

Complications. — Les plaies de la vessie, graves par elles-mêmes, sont plus redoutables encore par les lésions des parties voisines qui les compliquent souvent. Cependant la blessure des parties molles environnantes sont à craindre seulement lorsqu'elles sont larges et profondes, et les désordres qu'elles font naître sont les infiltrations urineuses qui ont été décrites dans un chapitre particulier (voyez p. 233).

La blessure peut s'étendre jusqu'à l'intestin grêle, mais le plus

(1) *Journal de medecine*, in-12, 1773, t. XXXIX, p. 426.

communément, c'est le rectum qui est atteint. Dans ces conditions, se forment les fistules vésico-rectales. On a indiqué, comme étant possible, la blessure de l'urèthre, de la prostate, des vésicules séminales, du cordon spermatique, et M. Demarquay a signalé comme une suite de cette lésion, un exemple d'atrophie du testicule.

M. H. Larrey (1) dit qu'un blessé de Crimée a eu la verge emportée par un projectile; ensuite il s'est établi une fistule recto-vésicale, due probablement à une érosion ou à une plaie contuse de la vessie.

De toutes ces complications, les plus graves sont les lésions de l'urèthre et de la prostate, parce qu'elles créent de grandes difficultés à l'introduction de la sonde, et quelquefois même elles rendent le cathétérisme impossible.

Les fractures des os du bassin sont la conséquence de chocs violents produits surtout par les armes à feu. M. Cloquet cite un fait de fracture de la branche horizontale du pubis (2). Percy a vu le col du fémur fracturé (3) et Larrey a trouvé brisés la tubérosité ischiatique et le sacrum.

Le membre a été paralysé après la blessure du nerf sciatique; enfin on a constaté des arthrites pubiennes et coxo-fémorales.

On a observé un grand nombre de corps étrangers entrés dans la vessie; presque tous étaient des projectiles ou des fragments de projectiles lancés par la poudre à canon. On a trouvé également des esquilles provenant des os du bassin.

Larrey a vu un biscaïen fixé dans la paroi antérieure de la vessie, une moitié était en relief dans l'organe, et l'autre moitié était restée en dehors. Celle qui était dans la vessie était recouverte d'incrustations phosphatiques.

Ordinairement, les balles qu'on trouve dans la vessie ont traversé seulement une de ses parois. On a cherché à expliquer l'arrêt de ces projectiles par le ralentissement du mouvement et par la diminution de la force d'impulsion résultant du passage à travers une certaine épaisseur de parties molles ou dures; par la résistance du liquide contenu dans la vessie, et par la contraction instantanée de cet organe.

Quelle que soit la valeur de ces explications, le fait a toujours de graves conséquences, et doit beaucoup préoccuper le chirurgien.

Les corps étrangers tendent à sortir par la plaie accidentelle, souvent ils se frayent une issue à travers les tissus; c'est ainsi

(1) *Bulletin de la Société de chirurgie*, t. VI, p. 300.
(2) *Journal général de médecine* de Sédillot. 1820, t. X, p. 401.
(3) *Journ. de méd.*, par Corvisart, Leroux et Boyer, 1813, t. XXVIII, p. 364.

qu'on en a vu sortir par l'anus, après avoir usé la cloison vésico-rectale; d'autres enfin, peu volumineux, se sont échappés par l'urèthre.

Leur présence se révèle par des symptômes particuliers et semblables à ceux des calculs urinaires, dont ils acquièrent bientôt l'aspect en s'incrustant de sels phosphatiques; ils deviennent des noyaux de pierres secondaires.

M. Houel dit (1) : « Presque tous ces corps étrangers déterminent une inflammation plus ou moins vive et souvent chronique de la vessie; ils sont incrustés de sels terreux qui se déposent à leur pourtour; ce n'est qu'exceptionnellement que l'on a pu y rencontrer de l'acide urique. Les sels terreux qui se déposent dans ces cas sont plus particulièrement des phosphates de chaux et ammoniaco-magnésiens. »

C'est quelquefois longtemps après la blessure que le corps étranger, fixé dans l'épaisseur des parois de la vessie, se détache, tombe dans cet organe, et y est en liberté. Dans ces conditions, le blessé ne souffre pas jusqu'au moment de la chute du corps étranger, qui développe les symptômes propres aux calculs, et par son poids fait naître des douleurs quelquefois intolérables.

Souberbielle a opéré un malade qui portait dans la vessie, sans souffrir, un biscaïen reçu en 1815. En 1821, les douleurs devinrent tout à coup très vives, et l'opérateur retira un corps étranger du poids de 133 grammes.

Les corps étrangers moins lourds, tels que des fragments d'os, des boutons de vêtements, entraînés par le projectile, occasionnent moins de douleurs.

La cicatrisation de la plaie de la vessie peut se faire par des adhérences avec les organes voisins, entre la paroi abdominale et la vessie, le péritoine, l'intestin et le vagin, d'où résultent des fistules qui prennent le nom des organes auxquels la vessie s'est accrochée.

Selon Ruysch il peut se faire une hernie secondaire de la vessie après une blessure de cet organe. S. Cooper en a vu trois après la bataille de Waterloo.

Larrey en a observé seulement un exemple en Espagne, sur un soldat blessé par un coup de corne de taureau.

Pronostic. — Le pronostic est toujours très grave. Les plaies de la vessie ont été autrefois considérées généralement comme mortelles. Celles faites par armes blanches sont plus dangereuses que celles faites par armes à feu; les anciens ne connaissaient que les pre-

(1) Houel, *Manuel d'anatomie générale et appliquée*, 1857, p. 403.

mières, ce qui explique pourquoi ils croyaient ces lésions fatalement mortelles.

La gravité, quelle que soit la cause de la plaie, dépend surtout de la blessure du péritoine. La lésion du rectum, l'ouverture d'un vaisseau important, et la fracture des os du bassin aggravent la situation, selon qu'une de ces lésions ou plusieurs compliquent la plaie de la vessie. Enfin, la présence d'un corps étranger dans cet organe devient consécutivement une cause d'accidents qui se terminent souvent par la mort.

Traitement. — Trois indications importantes doivent préoccuper le chirurgien pour diriger convenablement le traitement des plaies de la vessie : 1° il faut combattre les accidents locaux et généraux ; 2° il faut faciliter l'écoulement de l'urine et arrêter l'hémorrhagie; 3° il faut débrider la plaie pour faire l'extraction des corps étrangers.

1° Contre les accidents locaux et généraux on emploie les émissions sanguines ; la saignée générale, souvent pratiquée en Angleterre, doit être en rapport avec l'intensité des accidents. Duvergé en a fait huit en peu de temps, et le malade a guéri. Les saignées locales sont moins efficaces, elles sont utiles seulement lorsque la tuméfaction est considérable et douloureuse. On a eu recours aussi aux ventouses, aux bains prolongés, aux applications émollientes et à la glace.

Lorsqu'il y a constipation, on administre avec ménagement des purgatifs et des lavements laxatifs.

La plaie doit être nettoyée avec soin et débarrassée des corps étrangers qui obstruent son ouverture.

Pendant les premiers jours, le régime doit être très sévère ; il faut défendre de prendre des aliments solides, surtout lorsque le rectum est blessé. Les liquides doivent être donnés en petite quantité, et si la soif est vive, on placera des morceaux de glace dans la bouche.

Il importe beaucoup de poser le malade de telle sorte que l'urine s'écoule par la plaie, le plus facilement possible. On ne peu rien dire de précis sur ce sujet : devant varier selon le siége de la lésion, il faut laisser à l'expérience du médecin le choix de la position la plus convenable.

2° Le plus pressant est d'évacuer l'urine en introduisant une sonde par l'urèthre ou par la plaie. Dupuytren, Larrey, Cooper ont beaucoup insisté sur la nécessité d'avoir promptement recours à la sonde. La vessie n'étant pas distendue, se contracte, et les bords de la plaie se mettent en contact. On doit préférer les sondes flexibles aux sondes rigides, et on doit les renouveler tous les deux ou trois jours, afin d'empêcher les incrustations phosphatiques.

La sonde à demeure est particulièrement indiquée lorsque l'urèthre a été atteint ; elle prévient la formation d'un rétrécissement traumatique, qui peut oblitérer complétement l'urèthre. Larrey conseille de la placer dès le premier jour, lorsque la plaie est faite par une arme à feu ; après quelques jours, il vaut mieux sonder le malade plusieurs fois dans les vingt-quatre heures, afin d'éviter une trop vive irritation, et vers le huitième jour, époque de la chute des eschares, il faut la placer de nouveau à demeure, afin d'empêcher l'infiltration urineuse.

Lorsque les plaies sont faites par des instruments tranchants ou piquants, la sonde doit rester à demeure jusqu'à la cicatrisation de la blessure.

L'hémorrhagie réclame aussi toute l'attention du chirurgien ; si elle est interne, si des caillots sont accumulés dans la vessie, il faut agir ainsi que nous l'avons dit, en décrivant le traitement de l'hématurie, et si elle est externe, si elle est produite par la lésion de l'artère épigastrique, il faut placer une ligature sur ce vaisseau.

3° Le débridement, rarement utile lorsque les plaies sont faites par des armes blanches, est très souvent indispensable lorsqu'elles sont produites par des armes à feu.

S. Cooper conseille de le faire dans le seul but d'évacuer l'urine. d'autres le croient inutile lorsqu'il est possible de faire le cathétérisme, et Larrey, qui en est partisan, a en vue non-seulement l'évacuation de l'urine, mais encore la sortie ou l'extraction des corps étrangers. Ce célèbre chirurgien dit avec raison que, pour avoir négligé de faire des débridements, on a dû, plus tard, pratiquer des opérations hasardeuses afin d'enlever les corps étrangers.

Il faut donc faire sans hésitation ces débridements lorsque l'ouverture externe de la plaie est petite, et lorsque son trajet est sinueux et irrégulier.

Le débridement est une indication importante, il doit être fait le plus tôt possible.

Quelques-uns ont préféré faire la taille, craignant ne pas atteindre le corps étranger par le débridement et redoutant surtout les suites d'une incision dans des tissus enflammés.

Lorsqu'il y a deux plaies, l'extraction peut se faire par l'une ou l'autre, et lorsqu'il n'y en a qu'une, on a été dans la nécessité de faire une contre-ouverture dans le point le plus déclive.

Nous pensons que la taille doit être réservée pour les cas où l'extraction n'est pas possible malgré les débridements, qui, dans toutes les circonstances, ont été utiles, en livrant une large issue à l'urine.

La taille doit être faite généralement plusieurs semaines après l'accident; cependant Larrey, pressé par la gravité de la situation, a dû la pratiquer une fois quatre jours après la blessure.

Quelques opérateurs ont donné la préférence à la taille sus-pubienne. Il n'est pas toujours possible de l'exécuter, si on agit avant la cicatrisation de la plaie : la vessie ne peut se distendre et l'opération devient dangereuse. Néanmoins Baudens l'a faite une fois pour retirer un projectile entré par-dessus les pubis, et il a agrandi la plaie accidentelle pour atteindre la vessie.

C'est la taille périnéale qui a été le plus souvent exécutée; si le rectum lésé avait laissé une fistule recto-vésicale, c'est cette voie qu'il faudrait suivre pour arriver au corps étranger et guérir la fistule.

M. Demarquay a extrait, par cette dernière opération, de nombreuses esquilles.

Larrey préférait la taille périnéale, et il voulait qu'elle fût faite avant que le corps étranger n'eût altéré la vessie. Dans le cas contraire, il attendait que l'inflammation fût diminuée.

Tous les chirurgiens sont d'accord pour faire de grandes incisions lorsqu'il y a infiltration d'urine.

On a proposé de faire des cautérisations locales pour cicatriser les plaies de la vessie; Villardebo et Amussat, opérant sur des chiens, ont cautérisé avec le fer chauffé à blanc des plaies de la vessie qui se sont cicatrisées. M. Pinel Grandchamp a placé des sutures qui ont également donné d'heureux résultats; mais est-il possible de conclure de ces expériences faites sur des chiens, et d'appliquer ce procédé à l'homme?

ARTICLE V.

DES HERNIES DE LA VESSIE.

La vessie peut se déplacer et former des tumeurs à l'anneau inguinal, à l'arcade crurale, au périnée, dans le vagin et même au trou ovalaire.

Ces tumeurs, nommées cystocèles, souvent inconnues, se développent à toutes les époques de la vie; néanmoins elles sont plus fréquentes dans l'âge adulte que dans la vieillesse.

Elles sont parfois la cause de graves erreurs dans l'appréciation des symptômes de quelques maladies, et elles peuvent créer de grandes difficultés dans la pratique de quelques opérations, et particulièrement dans celle du cathétérisme.

Il est donc nécessaire de connaître ces déplacements, afin de rectifier ces erreurs et d'amoindrir ces difficultés.

§ Ier. — Hernies vésicales chez l'homme.

Le déplacement de la vessie, par l'anneau inguinal, est la hernie qu'on observe le plus communément chez l'homme; il peut se faire en même temps des deux côtés. La tumeur contient tantôt la vessie seulement, tantôt la vessie, l'intestin et l'épiploon. La réunion de ces divers organes produit des tumeurs qui varient par le volume, par la dureté, par la direction vers le scrotum et par les accidents qu'elles développent.

Souvent le sac herniaire est double, sans être complet (1), ce qui rend le diagnostic difficile. Il est exposé à être involontairement incisé, ce qui est arrivé à M. Roux.

La hernie de la vessie au périnée est très rare chez l'homme; dans un fait rapporté par Pipelet, la tumeur, grosse comme un œuf, rentrait par la pression des doigts, et laissait au périnée une dépression arrondie assez profonde pour y loger une noix.

Le plus petit effort la reproduisait, et afin de mieux uriner, le malade la comprimait légèrement avec la main.

Le cystocèle a été confondu avec des hernies simples, avec l'hydrocèle, avec un abcès, etc., etc.

La vessie contracte des adhérences solides dans la tumeur. M. Civiale en a vu de très fortes, quoique les tumeurs ne fussent pas volumineuses, et qu'aucun accident ne les eût fait soupçonner pendant la vie.

§ II. — Hernies vésicales chez la femme.

Cet accident est plus fréquent chez la femme que chez l'homme.

Verdier a rapporté des faits dans lesquels le sommet de la vessie s'était engagé dans les ouvertures et sous les arcades crurales. La vessie se déplace facilement vers le périnée ou dans le vagin, lorsque pendant une grossesse elle est comprimée de haut en bas; et après l'accouchement, il peut se produire une hernie vaginale, qui devient la cause de graves accidents.

Chez quelques vieilles femmes, le bas-fond de la vessie fait hernie, entraîné par le vagin qui, renversé, apparaît en saillie entre les grandes lèvres. M. Civiale a vu trois tumeurs de cette espèce.

(1) Civiale, *loc. cit.*, t. III, p. 147.

On a trouvé des pierres dans ces parties déplacées : Ruysch cite le fait d'une femme atteinte d'une hernie vaginale qui fut incisée, et dont on retira quarante-deux pierres.

Diagnostic. — Il ne suffit pas de palper et de pétrir la tumeur pour connaître son contenu : le cathétérisme est le moyen le plus sûr d'atteindre ce but, et celui qui, seul, fait cesser toute hésitation ; c'est aussi celui qu'il faut employer tout de suite.

La sonde doit être laissée dans la vessie pendant qu'on explore la tumeur extérieurement ; on s'assure que la pression sur la tumeur fait passer l'urine qu'elle contient dans la partie de la vessie restée dans le bassin. Il n'y a pas de doute sur la présence de la vessie dans la tumeur, si la pression qu'on exerce sur elle en diminue le volume et la fait disparaître à mesure que l'urine coule par la sonde.

On peut encore assurer que les tumeurs inguinales sont formées par la vessie, lorsque, pendant les accidents d'une rétention d'urine, on ne trouve pas la tumeur hypogastrique que la vessie distendue forme toujours à cette région.

Enfin, l'urine sortant par l'urèthre, ou le besoin d'uriner se manifestant pendant les manipulations de la tumeur, sont très utiles pour la faire reconnaître.

Traitement. — Si le cas est simple et accidentel, on fait rentrer la hernie, et on la maintient par un bandage. On doit aussi vider la vessie avec la sonde, afin que le malade ne fasse pas des efforts pour uriner qui pourraient de nouveau déplacer l'organe.

Si la hernie venait à être étranglée, il faudrait avoir recours au débridement par un des procédés connus et décrits dans tous les ouvrages de médecine opératoire.

M. Civiale dit avoir vu se développer tous les symptômes de l'étranglement, quoique la tumeur fût formée par la vessie seulement.

Lorsque la vessie a conservé une certaine force d'expulsion, les malades peuvent encore uriner, la compression de la tumeur devient alors inutile ; mais ne se vidant qu'avec peine, on doit employer souvent le cathétérisme.

Chez la femme, la rétention d'urine repousse en bas le col de la vessie, de telle sorte qu'entre cet organe et le méat urinaire l'espace est extrêmement petit. Cependant la disposition nouvelle donnée à ces parties par la vessie déplacée, rend le cathétérisme difficile, si l'on ne tient pas compte de ce changement de rapports ; et dans un cas semblable, M. Civiale a dû se servir d'une sonde fortement recourbée.

ARTICLE VI.

DE L'EXSTROPHIE DE LA VESSIE.

Ce vice de conformation, nommé successivement *hernie de la vessie*, *prolapsus*, *inversion*, a été décrit, par Chaussier et Breschet, sous le nom d'*exstrophie* ou d'*extroversion de la vessie*.

On a souvent confondu l'extroversion avec la hernie de l'organe, et Huxham a cru que la tumeur était formée par l'ombilic déformé et déplacé, et par l'ouraque resté en communication avec le dehors. On a cru aussi que la vessie affaissée avait ses deux parois, l'antérieure et la postérieure, soudées ensemble.

Devilleneuve, le premier, a connu la véritable nature de cette anomalie; il a vu que la tumeur fongueuse placée à l'hypogastre était formée par la surface muqueuse de la vessie.

On ignore encore son mode de développement, il a été attribué à une perturbation pendant la vie fœtale.

Elle est congénitale. Cependant Isenflamm dit qu'un sujet, âgé de quarante-cinq ans, a été atteint d'une exstrophie de la vessie deux mois et demi après sa naissance. M. Jamain, qui a publié un remarquable travail sur ce sujet (1), fait observer qu'Isenflamm a été trompé. C'est le seul fait indiqué comme n'étant pas congénital. Ce vice de conformation est accompagné de lésions si singulières, qu'on ne peut pas admettre qu'il soit le résultat d'un accident survenu après la réunion des pubis.

Chaussier et Breschet ont accepté l'explication de Boon, qui pense que l'accumulation de l'urine dans la vessie du fœtus est la cause déterminante de cette extroversion.

Selon ces anatomistes, la vessie distendue écarterait les muscles droits de l'abdomen et les pubis non encore soudés. Un mouvement brusque ou le travail de l'accouchement aurait rompu cette poche, et la paroi postérieure de la vessie à découvert, poussée en avant par les intestins, serait constamment maintenue hors de l'abdomen.

Müller croit que l'accumulation de l'urine, ou la persistance de la fente, qui, dans l'embryon, forme une espèce de cloaque, et qu'il nomme *sinus uro-génital*, sont les causes de cette exstrophie. Contrairement à l'opinion de plusieurs anatomistes, qui pensent que la paroi postérieure de la vessie est seule développée, la paroi antérieure manquant, Müller ne la considère pas comme le résultat d'un arrêt de développement; « La vessie, dit-il, est formée par la dila-

(1) Jamain, *De l'exstrophie ou extroversion de la vessie*, thèse de Paris, 1845.

tation d'un canal qui, conjointement avec l'ouraque, se dirige du sinus *uro-génital* vers l'allantoïde. »

On a fait encore de nombreuses hypothèses peu fondées, que nous croyons inutile de rapporter ici.

Une disposition très rare est le premier degré de l'extroversion : suivant Breschet (1), c'est lorsque la vessie fermée est engagée entre les muscles droits de l'abdomen.

On a cité des exemples d'extroversion sans écartement des pubis. Duncan croit que l'accumulation de l'urine s'est faite seulement après la soudure des pubis, et la vessie s'est rompue peu de temps avant la naissance.

On oppose à la théorie de l'accumulation de l'urine :

1° L'absence de l'urine dans les eaux de l'amnios;

2° Les vices de conformation si nombreux qui compliquent l'extroversion.

On est obligé de reconnaître que ni l'embryogénie, ni l'anatomie pathologique, n'ont pu jusqu'à ce jour expliquer suffisamment le mode de formation de cette monstruosité.

§ Ier. — Anatomie pathologique de l'exstrophie de la vessie.

Une tumeur plus longue que large, placée à la partie inférieure de l'abdomen, au-dessus ou au-dessous des pubis qu'elle écarte quelquefois, est tantôt en saillie, tantôt en retrait ou enfin au niveau des parois abdominales, selon les efforts que fait le sujet.

Formée par la membrane muqueuse de la face interne de la vessie, elle est d'un rouge vif, et elle est enduite de mucosités épaisses qui ne se mêlent pas à l'urine. Deux fongosités isolées, placées à la partie supérieure de la tumeur, ont une ouverture à leur sommet et quelquefois à leur face postérieure. Ce sont les aboutissants des uretères.

La vessie semble quelquefois être bilobée, lorsqu'elle est soulevée par un effort. Sa paroi est plus épaisse qu'à l'état normal, et sa muqueuse saigne facilement.

La cicatrice ombilicale n'existe pas constamment au dehors, et elle est apparente à la face postérieure de la paroi abdominale. La veine ombilicale, plus longue qu'à l'état normal, se perd dans l'aponévrose des muscles droits abdominaux. L'ouraque et les artères ombilicales manquent souvent.

Un tubercule allongé de 4 à 6 centimètres, creusé d'un sillon sur sa face supérieure et placé sous la tumeur, représente la verge.

(1) *Dictionnaire des sciences médicales*, t. XIV. p. 344.

Dupuytren a vu les corps caverneux complétement séparés, et former deux tubercules isolés.

Le sillon rouge est la paroi inférieure de l'urèthre, sur laquelle on reconnaît la fosse naviculaire, les lacunes de Morgagni et le vérumontanum.

La prostate quelquefois est plus petite, elle est divisée en deux parties, ou elle manque complétement. Dans ce dernier cas, les canaux éjaculateurs libres s'ouvrent au niveau du petit tubercule de l'urèthre.

Les organes de la génération manquent dans certains cas chez la femme, ainsi que les ovaires. M. Demarquay a vu, chez une jeune fille, le vagin divisé en deux parties à une longueur de 2 centimètres, ou pénétrant ensuite jusqu'à la profondeur normale.

Les pubis, généralement séparés et distants l'un de l'autre dans une étendue de 9 à 12 centimètres, sont maintenus par un ligament très fort qui s'étend de l'un à l'autre. La marche des malheureux atteints de cette infirmité est chancelante.

Le déplacement du scrotum et de la verge diminue la longueur du périnée (1), qui augmente en largeur.

M. Broca et M. Puech ont vu chacun une exstrophie de la vessie où l'anus venait s'ouvrir.

L'urine sort continuellement goutte à goutte ou par intermittence, et quelquefois par jet. Ce dernier phénomène a été expliqué par la dilatation des uretères et du bassinet, par le trajet sinueux et rétréci des uretères s'engageant dans la vessie, et par des fibres musculaires qui enveloppent la partie inférieure des uretères.

Ces trois conditions réunies, l'accumulation du liquide dans les uretères et les bassinets, l'obstacle a sa libre sortie par le trajet sinueux des uretères, et la force d'expulsion des muscles qui les enveloppent, a-t-on dit, suffiraient pour produire un jet d'urine intermittent.

La fécondation est impossible ; la plupart des sujets n'ont aucun désir, mais il en est d'autres dont les ardeurs sont augmentées par l'impuissance. « Leur passion, dit Percy, s'irrite par l'impuissance désespérante et la honteuse nullité de leurs organes. Chez eux l'amour est une vraie fureur. »

La plupart des enfants ayant ce vice de conformation, meurent peu de temps après la naissance; cependant on a vu des sujets qui ont vécu longtemps avec cette infirmité.

La situation de ces malheureux est horrible. Exhalant sans cesse

(1) Nélaton, *Éléments de pathologie chirurgicale*, 1857, t. IV, p. 147.

une odeur urineuse infecte, les vêtements continuellement imprégnés d'urine, ils ne peuvent avoir aucun rapport avec leurs semblables, et ils ne tardent pas à ressentir de vives douleurs. L'urine, en contact permanent avec la peau, produit des érysipèles et des ulcérations dont la cicatrisation est presque impossible, à cause du renouvellement continuel de ce liquide.

Le contact des vêtements sur la tumeur cause des douleurs et produit des hémorrhagies qui obligent les hommes à porter des vêtements de femme.

La fièvre intermittente complique encore cette situation et épuise les sujets par les retours fréquents de ses accès.

§ II. — Traitement de l'exstrophie de la vessie.

Jusqu'à ce jour le traitement de l'exstrophie de la vessie est palliatif. Cette infirmité exige des soins de propreté sans relâche.

On a cherché à empêcher l'urine de couler sur la peau de l'abdomen, des cuisses, etc., et de mouiller continuellement les vêtements, par des appareils que doit toujours porter le malade.

Jurine en a imaginé un qui est le moins incomplet. Il est formé d'une cuvette en argent protégeant sans la toucher la portion saillante de la vessie. Sa forme, basée sur le contour des pubis, va en diminuant presque jusqu'à l'anus.

La partie la plus déclive de cette cuvette est creusée en entonnoir, terminé au dehors par un pas de vis sur lequel on monte un réservoir en gomme élastique.

Breschet a introduit des sondes dans les uretères, et il a dû les abandonner, à cause des accidents qu'elles déterminaient. Mais, quelque grands que soient les soins de propreté, le malade exhale sans cesse une odeur urineuse ; et quelque parfaits que soient les appareils, ils retiennent toujours incomplétement l'urine et ils sont difficilement supportés. Aussi les sujets atteints de cette infirmité se résignent-ils à se vêtir de jupons.

On a fait des essais afin d'amoindrir les accidents de cette difformité. Différentes opérations ont été tentées sans succès ; et, dans ces dernières années encore, M. A. Richard a presque atteint le but. Nous croyons qu'il faut suivre la voie dans laquelle est entré ce jeune et habile chirurgien, et que là il y a une espérance fondée de réussite.

Traitement chirurgical. — On a avivé les bords de la plaie et on les a réunis par la suture enchevillée étendue jusqu'aux pubis. On a cru aussi à la possibilité de refouler dans l'abdomen cette portion de vessie exubérante, de disséquer les bords de la plaie, et de les réunir également par la suture enchevillée, ensuite de dilater la vessie au moyen d'une poche de baudruche introduite vide dans la vessie, et de la développer progressivement par l'insufflation. Ces projets n'ont jusqu'à présent donné aucun résultat.

Dans un cas publié par M. Jamain (1), Gerdy essaya de repousser la vessie dans l'abdomen et de l'y maintenir par la compression. Il plaça sur les deux fongosités, qui étaient la terminaison des uretères, deux compresses pliées en plusieurs doubles, et il les fixa par un tour de bande autour du corps.

Cette compression trop douloureuse dut être enlevée ; elle empêchait l'urine de s'écouler. Le lendemain on employa la charpie pour éponger l'urine et pour que la compression fût plus douce : on dut encore y renoncer.

Dans le but d'agrandir l'excavation vésicale, Gerdy fit l'excision d'une partie de l'uretère du côté gauche. La douleur fut faible et il sortit peu de sang. La fièvre se développa néanmoins dans la journée, ainsi qu'une très vive douleur dans le rein correspondant, et l'urine ne sortit pas de ce côté. Un traitement antiphlogistique fut commencé et il y eut un peu d'amélioration.

Le lendemain, la douleur se fit sentir dans l'uretère, et le malade eut des frissons ; le pouls plein donnait 100 pulsations.

Les accidents augmentèrent rapidement, la soif devint très vive, la sécrétion de l'urine fut tarie de ce côté, et l'odeur urineuse devint très pénétrante. Le pouls fut à 120 pulsations, la face se couvrit d'une sueur froide, et la douleur devint très vive dans la région du rein.

Enfin le frisson augmenta, le délire survint et le malade mourut.

L'uretère et le rein contenaient du pus, et la substance tubuleuse était presque entièrement détruite.

Autoplastie.— M. Roux (de Toulon) (2) a voulu couvrir la tumeur vésicale par un large lambeau cutané emprunté au scrotum très dilaté par deux hydrocèles. Ce lambeau, fixé aux téguments abdominaux, devait remplacer la paroi antérieure de la vessie.

Le lambeau périt presque entièrement par gangrène ; il en resta seulement une bande inférieure qui fut employée à former un canal cutané aidant à fixer sur la tumeur un appareil protecteur et pouvant recueillir l'urine.

Le lambeau du scrotum fut divisé par une incision transversale, dans laquelle la verge fut passée ; il fut dès lors possible d'appli-

(1) Jamain, *De l'exstrophie de la vessie*. Thèse. Paris, 1845, p. 32.
(2) *Union médicale*, 1853.

quer sur la vessie exstrophiée un urinoir de caoutchouc, qui permit au malade de porter des vêtements d'homme.

Depuis ce moment il ne répandit plus d'odeur urineuse.

Confiant dans son habileté opératoire, M. A. Richard a tenté de guérir l'exstroversion de la vessie, et l'opération qu'il avait heureusement exécutée a échoué par le développement d'une péritonite.

Malgré le regrettable résultat de cette tentative, il est nécessaire de la faire connaître avec détails ; elle servira de guide, et elle encouragera les chirurgiens à faire de nouveaux efforts pour soulager ceux qui sont atteints de cette désolante infirmité.

Observation I. — *Exstrophie de la vessie. Emprunt d'un lambeau abdominal et d'un lambeau scrotal. Péritonite. Mort* (1). — Pierre Lecot, âgé de vingt-quatre ans, entra le 1er septembre 1853 à l'hôpital Saint-Louis. Depuis un an, ce garçon avait quitté le petit village où

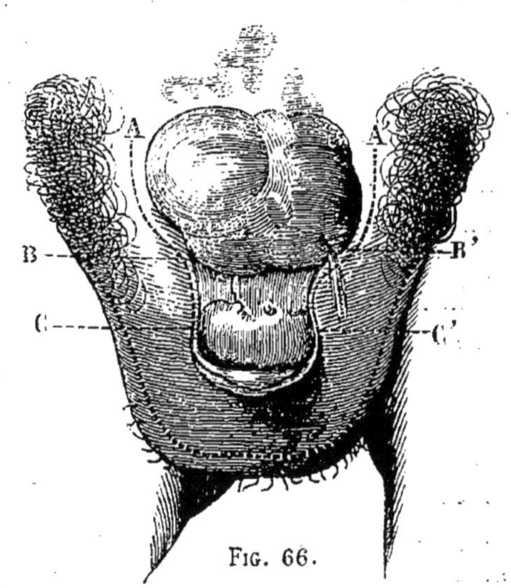

Fig. 66. — L'exstrophie de vessie du malade de Saint-Louis. Cette figure, dans son ensemble. Elle est destinée à montrer le vice de conformation, et la ligne suivie pour les incisions du lambeau scrotal. — *a*, *b*, *c*, *a'*, *b'*, *c'*, montrent la première incision depuis le commencement en *a*, *a'* sur la partie la plus haute du bord latéral de la vessie, entre le scrotum et le pourtour cicatriciel, mais sur le scrotum. En *c*, *c'*, on ne voit plus l'incision, parce qu'elle passe dans l'angle péno-scrotal caché par la verge.

Fig. 66.

il était né et où, sans ressources, il gagnait péniblement son existence. Depuis cette époque, il parcourait la plupart des hôpitaux de Paris pour y chercher la guérison de son infirmité.

Sa vessie exstrophiée, surmontant le pénis épispadique, avait 8 centimètres de largeur sur 5 de hauteur. La muqueuse vésicale bridée par des cicatrices, était très sensible ; tantôt peu colorée, quand ce garçon se portait bien ; tantôt, au contraire, rouge et sécrétant des mucosités ; il était épuisé par les accès d'une violente fièvre intermittente.

(1) *Gazette hebdomadaire*, 1854, t. I, p. 416.

Cette situation était aggravée encore par les inconvénients ordinaires dus à l'écoulement incessant des urines, et ce malheureux avait, jusque dans ces derniers temps, toujours porté des habits de femme.

Pierre Lecot resta longtemps dans les salles. Enfin, l'ayant soumis à deux reprises différentes à l'examen de M. le professeur Nélaton, M. Richard résolut de l'opérer.

Le plan général de l'opération arrêté avec M. Nélaton était d'employer, pour couvrir cette vaste surface vésico-uréthrale, le procédé décrit pour l'épispadias, avec le lambeau scrotal.

Le 25 octobre, le malade fut endormi. Un lambeau abdominal carré fut disséqué et laissé momentanément en place. Ses dimensions étaient telles que, rabattu, son bord supérieur devenu inférieur, arrivait à l'union de la vessie et de l'urèthre.

La partie importante de l'opération était le détachement de toute la moitié antérieure du scrotum. Une incision supérieure fut commencée à l'union du scrotum droit avec la partie latérale de la surface vésicale ; elle fut continuée en bas, longeant le bord latéral de la vessie, puis l'union du corps caverneux droit avec le scrotum; elle passa ensuite sous le pénis, entre le scrotum et la base de la lame préputiale, et elle finit en parcourant le même trajet du côté opposé.

En résumé, cette incision détacha la circonférence supérieure du scrotum, 1° du pourtour vésical ; 2° plus bas, du bord des corps caverneux ; 3° au milieu, de la base du pénis et du prépuce. Cette première incision, qui se fit vite et séparément, outre qu'elle commençait la limitation du lambeau scrotal, avivait du même coup tout le pourtour de la surface uréthro-vésicale que le chirurgien se proposait de boucher ou plutôt de couvrir. Une deuxième incision intéressa tout le bord inférieur de la face antérieure des bourses (fig. 67). La bande scrotale, disséquée et détachée, avait ainsi 4 centimètres 1/2 de largeur à ses pédicules, et de 5 à 7 1/2 dans les autres points de son étendue.

Les deux angles inférieurs du lambeau abdominal rabattu furent fixés, par un point de suture entrecoupée, à la jonction de la circonférence vésico-pénienne et de la plaie scrotale. Ces deux angles venaient, sans aucun tiraillement, à l'union de l'urèthre et de la vessie, et toute la muqueuse vésicale se trouvait ainsi couverte par la peau du lambeau hypogastrique, dont la face cruentée regardait en avant. C'est sur cette face que fut appliqué le lambeau scrotal qui couvrait de plus, par le reste de son étendue, la gouttière de l'urèthre.

Toute la portion médiane du bord inférieur du lambeau scrotal fut laissée libre, devant être la valve supérieure du méat futur; le reste de ce bord fut, des deux côtés, suturé par des fils au bord pénien avivé, ou plutôt à la partie attenante de la plaie scrotale. Trois petites sutures fixèrent aussi le bord supérieur du lambeau scrotal sur la face saignante de l'abdominal.

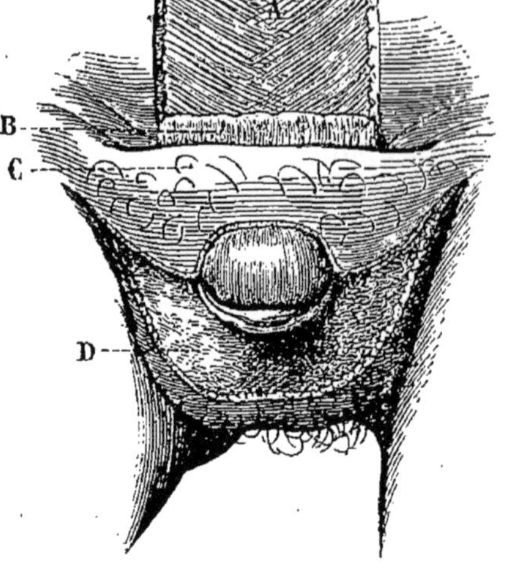

FIG. 67.

a, plaie abdominale; — *b*, face saignante du lambeau abdominal rabattu; — *c*, lambeau scrotal; — *d*, plaie scrotale.

Pendant les trois premiers jours qui suivirent l'opération, le malade eut une violente fièvre nerveuse, passant d'une extrême agitation à un profond abattement. Il fut mis au bain, et le soir il était parfaitement bien. Il avait dormi, la fièvre avait cessé, et l'appétit était revenu.

Le 29, même état satisfaisant, sommeil paisible, langue naturelle et la peau fraîche.

Les granulations bourgeonnaient sur les surfaces saignantes, et l'urine sortait par le nouveau méat, tout faisait espérer un heureux dénoûment.

Le 30 octobre au matin, l'état était encore très satisfaisant.

Le 1er novembre, la nuit a été très mauvaise; la langue est sèche, les vomissements très fréquents et la prostration est très grande. Il y a des plaques érysipélateuses autour de la plaie abdominale. Dans la journée, l'érysipèle pâlit, et la péritonite est évidente.

Il mourut dans la journée du 3 novembre.

L'autopsie montra tous les signes de la péritonite, les deux lambeaux scrotal et abdominal étaient soudés presque en totalité, et il fut difficile de les détacher.

Enfin M. le professeur Nélaton (1) se demande s'il ne serait pas possible, ayant obtenu la réunion des bords de la vessie, de fermer l'urèthre sus-pénien, en avivant les bords latéraux et en les réunissant sur une sonde, au moyen de la suture enchevillée? Il serait ensuite plus facile d'adopter un urinoir en gomme élastique ou en gutta-percha, que tout autre espèce d'appareil.

(1) Nélaton, *Éléments de pathologie chirurgicale*, t. V, p. 150.

ARTICLE VII.

DES FONGUS DE LA VESSIE.

On a souvent confondu, sous la dénomination de fongus de la vessie, des productions morbides très différentes et qui n'ont aucun rapport avec ces tumeurs. C'est ainsi que des squirrhosités, des tubercules, des cancers ulcérés, et surtout des cancers de la prostate ont été pris pour des fongus.

On a aussi fait une distinction entre le polype et le fongus, basée sur leur plus ou moins grande consistance. Cette différence, qu'il n'est pas toutefois possible d'établir, est de nulle importance pour la pratique, puisque la masse en saillie dans la vessie produit les mêmes symptômes, elle est exposée aux mêmes dégénérescences et elle doit être traitée par les mêmes moyens. C'est pourquoi M. Civiale appelle fongus ou polypes, les tumeurs qui naissent de la membrane muqueuse de la vessie, que ce soit dans le col ou dans le corps de l'organe, à cause de leur ressemblance et de l'identité de leurs effets.

Les autopsies ne confirment pas les observations de Nicod, qui croyait à la grande fréquence de ces tumeurs.

Wagner a vu, sur une jeune fille de vingt-trois ans, un polype fongeux engagé dans l'urèthre faire une saillie au méat urinaire. Après avoir incisé le canal, il a porté une ligature sur le pédicule, et le fongus est tombé.

§ Ier. — Anatomie pathologique des fongus de la vessie.

Dans l'origine, ces tumeurs proviennent de la muqueuse, à laquelle elles tiennent par un pédicule ou par une base. Elles sont petites lorsqu'il y en a plusieurs, tandis que le volume peut être considérable lorsqu'il n'y en a qu'une. Dans le début, ce sont des végétations molles, cellulo-vasculaires et sans consistance.

On les voit souvent avec une pierre dont elles sont une conséquence; et d'autres fois développées antérieurement, elles deviennent la cause de la formation d'une concrétion dans la vessie.

En général, les calculs rugueux et bosselés produisent plus sûrement des tumeurs fongueuses que ceux dont la surface est lisse et arrondie.

Lorsqu'elles ont précédé le calcul, ou lorsqu'elles se sont formées par une cause indépendante de la pierre, elles s'atrophient ou elles restent stationnaires dès qu'on a enlevé celui-ci (1).

(1) Civiale, *Traité pratique*, 1842, t. III, p. 12.

Certains fongus sont très mous à mesure qu'on s'éloigne du pédicule, et ils portent des appendices qui se détachent avec facilité.

Ils se développent principalement au sommet du trigone et au pourtour de l'orifice uréthro-vésical. Plus rarement, on en a vu à la face postérieure de la vessie, près du bas-fond, et exceptionnellement au sommet et à la face antérieure de cet organe. Au début, et près du col, il y a ordinairement une seule tumeur qui pullule bientôt.

M. Civiale en a vu qui s'étaient formées sur des tumeurs préexistantes placées près du col de la vessie, et une autre fois deux qui s'étaient élevées sur les lobes latéraux de la prostate. M. Crosse en a vu également deux sur l'embouchure des uretères.

La *forme* varie beaucoup; cependant elles se présentent sous deux types principaux: elles sont pédiculées ou à base large et frangée, semblable à une crête de coq; le pédicule est long et grêle. On a cru que le plus grand nombre avait une large base, parce qu'on a pris des tumeurs de la prostate pour des fongus.

Lorsqu'elles sont attachées par une base large, la forme varie davantage. Dès le début, elles ont l'aspect d'une espèce de verrue bosselée et rugueuse ou d'une masse lisse arrondie, et de peu de consistance; en grandissant, elles prennent les aspects les plus variés.

Quelques-unes, dont le pédicule est très court, ont la forme d'un champignon; à mesure qu'elles grossissent, le pédicule suit ce développement, et elles paraissent attachées par une large base.

Dans l'intérieur de la vessie, plus près du col les formes changent; elles représentent des touffes fibreuses flottantes ou des amas de fongus filamenteux. M. Civiale dit n'en avoir jamais vu de complétement arrondies; leur défaut de consistance est tel, qu'on a de la peine à les distinguer quand elles ont été saisies par un lithoclaste (1).

Le *volume* est aussi peu constant que la forme. Il dépend du nombre des tumeurs, de leur ancienneté et du siége qu'elles occupent.

Près du col, elles sont peu volumineuses, généralement elles sont grosses comme une cerise ou une fève, etc. Cependant, et par grande exception, on en a trouvé chez une femme une qui avait le volume d'un œuf de dinde.

Ces variétés sont plus grandes lorsqu'elles occupent une des parois de la vessie, qui peuvent être criblées de végétations. Ces dernières sont attachées par un petit pédicule à la muqueuse qu'on soulève en tiraillant ces petites tumeurs. Plus tard, lorsqu'elles ont acquis du développement, leurs attaches s'étendent aux tissus pro-

(1) Civiale, *Traité pratique*, t. III, p. 12, 1842.

fonds, se confondent avec eux et elles présentent une masse résistante. D'autres fois, elles forment des saillies considérables et elles occupent la moitié de la capacité de l'organe. A ce degré, elles sont ordinairement dégénérées.

§ II. — Causes des fongus de la vessie.

Les fongus de la vessie sont plus fréquents chez l'homme que chez la femme; ils sont très rares chez les enfants. Cependant Deschamps (1) cite le fait d'un calculeux âgé de douze ans qui portait une tumeur placée à un pouce de l'ouverture uréthro-vésicale; et Baillie parle d'un enfant chez qui un polype faisait saillie dans l'urèthre.

Ils sont généralement le produit d'états morbides anciens de l'appareil urinaire, et plus particulièrement d'un travail inflammatoire de longue durée.

On en trouve en grand nombre chez les calculeux, lorsque la vessie est atteinte d'un catarrhe chronique; et, dans des circonstances plus rares, on en a constaté alors que la vessie n'était pas catarrhale et ne contenait pas de pierre. Dans ces cas, M. Civiale dit avoir vu que la vessie était décolorée.

§ III.— Diagnostic des fongus de la vessie.

Le diagnostic des fongus de la vessie est toujours fort difficile. Quelquefois même on ne peut pas les reconnaître; rien ne les fait soupçonner pendant la vie. Les accidents des fongus sont semblables à ceux des autres affections des voies urinaires; les troubles fonctionnels de la vessie, les altérations de l'urine et les sensations du malade n'ayant rien de particulier, sont de peu d'utilité pour découvrir la nature de la maladie.

Ce sont les explorations directes qui assurent les résultats entrevus par l'étude des signes rationnels, qui ont seulement une valeur secondaire.

Des symptômes. — Aucun signe ne fait connaître l'apparition des fongus. Le malade ne souffre pas, et s'il y a quelques troubles fonctionnels de la vessie, ils sont faibles et intermittents. Plus tard, ils s'aggravent, mais rien ne les distingue de ceux des autres maladies. La difficulté d'uriner, l'interruption du jet, la douleur en urinant, les mucosités catarrhales et puriformes, l'hématurie, appartiennent autant au catarrhe de la vessie, à l'affection calculeuse, etc., qu'aux fongus de cet organe.

(1) Deschamps, *Traité de la taille*, t. I, p. 29.

Il y a quelquefois une très vive sensibilité de l'urèthre, entretenue par cette production pathologique, principalement lorsqu'elle est placée au col. On l'observe surtout quand la maladie est avancée et quand il y a des dégénérescences. Ces complications produisent la confusion dans les symptômes, et il devient presque impossible d'en dégager le fongus, point de départ de tous les accidents.

Il faut donc tâcher d'isoler quelques faits, tenir compte des symptômes qu'ils produisent lorsqu'ils existent sans complications, afin de les distinguer de ceux appartenant aux complications.

La difficulté d'uriner et la douleur résultant des efforts de la vessie sont les premiers symptômes qui fixent l'attention. Ils sont les effets d'un fongus pédiculé obéissant aux contractions de la vessie et venant obstruer l'orifice uréthro-vésical. Si la tumeur a acquis un certain volume, elle ferme complétement le col de la vessie, et il en résulte la rétention d'urine.

Dans d'autres circonstances, ces productions pathologiques poussées en avant par les contractions, s'engagent dans l'urèthre, et elles y produisent des agacements ou des douleurs.

L'introduction d'une sonde dans la vessie se fait facilement lorsque le fongus est pédiculé, tandis que les difficultés sont grandes lorsque la tumeur a une large base. A moins d'être très volumineuse, cette dernière ne produit pas la rétention, et les difficultés d'uriner dont elle est la cause peuvent être confondues avec celles des autres maladies de l'appareil urinaire.

L'hématurie est fréquente, soit spontanément, soit après un cathétérisme. Dans quelques cas aussi, il y a expulsion de fragments de la tumeur par les urines. Ce fait assez rare n'a pas l'importance qu'on lui a attribuée, comme preuve de l'existence d'un fongus. Des mucosités solidifiées, des caillots sanguins peuvent être pris pour des fragments de tumeur, ainsi que cela est arrivé à Nicod. Ces tumeurs sont longtemps stationnaires, et, avec des précautions, on entretient la faculté d'évacuer la vessie.

La sensibilité des fongus est peu développée : cet état a été reconnu plusieurs fois pendant des opérations de taille. Ces tumeurs ont été froissées et meurtries par les tenettes, sans que les malades en aient souffert, et sans qu'il en soit résulté rien de fâcheux. M. Civiale en a arraché, et les malades n'ont pas accusé de la douleur (1).

Quand le fongus est compliqué d'une autre affection, les quelques signes rationnels qui pourraient aider à le reconnaître perdent encore de leur valeur ; ils sont réunis aux signes des complications,

(1) Civiale, *loc. cit.*, t. III, p. 46.

et il devient très difficile de les isoler : par exemple, lorsque des tumeurs de la prostate existent en même temps que des fongus. Les explorations les plus attentives ne font pas toujours discerner les signes qui appartiennent à l'une plutôt qu'à l'autre affection ; quelquefois les fongus ont si peu de consistance qu'on les sent à peine lorsqu'ils sont saisis par un instrument.

La complication la plus commune des fongus c'est la pierre.

§ IV. — Explorations des fongus de la vessie.

Seules, les explorations peuvent révéler la lésion que les symptômes ont fait soupçonner, et elles doivent être faites dans les premiers temps de la maladie, ce n'est guère qu'à son début qu'on peut espérer la guérir ou en arrêter les développements.

La sonde ordinaire ne peut pas faire reconnaître les petits fongus pédiculés, sans complication de tumeurs prostatiques ou de catarrhe vésical. On doit employer les instruments lithotriteurs pour faire ces recherches, et, parmi ceux-ci, la pince à trois branches est le plus utile. On doit avoir soin de laisser au lithotriteur une grande liberté de mouvements, et il doit glisser sans frottement dans la canule de la pince. La résistance du fongus est si petite que les sensations transmises par le contact de l'instrument sont très obscures et que le plus petit frottement peut empêcher de sentir la rencontre du lithotriteur et du fongus.

Après avoir fait sortir l'urine, on pousse une injection d'eau tiède dans la vessie, et on y introduit le litholabe. On le développe et on le ramène ouvert contre le col de la vessie : on lui donne un petit mouvement de rotation, et les tumeurs placées près du col vésical sont introduites entre les branches de l'instrument ; ce qu'on reconnaît en poussant le lithotriteur en avant.

Plus fréquemment, pendant le premier cathétérisme, la sonde est arrêtée dans la portion prostatique de l'urèthre, plus ou moins près du col de la vessie. On ne sait pas si cet arrêt est dû à une hypertrophie de la prostate qui a dévié l'urèthre ou à une tumeur fongueuse.

Chopart a rencontré un obstacle d'une nature particulière, consistant en une induration du col de la vessie. La difficulté d'apprécier la nature de l'obstacle est quelquefois si grande, que ce chirurgien a dit qu'après la mort seulement on connaissait la vérité.

Par cette première opération, on sait qu'un obstacle placé près du col empêche la sonde d'entrer facilement dans la vessie, et on précise le siége qu'il occupe en plaçant le doigt contre le méat urinaire. On retire la sonde sans que le doigt change de place, et on mesure l'espace compris entre le doigt et l'extrémité de la sonde, qui représente exactement la profondeur où est placé l'obstacle.

Lorsqu'il y a un fongus au col de la vessie, la déviation, de l'urèthre et l'obstacle sont placés plus profondément que lorsqu'il s'agit d'une hypertrophie de la prostate. Il est donc nécessaire de se servir de sondes très longues et à très grande courbure, pour faire le cathétérisme.

On introduit ensuite une sonde à courbure brusque, munie d'un robinet, jusqu'à la rencontre de la tumeur; par des mouvements d'inclinaison peu étendus, on cherche la place qu'elle occupe, soit à la paroi inférieure, soit aux parois latérales de la portion prostatique de l'urèthre.

Si l'obstacle est en bas, il suffit d'abaisser fortement et lentement le pavillon de la sonde, pour que le talon passe par-dessus la tumeur et entre dans la vessie.

Nous avons décrit, page 336, les manœuvres à l'aide desquelles on reconnaît les tumeurs développées dans les lobes latéraux de la prostate.

Lorsque la tumeur volumineuse est dans la vessie, et placée sur le trigone, la sonde doit être enfoncée profondément avant que l'urine sorte par un jet abondant et continu ; la sonde ayant déprimé la tumeur qui s'élevait derrière le col et produisait la difficulté d'uriner, tend à sortir de la vessie par l'élasticité de la tumeur qui se redresse.

Pendant que l'urine coule, on porte la courbure de la sonde à droite et à gauche, en même temps qu'on la ramène vers le col jusqu'à ce que le liquide cesse de sortir. Les mouvements de latéralité n'ayant rien révélé, et l'extrémité de la sonde étant replacée sur la tumeur, ce qui est indiqué par la suppression du jet d'urine, on a une mesure approximative du volume de la tumeur.

On ferme ensuite le robinet, afin d'empêcher la sortie de l'urine et pour laisser à la sonde la facilité de se mouvoir : on renverse sa courbure vers le trigone, et on la ramène contre l'ouverture uréthro-vésicale. Si la tumeur est pédiculée, on peut, par des mouvements de rotation, placer la sonde à droite et à gauche, entre la tumeur et le col. Lorsque la base de la tumeur est large, cette manœuvre est impossible ; on ne peut pas diriger la courbure en bas, à moins que la sonde ne soit profondément enfoncée dans la vessie, c'est-à-dire au delà de la tumeur.

Les difficultés des explorations augmentent avec le volume des productions morbides et les complications qui les escortent. Les recherches les plus habilement faites n'apprennent rien ; et, dans certaines circonstances, il y a impossibilité de faire quelque recherche que ce soit.

Cependant lorsque la tumeur est dans la vessie, il est possible de mouvoir les instruments avec liberté, après avoir distendu l'organe par une injection. Toutefois, cette facilité, quand elle existe, ne fait pas davantage apprécier la nature et la forme de la tumeur.

M. Civiale préfère le lithoclaste au trilabe pour faire ces recherches. Si la tumeur est isolée et très saillante, on peut la saisir, et l'écartement des mors indique à peu près un de ses diamètres ; si elle est à large base, et peu saillante, ou si plusieurs sont accolées, l'exploration ne fait rien connaître, si ce n'est la présence d'une production morbide. Il est en effet presque impossible de juger du volume d'une tumeur par l'écartement des mors de l'instrument ; toujours une portion plus ou moins grande déborde la largeur des mors, qui s'enfoncent dans le fongus et font croire à un volume moindre qu'il n'est en réalité.

Ces manœuvres sont difficiles et douloureuses ; elles doivent être faites à plusieurs reprises, et elles sont souvent sans résultat. Cependant on ne doit pas y renoncer, puisqu'elles sont la seule chance de ne pas faire des traitements dont l'inutilité aggrave souvent la situation. On a aussi employé les bougies de cire molle : utiles pour reconnaître la présence d'une tumeur, elles ne peuvent pas en dévoiler les caractères particuliers, et les empreintes qu'elles rapportent sont produites aussi bien par des fongus que par des tumeurs prostatiques.

§ V. — Traitement des fongus de la vessie.

On doit d'abord faire cesser les accidents qui résultent de la difficulté d'uriner ou de la rétention d'urine. Les manœuvres pour détruire les fongus ne peuvent être faites avec espoir de succès, qu'après avoir amélioré l'état des voies urinaires.

Les explorations ont fait connaître que l'obstacle est profondément placé. Dans l'état normal, une sonde enfoncée à cette profondeur serait dans la vessie. Elles ont indiqué aussi dans quelle direction la déviation s'est opérée et si elle est brusque ou graduée. C'est dans ce changement de direction du col de la vessie que sont les causes des difficultés du cathétérisme.

Ayant reconnu avec toute la précision possible le siége de la tumeur, sa forme et la déformation qu'elle a imprimée au col de la vessie, on porte la sonde jusque contre cette tumeur, et on la tient en place sans pression. On dirige son extrémité oculaire de manière à contourner l'obstacle, et non à le violenter, et en inclinant la courbure de la sonde dans le sens indiqué par la bougie à empreinte, en ne lui donnant aucun mouvement de va-et-vient, on la fait entrer dans la vessie par une légère pression continue et sans saccade.

Dans cette région, et à cause de la nature des obstacles, les fausses routes sont souvent la conséquence de manœuvres téméraires. Nous renvoyons au chapitre qui traite du cathétérisme forcé, pour les détails des procédés opératoires qu'on a voulu faire admettre et qu'une sage expérience a définitivement abandonnés.

Lorsque la vessie est vidée, on laisse la sonde pendant trois ou quatre jours, et on la remplace par une sonde flexible renouvelé tous les six ou huit jours, afin d'éviter les incrustations.

L'introduction des instruments devient ensuite de plus en plus facile, les accidents disparaissent et les urines reprennent leur aspect normal.

Si le malade peut se croire guéri, le chirurgien ne doit pas partager cette illusion. Une rétention d'urine peut toujours survenir, et le malade ne doit jamais être abandonné. Il doit apprendre à se sonder, et généralement, dans ces cas, l'introduction d'une sonde flexible à courbure fixe sans mandrin est facile, la voie ayant été déblayée par les cathétérismes antérieurs.

Lorsque, par ces premiers soins, on a calmé la gravité des symptômes, et des explorations répétées ayant fait connaître les conditions plus favorables de la maladie, on doit choisir parmi les diverses méthodes opératoires, qui sont la ligature, l'arrachement et la trituration.

La ligature est aujourd'hui complétement délaissée ; l'essai peu satisfaisant que M. Civiale a fait d'une anse métallique posée sur la tumeur, et le procédé de M. Leroy, qui, je crois, n'a jamais été appliqué sur le vivant, n'ont pas semblé aux praticiens offrir assez de sécurité.

L'arrachement, au contraire, a donné des résultats heureux : cette méthode est peu douloureuse, et elle ne provoque pas d'accidents généraux.

La pince à trois branches ou le trilabe est l'instrument le plus utile pour l'exécuter.

Après avoir reconnu le fongus placé près du col de la vessie, on fait une injection, afin de distendre cet organe, on introduit lentement le trilabe, on l'ouvre largement, et on le retire vers soi. Le dos des branches s'applique contre le col, et en tirant légèrement l'instrument, les surfaces de l'organe sont tendues par l'élasticité des branches de la pince. On donne au trilabe de légers mouvements latéraux pour s'assurer que l'une des branches ne repose pas sur la surface du fongus; ces mouvements et une légère rotation de la pince font entrer la tumeur dans un des espaces qui séparent les branches, ce dont on s'aperçoit par la difficulté de continuer les mouvements de rotation. Ensuite on rapproche les branches sans secousses, afin de ne pas déplacer la tumeur; on pousse le lithotriteur contre elle sans pression, et l'on ferme le trilabe en portant la canule vers les branches.

Avant de serrer complétement la pince, on cherche à savoir si la tumeur est pédiculée; dans ce cas, l'instrument est encore mobile; si elle ne l'est pas, les mouvements de la pince sont annulés. Enfin on la serre fortement en la tenant immobile, et on opère l'arrachement par une traction brusque en avant, quand l'instrument chargé de la tumeur peut traverser l'urèthre, ou vers le sommet de la vessie, quand le fongus est trop volumineux.

Lorsque la base est large, les difficultés augmentent; la tumeur glisse entre les branches, elle s'échappe, et l'on doit souvent faire de nombreux essais avant de la saisir. Lorsque enfin elle est serrée, ce dont on est averti par la douleur qui est très vive, l'instrument ne peut plus être mis en mouvement.

L'arrachement, dans ce cas, est dangereux; il faut détruire la tumeur par l'écrasement; on la broie avec le lithotriteur contre les branches rapprochées du trilabe.

M. Civiale dit avoir employé plusieurs fois ce procédé avec succès.

L'instrument doit être très solide, afin de serrer ces excroissances morbides avec force pour y détruire la sensibilité, avant de faire agir le lithotriteur.

Lorsqu'il est écrasé, le fongus tombe et sort avec l'urine, ou on l'extrait quelques jours après.

On a aussi eu recours au lithoclaste; il doit être préféré aux autres instruments, parce qu'il donne des notions plus exactes sur la manière dont la tumeur est attachée.

M. Civiale s'est servi du nitrate d'argent après l'arrachement, pour détruire la racine de ces productions pathologiques. Une bougie de cire molle, roulée dans le nitrate d'argent pulvérisé, a été portée dans le col de la vessie. Pendant vingt-quatre heures, les douleurs ont été vives en urinant; les résultats ne semblent pas avoir été satisfaisants.

Chez les calculeux, on reconnaît les petits fongus lorsqu'on fait les dernières explorations de la vessie. Ces petites excroissances sont presque toujours la suite du contact du calcul sur la muqueuse vésicale; lorsqu'il est enlevé, ces productions restent stationnaires ou elles diminuent ainsi que déjà nous l'avons dit ; il est donc prudent d'attendre pendant un certain temps, avant que de faire des opérations nouvelles. Si le fongus augmente de volume, après qu'on a débarrassé la vessie de la pierre qu'elle contenait, la situation est grave, et la maladie a fort peu de chance de guérison.

L'amélioration ne se soutient pas toujours. Après quelques mois, les accidents reparaissent, quoique la tumeur ne se soit pas reproduite. Il faut alors employer le traitement des contractures du col de la vessie. Il est souvent efficace lorsqu'on agit promptement et lorsqu'on arrête la maladie à son début.

Lorsque les tumeurs ont acquis un grand développement, les procédés chirurgicaux restent impuissants. Les instruments ne peuvent pas être manœuvrés dans la vessie, et souvent même ils ne peuvent pas y entrer profondément. Le chirurgien doit donc se résoudre à diminuer l'intensité des accidents en aidant la sortie de l'urine par tous les moyens possibles. Il vaut mieux s'abstenir que de faire la taille pour extraire la tumeur, ainsi que l'ont conseillé Platner et Warren.

Comme on vient de le voir, le traitement des fongus est limité à un très petit nombre de cas et les médicaments internes sont sans action sur ces productions morbides.

ARTICLE VIII.

DU CANCER DE LA VESSIE.

Contrairement à ce que dit Sœmmering, qui n'admet pas le cancer de la vessie, on voit différentes maladies de cet organe se terminer par cette dégénérescence. Elle est rarement compliquée de calcul.

La dégénérescence se fait sans symptômes propres, et lorsqu'on la reconnaît, la maladie est déjà très avancée. Les accidents qui l'accompagnent n'ont rien de particulier ; ils sont semblables à ceux produits par d'autres affections de l'appareil urinaire. On ne peut donc rien conclure de la douleur, de la nature de l'urine, de l'amaigrissement rapide du sujet, de la fièvre ni des mouvements nerveux.

Deux fois j'ai vu les malades atteints d'un cancer de la vessie se plaindre beaucoup d'une très vive douleur dans les testicules.

Un fait qui n'est pas constant et dont on a cru pouvoir faire un signe caractéristique, c'est la sortie par l'urèthre d'une matière cérébriforme, que les malades désignent sous le nom de *chair pourrie*. Dans les anciens catarrhes de la vessie avec ou sans calcul, on voit également ces matières sortir avec l'urine ; on ne peut donc rien en déduire pour assurer qu'il y a un cancer. L'examen au microscope sera-t-il plus efficace ? Les incertitudes de ce mode d'observation ne permettent pas encore de l'accepter comme infaillible.

Les explorations ne révèlent rien quant à la nature de la maladie ; elles font connaître qu'il y a une tumeur dans la vessie, mais elles ne font pas distinguer si cette tumeur est un cancer ou un fongus avancé ; et parvînt-on à établir cette distinction, le résultat serait le même. Aucune médication ne peut guérir ni l'un ni l'autre, il vaut donc mieux s'abstenir de manœuvres inutiles, et toujours très douloureuses.

On a cherché à faire admettre une division dans le cancer de la vessie : elle n'a aucun avantage pratique. On a dit que le cancer est primitif, lorsqu'il s'est développé indépendamment du cancer d'un organe voisin, et qu'il est secondaire lorsqu'il est la conséquence d'un cancer de l'utérus ou de l'intestin, propagé par continuité du tissu jusqu'à la vessie (1).

On a vu dans la vessie toutes les variétés du cancer ; la plus fréquente est la forme encéphaloïde, qui se développe en champignons mamelonnés, rarement en saillie en dehors de l'organe. Les cancers de cette espèce sont bruns, friables, et plus mous à la surface qu'à la base.

La forme squirrheuse produit l'épaississement des parois de la vessie, et elle ne se montre pas sous la forme d'une tumeur comme l'encéphaloïde. Ce sont de larges surfaces qui semblent être enfermées dans l'épaisseur des parois, et qui ont acquis dans certains cas une telle dureté, qu'on les a prises pour des calculs.

Ces dégénérescences peuvent se développer au point de combler la vessie ; elles sont plus fréquentes au bas-fond et sur la face postérieure qu'au trigone et qu'au col ; on les a vues s'étendre dans les uretères et jusqu'aux reins.

Cette maladie se termine toujours par la mort, huit ou dix mois après son début, ou, d'après M. Lebert, la moyenne est de douze mois et demi.

La chirurgie est sans ressources dans cette cruelle affection. On doit chercher à calmer les douleurs en donnant les narcotiques, et à faciliter la sortie de l'urine en introduisant la sonde. Si les hémorrhagies sont trop abondantes, on doit faire des injections d'eau froide dans la vessie, et donner les astringents à l'intérieur.

(1) Lacaze-Dore, *Recherches sur le cancer de la vessie*. Thèse de Paris, 1852.

ARTICLE IX.

DES VARICES DE LA VESSIE.

On attribue souvent à des dilatations des vaisseaux du col de la vessie certaines hématuries dont on ignore la véritable cause, et les autopsies ont bien rarement montré des varices sur cet organe.

Vidal en a fait connaître un cas recueilli dans le service de M. Laugier, à l'Hôtel-Dieu.

Lorsqu'on voit cette dilatation des vaisseaux, on comprend que la vessie a dû lutter pour expulser l'urine, soit qu'elle contînt un calcul, soit qu'une hypertrophie de la prostate fermât l'ouverture uréthro-vésicale.

Le diagnostic ne peut pas être établi ; aucun moyen d'exploration ne peut faire reconnaître cette lésion, et aucun signe particulier ne la révèle.

Nul traitement n'est possible, quoique Desault ait guéri par la sonde à demeure, agissant par compression, des hémorrhagies rebelles qu'il croyait provenir de dilatations variqueuses.

ARTICLE X.

DE L'INERTIE DE LA VESSIE.

Un état qui ne doit pas être confondu avec la rétention d'urine, et qu'à tort on a attribué à la paralysie essentielle de la vessie, c'est la stagnation de l'urine, produite par l'inertie de cet organe.

Ses effets sont d'autant plus fâcheux qu'on les aperçoit longtemps après leur développement. Sa marche lente et insidieuse trompe facilement, et l'attention est éveillée trop tard, lorsqu'une affection nouvelle vient augmenter les désordres.

§ Ier. — Causes de l'inertie de la vessie.

L'inertie est toujours le résultat d'une diminution ou d'une perte de la contractilité de la couche musculeuse de la vessie, occasionnée par sa distension prolongée. Les parois de l'organe sont presque toujours épaissies. Cependant M. Cruveilhier (1) dit : « Dans quel-
» ques cas de rétention d'urine chronique avec engorgement, la
» vessie *amincie* présente à peine quelques vestiges de la tunique
» musculeuse. »

(1) Cruveilhier, *Traité d'anatomie pathologique*, t. III, p. 139.

L'*hypertrophie*, ou l'épaississement des parois, atteint quelquefois des proportions considérables; la couche musculeuse, si faible en apparence, peut avoir 16 ou 20 millimètres d'épaisseur, et la capacité de l'organe varie beaucoup. De tous les réservoirs, c'est celui qui peut être le plus distendu. Lorsque l'obstacle est de peu de durée, la distension ne dépasse pas l'extensibilité ; lorsqu'il est permanent, lorsque la rétention se prolonge à l'aide du regorgement, sa capacité devient *prodigieuse* (1). Dans l'observation de Murray, la vessie contenait 18 litres d'urine. Frank a trouvé, en faisant une autopsie, une vessie contenant 80 livres d'urine.

La capacité de la vessie varie suivant la cause de l'hypertrophie. Lorsque l'accroissement est dû à une vive irritation de l'organe, produite par un calcul ou par un corps étranger, la capacité est diminuée; c'est l'hypertrophie par raccornissement, la muqueuse y reste étrangère. Lorsqu'au contraire l'hypertrophie est le résultat des efforts de la vessie luttant contre un obstacle placé au col ou dans l'urèthre, elle augmente, c'est l'hypertrophie avec dilatation, et la membrane muqueuse acquiert plus de volume.

Dans le premier cas, la surface externe de la couche musculeuse est couverte de grosses colonnes charnues, qui cachent par leur contact ou leur entrecroisement de petites poches ou cellules dont les ouvertures sont étroites; dans le second, il y a peu ou point de colonnes charnues, les parois sont épaissies, et leur coupe fait voir un tissu fibreux, sans couche musculaire. L'hypertrophie se produit avec rapidité. M. Cruveilhier s'est assuré que des sujets qui n'avaient jamais été atteints de maladies des voies urinaires, ont eu, après un mois de rétention d'urine et de catharre vésical, une hypertrophie considérable de la vessie (2).

Ceux qui en sont atteints urinent mal; ils doivent faire des efforts pour chasser l'urine qui tarde à sortir. Ce jet est petit et sans force, surtout en commençant et en finissant. Les dernières gouttes sortent difficilement. Longtemps après que le malade a fini d'uriner, elles tombent par leur propre poids, sans être chassées par les contractions musculaires. Quelquefois le jet est en spirale, bifurqué, et il tombe entre les chaussures du malade, qui doit bientôt recommencer, pressé par un nouveau besoin. La nuit surtout, ils sont très rapprochés.

Il y a donc stagnation, et non pas rétention d'urine. Cette distinction est importante, la première étant toujours le résultat d'une

(1) Cruveilhier, *Anatomie pathologique*, liv. XXVI, pl. 5; liv. XXIX, pl. 1.
(2) Cruveilhier, *Traité de l'anatomie pathologique*, t. II, p. 847.

diminution de la puissance expulsive, et la deuxième ayant toujours pour cause un obstacle matériel.

Il est utile encore de faire remarquer que la stagnation est une des suites de la rétention d'urine.

Dans la première période, il n'y a pas de douleurs, mais seulement un état de malaise et de fatigue qui peut durer plusieurs années. Insensiblement l'urine, qui n'est jamais complétement expulsée, s'altère et devient une cause nouvelle d'irritation; la distension des parois de la vessie augmentant, une tumeur se dessine au-dessus du pubis, molle, latente et généralement difficile à reconnaître. La contractilité de l'organe diminuant encore, et la force de réaction disparaissant, l'organe cède enfin et il s'étend vers les parties où il trouve le moins de résistance, c'est-à-dire en arrière et sur les côtés, dans les fosses iliaques : malheureusement, quand on constate cet état, la distension a dépassé les limites de la contractilité, l'organe a perdu toute force de réaction, et il est souvent trop tard pour espérer une guérison.

Les difficultés du diagnostic tiennent surtout à ce que le malade urine sans douleur, et dans les intervalles des besoins, qui sont plus ou moins fréquents, il éprouve seulement une vague sensation de gêne.

Plusieurs années quelquefois se passent sans qu'il survienne une rétention. Le malade souffre peu, il urine souvent et difficilement, il dépérit, les forces s'épuisent et la maladie devient incurable.

Enfin, la rétention est complète. Si elle se fait subitement, elle est de peu de durée; si, au contraire, elle arrive progressivement, elle est permanente.

Les médecins ont souvent été trompés par cet état lent et sans réaction; les malades se débarrassent par jets, ou goutte à goutte, d'une quantité d'urine presque égale à celle qu'ils rendent en état de santé, et ces tumeurs fluctuantes dans l'abdomen, formées par la vessie distendue, ont été prises pour des kystes de l'ovaire, ou pour des ascites.

Le seul moyen d'apprécier l'état de surdistension, c'est d'introduire une sonde aussitôt après que le malade a uriné. Si le canal est libre, s'il n'y a pas d'obstacle au col vésical, et s'il sort par la sonde une certaine quantité d'urine, on a la preuve que la vessie a perdu sa contractilité, qu'elle est frappée d'inertie et qu'elle ne peut plus expulser la totalité de l'urine.

Cette manœuvre doit être répétée plusieurs fois, afin de contrôler l'exactitude de la première épreuve.

Cette inertie de la vessie est presque toujours la conséquence des efforts que l'organe a faits pour expulser l'urine. Il a lutté longtemps contre des obstacles, ses parois se sont hypertrophiées, et, à la suite de fatigues sans repos, la contractilité s'est perdue. Il y a donc hypertrophie des parois, en même temps qu'inertie de l'organe. Ce fait, longtemps méconnu, a été mis en évidence par M. Mercier.

L'atrophie est extrêmement rare. La stagnation peut être l'effet d'une augmentation de l'obstacle, ou insensiblement de la cessation de la contractilité, ou enfin de ces deux causes agissant simultanément. Dans le premier cas, il suffit quelquefois de faire disparaître l'obstacle pour que l'urine reprenne son cours; mais souvent aussi, lorsque les deux causes ont agi de concert, comme dans le troisième cas, la disparition de l'obstacle ne suffit pas; il faut encore chercher à rendre la contractilité à la vessie par les moyens indiqués lorsque la rétention est due à la seule inertie de l'organe.

§ II. — Indications à remplir lorsqu'il y a stagnation de l'urine.

Lorsqu'on s'est assuré, par l'introduction de bougies de cire molle dans l'urèthre, qu'il n'existe ni rétrécissements, ni aucun obstacle assez puissant pour s'opposer à la sortie de l'urine; lorsqu'on s'est rendu compte du degré d'atonie de la vessie par la manière dont elle expulse l'urine et les injections d'eau froide; lorsque enfin on a la preuve que la stagnation de l'urine n'est pas le résultat d'une altération organique, on doit commencer le traitement par l'introduction temporaire des sondes, afin de vider la vessie. Il faut surtout ne pas saigner le malade, ne pas faire des applications de sangsues, ne pas prescrire des bains, des fomentations, des cataplasmes, etc. Non-seulement on ne vient pas en aide au malade, mais on aggrave sa situation, en ce que la distension de la vessie dépassant toute limite, cet organe ne peut plus se contracter. La première indication à remplir, c'est donc de le vider.

L'introduction de la sonde doit être temporaire et non pas permanente. On ne doit laisser la sonde à demeure que lorsqu'il y a impossibilité d'être auprès du malade plusieurs fois chaque jour. Mais, dans d'autres circonstances, il est prudent d'attendre pour placer la sonde, que l'irritabilité du col et de l'urèthre diminue et laisse le malade à l'abri des accidents si fréquents, quand on néglige ces précautions. Lorsqu'on pose une sonde à demeure, on sait que souvent, après trois ou quatre jours elle provoque de l'agitation, de la fièvre et une inflammation vive de l'urèthre.

Il faut donc l'introduire très lentement; et laisser couler l'urine en arrêtant plusieurs fois le jet par le doigt posé sur l'ouverture de la sonde. Faute de ce soin, si on laisse l'urine sortir rapidement et en totalité, la vessie reste distendue, flasque et molle. On répète cette manœuvre pendant plusieurs jours, chaque fois que le malade éprouve de grands besoins d'uriner, et qu'il ne rend pas de liquide malgré ses violents efforts. Il faut autant que possible sonder le malade debout ; et s'il doit rester couché, on doit aider la sortie de l'urine en pressant sur le ventre d'une manière modérée.

Il est utile d'enseigner au malade à se sonder, ce qui est facile lorsqu'il n'existe aucun obstacle dans l'urèthre, et lorsqu'on se sert d'une sonde flexible à courbure fixe et sans mandrin.

Après avoir vidé la vessie, il faut faire dans cet organe des injections d'eau froide, qu'on répète deux fois par jour. Les premières sortent souvent sans jet et en bavant ; ensuite l'eau poussée par les contractions réveillées de la vessie, sort en décrivant une courbe et sans qu'il soit nécessaire de presser sur le ventre ou sans que le malade fasse des efforts. On est averti que la quantité d'eau introduite est suffisante, par les besoins d'uriner que le malade éprouve.

Lorsque, par ces moyens, la faculté d'uriner est revenue, il est très important de ne pas cesser complétement le traitement. Les malades doivent se sonder tous les cinq ou six jours, aussitôt qu'ils ont uriné.

On sait ainsi si la vessie se vide entièrement, si elle conserve encore de l'urine, et en quelle quantité. Dans ce dernier cas, il suffit de faire de nouveau quelques injections d'eau froide, de prendre des lavements et des bains froids, pour rendre à la vessie toute sa contractilité.

Si l'introduction de la sonde, aussitôt après avoir uriné, ne ramène pas d'urine, c'est que la vessie se vide complétement, et alors les injections sont inutiles.

Lorsque le traitement est entièrement fini, il est prudent de répéter ces essais à des intervalles plus ou moins éloignés.

Il y a des chirurgiens qui n'emploient pas le cathétérisme répété plusieurs fois chaque jour, à cause, disent-ils, des douleurs qu'il produit. Ce motif n'est pas fondé. Ces douleurs n'existent pas lorsqu'on se sert d'une sonde flexible à courbure fixe et sans mandrin ; tandis que la présence d'une sonde à demeure est toujours accompagnée d'inconvénients souvent assez graves pour en faire suspendre l'emploi. L'objection qu'on adresse à ce mode de traitement, relative à l'impossibilité où se trouve quelquefois le chirurgien de sonder le malade plusieurs fois chaque jour, n'est pas fondée davantage, puisqu'il est facile au malade d'apprendre à se sonder lui-même. Mais enfin lorsqu'il y a nécessité de laisser la sonde à demeure, il ne faut le faire que le troisième ou le quatrième jour, lorsque déjà l'urèthre et le col de la vessie sont habitués au contact d'un corps étranger.

Lorsque l'on fixe une sonde à demeure, il faut avoir soin de limiter la longueur de l'extrémité qui est dans la vessie ; si elle est trop enfoncée, elle l'irrite et l'enflamme, et elle peut la perforer. Si elle n'est point assez avant, les mouvements du malade ou le peu de solidité des liens la font rentrer dans l'urèthre, et si le malade essaie de la réintroduire dans la vessie, il est exposé à se blesser.

Afin de donner au bout de l'instrument dans la vessie une longueur convenable, on laisse sortir une petite quantité d'urine par la sonde, que l'on retire lentement jusqu'à ce que le liquide ne coule plus. Les ouvertures de la sonde sont alors dans le col vésical ; on fixe une ligature de coton ou de laine à 6 centimètres en avant du méat urinaire, et, après avoir repoussé la sonde de 3 ou 4 centimètres dans la vessie, on fixe les liens autour du gland qu'on recouvre ensuite du prépuce.

Il arrive aussi qu'après avoir porté la sonde pendant quelques jours, le malade voit sortir une petite quantité d'urine entre elle et le canal lorsque le besoin d'uriner se fait sentir. Il faut, dans ce cas, qu'il essaye d'uriner sans enlever le bouchon de la sonde. Cette apparition de l'urine entre les parois du canal et de la sonde, au moment du besoin d'uriner, est souvent une preuve que la vessie recouvre une contractilité qu'il faut chercher à développer, en urinant entre la sonde et le canal et en répétant l'emploi des injections d'eau froide.

L'eau qu'on injecte doit être poussée lentement, afin de pouvoir s'arrêter lorsque le besoin d'uriner se fait sentir ; il n'est pas possible d'en déterminer à l'avance la quantité. Certains sujets éprouvent un pressant besoin de la rendre lorsqu'ils ont reçu trois ou quatre onces d'eau seulement ; il en est d'autres, au contraire, chez qui deux ou trois verres ne réveillent pas la sensibilité de la vessie : alors le cas est grave ; le mal résiste longtemps aux injections, et souvent on n'obtient une modification avantageuse que par les irrigations continues faites avec la sonde à double courant.

Des irrigations. — L'appareil pour faire les irrigations est composé d'un vase à robinet pouvant recevoir de 15 à 20 litres d'eau, et placé de manière à donner une pression de 3 ou 4 mètres. A l'extrémité du robinet, on fixe un tube flexible de 15 à 18 millimètres de diamètre, également muni d'un robinet, et assez long pour atteindre le malade couché sur le dos. Alors on vide la vessie au moyen de la sonde : après avoir chassé l'air du tuyau, en ouvrant le robinet, on l'attache à la sonde, de manière que l'eau du vase élevé puisse passer dans la vessie. Le liquide qui en sort est amené dans un réservoir par un second tuyau, adapté à un des tubes de la sonde à double courant. On règle la grosseur du jet et la pression de l'eau, en ouvrant ou en fermant le robinet du vase supérieur.

Les premières irrigations doivent être faites avec prudence; on doit les suspendre lorsque le malade accuse de la douleur. Plus tard la vessie les supporte bien, et l'on peut faire passer dans cet organe plus de 30 litres d'eau chaque fois. On laisse un ou deux jours d'intervalle, et quelquefois davantage, selon le degré de sensibilité du malade. Cependant, si l'interruption a été longue, il faut, en recommençant, se servir d'eau moins froide et en moins grande quantité.

On associe aussi avec avantage aux irrigations les douches sulfureuses, à la température de 30 à 40 degrés. On les donne sur le périnée, la colonne vertébrale et le sacrum. Ces douches, dont la durée ne doit pas dépasser huit à dix minutes, sont répétées tous les deux ou tous les trois jours, selon les forces du sujet.

Il n'est pas possible de fixer la durée du traitement; elle est aussi variable que les cas qui le réclament. Cependant de quinze à quarante jours suffisent ordinairement pour réveiller la contractilité de la vessie, lorsqu'elle s'est perdue insensiblement. Dans d'autres circonstances, un traitement de plusieurs mois peut ne pas amener de résultat favorable. Néanmoins M. Civiale dit avoir guéri après dix ou douze mois de traitement.

On rencontre parfois des malades dont l'irritabilité est telle, qu'ils ne peuvent supporter le contact de la sonde sans éprouver de très vives douleurs, de sorte qu'ils sont tourmentés par les angoisses de la difficulté d'uriner, et qu'ils redoutent l'introduction de la sonde, qui devient de plus en plus difficile à tolérer.

Toutefois si l'on peut la laisser en place pendant deux ou trois jours, en ayant soin de la choisir petite et flexible, on obtient généralement une diminution de cette excessive sensibilité; l'urèthre est moins rebelle à l'introduction de la sonde, et l'état du malade s'améliore.

Dans ces circonstances, il faut avoir recours aux opiacés et à la belladone, qu'on administre en lavements et en suppositoires.

Enfin, il est des cas où le malade s'éteint par une diminution progressive des forces, et sans qu'il se manifeste aucune réaction; ou bien la vessie devient irritable à un tel point, qu'elle ne peut plus conserver la plus petite quantité d'urine, et que la sonde ne peut plus être ni tolérée à demeure, ni introduite temporairement, à cause des insupportables douleurs qu'elle détermine. Alors le sujet ne tarde pas à succomber.

ARTICLE XI.

DE LA PARALYSIE DE LA VESSIE.

Cet état, qu'on observe chez les vieillards, a été attribué à une paralysie de l'organe, due à l'âge avancé. Sans doute l'âge affaiblit l'organe, mais pas assez pour empêcher les parois de chasser tout ou partie du liquide qu'elles contiennent.

Desault, Boyer et un grand nombre d'autres chirurgiens ont pensé que la paralysie de la vessie était une maladie fréquente, parce que, de leur temps, on ne connaissait pas le mode d'action des tumeurs développées au col de la vessie, et particulièrement l'obstacle décrit par M. Mercier sous le nom de *valvule prostatique.*

La vessie lutte avec avantage, pendant un certain temps, contre cette soupape, qui s'élève graduellement. A mesure qu'elle ferme l'ouverture uréthrale, la résistance augmente, et la vessie, qui ne peut jamais se débarrasser complétement de son contenu, s'épuise, se distend et perd sa contractilité.

Comme on le voit, ce n'est pas la paralysie essentielle. Cette maladie n'existe pas en dehors de quelques causes particulières, telles que les altérations du système nerveux, soit traumatiques, soit organiques.

La paralysie est donc très rarement une maladie, mais une complication d'une ou de plusieurs autres affections.

Elle peut être passagère, comme on le voit dans certaines fièvres graves.

Les premiers soins à donner consistent dans le cathétérisme évacuatif. On doit ensuite rechercher les causes qui ont amené cet état, et diriger contre elles une médication appropriée.

M. Michon a eu recours à l'électricité. Après avoir placé une sonde en métal dans la vessie et après l'avoir vidée, il en fit entrer une seconde dans le rectum. Les deux instruments étaient séparés par la cloison recto-vésicale; ensuite ils furent mis en contact avec les pôles d'une pile de Breton. A la troisième séance, le malade sentit le besoin d'uriner, et la guérison s'est maintenue.

Cette médication nouvelle, peu douloureuse, doit être tentée; et peut-être diminuera-t-elle le nombre de ces cas qui ont fait considérer la paralysie de la vessie comme une maladie toujours très grave.

ARTICLE XII.

DE LA RÉTENTION D'URINE.

Si la stagnation de l'urine dépend, ainsi que nous venons de le dire, du défaut d'action de la vessie, la rétention, au contraire, est produite par des obstacles à la sortie du liquide, alors que l'organe a conservé et a même accru sa puissance d'expulsion. La rétention se déclare rarement d'une manière instantanée; on observe, longtemps avant, une modification dans la forme du jet de l'urine, qui sort avec lenteur, il est bifurqué, en spirale ou aplati. Lorsque la maladie a fait des progrès, il n'y a plus de jet, et l'urine tombe goutte à goutte; le malade fait des efforts qui provoquent la sortie involontaire des matières fécales, et les besoins d'uriner se rapprochent de plus en plus. Arrive un moment où les contractions de la vessie, quelque violentes qu'elles soient, sont insuffisantes: le visage rougit, il y a des battements de cœur et aux tempes, le ventre augmente de volume, de vives cuissons dans l'urèthre portent le malade à tirailler la verge, qui grossit comme dans une érection incomplète. Il ne peut enfin conserver aucune position.

Si l'on ne vient pas rapidement en aide à une telle situation, la mort survient au milieu des convulsions; ou, un des points de l'appareil urinaire se rompant, il livre passage à l'urine, qui s'épanche dans les tissus, les imprègne et les frappe de mort.

Parfois aussi une autre phase se développe : le malade, épuisé, reste anéanti, la vessie ne se contracte plus, et l'urine coule goutte à goutte; la sueur est froide et fortement urineuse, et la langue, qui était sèche et brûlante, devient blanchâtre et se couvre d'un enduit épais.

C'est là le commencement de l'inertie de l'organe, état dans lequel le malade n'éprouve plus le besoin d'uriner et ne sent plus la sortie de l'urine, qui se fait par regorgement.

Lorsque la rétention d'urine se prolonge, ce liquide ne tarde pas à être résorbé : c'est ce qui explique comment toutes les sécrétions, la salive, les crachats, les vomissements, les matières fécales et les sueurs exhalent l'odeur d'urine. Cette résorption exerce aussi une influence particulière sur les tissus, et l'on voit apparaître des abcès sur différentes parties du corps; la constitution générale est profondément atteinte, le malade dépérit, il perd le sommeil, les membres inférieurs sont infiltrés, et souvent toute la peau se couvre de taches scorbutiques; enfin, tourmenté par un hoquet qui se répète à chaque instant, le malade ne tarde pas à mourir.

La rétention est, ainsi que nous l'avons déjà dit, un effet de causes diverses : 1° des grandes perturbations de l'économie, des lésions du système nerveux, et des spasmes locaux peuvent la produire, 2° les obstacles matériels, tels que les polypes, les fongus, les déformations de la prostate, les rétrécissements de l'urèthre, les valvules et les calculs en sont les causes les plus ordinaires.

3° Il en est d'autres encore qui agisssent en dehors de l'appareil urinaire en comprimant l'urèthre, ou en altérant sa direction, tels que les amas de liquide, abcès ou collections sanguines[1], et les tumeurs dans les bourses, les corps étrangers dans le rectum et l'accumulation exagérée des matières fécales. Chez la femme, la pression sur l'orifice de la vessie par l'utérus, augmenté de volume, soit par la présence de tumeurs fibreuses ou pendant la grossesse ; enfin, les déplacements de la matrice, l'état cancéreux de cet organe, et les corps étrangers placés dans le vagin.

Anatomie pathologique. — Lorsque la vessie est très distendue, ce qui a lieu généralement, elle remonte dans l'abdomen à des hauteurs qui varient. Si, dans certains cas, elle dépasse à peine les pubis, dans d'autres elle atteint l'ombilic et même les fausses côtes. Le bas-fond s'élargit, il comprime le rectum, le vagin, et il pèse sur le périnée. En se développant, la vessie refoule le péritoine, et la paroi antérieure, dégagée de la séreuse abdominale, est en contact avec la face postérieure de la paroi antérieure de l'abdomen.

L'épaisseur des parois varie beaucoup, et l'on voit sur la face interne de la vessie des faisceaux musculaires entrecroisés qui ont été nommés colonnes charnues, et entre lesquelles se forment les hernies tuniquaires que nous avons décrites page 362.

La coloration de la membrane muqueuse est rarement la même dans les cas de rétention. Tantôt elle est rouge, tantôt elle est presque blanche, rarement elle est noirâtre lorsqu'il n'y a pas eu inflammation.

L'urine est plus colorée qu'à l'état normal, et elle développe une odeur ammoniacale très pénétrante.

Lorsque le sujet a longtemps souffert de la rétention d'urine, les désordres anatomiques s'étendent aux uretères et aux reins. Les premiers contiennent une plus ou moins grande quantité d'urine, ils sont dilatés, et leur trajet oblique dans l'épaisseur des parois de la vessie se redresse. Les seconds, distendus par l'urine, sont ramollis, et quelquefois on y trouve du pus. Généralement les lésions que l'on découvre après la mort sont les mêmes que celles observées après les différentes maladies de l'appareil urinaire, qui troublent l'évacuation de l'urine.

Le *diagnostic* de la rétention d'urine est généralement facile, lorsqu'il n'y a pas de complications; parmi ces dernières nous devons indiquer l'état de raccornissement de la vessie. Les accidents de la rétention peuvent être développés à un point extrême, bien qu'il y ait peu d'urine ; dans ces cas, la vessie ne pouvant pas se laisser distendre, elle ne forme pas au-dessus du pubis la tumeur qu'on y observe presque toujours. Les explorations par le rectum n'apprennent rien, et cet état succédant à d'anciennes lésions de l'urèthre, l'introduction d'une sonde, dans cette circonstance, devient une opération extrêmement difficile.

La rétention d'urine étant reconnue, il est indispensable de connaître la cause qui l'a produite; les moyens à employer devant être appropriés à chacune d'elles. C'est par les explorations locales avec la sonde ou avec la bougie, qu'on parvient à éviter les erreurs; nous renvoyons donc aux articles spéciaux où sont décrits les différents modes d'explorations.

La maladie et ses causes étant reconnues, on doit s'occuper immédiatement du traitement.

A cette situation extrême on oppose l'introduction d'une sonde destinée à évacuer l'urine; et cette opération a reçu le nom de *cathétérisme*.

§ Ier. — Du cathétérisme dans la rétention d'urine.

Le cathétérisme est une opération importante, puisqu'elle décide parfois de la vie des malades. Elle donne les notions les plus précises, comme elle expose aux erreurs les plus graves; et les difficultés dont elle est entourée sont aussi sérieuses que les accidents qu'elle peut produire (Civiale).

Généralement on s'exerce trop peu à la manœuvre de la sonde. Elle paraît très facile lorsqu'on la voit faire convenablement, et on ne semble pas soupçonner les difficultés qui surgissent tout à coup dans la pratique pour celui qui ne possède pas les connaissances suffisantes des dispositions normales de l'appareil urinaire, des modifications qu'elles peuvent subir, et de la résistance qu'elles opposent à la marche de l'instrument.

Il est à remarquer que la sonde n'est maniée avec témérité que par celui qui a à peine appris à s'en servir ; tandis que celui qui en connaît les dangers agit avec lenteur et prudence.

Deux sortes d'instruments sont employés pour cette opération : les uns creux, nommés sondes, servent à évacuer l'urine, les autres pleins, ou cathéters, sont destinés à rechercher les lésions de l'appareil urinaire et les corps étrangers qu'il recèle. Avec les premiers instruments, on fait le cathétérisme évacuatif, et, avec les seconds, le cathétérisme exploratif. Nous ne devons décrire dans ce chapitre que la première de ces deux opérations.

On ne doit pas se servir des mêmes instruments, ni exécuter la même manœuvre, pour faire cesser un accident produit par des causes différentes ; il est donc nécessaire d'étudier la manière d'introduire une sonde dans la vessie, lorsque la rétention d'urine dépend :

1° De grandes perturbations dans l'économie ou de spasmes localisés, les organes ne renfermant aucun obstacle matériel ;

2° Des modifications dans la forme de la prostate et des corps étrangers placés dans l'appareil urinaire ;

3° Des rétrécissements de l'urèthre.

Il ne faut jamais faire un cathétérisme avant d'avoir exploré l'urèthre, afin de connaître la nature de l'obstacle qui empêche la sortie de l'urine. On a, de la sorte, le grand avantage de ne pas perdre du temps à essayer différents moyens toujours inutiles et qui deviennent nuisibles en prolongeant les souffrances du malade. On n'aura donc pas recours aux bains, aux cataplasmes, aux saignées, aux applications de sangsues, aux frictions de belladone, etc. ; mais lorsque l'exploration aura révélé la cause de la rétention, on choisira aussitôt le mode de cathétérisme applicable à la nature de la lésion et la forme de l'instrument la plus convenable pour l'exécuter.

Position du malade. — Que le malade soit couché sur le bord droit ou gauche de son lit, on ne doit pas le faire changer de place ; la vessie très distendue rend les mouvements très douloureux. On fera une exception pour les cas où l'on prévoit que les manœuvres seront longues à cause des difficultés à vaincre. On fait, dans ce cas, coucher le malade en travers du lit, les pieds reposant sur deux chaises, et le chirurgien s'assied entre ses jambes écartées.

Dans l'une ou l'autre position, on élève le bassin du malade au moyen d'un oreiller roulé dans une serviette.

Cette précaution est importante afin d'éviter les difficultés qui résultent de l'enfoncement du bassin dans les matelas ; il arrive que dans cette position du malade, on ne peut pas abaisser suffisamment la sonde pour entrer dans la vessie, et qu'il est impossible de placer sous la verge le vase destiné à recevoir l'urine.

Après avoir eu le soin de préparer des cuvettes pour contenir le liquide, d'échauffer l'instrument, surtout lorsqu'il fait froid, on le graisse convenablement, au moment de l'introduire.

§ II. — Du cathétérisme lorsque la rétention est produite par une perturbation de l'économie ou par un spasme local.

Après s'être assuré par une exploration de la liberté du canal, on fait choix d'un instrument. Le plus convenable dans ce cas, c'est la sonde de métal de 5 millimètres de diamètre, et dont la courbure représente un quart de cercle de 3 centimètres de rayon.

L'opérateur se place à côté du malade ; de la main droite il tient l'instrument par le pavillon, et de la gauche il prend la verge entre le médius et l'annulaire, placés derrière la couronne du gland, en ayant soin de ne pas presser sur le canal, et réservant le pouce et l'indicateur pour écarter le prépuce et pour découvrir le méat urinaire.

La verge est inclinée dans la direction du pli de l'aine sans traction et sans allongement ; le canal trop tendu augmente la résistance en multipliant les points de contact et de frottement.

On n'attachera donc nulle importance aux paroles de Ledran, lorsqu'il dit : « Le grand art de sonder est qu'il y ait une espèce de concert entre la main qui tient la verge et celle qui tient la sonde ; car elles doivent, pour ainsi dire, s'entendre de manière qu'alternativement la sonde soit poussée dans la verge, et la verge tirée sur la sonde (1). »

La sonde placée également dans la direction du pli de l'aine est introduite dans le méat urinaire (fig. 68).

Avant de continuer à décrire la manœuvre, il faut faire connaître les obstacles *naturels* que doit rencontrer l'instrument.

A 2 ou 3 centimètres derrière le méat urinaire, il y a sur la paroi supérieure de l'urèthre un repli valvulaire, décrit page 6, il est quelquefois assez en saillie pour arrêter les instruments d'un calibre moyen. Il ne faut donc pas suivre le conseil généralement donné de longer avec le bec des algalies cette paroi supérieure.

Un second obstacle est rencontré en avant de la symphyse des pubis, chez les sujets gras. On ne peut pas l'éviter, si l'on tient le pavillon de la sonde sur la ligne médiane, ainsi qu'il est dit de le faire ; l'extrémité vésicale, tenue dans cette position, ne peut pas être portée jusqu'au fond du bulbe, parce qu'elle est trop relevée sur la paroi supérieure de l'urèthre, et si l'on abaisse alors le pavillon pour entrer dans la portion membraneuse, le bec du cathéter vient buter contre la symphyse des pubis, et l'instrument est arrêté dans sa marche. Si

(1) Ledran, *Traité des opérations de chirurgie*, p. 290.

on ne le tient pas solidement, il pivote sur lui-même, tourne entre les doigts de l'opérateur et le pavillon se renverse entre les cuisses du malade. Après de nombreux tâtonnements, l'opérateur finit quelquefois par rencontrer la bonne direction dans laquelle il s'engage.

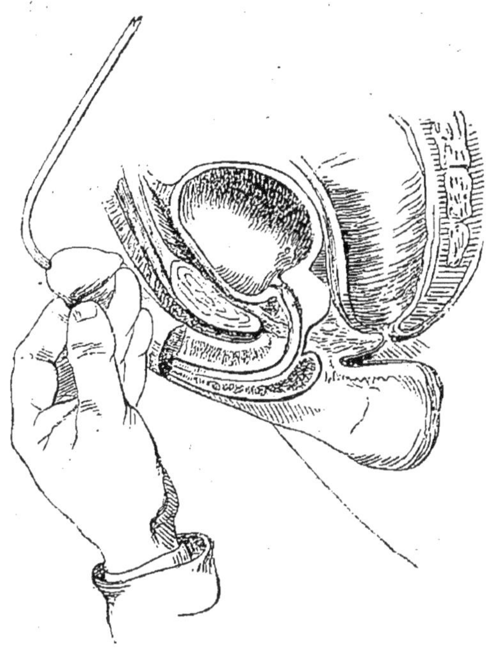

Fig. 68.

Il croit avoir eu à lutter contre un rétrécissement spasmodique, et il explique sa réussite due au hasard, par la cessation du spasme. Cela a peu d'importance s'il a agi lentement et avec circonspection; mais si, dominé par des idées qui ont cours encore, s'il pense que le cathétérisme *brillamment* exécuté soit sans danger, il fera certainement une déchirure, ou au moins une contusion à la paroi supérieure de l'urèthre.

Un troisième obstacle normal existe aussi dans le cul-de-sac du bulbe, et il augmente en raison des efforts que l'on fait pour le franchir. Il est dû à l'extrême élasticité des tissus du bulbe et à la position de ce renflement au-dessous de l'aponévrose moyenne du périnée. Si l'on a fait prendre au bec de la sonde un point d'appui sur la paroi inférieure du bulbe, et si l'on abaisse le pavillon pour entrer dans la portion membraneuse, on fait saillir un repli au fond du bulbe qui, poussé en avant, s'oppose à la marche de la sonde. On a vu, chez des sujets gras, la mobilité et la dilatabilité du bulbe permettre d'abaisser son pavillon entre les cuisses du malade, et de la mouvoir en divers sens dans cette position. Chopart dit encore :

« Ceux qui ne sont pas instruits s'imaginent alors qu'ils ont fait entrer la sonde dans la vessie, quoiqu'il n'en sorte pas d'urine, et quoique les mouvements de l'instrument ne soient pas aussi libres que lorsqu'il a réellement pénétré dans ce viscère. Leur illusion les porte même à assurer qu'il n'y a pas d'urine dans la vessie, qui cependant en est excessivement remplie (1). »

Si l'on continue à presser sur l'instrument, lorsqu'on est arrêté à ce point, il y a danger de faire une fausse route qui peut s'étendre jusqu'au rectum. Il faut donc, pour éviter cet obstacle et ce danger, retirer un peu vers soi l'instrument, afin de dégager son bec et abaisser ensuite *très lentement* le pavillon pour qu'il pénètre dans la portion membraneuse.

Enfin, chez quelques sujets âgés, la portion prostatique est encore le siége d'un quatrième obstacle naturel ; le sillon de la paroi postérieure peut être très profond, son extrémité vésicale, en se recourbant en haut, forme, en avant du col de la vessie, une saillie transversale qui empêche la sonde de passer. C'est la luette vésicale d'Amussat.

Nous avons laissé l'extrémité de la sonde placée dans le méat urinaire. Connaissant les différents obstacles qu'elle peut rencontrer dans le canal, il nous reste à décrire la manière de la faire avancer vers la vessie en les évitant.

L'instrument, comme nous l'avons dit, doit être maintenu dans la direction du pli de l'aine, et non en face de la ligne blanche, ainsi qu'on en a donné le conseil. Dans cette dernière position, le ventre proéminent de certains sujets ou augmenté de volume par une ascite empêche le mouvement d'abaissement du pavillon au moment utile; et le bec de la sonde, toujours en contact avec la paroi supérieure de l'urèthre, produit des frottements douloureux.

La manœuvre est plus facile lorsqu'on place le pavillon du cathéter dans le pli de l'aine, et lorsqu'on le tient dans cette position jusqu'à ce que son extrémité ait atteint le cul-de-sac du bulbe.

Ce mouvement en avant est continué, sans changer la direction de l'instrument, et l'opérateur ramène ensuite le pavillon vers le ventre en tirant la verge en haut, afin de tendre les tissus du bulbe. Après avoir posé la main à plat sur la racine de la verge, il opère lentement l'abaissement du pavillon, jusqu'à ce que la portion droite de la sonde, fasse un angle droit avec l'axe du corps, et le bec de la sonde entre alors dans la portion membraneuse de l'urèthre (fig. 69).

Cet obstacle est parfois très difficile à éviter, et l'on a vu des pra-

(1) Chopart, *Traité des maladies des voies urinaires*, t. II, p. 229.

ticiens habiles ne pouvoir franchir cette courbure même dans les cas où il n'existait pas de rétrécissement (1).

On sait que les tissus du bulbe sont facilement distendus, et pour peu qu'on ait poussé la sonde dans cette région avec une certaine pression, on fait un cul-de-sac qui enveloppe le bec de l'instrument et l'empêche de continuer sa marche. Il faut donc le dégager en allongeant la verge, et il entre ensuite dans la portion membra-

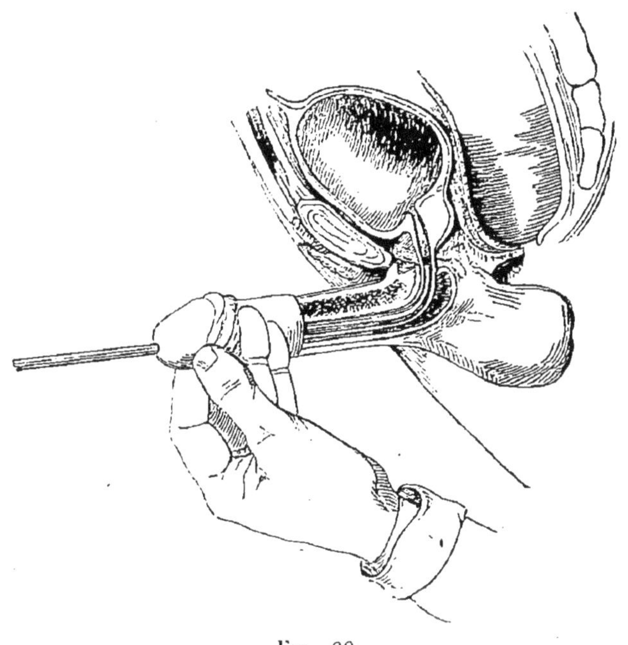

Fig. 69.

neuse par le seul mouvement de l'abaissement de son pavillon entre les cuisses du malade. Il est important de faire remarquer qu'on doit ramener en bas le pavillon de la sonde, seulement au moment où son bec arrive sous la symphyse, sinon il vient buter contre les ligaments qui fixent la verge au pubis, il ne peut avancer; et s'il a été enfoncé trop profondément, il est arrêté sous la symphyse, dans le bulbe même contre le plan solide, formé par l'aponévrose moyenne du périnée.

Le ligament triangulaire qui fixe la verge est aussi une cause de résistance, selon qu'il est plus ou moins long. Pour l'annuler, il suffit de presser avec la main sur la racine de la verge qu'on abaisse vers les cuisses.

Au moment où le bec de l'instrument entre dans la portion mem-

(1) Civiale, *loc. cit.*, t. I, p. 247.

braneuse, il est prudent de l'arrêter un instant, l'entrée dans cette partie du canal étant toujours un peu douloureuse. Après quelques moments d'attente, on continue lentement l'abaissement du pavillon, sans pousser vers la vessie, et ce mouvement de bascule suffit à faire traverser la portion prostatique et souvent à entrer dans la vessie.

La main qui tient le pavillon est amenée ainsi entre les cuisses du malade.

A la douleur ressentie dans la partie membraneuse succède un besoin d'uriner très vif, lorsque l'instrument traverse la portion prostatique, et qui cesse aussitôt son entrée dans la vessie.

Chez les vieillards, la sonde est souvent arrêtée par la lèvre inférieure du col de la vessie, soit que le sillon de la face rectale de la prostate ait une trop grande profondeur, soit que la luette vésicale fasse une saillie trop considérable. Cette disposition a souvent été la cause de fausses routes. Pour l'éviter, il suffit de retirer la sonde vers soi, d'un centimètre à peu près, d'abaisser davantage le pavillon, et de pousser la sonde en avant et très lentement. Elle entre alors dans la vessie, sans résistance.

M. Civiale parle de la possibilité d'un accident, rare heureusement, quand on fait le cathétérisme. C'est lorsque le chirurgien s'est trompé sur le degré de plénitude de la vessie, ayant cru qu'elle était très distendue, alors qu'elle était presque vide; il a poussé l'instrument jusque dans la cavité abdominale. Au fait rapporté par Ch. Bell, M. Civiale en ajoute un autre dans son parallèle.

On reconnaît que la sonde est entrée dans la vessie, d'abord par la sortie de l'urine, et ensuite par la facilité qu'on a de l'enfoncer profondément et de faire tourner son bec dans toutes les directions, surtout si l'on a opéré avec un instrument à petite courbure.

Certains sujets ont la verge tellement extensible, qu'une traction faible l'allonge beaucoup. Si l'on ne tient pas compte de cette disposition, si dans l'opération du cathétérisme on tire sur la verge, afin d'effacer les plis de la muqueuse de l'urèthre, et donner à ce canal une courbe plus régulière, on augmente tellement sa longueur que les sondes sont trop courtes pour atteindre la vessie, et que des chirurgiens, incertains du résultat de leur manœuvre, ont cru devoir faire fabriquer des instruments très longs. Cependant la précaution d'allonger la verge pour faciliter l'introduction de la sonde n'a d'importance que pour agir dans la partie spongieuse de l'urèthre ; c'est qu'en effet, lorsque le bec de la sonde est entré dans la portion membraneuse, tout allongement de la verge est nuisible, puisqu'il s'opère seulement sur les corps caverneux et nullement sur l'urèthre ; ce dernier, au contraire, est plissé près du bulbe, par le seul fait de l'abaissement de la verge (1). Les différences qui existent dans la hauteur des pubis et dans la longueur du ligament suspenseur sont encore des causes de difficultés qu'on évite en relevant le bec de l'instrument dans le premier cas, et en abaissant la verge avec la main dans le second. On accroche ainsi, sans tâtonnements la symphyse des pubis.

§ III.— Du tour de maître ou manière de sonder sous le ventre ou entre les cuisses.

On peut introduire un cathéter dans la vessie, par le *tour de maître*, en plaçant le malade de deux manières : ou couché sur le bord gauche du lit, ou couché en travers de son lit. Si l'on choisit la première position, le chirurgien tient la sonde de la main gauche, la convexité de l'instrument tournée en haut et la partie droite au-dessous du ventre et entre les cuisses du malade. Le bec de la sonde introduit dans le méat urinaire est enfoncé lentement, pendant qu'avec la main droite l'opérateur allonge la verge sur la sonde; et lorsque le bec est parvenu dans le cul-de-sac du bulbe, il fait décrire à la sonde et à la verge un demi-cercle en les portant vers l'aine opposée, et en les amenant jusque sur le ventre. Le bec de la sonde sert de pivot à ce mouvement de rotation. La concavité de la sonde, qui était tournée en bas, se trouve être ramenée en haut. Pendant ce mouvement de rotation, le bec de l'instrument s'engage dans la portion membraneuse sans être arrêté au commencement de la courbure, et il suffit d'abaisser la main entre les cuisses du malade pour le faire arriver dans la vessie.

Si le chirurgien n'est pas ambidextre, il fait placer le malade en travers du lit, il s'assied entre ses cuisses, et tenant la sonde de sa main droite, il la dirige ainsi que nous venons de le dire.

Ce mode opératoire n'a aucun avantage sur l'autre et il peut entraîner de graves accidents, puisqu'il fait exécuter au bec de la sonde un mouvement de rotation rapide sur le fond du bulbe ou sur un point rétréci. Il est plus long à exécuter que le précédent, et surtout il est plus douloureux, à cause de la pression exercée sur le bulbe par le bec de la sonde.

Beaucoup de praticiens, écrit M. Civiale (2), semblent n'avoir adopté ce procédé que parce qu'il permet de masquer les difficultés et parce qu'il nécessite une manœuvre en apparence extraordinaire.

(1) Civiale, *loc. cit.*, t. I, p. 246.
(2) Civiale, *loc. cit.*, t. I, p. 224.

Richerand dit que cette manière d'opérer a sans doute été inventée par les premiers lithotomistes, dans le dessein de cacher aux spectateurs la connaissance de leurs procédés. Les plus sages et les meilleurs praticiens, dit aussi Deschamps (1), ont toujours préféré les procédés simples à tous les tours d'adresse, qui, sans mieux réussir, ont l'inconvénient de rendre téméraires les jeunes chirurgiens qui, voulant signaler leur habilité à opérer, adoptent les procédés les plus dificiles.

Il est du reste peu en usage aujourd'hui, si ce n'est en Italie, où il est appelé *méthode à la française*.

§ IV. — Cathétérisme rectiligne.

Ce procédé, abandonné aujourd'hui, a dû sa faveur au mémoire d'Amussat (2). Il est utile, cependant, dans quelques cas particuliers, et à ce titre nous devons le décrire.

Appuyé contre un mur ou un meuble, le malade doit se courber en avant, ses mains étant posées sur ses cuisses. Le chirurgien s'asseoit en face de lui, il prend la verge de la main gauche, et il la place horizontalement, afin d'effacer les plis de la muqueuse de l'urèthre. Il introduit le cathéter de la main droite dans le méat urinaire, il le pousse en le faisant tourner doucement entre ses doigts, afin d'éviter les obstacles valvulaires, jusqu'à ce qu'il soit arrivé au fond du bulbe; la verge étant maintenue sur le cathéter, il les abaisse lentement jusque entre les cuisses du malade; l'opérateur dégage alors le bec de l'instrument appuyé contre le fond du bulbe, et en le poussant directement en haut, il entre dans la vessie.

Lorsque le malade ne peut pas se tenir debout, lorsqu'il ne peut pas se déplacer de son lit, il faut tenir la verge en angle droit avec l'axe du corps; l'instrument poussé jusqu'au bulbe, comme nous venons de le dire, et la verge solidement fixée sur l'instrument, on les amène tous les deux entre les cuisses, dans la direction d'une ligne parallèle à l'axe du corps. Il suffit, après avoir dégagé l'extrémité de l'instrument en le retirant un peu, de le pousser en avant pour qu'il entre dans la vessie. Cependant, quand l'ouverture de l'utricule de la prostate est large, la sonde droite peut y entrer, ce qui est à peu près impossible pendant la manœuvre avec la sonde courbe.

(1) Deschamps, *Traité historique et dogmatique de la taille*, t. I, p. 219.

(2) Amussat, *Remarques sur l'urèthre de l'homme et de la femme*, in *Archives de médecine*, 1824, t. IV, p. 321, et t. VI, p. 247, fig.—Moulin, *Du cathétérisme rectiligne*, 1828, 1 vol. in-8.

Cette opération est très difficile, sinon impossible à exécuter, lorsqu'il existe une hypertrophie transversale de la portion sus-montanale de la prostate. Elle était utile à connaître à l'époque où la lithotritie était faite exclusivement avec des instruments droits; aujourd'hui que les courbes ont prévalu, elle a perdu son importance.

Amussat admet « des circonstances où l'on doit préférer les sondes courbes. « Chez les vieillards affaiblis par l'âge, chez les adultes épuisés par une maladie longue et qui sont obligés de se tenir continuellement couchés, le cathétérisme avec la sonde courbe est préférable, parce qu'il est plus facile pour l'opérateur et moins douloureux pour le malade (1). »

M. Civiale l'a conservé dans sa pratique. Cet habile opérateur emploie souvent les instruments droits pour explorer la vessie, lorsque le cathétérisme curviligne ne lui a pas permis d'établir un diagnostic assez précis.

§ V. — Introduction de la sonde flexible lorsqu'il y a spasme de la portion profonde de l'urèthre.

Lorsqu'on est appelé pour faire cesser les accidents de la rétention d'urine dépendant d'un spasme de l'urèthre, il est prudent de se servir d'un instrument flexible, afin de ne pas être exposé à violenter des obstacles dont on n'a pas encore pu apprécier l'importance. Après s'être assuré qu'il n'y a point de rétrécissement dans l'urèthre, on prend une sonde de 6 à 7 millimètres en caoutchouc, à courbure fixe et cylindrique. Après l'avoir graissée, on l'introduit lentement jusqu'à la portion membraneuse de l'urèthre; on rencontre ordinairement dans ce point une résistance qui cède à une pression maintenue pendant quelque temps sans saccade et en conservant à la sonde une direction droite.

Si l'obstacle est assez fort pour empêcher momentanément le passage, on doit retirer la sonde et la remplacer par une bougie de cire molle qui entre avec facilité; on la laisse en place pendant quelques minutes, et l'algalie, dont la marche avait été empêchée, avance sans trouver de résistance.

§ VI.— Cathétérisme dans les cas d'hypertrophie de la prostate.

La rétention d'urine est souvent la conséquence de l'hypertrophie de la prostate; l'introduction d'une sonde est le seul moyen de la faire cesser, lorsque l'on ne veut pas exposer les malades aux dan-

(1) Amussat, *Leçons sur les rétentions d'urine*, 1832, p. 57.

gers des opérations aventureuses qu'on a voulu faire prévaloir. Dans ces cas, le cathétérisme est toujours une opération difficile; et cependant de son succès dépend la vie du malade. Il est donc nécessaire de chercher à la rendre moins périlleuse en établissant quelques règles qui aideront à éviter ces dangers.

§ VII. — Introduction de la sonde sur un conducteur.

Sans se préoccuper de la forme de la déviation de la portion prostatique de l'urèthre, on a cru faire disparaître toutes les difficultés, en introduisant un conducteur sur lequel la sonde doit être poussée pour arriver à la vessie. Décrit par Bichat, dans le *Traité des maladies des voies urinaires* de Desault, reproduit à différentes époques, et notamment en 1823 par M. Civiale (1), qui dit l'avoir trouvé dans l'ouvrage de Nauche (2), ce procédé a rendu des services, et il est d'une exécution facile, dès que le conducteur est entré dans la vessie. Son action est donc limitée aux déviations produites par les tumeurs des lobes latéraux ; il est inutile, lorsque l'obstacle est formé par la barrière prostatique, contre laquelle le conducteur vient buter sans pouvoir la franchir.

L'appareil se compose d'un conducteur flexible de caoutchouc et de baleine, de 50 centimètres de longueur, et d'une sonde flexible ouverte aux deux bouts.

Un aide tient immobile et près du méat urinaire le conducteur placé dans la vessie; le chirurgien fait glisser la sonde sur le conducteur, jusqu'à ce qu'elle soit entrée dans l'urèthre. Il prend ensuite le conducteur tenu par l'aide, il pousse doucement la sonde jusque dans la vessie, et il retire le conducteur.

Lorsqu'on doit changer la sonde, on introduit d'abord le conducteur, qu'un aide tient immobile, le chirurgien retire la sonde, ensuite il fait glisser sur le conducteur une sonde nouvelle également ouverte aux deux extrémités.

Lorsque l'obstacle est formé par une barrière prostatique, les sondes flexibles, malgré la longueur de leur courbure, ne peuvent pas toujours entrer dans la vessie. Dans ces cas, on a conseillé d'armer la sonde d'un mandrin et de la porter jusqu'à l'obstacle, ensuite de retirer le mandrin, afin d'augmenter subitement la courbure de la sonde et de la faire passer sur la barrière.

La manœuvre du mandrin fait quelquefois échouer l'opération,

(1) Civiale, *Nouvelles considérations sur les rétentions d'urine*, 1823, p. 41.
(2) Nauche, *Nouvelles recherches sur les rétentions d'urine*. 1806, 3e éd.. in-8.

parce que le bec de la sonde, trop fortement appuyé contre l'obstacle, ne peut se dégager; il faut, dans ce cas, retirer la sonde, afin de replacer le mandrin pour recommencer l'opération,

Si l'on se décide à agir de la sorte, malgré le peu de certitude du procédé opératoire, on doit choisir une sonde dont les ouvertures sont petites et un mandrin assez volumineux pour l'emplir, tout en conservant une grande mobilité. On peut ainsi les faire mouvoir l'un sur l'autre sans craindre d'engager ce dernier dans les ouvertures de la sonde.

Ce procédé, mis en usage par Desault, a depuis été recommandé par A. Pasquier; il est abandonné aujourd'hui.

§ VIII. — Cathétérisme avec la sonde à courbure brusque.

On a employé avec succès, pour vaincre les obstacles placés au col de la vessie, une sonde flexible à courbure courte et brusque. Lorsqu'on a bien reconnu l'obstacle, on introduit lentement cette sonde en maintenant son extrémité recourbée sur la paroi supérieure de l'urèthre, sans tractions, et sans allongement de la verge. Elle arrive facilement jusqu'au col de la vessie; c'est alors qu'on doit allonger la verge sur le ventre, en même temps qu'on pousse la sonde vers la vessie. Il est rare qu'à l'aide de ce double mouvement, l'instrument ne donne pas issue à l'urine. Dans le cas contraire, on doit le retirer et agir avec une sonde de métal et de la même courbure.

Si l'obstacle est formé par un des deux lobes latéraux ou par des tumeurs développées sur chacun des deux lobes, il y a avantage à employer une sonde flexible, dont le bout recourbé ait au plus 1 centimètre de longueur; mais la résistance produite par ces sortes de tumeurs est quelquefois si grande, que l'on doit renoncer à se servir d'instruments flexibles, et que la sonde de métal est seule capable de les vaincre.

Quel que soit l'instrument employé, on ne doit pas oublier que la longueur du canal est presque toujours augmentée dans la portion prostatique, et l'on peut croire être arrivé dans la vessie, lorsqu'on en est encore éloigné; l'urine ne sortant pas, on la suppose arrêtée par des caillots de sang accumulés dans la sonde, et l'on se livre, dans l'espoir de les faire sortir, à des manœuvres inutiles et souvent dangereuses.

§ IX. — Introduction de la sonde de métal.

La variété des obstacles réunis au col de la vessie augmente les difficultés du cathétérisme et fait au chirurgien une loi d'agir avec lenteur et prudence. Il faut également tenir compte des modifications que la sonde à courbure courte imprime au canal, et des rapports différents que l'extrémité coudée crée à l'urèthre à mesure qu'elle avance vers la vessie. Si l'opérateur tient la sonde coudée de la même manière que la sonde ordinaire, l'extrémité n'arrivera sous les pubis qu'à l'aide d'un frottement considérable sur une des parois de l'urèthre et en occasionnant une vive douleur. C'est en se plaçant à la droite du malade et en maintenant la sonde dans la direction du pli de l'aine, qu'on dirige le bec de l'instrument dans l'axe du canal et qu'on évite ce frottement douloureux ; on conduit ensuite l'extrémité coudée jusque dans le bulbe, et on ramène la tige de la sonde dans la direction verticale.

Quand la sonde est entrée dans la portion membraneuse, elle doit recevoir une direction particulière basée sur les rapports nouveaux du canal. L'augmentation de volume de la prostate pousse en arrière et en haut le col de la vessie et l'éloigne des pubis ; la portion de l'urèthre enveloppée par la prostate est donc allongée ; et jusqu'au point où a lieu la déviation du canal produite par les tumeurs prostatiques, il y a entre le bulbe et ces tumeurs une portion plus ou moins longue de l'urèthre placée presque horizontalement d'avant en arrière. C'est de cette direction nouvelle que l'opérateur doit se préoccuper, afin de ne pas abaisser trop tôt le pavillon de la sonde, mouvement qui porterait le bec de l'instrument sur la paroi antérieure du canal et l'exposerait à être déchirée.

Ce danger est d'autant plus à craindre, qu'on se sert d'une sonde à petite courbure ou d'un brise-pierre. C'est donc seulement lorsque la courbure a dépassé le bulbe qu'il faut commencer le mouvement d'abaissement et le combiner avec une douce pression d'avant en arrière tendant à faire marcher la sonde vers la vessie. C'est ce défaut d'attention et ce manque de précautions, qui ont été la cause des accidents attribués à tort aux instruments à courbure courte et brusque.

Le premier obstacle matériel que la sonde rencontre est placé à l'extrémité vésicale de la portion membraneuse. Quand l'hypertrophie a donné à la prostate un volume considérable, principalement aux lobes latéraux, ceux-ci s'étendent vers la portion membraneuse de l'urèthre et ils ferment son extrémité par des granulations hypertrophiées qui font saillie dans le canal, de telle sorte que, si l'on fait en ce lieu une coupe verticale, on voit l'urèthre fermé comme par un diaphragme attaché à sa paroi supérieure. De ce fait résulte l'indication suivante : au lieu de faire suivre au bec de la sonde la paroi supérieure de l'urèthre, on doit presser avec le talon de l'intrument vers le périnée, afin de le porter sur la paroi inférieure du canal, ce qui permet d'éviter la saillie formée par les granulations hypertrophiées et d'entrer sans danger dans la région prostatique.

Dans cette portion du canal, on rencontre des obstacles vers son milieu ou à son extrémité vésicale. Les premiers sont formés par les tumeurs d'un des deux lobes ou des deux lobes latéraux; les seconds sont le résultat de l'hypertrophie de la portion sus-montanale, soit sous la forme d'une tumeur ou lobe moyen, soit sous la forme d'une valvule ou barrière uréthro-prostatique.

Lorsqu'on est arrêté par les tumeurs des lobes latéraux, ce dont on s'assure en mesurant l'espace parcouru avec la sonde, et en le contrôlant par l'examen des empreintes laissées sur les bougies de cire, on dirige le bec de la sonde sur la paroi antérieure ou le talon sur la postérieure de l'urèthre; parce qu'elles ne sont jamais déplacées, quelles que soient les déviations latérales du canal.

M. Mercier préfère suivre la paroi antérieure de l'urèthre, parce qu'on n'est pas exposé à labourer la vérumontanum, parce qu'on évite plus facilement la portion susmontanale, et surtout parce qu'on n'y rencontre jamais d'obstacle.

La sonde peut être arrêtée par des tumeurs développées sur les lobes latéraux : il faut, dans ce cas, laisser une grande liberté à l'instrument qui s'incline de l'un ou de l'autre côté ; on presse légèrement sur son pavillon sans le serrer entre les doigts, afin d'apprécier de quel côté la résistance est la moins forte ; ensuite, sans rien changer à la position du pavillon, on le pousse en avant lentement et sans secousse, jusqu'à ce qu'il se redresse et qu'il puisse être mis en mouvement d'avant en arrière; ce qui indique qu'on a dépassé la tumeur.

Mais c'est au col de la vessie qu'on trouve les plus grandes difficultés ; aussi les fausses routes y sont-elles plus souvent et plus facilement faites qu'ailleurs. Chopart a donné un dangereux conseil, en écrivant qu'après s'être assuré que le bec de la sonde est placé dans la direction du canal, on doit l'enfoncer avec force ! D'abord, il n'est pas possible de s'assurer exactement de la position de l'extrémité de la sonde, on ne peut donc trop recommander d'agir avec ménagements, et de s'abstenir de tout mouvement violent.

On a dit d'introduire le doigt dans le rectum pour éclairer et pour faciliter la marche de l'instrument ; cette manœuvre, presque toujours inutile, peut avoir de graves inconvénients. Le doigt, quelque long qu'il soit, peut seulement atteindre la partie inférieure de la prostate, c'est-à-dire celle où l'on ne rencontre pas d'obstacle sérieux. le concours du doigt est donc inutile : plus tard, lorsque le bec de la sonde est arrivé contre les obstacles placés au col de la vessie, la pression du doigt, cherchant à faire avancer la sonde, peut agir sur elle, de manière à les perforer ou au moins à contusionner les parois de l'urèthre. Je pense donc qu'en raison du peu d'utilité de cette manœuvre, il est prudent de toujours s'en abstenir. La pression sur la sonde, à travers le périnée, n'offre pas plus davantage et elle expose aux mêmes dangers.

Lorsque la courbure de la sonde est arrivée au col de la vessie, et qu'elle y est arrêtée, sa partie droite étant maintenue dans la direction de l'axe du corps, on la pousse vers la vessie en la faisant presser sur les obstacles avec le talon et non avec le bout de l'instrument. On ne peut donc pas faire une fausse route, puisqu'on oppose toujours une large surface aux obstacles qui obstruent le canal.

On a vu qu'il faut abaisser fortement le pavillon de la sonde pour faire passer son extrémité coudée sur l'obstacle. Cet abaissement ne peut se faire sans tirailler le ligament suspenseur de la verge, et sans augmenter la douleur; afin de rendre cette manœuvre moins pénible, on presse la racine de la verge avec la main, et on l'abaisse vers les cuisses, afin de diminuer les tractions du ligament suspenseur.

C'est surtout sur les sujets gras que cette manœuvre est utile : elle maintient la portion droite de la sonde dans la position horizontale, et elle permet d'étudier plus facilement les altérations du col de la vessie (Fig. 70).

Telles sont les règles générales pour introduire une sonde de métal dans la vessie, lorsque la prostate est hypertrophiée, mais les différents cas exigent des modifications dans la manœuvre qu'il n'est pas possible de préciser à l'avance. C'est l'expérience qui doit diriger l'opérateur, et lui indiquer la plus ou moins grande étendue du mouvement d'abaissement à donner à la sonde pour faire passer le bout recourbé sur la tumeur ou sur la barrière prostatique.

La contraction des muscles de la portion courbe de l'urèthre complique souvent l'hypertrophie de la prostate, il en résulte une sensibilité très-grande des portions spongieuse et membraneuse de l'urèthre, et un obstacle momentané au passage des instruments dans cette dernière partie du canal. Il est prudent dans ces cas difficiles de placer d'abord dans l'urèthre, pendant quelques minutes, une bougie de cire molle qui prépare la voie, et qui permet d'introduire ensuite avec facilité la sonde de métal, qui avant cette précaution produisait beaucoup de douleurs, et quelquefois ne dépassait pas le bulbe.

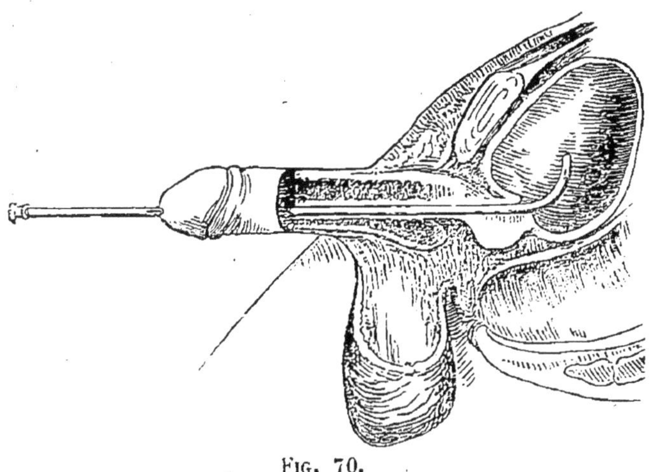

Fig. 70.

Dans sa grande pratique, M. Civiale a vu certaines modifications de l'appareil urinaire opposer de la résistance à l'introduction des instruments. Il signale entre autres, chez les sujets atteints d'hypertrophie de la prostate, une tuméfaction et une induration du gland qui nécessite un débridement.

La portion membraneuse de l'urèthre devient également le siége de quelques changements qui peuvent être la cause d'erreurs. Les tissus ramollis et dilatés outre mesure ont fait croire que la sonde était dans la vessie, alors qu'elle n'avait pas dépassé cette portion de l'urèthre, et les quelques gouttes d'urine, accumulées dans cette partie s'échappant par la sonde, ont contribué à laisser les chirurgiens dans l'erreur.

Lorsque la prostate a acquis un grand volume, elle allonge considérablement l'urèthre et elle augmente sa courbure. Les sondes ordinaires sont alors insuffisantes, et l'on doit avoir recours à la sonde à grande courbure de M. Gely (de Nantes) (voy. le chapitre *Sondes et bougies*, p. 100).

Souvent le malade souffre beaucoup lorsque le dernier jet d'urine sort par la sonde, parce que les parois de la vessie en se contractant l'enveloppent et l'étreignent fortement. Cette douleur est quelquefois si vive, que les malades redoutent d'être sondés; elle est en raison de l'inflammation de l'organe, de sa force contractile et de la plus ou moins grande partie de la sonde introduite dans sa cavité.

Le moyen le plus simple d'éviter cette douleur, c'est de placer l'instrument de manière que l'ouverture la plus rapprochée de son extrémité dépasse à peine le col de la vessie. Lorsque le jet d'urine diminue, lorsqu'il est très faible on pousse la sonde à 1 ou 2 centimètres de profondeur, afin de s'assurer qu'il ne reste plus d'urine dans la vessie, et on la retire très lentement.

Après avoir fait cesser les accidents de la rétention, on ne doit pas laisser la sonde à demeure, ainsi que le font encore quelques chirurgiens. Cette pratique entraîne souvent de graves accidents dont nous avons parlé page 115, et c'est seulement dans les cas exceptionnels, lorsque, par exemple, le cathétérisme est difficile et dangereux à répéter, ou bien lorsque le malade, trop éloigné du chirurgien, ne peut pas recevoir ses soins assidus, qu'il faut se résoudre à laisser en place une sonde très flexible. En dehors de ces cas particuliers on doit faire le cathétérisme après trois ou quatre heures. Si la sonde qu'on a été dans la nécessité de laisser à demeure est une sonde de métal, on doit la retirer le deuxième jour pour lui substituer une sonde flexible. Cette manœuvre est quelquefois très difficile à exécuter, et dans certains cas, on a dû placer de nouveau la sonde de métal. Aussi, lorsque le premier cathétérisme a été très laborieux, M. Civiale donne-t-il le conseil de ne retirer la sonde de métal que le troisième ou le quatrième jour, et sans que le malade fasse le moindre mouvement, afin de ne pas changer les rapports des organes.

§ X. — Du cathétérisme dans le cas de rétention d'urine produite par des rétrécissements de l'urèthre.

De l'aveu des praticiens les plus expérimentés, le cathétérisme, lorsqu'il y a des rétrécissements dans l'urèthre, est une des opérations les plus difficiles et les plus dangereuses de la chirurgie ; et cependant on voit tous les jours des médecins essayer de la faire, sans exploration préalable et sans avoir acquis aucun renseignement sur le siége et sur la nature des obstacles. N'ayant aucun point de repère, et manœuvrant à l'aventure, ils veulent traverser, avec une sonde de trousse dont le diamètre est de 6 millimètres, un rétrécissement dont l'ouverture n'a pas souvent 2 millimètres de diamètre. D'autres font prendre chez le pharmacien le plus proche des sondes de caoutchouc, presque toujours droites, et qu'ils recourbent au moyen d'un gros mandrin de fer. Armés de ces instruments, ils tentent en vain d'arriver à la vessie ; et, après de longs et d'inutiles essais, ils placent le malade au bain, ils prescrivent des applications de sangsues, ils pratiquent la saignée du bras ; voyant enfin les accidents devenir menaçants, et après avoir perdu beaucoup de temps, les plus prudents demandent du secours, et les plus audacieux font les opérations hasardeuses de la boutonnière et du cathétérisme forcé.

Dans cette situation difficile, les chirurgiens ne se sont pas ralliés à une même règle de conduite, et ils ont employé des moyens divers qui sont tous d'une exécution difficile, et dont quelques-uns sont d'une application périlleuse.

Nous citerons ceux qui sont le plus en usage, et, après en avoir reconnu les inconvénients, nous décrirons celui qui nous a semblé être le plus inoffensif et le moins incertain.

Deux procédés opératoires, principalement, résument le plus grand nombre de difficultés, exigent les connaissances anatomiques les plus précises, et la plus grande délicatesse de tact : ce sont ceux de M. Civiale et de M. Leroy. Vient ensuite celui de M. Mercier, qui est un véritable progrès, en ce qu'il démontre le danger des idées qui, à cette époque, dominaient la pratique dans cette partie de la chirurgie.

Procédé de M. Civiale (1). — On fait coucher le malade sur le bord d'un lit peu élevé ; les cuisses sont écartées et fléchies ; le chirurgien se place entre les jambes, et s'assure de la situation de l'obstacle. Il introduit lentement une sonde de métal de 2 à 3 millimètres de diamètre, à petite courbure, et bien arrondie à son extrémité, jusque contre le rétrécissement siégeant à la courbure du canal. On y maintient pendant quelque temps l'extrémité de la sonde, en exerçant une pression légère égale, et on allonge doucement la verge sur la sonde. Après quelques minutes, on abandonne la verge, et l'on sent la sonde engagée dans la stricture, où son extrémité est quelquefois serrée. On tire de nouveau la verge et l'on pousse la sonde, *en la maintenant dans l'axe du canal*. On cesse de nouveau pendant quelques minutes, puis on recommence, après s'être assuré que la sonde est encore dans l'obstacle.

Après un temps plus ou moins long, la sonde franchit le rétrécissement. Dans quelques cas, elle est fortement serrée dans la portion membraneuse, puis elle devient libre. Pendant les contractions musculaires que l'on sent aisément, il faut s'abstenir de toute pression, et attendre le relâchement, qui permet à la sonde de s'avancer sans produire de douleurs.

Si la sonde est arrêtée lorsqu'elle est engagée, il faut en prendre une plus petite, que l'on dirige de la même manière. M. Civiale dit

(1) Civiale, *loc. cit.*, p. 233.

que, dans un cas, la sonde est arrivée après quatre heures d'alternatives de suspension et de reprise de la manœuvre. Les besoins d'uriner et les introductions du doigt dans l'anus fatiguent plus le malade que l'opération elle-même. Il recommande cependant cette introduction, afin de s'assurer que la sonde avance dans la portion membraneuse. On cesse alors de tirer la verge en avant, et l'on continue à pousser la sonde, en ayant grand soin de conserver *la direction de l'axe du canal?*

Lorsque la sonde a pénétré dans la portion prostatique, on abaisse la main qui tient le pavillon, on évite ainsi que le bec ne laboure la face inférieure de cette région : mais la sonde manque souvent de résistance, à cause de son petit volume, pour ne pas la plier pendant ce mouvement d'abaissement; il faut de nouveau introduire le doigt dans le rectum, afin de relever son bec, et de suppléer ainsi à son défaut de résistance.

Elle arrive ensuite aisément dans la vessie, quand la prostate est saine.

Procédé de M. Leroy (1). — Le cathétérisme que M. Leroy nomme *par pression soutenue*, se fait avec une sonde cylindrique, en métal et d'un petit calibre. Il recommande de ne pas employer la violence : il faut seulement exercer une pression modérée, lorsque le bec de l'instrument est appuyé contre l'obstacle. Cette pression est maintenue au même degré, pendant une heure et plus, en portant toute son attention à maintenir la sonde *dans la direction de l'axe du canal?*

Cette manière d'opérer le cathétérisme a réussi à M. Leroy dans des cas où de petites bougies n'avaient pas pu franchir les obstacles, et dans des cas de rétention d'urine, produite par un gonflement inflammatoire, par une violence mécanique, ou par une cautérisation.

On voit que, pour vaincre les obstacles sans accidents, il faut pousser la sonde, en la maintenant *dans la direction de l'axe du canal?* Ce conseil, facile à donner, est à peu près impossible à suivre : en effet, on ne possède aucun moyen de connaître le moment où le bec de la sonde s'écarte de la voie; et lorsqu'il bute contre un second rétrécissement, après avoir traversé le premier, les sensations qu'il transmet sont si vagues et si confuses, qu'il n'est pas possible de diriger cette extrémité profondément engagée. C'est donc en tâtonnant, et au hasard, qu'on essaye de la faire avancer.

Le toucher et les pressions sur le périnée et par le rectum ne

(1) Leroy, *Urologie*, p. 390.

sont d'aucun secours, et elles peuvent être nuisibles. Si la sonde est mal engagée, si elle a fait fausse route, le doigt introduit dans le rectum constate l'accident, mais il ne le prévient pas ; et pour peu que le chirurgien veuille aider à sa marche par la pression sur le périnée, le doigt en comprimant achève la lésion commencée.

Sans doute MM. Civiale et Leroy ont fait cette opération avec succès, mais on ne doit pas poser l'exception comme la règle : et il est évident que tous les chirurgiens appelés à venir en aide aux malades atteints de rétention d'urine, ne possédant pas l'expérience et l'habileté manuelle de ces célèbres opérateurs, devront, par prudence, avoir recours à des manœuvres moins périlleuses.

Procédé de M. Mercier (1). — M. Mercier se sert d'une bougie en gomme, de 3 millimètres de diamètre, s'amincissant graduellement et de manière à se terminer par une extrémité mousse, qu'il recourbe légèrement. Arrivé à l'endroit rétréci, il tend le canal, afin de le soutenir et de diminuer la saillie formée par le rétrécissement; il se produit ainsi une espèce d'entonnoir qui conduit la bougie vers l'ouverture de l'obstacle; dès qu'elle y est entrée, il la pousse avec lenteur, par une pression continue, jusque dans la vessie. Si cet organe trop plein fait des efforts pour se vider, M. Mercier retire la bougie qui donne issue à un jet d'urine plus ou moins fort; il l'introduit de nouveau et il la laisse en place. Lorsqu'il y a impossibilité d'engager l'extrémité de la bougie dans le rétrécissement, après l'avoir présentée à différents points de la circonférence du canal, après avoir perdu l'espoir de réussir, « on peut essayer des algalies de différents volumes : il arrive quelquefois qu'on sent l'algalie pénétrer peu à peu ; alors on insiste et on peut même s'aider pour cela de la main gauche appliquée sur le périnée en pressant sur la convexité de l'instrument. » C'est donc encore au hasard qu'il faut demander la réussite; et, s'il n'est pas propice, on essaye des algalies de différents volumes, dont on aide la marche par des pressions sur le périnée, c'est-à-dire qu'il faut avoir recours à la force, alors que la plus grande délicatesse de main est la seule condition du succès.

Le moindre inconvénient de ces procédés, c'est la perte de temps. Quelle que soit l'habileté de l'opérateur, et les noms que nous venons de citer ne laissent rien à désirer à cet égard, il n'arrive à la vessie qu'après de longues et pénibles manœuvres. Si l'on réfléchit que le chirurgien est souvent appelé lorsque le malade souffre depuis longtemps et après de nombreux et infructueux essais de cathétérisme, on sera convaincu qu'il n'est pas indifférent de prolonger

(1) Mercier, *Recherches thérapeutiques sur les rétrecissements*, in *Gazette médicale*, 1844.

les angoisses de la rétention et de les aggraver par les douleurs de l'opération.

Le chirurgien est généralement trop dominé par le désir d'introduire une sonde dans la vessie, afin d'évacuer promptement le liquide qu'elle contient, ne donnant pas assez d'importance à ce fait, que la sortie d'une petite quantité d'urine produit immédiatement un soulagement momentané ; il veut, quand même, exécuter un cathétérisme complet, trop souvent fertile en accidents.

Si l'on tient compte de la petitesse et de la rigidité des instruments de métal, si l'on se représente la multiplicité et la variété des obstacles, si enfin on reconnaît l'absence absolue de guide pour rester dans la direction de l'axe du canal, et le manque de précision dans la détermination de la force à employer, on comprendra pourquoi le cathétérisme est dans un si grand nombre de cas une opération désastreuse.

Le rétrécissement ne produit pas directement la rétention d'urine; elle est due à la contracture musculaire, conséquence ordinaire des altérations de l'urèthre. Cette vérité, démontrée depuis peu d'années par les beaux travaux de MM. Mercier et Caudmont, doit modifier puissamment la thérapeutique de cette affection. Ces chirurgiens ont fait voir qu'un rétrécissement qui admet une bougie de 1 ou de 2 millimètres devrait aussi laisser passer l'urine; et ils ont, par de délicates dissections, montré comment l'appareil musculaire, en se contractant sous l'influence d'une inflammation, soulève, en forme de soupape, la lèvre inférieure du col vésical et ferme complètement l'orifice interne de l'urèthre.

L'expérience aussi a prouvé qu'il suffit de mettre une petite bougie en contact avec le rétrécissement, pour faire cesser momentanément la contracture et pour faciliter la sortie d'une petite quantité d'urine; ce fait, observé souvent, a été diversement expliqué : les chirurgiens qui ont employé la pommade de belladone pour graisser l'instrument l'ont attribué à l'action de ce médicament; d'autres n'ont voulu y voir qu'une coïncidence, alors qu'il s'agissait en réalité de la cessation d'un état spasmodique, déterminé par la présence d'un corps étranger dans l'urèthre.

Procédé de l'auteur. — Éclairé par ces deux faits, j'ai renoncé à l'emploi de la sonde de métal, et je me sers toujours de la bougie filiforme, dans les cas de rétention d'urine produite par des rétrécissements de l'urèthre.

On doit, avant toute autre manœuvre, faire une exploration de l'urèthre avec une petite bougie à boule, afin de savoir si la rétention d'urine est occasionnée par un rétrécissement ou par une modification de la prostate, ces deux causes exigeant des opérations différentes. S'il s'agit d'un rétrécissement, je fais placer le malade debout, appuyé contre un mur; je m'assieds devant lui et j'opère de la manière suivante :

Une bougie filiforme de baleine, dont la pointe est tordue en spirale, est introduite avec lenteur jusqu'à ce qu'elle rencontre un obstacle, qui ne peut pas être confondu avec les replis de la muqueuse, puisque l'exploration préalable a fait connaître le siége exact du rétrécissement. Si elle est arrêtée avant d'avoir atteint la profondeur déterminée à l'avance, on la retire de quelques millimètres, on la fait tourner entre les doigts, afin de déplacer sa pointe, et on l'enfonce de nouveau avec précaution, jusqu'à ce qu'elle arrive contre le rétrécissement dont on a reconnu exactement la place. Dans quelques cas favorables, elle s'y engage tout de suite et elle entre dans la vessie, où on la laisse pendant trois ou quatre minutes : après ce temps, on la retire, et elle est suivie d'une petite quantité d'urine. On fait ensuite une nouvelle introduction, et, après le même séjour dans la vessie, on la retire de nouveau et l'on fait sortir la même quantité d'urine, et quelquefois davantage. Après avoir répété ces manœuvres trois ou quatre fois, les angoisses de la rétention cessent : on peut agir ensuite plus lentement en laissant la bougie en place pendant quinze ou vingt minutes, alors elle sert de conducteur à l'urine, qui tombe en gouttes très rapprochées et sans interruption. Si, après ce temps, le liquide ne coule pas le long de la bougie, on la retire encore, et elle entraîne un jet d'urine petit, filiforme, mais persistant. Le malade cesse de souffrir, et l'on peut replacer la bougie pendant un temps assez long pour faire cesser le spasme et vider complétement la vessie. On ne réussit pas toujours à traverser le rétrécissement tout de suite ; la pointe de la bougie bute contre lui, ou elle y reste fortement serrée; il faut la laisser en place pendant dix ou douze minutes, elle redevient libre, et, en la retirant, on amène au dehors une petite quantité d'urine; on recommence ensuite, et, après quatre ou cinq introductions, la bougie dépasse l'obstacle.

Dans d'autres circonstances, le spasme de la masse musculeuse empêche la marche de l'instrument; après avoir facilement passé dans la stricture, il est tout à coup arrêté, et il est momentanément impossible de le faire avancer ou de le faire sortir. Je me suis bien trouvé, dans ce cas, de laisser reposer le malade pendant quinze ou vingt minutes et de suspendre toute espèce de manœuvres.

Lorsque la bougie est entrée dans la vessie, on la retire après un séjour de quelques minutes : une petite quantité d'urine s'écoule, ainsi que nous l'avons dit déjà, et les douleurs de la rétention ne tardent pas à cesser. On introduit de nouveau la bougie de baleine, qu'on remplace après deux ou trois heures par une bougie filiforme de caoutchouc, toujours supportée plus aisément.

On continue ensuite le traitement du rétrécissement.

Cette manière d'attaquer la rétention d'urine est longue, peu brillante et peu chirurgicale, selon le sens attribué à ce mot ; mais elle est sûre, exempte de danger, et elle donne un résultat assez complet, puisque, en peu de temps, elle fait cesser les douleurs, quoiqu'on n'ait pas évacué la totalité de l'urine.

Cependant certains rétrécissements très anciens ont une telle dureté, qu'ils étreignent la bougie, et qu'ils empêchent la sortie de la plus petite quantité d'urine. La ponction de la vessie devient alors nécessaire, malgré la présence d'une petite bougie dans l'urèthre. Le fait suivant fait bien connaître cette grave complication.

Observation (1). — Au n° 24, est couché le nommé Montagniez, âgé de cinquante-cinq ans, maréchal-ferrant, atteint d'une rétention d'urine (hôpital des Cliniques, service de M. le professeur Nélaton).

A l'âge de vingt-cinq ans, cet homme eut une blennorrhagie qui ne fut jamais complétement guérie.

En 1840, urinant difficilement, il reçut les soins de Lisfranc, qui essaya de faire entrer une bougie dans la vessie. A la suite de ces manœuvres, un abcès se forma au périnée, et il fut ouvert par ce chirurgien.

Depuis cette époque, le malade a uriné difficilement, et une certaine quantité d'urine a passé par l'ouverture de l'abcès, transformé en trajet fistuleux.

En 1855, une rétention d'urine complète l'amène à l'hôpital Saint-Louis, où l'on essaye en vain d'introduire une sonde; enfin la marche rapide des accidents obligea le chirurgien à faire la ponction de la vessie.

Après un séjour à l'hôpital, que le malade ne peut pas préciser, l'urine sortit par la fistule périnéale et goutte à goutte par l'urèthre.

En mai, 1858, une nouvelle rétention d'urine le ramena dans le même hôpital ; on tenta encore d'introduire une sonde, et après d'inutiles essais, on dut faire une seconde fois la ponction de la vessie; peu de temps après, l'urine reparut par la fistule et par l'urèthre.

(1) *Moniteur des hôpitaux*, 6 janvier 1859.

Dans le mois d'août de la même année, M. le professeur Nélaton dut ouvrir un nouvel abcès périnéal.

Enfin, au commencement de novembre 1858, ce malade est rentré à l'hôpital dans l'état suivant :

Une fistule périnéale, s'ouvrant derrière les bourses, laissait passer la presque totalité de l'urine. De dix en dix minutes, le malade était obligé de s'accroupir pour rendre par la fistule et par l'urèthre, après de violents efforts, une petite quantité d'urine fétide, et goutte à goutte. Il ne dormait plus ; et le ventre très distendu formait une tumeur considérable par l'accumulation du liquide ; la langue était sèche, le pouls très rapide et l'agitation était extrême.

On a vainement essayé d'introduire une bougie dans l'urèthre.

Ces cas compliqués exigent beaucoup de temps, et on comprend qu'il n'est pas possible à un chef de service de donner à un seul malade la durée de sa visite.

M. le professeur Nélaton, qui déjà avait confié plusieurs de ces cas graves à M. le docteur Phillips, l'invita de nouveau à se charger de celui-ci.

Le 5 décembre, après s'être rendu compte, par une exploration attentive, des altérations de l'urèthre, M. Phillips introduisit une bougie filiforme de baleine, terminée en spirale; après une manœuvre d'une heure et demie, il réussit à franchir les obstacles qui obstruaient ce canal, et il pénétra enfin dans la vessie. Cette bougie, fortement serrée dans les rétrécissements, donnait la sensation de frôlements secs et rugueux.

L'étroit passage qui restait était complétement fermé par la bougie, et, dans la soirée, les angoisses de la rétention devinrent intolérables. M. Nélaton fut obligé de faire la ponction de la vessie, en laissant en place la bougie introduite dans l'urèthre. C'était le seul parti à prendre; la bougie, posée depuis deux heures seulement, était encore serrée dans les obstacles. Pouvait-on espérer qu'en la retirant, l'urine sortît en quantité suffisante pour faire cesser les douleurs? et enfin devait-on s'exposer, en rencontrant de nouvelles difficultés pour la replacer, à perdre un résultat qui changeait si heureusement la situation du malade?

Cette ponction a donné issue à une grande quantité d'urine, le soulagement a été immédiat, et le malade a retrouvé le sommeil perdu depuis quatre mois.

La canule du trocart fut laissée dans la plaie.

Le lendemain, la bougie devenue libre dans l'urèthre, pouvait exécuter facilement des mouvements de va-et-vient.

Le 7, la liberté de la bougie était grande; M. Phillips crut qu'il était possible de faire entrer une petite sonde dans la vessie, afin de la débarrasser le plus tôt possible de la canule du trocart.

Afin d'assurer l'écoulement de l'urine, la sonde devait avoir au moins 2 millimètres de diamètre, et ce volume, quoique petit, ne pouvait pas traverser l'urèthre sans une opération préalable. L'uréthrotomie d'avant en arrière était donc indiquée, et l'instrument de M. Charrière fut choisi pour l'exécuter.

Une bougie conductrice très fine fut glissée le long de la bougie en baleine, elle avança facilement jusqu'au commencement de la portion bulbeuse, où elle fut arrêtée, et serrée assez fortement pour ne pouvoir pas être retirée sans effort.

Après un quart d'heure d'attente, elle put être enfoncée plus profondément; et après des alternatives d'arrêt et de progression, qui durèrent deux heures et demie, elle arriva enfin dans la vessie. La bougie en baleine fut immédiatement retirée, et la bougie conductrice, placée dans l'urèthre, fut vissée sur l'extrémité de l'uréthrotome terminée en pas de vis.

L'instrument ainsi complété, et poussé lentement vers la vessie, engagea son extrémité cannelée dans les rétrécissements, et il fut possible d'agir avec sécurité. La lame, glissant dans la cannelure, coupa les obstacles et ouvrit la voie au renflement qui entra sans violence dans la portion membraneuse de l'urèthre. Enfin la lame ramenée dans sa gaîne, et maintenue par la vis de pression, permit de retirer l'instrument, entraînant à sa suite la bougie conductrice.

Immédiatement une sonde de 2 millimètres fut introduite dans la vessie, et, dès ce moment, les urines sortirent par cette voie.

Le 9, une sonde de 4 millimètres remplaça la précédente.

Le 10, on enleva définitivement la canule ayant servi à faire la ponction.

Le 12, on plaça une sonde de 5 millimètres, qui fut enlevée le 14.

Le 15, on essaya inutilement de faire le cathétérisme avec une sonde de 5 millimètres. On put seulement en faire entrer une de 2 millimètres et demi. Les rétrécissements avaient subi un retrait considérable.

L'uréthrotomie profonde était donc le seul moyen efficace à employer pour annuler cette force de rétraction : en conséquence, M. Nélaton autorisa M. Phillips à faire cette opération en présence des élèves.

L'introduction de l'uréthrotome, guidé par la bougie conductrice, fut facile, et la lame, largement développée, coupa tous les obstacles qu'elle rencontra.

Immédiatement après cette opération, une sonde de 6 millimètres fut placée à demeure ; l'écoulement de sang fut modéré, et il n'y eut pas de fièvre.

Le 19, la sonde fut enlevée à quatre heures du soir.

Le 20, une hémorrhagie parut subitement, et il fut nécessaire de placer une nouvelle sonde.

Le 21, l'hémorrhagie était abondante; on plaça sur le périnée une vessie remplie de glace.

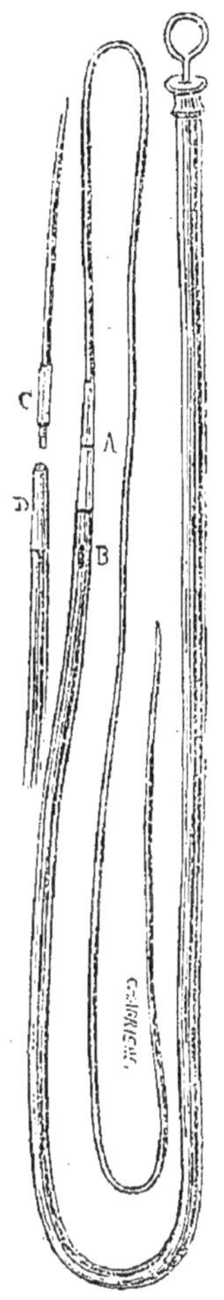

A. Extrémité de la bougie conductrice portant le pas de vis en saillie.

B. Extrémité vésicale de la sonde terminée par un pas de vis en creux pour recevoir le pas de vis en saillie de la bougie conductrice de M. Maisonneuve.

A et B représentent les deux bouts vissés, et l'appareil prêt à être poussé dans la vessie.

C. Pas de vis fixé à l'extrémité de la bougie conductrice, avant d'être vissé sur l'extrémité de la sonde.

D. Extrémité de la sonde séparée de la bougie conductrice.

FIG. 71.

Le 22, le sang coulant en aussi grande quantité que la veille, on remplaça la sonde, dont le diamètre était de 4 millimètres, par une de 6 millimètres, et, dès ce moment, l'hémorrhagie fut arrêtée, et elle ne reparut plus.

Le 25, la sonde fut définitivement retirée.

Le 29, en présence des élèves, M. le professeur Nélaton fit passer dans la vessie une sonde de 8 millimètres, qui ne rencontra aucune résistance. L'examen du malade fit constater que l'urine sortait à plein canal et que les fistules étaient complétement fermées.

Cette nécessité de faire la ponction de la vessie, dans l'état que nous venons d'exposér, n'est pas toujours exempte de dangers ; et c'est afin d'éviter cette opération que je me suis servi depuis d'un petit appareil qui permet de vider la vessie, sans retirer la bougie filiforme placée dans le rétrécissement. On n'est plus exposé à ne pas retrouver la voie franchie après de si nombreux tâtonnements, et on peut toujours évacuer l'urine selon les besoins.

Sonde à vis portant un conducteur. — Cet appareil est formé : 1° d'une sonde de 1 à 2 millimètres de diamètre, droite, flexible et terminée par une extrémité amincie, sur laquelle est adapté solidement un pas de vis en creux ; 2° d'une bougie filiforme portant à son extrémité manuelle une virole de métal, finissant en pas de vis en saillie, pouvant se loger dans la vis, en creux, de la sonde ; 3° et d'un mandrin en fil de laiton (fig. 71).

Lorsqu'on a réussi à placer la bougie conductrice, on visse sur elle la sonde flexible, après y avoir introduit le mandrin ; on pousse lentement la bougie conductrice, qui entre et se pelotonne dans la vessie ; et enfin, la sonde, en suivant le chemin tracé par la bougie, pénètre dans l'organe : on retire le mandrin, placé dans la sonde, qui livre passage à l'urine. Lorsqu'elle est entièrement écoulée, la sonde est ramenée lentement hors du canal, et après l'avoir dévisée on laisse la bougie conductrice dans l'urèthre, afin de pouvoir évacuer l'urine à volonté. Il est rare que cette manœuvre doive être répétée plusieurs fois ; le séjour de la bougie pendant quelques heures dans l'urèthre suffit ordinairement à modifier les organes, qui laissent ensuite sortir l'urine, et entrer des instruments destinés à faciliter son évacuation.

Cet appareil, d'une grande simplicité, m'a été très utile.

§ XI. — Cathétérisme chez la femme.

On conseille généralement de faire coucher la femme en travers du lit, les pieds appuyés sur deux chaises, et les fesses dépassant le bord du lit : le chirurgien se place alors entre les jambes de la malade. Dans cette position, l'opération est très facile, surtout quand on agit à découvert. Mais la nature de la maladie ou sa gravité ne permet pas toujours le déplacement de la malade, et la pudeur de quelques femmes est parfois tellement alarmée, qu'on ne peut pas les découvrir sans les impressionner péniblement. Il faut donc, dans ces circonstances, introduire la sonde sans y voir, et par la seule ressource du toucher.

En supposant la malade couchée de telle sorte, que l'opérateur soit forcé de se placer du côté gauche du lit, de la main droite il ouvrira la vulve en écartant avec le pouce et le médius les grandes et les petites lèvres. Le doigt indicateur reconnaîtra la position du clitoris.

La main gauche tiendra le cathéter de la manière suivante : le bec de l'instrument reposera par sa convexité sur la pulpe de l'indicateur, et le pavillon prendra un point d'appui dans la paume de la main. Le médius sentira l'ouverture du vagin, puis le bourrelet saillant formé par le faisceau du sphincter. En partant de ce point, sans quitter la ligne médiane, et remontant vers le clitoris, le doigt indicateur sur lequel repose le bec du cathéter rencontrera le méat urinaire à 4 ou 5 millimètres de l'orifice du vagin. L'extrémité arrondie du cathéter entrera facilement dans le méat urinaire, et il suffira de pousser légèrement sur le pavillon pour que l'instrument entre dans la vessie.

On rencontre quelquefois des changements de rapports qu'il faut connaître, sinon on est exposé à chercher longtemps le méat urinaire.

Les vieilles femmes, celles qui ont eu beaucoup d'enfants, ont quelquefois pendant la grossesse, et très souvent pendant les premiers jours qui suivent l'accouchement, l'urèthre retiré en arrière ; il dirige le méat urinaire dans le vagin et derrière la symphyse pubienne. Il faut alors le ramener le plus possible à la position normale en tirant en haut la base du clitoris, tout en écartant les petites lèvres.

Aussitôt que le bec du cathéter est entré dans le méat urinaire, le pavillon doit être abaissé, afin que le canal n'échappe pas de nouveau à l'instrument. Cette disposition rend nécessaire l'emploi de la sonde à grande courbure.

Les femmes qui ont eu des chancres dans le méat urinaire ont cette ouverture tellement altérée, qu'il est très difficile de la trouver.

On voit aussi chez certains sujets des lacunes muqueuses largement ouvertes sur les côtés du méat urinaire ; le bec de la sonde peut facilement y entrer et faire commettre une erreur en cherchant à y pénétrer avec force. La douleur que cette fausse manœuvre produit, et l'impossibilité de pousser profondément l'instrument, doivent avertir l'opérateur de ne pas continuer ses efforts.

Le méat urinaire de la femme est quelquefois si sensible, que l'introduction d'une sonde, même très petite, ne peut avoir lieu sans faire crier la malade. Dans ce cas, il faut agir avec une extrême lenteur, n'employer que des instruments flexibles, éviter le plus possible la répétition du cathétérisme, et chercher à émousser cette sensibilité exagérée par des émollients, des opiacés et des bains de siége.

Il est rare qu'on ait besoin de fixer la sonde chez la femme, si ce n'est pendant le traitement des fistules vésico-vaginales.

§ XII. — Moyens de fixer la sonde chez l'homme.

Lorsqu'on a fait le cathétérisme évacuatif, il est quelquefois nécessaire de laisser la sonde à demeure et de la fixer dans la vessie. Les différents appareils qui ont été employés sont plus ou moins compliqués et sont toujours incommodes. Le moyen suivant, fort simple, et d'une application facile, réunit toutes les conditions d'utilité.

On attache à l'extrémité de la sonde, par un double nœud, un bout de laine ou de coton, on reporte les deux extrémités jusque derrière la couronne du gland où l'on fait un nœud, afin de les réunir; on les place derrière le gland en le contournant, et enfin on ramène

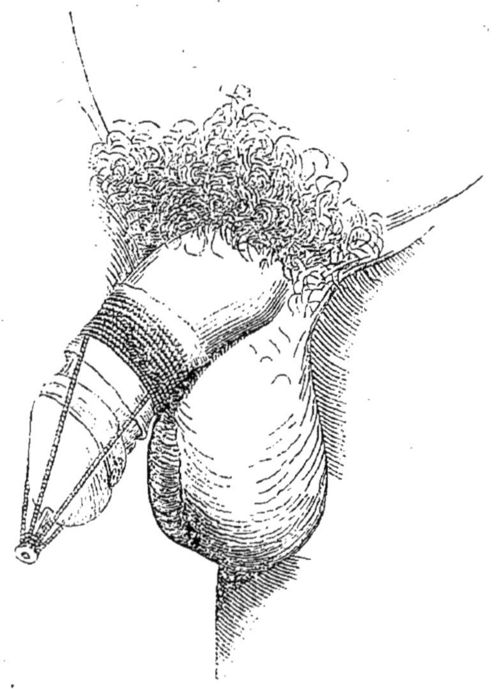

Fig. 72.

le prépuce sur ce petit appareil. Il n'est pas toujours possible de le fixer de cette manière à ceux qui ont subi la circoncision, par exemple, ainsi qu'à ceux qui ont été opérés du phimosis avec perte de substance. On doit, dans ces deux cas particuliers, conduire les deux bouts de la ligature autour de la racine du scrotum et les y retenir par un nœud.

On emploie aussi avec utilité dans les deux cas que nous venons de citer, un autre appareil moins simple que celui que nous venons de décrire, mais qui est très solide.

On se sert d'un ou de deux cordons de coton d'un mètre et demi de long. Le cordon est fixé à sa partie moyenne près du pavillon de la sonde par deux nœuds; chacun des deux chefs est ramené sur la verge de chaque côté.

Sur le milieu de cet organe on place une petite compresse assez longue pour l'entourer, et sur cette compresse on enroule en sens inverse les deux cordons, que l'on a soin de ne pas entasser sur un même point, mais que l'on dispose de manière à couvrir la verge, dans une étendue assez considérable, afin que la pression sur un point seulement ne cause pas de douleur. Lorsque les deux bouts de coton sont épuisés, on les noue ensemble (fig. 72).

§ XIII. — Moyens d'attacher la sonde chez la femme.

On lie des fils à l'extrémité de la sonde, et ensuite on les fixe à un bandage en T double.

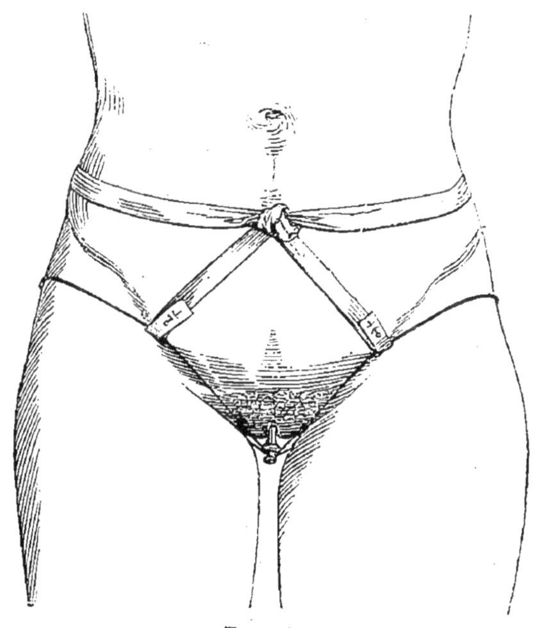

FIG. 73.

M. le professeur Bouisson (1) a imaginé un appareil plus convenable que le précédent. On attache au pavillon de la sonde, par une

(1) Jamain, *Manuel de petite chirurgie*, 3e édit., 1860, 1 vol. in-12, fig.

de leurs extrémités, deux longs rubans de coton, l'un entoure d'avant en arrière la cuisse droite, l'autre la cuisse gauche, et les deux autres extrémités sont ramenées sur le pavillon de la sonde.

On fixe enfin les fils par des bandes de toile, réunies sur le milieu d'une ceinture qui passe au-dessus des hanches (fig. 73).

§ XIV. — Du cathétérisme forcé.

On s'est servi de la sonde à dard pour traverser l'oblitération de l'urèthre et les rétrécissements crus infranchissables; les dangers presque inévitables de cette opération l'ont fait abandonner, malgré quelques succès obtenus par des mains habiles. Cet instrument exige une force d'impulsion presque aussi grande que celle qui est nécessaire pour faire pénétrer la sonde mousse au delà des rétrécissements. Elle doit être maintenue dans la direction de l'axe du canal, ce qui est à peu près impossible dans sa courbure; cependant, si l'on s'écarte de ce précepte, la plus légère déviation du dard blesse des organes importants, tels que le rectum, et les vésicules séminales; il ouvre des vaisseaux, et il occasionne des épanchements urineux.

La probabilité de ces accidents a fait renoncer à l'usage de ce dard, et quelques chirurgiens lui ont préféré une sonde de moyenne grosseur, à parois épaisses, solides, et terminée par une pointe. Connue sous le nom de *sonde conique*, elle est employée pour faire une opération qui a été nommée *cathétérisme forcé*.

Reconnaissant l'utilité de cette opération dans quelques cas particuliers contre lesquels les autres méthodes ont échoué, et appréciant ses dangers, M. Leroy a cru pouvoir la faire rentrer dans la pratique par une modification, entrevue déjà à la fin du dernier siècle.

L'opération de M. Leroy, qu'il appelle *méthode mixte*, consiste à traverser l'obstacle avec une sonde en forme de trocart, et le dépassant seulement d'un centimètre; il retire la pointe et il laisse dans l'obstacle une canule ouverte aux deux bouts, qui aide à conduire une sonde flexible dans la vessie.

Cette sonde à cône mobile doit être moins longue que la sonde flexible, afin de pouvoir la dégager et l'extraire isolément.

Nous avons vu que Viguerie (de Toulouse) s'était servi déjà d'une canule dépassant le rétrécissement, et destinée à introduire une sonde flexible dans la vessie, après avoir retiré le trocart.

Chopart, qui blâmait l'emploi du trocart dans les rétrécissements siégeant à la courbure, a donné le conseil de l'employer lorsqu'ils

(1) *Urologie*. p. 397.

sont placés dans la portion pénienne de l'urèthre, comprise entre le gland et la courbure : « Après avoir percé l'obstacle, et retiré le trocart, dit ce chirurgien, il faut passer une sonde élastique dans la canule, qu'on ôte ensuite (1). »

La modification faite par M. Leroy donne à cette opération plus de certitude, et elle diminue les chances de danger; nous pensons qu'elle peut être utile, et qu'elle peut remplacer le *cathétérisme forcé*, abandonné complétement aujourd'hui; et, comme le fait judicieusement remarquer M. le professeur Cruveilhier, « les chirurgiens n'ont plus de nos jours la sotte vanité de vouloir pénétrer, bon gré mal gré, dans toutes les vessies; comme si la connaissance la plus profonde de la direction du canal, l'habileté la plus grande dans le cathétérisme, pouvaient mettre à l'abri des fausses routes (2)! »

Nous faisons remarquer que ce qui vient d'être dit concerne seulement les malades pouvant encore évacuer l'urine par des fistules, et non pas ceux qui sotn en proie aux angoisses de la rétention. Dans cette situation, après avoir reconnu l'impossibilité d'arriver à la vessie par les voies naturelles, il vaut mieux faire la ponction sus-pubienne, qui soulage immédiatement le malade, que de lui faire courir les chances d'une opération longue, difficile, dont les tâtonnements inévitables prolongent les souffrances, et qui, en cas de non-réussite, compromet la ponction.

On entend plus particulièrement par *cathétérisme forcé* l'opération qui consiste à perforer un obstacle avec un instrument pointu, et créant une voie artificielle à travers les tissus pathologiques; elle ne doit pas être confondue avec celle pratiquée par Desault et par Mayor, à l'aide d'une pression énergique et des mouvements de vrille. Ces chirurgiens avaient seulement pour but d'écarter, de déplisser l'obstacle, elle a été recommandée par Boyer et par Roux qui y ont eu recours pour vaincre des rétrécissements, et par Lafaye qui l'a faite pour traverser un obstacle placé au col de la vessie. Elle a été pratiquée généralement dans les cas de rétention d'urine, et lorsque d'autres moyens ont été vainement essayés.

On l'exécute aussi avec lenteur et à diverses reprises : quelquefois, dit Boyer, la sonde pénètre à peu de profondeur dans le retrécissement, on attend que l'irritation de cet première manœuvre soit calmée, et on renouvelle les tentatives. Il a vu des cas où la sonde n'a atteint la vessie qu'après un mois d'essais renouvelés. On se sert pour cette opération d'un instrument nommé sonde conique.

Cette sonde de métal, très solide, a de trois à quatre millimètres

(1) Chopart, *Traite des maladies des voies urinaires*, t. II, p. 329.
(2) Cruveilhier, *Anatomie pathologique*, t. III, p. 581.

de diamètre, à son extrémité pointue, et on la rend plus ferme encore en y introduisant un mandrin qui la remplit exactement.

Procédé opératoire. — On fait coucher le malade, le chirurgien introduit doucement la sonde graissée, jusqu'à l'obstacle ; il porte dans le rectum le doigt indicateur de la main gauche, qui sert à diriger la sonde, qu'il pousse *dans la direction* du canal, sans l incliner ni à droite, ni à gauche; il faut, d'après la description donnée par l'inventeur de cette opération, presser la sonde *suivant l'axe du canal ;* tant qu'on pousse ainsi, on ne peut s'écarter de la bonne voie, on ne peut faire une fausse route (1). Il faut employer une force *proportionnée à la résistance* qu'on éprouve ; et, dans certains cas, il faut appuyer la paume de la main sur le pavillon de la sonde, afin d'avoir plus de puissance pour la faire avancer. Le danger d'une perforation augmente en raison de la force employée, parce que l'élargissement de la sonde, de plus en plus serrée, empêche d'apprécier la direction de sa pointe, que le chirurgien ne peut plus diriger dans un aussi long trajet.

Lorsqu'on a été assez heureux pour atteindre la vessie, on laisse la sonde de métal en place pendant quatre ou cinq jours, et enfin on lui substitue une sonde flexible.

§ XV. — Des fausses routes.

On a souvent l'occasion de voir des lésions de l'urèthre par causes internes : les unes, telles que la présence de fragments de pierre arrêtés dans le canal, l'introduction d'un instrument trop volumineux ou trop aigu, comme l'est la sonde conique, produisent une action traumatique suivie d'inflammation peu intense, et qui disparaît souvent sans laisser de traces. Si la cause a agi avec plus de force, la lésion guérit également, mais elle laisse après elle un rétrécissement. Les autres causes, telles que des instruments vicieux, des procédés aventureux pour les introduire, l'audacieuse inexpérience de quelques praticiens, l'emploi de methodes de traitement périlleuses, par exemple, le procédé par ulcération, la cautérisation directe, font des déchirures ou creusent une voie nouvelle qui s'étend plus ou moins profondément dans l'épaisseur des tissus. Ces lésions ont été nommées *fausses routes.*

Un grand nombre de circonstances concourent à leur production fréquente ; ce sont les rétrecissements, leur siége, leur dureté, leur nombre, la position de leur ouverture, le degré de ramollissement

(1) Ducamp, *Traité des rétentions d'urine*, 1823, p. 107.

des tissus qui les précèdent, les différents obstacles dus à l'hypertrophie de la prostate, la forme et le volume des instruments, et surtout la manière de les employer; ce dont on a la preuve par la grande quantité de pièces réunies dans les musées d'anatomie pathologique.

En général, les fausses routes les plus dangereuses sont celles produites par des instruments trop volumineux. Les sondes coniques font seulement une ponction qui s'étend plus ou moins loin, tandis que les grosses sondes font des déchirures plus ou moins étendues, avec broiement et arrachement des tissus.

La *variété* des fausses routes est grande, et les différences qu'on y remarque dépendent de la portion de l'urèthre aux dépens de laquelle elles ont été faites, de leur étendue, de l'importance des organes traversés, du siége de leur ouverture, de l'instrument et du procédé opératoire qui les a creusées, des conséquences produites et des réactions provoquées.

Le *siége* de ces lésions varie beaucoup; cependant on les voit le plus souvent au-dessous de la symphyse des pubis, dans la région bulbeuse, au commencement de la portion membraneuse, et principalement chez les vieillards, dans la portion prostatique et au col de la vessie. On en a vu aussi dans la partie pénienne et à 2 pouces du méat urinaire. Quelque difficile qu'il semble être de faire une telle lésion dans cette partie du canal, les faits sont trop nombreux pour qu'il soit encore possible de les nier.

Lorsque la fausse route est placée entre le gland et le pubis, elle peut être dans l'une ou l'autre paroi latérale de l'urèthre; lorsqu'elle est au commencement de la courbure du canal, elle passe directement vers la portion membraneuse, et elle s'ouvre dans le rectum. Enfin, lorsqu'elle est faite au-devant de la courbure, elle suit parallèlement la direction du canal.

L'*ouverture* de ces trajets est le plus ordinairement sur la paroi inférieure du canal; celle qui est à la paroi supérieure est souvent placée dans l'espace laissé libre par l'écartement des corps caverneux près des pubis, et elle est presque toujours le résultat d'un abaissement prématuré de la sonde, qu'on a cru être arrivée dans le bulbe.

On en a observé aussi dans les parois latérales de l'urèthre.

La *longueur* des fausses routes est très variable; depuis la simple déchirure jusqu'à peu près toute la longueur du canal, on a vu la sonde labourer les tissus. M. Civiale dit avoir assisté à une autopsie (1) où l'on reconnut une fausse route commençant vers le mi-

(1) Civiale, *loc. cit.*, t. I, p. 450.

lieu de la portion spongieuse et longeant la face supérieure du canal, jusqu'à la vessie. Le cathétérisme avait été pratiqué avec un instrument pointu.

Il dit encore avoir vu, dans la collection de l'hôpital Saint-Georges, à Londres, une pièce où la sonde, après avoir perforé l'urèthre du côté gauche et labouré les tissus dans l'étendue de 9 lignes, était rentrée dans le canal, et l'avait ouvert de nouveau, toujours du côté gauche, dans la portion prostatique.

Leur *nombre* n'a rien de constant ; communément il n'y en a qu'une, et quelquefois deux dans des directions différentes ou avec des embranchements.

M. Civiale rapporte un cas où, à l'autopsie, on a constaté trois fausses routes vers la portion membraneuse : une en haut, peu profonde, une autre en bas, et la troisième sur le côté droit.

M. Pro (1) cite également un exemple de nombreuses fausses routes : dans ce cas, il est presque impossible de retrouver le canal au milieu de toutes les fausses routes qui y ont été faites. Trois des plus considérables ont leurs ouvertures à 2 pouces du méat urinaire, l'une traverse un demi-pouce de tissu spongieux et rentre dans l'urèthre ; une autre suit à peu près le même trajet ; une troisième enfin apparaît deux fois dans l'urèthre et se termine dans la portion prostatique. Cette pièce fait partie du musée de Liston.

La *forme* des fausses routes dépend surtout de la nature de l'instrument et de la force employée dans sa manœuvre. Les unes se terminent en cul-de-sac, et les autres s'ouvrent dans des cavités. Les premières, qui ont seulement une ouverture, sont dites incomplètes ; les secondes, qui en ont deux, sont dites complètes.

Les *incomplètes* ont généralement peu de longueur, si l'instrument qui les a faites est volumineux et arrondi. Le trajet est plus allongé, lorsqu'il a été creusé par une sonde conique ou par un porte-caustique. Cependant celles de la portion membraneuse font exceptions, cette partie de l'urèthre n'étant pas bridée par une aponévrose solide. La largeur de l'ouverture dépend également de la grosseur de l'instrument : presque toujours ce trajet nouveau longe le canal ; et dans certains cas le parallélisme est si exact, que la sonde qui y a pénétré n'indique pas sa déviation.

Les *complètes* s'ouvrent dans le rectum, dans l'urèthre et dans la vessie, où la sonde arrive par la paroi antérieure au-dessus du col, par la paroi inférieure ou par le bas-fond.

Après avoir pénétré dans le rectum, la sonde peut rentrer dans

(1) *Mémoire sur l'anatomie pathologique des rétrécissements de l'urèthre.* Thèse de Paris, 1856, p. 76.

la vessie, mettre ces deux organes en communication, et devenir la cause d'une fistule incurable dans la majorité des cas.

M. Civiale cite un exemple de fausse route rentrant dans l'urèthre, elle fait partie de la collection de l'hôpital Saint-Georges. La sonde avait dévié à deux pouces au-devant de la courbure, sur le côté droit du canal, dans l'étendue de douze lignes; elle était rentrée dans la bonne voie, vers la fin de la portion membraneuse où elle avait de nouveau dévié du même côté, et elle était sortie enfin en dehors de la prostate, sans entrer dans la vessie.

La sonde qui dévie peut léser une plus ou moins grande quantité de tissus : tantôt elle reste dans l'épaisseur des parois de l'urèthre; retenue par l'aponévrose d'enveloppe, et tantôt elle s'engage dans les tissus extérieurs. M. Reybard dit que la première forme est la plus fréquente, et qu'elle existe 80 fois sur 100. Il distingue aussi ces voies accidentelles en intra-pariétales et en extra-parietales. Cette distinction, dit-il, est importante au point de vue de la cicatrisation, les unes pouvant s'organiser intérieurement, tandis que les autres restent à l'état d'ulcération, tant que les corps les parcourent.

Il ne dit pas si c'est l'observation anatomique qui l'a conduit à cette conclusion. J'ai disséqué d'anciennes fistules *intra-pariétales* et *extra-pariétales* qui toutes étaient tapissées d'une membrane, ressemblant à une membrane muqueuse.

Les *désordres produits* par les fausses routes présentent de grandes différences, dues à la déchirure, à l'inflammation consécutive, aux suites de la rétention d'urine et enfin aux instruments qui ont servi à les creuser. Les sondes et les bougies n'agissent pas de la même manière que le porte-caustique; la lésion varie dans sa forme et dans ses résultats, selon qu'elle a été faite brusquement et avec violence, ou lentement et avec continuité. Ainsi une bougie habituellement poussée dans une fausse direction fera une nouvelle voie n'ayant aucune ressemblance avec celle creusée par un instrument rigide et manié avec violence. Dans le premier cas, il y a peu de douleurs, il y a seulement écartement des mailles, des lamelles, des tissus, tandis que dans le second il y a déchirure ou perforation des parois du canal. Dans ce dernier cas, les conséquences sont plus graves et les douleurs sont plus aiguës; car, si les fausses routes lentement créées s'organisent, se recouvrent d'une membrane muqueuse, celles qui sont faites brusquement s'enflamment, suppurent, et elles donnent lieu à des infiltrations d'urine.

Effets des fausses routes. — Dans certaines circonstances cette lésion n'a pas de suites fâcheuses; et si la voie est complète, elle s'organise : lorsqu'on a remplacé la sonde de métal par la sonde flexible, l'urine coule par cette voie nouvelle. D'autres fois, et c'est ce qui arrive le plus souvent, il se fait un épanchement d'urine, les tissus s'enflamment, il se forme des accès, des eschares, et une longue suppuration compromet la vie des malades. D'autres fois enfin, c'est en peu d'heures que les symptômes locaux et généraux apparaissent; et avant que l'épanchement d'urine ait pu produire tous ces désordres, la mort survient après un violent frisson, suivi d'accidents nerveux et du délire.

Ces graves conséquences ne se produisent guère, lorsque la fausse route existe seulement dans la portion prostatique; une grande quantité de faits prouvent qu'elles s'organisent facilement, et qu'elles tiennent lieu de l'ancienne voie. C'est cette rapidité d'organisation qui a fait dire à quelques chirurgiens qu'il fallait *organiser* la fausse route, et qui a fait admettre, à tort selon nous, comme une chose utile, ce qui jusqu'à ce jour était tant redouté.

La fausse route la plus simple, celle qui n'a pas de communication avec la vessie, et qui a très peu de longueur, peut produire tous les accidents qu'on remarque à la suite des fausses routes considérables.

On a vu l'infiltration d'urine et ses graves conséquences, lorsque la déchirure existe entre deux rétrécissements. Le liquide, ayant traversé l'obstacle le plus profondément situé, est arrêté par le rétrécissement qui est en avant de la déchirure, il s'y engage et il s'infiltre dans les tissus.

L'épanchement de l'urine peut encore avoir lieu par la fausse route, qui n'a pas eu le temps de se cicatriser : c'est lorsqu'on est dans la nécessité d'enlever trop tôt une sonde placée à demeure, ou lorsqu'on augmente la gravité des accidents en pratiquant mal un cathétérisme pour faire cesser les douleurs de la rétention. Dans une telle situation, il vaut mieux avoir recours à la ponction de la vessie, que de tenter une opération souvent inutile, et toujours périlleuse, puisque les difficultés qui dépendent du rétrécissement sont augmentées de celles produites par la fausse route.

Le *diagnostic* de ces lésions est difficile, soit dans le moment où on les fait, soit lorsqu'on est appelé à y porter remède.

Il n'est pas toujours possible, quoi qu'en disent quelques chirurgiens, de sentir la mauvaise direction que prend la sonde; on sent que l'instrument passe avec peine sur des tissus moins souples que ceux d'un urèthre sain, mais il n'est pas possible de dire s'il est ou non dans un rétrécissement étroit. Le degré de résistance a aussi peu de valeur, les tissus sains étant généralement moins solides que les tissus transformés. Les difficultés du cathétérisme peuvent être si nombreuses et si grandes, que les sensations transmises par la sonde restent confuses : elle a pu pénétrer dans une certaine profondeur des tissus, sans qu'on en ait la certitude. Cette possibilité n'est que trop prouvée par de fréquents exemples, et entre autres par ce qui est arrivé à un des plus célèbres opérateurs de Paris, qui fit pénétrer la sonde jusque dans le rectum, et ne s'en aperçut pas immédiatement.

Lorsque la fausse route est commencée, l'instrument avance difficilement, et les frottements sont rugueux ; mais les mêmes sensations sont produites lorsque la sonde est engagée dans un ou dans plusieurs rétrécissements ; elle y est également serrée, et elle ne pénètre que poussée avec force.

On ne peut pas davantage reconnaître avec certitude que la sonde est entrée à une certaine profondeur dans les tissus, lorsque la fausse route est sous le pubis : pour s'en assurer, on a donné le conseil d'introduire le doigt dans le rectum. A moins que la sonde n'ait pénétré dans l'intestin, il est à peu près impossible de sentir à travers l'épaisseur des tissus si elle est restée dans le canal, ou si elle en est sortie.

Les sensations du malade n'ont aucune valeur pour guider le chirurgien ; chez les uns, les angoises de la rétention d'urine amortissent la douleur de la déchirure, tandis que chez d'autres l'urèthre est tellement sensible, que le contact seul de l'instrument est très douloureux ; et enfin, on voit des malades qui exagèrent beaucoup leurs douleurs, tandis que d'autres, souffrant moins qu'ils ne s'y étaient attendus, laissent faire l'opérateur sans se plaindre.

L'hémorrhagie n'est pas un signe plus certain que ceux qui viennent d'être énumérés, le sang qui s'écoule d'une fausse route est rarement abondant, tandis que, dans certaines conditions, principalement chez les vieillards, un simple cathétérisme produit une grande quantité de sang.

Ces indications, que la théorie établit avec tant de précision, ne servent guère dans la pratique, et elles contribuent à égarer les jeunes chirurgiens, qui, ayant confiance dans ces préceptes si nettement formulés, agissent avec une hardiesse voisine de la témérité.

Il reste donc démontré qu'on peut s'écarter de la vraie direction de l'urèthre sans en être averti, et que l'instrument peut labourer une grande étendue de tissu en laissant l'opérateur dans l'ignorance de la fausse direction qu'il a donnée à la sonde. Les faits de cette nature sont en grand nombre, et la pratique des chirurgiens justement célèbres montre des cas où l'opérateur comprenait enfin la faute qu'il venait de commettre, en ne voyant pas sortir l'urine, malgré la profondeur où avait pénétré la sonde.

La courbure de la sonde a une grande action sur sa marche dans le canal, et par conséquent sur la production de la fausse route, surtout lorsqu'en même temps il y a rétrécissement et hypertrophie de la prostate. La sonde serrée par la stricture transmet incomplétement à la main de l'opérateur la résistance que la courbure vicieuse éprouve à la portion prostatique; les sensations du malade, troublées par les angoises de la rétention, sont impuissantes à avertir le chirurgien qui, continuant à faire avancer la sonde, s'écarte de la bonne voie, et inévitablement fait une fausse route.

M. Civiale (1) attribue à la forme des sondes une grande influence sur la production des fausses routes. Quand je visitai les riches collections de Londres, dit-il, je fus frappé du nombre prodigieux de pièces offrant toutes les variétés possibles de fausses routes; je communiquai à l'un des premiers chirurgiens de la ville qui m'accompagnait les réflexions que suggère une si effrayante collection. Ne soyez pas étonné, me répondit-il, de trouver ici plus qu'ailleurs des cas de fausses routes; cela tient uniquement à ce que nous conservons les pièces avec plus de soin qu'on ne fait dans d'autres localités. Et il ajouta que ces malheurs de la pratique chirurgicale avaient lieu partout dans la même proportion à peu près. Loin de partager cette opinion de mon confrère de Londres, je suis persuadé, au contraire, que la principale cause de la multiplicité des fausses routes tient à la manière de pratiquer le cathétérisme et à l'emploi des moyens hasardeux auxquels on a recours pour forcer les rétrécissements. Or, nulle part on n'a été aussi prodigue de ces moyens qu'à Londres, et nulle part non plus on n'a apporté moins de soin à la pratique du cathétérisme, opération souvent confiée aux chirurgiens assistants. Pour comprendre combien cette partie de la chirurgie est négligée par les Anglais; il suffit de jeter les yeux sur la courbure de leurs sondes (voyez p. 97 et 98); avec de tels instruments, il est bien difficile, sinon impossible, d'éviter les fausses routes.

Les observations nouvelles que M. Civiale a faites n'ont pas modifié son appréciation de la pratique des chirurgiens anglais. Ce passage que nous venons de citer, écrit en 1842, vient d'être repro duit presque en entier dans la 3e édition du *Traité pratique* publié en 1858.

§ XVI. — Explorations des fausses routes.

On est quelquefois forcé de reconnaître immédiatement la fausse route et d'en apprécier les diverses particularités : obligé de sonder

(1) Civiale, *Traité pratique*, 2e éd., 1re partie, p. 446, 1842.

un malade, après que d'autres chirurgiens, ayant fait de vains efforts pour arriver à la vessie, ont déchiré les parois du canal, l'opérateur s'exposerait à se faire attribuer la faute commise par d'autres que par lui. Il est donc indispensable, dans l'intérêt du malade d'abord, que des tentatives répétées et sans résultat fatigueraient beaucoup, et dans son intérêt personnel ensuite, qu'une opération inachevée compromettrait; il est indispensable, dis-je, qu'il s'assure du siége de la fausse route, de sa direction, et aux dépens de quelle paroi du canal elle a été faite.

Lorsque la fausse route existe en avant du rétrécissement, il est possible de la reconnaître en se servant de la boug'e à boule; on introduit d'abord une olive de six à sept millimètres qui est arrêtée dans sa marche par le rétrécissement, dont on constate le siége en retirant l'instrument; ensuite on introduit dans l'urèthre une bougie, dont l'olive a seulement trois ou quatre millimètres, laquelle, arrêtée par le rétrécissement, s'engage dans la fausse route où elle s'enfonce plus profondément que ne l'a fait la première bougie. L'entrée de la bougie dans la fausse route est indiquée par une petite saccade, un petit soubresaut résultant du contact de l'olive contre le rétrécissement.

La bougie à empreinte de Ducamp peut aussi être employée pour rechercher la fausse route; mais, de tous les moyens, le plus sensible et le plus certain, c'est la gutta-percha, recommandée dans cette circonstance par M. Bigelow. Le bout d'une bougie de gutta-percha de six millimètres de diamètre est trempée dans l'eau à 40 degrés Réaumur; on la graisse et on l'introduit lentement dans l'urèthre jusqu'à ce qu'elle soit arrêtée par l'obstacle; on presse avec une force modérée, pendant deux minutes au moins: ce temps est nécessaire pour refroidir et consolider la gutta-percha, qui, retirée trop tôt, abandonnerait dans la fausse route ou dans le rétrécissement la tige qui y a pénétré comme à travers une filière.

La bougie donne exactement la forme et la direction de la fausse route, ainsi que la place de l'ouverture du rétrécissement.

La déviation de la sonde engagée dans la voie nouvelle n'est jamais assez forte pour faire connaître la direction de la fausse route, et ce signe, indiqué par quelques chirurgiens comme étant d'une grande utilité, est en réalité à peu près sans valeur.

Lorsqu'il n'est pas nécessaire de faire souvent le cathétérisme, les fausses routes incomplètes ne sont pas dangereuses; et quelle que soit leur longueur, l'urine applique leurs parois l'une contre l'autre et ne s'y engage pas, s'il n'existe pas de rétrécissement en avant. M. Reybard dit que ces déchirures ne produisent pas de rétrécissements en se cicatrisant (1).

§ XVII. — Cicatrisation des fausses routes.

Jusqu'à ce jour les chirurgiens ont des opinions différentes sur la cicatrisation des fausses routes : les uns ont nié la possibilité de leur organisation, les autres ont dit qu'elles se recouvraient d'une membrane muqueuse, et qu'elles acquéraient toutes les qualités du canal excréteur. M. Reybard a donné les détails d'une autopsie qui prouve leur organisation. La membrane cicatricielle qu'il a observée était mince, lisse, et d'un rouge plus vif que celui de la membrane muqueuse.

Les fausses routes incomplètes paraissent être seules susceptibles de cicatrisation, tandis que celles qui communiquent avec la vessie, ou qui rentrent dans l'urèthre, celles enfin qui livrent passage à l'urine ne semblent pas pouvoir se fermer.

On est souvent obligé de sonder les malades atteints de fausse route, le choix de la sonde n'est donc pas indifférent. M. Mercier dit avec raison qu'il faut commencer par la sonde de gomme élastique; et lorsqu'on est obligé d'employer la sonde de métal, il faut choisir celle qui, à partir de 8 centimètres de son extrémité vésicale, est recourbée à peu près régulièrement, de manière que la tangente, à la dernière partie de sa courbure, fasse, avec le prolongement idéal de la portion droite, un angle de 110 degrés (2).

Si la fausse route est placée au-devant de la symphyse des pubis, ou à l'entrée de la portion membraneuse, ou bien enfin dans la paroi antérieure des portions membraneuses et prostatiques, il faut se servir d'une sonde droite souple et arrondie à son extrémité.

C'est, en général, un accident fort grave et dont la guérison est rarement possible, malgré les divers moyens qui ont été proposés.

Le très petit nombre de faits de guérison qu'on a fait connaître n'ont pas un caractère d'authenticité tel, qu'on puisse sans hésitation, ainsi qu'on l'a conseillé, porter le caustique dans l'intérieur de ces conduits, ou en diviser les parois, afin de les réunir à l'urèthre, et en les confondant, faire un seul canal.

Sans doute, il est à regretter que cette partie de la science soit encore aussi incomplète, mais il vaut mieux constater cette lacune

(1) Reybard, *loc. cit.*, p. 266.

(2) Mercier, *Recherches sur le traitement des maladies des organes urinaires*, p. 148.

et agir avec réserve, que d'accepter aveuglément les théories, et de tenter des procédés opératoires aventureux.

§ XVIII. — De la boutonnière.

Dans des cas de cathétérismes difficiles, ou lorsque les chirurgiens ont manqué de persévérance dans l'emploi de la sonde, ils ont pratiqué l'opération de la boutonnière. Jusque vers 1845, on a admis trop facilement l'imperméabilité du rétrécissement et on a créé hâtivement une issue à l'urine, en ouvrant dans le périnée une communication avec la vessie. Le but bien défini de cette opération et qui la distingue de l'uréthrotomie périnéale, est donc l'évacuation de l'urine seulement, et la nécessité de la faire résulter de la présence d'un obstacle s'opposant à l'introduction d'aucun instrument par les voies naturelles; en conséquence, elle doit être exécutée sans guide, sans conducteur et à l'aventure.

Dans quelques rares circonstances, on lui a donné une portée plus grande : après avoir fait cesser les accidents les plus pressants, après avoir évacué l'urine, on a recherché le pertuis du rétrécissement, soit en avant, soit en arrière, et on y a introduit un stylet cannelé sur lequel on a fait la section de l'obstacle. Cette extension donnée à l'opération n'a jamais été qu'un fait accidentel et empirique, et non le résultat d'une connaissance plus exacte de la nature de la lésion.

Telle était la pratique en France, lorsqu'on apprit de quelle manière M. Syme, d'Édimbourg, faisait, comme méthode curative générale, l'incision périnéale des rétrécissements de l'urèthre.

Cette méthode, d'abord tenue en suspicion, fut ensuite appliquée sans suivre les indications si précises de son auteur ; de là des mécomptes.

M. Syme n'admet pas qu'on fasse cette opération sans un conducteur préalablement placé dans le rétrécissement, afin d'éviter les longues et souvent inutiles recherches du canal, et il l'exécute seulement pour diviser le rétrécissement, en choisissant le moment le plus propice, afin d'être à l'abri des dangers inséparables d'incisions faites dans des tissus altérés par une rétention d'urine. Quelques opérateurs se sont écartés de ces sages préceptes, ils ont confondu dans une même pensée la boutonnière et l'uréthrotomie : deux opérations essentiellement différentes, et par le but et par l'exécution ; et ils ont eu à regretter leur témérité.

La boutonnière, dont la nécessité est si rare, et qui peut être si utilement remplacée, ne devrait plus occuper les chirurgiens qu'à titre de fait historique : d'éminents praticiens l'ont condamnée à cause de ses dangers et de son peu d'utilité. Chopart (1), le reflet des opinions de Desault, la déclare « inutile et dangereuse; » inutile, si le rétrécissement peut être franchi ; dangereuse, parce qu'elle expose à manquer le canal, à faire des incisions au hasard et à diviser des parties dont la lésion est susceptible d'accidents. « Aussi est-il souvent arrivé à des hommes d'une haute réputation en chirurgie de commencer cette opération sans pouvoir l'achever. »

M. Sédillot n'hésite pas à dire que, lorsque le rétrécissement n'est pas franchi, l'opération de la boutonnière est la plus difficile de la chirurgie et qu'elle ne doit être tentée que par des hommes d'un grand sang-froid et de beaucoup d'expérience. Ces difficultés résultent principalement de l'épaississement et de l'induration des tissus, des changements de rapports causés par des cicatrices et par des fistules, qui rendent quelquefois impossible la mise à découvert de l'urèthre. La plus légère déviation du bistouri peut amener des accidents graves, si l'incision s'écarte de la ligne médiane; on a à craindre une hémorrhagie que la ligature ne peut arrêter; il faut alors employer la compression qui, empêchant la sortie de l'urine par la plaie, favorise les infiltrations et produit la mort par la résoption purulente. M. Sédillot a vu mourir un malade qui avait heureusement résisté à l'opération de la boutonnière, les urines s'écoulaient librement par la plaie. Ayant voulu couper le rétrécissement, le chirurgien plaça un morceau d'éponge pour élargir la plaie et, dès le lendemain, la résorption purulente était commencée. Le malade mourut le cinquième jour. On trouva des abcès gangréneux dans les poumons.

Les modifications qu'on a faites à cette opération, telles que les crochets de Thompson, les fils d'Avary et les stylets de Sédillot, ont rendu son exécution plus facile, mais n'ont point diminué ses dangers, et elle sera toujours un grave sujet d'inquiétude pour le chirurgien qui reste dans l'incertitude d'atteindre convenablement le canal, de retrouver son bout supérieur, et surtout d'y introduire une sonde.

Avant de la décrire et d'apprécier son utilité, il est nécessaire de la définir et de connaître les organes qu'elle intéresse; bien que le périnée soit le lieu où on l'exécute, les tissus divisés ne sont pas les mêmes, ou ils le sont différemment, toujours à cause de la variété des procédés opératoires.

Les incisions plus ou moins profondes, faites dans le périnée pour

(1) Chopart, *Maladies des voies urinaires*, t. II, p. 248.

donner issue à l'urine, ne peuvent pas être considérées comme étant des opérations de la boutonnière; ce qui la caractérise, c'est l'ouverture de l'urèthre par le périnée, pour faire cesser la rétention d'urine.

La nécessité de la faire résulte seulement de l'impossibilité de traverser un obstacle. Si un cathéter, quelque petit qu'il soit, peut être conduit dans la vessie, la boutonnière est sans utilité : il faut donc qu'il y ait impossibilité absolue d'atteindre la vessie par les voies naturelles.

En France, on se décide à cette opération, lorsqu'on est convaincu de l'imperméabilité du rétrécissement. En Angleterre, au contraire, on veut d'abord introduire un cathéter conducteur sur lequel on coupe les différentes couches de tissus.

M. Thompson, après avoir constaté le peu de résultat obtenu en Angleterre, après les longues discussions sur la perméabilité des rétrécissements, donne le conseil d'épuiser la série des moyens connus, avant de se résoudre à faire la boutonnière.

Il dit qu'on doit essayer de franchir le rétrécissement en soumettant le malade au régime, au repos, au traitement constitutionnel, en répétant le cathétérisme avec soin et patience, etc.

Cette opération sera toujours un grave sujet d'inquiétudes pour le chirurgien, l'incertitude d'atteindre convenablement l'urèthre rétréci par une incision faite sans conducteur, l'effraiera à bon droit, et l'on ne doit y avoir recours que dans un cas extrême qui autorise le praticien à employer ses dernières ressources, comme, par exemple, lorsqu'il aura été possible de constater l'oblitération du canal : recherches très difficiles, lorsque le rétrécissement est compliqué de fausses routes ou d'abcès s'ouvrant dans l'urèthre, et dans lesquels les sondes entrent inévitablement. Lorsque le rétrécissement n'est pas franchi, la boutonnière est une opération de hasard ; les difficultés des manœuvres et les angoisses de l'opérateur commencent au moment où, l'urèthre divisé sur le bout de l'algalie, il faut retrouver l'ouverture du rétrécissement pour l'inciser et pour y faire passer une sonde. M. Sédillot conseille de prolonger l'incision jusqu'à la pointe de la prostate, lorsque les recherches pour découvrir le pertuis de la stricture ont été infructueuses. Différentes modifications ont été apportées à cette opération, la plupart sont sans utilité. Nous citerons seulement les deux qui nous semblent devoir rendre son exécution moins périlleuse.

Procédé de Thompson. Premier temps. — Le malade doit être placé sur une table, et non sur un lit ou sur un matelas, de manière que le siége reste fixe et ne puisse s'enfoncer; la position doit être celle qu'on a adoptée pour faire la taille périnéale. Après avoir vidé l'intestin par un lavement, après avoir rasé le périnée, on introduit un cathéter dans l'urèthre aussi loin que possible, c'est-à-dire jusque contre le rétrécissement. Un aide le maintient fixement dans cette position, et en même temps il relève le scrotum. L'opérateur fait une incision divisant la peau et le tissu cellulaire sur la ligne médiane du périnée, à partir du point où est arrêté le bec du cathéter, et s'étendant jusqu'à une petite distance du bord antérieur de l'anus. Ensuite, avec la pointe du bistouri, on fait, dans le fond de la plaie, une incison plus petite que la première, afin de découvrir la pointe du cathéter. Les bords de cette plaie sont soigneusement écartés au moyen de crochets par deux aides, de manière à mettre en évidence la face antérieure du rétrécissement.

M. Avery a conseillé de remplacer les crochets par deux bouts de fil passés à travers les lèvres de la plaie, en comprenant la membrane muqueuse uréthrale le plus près possible du rétrécissement. La plaie, ainsi débarrassée des crochets et des doigts des aides, permet à l'opérateur, après l'avoir bien épongée, un examen plus direct et plus facile. Ces fils, par leur position, servent encore à guider l'œil sur le rétrécissement et à maintenir les lèvres de la plaie facilement écartées, si quelque dissection nouvelle devient nécessaire.

L'opérateur doit avoir deux ou trois stylets cannelés de différentes grosseurs, mais, dans tous les cas, d'un très petit calibre. En faisant maintenir écartées les lèvres de la plaie par les deux anses de fil, il cherche à introduire un stylet dans l'ouverture du rétrécissement ; s'il y parvient, il incise avec sûreté les tissus de la stricture.

Si le stylet n'a pas pu être conduit dans le rétrécissement, l'incision de ce dernier se fait alors par petites portions, c'est-à-dire que l'on divise les tissus seulement de la quantité où le stylet s'est enfoncé dans le pertuis. Si enfin aucun stylet, quelque petit qu'il soit, n'a pu être placé dans le conduit, il faut couper le périnée sur la ligne médiane, en cherchant les traces de l'urèthre. Les difficultés de cette dernière opération sont si grandes, que je n'hésite pas à dire que le succès n'est plus qu'une question de hasard.

M. Sédillot (1) pense qu'il est de toute nécessité de fixer les parois de l'urèthre avec des érignes. Si l'on découvre le pertuis, on y engage le stylet et on achève la section. Lorsque le rétrécissement

(1) Sédillot, *Mémoire sur l'uréthrotomie externe*, in *Gazette médicale*, 1854.

reste impénétrable, on en divise quelques millimètres, et on essaye de le traverser avec *une certaine force*, soit avec un cathéter, soit avec un stylet. Si ces tentatives sont sans résultat, on ouvre le canal derrière le rétrécissement, en se guidant sur la pointe de la prostate et l'on fend le rétrécissement d'arrière en avant.

Ce chirurgien ajoute : « Les hémorrhagies ne sont pas à craindre, et la plaie périnéale est cicatrisée du vingt-cinquième au trentième jour. »

Deuxième temps. — Lorsque le rétrécissement est divisé, l'on cherche à introduire dans la partie profonde de l'urèthre le bout de la sonde qui apparaît dans la plaie, et lorsqu'elle est entrée dans la vessie, on la fixe solidement. Le traitement consécutif est le même que celui des incisions périnéales de M. Syme, et décrit page 182.

Cette opération est toujours très grave et l'infection purulente joue un grand rôle dans ses revers ; elle doit être réservée pour les cas rebelles à tous les autres moyens.

§ XIX. — Ponction de la vessie.

Aujourd'hui que les procédés du cathétérisme sont mieux connus, et qu'en général les chirurgiens se sont davantage exercés au maniement de la sonde, la ponction de la vessie est faite plus rarement qu'autrefois. La nécessité de l'exécuter résulte de quelques cas exceptionnels, et lorsqu'il y a danger à ne pas évacuer immédiatement l'urine que la sonde ne peut atteindre par les voies naturelles.

Par cette opération, on prévient les accidents de l'accumulation prolongée du liquide dans la vessie, et l'on gagne du temps pour attaquer les causes qui ont produit la rétention.

Les causes, heureusement peu nombreuses, qui peuvent rendre cette opération indispensable, sont :

1° Les ruptures de l'urèthre par de violentes contusions sur le périnée ;

2° Les plaies du périnée qui s'étendent jusqu'aux parois de l'urèthre ;

3° Enfin la compression de l'urèthre par des tumeurs dures, et qui ne se laissent pas déplacer.

Comment faut-il agir lorsque la rétention, déjà ancienne, est compliquée d'une infiltration urineuse et lorsque d'inutiles essais de cathétérisme ont fait des fausses routes dans l'urèthre ? Les chirurgiens anglais et, depuis l'opération de Syme, les chirurgiens français semblent aujourd'hui préférer la boutonnière à la ponction de la vessie. Il est vrai que quelques-uns peuvent faire valoir un petit nombre de succès en faveur de cette opinion ; mais, à côté de ces résultats exceptionnels, il faut tenir compte des nombreux cas de mort, dus principalement à la résorption purulente, si commune après cette opération.

La ponction de la vessie, au contraire, faite en temps utile, est une opération d'une exécution facile, dont le résultat est immédiat et qui ramène les organes à un état favorable pour supporter de nouveaux essais de cathétérisme. La vessie ayant cessé de se contracter violemment après la sortie de l'urine, l'obstacle, cause première de la rétention, devient plus facilement perméable. Colot, en rapportant l'histoire d'un greffier au Parlement, dit : « Si le rétrécissement est la cause première de la rétention, celle-ci augmente les difficultés du rétrécissement, qui devient très difficile à franchir, alors qu'une petite bougie pouvait le traverser peu de jours auparavant. » Les partisans de la boutonnière disent que la ponction soulage le malade pendant peu de temps et que les difficultés restent les mêmes pour franchir le rétrécissement. C'est une erreur : indépendamment du temps que l'on gagne, on change les conditions du malade qui, ne souffrant plus, peut supporter des manœuvres permettant de passer dans un obstacle jusque-là infranchissable. Ce fait est fréquemment démontré par la pratique.

Ils disent encore que les douleurs étant incessantes, et l'état du malade faisant redouter une terminaison funeste, on n'a le choix qu'entre le cathétérisme forcé ou l'uréthrotomie périnéale ! Le cathétérisme forcé doit être abandonné comme une des opérations les plus dangereuses et les moins utiles. Qui ne sait combien les autopsies ont dévoilé de fausses routes ? et quant à l'uréthrotomie périnéale, nous l'admettons seulement lorsqu'on a réussi à placer un conducteur dans l'urèthre.

L'utilité de la ponction étant admise, par quel procédé faut-il la faire ?

MM. Reybard, Demarquay et d'autres chirurgiens, adoptant les idées de Hoin de Dijon, préfèrent à la ponction sus-pubienne celle faite par le périnée ou par le rectum : contrairement à l'opinion de ces habiles praticiens, nous croyons que c'est à la ponction sus-pubienne qu'il faut demander le moyen le plus sûr et le moins dangereux d'arriver à la vessie ; elle est facile à faire, elle produit peu de douleur, la nature et le peu d'épaisseur des tissus qui doivent être traversés par l'instrument n'opposant pas de résistance. Lorsqu'elle est achevée, le malade peut aisément vider sa vessie, en se couchant sur l'un ou sur l'autre côté ; la présence de la canule dans la plaie ne l'empêche pas de se lever, de rester assis ou de marcher ; et quand on juge nécessaire de retirer cette canule, la cicatrisation de la plaie se fait rapidement et sans laisser de fistule. Enfin, s'il devient indispensable de la laisser longtemps dans la plaie, il est facile de la nettoyer et d'empêcher les incrustations phosphatiques. Il est vrai que la ponction par le pubis peut être très difficile à exécuter : 1° lorsque le sujet est très gras ; 2° lorsque la vessie très contractée ne se laisse pas distendre suffisamment pour s'élever au-dessus du pubis. Dans le premier cas, on a donné le conseil de couper les tissus avec le bistouri jusqu'aux muscles abdominaux, afin d'assurer l'entrée et la marche du trocart. Si cette modification rend la ponction plus facile, elle ne diminue pas les embarras que l'on rencontre pour maintenir la canule dans la plaie ; et, dans le second cas, lorsque la vessie ne dépasse pas le pubis, on est sans guide pour l'atteindre sûrement. Heureusement ces deux conditions sont très rares ; et si l'on rencontrait l'une ou l'autre, je pense qu'il faudrait faire cette opération par un autre procédé.

La ponction par le rectum a de graves inconvénients : le séjour de la sonde est très incommode et gêne la sortie des matières fécales ; elle provoque de faux besoins d'uriner et d'aller à la selle ; le malade ne peut ni marcher ni s'asseoir, il doit rester couché ; et enfin, la cicatrisation de la plaie, souvent incomplète, laisse une fistule urinaire.

Ce qui a fait prévaloir la ponction par le rectum, c'est qu'elle ne donne pas lieu aux infiltrations urineuses ; après la ponction par le pubis au contraire, on a eu à déplorer quelquefois cet accident. On en a été justement effrayé, et on l'a admis à tort comme une conséquence fréquente. Lorsqu'on lit les narrations de ces faits, on voit que de nombreux et infructueux essais d'introduction d'une sonde ont fatigué le malade ; que souvent il est survenu des hémorrhagies, c'est-à-dire qu'il y a eu déchirure de l'urethre ou du col vésical ; et qu'on s'est enfin décidé à faire la ponction, après avoir perdu beaucoup de temps, après avoir laissé la vessie subir une distension considérable, après avoir violenté les organes, enfin après avoir créé les conditions les plus défavorables au succès d'une opération. Au contraire, lorsqu'on s'est abstenu de ces manœuvres violentes, lorsque surtout on a agi en temps opportun, la ponction sus-pubienne est, de tous les procédés, le plus facile à exécuter, et le plus assuré dans ses résultats : la pratique de M. le professeur Malgaigne en a donné de nombreuses preuves.

Opération. — En se rappelant les rapports de la vessie avec les organes qui l'entourent, on comprend que la portion recouverte par le péritoine ne peut être attaquée avec un instrument, sans produire

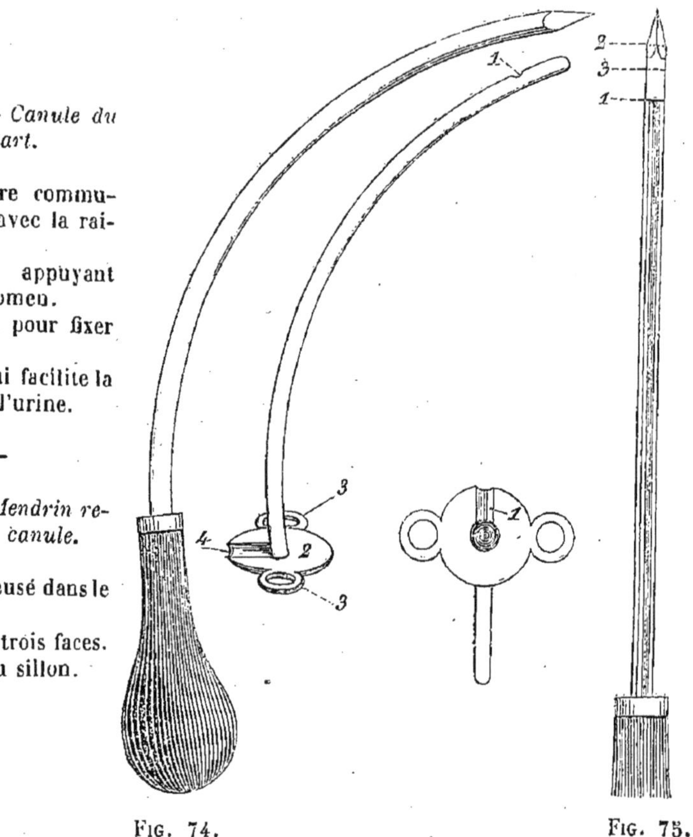

FIG. 74. — *Canule du trocart.*

1. Ouverture communiquant avec la rainure.
2. Plaque appuyant sur l'abdomen.
3. Anneaux pour fixer les liens.
4. Sillon qui facilite la sortie de l'urine.

FIG. 75. — *Mendrin retiré de la canule.*

1. Sillon creusé dans le mandrin.
2. Pointe à trois faces.
3. Limite du sillon.

FIG. 74. FIG. 75.

un épanchement d'urine dans l'abdomen, et que la portion qui n'est pas enveloppée par la séreuse abdominale est néanmoins en contact si immédiat avec des organes importants, qu'il reste seulement trois points sur lesquels il est possible d'agir avec sécurité : 1° à sa partie antérieure, au-dessus des pubis ; 2° sur les parties latérales du bas-fond ; 3° et sur le triangle limité par les vésicules séminales.

On peut donc arriver à la vessie par trois points : par l'hypogastre, par le périnée, et par le rectum.

On se sert pour faire cette opération d'un trocart courbe, dont le mandrin porte une cannelure sur sa convexité, correspondant à deux ouvertures de la canule, et transformée en canal, lorsque l'instrument est monté. On est averti qu'on a pénétré dans la vessie par la sortie de l'urine amenée au dehors le long de cette cannelure (fig. 74 et 75).

§ XX. — Ponction sus-pubienne.

On fait coucher le malade, la tête et les épaules un peu élevées, les jambes fléchies, et dans l'abduction. Le chirurgien, placé à la droite du malade, précise le point où il fera la ponction, c'est-à-dire immédiatement au bas de la ligne blanche, entre deux et trois centimètres au-dessus des pubis. Si on fait la ponction plus haut, les deux ouvertures, c'est-à-dire celle faite aux parois de l'abdomen et celle faite à la vessie, cesseront d'être en rapport par le retrait de la vessie, après la sortie de l'urine, et il peut en résulter de graves complications, telles que l'épanchement d'urine dans l'abdomen, et l'impossibilité de retrouver l'ouverture, lorsqu'il faudra changer la sonde. Il n'est pas toujours facile de déterminer exactement le point où on doit faire la ponction : lorsque les téguments de la région pubienne descendent très bas, comme on le voit chez les sujets qui ont beaucoup et rapidement maigri, après avoir été très gras; ou chez ceux qui portent de volumineuses hernies scrotales, ou enfin lorsqu'il existe dans cette région des infiltrations d'urines, des épanchements de sang, de sérosité ou de pus. M. Nélaton, dans une de ses leçons, a rapporté le fait d'un malade qui se trouvait dans l'une de ces conditions, et chez qui l'interne de service enfonça le trocart entre la peau et la vessie, dans la couche graisseuse sous-cutanée. Le lendemain, M. le professeur Nélaton fit une nouvelle ponction, et cette fois il sortit une très grande quantité d'urine.

Procédé opératoire. — Après avoir bien établi le lieu où la ponction doit être faite, l'opérateur, ayant pris à pleine main le manche de l'instrument, il en porte la pointe sur le lieu déterminé, et, dirigeant en haut la convexité de la canule, d'un coup sec, et sans hésitation, il la fait entrer dans la vessie (fig. 76); ce dont on est averti, d'abord par le défaut de résistance, et ensuite par une petite quantité d'urine, qui, engagée dans le sillon du mandrin, sort par l'ouverture de la plaque; on retire ensuite le mandrin, en laissant la canule dans la plaie et on laisse sortir l'urine.

Il faut avoir soin, pour retirer le mandrin, de fixer avec la main gauche la plaque de la canule sur la peau du ventre; sans cette précaution, on enlèverait aussi la canule. On fixe cette dernière avec un ruban, passé derrière le corps et lié aux anneaux de la plaque; on ferme enfin l'ouverture avec un bouchon.

On laisse la canule de métal pendant deux ou trois jours dans la vessie; après ce temps, le trajet entre les téguments de l'abdomen et la paroi vésicale est assez solidement organisé pour qu'on puisse extraire sans crainte l'instrument, et le remplacer par une sonde flexible.

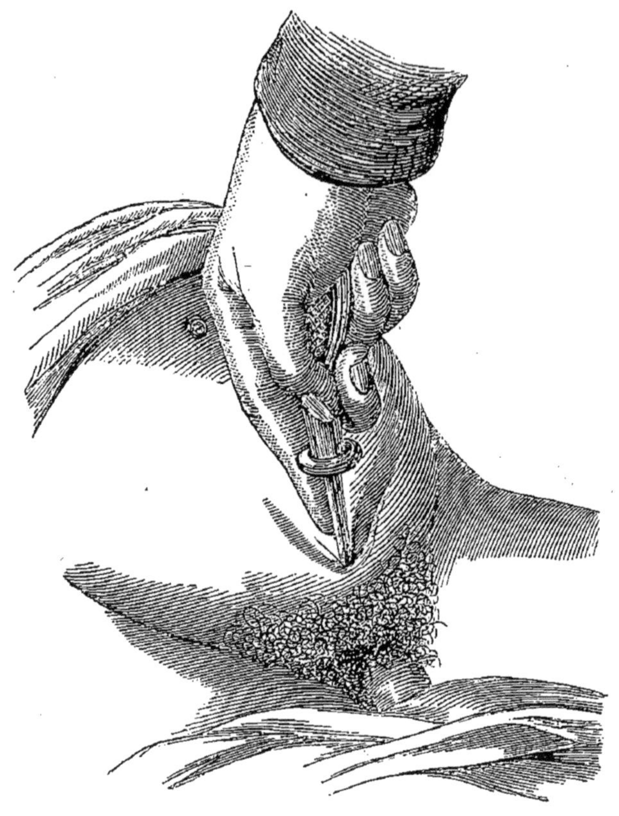

Fig. 76.

On peut aussi, pour plus de sécurité, placer d'abord la sonde flexible en la faisant passer par la canule, et ensuite extraire celle-ci, qui glisse alors comme sur un conducteur. Si on a recours à cette manœuvre, il faut avoir le soin de s'assurer avant l'opération que la sonde passe librement dans la canule.

Comment il faut placer la sonde dans la vessie. — La sonde ou la canule doit être assez longue pour atteindre la face postérieure de la vessie, afin qu'elles n'abandonnent pas cet organe, lorsqu'il se contracte.

Il est difficile de connaître la distance qu'il y a entre la paroi abdominale et la face postérieure de la vessie; la sonde peut donc être ou trop longue ou trop courte. Trop longue, elle appuie sur la paroi postérieure de la vessie qu'elle irrite; trop courte, elle peut sortir de la vessie, lorsque celle-ci se contracte. On évite ces divers inconvénients par l'emploi d'un instrument courbe, et en plaçant la courbure de telle sorte que la convexité soit en rapport avec la face postérieure de l'organe.

Hunter donne le conseil de faire pénétrer la sonde dans l'urèthre par l'orifice uréthro-vésical. « Une algalie ordinaire, dit-il (1), introduite de cette manière peut pénétrer assez loin pour que son pavillon vienne se placer presque en contact avec l'abdomen. On place une petite compresse, pliée en plusieurs doubles, entre l'algalie et l'abdomen, et on la fixe au moyen d'un cordon passé derrière le dos du malade et noué aux anneaux de l'instrument. »

Hunter dit encore : « Lorsqu'on pratique cette opération pour une rétention causée par un rétrécissement, on pourrait introduire une sonde par la vessie dans le canal jusqu'au rétrécissement. Alors on fait pénétrer une canule dans l'urèthre par le méat urinaire, et les deux instruments sont séparés seulement par le rétrécissement. Un stylet, introduit par cette canule, est dirigé dans le bout de la sonde placée dans la vessie, ce qui permet ensuite d'introduire une bougie. »

Verdier, dans le siècle dernier, a fait ce cathétérisme par le col de la vessie, que M. Chassaignac a nommé cathétérisme rétrograde, après l'avoir de nouveau exécuté avec succès.

§ XXI. — Ponction par le rectum.

Il faut, pour faire la ponction rectale, un instrument courbe, comme pour faire la ponction pubienne.

Lorsque la rétention d'urine a déjà quelques heures de durée, le bas-fond de la vessie, déprimé par le poids du liquide, forme dans le rectum une tumeur, qui est un point de repère utile.

Procédé opératoire. — On fait placer le malade comme pour exécuter l'opération de la taille ; le chirurgien introduit dans l'anus, jusqu'à la tumeur formée par la vessie, le doigt indicateur de la main gauche (fig. 77. 8.). Après avoir retiré dans la canule la pointe du trocart, il le glisse le long du doigt indicateur jusque contre la saillie fluctuante formée par la vessie (fig. 77. 7.), et, poussant avec la paume de la main droite sur le manche de l'instrument, il fait saillir la pointe, et en même temps il pénètre dans la vessie avec la canule. Le trocart est aussitôt retiré, et l'urine s'écoule par la canule laissée dans la plaie.

On n'a pas à craindre l'infiltration urineuse, accident redoutable,

(1) Hunter, *Traité des maladies vénériennes*, 1852, p. 344.

et qu'on a vu survenir après la ponction sus-pubienne, mais il peut rester une fistule après la sortie de l'instrument. Afin d'éviter cette suite fâcheuse, M. Leroy a conseillé de traverser la prostate un peu au-dessous de son bord supérieur, dans le triangle formé par l'écartement des canaux éjaculateurs.

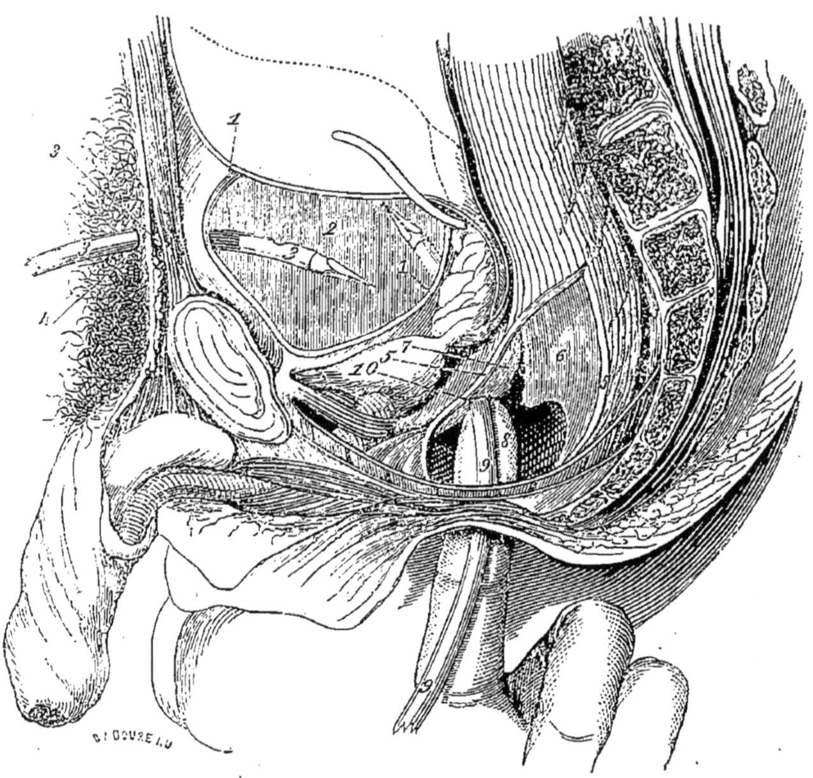

FIG. 77. — *Coupe du bassin montrant la marche du trocart.*

1-1. Ouverture faite à la vessie.
2. Face interne de la vessie.
3-3-3. Trocart, faisant la ponction sus-pubienne.
4. Entrée du trocart dans la paroi abdominale.
5-5. Ouverture faite au rectum.
6. Intérieur du rectum.
7. Saillie formée par la vessie.
8. Doigt de l'opérateur.
9-9-9. Le trocart.
10. Entrée du trocart dans la vessie.

On a recommandé de glisser dans la canule d'argent une sonde flexible, qu'on laisse dans la plaie, après avoir retiré la première; la sonde flexible se moule aux différentes formes de l'intestin, et elle ne s'oppose pas à la sortie des matières fécales. On a cru aussi que la canule à demeure dans le rectum ne pouvait être supportée sans une grande gêne; en conséquence on l'a retirée préférant recommencer la ponction, si elle était de nouveau nécessaire.

§ XXII. — Ponction périnéale.

On se sert pour faire cette opération d'un trocart droit, et on place le malade comme pour faire l'opération de la taille latéralisée.

Procédé opératoire. — On détermine d'abord le lieu où la ponction doit être faite. C'est sur la partie moyenne d'une ligne, qui, partant du raphé, a 25 millimètres au-devant de l'anus, coupe la partie moyenne d'une autre ligne tirée de cet orifice et allant à l'ischion.

A la jonction de ces deux lignes on enfonce le trocart droit, parallèlement à l'axe du corps ; passant en dehors de la prostate, il arrive à la vessie par le côté de son bas-fond.

On ne pratique plus la ponction par le périnée, à cause de la difficulté de son exécution, des dangers auxquels elle expose le malade, et de son résultat, qui, complétement heureux, ne diffère pas de celui obtenu par des méthodes plus simples et moins dangereuses. Pourquoi en effet s'exposer, alors qu'on peut faire différemment, à ouvrir les vaisseaux du périnée, à lacérer les nerfs qui les accompagnent, et à produire de graves lésions, pour peu qu'on laisse dévier la pointe du trocart. Dirigé en dehors, il peut glisser sur les côtés de la vessie ; dirigé en avant, il peut ouvrir le plexus veineux entre les pubis et la vessie; porté en arrière, il peut perforer les vésicules séminales et le rectum ; et enfin, le malade est forcé de garder le lit tout le temps que la canule reste en place.

Appréciation. — En dehors du cas particulier signalé par M. Nélaton, la ponction sus-pubienne est une opération facile à faire ; la nature des tissus et leur peu d'épaisseur rendent son exécution rapide et peu douloureuse ; et le chirurgien n'a pas besoin d'assistants. En se couchant sur l'un ou sur l'autre côté, le malade peut aisément vider sa vessie, et la présence de la canule dans la plaie ne l'empêche pas de se lever, de rester assis ou de se promener dans sa chambre. Enfin, la cicatrisation de la plaie se fait avec une grande rapidité.

Il est important de ne pas donner trop de longueur à la canule qui doit rester dans la vessie, la pression qu'elle exerce sur le bas-fond peut faire une perforation pénétrant dans le rectum, ainsi que Sharp en rapporte un exemple (1). Afin de se mettre à l'abri de ce danger, on a donné le conseil de placer dans la canule d'argent une sonde flexible, plus longue que l'instrument de métal, et pro-

(1) Sharp, *Recherches critiques sur la chirurgie*, 1751, 1 vol. in-12, p. 158.

tégeant les parois de la vessie contre une érosion. Il est facile de fixer la sonde, qui, enfoncée jusque dans le bas-fond, n'en sort plus, quelle que soit la contraction de la vessie. Lorsque le malade veut uriner, il dénoue le bandage et il ôte le bouchon de la canule ; il peut aisément faire des injections dans la vessie ; enfin, il peut garder longtemps cet instrument, ce qui permet de chercher à l'aise le rétablissement du passage des sondes par l'urèthre. Il est nécessaire de changer la canule tous les trois ou quatre jours, afin d'empêcher les incrustations phosphatiques qui se font sur son extrémité.

La ponction par le rectum est facile à exécuter, et elle est peu douloureuse, elle a été très prônée par Hoin, chirurgien de Dijon, dans un mémoire, imprimé dans le *Journal de chirurgie de Desault* (t. II, 1791, p. 281). Cependant, il ne faut pas que la facile exécution et son absence de danger fassent perdre de vue ses inconvénients, suites inévitables de ce procédé. Le séjour de la canule dans le rectum est fort incommode ; elle exige beaucoup de soins pour faciliter la sortie des matières fécales, le malade doit rester au lit ; et elle provoque des ténesmes et de faux besoins d'aller à la garderobe. On ne voit aucun de ces inconvénients après la ponction sus-pubienne, qui atteint le but, qui soulage les malades aussi sûrement, aussi promptement que la ponction par le rectum ou par le périnée.

Nous n'hésitons pas à donner la préférence à la ponction sus-pubienne. Néanmoins, deux conditions peuvent rendre la ponction sus-pubienne, sinon impossible, au moins très difficile. C'est d'abord lorsque le malade est très gras, et ensuite lorsque la vessie, ne se laissant pas distendre, ne peut pas s'élever au-dessus des pubis. Dans le premier cas, on a conseillé d'inciser les téguments avec le bistouri, jusqu'aux muscles abdominaux. Cette grave complication du procédé opératoire peut rendre plus facile l'entrée du trocart, mais elle ne diminue pas les difficultés pour maintenir la sonde ; et dans le second cas, on ne possède aucune donnée certaine pour atteindre la vessie. Dans ces deux états, heureusement exceptionnels, la ponction par le rectum doit être préférée à celle faite au-dessus des pubis.

La ponction de la vessie est donc, dans notre sentiment, une opération très exceptionnelle, et qu'on doit se décider à faire seulement lorsque la distension de la vessie ne permet plus d'attendre. Nous ne pouvons pas adopter les principes de quelques chirurgiens, et particulièrement de Gerdy (1), qui prétendent que la ponction de la vessie est sans danger, et qu'elle n'entraîne aucun inconvénient.

(1) *Gazette des hôpitaux*, 1853, p. 272.

« Si, dit ce chirurgien, après quelques tentatives de cathétérisme, on n'arrive pas à la vessie, on doit faire la ponction, pour donner à l'inflammation ou à la congestion qui gonfle les parois du canal ou le tissu morbide, et qui obstrue le passage, le temps de se résoudre. »

ARTICLE XII.

DE L'INCONTINENCE D'URINE.

A la rétention d'urine succède souvent un état tout différent, au lieu d'être retenu, le liquide s'écoule sans que le malade en ait la conscience; c'est l'incontinence. Cette infirmité, toujours grave, ne produit pas des désorganisations immédiatement funestes, mais la situation du malade est très malheureuse. Continuellement mouillé, il exhale une odeur infecte, et les parties, sans cesse macérées dans l'urine, se couvrent d'éruptions, d'érysipèles et d'excoriations.

On ne peut pas se tromper sur ce caractère principal ; mais il n'en est pas de même, lorsqu'on veut savoir s'il est seulement symptomatique. Les difficultés augmentent encore lorsque cette infirmité n'est pas permanente ; par exemple, certains malades conservent l'urine pendant la journée, tandis qu'à peine endormis, l'incontinence se produit. Souvent observé, ce fait n'a pas encore été convenablement expliqué.

Les sensations du malade sont insuffisantes pour éclairer les recherches nécessaires pour porter un diagnostic. Si, dans l'incontinence proprement dite, l'urine s'écoule involontairement, on voit le même phénomène lorsqu'elle sort par regorgement. Non-seulement la sensation de son passage dans l'urèthre est très irrégulière, mais d'autres phénomènes peuvent la simuler et être une cause d'erreurs. Il peut y avoir en même temps un catarrhe de la vessie; les mucosités, soit par leur contact avec le col, soit par leur passage dans l'urèthre, produisent des sensations qui trompent aisément le malade et qui jettent l'incertitude dans l'esprit du médecin.

Le fait principal est donc la sortie involontaire de l'urine. Non-seulement la stagnation et la rétention la provoquent, mais on la voit encore dans certaines formes de l'hypertrophie de la prostate.

Sœmmering attribue l'incontinence d'urine à la tuméfaction de la prostate, lorsqu'elle dilate le col de la vessie (1). M. Mercier dit que la plupart des vieillards affectés de rétention d'urine ont d'abord été tourmentés par une difficulté plus ou moins grande de retenir

(1) Sœmmering, *Traité des maladies de la vessie et de l'urèthre*, 1824, p. 122.

ce liquide (1). A l'appui de son dire, ce chirurgien expose « que le col de la vessie ne se ferme pas par un resserrement de tous les points de sa circonférence, mais par le rapprochement, la coaptation de ses deux moitiés latérales; en un mot, il représente une fente dirigée d'avant en arrière. Par l'hypertrophie antéro-postérieure des lobes latéraux de la prostate, cette fente augmente de longueur; mais tant que ses bords restent en coaptation parfaite, l'urine est retenue comme auparavant : de sorte qu'une hypertrophie même considérable de cette glande peut survenir, sans qu'il en résulte un changement notable dans l'excrétion de l'urine. Mais maintenant, supposons qu'un point quelconque de ces bords vienne à s'écarter, alors les urines s'y précipiteront, et si cet écartement est permanent et considérable, il y aura une incontinence complète. C'est précisément ce qui a lieu dans beaucoup de circonstances.

« Supposons qu'un corps s'interpose entre les deux bords du col vésical, à leur extrémité postérieure et les tienne éloignés : alors, au lieu d'une fente, nous aurons une ouverture triangulaire dont la base sera tournée en arrière, le sommet dirigé en avant et par l'accès de laquelle l'urine s'échappe d'autant plus facilement, que l'écartement des bords latéraux sera plus grand et leur rapprochement moins possible. C'est précisément cet écartement que produit l'hypertrophie de la portion transversale, ou lobe moyen de la prostate; c'est là la cause ordinaire de l'incontinence d'urine qui afflige les vieillards, et c'est là ce qui nous a fait dire que l'hypertrophie générale et uniforme s'accompagnait plutôt d'incontinence que de rétention d'urine. »

Cette portion de la glande prend souvent un accroissement considérable, qui éloigne les bords latéraux l'un de l'autre; et, quelle que soit sa forme, si elle ne recouvre pas l'orifice de l'urèthre à la manière d'une soupape, elle dispose à l'incontinence d'urine.

Nous avons rapporté en entier l'opinion de M. Mercier sur la production de l'incontinence, parce que, jusqu'à la publication des recherches de cet habile chirurgien, on expliquait cette infirmité par la théorie de Desault, qui l'attribuait presque toujours au regorgement, et de Chopart, qui croyait à une paralysie des organes qui président à la rétention normale de ce liquide.

On observe encore cet écoulement involontaire des urines dans les fongus, dans le cancer, dans certains cas de pierre et de rétrécissements de l'urèthre. D'autres fois l'incontinence a lieu à

(1) M. Mercier, *Mémoire sur la véritable cause et le mécanisme de l'incontinence, de la rétention et du regorgement des urines*, in *Gazette médicale*, 1840.

des intervalles plus ou moins éloignés par jets involontaires, et plus particulièrement la nuit. Cette forme a reçu le nom d'incontinence nocturne, elle est un triste privilége de la jeunesse; tandis que c'est principalement dans l'âge avancé qu'on observe l'incontinence produite par des altérations des organes urinaires.

Quant à cette forme, attribuée à la paralysie de l'organe, je crois qu'en dehors des lésions du système nerveux comme pour la rétention d'urine, on ne peut pas produire un seul fait de paralysie essentielle isolant la vessie au milieu des autres appareils fonctionnant avec régularité. Dans ces cas encore, l'incontinence se fait par regorgement, et non par un relâchement du col, laissant sortir l'urine à mesure qu'elle entre dans la vessie.

Si ce n'est l'incontinence nocturne dont les causes sont inconnues, malgré les explications diverses qu'on en a données, cette infirmité, quelle que soit sa forme, n'est qu'un symptôme d'une ou de plusieurs altérations de l'appareil urinaire.

§ 1er. — De l'incontinence nocturne.

Cette affection est très fréquente chez les enfants, et rarement elle persiste dans l'âge adulte.

Elle a lieu pendant le sommeil et sans le savoir. Certains sujets rêvent qu'ils urinent ; le besoin s'en fait sentir, et il a été satisfait. Ce second état est sans doute différent du premier, mais le résultat est le même, le malade urine au lit sans le vouloir.

Les causes de cette infirmité momentanée sont encore inconnues, et faute d'une explication plus satisfaisante, M. Trousseau l'attribue à une névrose.

On a cru que la constitution lymphatique y était prédisposée. M. le docteur Mondière prouve l'erreur de cette opinion. Tous les malades qui ont réclamé ses soins pour guérir de cette infirmité étaient forts, avaient les chairs fermes et sans traces de constitution lymphatique; d'où il a conclu que ce n'était pas la faiblesse de l'organisme, mais l'atonie d'un seul organe qui produisait cette infirmité.

Cette conclusion ne semble pas pouvoir être acceptée. Que devient l'atonie pendant la veille, et par quel privilége la vessie seule est-elle frappée d'atonie pendant le sommeil, alors que tous les autres organes fonctionnent normalement ?

L'époque de la puberté ne fait pas toujours disparaître cette infirmité, ainsi qu'on le croit généralement ; j'ai vu des jeunes filles de dix-huit à vingt ans, bien réglées, et qui urinaient la nuit sans en avoir la conscience. Quelquefois, il est vrai, l'apparition des règles a régularisé les fonctions de la vessie.

§ II. — Traitement de l'incontinence d'urine.

On a eu recours à une grande variété de moyens pour guérir l'incontinence d'urine, et l'on est généralement peu d'accord sur leur constante efficacité. Il faut cependant excepter de cette incertitude les injections et les irrigations continues faites dans la vessie.

On doit faire ces injections, comme elles ont été décrites déjà en parlant du traitement de la stagnation de l'urine.

La composition du liquide à injecter a été modifiée de bien des manières, et c'est jusqu'à présent l'eau ordinaire très froide qui a produit les meilleurs résultats.

Le traitement de l'incontinence d'urine ne peut pas être le même pour tous les malades, et si l'on a souvent échoué, c'est pour ne pas avoir porté un diagnostic précis, et pour ne pas avoir reconnu la cause véritable.

Dans un travail publié en 1840 (1), M. Devergie a donné une liste des moyens employés, et quil tous sont recommandés par les chirurgiens qui y ont eu recours; cependant, il faut bien reconnaître que les succès annoncés ne se sont pas reproduits assez souvent pour que ces moyens puissent être de nouveau conseillés d'une manière générale.

Nous donnons cette liste comme un document curieux :

Bains froids par immersion, Dupuytren (1812).

Bains froids de 18 à 20 degrés, MM. Guersant père et Baudelocque (1837).

Bains aromatiques, Lallemand (1836), Devergie (1837).

Bains ferrugineux, Tortual (1829).

Application de douches, Sœmmering (1822),

Bains de mer, Underwood (1836).

Bains de pieds froids, Sœmmering (1822).

Frictions aromatiques, Sœmmering (1822), Devergie aîné (1837).

Muriate d'or, Grœtzner (1833).

Poudre de Dower, Bruck (1834).

Ventouses sèches au périnée, Carrère (1826).

Teinture d'iode, Carter (1828).

Pétrole, Feichtmayer, Michaelis, Rust (1834).

Sabine et camphre, Horn (1824).

(1) Devergie, *De l'incontinence d'urine et de son traitement rationnel par la méthode des injections*, 1840, in-8.

Écorce astringente du Brésil, Merrem (1828).

Créosote, Meyer (1835).

Alun, Selle, Herz (1829).

Aconit, Greding, Howship (1823 et 1825).

Cantharides en poudre, Leiger (1781) ; Richter, Baumes (1809), Stoller, Morillon, Dickson, Howship de (1829 à 1834) ; Devergie (1837), Baudelocque (1837).

Cantharides unies au *rus toxicodendrum*, Dierr (1833).

Teintures de cantharides avec baume du Pérou, Koop (1830).

Cantharides unies au fer, Leutin, Dreyssig, Kopp, Popta, Harless (1829), Meisser (1835), Devergie (1838).

Toniques sous diverses formes unis au fer, Guersant père (1820), Mondière et Devergie (1838).

Quinquina, alun et eaux gazeuses, Hulme (1802).

Injections d'eau de chaux, Foot (1804), Rogel (1824.

Injections froides, Foot (1804), Devergie (1835).

Injections émollientes, Troja, Sœmmerring (1822).

Injections d'eau végéto-minérale, Goulard (1786), Devergie (1837).

Injections de teinture de cantharides, Devergie aîné (1837).

Injections balsamiques, Devergie aîné (1835).

Injections et applications de teinture de cantharides dans l'urèthre, Lair (1836).

Noix vomique, Mauricet, Magendie, Trousseau, Schaible, Mondière, Deslandes, Devergie (de 1832 à 1838), Cherchiari (1838).

Vésicatoires sur la région lombaire, Dickson, Latt, Devergie aîné.

Compression de l'urèthre, avec une bougie fixée dans l'urèthre, Hyslop (1815).

Compresseur de l'urèthre, Labat (1834), Devergie (1838) et autres.

Mesembryanthemum cristallisatum, Wenot (1822).

Tannin, Godard (1837).

Quassia amara, uni aux toniques, à la noix vomique et au fer, Romangé (1839).

Électricité, galvanisme, électro-puncture, Labat, Fabré-Palaprat (1837), Devergie (1838).

M. Civiale dit (1) avoir employé la plupart des liquides indiqués par les auteurs ; l'eau ordinaire à une basse température lui a généralement réussi, et surtout elle n'expose pas les malades aux graves perturbations que produisent parfois les différents liquides excitants.

L'eau froide, jusqu'à près de zéro, ne provoque cependant pas toujours les contractions de la vessie qui sont indispensables pour guérir l'incontinence.

(1) Civiale, *loc. cit.* t. III, 1851, p. 385.

Lorsque l'état le permet, on associe aux injections d'eau froide des bains froids et des immersions répétées, également froides, des applications et des douches froides sur le périnée, les pubis, la partie interne et supérieure des cuisses et sur le bas de la colonne vertébrale.

Si le malade ne peut pas être soumis aux douches et aux bains froids, il faut avoir recours aux bains aromatiques, aux bains sulfureux et aux douches sulfurées chaudes.

Ces différents moyens doivent être employés longtemps, mais il est avantageux d'en suspendre l'effet pendant quelques jours, à différentes époques du traitement, afin que la peau puisse continuer à les supporter. En général, c'est tous les jours ou tous les deux jours que les douches doivent être données.

Les chirurgiens n'ont pas tous adopté les mêmes règles, soit pour le mode d'administration des injections, soit pour le dosage des médicaments qui les composent. Si quelques-uns ont reculé devant l'introduction dans la vessie de l'eau simple, ou légèrement stimulante, d'autres n'ont pas hésité à y porter jusqu'à soixante gouttes de teinture de cantharides, plusieurs onces de baume de copahu, une solution à haute dose de nitrate d'argent, voire même le nitrate d'argent à l'état solide.

Ces injections ont aussi été répétées coup sur coup par les uns, et ces médicaments si énergiques ont été laissés dans la vessie par les autres; et afin de faciliter leur séjour dans la poche urinaire, on les a réduits à la quantité de deux à trois onces de liquide : mais il en est résulté plusieurs fois de violentes réactions et des accidents graves. Sans doute il est des malades qui les ont supportées, mais ces quelques succès ne peuvent pas faire loi pour encourager des témérités souvent préjudiciables. La guérison de ces affections anciennes ne peut être obtenue que par un traitement très long, et conduit avec une grande prudence.

Ce qu'il faut recommander, lorsqu'on commence le traitement de l'incontinence d'urine, c'est de ne pas généraliser les méthodes et de ne pas s'étayer sur ce qu'un médicament a déjà réussi. Lorsqu'on a reconnu la cause qui entretient l'incontinence, il ne faut pas non plus abandonner un moyen employé, parce qu'il ne donne pas tout de suite des résultats avantageux. C'est singulièrement compliquer la position du malade que de changer souvent de médication; mais lorsqu'on a bien reconnu à quelle espèce d'incontinence on a affaire, il faut persister longtemps dans le moyen adopté.

Les révulsifs seront très utiles si la maladie dépend d'une lésion de la moelle épinière : les vésicatoires volants, très souvent répétés, sur l'hypogastre, le sacrum, sur la région lombaire et sur la partie interne des cuisses, les frictions avec la pommade stibiée, produisent aussi de bons effets : un moyen puissant, et qui mérite de fixer l'attention des praticiens, c'est l'application répétée tous les jours, d'un petit moxa, qu'on fait avec un morceau d'amadou de la grandeur d'un demi-franc, placé au bas de la colonne vertébrale.

Les médicaments pris à l'intérieur sont à peu près inutiles, même lorsqu'ils sont assez actifs pour produire une forte perturbation. C'est en vain qu'on a administré l'alun, la créosote, les cantharides, la strychnine, le sublimé, etc. Ces agents si puissants ont plutôt ébranlé la santé générale, qu'ils n'ont amélioré l'état de la vessie.

Lorsque l'incontinence est produite par une excessive irritabilité de la vessie, par une contraction permanente de cet organe, par son raccornissement, ou bien encore par une inflammation chronique du col et de la portion prostatique de l'urèthre, on doit employer les opiacés, la belladone, la jusquiame, en petits lavements froids, l'eau de pavot, les bains tièdes prolongés et les boissons délayantes.

L'introduction de bougies de cire molle, faite tous les jours pendant deux ou trois minutes, diminue rapidement l'excessive sensibilité du col de la vessie, et j'ai vu des incontinences disparaître au bout de quinze jours par la seule application de ces bougies, faite avec précaution.

L'incontinence, ainsi que nous l'avons dit, peut aussi dépendre d'une déformation du col de la vessie, produite par l'hypertrophie partielle ou totale de la prostate : alors on rencontre souvent de grandes difficultés pour introduire les instruments dans la vessie ; mais lorsqu'on a réussi à faire passer des bougies de métal d'un gros volume, on améliore rapidement la situation du malade. Ces bougies répriment la tuméfaction de la prostate, ramollissent les indurations du col, et si elles ne guérissent pas complétement, elles diminuent de beaucoup la sortie involontaire de l'urine, en ce que leur passage répété permet à la vessie de se vider complétement. En pareille circonstance, il est utile de vider la vessie matin et soir, à l'aide de la sonde.

Laissée à demeure pendant un mois ou six semaines, la sonde a servi aussi à ramollir ces indurations du col. Mais il faut, avant de se déterminer à employer cette méthode, bien voir si ses inconvénients ne sont pas plus à craindre que la longueur de temps exigée par la méthode des introductions répétées et de peu de durée.

Les malades qui souffrent de la pierre sont souvent atteints d'incontinence. L'irritation continuelle que la pierre produit sur le col de la vessie rend impossible le séjour de l'urine ; les besoins de la rendre sont si rapprochés, qu'ils constituent une incontinence. Dans ce cas, les émissions répétées sont accompagnées de douleurs ; parfois aussi l'incontinence est complète, et alors, le liquide sortant sans effort, le malade ne s'en aperçoit que lorsque son linge est mouillé.

Le traitement dans ces cas ne doit pas être dirigé contre l'incontinence, c'est l'affection calculeuse qu'il faut attaquer ; et lorsqu'on emploie la lithotritie, après une ou deux séances, souvent l'urine cesse de couler involontairement.

On ne doit donc pas perdre de temps à faire essayer différentes médications qui, à coup sûr, sont inutiles. Il faut tout de suite introduire une sonde dans la vessie, et une fois le calcul reconnu, on doit procéder à sa destruction ou à son extraction.

§ III. — Traitement de l'incontinence nocturne de l'urine.

La thérapeutique de cette infirmité est pleine d'incertitudes (1), et les nombreux moyens si vantés par quelques médecins sont généralement impuissants dans la grande majorité des cas. Nous les indiquerons sommairement, en signalant ceux dont l'action paraît avoir été plus constamment efficace.

Les *moyens moraux*, niais ou cruels, toujours sans effets, ont eu pour but d'impressionner fortement le moral des sujets. Espérant produire une perturbation salutaire du système nerveux, on a fait écraser par des enfants des souris vivantes, on les a fait assister au lit d'un mourant ou toucher sa main glacée.

Les *toniques* ont été employés par ceux qui attribuaient à une faiblesse générale ce trouble fonctionnel. Les toniques généraux sont restés à peu près sans action. Les excitants spéciaux ont quelquefois été utiles, soit qu'ils aient agi directement sur les organes urinaires, soit qu'ils aient atteint d'abord les organes génitaux, et secondairement les organes urinaires.

La *cantharide* d'abord, et ensuite le sous-carbonate de fer, ont produit de bons effets (2). Les bains froids, à 18 ou 20 degrés, ont été recommandés par Baudelocque et Guersant (3) ; Dupuytren y ajoutait l'immersion (4).

(1) *Gazette médicale*, mars 1837, p. 145.
(2) *Bibliothèque médicale*, t. LXVII, p. 388.
(3) *Bulletin de thérapeutique*, 1836, p. 302.
(4) *Nouvelle bibliothèque médicale*, 1828, t. II, p. 121.

Les *bains aromatiques* ont été conseillés par Lallemand, qui dit en avoir toujours obtenu de bons résultats. L'amélioration ne se manifeste pas avant le huitième ou le dixième bain, et trente bains sont quelquefois nécessaires pour arriver à la guérison. Il les préparait de la manière suivante : de l'eau bouillante est versée sur quatre ou cinq poignées d'épices aromatiques, qu'on couvre exactement et qu'on laisse refroidir jusqu'à température agréable. On ajoute un verre d'eau-de-vie en plaçant le malade au bain, on le couvre, et il y reste tant qu'il s'y trouve bien. Sorti du bain, on le frotte avec de la flanelle et on l'habille chaudement. Après cinq ou six bains, on augmente la quantité de plantes et d'eau-de-vie. On mettra plusieurs jours d'intervalle entre chaque bain, si les premiers produisent une trop grande excitation.

L'*électricité* a toujours été inutilement employée par Guersant (1). Webster et Mauduit semblent avoir obtenu quelques succès en tirant des étincelles le long du raphé et près de la symphyse des pubis (2).

Les *moxas* et les *vésicatoires*, placés au sacrum, ont fait cesser cette infirmité, ainsi que la teinture de cantharides portée dans la région profonde de l'urèthre.

La *noix vomique*, employée avec succès, a également été utile à Mondière, qui a administré l'extrait alcoolique fraîchement préparé, et qu'il a fait prendre en pilules, faites de la manière suivante :

Extrait de noix vomique	4 centigrammes.
Oxyde noir de fer.............	4 grammes.

Faites 24 pilules à prendre trois par jour.

L'*extrait de belladone* a été recommandé par M. Trousseau. D'autres praticiens, tels que MM. Bretonneau, Morand, Blache, Anglada, ont aussi eu recours à ce médicament, et quelques-uns disent ne pas avoir eu toujours à s'en louer. Il est probable que ces insuccès sont dus au manque de persévérance dans l'emploi du médicament. Pour qu'il ne reste pas de doute sur la médication du célèbre professeur de l'école de Paris, nous rapporterons quelques détails d'une leçon clinique (3).

Une jeune fille de dix-neuf ans a commencé à pisser au lit à l'âge de huit ans. Depuis cette époque, ses règles sont venues et n'ont pas modifié son état. Elle urinait au moins deux fois chaque nuit.

(1) *Dictionnaire des sciences médicales*, t. XXIV, p. 281.

(2) Bonnefoy, *De l'application de l'électricité à l'art de guérir*. Lyon, 1782, p. 103.

(3) Jamain et Wahu, *Annuaire de médecine et de chirurgie*, 1858, p. 95.

Il y a huit mois, M. Trousseau lui prescrivit la belladone pour la première fois. Elle prit 1 centigramme d'extrait alcoolique de cette plante, puis 2, puis 3, puis 4, puis 5 centigrammes à la fois; dès les premières semaines de cette médication, il y eut une amélioration assez notable. Au lieu d'uriner deux fois par nuit, elle n'urinait qu'une fois; elle restait même deux ou trois nuits sans uriner ; puis l'incontinence reparaissait encore pendant cinq à six nuits. M. Trousseau insistait alors sur le traitement. Il portait la dose d'extrait de 5 à 6 centigrammes à 7 centigrammes, à 10 centigrammes. La malade passa vingt-deux nuits sans uriner. L'incontinence se montra de nouveau pendant trois nuits, puis il y eut dix nuits excellentes. La dose d'extrait fut portée à 15 centigrammes. La dernière fois que cette jeune fille a été visitée, il y avait trente-quatre jours qu'elle avait cessé d'uriner la nuit, et c'était après huit mois de traitement. Ceci prouve avec quelle patience il faut insister sur cette médication. Mais, d'un autre côté, on y est facilement porté par l'amélioration rapide que produit la belladone, et par la certitude où l'on est qu'il y aura, sinon guérison absolue, du moins un soulagement à continuer une médication dont vingt ans d'expérience ont démontré l'infaillibilité.

« Nous ne nous en tiendrons pas, ajoute M. Trousseau dans sa *Leçon clinique*, à ce résultat; déjà nous avons porté la dose d'extrait de belladone à 16 centigrammes. Si la malade reste un mois sans pisser au lit, nous prescrirons 17 et 18 centigrammes d'extrait. Puis, si trois mois se passent d'une façon normale, nous diminuerons la dose du remède, mais sans cesser l'administration de celui-ci. Il nous est arrivé quelquefois de lâcher pied, et les accidents ont reparu, de sorte que nous nous sommes imposé la loi, même après cinq mois de guérison, de continuer l'usage de la belladone encore quatre, cinq, six mois et plus. Il en est de cette névrose comme de l'épilepsie : nous l'avons poursuivie parfois pendant trois ans, et toujours les malades ont eu à s'applaudir de cette ténacité. »

§ IV. — Traitement palliatif de l'incontinence d'urine.

On ne peut pas toujours faire cesser l'incontinence d'urine; l'hypertrophie de la prostate, l'induration du col, les fongus de la vessie, etc., sont souvent des obstacles contre lesquels tous les moyens viennent échouer. Afin de diminuer les fâcheuses conséquences de cette infirmité, on a inventé des appareils destinés à recueillir l'urine à mesure qu'elle s'écoule, ou à s'opposer à sa sortie.

Pour la recueillir, on se sert de vases allongés et aplatis, nommés *bouteilles*. On les fait de cuir, de gomme élastique, de gutta-percha, de métal ou de verre, et on les recouvre d'une enveloppe de toile, de coton ou de laine, afin que la peau puisse en supporter le contact.

On les fixe au moyen d'une ceinture et de liens assez longs, pour que la verge soit toujours placée dans cette bouteille, qu'on vide lorsqu'elle est pleine.

Aujourd'hui on a abandonné le métal et le cuir bouilli, et l'on emploie seulement les substances élastiques, légères, et formant peu de volume.

On en a construit également qui peuvent être attachées au bas de la jambe ; elles portent un tube flexible de la longueur de la jambe. A l'extrémité supérieure de ce tube, il y a un entonnoir de corne ou d'ivoire destiné à recevoir la verge ; l'urine coule dans le tuyau, et elle est recueillie dans la bouteille fixée au bas de la jambe ; ce réservoir est terminé par un trou fermé par une vis ; lorsqu'il est plein, il suffit de retirer la vis pour le vider, sans qu'il soit nécessaire d'ôter cet appareil.

On a essayé aussi de petits sacs contenant une éponge, du son, etc. Ces moyens, qui ont rendu des services, sont avantageusement remplacés aujourd'hui par ceux qui viennent d'être décrits.

On a beaucoup cherché à empêcher l'urine de sortir, en plaçant sur un point de l'urèthre des compresseurs très variés.

Celui qui a été le plus employé est formé de deux plaques d'acier mobiles et garnies de peau ; elles sont maintenues par un de leurs bouts au moyen d'une charnière, et à l'autre, elles sont réunies par une vis ; on peut ainsi les éloigner ou les rapprocher à volonté. On place la verge entre ces deux plaques, et l'on comprime de manière à empêcher la sortie de l'urine.

Labat a modifié ce compresseur en courbant les plaques dans leur longueur, et en échancrant seulement la supérieure.

Devergie dit que, par l'application de cet instrument, Labat a guéri des incontinences d'urine nocturnes.

Il existe encore d'autres compresseurs, agissant tous de la même manière, c'est-à-dire en écrasant la verge entre deux plaques solides, au moyen d'une vis à pression.

Dans tous les cas, il ne faut pas abuser de ce moyen : ce n'est pas sans danger qu'on exerce sur la verge un compression permanente qui meurtrit les tissus et qui produit des indurations qui peuvent dégénérer.

Il est possible de se servir du compresseur pendant quelques heures, lorsque des affaires urgentes exigent la présence du malade ; mais il est prudent de l'abandonner lorsqu'on n'est plus soumis aux exigences sociales.

Les compresseurs peuvent donc être utiles employés temporairement, mais il ne faut pas les considérer comme des moyens curatifs.

ARTICLE XIII.

DE L'HÉMATURIE.

Lorsque du sang sort par l'urèthre mêlé avec de l'urine, on dit qu'il y a hématurie. Ce phénomène n'est pas une maladie proprement dite, mais il est seulement un symptôme de différentes altérations de l'appareil urinaire ; il attire vivement l'attention de ceux qui en sont atteints, ils en sont très préoccupés.

La couleur de l'urine qui contient du sang varie depuis la nuance rosée jusqu'au noir, et entre ces deux extrêmes, il y a un grand nombre de degrés qui peuvent être la cause d'incertitudes dans la détermination du fait.

Il y a encore une autre cause d'erreur dans la coloration de l'urine non mélangée de sang : elle est quelquefois si forte, qu'on croit facilement à la présence du sang, alors qu'il n'y en a pas ; et d'autres fois elle est si faible, qu'on méconnaît le sang, quoiqu'il y en ait.

On a dit aussi qu'on pouvait confondre la coloration de l'urine qui contient du sang avec celle produite par des substances introduites dans l'estomac. Une telle confusion cesserait bientôt en voyant le dépôt caractéristique abandonné par l'urine refroidie, et surtout par son examen au microscope.

La coloration de l'urine dépend de la quantité de sang épanché, de son origine, soit des veines, soit des artères ; de son séjour plus ou moins prolongé dans la vessie, de l'état de cet organe et des dépôts qu'il contient. Lorsque le sang est abondant ou lorsqu'il est formé en caillots, la méprise n'est pas possible ; cependant il y a telles circonstances où une étude très attentive fait seule connaître la vérité. Le sang peut venir des reins, des uretères, de la vessie ou de la portion profonde de l'urèthre. Il est donc important, avant que de commencer un traitement, de reconnaître le lieu d'où il vient et la cause qui a provoqué sa sortie.

Cette recherche est souvent très difficile, parce que, quelle que soit sa source, il s'accumule dans la vessie, se mêle à l'urine et il revêt toujours le même caractère.

La pratique a recueilli quelques signes à l'aide desquels on parvient quelquefois à dégager la vérité; mais l'absence de signes propres fait qu'ils ne sont pas toujours utiles; on se tromperait donc beaucoup, si l'on acceptait sans critique tout ce qui a été écrit sur ce sujet.

Les sensations des malades sont d'un faible secours pour aider le chirurgien. Quelques-uns disent sentir dans la vessie et dans l'urèthre des impressions qui indiquent qu'ils vont uriner du sang, mais aucun symptôme particulier ne donnant l'éveil, on ne peut guère prévoir une hématurie d'après l'énonciation si vague des sensations du malade.

Cependant, si l'on a introduit des instruments dans les voies urinaires, s'il y a des plaies, ou si l'on a reconnu quelques altérations des organes, on peut dire à peu près de quelle partie de l'appareil urinaire vient le sang.

Assez rare chez les enfants, même après des manœuvres dans ces organes, elle est fréquente chez les vieillards, parce que le sang afflue dans le petit bassin; sa circulation y est plus difficile que dans l'âge adulte, la constipation est très souvent persistante, et surtout parce que, à cet âge, les maladies des voies urinaires sont nombreuses.

§ Ier. — Hémorrhagie des reins et des uretères.

Les reins et les uretères peuvent être le siége de l'hémorrhagie lorsqu'ils sont atteints de désorganisation, ou lorsque des blessures et des contusions profondes ont agi sur la région lombaire.

La présence de calculs dans ces organes peut encore provoquer l'écoulement du sang; mais lorsqu'il sort par l'urèthre, aucun signe particulier ne peut le faire distinguer du sang donné par toute autre partie de l'appareil urinaire.

On a attribué aux reins, sans en donner la preuve, les hémorrhagies dites *critiques*, et celles qui succèdent à des suppressions de règles ou à des flux hémorrhoïdaires. Chez des vieillards, ayant négligé de faire l'exploration de l'appareil urinaire, on a attribué aux reins ce qui très probablement était le résultat d'une affection de la vessie ou de la prostate, coïncidant avec ces suppressions; et pour justifier cette opinion, on a dit que, « dans l'hémorrhagie provenant » des reins, le sang est plus intimement mêlé à l'urine. » Où est le point de comparaison? Lorsqu'on a sous les yeux de l'urine contenant du sang, quels sont les moyens de savoir que ce sang est plus ou moins *intimement mêlé à l'urine?* On a dit encore que cette hémorrhagie est précédée d'une altération de l'urine. Mais, ainsi que le fait remarquer M. Mercier, appelé pendant l'écoulement du sang, on ignore quel était auparavant l'état chimique de l'urine ; on est donc dans l'impossibilité de connaître si l'urine a été ou non altérée avant l'apparition de l'hémorrhagie ; et parvînt-on à le savoir, on n'en serait guère plus avancé, puisque la cause la plus légère fait varier l'état de l'urine, et qu'on n'en connaît pas de spéciale à l'hémorrhagie,

La forme des caillots a fait croire à quelques-uns que le sang venait des uretères, parce qu'ils étaient effilés et très allongés. La même chose se produit souvent lorsque le sang venant de la vessie est rendu par l'urèthre, ou par une sonde. Les caillots s'allongent comme s'ils passaient à travers une filière.

Je crois qu'il est plus vrai de dire qu'il y a encore une grande incertitude dans les moyens de savoir d'où vient le sang ; qu'on a admis trop légèrement l'hémorrhagie rénale, et que, grâce aux explorations récentes, qui découvrent avec plus de certitude les lésions de l'appareil urinaire, on doit admettre la grande rareté de l'hémorrhagie des reins.

§ II. — Hémorrhagie de la vessie.

Le sang vient de la vessie lorsque cet organe est altéré dans sa texture par un cancer, des fongus, ou par une ancienne inflammation. Quelquefois aussi il y a des complications, et le sang peut provenir des reins ou de la portion profonde de l'urèthre, en même temps qu'il suinte de la vessie.

Lorsque cet organe est raccorni, lorsqu'il se contracte avec violence ou lorsqu'il est modifié par une injection caustique, le sang ne paraît pas sortir plus particulièrement d'un point que d'un autre ; mais si une pierre fatigue le col par des frottements, c'est ce point limité qui laisse échapper le sang. Il peut encore sortir d'une autre partie de la surface vésicale, qui se contracte avec force sur une pierre volumineuse.

On peut être fondé à croire que le sang vient de la vessie lorsque, après y avoir fait une injection d'eau, la dernière quantité de cette injection sort toujours teinte de sang. Il faut se servir d'une sonde pour évacuer le liquide ; faute de cette précaution, on reste dans le doute, et l'on ne peut pas savoir si la coloration est due au sang provenant de la vessie ou de la portion profonde de l'urèthre.

Le sang venant de la vessie paraît ordinairement à la fin de l'émission de l'urine ou de l'injection ; le jet de liquide, clair d'abord, se colore ensuite de plus en plus.

§ III. — Hémorrhagie de l'urèthre.

Le sang peut provenir de la partie antérieure de l'urèthre ou de sa portion profonde. C'est seulement ce dernier cas qui a été nommé *hématurie*, parce que le sang reflue et s'accumule dans la vessie, où il se mêle à l'urine. Lorsqu'il vient de la portion antérieure du canal, ou dit qu'il y a hémorrhagie de l'urèthre.

Il ne peut pas y avoir de doute sur le lieu de provenance, parce qu'il est facile d'explorer cette portion antérieure de l'urèthre, et qu'on sait que des opérations y ont été faites, ou qu'elle a été lésée par des violences extérieures.

La manière dont le sang sort dans ce cas aide au diagnostic : il coule sans mélange d'urine, par gouttes rapprochées ou par jet; il n'y a pas de besoins d'uriner et pas de contractions de la vessie. Ordinairement de peu de durée, cette hémorrhagie peut se renouveler plusieurs fois après que le malade a uriné.

L'incertitude peut exister lorsque le sang vient de la portion profonde de l'urèthre. Il est facile de se tromper et de croire qu'il vient de la vessie. Afin de faire cesser ce doute, on injecte de l'eau dans la vessie à plusieurs reprises : il arrive un moment où elle sort sans coloration, lorsque l'uréthre est le siége de l'hémorrhagie. Si l'on injecte une nouvelle quantité d'eau, et si l'on ramène le bout de la sonde dans la portion profonde du canal, et qu'après l'y avoir laissée quelque temps on la repousse dans la vessie, le premier jet de liquide est coloré par du sang, tandis que le reste de l'injection est incolore.

§ IV. — Causes et pronostic de l'hématurie.

L'hématurie est produite par des gravelles dans les reins et dans les uretères, par la présence d'une pierre ou d'un corps étranger dans la vessie et dans l'urèthre.

Les violents efforts pour uriner et la rétention d'urine, l'hypertrophie de la prostate et le développement des vaisseaux autour du col, qui l'accompagnent presque toujours, provoquent la sortie du sang.

Les contusions, les plaies, les fausses routes, les fongus, le cancer, les polypes muqueux (1) de la vessie et la désorganisation des reins, ont pour conséquence ordinaire des hémorrhagies plus ou moins abondantes.

(1) Mercier, *loc. cit.*, p. 129.

L'inflammation et la surdistension de la vessie ont aussi une grande influence : cette dernière n'agit pas directement, mais son état prolongé enflamme les tissus, et, par suite, elle produit l'hématurie. Cependant l'exhalation sanguine, suite de l'inflammation, est généralement peu abondante.

Chez les vieillards, l'abus du coït, l'usage des cantharides et des diurétiques, les injections irritantes, l'exercice prolongé du cheval et de la voiture mal suspendue, sont des causes actives de cet accident. Néanmoins il faut être certain qu'il n'y a pas d'altération dans une partie quelconque de l'appareil urinaire, pour admettre avec confiance l'usage de la voiture et l'exercice du cheval comme une des causes de l'hématurie.

Dans les cas où l'on ne trouve pas de corps étrangers ou une lésion de tissus pour l'expliquer, M. Mercier pense qu'elle est due à la muqueuse congestionnée, et froncée par la tunique musculeuse, qui en exprime le sang comme d'une éponge.

On a aussi attribué une certaine influence à la goutte, à l'affection herpétique, aux hémorrhoïdes? Sans doute on a vu l'hématurie chez des malades atteints de ces diverses affections, mais je ne crois pas que seules elles aient sur l'appareil urinaire une action aussi spéciale.

M. Mercier se demande, en l'absence de toute cause appréciable, « s'il ne pourrait pas arriver qu'épaissies, indurées par l'hypertrophie et l'inflammation, les parois vésicales fussent incapables de se resserrer ; et si, lorsqu'on a complétement évacué leur contenu par des pressions sur l'hypogastre, elles ne pouvaient pas, en vertu de leur élasticité, exercer une succion sur leur propre muqueuse ? »

Elle peut aussi être l'effet d'une diathèse, ainsi que le prouve le fait suivant publié par M. Mercier : « Un homme d'un tempérament lymphatique, à chairs molles et blafardes, avait eu, après une opération dans l'urèthre, une hémorrhagie qui avait causé beaucoup d'embarras au chirurgien. M. Mercier passa une sonde qui élargit fortement le canal, mais sans causer le moindre désordre, et néanmoins il eut encore une hémorrhagie. Cette circonstance inspira des craintes relativement à la section d'une valvule qui gênait le cours de l'urine ; néanmoins il fallut s'y résoudre, et l'on dut combattre encore une hémorrhagie très abondante. »

On voit aussi les accès fébriles qui compliquent les anciennes maladies des voies urinaires être suivis d'un pissement de sang.

Enfin on attribue sans preuves une action au céleri, à l'ail et aux asperges. M. Civiale dit que l'hématurie s'est reproduite assez souvent chez un malade qui faisait un usage immodéré de truffes, pour qu'on ne pût avoir de doutes sur leur influence.

Le séjour dans les pays chauds y prédispose, et les chirurgiens militaires ont vu en Égypte des pissements de sang dus à la haute température de ce pays ; elle est fréquente sous les tropiques.

Pronostic. — L'hématurie n'est grave qu'en raison de la lésion qui l'a produite. Ainsi, lorsqu'elle est la conséquence d'une altération des reins ou de la vessie, on doit en redouter les suites. Si, au contraire, elle reconnaît pour cause l'usage de substances irritantes, des excès, etc., elle est sans importance et elle cesse facilement en faisant disparaître ces causes.

Elle peut être assez persistante pour compromettre la vie, et l'on doit tenir compte des différences des constitutions. Certains malades peuvent perdre une grande quantité de sang sans danger, tandis que d'autres sont très compromis par une émission moins considérable.

L'hématurie doit toujours être prise en considération par le médecin, soit pour rassurer le malade lorsqu'elle doit être sans conséquence, soit pour agir avec promptitude lorsqu'elle est la conséquence d'une lésion des tissus.

S'il est rare, ainsi que le disent Desault et Chopart, qu'elle soit une affection dangereuse, on ne doit pas se dissimuler que, si elle se reproduit, elle compromet la vie du malade par l'épuisement progressif.

Enfin il faut tenir compte d'une disposition particulière qui peut être congénitale, ainsi que le fait remarquer M. Mercier, ou acquise par des excès ; et, dans ces derniers cas, cette hémorrhagie peut avoir des suites funestes.

§ V. — Traitement de l'hématurie.

Le traitement de l'hématurie a varié selon les nombreuses hypothèses imaginées pour expliquer les causes de ce phénomène. C'est seulement depuis qu'on a appris à explorer l'appareil urinaire et à distinguer les différentes lésions, qu'on s'est arrêté à l'emploi de moyens dégagés en grande partie de tout ce qui était le produit de l'imagination.

Aux manœuvres chirurgicales on a joint l'administration de quelques médicaments dont l'expérience a prouvé l'efficacité. Il faut donc diviser cette médication en traitement local et en traitement général.

A. *Traitement local de l'hématurie.* — Il est nécessaire d'agir dès le début. On s'assurera immédiatement de l'état de la vessie, afin de la débarrasser des caillots sanguins, si elle est distendue.

Lorsque l'hémorrhagie ne se fait pas rapidement, et lorsque le sang ne se coagule pas en masse, une grosse sonde percée de larges ouvertures suffit pour donner issue aux caillots ; on fait plusieurs injections d'eau, afin de débarrasser la vessie, et ordinairement cet accident n'a pas de suites. Il faut avoir soin de répéter le cathétérisme assez souvent pour que la vessie ne soit jamais distendue; après deux ou trois jours de l'emploi de la sonde, on fait des injections d'eau tiède d'abord, et froide ensuite, et ces moyens suffisent généralement dans les cas simples.

M. Civiale a donné de sages conseils pour faire l'introduction répétée de la sonde : il est utile de les vulgariser, afin d'éviter aux praticiens la reproduction des accidents si fréquents dans ces cas.

C'est avec la plus grande circonspection qu'il faut introduire et retirer la sonde, afin de régler l'évacuation de l'urine. Le diamètre de l'instrument de gomme à courbure fixe, doit être de 4 à 5 millimètres.

Si le besoin d'uriner, si un spasme et des douleurs surviennent pendant l'introduction, il faut arrêter la marche de la sonde. On fait ensuite une légère pression, et ordinairement elle avance et elle entre dans la vessie. Il peut alors se présenter deux choses : ou l'urine est lancée avec force, ou elle coule en bavant. Dans le premier cas, il faut empêcher la vessie de se contracter trop fortement en plaçant le doigt sur l'ouverture de la sonde, afin d'interrompre le jet d'urine pendant quelques secondes. Cette petite manœuvre sera répétée plusieurs fois, si après une première et une deuxième, la projection de l'urine était la même.

Dans le second cas, l'urine coule lentement; la vessie a perdu sa force contractile ; il faut lui venir en aide en plaçant la main à plat sur le bas-ventre et en appuyant de manière à faire sortir l'urine.

La seule introduction de la sonde donne tout de suite des renseignements utiles sur l'état des organes urinaires; elle indique l'état de l'urèthre, s'il est libre ou non, et quelle est sa direction ; et elle fait connaître enfin l'augmentation ou la diminution de la contractilité de l'organe.

Après trois ou quatre heures, si l'urine ne sort pas, quoique le malade sente le besoin d'uriner, il faut introduire la sonde de nouveau, et répéter cette opération pendant plusieurs jours.

On fera les injections lorsque la sonde est bien tolérée, et lorsque l'époque des accidents qu'elle produit est passée. On commence par l'eau simple ou émolliente et légèrement narcotique, de l'eau de graine de lin et de têtes de pavots, tiède d'abord, et ensuite froide. Les injections astringentes sont presque toujours inutiles.

On ne doit pas se préoccuper de l'hématurie produite par une inflammation ou par une contracture du col de la vessie, par une pierre ou par des rétrécissements, etc. Elle cesse toujours aussitôt qu'on a fait disparaître la cause qui l'entretenait.

La situation devient difficile lorsque l'hémorrhagie a été prompte et abondante, lorsque le sang aggloméré en caillots épais, dilate fortement la vessie et fait naître tous les accidents de la rétention d'urine.

Comment le chirurgien doit-il agir pour enlever ces caillots?

Si l'hémorrhagie n'est pas trop rapide, les caillots de sang occupent le fond de la vessie, et l'urine la partie supérieure de cet organe. Une sonde très longue et remplie par un gros mandrin peut traverser la couche solide des caillots et atteindre l'urine, qui s'écoule dès qu'on a retiré le mandrin. Les douleurs de la rétention cessent aussitôt, et on délaye ensuite les caillots par des injections successives (1).

D'autres fois une certaine quantité de sang se forme en caillots, et l'autre reste liquide. En aspirant avec une seringue, on peut amener au dehors le caillot qui bouche l'ouverture de la sonde, et il sort après le caillot une certaine quantité de sang. Il faut ensuite recommencer l'opération, et il arrive qu'après un certain nombre de caillots aspirés, on débarrasse complétement la vessie du sang et de l'urine qu'elle contenait.

Mais lorsque le sang s'est coagulé en une seule masse, les difficultés grandissent et la situation devient très embarrassante. La sonde s'emplit bientôt de caillots adhérents et rien ne sort de la vessie. Les injections d'eau conseillées, par plusieurs chirurgiens augmentent la distension de cet organe, aggravent les douleurs de la rétention, et le liquide injecté ne ressort pas, parce que les caillots, un moment déplacés par la force du piston de la seringue reviennent rapidement boucher les ouvertures de la sonde.

On a vu, il est vrai, les seules forces de la vessie expulser lentement les caillots, mais ce résultat très incertain peut se faire attendre longtemps et le malade peut ne pas résister anx douleurs de la rétention. En prolongeant l'attente, le sang se décompose, et une vive inflammation peut s'emparer de la vessie. D'ailleurs ces exemples de sortie spontanée sont assez rares pour que M. Leroy n'ait pu en citer que deux authentiques observés dans l'espace d'un siècle. L'un communiqué par Tronchin à l'Académie des sciences en 1735,

(1) Leroy, *De l'hématurie abondante*, 1842, p. 137.

et l'autre par Van Swieten dans ses *Commentaires*. Dans le premier, le sang sortit pendant quatre jours et quatre nuits; en passant par l'urèthre comme à travers une filière, il prit la forme vermiculaire, un de ces caillots mesura jusqu'à douze aunes de longueur.

On a employé aussi les injections alcalines, espérant dissoudre les caillots. Elles n'ont pas donné de résultats avantageux; si la potasse ou la soude empêchent la coagulation du sang, elles sont à peu près sans effet, lorsque le caillot est formé, et de même que les injections d'eau simple, elles ont le grand inconvénient d'augmenter les angoisses de la rétention, en emplissant davantage la vessie.

On a voulu pour faciliter leur sortie morceler les caillots, soit dans la vessie, soit dans la sonde.

M. Civiale a proposé de se servir des instruments lithotriteurs dans le premier cas, et dans le second M. Rigal a conseillé d'introduire dans la sonde un fil de fer recourbé en crochet qui, par ces mouvements de va-et-vient les divise et les morcelle.

On peut triturer les caillots avec des instruments moins volumineux que ceux qui servent à la lithotritie et dont l'introduction à travers une prostate souvent hypertrophiée n'est pas toujours sans inconvénient.

Le fil de fer de M. Rigal ne donne pas les résultats espérés, et M. Leroy l'a remplacé par une bougie à boule qui, introduite dans la sonde jusqu'au delà des ouvertures, fait l'office de râteau lorsqu'on la retire.

M. Mercier emploie une sonde évacuatoire à double courant, très utile lorsque les caillots ne sont pas trop consistants; dans ce cas ils obstruent la sonde, et, avant que l'injection puisse sortir, elle augmente les accidents de la rétention.

Astley Cooper a fait l'opération de la taille pour évacuer les caillots! On a conseillé aussi la ponction de la vessie : ces moyens extrêmes et réservés pour des cas très exceptionnels ne devront jamais être employés qu'après avoir bien constaté l'insuffisance des autres ressources; et, par exemple, lorsqu'il y a des rétrécissements de l'urèthre ou des corps étrangers empêchant l'introduction d'une sonde.

M. Leroy est parvenu plusieurs fois à extraire des caillots emplissant la vessie, au moyen d'une sonde de gomme, introduite et retirée un grand nombre de fois. Il a agi avec une plus grande puissance en adaptant à la sonde, la seringue à piston de M. Charrière. En aspirant, il fit entrer des portions de caillots dans la sonde qui fut retirée, nettoyée et réintroduite de nouveau. Cette manœuvre fut répétée cent cinquante fois dans l'espace de six heures et elle amena au dehors deux kilogrammes de caillots dont les derniers étaient blancs, et privés de leur matière colorante.

Il résulte des faits publiés par M. Leroy que l'introduction répétée d'une sonde en gomme, à courbure fixe et sans mandrin ne produit pas d'irritation, et qu'elle peut être renouvelée un grand nombre de fois sans inconvénient.

Cautérisation avec le nitrate d'argent solide. — Souvent conseillée, la cautérisation avec le nitrate d'argent solide, n'avait, je crois, pas encore été employée contre l'hématurie, lorsqu'en 1847, le professeur Lallemand la pratiqua dans le service de M. Rayer à l'hôpital de la Charité. Il s'agissait d'un homme âgé de cinquante et un ans, qui, après s'être livré pendant huit jours à toutes sortes d'excès, sentit bientôt des douleurs en urinant; et l'urine qui sortait claire au commencement, se colorait insensiblement en rouge jusqu'à ce qu'enfin les dernières gouttes semblaient être du sang pur. Les besoins d'uriner se reproduisaient de vingt-cinq à trente fois par jour.

M. Rayer prescrivit le seigle ergoté à la dose de 60 centigrammes; les accidents augmentèrent : on fit prendre ensuite à ce malade l'eau de goudron, et la teinture de cantharide, sans résultats avantageux; enfin Lallemand, après un cathétérisme, reconnut une plus grande capacité de la vessie, et une sorte d'état fongueux de ses parois; il fit la cautérisation de cet organe avec le nitrate solidifié, la douleur fut très vive, et il sortit une certaine quantité de sang. On mit le malade au bain et les douleurs cessèrent.

La santé s'améliora rapidement, les urines ne continrent plus de globules sanguins, et les besoins d'uriner furent moins fréquents. Cependant l'hématurie reparut sans douleur. La cautérisation fut faite de nouveau, et enfin on la répéta une troisième fois. A dater de ce moment, il n'y eut plus de sang dans les urines.

M. Mercier a fait la cautérisation de la vessie avec des injections de nitrate d'argent à fortes doses pour arrêter une hématurie qui fut suspendue par une seule injection. Elle diminua aussi l'irritation de la vessie.

Emploi du copahu et du poivre de cubèbe. — M. le docteur Arella a publié dans la *Gazetta med.* sarde (1851) l'histoire d'un homme de trente-quatre ans, se livrant avec excès aux boissons alcooliques. Une hématurie, survenue sans cause appréciable, amena le malade à l'hôpital : les urines noires, sanguinolentes, en quantité normale, déposaient par le repos des flocons fibrineux mélangés de matière colorante. On lui fit prendre d'abord 40 centigrammes d'ergotine, matin et soir, et la limonade alcoolisée; ensuite on éleva la dose d'ergotine à un gramme 60 centigrammes, sans qu'au sixième jour l'hémorrhagie fût arrêtée. Les sangsues, la poudre de ratanhia et les purgatifs furent inefficaces. Enfin, M. Arella prescrivit deux bols de copahu et de cubèbe, composés de cinquante centigrammes de copahu, et de trente-cinq de cubèbe. L'alimentation fut substantielle. Peu à peu les urines s'éclaircirent et au bout d'une semaine, elles avaient repris leur couleur normale.

Emploi de la teinture d'iode. — L'efficacité de la teinture d'iode contre une forme particulière de l'hématurie a été démontrée par M. le docteur Wareningue (de Rotterdam).

L'histoire du malade à qui on a admistré ce médicament doit être rapportée, pour faire connaître les bons effets produits par ce médicament (1).

Observations. — Un vieillard de quatre-vingts ans, d'une très bonne santé, éprouvait depuis une dizaine d'années, des difficultés à uriner, alternant avec une incontinence et de très vives douleurs. Le diagnostic fut incertain ; les différentes médications ne réussirent pas, si ce n'est le cathétérisme, qui produisait une amélioration temporaire. Quelquefois la sonde était arrêtée dans sa marche par une étreinte convulsive. Les urines, d'abord claires, devinrent troubles, chargées de mucosités, et enfin elles furent sanguinolentes.

Après avoir employé sans succès les moyens usités en pareil cas, M. Wareningue résolut de faire une injection de teinture d'iode ; il fit un mélange, composé de trois onces d'eau froide, et d'un gros de teinture d'iode, dont il injecta la moitié dans la vessie; deux minutes après, le malade sentit quelques douleurs, le reste du mélange fut aussi injecté. Une demi-heure après il y eut une forte réaction, et pendant quelque temps les douleurs furent très vives. Une heure après le calme revint; le malade pouvait rester assis sur son lit, et retenir les urines qui ne contenaient plus de sang.

Il fut revu huit mois après, et l'hématurie n'avait pas reparu. M. Mercier a aussi employé la teinture d'iode, mais après des faits comparatifs, il lui préfère aujourd'hui le nitrate d'argent à doses élevées.

Quand l'hémorrhagie est due à un développement vasculaire du col de la vessie, il faut promener sur cette partie le nitrate d'argent fondu, à l'aide du porte-caustique de M. Mercier, qui est, ainsi que je l'ai déjà dit, celui qui agit le plus sûrement sur un point déterminé.

Cette hématurie est souvent accompagnée de besoins fréquents

(1) *Annales de la Société médico-chirurgicale*. Bruges, 1842.

d'uriner et de ténesme vésical, de sorte que l'écoulement du sang est entretenu par les contractions répétées de la vessie. Une sonde placée à demeure pendant quelque temps produit le double effet de laisser sortir l'urine sans ténesme, et d'arrêter l'hémorrhagie en comprimant les vaisseaux d'où s'échappe le sang.

Le même moyen est également utile lorsque des fausses routes sont cause de l'hématurie.

Lorsqu'elle a lieu par des efforts résultant d'une valvule au col de la vessie, M. Mercier conseille de faire, et le premier il a fait l'excision de cet obstacle; plusieurs fois le résultat de cette opération a été satisfaisant (1).

B. *Traitement médical de l'hématurie.*—Après avoir fait cesser les accidents les plus pressants, on doit explorer les organes urinaires, afin de reconnaître la cause de l'hémorrhagie. On comprend que si c'est une pierre ou un corps étranger, l'extraction doit en être faite le plus tôt possible. Si le malade est sous l'influence de certains médicaments, tels que les diurétiques, la cantharide, etc., il faut immédiatement en supprimer l'usage.

L'économie entière a pu prendre part à cette perturbation, et malgré la disparition de la cause, l'effet peut persister. On doit alors s'occuper plus particulièrement de l'état général.

Il faut d'abord faire cesser la constipation si tenace dans ces cas. On doit donner peu de boissons, et pas de bains. Si la constitution est lymphatique, les tissus mous et d'une grande laxité; lorsqu'on a à redouter une disposition hémorrhagique, on prescrit des toniques tels que le quinquina et le fer.

M. Mercier (2) fait prendre, toutes les deux heures, un quart de verre d'une infusion de quinquina avec addition d'acide sulfurique concentré, à la dose de deux, trois et même de quatre grammes par litre, suivant l'état de l'estomac. On peut encore donner des pilules dont le fer, le colombo, la ratanhia, l'alun, etc., forment la base. La nourriture doit être tonique, composée de peu de liquides, et le malade doit rester couché.

Si l'hématurie est un effet de l'inflammation d'une partie de l'appareil urinaire, on aura recours aux antiphlogistiques sous leurs différentes formes, et on leur associera les opiacés. On a conseillé l'emploi du froid; son efficacité n'est pas assez démontrée pour qu'on puisse s'en servir sans autre secours.

M. Vigla n'ayant pu arrêter un écoulement sanguin compli-

(1) Mercier, *Recherches sur le traitement des maladies des voies urinaires*, p. 347.

(2) Mercier, *loc. cit.*, p. 239.

quant un catarrhe de la vessie, a donné la perchlorure de fer. Dès le second jour, ce symptôme avait complétement cessé. Voici la formule de M. Vigla :

Eau distillée................	250	grammes.
Solution de perchlorure de fer..	12	—

Faire prendre deux fois par jour, un peu avant le repas, une cuillerée à café.

On s'exposerait à de grands mécomptes, si on avait une entière confiance dans les nombreux moyens recommandés contre l'hématurie. On s'explique l'emploi de cette grande diversité d'agents par les nombreuses théories qu'on s'est formées de cette hémorrhagie; aujourd'hui qu'on cherche à préciser le diagnostic par des explorations minutieuses, on n'administre plus ces agents variés, dont quelques-uns sont conservés comme adjuvants, et seulement dans des cas bien déterminés.

Ainsi les antiphlogistiques et les boissons acidulées ou astringentes peuvent être utiles selon des indications particulières, et les sucs d'ortie, de lierre, de feuilles de pêcher, le sang dragon, le bol d'Arménie, l'eau de Rabel, ont été reconnus inutiles. Il en est de même du laudanum, de l'eau de fleurs d'oranger et de la liqueur d'Hoffmann.

On a également abandonné la térébenthine, la digitale, la busserole et l'émétique indiqués par Sœmmering. Les tisanes mucilagineuses abondantes, les décoctions de salep, de sagou, de tapioka, les laxatifs et les purgatifs salins, quand on suppose que l'hématurie est le fait de purgatifs drastiques ou d'une influence gastrique ou hépatique (1).

CHAPITRE IV.

DE LA CYSTITE.

ARTICLE PREMIER.

DE LA CYSTITE AIGUE.

La cystite ou l'inflammation de la vessie a des caractères différents, selon qu'elle est idiopathique, isolée et sans complications, ou selon qu'elle est symptomatique, et qu'elle dépend d'un état général des muqueuses : ces membranes, sous l'influence de certaines dispositions

(1) Chopart, *Maladies des voies urinaires*, t. I, p. 426.

tions sont successivement atteintes, et semblent être solidaires. Elle peut encore survenir après des violences directes, causées soit par accident, soit par des manœuvres chirurgicales. Dans ce cas, elle est traumatique.

Lorsque la cystite est sans complications, et lorsque la cause a agi immédiatement sur la vessie, le développement de la maladie se fait avec régularité ; c'est le cas le moins ordinaire. Lorsque au contraire il n'y a pas de cause directe, lorsque la maladie est la conséquence d'un mauvais état général, sa marche est très irrégulière; c'est ce qu'on observe le plus communément.

Il est donc important de distinguer la cystite idiopathique de la symptomatique, le traitement devant être modifié selon l'organe primitivement atteint ; mais, quelle que soit sa forme, cette maladie est toujours très grave.

La *cystite idiopathique* est peu commune, on sait peu de choses des causes qui la produisent, et on peut considérer comme des suppositions non justifiées les influences émanant d'un tempérament sanguin, de l'âge mûr, des vices goutteux et rhumatique, de la suppression d'une hémorrhagie habituelle, etc.

La *cystite symptomatique*, qu'on observe le plus fréquemment, semble être solidaire des affections des organes voisins. Les hémorrhoïdes, les abcès de l'anus, l'uréthrite, la métrite, les calculs, etc., sont souvent la cause de son développement.

La *cystite traumatique* se développe après les plaies de la vessie et après les manœuvres de la lithotritie. Le séjour prolongé d'un corps étranger et l'injection de liquides irritants ont aussi sur sa production une grande influence.

La cystite idiopathique ne se montre pas ordinairement d'emblée ; elle est précédée de divers états maladifs bien étudiés par M. Civiale. La maladie commence par un ou par plusieurs accès de fièvre, et la muqueuse pulmonaire est atteinte. Les accidents diminuent par un traitement convenable, et, pendant un certain temps, on voit persister un état maladif. Les frissons reviennent, et le canal digestif devient le siége d'un état morbide ; les symptômes sont combattus avec succès, et tout à coup l'inflammation envahit la vessie, où elle agit avec intensité.

La cystite symptomatique suit les phases diverses des affections qui l'ont occasionnée, à moins qu'une complication locale, telle qu'un calcul, un fongus, etc., lui donne une acuité indépendante de la maladie de l'organe voisin.

La cystite traumatique varie selon l'état de la vessie au moment de l'accident.

§ Ier. — Symptômes de la cystite aiguë.

Les *symptômes généraux* n'ont rien de particulier; ils se rattachent plutôt à l'inflammation de la vessie qu'à toute autre partie de l'appareil urinaire.

Les *symptômes locaux* prennent leur importance dans la plus ou moins grande distension de la vessie, et dans la difficulté d'expulser l'urine. Cet organe doit lutter contre des contractions énergiques de l'appareil musculaire qui enveloppe son ouverture, en supposant qu'il n'y ait pas en outre d'obstacles matériels. On a dit que, dans cet état, il se contracte peu! Comment expliquer alors la puissante projection du jet d'urine, aussitôt qu'une sonde y entre? Cette projection se maintient jusqu'aux dernières gouttes, et la sonde serrée par la vessie excite une très vive douleur. Je pense, au contraire, que dans la première période la vessie se contracte avec violence, et c'est à ces contractions qu'il faut rapporter les inexprimables angoisses des malades.

Les besoins d'uriner sont très fréquents, impérieux, douloureux, et cuisants; il y a des ténesmes et des épreintes.

Le bas-ventre est très sensible, et la pression de cette région provoque le besoin d'uriner.

Lorsque le sujet est maigre, on sent derrière les pubis une tumeur arrondie formée par la vessie; et le doigt introduit dans le rectum occasionne des épreintes insupportables. Il y a de la fièvre, de la soif, de l'agitation et de l'insomnie.

Lorsque la maladie devient plus grave, l'hypogastre est très douloureux à la pression, la tumeur dure et arrondie s'élève au-dessus des pubis, les difficultés d'uriner augmentent avec le ténesme, et les quelques gouttes d'urine noires et fétides qui s'échappent produisent de cruelles douleurs.

L'urine, toujours en petite quantité, est quelquefois claire au début; elle devient bientôt sanguinolente et, dans quelques cas, le sang sort sans mélange d'urine. Lorsqu'elle contient des mucosités, elles sont ténues, visqueuses, rougeâtres, et elles ne forment pas des couches épaisses comme dans le catarrhe. La maladie tendant à devenir chronique, on voit se produire toutes les formes des dépôts épais et fétides.

Enfin quand l'inflammation se propage aux uretères et aux reins, les malades ont un hoquet persistant, des vomissements, et quand on n'arrête pas la propagation des symptômes dès leur début, ils s'aggravent avec une extrême rapidité.

La présence d'un corps étranger, d'un calcul, est une grave complication de la cystite ; les contractions de la vessie sont plus douloureuses, et c'est dans d'horribles angoisses que le malade succombe.

Une vessie naturellement petite peut ne pas former une tumeur au-dessus des pubis, et cependant on voit tous les symptômes de la rétention. Il est donc important de s'assurer de l'état de la vessie, afin de donner une issue à l'urine. Si l'on y parvient dès le début, les symptômes ont beaucoup moins de gravité, parce que les accidents de la cystite ne sont pas compliqués de ceux de la rétention.

Les mouvements convulsifs et le délire sont généralement violents sur les sujets irritables et sanguins ; chez les lymphatiques, au contraire, l'affaissement qui survient ordinairement vers la seconde période de la maladie, les atteint dès son début. Il se produit des congestions vers le cerveau et le poumon, tandis que les accidents locaux paraissent avoir peu d'importance ; la vessie reste molle, et la tumeur qu'elle forme, quoique volumineuse, est sans résistance.

L'inflammation peut ne pas dépasser le col de la vessie. Quoi qu'on en ait dit, et particulièrement Sœmmering, les moyens de reconnaître cette localisation de la maladie sont des plus incertains. Lallemand a écrit que la sonde introduite dans la vessie produit de la douleur seulement en passant dans le col, et que son extrémité promenée sur la surface du viscère est peu sensible. Les chirurgiens qui ont pratiqué le cathétérisme dans cette situation savent fort bien qu'aussitôt que la sonde entre dans la vessie, le malade éprouve de très vives douleurs, qu'elles persistent pendant toute la durée du cathétérisme, même lorsque la sonde est immobile et que le chirurgien est dans l'impossibilité absolue de reconnaître si la douleur est produite par le contact du bec de l'instrument sur la paroi de la vessie ou par le frottement de la sonde sur le col de l'organe.

L'examen par le rectum, la rétention d'urine, les douleurs qu'elle détermine, la tumeur formée par la vessie ne peuvent pas plus sûrement que le cathétérisme faire connaître si la cystite est partielle ou si elle est générale, si l'inflammation occupe le col, le bas-fond ou le corps de l'organe.

Il semble que la maladie débute par le trigone et par le col, ce qu'explique la grande sensibilité normale de ces parties.

§ II. — Terminaison de la cystite aiguë.

La cystite peut se terminer :

1° Par résolution. Les symptômes s'affaiblissent, les urines conmencent à couler, et la tumeur pubienne s'amollit; cependant les besoins d'uriner sont fréquents pendant longtemps.

2° Par suppuration. Les urines deviennent blanches, et elles sont fétides. Si le pus est formé sur la surface muqueuse de la vessie, il sort avec les urines. Si, au contraire, il est sécrété dans l'épaisseur des parois, il forme des abcès qui s'ouvrent, soit en dedans, soit en dehors de l'organe.

3° Par ulcération. Ce mode de terminaison peut produire des hémorrhagies et des perforations de la vessie. L'urine s'infiltre alors dans l'abdomen.

4° Par gangrène, après une inflammation très violente. Si le sujet vit jusqu'à la chute des eschares, la perforation qui en est la conséquence amène promptement la mort. La gangrène peut aussi être l'effet d'une rétention d'urine (1); et Chopart en a cité un exemple résultant d'une rétroversion de l'utérus distendu par la gestation. La gangrène de la vessie peut dépendre aussi du sphacèle des organes voisins, et elle peut atteindre toutes les parties de l'organe.

6° Enfin elle se termine par la cystite chronique ou le catarrhe vésical.

§ III. — Anatomie pathologique de la cystite aiguë.

Les altérations subies par la vessie dépendent de la durée et de l'intensité de l'inflammation; le plus ordinairement on a trouvé un épaississement des parois (2) et une dilatation des veines. Les parois contiennent du pus dans quelques circonstances; il s'y est amassé sous forme de traînées ou aggloméré en abcès. Ces collections purulentes s'ouvrent tantôt en dehors de la vessie, le pus s'épanche alors dans le bassin, ou tantôt dans la vessie, et ces ouvertures donnent parfois du sang provenant de l'ulcération de quelque veine vésicale.

L'inflammation de la vessie laisse souvent des ulcérations qui occasionnent des hémorrhagies; et lorsqu'elle a été très vive, on voit des plaques gangréneuses entourées de tissus fortement phlogosés. En se détachant, ces plaques gangrenées laissent des ulcérations favorisant des épanchements d'urine.

On a observé également des lambeaux pseudo-membraneux qui ont fait croire à tort à l'exfoliation de la membrane muqueuse.

Les parois de la vessie sont aussi atrophiées; dans ce cas, elles sont pâles, amincies et sans consistance.

(1) *Bulletins de la Société anatomique*. Paris, 1839, p. 68.
(2) Becquerel, *Séméiotique des urines*, 1844, p. 424.

Le *pronostic* est d'autant plus grave, que cette inflammation a été plus longtemps précédée d'une affection chronique. La cystite produite par des causes directes, traumatiques, n'est généralement pas sans espoir de guérison si on a eu le soin de vider la vessie dès le début

La stagnation et la rétention d'urine antérieures sont de fâcheuses complications; mais ce qui aggrave surtout cet état, c'est la présence d'une pierre ou d'un corps étranger dans l'organe.

§ IV. — Traitement de la cystite aiguë.

L'indication la plus pressante est de soustraire la vessie aux efforts qu'elle doit faire pour expulser l'urine; le rétention est la cause principale des accidents qui compliquent la cystite; le cathétérisme est donc le moyen qui doit être employé dès le début. Il faut le faire avec une grande lenteur, principalement lorsque la sonde a franchi la portion membraneuse. Ce moment de l'opération est toujours extrêmement douloureux, et les muscles contractés opposent souvent un obtacle temporaire à l'entrée de la sonde dans la vessie.

Quoique la douleur soit vive, il est prudent de répéter le cathétérisme dès que la tumeur vésicale paraît au-dessus du pubis, plutôt que de laisser une sonde à demeure. La présence de ce corps étranger difficilement supporté entretient ou aggrave l'inflammation.

Il faut laisser sortir l'urine lentement, afin que la vessie ne se contracte pas brusquement; et au moment où elle va cesser de couler, il faut ramener doucement le bec de la sonde dans le col vésical; on évite ainsi le contact des parois de l'organe toujours douloureux. Enfin la sonde doit être enlevée avec des précautions égales à celles observées pour son introduction.

Lorsque les symptômes ont perdu leur intensité, tantôt l'urine reprend son cours plus ou moins rapidement; tantôt, au contraire, le jet reste petit, sans projection, et les besoins d'uriner très rapprochés ne peuvent être satisfaits qu'avec de grands efforts.

Les antiphlogistiques doivent être employés au début et continués pendant la période aiguë. On les suspend dès que les symptômes généraux sont amoindris, et lorsque les accidents locaux, ayant perdu leur acuité, permettent l'application de moyens directs.

La saignée générale répétée, les applications de sangsues à l'anus et à l'épigastre devront être modifiées et proportionnées à la constitution du sujet, à l'importance de la phlegmasie et à l'intensité de ses effets généraux. Chopart a donné le conseil d'ouvrir la veine dorsale de la verge, afin d'agir plus directement sur le siége du mal. On placera le malade au bain, et il y restera longtemps; on donnera des lavements émollients, et on fera des fumigations narcotiques.

L'opium, quoique défendu par Hoffmann, est utile. Sœmmering et Brachet (1) l'ont employé avec succès.

Le régime doit être très sévère; et quoiqu'on ait recommandé de donner peu de boissons, nous pensons que le malade doit boire des liquides adoucissants, tant qu'il y a tolérance de l'estomac. Malheureusement les nausées s'opposent quelquefois à ce qu'il boive suffisamment; il faut alors donner de petits lavements et placer des morceaux de glace dans la bouche.

S'il y a un corps étranger ou un calcul dans la vessie, on ne doit pas en faire l'extraction, par quelque méthode que ce soit, avant que d'avoir amélioré l'état du malade.

ARTICLE II.

DE LA CYSTITE CANTHARIDIENNE.

Comme le nom l'indique, la cystite cantharidienne est l'inflammation de la vessie produite par la poudre de cantharide, introduite dans l'estomac ou placée sur la peau pour en produire la vésication.

Anatomie pathologique. — Une occasion fort rare s'est offerte à Vidal d'examiner une vessie après une cystite cantharidienne. Cet organe avait conservé l'empreinte d'une très vive inflammation : la muqueuse était rouge, tuméfiée comme la surface dénudée d'un vésicatoire.

Il y avait des fausses membranes, épaisses de 1 à 2 millimètres, et longues de 2 à 6 centimètres, à bords irréguliers et frangés. Les lambeaux détachés étaient réunis en pelotons ou en rouleaux; on voyait les petits sans consistance, grisâtres et couverts de stries sanguines; les grands solides, fibreux, élastiques et semblables à la couenne d'un caillot sanguin, d'un blanc mat d'un côté et de l'autre rosés.

Dans quelques cas, l'urine a déposé de l'albumine.

Causes. — La poudre de cantharide, prise à l'intérieur ou placée sur la peau, a sur la vessie de certains sujets une influence telle, qu'il en résulte les plus graves accidents. La susceptibilité de quelques malades est si étrange, qu'on voit cesser l'action des cantha-

(1) Brachet, *De l'emploi de l'opium dans les phlegmasies*, 1828, p. 29.

rides, après avoir été très énergique, et se manifester de nouveau dans un temps plus ou moins rapproché.

L'intensité de l'inflammation n'est pas toujours en rapport avec l'étendue de la surface dénudée, et le lieu où le vésicatoire a été placé est sans action sur son développement.

Symptômes. — Quelques heures après l'application d'un vésicatoire, ou plutôt lorsque la poudre de cantharide a été prise à l'intérieur, apparaissent les premiers symptômes. Il y a de fréquents besoins d'uriner, douleur au méat urinaire et épreintes au col de la vessie en expulsant les dernières gouttes d'urine, qui contiennent de petites masses molles formées par des pseudo-membranes. Le pouls est calme, il n'y a pas de fièvre.

D'autres malades sont atteints plus fortement.

Les besoins d'uriner, très rapprochés, sont impérieux ; la douleur au méat urinaire est très vive, ainsi que les épreintes dans le périnée. L'urine sort en très petite quantité, et par gouttes.

La douleur du méat urinaire cesse dès que la vessie est vidée, et elle renaît aussitôt que quelques gouttes d'urine sont versées. Les fausses membranes qui sortent avec l'urine sont quelquefois agglomérées de manière à former un volume trop considérable pour traverser l'urèthre. Elles agissent alors comme les corps étrangers arrêtés dans ce canal, et elles provoquent de la fièvre et une grande agitation. Après un temps plus ou moins long, ces masses apparaissent au méat urinaire, d'où il est facile de les retirer avec des pinces.

Après deux ou trois heures, les accidents diminuent, et ordinairement en dix ou douze heures la crise est terminée.

Le *diagnostic* ne peut pas être douteux lorsqu'on sait qu'un vésicatoire a été placé. Certains malades ayant pris à l'intérieur la poudre de cantharide peuvent s'obstiner à ne pas en faire l'aveu, et jeter par ce refus de l'incertitude dans l'esprit du médecin. L'hématurie est la seule maladie avec laquelle la confusion soit possible. Mais une étude plus attentive des symptômes rectifierait bientôt l'erreur. D'ailleurs, il est très rare de voir l'hématurie cesser avec la promptitude qu'on observe dans la cystite cantharidienne.

Le *pronostic* n'est pas grave, à moins de circonstances particulières, où l'action des cantharides viendrait augmenter la maladie pour laquelle le vésicatoire a été appliqué.

Traitement. — Contrairement à ce qui est cru généralement, M. Morel-Lavallée (1) a prouvé que le camphre est sans action pour

(1) *L'Expérience*, 1844, n° 368.

prévenir l'influence des cantharides sur la vessie. Ce chirurgien a vu des malades chez lesquels les vésicatoires non camphrés n'avaient pas impressionné la vessie, tandis que d'autres, dont les vésicatoires avaient été camphrés, ont souffert des accidents de la cystite.

On a donné le conseil de placer entre la peau et le vésicatoire un papier huilé. La pratique n'a pas encore suffisamment jugé la valeur de ce moyen.

Aussitôt qu'on voit apparaître les accidents, on doit enlever l'emplâtre et les parcelles de poudre adhérentes à la peau ; on doit faire prendre d'abondantes boissons délayantes, placer un cataplasme sur le bas-ventre et donner un quart de lavement opiacé. On doit surtout s'abstenir de toute manœuvre dans les voies urinaires, même pour porter des injections dans la vessie. L'introduction d'une sonde augmentera toujours l'irritation des organes.

ARTICLE III.

DE LA CYSTITE CHRONIQUE DU CATARRHE VÉSICAL.

Le catarrhe de la vessie est une affection qu'on observe souvent dans la vieillesse, bien que Hoffmann ait dit qu'elle était extrêmement rare à cet âge. Conséquence presque forcée de plusieurs altérations des voies urinaires, elle est rarement grave par elle-même, et elle disparaît en général avec facilité lorsqu'on a détruit les causes qui l'ont produit.

Beaucoup de médecins, dominés par les idées de Desault, de Chopart, de Boyer, etc., croient encore à l'incurabilité du catarrhe ; et ce dernier dit : « C'est une maladie fort longue ; chez quelques individus, elle ne cesse qu'avec la vie. » Cependant, grâce aux explorations si précises qu'on fait aujourd'hui, le nombre des malades qu'on guérit devient plus considérable, la perfection des instruments, l'habitude qu'on a acquise à les manier, font reconnaître des lésions produisant le catarrhe, méconnues jusqu'à ce jour, et en présence de ces faits il est permis de se demander si le catarrhe de la vessie *essentiel* existe réellement, et s'il n'est pas *toujours* l'effet d'une lésion matérielle, siégeant dans un ou plusieurs points des voies urinaires, et qui a échappé aux explorations des chirurgiens.

On doit reconnaître que l'on appelle souvent, dans la pratique, *catarrhe de la vessie*, toute sécrétion glaireuse qui trouble la transparence des urines, et altère leur odeur et leur couleur. C'est qu'en effet c'est là le signe le plus apparent de la maladie, et c'est aussi celui qui induit le plus en erreur, l'urine pouvant être bourbeuse, blanchâtre et fétide, sans qu'il y ait catarrhe vésical.

C'est donc cette différence qu'il importe de bien établir, afin de ne pas attribuer au catarrhe de la vessie ce qui est la conséquence de causes qui lui sont tout à fait étrangères.

Dans le début de la maladie, les changements que subit l'urine sont difficiles à apprécier ; mais il est nécessaire de prendre pour type la couleur de l'urine dans l'état de santé, et de savoir que c'est en blanc qu'elle se colore dans le catarrhe vésical.

On comprend que cette expression d'*urines blanches* n'indique rien d'absolu : cette coloration est plus ou moins grise, plus ou moins jaune ; mais il suffit d'indiquer la coloration blanchâtre pour distinguer ces urines de celles qui sont seulement chargées de mucus, etc. Ces différentes altérations, rapportées à tort au catarrhe de la vessie, proviennent presque toujours soit des reins, soit des matières produites par les différentes parties de l'appareil urinaire, mais auxquelles le catarrhe est tout à fait étranger.

La sécrétion des mucosités catarrhales est, dans certains cas, compliquée d'une exhalation sanguine qui se mêle à ces mucosités. Il en résulte alors une urine épaisse, bourbeuse, plus ou moins noirâtre et très fétide. Cette odeur est quelquefois si infecte, qu'on ne peut la supporter ; elle coïncide le plus souvent avec une complication du catarrhe, ou elle dépend de causes qu'il est parfois très difficile de bien reconnaître.

La perte de la transparence des urines est le caractère général qui fait croire à l'existence du catarrhe vésical. Mais il appartient aussi à d'autres affections des voies urinaires ; le praticien doit donc apporter tous ses soins à dégager ce qui est réellement le produit du catarrhe de ce qui lui ressemble. Les dépôts doivent être examinés avec soin. Ceux qui sont dus à des causes matérielles, cessent de se produire, par exemple, lorsqu'on a enlevé la pierre ou le corps étranger qui y avait donné lieu, tandis que ceux résultant de la décomposition ammoniacale du pus ne disparaissent pas, sans un traitement spécial.

M. Civiale a observé des faits où l'albuminurie compliquait le catarrhe ; la matière albumineuse se convertissait en flocons jaunâtres et se durcissait au point de ne pouvoir être expulsée qu'avec difficulté.

La membrane muqueuse qui tapisse l'appareil urinaire sécrète des mucosités qui se mêlent à l'urine : peu abondantes dans l'état de santé, elles augmentent beaucoup lorsque cette muqueuse est malade, et cette augmentation est en raison du degré de la phlegmasie de cette membrane. Il y a alors un nuage jaunâtre dans l'urine, ou en se refroidissant, ce liquide abandonne ces sécrétions sous forme de dépôts qui varient beaucoup.

Elles sont peu solides et très diffluentes, ou elles forment des flocons et des masses qui adhèrent fortement aux parois du vase; leur consistance est parfois si considérable, que les malades ne les rendent qu'avec peine et avec de très vives douleurs. La couleur de ces agglomérations muqueuses est aussi très variable : elles sont grisâtres, jaunâtres, noirâtres et parfois parsemées de stries de sang.

Si les noirâtres indiquent la présence d'une exhalation sanguine, les grisâtres révèlent un degré avancé de la maladie. Alors, comme le fait remarquer M. Civiale (1), on est exposé à confondre certains catarrhes anciens avec les suppurations du rein ou de toute autre partie de l'appareil urinaire. Les sensations qu'éprouvent les malades lorsqu'ils rendent ces mucosités n'ont rien de constant; tantôt elles sont à peine appréciables, et alors elles apparaissent lorsque l'urine se refroidit, tantôt au contraire elles produisent une douleur très vive, semblable à une brûlure, et on les voit sortir de l'urèthre sous forme de flocons ou de filaments visqueux, denses et gluants. A mesure que la maladie s'aggrave, elles deviennent fétides et repoussantes, mais bien distinctes de cette odeur ammoniacale que les urines ont quelquefois dans des affections anciennes.

Ces dépôts changent d'aspect avec les degrés de gravité de la maladie : ainsi ils peuvent être moins consistants, plus divisés, et former des grumeaux qui se mêlent à l'urine quand on l'agite, et ils se déposent au fond du vase et n'y adhèrent point. Mais ce qui fait distinguer ces masses grumeleuses du pus, c'est que l'urine qui les contient est acide, tandis que celle qui porte du pus est alcaline.

M. Mercier admet quatre formes de sécrétions, qui sont des indications utiles pour le traitement.

1° La sécrétion muqueuse est visible seulement lorsque l'urine est refroidie, un nuage reste en suspension, et après vingt-quatre ou quarante-huit heures il est parsemé de petits points rouges qui sont de l'acide urique (2). Dans cet état l'urine est limpide en sortant.

2° La sécrétion puriforme trouble l'urine dès sa sortie; et le nuage épais contient des flocons qui se précipitent en quelques heures; souvent on voit encore des points rouges d'acide urique.

3° La sécrétion purulente, qui appartient plus particulièrement à

(1) Civiale, *loc. cit.*, t. III, p. 373.

(2) Mercier, *Recherches sur le traitement des maladies des voies urinaires*, p. 284.

la désorganisation des reins, et altère la couleur de l'urine : elle sort blanchâtre, et si on la place entre l'œil et la lumière, on y voit flotter une foule de petites particules blanches se précipitant vers le fond du vase. Le dépôt est blanc et compact ; les particules qui le forment n'adhèrent pas entre elles, et il ne se dissout pas par la chaleur ; l'urine neutre conserve quelquefois un faible degré d'acidité.

4° La sécrétion glaireuse dénote un état avancé de la maladie. Déjà une décomposition ammoniacale s'est opérée dans les organes, et on y voit des stries de sang. Le microscope y montre des cristaux phosphatiques.

Lieutaud a donné les moyens de ne pas confondre cette sécrétion avec le pus. Ce dernier se délaye très facilement dans l'eau chaude, et son odeur est très désagréable lorsqu'on le jette sur des charbons ardents. Au contraire, le mucus ne se délaye pas, il forme des flocons et son odeur n'est pas plus désagréable que celle de l'albumine soumise à la même action (1).

M. Civiale conseille, pour distinguer le pus du mucus, de l'exposer à la flamme d'une bougie : le pus brûle, tandis que le mucus charbonne ; on peut aussi reconnaître l'un et l'autre en décantant l'urine ; on verse ensuite de l'eau froide, qui soulève le dépôt muqueux par petites masses, par grumeaux et filaments qui nagent et restent intacts dans le liquide ; le dépôt purulent, au contraire, se mêle à l'eau, la colore en blanc jaunâtre, et lui rend l'aspect que l'urine avait à sa sortie de l'urèthre.

L'urine, en se refroidissant, abandonne le pus, qui retombe au fond du vase, et n'y adhère pas comme le font les mucosités.

Les malades souffrent moins en rendant du pus avec les urines qu'en expulsant des mucosités ; mais la santé est plus profondément altérée : car la présence du pus est presque toujours la preuve d'une lésion organique, soit de l'appareil urinaire, soit d'un organe voisin.

Chopart a observé que les malades qui rendent du mucus seulement, maigrissent, mais ils n'ont ni fièvre nocturne, ni frissons irréguliers, et ils ne tombent pas dans le marasme comme ceux qui sécrètent du pus.

On voit, dans certains cas de catarrhe de la vessie, les sondes d'argent se colorer en brun ou en noir, lorsqu'elles sont en contact avec l'urine fétide et purulente ; bien que ce fait indique toujours un degré avancé de la maladie, il n'est pas, ainsi qu'on le croit

(1) Larbaud, *Recherches sur le catarrhe de la vessie*, 1812, p. 36.

généralement, l'indice d'un mal sans remède. M. Civiale dit avoir observé cette coloration des sondes chez des sujets dont l'état avait peu de gravité. Lorsqu'il est ancien, le catarrhe est souvent accompagné de fièvre, et les dépôts sont modifiés par l'intensité des accès.

On peut reconnaître si les mucosités viennent de l'urèthre ou de la vessie, mais il est très difficile de savoir si elles viennent des uretères ou des reins.

Les mucosités de l'urèthre ont la forme de filaments, de flocons qui nagent dans l'urine, tandis que celles qui viennent de la vessie sont gluantes et se précipitent au fond du vase; et elles s'y attachent souvent avec force.

Lorsqu'on manque de quelques indications particulières sur le point de départ et sur la marche de la maladie, on est sans guide pour savoir si les sécrétions viennent des uretères et des reins.

M. Rayer dit bien que dans la cystite chronique le pus est glaireux; mais il ajoute qu'il peut ne pas l'être, et qu'il a trouvé une matière glaireuse dans les bassinets. Il est donc à peu près impossible d'être renseigné sur ce point. M. Mercier dit avoir réussi à établir un diagnostic précis, en introduisant une sonde élastique dans la vessie, et en lavant bien cet organe à l'aide de plusieurs injections. La sonde est laissée en place jusqu'à ce qu'on ait recueilli une certaine quantité d'urine arrivant directement des uretères. Si cette urine est plus normale que celle rendue habituellement, et surtout si elle est acide, tandis que l'autre est alcaline, on est fondé à croire que l'altération se fait dans la vessie.

§ Ier. — Anatomie pathologique de la cystite chronique.

C'est la membrane muqueuse de la vessie qui est le siége principal des lésions : on la voit livide, ramollie et boursouflée; les vaisseaux sont si développés, qu'on a dit que la membrane interne de cet organe devenait variqueuse (1). Lorsque le catarrhe date de peu de temps, si le malade succombe à un accident ou à une autre maladie, on voit les altérations de la muqueuse circonscrites et peu étendues; il y a des plaques isolées, irrégulières, et plus colorées au centre qu'à la circonférence.

La couleur, l'étendue et le nombre des taches varient beaucoup; mais lorsque le catarrhe est avancé, toute la surface interne de la vessie est atteinte. M. Civiale (2) y a rencontré plusieurs fois une éruption étendue de vésicules ou phlyctènes.

(1) Sœmmering, *Traité des maladies de la vessie*, p. 39.
(2) Civiale, *loc. cit.*, t. III, p. 393.

La face interne de la vessie est aussi tapissée par une couche grise très adhérente à la membrane muqueuse, et souvent très épaisse, surtout près du col. Elle donne à la vessie l'aspect que cet organe présente après une longue macération. Quelquefois aussi on voit des ulcérations qui varient par le nombre et l'étendue; mais elles sont superficielles et elles existent aux dépens de la muqueuse seulement. M. Mercier dit que la muqueuse est alors épaissie, et la musculaire contractée. La muqueuse forme des élévations noirâtres qui ont été prises pour des polypes. Quelquefois une couche grisâtre les recouvre, et elle a été confondue avec la gangrène, parce que, en se détachant elle laisse des ulcérations. Cette couche est de la matière phosphatique adhérente.

Les ulcérations profondes sont ordinairement produites par une inflammation prolongée. Non seulement la membrane muqueuse est ulcérée, mais la couche musculeuse a subi aussi l'influence désorganisatrice, et c'est alors qu'on a constaté des perforations de la vessie (1) qui donnent lieu à des épanchements d'urine amenant rapidement la mort, ou laissant des fistules urinaires.

Les parois vésicales atteignent quelquefois une épaisseur considérable (2) : on a vu la vessie, sans contenir d'urine, former à l'hypogastre une tumeur considérable (3).

De fréquentes altérations des reins sont aussi la conséquence du catarrhe vésical, et les désorganisations de ces organes sont plus souvent cause de la mort que le catarrhe lui-même.

§ II. — Causes de la cystite chronique.

Les véritables causes du catarrhe de la vessie ne sont pas si nombreuses qu'on le croit. Avant le perfectionnement des explorations des voies urinaires, conséquence de la lithotritie, on ne pouvait pas reconnaître les différentes altérations, peu apparentes, qui produisent néanmoins des effets considérables. Ayant donc méconnu ces diverses lésions, et voulant néanmoins trouver les causes de la maladie, on l'a attribuée à des changements subits de température, à des suppressions brusques de transpiration habituelle, à la répercussion de la goutte, du rhumatisme et des affections psoriques.

Les explorations ont prouvé que le catarrhe est seulement un des symptômes d'anciennes contractions du col de la vessie, de la diminution de sa contractilité, qui amène la stagnation de

(1) *Bulletins de la Société anatomique*, 1850, p. 370.
(2) *Bulletins de la Société anatomique*, 1850, p. 339; 1845, p. 133.
(3) Civiale, *loc. cit.*, t. III, p. 404.

l'urine; de la présence de calculs ou de corps étrangers, de fongus, de cellules vésicales, de rétrécissements de l'urèthre, ou de l'hypertrophie de la prostate, produisant la rétention d'urine.

Certains médicaments qui agissent directement sur les voies urinaires peuvent aussi être cause d'un catarrhe, succédant à l'inflammation qu'ils ont produite.

Assurément, il est quelques sujets chez lesquels on n'a pas reconnu les causes du catarrhe vésical, mais je pense que l'ignorance où on est resté dans ce cas, tient à ce que nos moyens d'exploration, quelque délicats qu'ils soient, ne sont pas encore complets, et qu'à tort on a attribué cette affection à des causes générales dont le nombre diminue tous les jours par suite de nos progrès dans la recherche des lésions des organes.

§ III. — Symptômes de la cystite chronique.

Plusieurs symptômes du catarrhe vésical, appartiennent aussi à d'autres maladies des voies urinaires ; cependant il en est un qui lui est particulier ; c'est la sensation produite par le séjour prolongé de flocons muqueux, soit dans le col de la vessie, soit dans l'urèthre. Les malades ressentent une cuisson douloureuse et fatiguante, non observée dans les autres maladies.

Ils se plaignent aussi de douleurs aux pubis, aux jambes, aux pieds, aux lombes. M. Civiale pense qu'elles se rattachent plus particulièrement aux difficultés d'uriner que la maladie elle-même. Les besoins sont fréquents et ils ne sont jamais complétement satisfaits. Après de longs efforts, l'urèthre livre passage à une masse glaireuse suivie d'un jet d'urine, qui quelquefois sort involontairement. Lorsqu'elle contient du sang, l'urine est épaisse, brunâtre et sans transparence, et son odeur est d'une extrême fétidité.

Le catarrhe ancien est souvent accompagné de fièvre, et généralement il suit une marche continue.

Dans certains cas, on voit des masses considérables de mucosités, sans que l'état général en soit fortement altéré ; d'autres fois les forces s'épuisent, et le sujet tombe dans le marasme. Néanmoins, on a cité des faits d'une guérison rapide, soit spontanément, soit après un traitement qui avait fait passer l'état chronique à l'état aigu.

M. Ferrus (1) dit qu'il peut se terminer par gangrène, sous l'influence d'un état pléthorique, par l'intensité de l'inflammation, et par son développement pendant de très fortes chaleurs.

(1) *Dictionnaire de médecine* en 30 vol., t. IX, p. 574.

M. Becquerel (1) décrit la composition de l'urine chez les sujets atteints de catarrhe vésical. « Lorsque le mucus, dit-il, est louche, semi-opaque, le microscope y fait découvrir des globules muqueux ou purulents; l'urine est beaucoup plus visqueuse qu'à l'ordinaire; cela est dû à la réaction du sous-carbonate d'ammoniaque sur le mucus ou sur le pus, il en résulte une espèce de savon qui donne à l'urine son nouveau caractère.

» La transparence de l'urine est encore fréquemment troublée par les précipités qui constituent les sédiments des urines alcalines, c'est-à-dire, phosphate de chaux, sous-carbonate de chaux et de magnésie, phosphate ammoniaco-magnésien.

» Dans de telles urines, le plus souvent louches, sales, demi-opaques, on trouve une petite quantité d'albumine, mais cela n'est pas constant. »

L'albumine est souvent le résidu d'un peu de sang, dont la matière colorante a été délayée et entraînée par l'urine. Il y a alors moins de gravité que quand l'albuminurie est le résultat d'un trouble dans les sécrétions.

« L'éther y démontre une augmentation de la matière grasse.

» L'urée est notablement diminuée, c'est de sa conversion en sous-carbonate d'ammoniaque que résultent l'alcalinité de l'urine et ses altérations secondaires.

» Du reste, dans le catarrhe vésical l'urine tient toujours en dissolution une certaine quantité de sous-carbonate d'ammoniaque, qui provient de la décomposition de l'urée; on le prouve en versant un acide un peu énergique; il en résulte une vive effervescence et dégagement d'acide carbonique. »

Abandonné à lui-même, il se termine par la mort. Lorsque la maladie prend un caractère de gravité, les urines deviennent plus claires, et la quantité de mucosités diminue.

§ IV. — Diagnostic de la cystite chronique.

Le diagnostic du catarrhe de la vessie est facile à établir. S'il y avait du doute dans la nature des dépôts, si on hésitait à distinguer les mucosités puriformes des mucosités purulentes, on aurait recours aux moyens que nous avons indiqués plus haut. On a dit cependant qu'on l'a confondu avec les pertes séminales.

Larbaud (2) fait observer que jamais des médecins ne commet-

(1) Becquerel, *Séméiotique des urines*, 1844, p. 424, et *Traité de chimie pathologique*, 1854, p. 378.

(2) Larbaud, *Recherches sur le catarrhe de la vessie*, p. 35.

tront cette erreur ; et que si Chopart s'est déterminé à faire des expériences pour prouver combien la sécrétion catarrhale diffère du sperme, ce fut pour dissiper les craintes d'un malade.

Il est quelquefois difficile de reconnaître les complications qui aggravent le catarrhe, tels que des fongus, ou de préciser les causes qui l'ont produit, telles que des calculs, des tumeurs prostatiques, etc. Ainsi que je l'ai dit déjà, on atteint ce but par des explorations répétées.

§ V. — Traitement de la cystite chronique.

Lorsque l'état du malade le permet, on doit chercher à faire disparaître, le plus tôt possible, la cause qui entretient le catarrhe. Cependant, il y a des circonstances, telles qu'on ne pourrait, sans danger, commencer le traitement en attaquant la cause. Si une pierre a produit le catarrhe vésical, déjà ancien, il serait imprudent d'enlever la pierre tout de suite, par quelque opération que ce soit, avant d'avoir amélioré l'état de la vessie. Si l'hypertrophie de la prostate a produit une rétention d'urine, compliquée de catarrhe et d'une vive inflammation, on doit d'abord atténuer les effets de la complication avant de faire une opération qui atteint la cause ; en un mot, on est souvent dans la nécessité de s'occuper tout de suite de l'effet, et de laisser momentanément la cause.

Cependant, il est une règle dont on ne peut pas se départir sans danger ; c'est de ne pas laisser les malades s'épuiser en violents et inutiles efforts pour rendre un petit nombre de gouttes d'urine. Quelque douloureux que puisse être le cathétérisme, il sera toujours moins pénible que les angoisses de la rétention ; et l'opérateur doit l'exécuter le plus tôt possible : l'indication la plus pressante, c'est donc d'empêcher l'accumulation de l'urine dans la vessie.

L'urine étant évacuée, sans pression sur l'abdomen, on fait quelques injections d'eau tiède, ou mucilagineuse, qui entraînent les mucosités restant dans la vessie. Ces cathétérismes et ces injections seront répétés trois ou quatre fois chaque jour.

Si cette période du catarrhe compliqué de rétention a développé un état phlegmasique quelques heures après le premier cathétérisme, on fera une saignée si le sujet est robuste, et on appliquera des sangsues dans le cas contraire. Je n'ai pas recours aux évacuations sanguines immédiatement après le premier cathétérisme, j'ai vu souvent les malades s'endormir, après qu'on a fait cesser la rétention, et un grand calme succéder à ce sommeil : la saignée est alors inutile.

Les révulsifs ne m'ont pas semblé être d'une utilité immédiate, tandis que les bains entiers très prolongés à 26 ou 27 degrés, les boissons émollientes chaudes, les suppositoires opiacés et les lavements contenant de vingt-quatre à trente gouttes de chloroforme, amènent tout de suite une très grande amélioration.

Ces moyens doivent être abandonnés dès que l'état reste stationnaire : seuls, ils ne peuvent pas guérir.

Les boissons mucilagineuses ne sont pas toujours supportées; il faut alors les couper avec deux tiers d'eau de Seltz.

Les *antiphlogistiques* sont généralement avantageux, en ce qu'ils diminuent les accidents inflammatoires, et en ce qu'ils rendent plus facile l'introduction des instruments dans la vessie. Souvent aussi, dans le cours d'un traitement, après l'application des instruments, et les recherches indispensables, l'état aigu se réveille, et les antiphlogistiques sont d'un grand secours pour ramener les organes à tolérer de nouveau les manœuvres du chirurgien.

Les *narcotiques* produisent rapidement une amélioration, et ils sont plus actifs lorsqu'on les administre par le rectum, au lieu de les donner par la bouche, ou lorsqu'on les applique sur la peau. Mais, quelque puissants et quelque indispensables qu'ils soient, leur utilité se borne à rendre plus facile l'introduction des instruments.

Il y a du danger à abuser de l'opium, sous quelque forme que ce soit, parce qu'il cause la perte de l'appétit et il produit une forte constipation.

La belladone et la jusquiame peuvent être administrées à des doses plus élevées et avec plus de persévérance que les opiacés, elles ne produisent pas ces effets stupéfiants sur l'appareil digestif.

On a singulièrement exagéré l'action du camphre dans le catarrhe de la vessie : son influence sur cet état pathologique est nulle; et si, après son administration, on a remarqué de l'amélioration, c'est qu'il a été donné uni aux opiacés, dans le même temps qu'on évacuait la vessie par le cathétérisme.

Les balsamiques, si longtemps vantés, voient tous les jours décroître la vogue dont ils ont joui. Aujourd'hui, que l'on est parvenu à reconnaître les causes si diverses qui produisent et entretiennent le catarrhe de la vessie, ces médicaments ont cessé d'être considérés comme des spécifiques.

Des médecins administrent la térébenthine contre le catarrhe vésical, après s'être assurés que celui-ci n'est point entretenu par une pierre, ce qui est un progrès sans doute, mais ce qui n'est pas assez, puisque le catarrhe peut être le résultat de causes nombreuses, ainsi que les explorations des voies urinaires, faites avec soin, l'ont surabondamment prouvé.

Les balsamiques deviennent utiles, vers la fin du traitement, lorsqu'on a fait disparaître les causes qui avaient produit la maladie ; le térébenthine, l'eau de goudron, le sirop de bourgeons de sapin, le copahu, rendent alors des services; toutefois, il ne faut pas perdre de vue que ces médicaments sont souvent mal supportés; ils provoquent des rapports, des nausées, des diarrhées; il faut donc en surveiller l'emploi et les doser de manière que les malades éprouvent à les prendre le moins de répugnance possible.

Révulsifs. — On a eu recours aux révulsifs de toute espèce, pour lutter contre la persistance des accidents produits par le catarrhe de la vessie, mais il est fort difficile de discerner les motifs qui ont fait donner la préférence aux uns à l'exclusion des autres. D'autres fois, la maladie ne diminuant pas, on a passé successivement de l'un à l'autre et quelquefois même on les a associés sans plus de profit ; et l'on n'a pas été plus d'accord sur le lieu où l'on doit les poser que sur le choix à faire.

Les frictions irritantes, les vésicatoires et les sétons sont ceux qui ont été le plus généralement employés ; cependant on a eu recours aussi aux moxas.

Les vésicatoires ont été posés à la face interne des cuisses, audessus des pubis et au sacrum. M. Civiale dit n'avoir retiré aucun avantage de ce moyen, placé sur toutes ces régions, et malgré la précaution de les saupoudrer avec du camphre et de l'opium, il a vu survenir des accidents du côté du col de la vessie. Cet habile praticien a employé avec avantage la pommade stibiée en frictions sur l'hypogastre ou en applications sur le sacrum ; l'éruption produite par cet agent a surtout été considérable aux lombes et à l'hypogastre.

Si le malade a été atteint de rhumatisme, il faut activer les fonctions de la peau par des bains de vapeur et de fortes frictions avec une brosse de flanelle ou un gant de crin.

Des lotions froides sur le bassin, suivies de frictions aromatiques, ont été aussi fort utiles.

M. Roux particulièrement a souvent placé le séton à l'hypogastre et au périnée, mais aucun fait bien précis n'autorise à recommander ce moyen si douloureux.

Il est considérable le nombre des médicaments employés contre le catarrhe de la vessie, et cette grande quantité prouve combien la plupart sont inutiles.

M. Devergie (1) a dressé la liste suivante des agents principaux employés dans cette maladie.

A. Moyens internes.

Ammonium sulfuratum, Brown et Hufeland.

Teinture de cantharide : Plater, Griewfield, Stentzch, C. Broussais, 1835.

Térébenthine sous toutes les formes : Thaler, Clarion, Dupuytren, 1822; Mélin, 1824 et 1836.

Opium : Barthez, Brachet, Fodéré, Sœmmering, 1822.

Bourgeons de sapins : Frank, Traper, 1822.

Calomel et soufre : Pitschaft, Simon.

Calomel et opium : Richter, 1806.

Aconit : Signorini, 1837.

Antiphlogistiques : Odier, 1803 ; Lagneau, Sœmmering, 1822; Signorini, 1837.

Gomme ammoniaque : Stako.

Quinquina et cachou : Taler, 1822 ; Grashuys.

Kino-gomme, Voigtel.

Carbonate de magnésie, Alquin, 1829.

Alun : Sœmmering, 1822 ; Arhneimer, Selle, Devergie, 1826.

Bains sulfureux : Bordeu, 1803 ; de Braw, 1817.

Copahu en lavements : Bretonneau, Ribes, Delpech, Straëm.

Copahu à l'intérieur : Cumin, Barbier, Chrestien, Delpech, Alibert, Jourdan, Souchier.

Sel ammoniac : Büthener, Most, Werneck, Clarus, Fischer, 1833.

Huile de térébenthine : Clarion, 1834.

Ferrugineux : Larbaud, 1812; Sœmmering, Cruveilhier, 1822.

Diosma crenata : Johnson.

Tabac : Kopp.

Ciguë : Valentin, 1804 ; Sœmmering, 1822.

Jusquiame : Nauche, 1810 ; Sœmmering, 1822.

Amers : Larbaud, 1812.

Laxatifs : Larbaud.

Garance et camphre : Bruckmann.

B. Moyens externes.

Frictions sur l'hypogastre avec :

Pommade stibiée : Boyer, 1824 ; Birckel, 1833.

(1) Devergie, *Catarrhe chronique, faiblesse et paralysie de la vessie*, 1840, p. 46.

Onguent mercuriel : Richter, 1806 ; Sœmmering, 1822.

Liniment volatil camphré : Schmith.

Liniment cantharidé : Medoro, 1838.

Vésicatoires sur le bas-ventre, au périnée, aux cuisses, sur les reins : Boyer, 1820 ; Dupuytren, Birkel, Devergie.

Séton sur l'hypogastre et au périnée : Trimpel, Sœmmering, Roux.

Injections adoucissantes : Larbaud, Renauldin, Gilckrist, Lind, Sœmmering, A. Paré.

Injections émollientes : Civiale, Brodie, A. Mercier, Devergie.

Toniques et excitants : Larbaud, Civiale, Devergie, Jesse, Werlof, Troja.

Narcotiques : Devergie, 1833.

Acide nitrique par goutte : Brodie, 1825.

Eau végéto-minérale : Goulard, 1786 ; Chopart, 1787.

Teinture de cantharide : Devergie, 1836.

Baume de copahu : Souchier, 1834 ; Devergie, Leroy.

Eau de goudron : Dupuytren, 1831.

Eau de Baréges : Balaruc, Chopart, 1787 ; Larbaud, 1812.

Calomel : Bretonneau, 1822.

Nitrate d'argent : Bretonneau, Lallemand, Serres, Devergie.

Eau aiguisée de potasse par la sonde à double courant : Jules Cloquet, 1822 ; Godard, 1827.

Deutochlorure de mercure : Trousseau, 1836.

Cautérisation vésicale : Lallemand, Labat, Devergie.

§ VI. — Traitement général de la cystite chronique.

La constitution du sujet devra être prise en considération.

M. Mercier a employé avec avantage l'huile de morue chez quelques malades scrofuleux. Le fer, le quinquina et le vin de quinquina sont très utiles lorsque le malade a souffert longtemps et lorsqu'il est anémique.

Il faut modifier l'état de l'urine, lorsqu'elle est trop alcaline, par les acides minéraux administrés à faibles doses, qu'il ne faut pas dépasser, afin de ne pas nuire à l'estomac.

Les purgatifs faibles et souvent répétés sont employés avec avantage, parce que la constipation accompagne souvent les maladies des voies urinaires : toutefois, lorsqu'elles sont anciennes, elles provoquent des diarrhées qui excluent l'emploi de ces médicaments, et, dans tous les cas, on ne doit jamais administrer l'aloès, dont l'action se fait plus particulièrement sentir sur la partie inférieure de l'intestin; l'ipécacuanha a aussi produit de bons effets.

Les diurétiques, si souvent conseillés, sont nuisibles; ils augmentent les besoins d'uriner et le ténesme vésical.

Empiriquement, on a eu recours à diverses substances que M. Mercier cite, d'après la pratique de quelques célèbres chirurgiens anglais. Ainsi M. Brodie a donné avec persévérance l'*uva ursi* à la dose de 4 à 8 grammes d'extrait en pilules, ou de 250 à 500 grammes d'une infusion de 16 grammes de feuilles macérées pendant deux heures dans 260 grammes d'eau distillée bouillante réduite à 500 grammes par la coction.

M. Coulson préfère la préparation suivante de la diosmée crénelée: infusion de diosmée, 250 grammes; bicarbonate de potasse, 4 grammes; teinture de jusquiame, 10 grammes; extrait liquide de salsepareille, 16 grammes (1). Si l'urine est alcaline, on supprimera le sel de potasse. Deux fois chaque jour on en prend deux cuillerées ordinaires.

M. Coulson conseille la pareira brava contre les inflammations chroniques; il fait macérer 25 grammes de racines dans 600 grammes d'eau, ou bouillir 30 grammes dans 900 grammes d'eau, jusqu'à réduction d'un tiers.

L'extrait est aussi donné à la dose de 50 centigrammes trois fois chaque jour.

L'acide benzoïque n'a pas réussi à M. Mercier; M. Coulson dit avoir employé utilement la teinture composée de benjoin à la dose d'une cuillerée à café trois fois par jour.

Les térébenthines, les baumes, le goudron, les bourgeons de sapin, ont sans doute amélioré certains catarrhes; mais donnés à doses élevées, ils ont aggravé l'inflammation et hâté la fin des sujets. Il en est de même des eaux de Brocchieri, de Tisserand, etc.

M. Vigla a prescrit le perchlorure de fer à la dose de 12 grammes en solution dans 250 grammes d'eau distillée, deux fois par jour, par cuillerée à café. Le résultat n'a pas été satisfaisant.

Ces nombreux médicaments, si vantés d'abord et sitôt abandonnés, prouvent combien la médication interne seule est insuffisante. Il faut donc, lorsque le catarrhe persiste malgré la disparition de la cause qui le produit, agir directement sur l'organe qui est le siége du mal. Après avoir enlevé une pierre ou un corps étranger, après avoir fait disparaître les obstacles au cours de l'urine, siégeant, soit dans l'urèthre, soit au col de la vessie, après avoir enfin rendu à la vessie

(1) Mercier, *Recherches sur le traitement des maladies vénériennes*, p. 293.

sa contractilité amoindrie, il faut faire dans cet organe des injections de différentes espèces, ou modifier sa surface muqueuse par des cautérisations.

A. Des injections.

C'est d'abord pour laver la vessie, et pour en faire sortir les dépôts muqueux, qu'on y fait des injections, et c'est à l'eau plus ou moins froide qu'on doit donner la préférence : on en abaissera progressivement la température si le catarrhe se complique de l'inertie de la vessie. L'eau injectée sort ordinairement chargée de mucosités et colorée en blanc.

Les premières injections produisent peu d'effet : il en résulte seulement de la chaleur et de la cuisson dans l'urèthre, lorsque le malade a uriné; quelquefois aussi une grande difficulté à faire sortir l'urine. Cet état dure peu de temps, et s'il persiste, il faut faire prendre un bain et un demi-lavement d'eau de pavot. Si la difficulté à uriner ne cesse pas au bout de quelques heures, il faut alors vider la vessie avec la sonde flexible, qu'on introduit avec lenteur et précaution ; et si enfin cette irritation dure quelques jours, on doit s'abstenir de toute manœuvre, autre que celle de vider la vessie, et il faut soumettre le malade à une médication émolliente et légèrement opiacée.

Lorsqu'on peut enfin recommencer sans crainte d'accident, on fait une injection chaque jour, en élevant ou en abaissant la température de l'eau. Si aucune complication ne survient après les premières injections, qui force à les suspendre, on voit une amélioration sensible survenir après huit ou dix jours; les urines sortent avec plus de facilité et elles contiennent moins de mucosités. On peut alors faire deux injections : la seconde aussitôt après que la première s'est écoulée, et si la vessie se contracte difficilement, on peut les répéter cinq ou six fois dans la même séance.

Les injections sont renouvelées selon que l'eau sort de la vessie en bavant ou en jet. Dans le premier cas, l'eau ne sort avec une certaine force qu'en pressant sur le ventre, ou en faisant des efforts comme pour la défécation. Dans le second, au contraire, elle sort par un jet, en cédant aux contractions de la vessie, sans aucune pression sur le ventre et sans efforts de la part du malade; il faut alors cesser l'injection. Après l'évacuation du liquide, le malade ressent parfois une vive chaleur au col de la vessie, et il est tourmenté par de faux besoins d'uriner ; on doit se servir d'eau moins froide et on laisse quelques jours de repos au malade.

Depuis quinze ans à peu près, on a beaucoup employé les injections médicamenteuses : vivement recommandées par ceux qui y ont eu recours les premiers, elle n'ont pas donné à d'autres d'aussi heureux résultats. Cela tient-il à ce que les indications auxquelles elles pouvaient se rapporter n'ont pas été bien établies? Quoi qu'il en soit, elles ont beaucoup perdu de la valeur qu'on avait voulu leur donner, et on leur voit généralement préférer l'eau froide sans mélange médicamenteux,

Dans une note donnée en juillet 1839, M. le docteur Godard dit que M. le professeur Jules Cloquet employa, en 1822, contre le catarrhe ancien de la vessie, des irrigations d'une dissolution de potasse; tous les jours, à l'aide d'une sonde à double courant, on faisait passer dans la vessie trente à quarante litres d'eau distillée contenant de 15 à 30 grammes de potasse.

M. le docteur Godard lui-même a eu recours plusieurs fois à cette médication, à l'hôpital de Pontoise, et il dit en avoir obtenu de bons résultats.

M. Devergie (1) a fait des injections de baume de copahu à la dose de 2 à 4 onces, mêlé à 4 onces d'eau d'orge, et quelques malades en ont retiré de bons effets. Mais cette dose ne doit pas être prise d'une manière absolue; elle doit varier selon la tolérance de la vessie.

On a aussi employé l'eau de goudron seule, et ensuite contenant quelques gouttes de laudanum de Rousseau; Sanson à l'Hôtel-Dieu, et Fabre au Gros-Caillou, disent avoir ainsi guéri de vieux catarrhes de la vessie.

Comme on a pu le voir dans la liste des injections citée plus haut, on a aussi employé des liquides caustiques : Lallemand et Serre (de Montpellier), ont injecté dans la vessie une forte solution de nitrate d'argent, et ils ont obtenu la guérison du catarrhe.

Il faut d'abord faire une ou deux injections d'eau pure, afin de laver la vessie et, pour qu'il n'y reste pas de mucosités ; le nitrate d'argent agit alors plus directement et avec plus d'efficacité.

M. Civiale s'est servi également de la solution de nitrate d'argent, mais affaiblie: il a commencé par un demi-grain, dans 4 onces d'eau distillée, qu'il laisse dans la vessie jusqu'à ce que le malade éprouve le besoin de la rendre, ce qui arrive quelquefois au bout d'une ou de deux heures. Il a augmenté ensuite par demi-grain la quantité de ce sel, répétée de deux en deux jours, jusqu'à ce que la contractilité de la vessie se soit réveillée.

(1) Devergie, *Catarrhe chronique, faiblesse et paralysie de la vessie*, 1840, in-8.

La quantité de la sécrétion augmente, l'urine devient plus épaisse, plus blanche, puis enfin elle s'éclaircit.

Pendant cette période du traitement, il ne faut pas cesser d'introduire une ou deux fois par jour la sonde dans la vessie, ni de faire, après la sortie de l'urine, une ou deux injections d'eau tiède, afin d'entraîner les mucosités.

On a aussi employé, en injections, l'eau de Baréges mêlée avec de l'eau d'orge ; une faible dissolution de vitriol martial, et une décoction de quinquina, de l'eau de chaux mêlée à l'eau simple, de l'huile, de l'eau aiguisée d'acide nitrique, de l'eau de goudron, le baume de copahu, la décoction de suie et la teinture de cantharide.

Enfin, on a fait des irrigations prolongées avec la sonde à double courant.

Quelquefois on a réussi, plus souvent on a échoué : c'est que le catarrhe de la vessie, qui persiste après la disparition de la cause qui le produit, et qui ne se laisse pas modifier par les injections simples, est le résultat d'une altération profonde de la muqueuse, et, ce qui est plus grave encore, de l'envahissement de la couche musculeuse par l'inflammation.

M. Mercier a, un des premiers, employé le nitrate d'argent à hautes doses pour faire des injections dans la vessie : il emploie un gramme 50 centigrammes dans 30 grammes d'eau distillée, et il injecte de 60 à 100 grammes à la fois, afin de déplisser la muqueuse et de pénétrer dans les cellules vésicales.

Après quelques minutes, on laisse sortir la première injection par la sonde, et on en fait tout de suite une seconde, qu'on laisse aussi sortir immédiatement.

Ces injections caustiques doivent être précédées et suivies de quelques injections d'eau simple tiède, afin de laver la vessie.

Le malade doit aussitôt se mettre au bain, parce que la douleur est très vive, et qu'elle est accompagnée de violents besoins d'uriner. En général, elle diminue après une demi-heure, et elle cesse complétement après dix ou douze heures.

Quatre ou cinq jours écoulés, on donne avec quelque avantage des boissons mucilagineuses, le goudron, le sirop de bourgeons de sapin et le copahu.

Ces injections doivent être répétées deux ou trois fois ; il est rare qu'une seule suffise, mais elles sont de moins en moins douloureuses.

M. Mercier, et depuis M. Boinet, ont fait des injections iodées; mais le résultat n'a pas été heureux, et M. Mercier les a abandonnées.

B. De la cautérisation de la vessie avec le nitrate d'argent solide.

Lallemand (de Montpellier) a porté le nitrate d'argent en crayon sur la surface interne de la vessie ; on est un peu revenu aujourd'hui de la faveur accordée à ce moyen trop énergique : les réactions violentes qu'il détermine et les résultats incomplets qu'il donne ont diminué la confiance qu'il avait d'abord inspirée.

L'action du nitrate d'argent solide, ne dépassant pas le col de la vessie, ou bornée à la portion prostatique de l'urèthre, est très utile dans les cas de catarrhe du col, ou d'inflammation chronique avec surexcitation de la sensibilité de la portion prostatique de l'urèthre ; mais vouloir l'étendre jusque sur la surface totale de la vessie, c'est une témérité qui ne sera pas admise dans la pratique, malgré les quelques avantages obtenus.

L'opération faite par Lallemand consiste à vider la vessie d'abord, et à introduire ensuite un porte-caustique courbe d'un gros volume ; on fait ensuite sortir la cuvette qui contient le nitrate d'argent, et on la promène sur la face interne de la vessie. On fait rentrer la cuvette dans sa gaîne, et enfin on retire l'instrument.

Lorsqu'on veut cautériser seulement le col de la vessie, ou la portion prostatique de l'urèthre, M. Civiale conseille d'employer une bougie de cire molle de moyenne grosseur, dont un pouce d'étendue est roulé dans le nitrate d'argent pulvérisé : on enduit ensuite l'instrument d'une couche d'axonge et on l'introduit rapidement, jusqu'à ce que la portion de la bougie recouverte de nitrate d'argent soit en contact avec le col de la vessie, ou avec la portion prostatique du canal : on la laisse en place pendant trente ou quarante secondes.

Le porte-caustique de M. Mercier agit plus sûrement que la bougie de cire, et à tous égards il mérite la préférence.

Cette cautérisation est parfois assez énergique pour produire de vives douleurs et de grandes difficultés d'uriner. Les douleurs augmentent surtout pendant que sortent les dernières gouttes d'urine, qui sont suivies de quelques gouttes de sang. Il faut donc faire ces applications en petit nombre, et les éloigner les unes des autres au moins de quinze à vingt jours.

Il est prudent d'introduire une bougie de cire pendant quelques minutes avant de cautériser. On évite de la sorte les difficultés qu'on peut rencontrer, soit à cause d'une constriction spasmodique des muscles qui enveloppent la portion membraneuse, soit à cause d'une courbure trop exagérée au niveau du bulbe.

Les rétrécissements de l'urèthre sont souvent la cause qui produit le catarrhe vésical, ainsi que nous l'avons déjà dit; ce serait perdre un temps précieux que de chercher à guérir cet état de la vessie avant d'avoir recalibré l'urèthre.

La diminution de la souplesse du canal de l'urèthre et même les rétrécissements à leur début exercent une grande influence sur la vessie, et sont des causes fréquentes du catarrhe de cet organe. A mesure que l'urèthre retrouve ses conditions normales, à mesure que ses parois redeviennent souples, le catarrhe diminue, et il ne tarde pas à disparaître sans qu'il ait été nécessaire d'agir directement sur la vessie. Cependant, dans le cours du traitement, il est utile de faire dans la vessie quelques injections d'eau froide, afin d'en exciter les contractions et afin que l'urine soit expulsée en totalité.

Le catarrhe produit par les maladies de la prostate et du col de la vessie est plus grave que celui qui est entretenu par les rétrécissements de l'urèthre. Sa marche lente et insidieuse trompe facilement les prévisions du médecin, et les difficultés sont grandes pour dégager ce qui appartient exclusivement à l'état morbide de la prostate, de l'influence secondaire que celle-ci a exercée sur les parois de la vessie.

Lorsqu'on a reconnu les éléments divers qui occasionnent le catarrhe, on doit les attaquer immédiatement, en ne perdant pas de vue que le catarrhe n'est qu'un effet, et que les moyens dirigés contre lui seul sont complétement inutiles. Il faut donc commencer par diminuer la sensibilité de l'urèthre, en y introduisant des bougies de cire molle pendant quelques jours, et il faut vider la vessie deux fois chaque jour avec la sonde flexible à courbure fixe. Après chaque cathétérisme, on fera quelques injections d'eau tiède d'abord et froide ensuite, pour débarrasser la vessie du dépôt muqueux qu'elle contient. Ensuite il faut s'occuper du traitement de la cause du catarrhe, ainsi qu'il a été dit.

Le catarrhe vésical est très souvent une conséquence de la présence d'une pierre ou d'un corps étranger dans les voies urinaires.

Une fois le calcul ou le corps étranger reconnu, il ne reste pas d'incertitute sur le traitement à employer ; c'est le calcul ou le corps étranger qu'il faut atteindre le plus tôt qu'on le peut. Cependant le catarrhe peut persister après l'extraction du corps étranger et produire ensuite une pierre nouvelle.

Dans les cas de ce genre, la persistance du catarrhe doit être attribuée à des désordres causés par le corps étranger ou par l'opération qui a été faite. On doit alors rechercher avec attention la nature des lésions qui entretiennent la sécrétion muqueuse, afin d'employer une médication appropriée à chacune d'elles.

Pendant le traitement du catarrhe vésical, on voit souvent survenir quelques accidents peu graves à la vérité, mais exigeant du repos, et une suspension de toute médication active.

Le gonflement des testicules est fréquemment produit par le passage des sondes et des bougies, lorsque l'inflammation a son siége près du col de la vessie et dans la portion prostatique de l'urèthre. Quelques jours de repos, des applications froides et de légers purgatifs, suffisent pour le faire disparaître.

De même que dans plusieurs maladies des voies urinaires, le traitement du catarrhe vésical occasionne parfois des frissons et des accès de fièvre qui simulent les accès de la fièvre intermittente. Ces accès se reproduisent souvent plusieurs fois ; il faut alors suspendre toute espèce de traitement et ils ne reparaissent plus. Les cas qui, par leur ténacité, rendent nécessaire le sulfate de quinine, sont néanmoins très rares.

La rétention d'urine momentanée est aussi un accident qui se produit souvent pendant le traitement du catarrhe; il est facile d'y porter remède : il est également important de ne pas attendre, afin que la vessie n'ait pas à souffrir des efforts insolites qu'elle fait pour expulser l'urine.

L'incontinence d'urine survient aussi quelquefois pendant le traitement du catarrhe ; elle est ordinairement de peu de durée et elle doit être combattue par les moyens rapportés dans l'article relatif au traitement de l'incontinence, p. 473.

Lorsque le catarrhe persiste malgré les médications les plus actives, les eaux minérales peuvent être efficaces. On a vanté outre mesure un grand nombre d'eaux ; mais on doit reconnaître que les eaux sulfureuses, ferrugineuses et alcalines ont souvent donné d'heureux résultats, et j'ai pu, un grand nombre de fois, constater l'utilité des eaux d'Évian prises alternativement avec celles de la source d'Amphion.

En résumé, le traitement du catarrhe de la vessie ne peut guère être établi d'une manière générale ; par cela même que le catarrhe vésical n'est point une maladie essentielle, mais bien un symptôme d'une ou de plusieurs autres maladies des voies urinaires, le traitement ne peut donc pas être le même pour tous les cas.

Il faut d'abord que les recherches aient bien établi la nature de la lésion qui le produit, et c'est quelquefois une très grande difficulté à vaincre. Il faut aussi que les indications soient bien déterminées, et c'est seulement alors qu'on décide le mode de traitement spécial qui doit être adopté. C'est à ces conditions qu'on parvient à diminuer le nombre des revers éprouvés dans le traitement du catarrhe chronique de la vessie; chez les vieillards particulièrement.

TROISIÈME PARTIE.

DE L'AFFECTION CALCULEUSE ET DE LA LITHOTRITIE.

CHAPITRE PREMIER.

DE L'AFFECTION CALCULEUSE.

De nombreuses théories ont voulu expliquer comment la poudre rouge ou grise, contenue dans l'urine, se séparait de ce liquide. Jusqu'à ce jour, les conditions de ce phénomène nous sont inconnues. Nous savons seulement que cette poudre, sous forme de sable, se produit dans les reins, que par les uretères elle descend dans la vessie, où enfin elle peut être arrêtée longtemps et en grande quantité. Cet état a reçu le nom de *gravelle*, ou premier degré de la pierre.

Magendie appelle *graveleux*, les malades qui expulsent ces sables seulement une ou deux fois par mois.

La gravelle se montre en sable ou en grains agglomérés, de différentes nuances; la coloration a du reste peu d'importance. Les couleurs principales sont le rouge vif, semblable à la brique pilée, la couleur cendrée, et par exception la noirâtre. Lorsque ces sables ont un certain volume, on les nomme *graviers;* et enfin lorsqu'ils sont assez gros pour ne pouvoir pas sortir de la vessie, ils ont reçu le nom de *pierres* ou de *calculs*.

Les éléments de la gravelle se déposent en lames ou en grains, formant des masses dont le volume est très variable. Ces deux modes peuvent alterner dans une même concrétion, et on les distingue l'une de l'autre, par la régularité du dépôt en lames, et par les rugosités du dépôt en grains. Ils sont généralement arrondis ou ovalaires; cependant on voit des formes bizarres dues aux attaches des grains sur les aspérités les plus élevées du noyau.

Les graviers blancs ou gris sont nacrés à la surface, et ils sont ronds ou ovoïdes.

Le volume du gravier varie depuis les petits grains que la loupe seule fait distinguer, jusqu'à ceux gros comme des pois; on en a vu semblables à des haricots. Leur formation est alors régulière, ils ont séjourné dans la vessie, où ils se sont accrus. En général, le volume est en raison inverse du nombre.

Bien que l'on comprenne difficilement la sortie spontanée des gros graviers allongés, d'un canal aussi étroit que l'urèthre, il ne peut rester de doutes sur ce fait, de nombreux exemples en ayant démontré la réalité.

Ceux qui ont augmenté de volume dans la vessie sont généralement ovoïdes et renflés dans le milieu.

M. Raoul Leroy (1) réduit à deux les types importants de la gravelle :

1° La gravelle urique et oxalique, accompagnant les urines à réaction acide.

2° La gravelle phosphatique, existant dans l'urine à réaction alcaline.

Ces gravelles différentes, mais à volume égal, produisent des effets opposés.

La gravelle d'acide urique, dure et lisse, se déplace facilement dans la vessie, ce qui rend son action sur le col de cet organe faible et sans persistance.

La gravelle phosphatique, granuleuse et moins mobile, se meut lentement, lorsqu'elle est posée sur le col de la vessie, la sensation qu'elle produit est sourde et continue. Souvent on trouve des graviers au fond du vase, ou mêlés au mucus ; ils y sont adhérents. Elle est presque toujours le résultat d'un affaiblissement ou d'une lésion organique de l'appareil urinaire, et rarement d'une colique néphrétique. Les reins, dans ces cas, semblent étrangers aux lésions de la vessie, et des quantités considérables de graviers peuvent être expulsées dans un très court espace de temps.

Cette espèce de gravelle qui a souvent des interruptions inexplicables, est quelquefois l'origine d'une pierre qui acquiert rapidement un très gros volume.

Les manifestations de la gravelle varient beaucoup : elles paraissent, puis elles cessent après un temps plus ou moins long, pour se montrer de nouveau, sans qu'on découvre les causes de ce retour. Les principales, qui ont reçu le nom de coliques néphrétiques, se succèdent quelquefois très rapidement, puis le malade cesse de souffrir pendant fort longtemps, ou il est complétement guéri. Il en est qui reviennent périodiquement, et ce retour se régularise. Dans ces cas les coliques perdent leur violence, à mesure que la maladie est

(1) Raoul Leroy, *Étude sur la gravelle*, 1857, p. 10.

plus ancienne, sans qu'il y ait une moindre production de graviers.

Ces malades doivent être classés en deux catégories : dans l'une, la formation et l'expulsion des graviers développent des symptômes généraux, ou coliques néphrétiques; dans l'autre, ces accidents n'ont pas lieu, et l'on connaît la maladie par la sortie des graviers, ou par les désordres occasionnés par leur arrêt dans une partie de l'appareil urinaire. Quelquefois aussi il y a seulement expulsion de sables très fins. On les voit immédiatement après la sortie de l'urine, ou seulement lorsque ce liquide est refroidi. Les premiers proviennent des reins ou de la vessie, et les seconds, du refroidissement de l'urine, ils constituent une disposition à la maladie, n'ont pas de gravité, et ils n'altèrent pas la santé.

Certains malades expulsent en une seule fois un grand nombre de graviers sans coliques néphrétiques. M. Civiale rapport l'histoire d'un malade qui rendit en un seul jour soixante graviers dont la plupart avaient le volume d'une lentille. Ce malade finit par avoir la pierre. Ce sont ordinairement les graviers d'acide urique qui sortent aussi nombreux, les autres espèces s'échappent isolément.

L'intensité de la douleur occasionnée par la sortie du gravier n'est pas toujours en rapport avec son volume : de gros graviers parcourent l'appareil urinaire sans provoquer de fortes douleurs, tandis que quelques grains de sable, à peine gros comme des têtes d'épingle, suffisent pour produire de graves désordres.

Engagé dans l'uretère, le gravier éveille des douleurs vives, continues, et par moments plus aiguës. Elles s'étendent dans l'abdomen, et sur la face interne des cuisses. Il provoque des hoquets, des vomissements et la fièvre; des crises forcent le malade à se rouler à terre, et les angoisses sont d'une extrême violence.

Parfois les urines rendues pendant l'accès contiennent du sang.

Certains malades sentent la chute du gravier dans la vessie, et s'il n'y a pas d'autre concrétion engagée dans l'uretère, les douleurs cessent subitement et le calme revient.

Le gravier est entraîné par le flot d'urine, si le col de la vessie n'a pas une sensibilité surexcitée qui l'oblige à se contracter au plus léger contact, et à s'opposer à sa sortie. La maladie change alors d'aspect, et au lieu d'une gravelle, c'est un calcul que la vessie contient.

On voit aussi, mais exceptionnellement, des coliques néphrétiques sans expulsion de sables; enfin après plusieurs accès, la crise se termine par la sortie d'un ou de plusieurs graviers. Ces concrétions peuvent rester longtemps dans les uretères sans augmenter de volume, et enfin elles en sont chassées. Aucun symptôme particulier ne révèle la présence d'un gravier arrêté dans l'urétère.

Le gravier devient pierre, lorsque, les accidents ayant cessé, l'urine est normale, et lorsqu'elle n'entraîne plus ni sables, ni graviers. Le malade se croit guéri. Tout à coup, ou dans un temps plus ou moins éloigné, apparaît une nouvelle série de symptômes, qui l'oblige à réclamer des soins, et il apprend alors, quelquefois trop tard, que sa vessie contient un calcul.

ARTICLE PREMIER.

CLASSIFICATION ET COMPOSITION CHIMIQUE DES CALCULS URINAIRES.

La classification des calculs urinaires la plus généralement adoptée, parce qu'elle suffit aux exigences de la pratique, est basée sur leur combustibilité ou leur incombustibilité; c'est-à-dire sur les modifications opérées dans leur aspect et leur composition par l'action de la chaleur.

On les a rangés en trois classes, d'après les transformations différentes que la chaleur leur imprime :

1° En calculs combustibles, que la chaleur élevée détruit complétement, tels que les calculs d'acide urique, de cystine, et leurs combinaisons avec l'ammoniaque;

2° En calculs incombustibles, qui ne disparaissent pas par la chaleur, tels que les phosphates, les carbonates, la silice et leurs combinaisons;

3° En calculs partiellement combustibles, et laissant un résidu, tels que les phosphates, les carbonates mélangés entre eux et avec la matière animale.

M. Bigelow, se fondant sur ce que l'on commence toujours l'analyse par la chaleur, trouve cette classification arbitraire et inutile, et il en adopte une qu'il appelle naturelle, déterminée par les composés d'un calcul. Cette classification les range dans trois catégories :

1re Les calculs organiques ;

2me Les calculs inorganiques;

3me Les calculs composés des deux premières à la fois, des principes médiats, et des principes immédiats.

Nous avons dit que la première classification satisfaisait aux besoins de la pratique, et c'est celle que nous adoptons.

L'espoir de trouver un dissolvant a fait entreprendre d'innombrables recherches, pour connaître la composition des calculs, et si l'on n'a pas atteint ce but, on a au moins obtenu l'important résultat de ne plus confondre les substances qui les composent, et d'apprécier les différences occasionnées par certains états spéciaux de l'appareil urinaire.

Ces substances sont en grand nombre, et Gmelin (de Heidelberg) en a trouvé 31 parmi lesquelles il compte les différentes matières animales, colorantes, odorantes, etc.

Tous les éléments de l'urine normale n'entrent pas dans la composition des calculs, à cause de leur grande solubilité ; tels que la créatinine, l'acide hippurique, etc. Mais on y rencontre souvent des substances qui ne sont jamais dans l'urine normale, tels que le fer, la cystine, l'oxyde xanthique, etc.

Les éléments trouvés dans les calculs, soit isolés, soit combinés entre eux, sont les suivants (1) :

Acide urique.
Urate d'ammoniaque.
Urate de chaux.
Urate de potasse.
Urate de soude.
Urate de magnésie.
Oxyde xanthique.
Phosphate ammoniaco-magnésien.
Phosphate de chaux.
Cystine.
Matières animales.
Oxalate de chaux.
Carbonate de chaux.
Carbonate de magnésie.
Silice.
Oxyde de fer.
Benzoate d'ammoniaque.
Oxalate d'ammoniaque.
Phosphate de fer.
Mica.
Chlorhydrate d'ammoniaque.
Urée.

Constamment on trouve plusieurs de ces éléments dans l'urine normale, tandis que les autres s'y développent seulement dans des conditions pathologiques.

Quelques-unes de ces substances sont en très petite quantité dans un calcul, par exemple le fer, la silice, etc. ; il en est d'autres qu'on trouve rarement en minime proportion, et qui, dans certaines circonstances, constituent la partie principale d'un calcul : tels que le carbonate de chaux et l'oxyde xanthique.

Les combinaisons de ces éléments divers et la manière dont ils se réunissent pour former la concrétion sont très nombreuses.

S'il s'agit d'un développement régulier, c'est-à-dire d'une agglomération de cristaux ; tant que les causes agissent dans les mêmes conditions, les cristaux, sans augmenter de volume, se multiplient, s'accolent, et ils forment des masses rarement volumineuses. Ils sont d'autant plus réguliers, qu'il y a moins de matière animale ;

(1) Samuel Bigelow (de Boston), *Recherches sur les calculs de la vessie.* Thèse de Paris, 1852.

cette dernière est indispensable, au contraire, pour réunir les dépôts pulvérulents ; elle provient de l'urine où elle est en dissolution et de la membrane muqueuse qui la sécrète. Très variables en quantité et en nature, les concrétions qui en résultent diffèrent selon qu'il y a plus de matière animale provenant de l'urine, que celle sécrétée par la membrane muqueuse; et ainsi se forment ces concrétions de dureté et de composition différentes, telles que l'urate d'ammoniaque, associé à l'acide urique, à l'oxalate de chaux et aux phosphates.

M. Civiale a particulièrement signalé un troisième mode de formation à peine entrevu avant lui. « Les molécules salines, dit ce chirurgien, à demi liquéfiées, forment une sorte de gelée épaisse dont la condensation produit, tantôt une masse uniforme, tantôt des globules distincts, tantôt enfin une simple poudre plus ou moins cohérente, suivant l'abondance de la matière animale glutineuse qui s'y trouve associée. »

Ce mode de formation est particulier aux calculs d'oxalate calcaire, et on l'observe également dans ceux d'acide urique mêlés avec des urates et des phosphates, et elles peuvent se produire dans les reins, les uretères, dans la vessie, dans l'urèthre et dans les fistules urinaires.

Acide urique. — Il est rarement pur. Quand on le trouve sans combinaison, c'est toujours sous forme cristalline, et jamais en amas amorphe. Les cristaux sont trop petits pour être vus sans le microscope. Il est diversement coloré, depuis la teinte paille jusqu'à l'orange foncée, et il est déposé sur les parois des vases sous la forme de sables rouges ou jaunes. Ces nuances sont conservées dans les concrétions, depuis les cristaux très petits jusqu'aux calculs volumineux. Il est presque toujours accompagné d'urate d'ammoniaque, ou mêlé avec l'oxalate calcaire, ou avec des phosphates.

Pour reconnaître ces cristaux quand l'urine est trouble par l'urate d'ammoniaque, on chauffe cette urine dans un verre à montre, et les cristaux se dégagent à mesure que l'urate se fond. L'acide azotique les dissout, et le résidu de l'évaporation, de couleur écarlate, devient pourpre mis en contact avec les vapeurs de l'ammoniaque; on le trouve souvent dans le parenchyme du rein, en petits cristaux jaunes ou rouges. Quelquefois l'urine en dépose tout de suite, et à mesure qu'elle se refroidit, la quantité de cristaux augmente, ou ils restent libres à l'état de sable, d'autres fois ils s'attachent aux parois du vase qu'ils recouvrent d'une couche jaunâtre ou briquetée. Les cristaux isolés sont souvent très nombreux ; on a vu la vessie criblée de ces paillettes, qui finissent par être d'innombrables calculs miliaires (1).

En se réunissant, ces paillettes forment des graviers arrêtés dans les reins, où ils augmentent de volume et ils deviennent des calculs; ou, arrivés dans la vessie, ils ne peuvent en sortir, et ils deviennent les noyaux des pierres vésicales.

MM. Smith et Bigelow ont démontré, par plus de deux cents analyses micro-chimiques, faites sur les calculs du musée Dupuytren, que, dans plus de la moitié, l'acide urique entrait pur ou comme élément principal.

Calculs d'acide urique. — D'une couleur jaunâtre ou rougeâtre, ils acquièrent, lorsqu'on les scie, un beau poli, et ils donnent une poussière semblable à la sciure de bois avec une odeur d'acide cyanhydrique en les chauffant lentement. Rarement dans les calculs, l'acide urique se montre sous la forme pailletée. On y voit des taches rouges ou jaunes, brillantes, formées par des écailles d'acide urique déposées en couches de peu d'épaisseur.

Lorsqu'il n'est pas pur, lorsqu'il contient des phosphates, ou lorsque l'urate d'ammoniaque est en petite quantité dans la formation du calcul, les lamelles d'acide urique sont accolées par leurs faces en couches plus ou moins épaisses, dont la cassure est plus fibreuse que cristalline. Lorsqu'elles ne sont pas à l'état de pureté, ce sont les concrétions qui ont les plus grandes dimensions.

Urate d'ammoniaque. — L'urate d'ammoniaque forme très rarement des calculs sans être combiné avec d'autres substances, bien que de tous les urates c'est celui qu'on trouve le plus souvent. M. Bigelow a constaté sa présence dans presque la moitié de ses analyses; le plus ordinairement il est mêlé avec l'acide urique, l'oxalate calcaire et les phosphates.

Il est gris cendré et avec les dissolutions alcalines il produit une forte odeur d'ammoniaque.

Urates de potasse, de soude, de chaux et de magnésie. — Ces urates ne forment jamais seuls des calculs entiers.

L'urate de potasse, à cause de sa grande solubilité, est toujours en petite quantité ; il en est de même de l'urate de soude. L'urate de chaux se combine quelquefois avec l'oxalate de chaux et très rarement avec les éléments fusibles. Après l'urate d'ammoniaque, c'est l'urate de magnésie qu'on trouve le plus dans les calculs. Sur 157 analyses M. Bigelow l'a trouvé 27 fois. On a cherché à expliquer sa moindre fréquence dans la formation des calculs, par sa grande solubilité

(1) Civiale, *Affection calculeuse*, p. 13.

dans l'eau ; cette explication n'est pas suffisante, puisqu'il est beaucoup moins soluble que l'urate d'ammoniaque.

Cystine. — On trouve rarement la cystine; il y en a seulement un exemple dans le musée Dupuytren sous le n° 126. C'est un quart de calcul, donné par M. Civiale. Wollaston la découvrit, en 1805, dans un calcul extrait de la vessie d'un enfant de cinq ans. L'ayant rencontrée une seconde fois, peu de temps après, il en donna la description dans les *Transactions philosophiques* de 1808 (1); et M. Civiale, dans un remarquable travail, a complété l'étude de cette substance (2).

Le nom d'*oxyde cystique* lui fut donné par Wollaston, à cause de la quantité d'oxygène qu'elle contient, et de la facilité avec laquelle elle se combine avec les acides et les alcalis.

Berzelius l'a nommée *cystine*, la dénomination d'oxyde comme distinctive d'un corps organique étant inexacte, puisqu'il y a de l'oxygène dans presque toutes les substances organiques.

On a proposé aussi, sans avantage, les noms de néphrine, d'oxyde néphritique, d'uronoxyde, d'oxyde vésical, d'oxyde calculeux, et d'oxyde rénal.

M. Civiale, s'appuyant sur une des propriétés caractéristiques de cette substance, a proposé de lui donner le nom de *scorodosmine* L'usage a maintenu le nom de cystine.

Wilson dit à tort que le calcul de cystine ressemble au calcul de phosphate ammoniaco-magnésien. Il est plus compacte et d'une texture granulée, plus distincte que celle de ce dernier. Il est friable et il se laisse rayer par l'ongle.

La surface sciée fait voir des stries divergentes, qui vont du centre à la circonférence. Lorsqu'on la brise, on voit dans la cassure une texture granulée très nette.

La surface externe est très rugueuse.

Les calculs de cystine peuvent avoir un volume et un poids considérables. Le docteur Reynaud a détruit, par la lithotritie, un calcul dont les fragments réunis, pesaient 12 grammes 25 centigrammes.

M. Civiale a extrait un calcul de cystine de la grosseur d'une noix, et deux autres de la même substance, de la grosseur d'un petit œuf de poule pesant 98 grammes; M. Willis a décrit un calcul de cystine pesant 150 grammes, et mesurant $0^{m},081$ de longueur (3),

(1) Héraud, *De la cystine*, Thèse de Montpellier, n° 101, 1er décembre 1856, p. 8.

(2) *Mémoire sur les calculs de cystine*, in *Traitement médical et préservatif de la pierre*, 1840.

(3) *Gazette médicale de Paris*, 1850, p. 309.

et M. Lenoir a opéré à Meaux deux enfants de la même famille ayant des calculs de cystine.

Oxalate de chaux. — L'oxalate de chaux est rarement à l'état de pureté, il est presque toujours mêlé avec l'acide urique, avec l'urate d'ammoniaque, ou avec le phosphate de chaux.

Les calculs de cette espèce sont gris et souvent d'un brun noirâtre. La coupe montre des couches ondulées dont la couleur varie. Leur surface externe est couverte de granulations arrondies, rarement aiguës, souvent volumineuses et semblables à celles des mûres.

M. Bigelow cite un exemple de calcul mural, appartenant au musée Dupuytren, contenant peu de matière colorante, ayant tous les caractères d'un calcul cristallin, et composé de cristaux blancs et transparents. Cette espèce est très rare. L'oxalate de chaux qui les compose est presque pur.

Les calculs d'oxalate de chaux, formés de globules noirs accolés les uns aux autres, grossissent assez rapidement. Ceux, au contraire, qui sont en masses compactes dont les grains sont applatis, se développent lentement.

Ces pierres ne sont pas toujours solitaires, ainsi qu'on le dit. Belmas a rapporté le fait de quatre calculs d'oxalate calcaire, extraits avec succès. Lorsque leur organisation ne s'est pas faite en lamelles superposées, ils ont peu de consistance, tant qu'ils restent dans la vessie; ils durcissent beaucoup par la dessiccation. Les pierres granulées sont friables, et presque aussi faciles à morceler que les calculs phosphatiques.

Phosphate ammoniaco-magnésien. — C'est de tous les sels celui qu'on voit le plus souvent cristallisé dans les calculs. On le trouve principalement à leur surface, dans les fissures et dans les cavités que les couches laissent entre elles lorsqu'elles sont disjointes. Les cristaux qui le composent se forment promptement, ainsi que l'ont démontré les faits où le broiement d'une pierre n'a pu être achevé. La taille ayant dû être faite, on a vu les fragments encroûtés de phosphates. A l'état de pureté, les cristaux sont parfaitement blancs; mêlés à du phosphate calcaire, ils sont ternes; leur forme est indécise, et leur volume est plus considérable; il est toujours très friable. Cependant quand, par exception, ce calcul a une texture cristalline, à grain serré, il est très dur.

Ces concrétions se dissolvent facilement dans l'acide acétique, chlorhydrique et sulfurique.

Les calculs phosphatiques augmentent rapidement, en quelques mois ils acquièrent un volume considérable. Ils sont toujours le résultat d'une inflammation de la muqueuse. La lithotritie mal faite, laissant des fragments de pierre dans la vessie, est une cause active de la production des phosphates. Des malades ont rendu des fragments blancs, quelques semaines après une dernière séance qui avait produit seulement des fragments rouges (d'acide urique). Lorsqu'on brise ces fragments blancs, on voit que la croûte seulement est blanche, et que le noyau est rouge et d'acide urique.

Lorsqu'une pierre a enflammé la muqueuse de la vessie, les couches nouvelles sont formées de phosphates. Il en est de même pour les corps étrangers introduits dans la vessie; dès que leur contact a produit l'inflammation de la muqueuse, les dépôts qui les recouvrent et les enveloppent sont *toujours* formés de phosphates. La cristallisation de ces phosphates est d'autant moins régulière que l'inflammation est plus vive, ces pierres sont amorphes lorsque l'inflammation est intense.

§ Ier. — Substances des calculs sans formes régulières.

On trouve des substances sans forme régulière, solides, molles ou diffluentes, qui concourent à la formation des calculs. Les substances solides sont des sables libres, ou des amas plus ou moins considérables de sables, déposés par l'urine : ils varient par leur leur couleur et par leur composition.

Ils sont blancs, rouges, jaunes, brun acajou, et même noirs.

Ces colorations diverses résultent de leur mélange avec les principes colorants de l'urine, ou avec des purpurates de soude et d'ammoniaque (1).

Ils sont formés d'urate de chaux, de soude et d'ammoniaque, de phosphate de chaux, pur ou uni au phosphate ammoniaco-magnésien. Rarement on y trouve l'oxalate et le carbonate calcaire.

Ces sables ont été trouvés en quantité considérable dans les reins, les uretères et dans la vessie. Lorsqu'ils s'agglomèrent et s'agglutinent, ils produisent des graviers aux formes les plus variées, et dont le volume souvent d'une tête d'épingle peut dépasser celui d'un pois. A cause de leurs différentes colorations on a distingué des gravelles grises, jaunes, rouges et noires. Presque toujours ils sont composés d'urate d'ammoniaque pur ou mêlé avec de l'acide urique ou avec des phosphates.

Les graviers d'oxalate calcaire sont assez rares ; on a remarqué qu'un même sujet n'en rendait plusieurs qu'à des intervalles éloignés. Cependant les noyaux de calculs sont fréquemment formés d'oxalate calcaire, et les calculs eux-mêmes sont le résultat d'une

(1) Civiale, *Traité de l'affection calculeuse*, 1838, 1 vol. in-8, p. 22.

agglomération de grains distincts les uns des autres. Il y a donc certaines circonstances encore inconnues qui empêchent la sortie de ces graviers. Leur surface externe est tantôt lisse, tantôt rugueuse, leur couleur est foncée, jaunâtre et même noirâtre.

On a vu assez rarement des graviers phosphatiques. Prout cite un homme « qui, après avoir rendu beaucoup de matière terreuse mêlée avec du mucus, expulsa deux petites pierres presque entièrement composées de carbonate calcaire mêlé à une très faible quantité de phosphate de chaux. » La gravelle phosphatique, c'est-à-dire, celle qui est formée dans les reins, est très rare. L'urine qui l'entraîne est trouble et peu colorée.

On sait que les graviers d'acide urique et d'urate d'ammoniaque sont fréquemment arrêtés dans les reins, et qu'ils y augmentent de volume. On en a trouvé aussi d'oxalate calcaire et de phosphate calcaire. Il est prouvé aujourd'hui, malgré l'opinion contraire soutenue par Brande, que toutes les espèces de calculs peuvent se former dans les reins.

§ II. — Substances molles ou liquides des calculs.

La substance terreuse est, dans certains calculs, si peu abondante, et la matière animale y est en si grande proportion que, même en les touchant avec les instruments explorateurs, on ne peut que très difficilement reconnaître ces masses molles et diffluentes. Ce sont ordinairement des phosphates : on a trouvé aussi des oxalates et de l'acide urique ; ces derniers étaient de petits graviers réunis par une matière animale très molle, ou attachés à la surface externe d'un calcul qu'elle revêt d'une couche cornée.

A l'air, ces substances terreuses et phosphatiques se dessèchent rapidement, et ce n'est pas seulement dans l'affection calculeuse, mais encore dans le catarrhe vésical, qu'on les voit en très grande quantité.

Chez les goutteux, les urines crétacées sont fréquentes. On a rencontré ces dépôts dans les reins et dans les uretères, avec ou sans calculs. Ils sont généralement formés de phosphate calcaire ou d'urate d'ammoniaque.

D'autres fois on ne trouve pas, ou au moins on trouve très peu de sels concrescibles dans ces masses diffluentes. On les voit se prendre dans la vessie même en une gelée plus ou moins consistante, selon la quantité plus ou moins grande de substances salines qu'elles contiennent. Les malades les rendent par plaques d'un jaune verdâtre, ou en concrétions vermiformes qui ont été prises pour de véritables vers. Si la vessie contient des calculs, cette matière molle les recouvre, les enveloppe d'un enduit gluant et assez épais pour que leur rencontre avec le cathéter ne soit pas sentie. M. Civiale dit avoir vu « plusieurs pierres de natures diverses qui étaient enveloppées par des couches de mucosités épaisses, que le choc de la sonde laissait dans le doute sur la nature du corps que l'on venait de toucher. » M. Andral a vu cette matière molle revêtir, sous forme de membrane, la surface interne de la vessie. Ce sont ces masses molles, contenant plus ou moins de substances terreuses, qui ont reçu le nom de *calculs fibrineux* et *albumineux*.

Lorsqu'une concrétion quelconque est formée, lorsqu'elle n'a pas pu être rejetée de l'appareil urinaire, elle agit comme corps étranger, elle irrite l'organe, elle modifie la nature de la sécrétion dont les produits, en se réunissant, augmentent son volume.

On a donné le nom de *noyau* à la concrétion primitive, et celui d'*écorce* aux éléments surajoutés.

§ III. — Noyaux des calculs urinaires.

Les noyaux des calculs sont de deux espèces : les uns sont formés dans le corps, et les autres viennent du dehors. Toutes les substances qui composent les calculs peuvent se trouver dans les premiers. Le noyau est cette masse, distincte par la couleur ou par la nature de la substance, qui reste isolée, et qu'on ne peut plus diviser après qu'on a séparé les différentes couches qui s'emboîtent et qui la recouvrent.

Noyaux formés dans le corps. — Lorsque cette masse centrale n'est pas distincte, lorsqu'on ne peut pas l'isoler de l'écorce, le calcul est dit *être sans noyau*, tel qu'on le voit dans les calculs d'acide urique pur et d'oxyde cystique.

Quelquefois, au lieu du noyau, on trouve une ou plusieurs cavités de grandeur et de forme variables, et contenant presque toujours une matière noire, pulvérulente, ou en lamelles. On y a vu également une poudre grise, brune ou rougeâtre.

On a cherché à expliquer la formation de ces cavités par le dépôt de sels autour d'une substance végétale ou animale, autour d'un caillot de sang; celles qui ne contiennent rien, pas même une matière colorante, restent un mystère.

Le noyau peut être mobile et entièrement isolé, ou tenir au reste de la pierre par des pointes ou des aspérités, et laisser des espaces vides entre lui et la première couche de l'écorce.

Le noyau n'est pas toujours au centre du calcul; il est parfois excentrique, et il se rapproche plus ou moins de la circonférence ou de l'un de ses bouts allongés, ce qui est assez rare. Les couches superposées peuvent aussi être disposées de telle sorte qu'elles ne couvrent pas toute la surface du noyau.

Il y a quelquefois plusieurs noyaux. M. Civiale possède un calcul qui en contient trois. Cette partie centrale n'est pas toujours la plus dure, et, dans certains cas, elle est la plus tendre. Sa forme n'influe pas sur celle de la masse totale du calcul.

On a trouvé un amas de mucus épaissi comme noyau d'un calcul. Ce mucus peut être à l'état de dessiccation et divisé en filaments tellement minces, qu'on les a pris pour des poils.

Une pierre peut se former autour d'un caillot de sang, et c'est surtout dans la vessie que ce fait est facile à se produire. Frère Côme, avant d'opérer l'archevêque de Paris, dit que la pierre renfermait un caillot, parce que, longtemps avant de souffrir de la pierre, le malade avait eu des maux de reins et qu'il avait rendu du sang par l'urèthre. Ces prévisions furent exactes.

Noyaux venus du dehors.—Lorsqu'un corps étranger est entré dans l'appareil urinaire et qu'il y a séjourné un certain temps, il devient le noyau d'un calcul. C'est dans la vessie que cette formation a été le plus ordinairement observée, et c'est par l'urèthre que la plus grande partie de ces corps y ont été introduits. Cependant d'autres voies leur ont livré passage : ainsi une plaie extérieure, une ouverture communiquant avec le rectum, ou le côlon, avec la matrice ou l'ovaire.

Des aiguilles, des épingles, des poinçons ont très souvent été trouvés au centre d'un calcul vésical, et l'on ne connaît qu'un seul cas de calcul rénal formé autour d'une épingle (1). A l'ouverture du corps d'un phthisique qui n'avait jamais souffert des voies urinaires, on découvrit dans l'un des reins un calcul mince, légèrement renflé au centre, long de deux pouces et demi et grenu à sa surface. Ce calcul contenait une épingle noire et sans tête. De même on ne connaît qu'un seul cas de corps étranger venu du dehors et arrêté dans l'uretère : c'est une épingle incrustée trouvée dans l'uretère droit d'un homme mort dans le marasme.

On a vu de telles pierres allongées être spontanément rendues, tant par des petits garçons que par des petites filles ; mais c'est surtout par des abcès que ces corps étrangers se sont échappés.

Lorsqu'ils ne sortent pas de bonne heure, l'incrustation augmente et la concrétion acquiert un volume très considérable.

Les extrémités du corps aigu peuvent dépasser les limites de la

(1) Civiale, *Traité de l'affection calculeuse*, p. 81.

pierre, sans que la vessie semble en être péniblement impressionnée. Cependant ces pointes aiguës entrent souvent dans les tissus, et, traversant l'épaisseur des parois de la vessie, elles laissent généralement une fistule urinaire.

Le corps étranger peut être arrêté dans la prostate, et la portion qui reste libre s'incruste de phosphates.

On a rencontré comme noyau de calculs phosphatiques des balle qui, à la suite d'un coup de feu, ont pénétré et sont restées dans la vessie.

Des fragments d'os ont également servi de noyaux aux pierres vésicales, soit qu'ils aient pénétré dans l'organe par des plaies d'armes feu, soit qu'ils y aient été introduits volontairement, soit enfin qu'ils à y soient parvenus à l'aide d'adhérences établies avec des organes voisins, tels que l'intestin ou les ovaires.

Des morceaux de bois et des étuis ont été souvent trouvés dans des calculs, ils ont été introduits dans la vessie tantôt dans un but coupable, et tantôt ils se sont brisés pendant des manœuvres pratiquées par les malades pour faire cesser une rétention d'urine ; enfin il en est qui ont pénétré dans la vessie en traversant les tissus, à la suite d'une chute sur une planche, sur un échalas, etc.

Plusieurs fois on a reconnu des épis de graminées ayant servi de noyau. Le tome IX des *Mémoires de l'Académie de chirurgie* contient l'histoire d'un homme qui avait introduit un épi d'orge dans son urèthre, afin de faciliter la sortie de graviers : cet épi, incrusté de matières phosphatiques, ressemblait à une grappe de raisin.

M. Civiale rapporte le fait d'un homme qui, après avoir rendu des graviers, expulsa spontanément une branche de fougère.

On a retiré de la vessie des bourdonnets de charpie, des morceaux de linge ayant servi à faire les pansements d'un abcès à la région hypogastrique, ou d'une plaie résultant de l'opération de la taille.

Des tuyaux de pipe, des fragments de tube de verre ont servi de base à la formation de calculs. M. Civiale a extrait un morceau de tube de baromètre dont les parois étaient incrustées d'une matière grise. Ce tube, peu résistant, fut brisé par la pression de l'instrument, et le passage de ces fragments aigus dans l'urèthre n'a pas produit d'accidents.

On a également trouvé des haricots, des pois, des noyaux de prunes, une noisette, un grain de raisin et une pomme d'api. On a cité le fait d'une femme qui rendait avec l'urine des poils incrustés. On a vu dans la vessie d'une femme de vingt-cinq ans une masse de cheveux longs de douze pouces. M. Civiale a retiré de la vessie des poils du pubis introduits avec la sonde; ces poils s'encroûtent, et c'est sans doute ce qui a été pris pour une gravelle pileuse.

Les sondes de mauvaise qualité, en se brisant dans les voies urinaires, sont souvent devenues des causes de calculs. Cet accident a eu lieu un grand nombre de fois depuis qu'on a employé la gutta-percha falsifiée pour la fabrication des sondes et des bougies.

§ IV. — Écorce des calculs urinaires.

L'écorce des calculs est tantôt lamelleuse et tantôt granuleuse, selon que les dépôts successifs sont plus ou moins purs. Ainsi, la précipitation restant toujours la même, on ne distingue aucun changement, aucune interruption entre le noyau et l'écorce, comme on le voit dans les calculs d'acide urique cristallisé et d'oxyde cystique. Si la nature de la précipitation change, l'écorce se forme à l'état granuleux ou lamelleux.

Les *calculs granuleux*, comme le sont, par exemple, les calculs d'oxalate de chaux, laissent voir, après leur morcellement, qu'ils ont commencé par être des gouttelettes molles. Elles se superposent en entourant le noyau, et, ou elles se confondent en perdant leur forme, et le calcul a une apparence homogène, ou elles restent distinctes en s'aplatissant, et elles ont l'aspect de lamelles inégales, se manifestant à la surface externe par des espèces d'épines, ou enfin ces gouttelettes condensées en grains arrondis sont creuses. Si ces grains sont réunis dans une même substance, le calcul est très dur; si, au contraire, la matière qui les contient a peu de consistance, les calculs sont friables et ils se laissent facilement écraser.

Cette formation granulée se retrouve encore dans quelques calculs d'acide urique altéré. On voit à leur surface des granules plus ou moins adhérentes. Ces calculs sont généralement peu résistants.

Les phosphates revêtent souvent cette forme granulée.

Les *calculs lamelleux* résultent des dépôts réguliers sur la surface d'un noyau. Robert Boyle a comparé ces lamelles superposées aux tuniques d'un oignon. L'épaisseur de ces couches varie même dans divers points de leur étendue, leur mode d'union est aussi très variable: ainsi ces lamelles sont tantôt à peine distinctes à la loupe, et tantôt séparées par des intervalles plus ou moins considérables, souvent comblés par des phosphates et mis en communication avec la surface externe par des fissures. Quelquefois, sur une coupe de ces calculs, on voit des rayons allant à la circonférence et interrompant la continuité de la couche lamelleuse. Ce sont ces pierres qui ont donné le curieux spectacle des ruptures spontanées.

La différence de densité fait varier la coloration des couches, c'est ce qui a lieu surtout dans les pierres d'oxyde cystique.

Les couches, au lieu d'être identiques, comme pour l'acide urique, l'urate d'ammoniaque, etc., sont souvent composées de substances diverses, c'est ce qu'on a appelé le calcul alternant : ainsi par exemple, l'acide urique recouvrant l'oxalate de chaux, un noyau d'acide urique recouvert d'urate d'ammoniaque et de phosphate.

La texture grenue peut se transformer subitement en texture lamelleuse, cependant cette transition brusque n'est pas ordinaire. On voit entre ces différentes couches des dégradations qui préparent la transition. Prout l'établit de la sorte, s'il s'agit de l'acide urique passant aux phosphates par l'urate d'ammoniaque : acide urique cristallisé pur, acide urique compacte et décoloré, acide urique pâle et impur, urate d'ammoniaque, phosphate triple et phosphate fusible (1). Il y a des calculs qui grossissent très lentement, et d'autres qui le font avec une grande rapidité ; en général, l'accroissement des pierres dépend de conditions encore inconnues et de l'état des organes urinaires. M. Crosse, ayant fait des recherches pour avoir une donnée approximative, croit que, chez l'adulte, un calcul d'acide urique ou d'oxalate calcaire croît généralement d'un à deux gros, et rarement plus, par année. Il ne semble pas possible de préciser les conditions d'accroissement des calculs, elles sont si variables, qu'elles échappent à toute observation ; on doit d'autant plus le regretter, que ce fait a une grande importance pour la pratique.

§ V. — Volume et poids des calculs urinaires.

Le volume d'une pierre n'indique pas toujours son poids, à cause des différences dans sa composition.

Dans les reins, les calculs diffèrent beaucoup par la forme, par le volume et par le poids, depuis la graine de millet jusqu'à l'œuf de poule. On a vu des calculs dont le volume variait du degré le plus faible au plus gros, en passant par les points intermédiaires. Ainsi les reins de Philippe IV, roi d'Espagne, et de Frédéric III, électeur de Saxe, contenaient un calcul gros comme un œuf de pigeon, et Renauldin a présenté à la Faculté de médecine de Paris un calcul rénal gros comme un œuf de poule.

Le poids le plus commun de ces calculs est de 1 à 4 gros ; on en a vu de plus considérables, tels que ceux trouvés dans les reins du pape Innocent XI : l'un pesait 6 onces et l'autre 9. M. Civiale dit que c'est probablement à ces énormes pierres qu'il faut rapporter

(1) Civiale, *Traité de l'affection calculeuse*, p. 61.

la croyance de reins pétrifiés, dont quelques anciens auteurs ont parlé.

Dans les uretères, les calculs sont généralement peu développés dans ces conduits. Cependant on cite, comme de rares exceptions, des calculs qui avaient le volume d'une noix. M. Civiale en a trouvé qui avaient chacun le volume d'une grosse noisette. Il en est dont le poids était d'une demi-once.

Dans la vessie, la grosseur des calculs vésicaux est extrêmement variable, leur volume est depuis la plus petite gravelle jusqu'à ces concrétions qui pèsent plusieurs livres. Il est surtout important d'apprécier approximativement le volume plus utile à connaître pour la pratique que le poids. C'est du volume que dépend le choix de la méthode opératoire, du procédé et des instruments. Les calculs d'acide urique lisses, polis et très durs grossissent lentement; ceux qui sont rugueux, légers et friables acquièrent en peu de temps un grand volume, et ils se reproduisent facilement.

Le poids n'est pas toujours en rapport avec le volume, et c'est à tort qu'on a voulu l'évaluer à une once par pouce ; il dépend des substances qui composent le calcul et de leur plus ou moins grande pureté. Ceux qui sont formés d'une seule substance dépassent rarement un volume médiocre, excepté les pierres phosphatiques.

Extraits de la vessie et desséchés, leur poids diminue par l'évaporation du liquide qu'ils contiennent. Ainsi l'on cite comme exemple des calculs qui, en vingt ans, ont été réduits de 24 onces à 21. Cependant il faut remarquer que la diminution du poids et le retrait de la surface ne sont pas toujours les mêmes pour toutes les variétés. A peine sensible dans les calculs compactes, à texture cristalline, elle est très forte dans les concrétions terreuses ou spongieuses. On a trouvé de grosses pierres chez de très jeunes enfants, mais, en général, c'est chez les adultes et chez les vieillards qu'on rencontre les plus volumineuses.

Le volume le plus ordinaire des pierres varie depuis la grosseur d'une amande, d'une noix, jusqu'à celle d'un œuf de poule; c'est par une rare exception qu'on rencontre des pierres plus volumineuses.

Dans l'urèthre on a vu des calculs entiers de vingt-deux lignes de longueur sur quatre lignes d'épaisseur. On cite encore des calculs rendus par l'urèthre, ayant la grosseur d'une noisette et même d'une petite châtaigne (1). Plus volumineux, ils ne peuvent s'échapper que par une incision ou par un abcès.

(1) Civiale, *De l'affection calculeuse*, p. 139.

Dans la prostate ces concrétions acquièrent une certaine dimension ; M. Civiale en a extrait par les procédés de la lithotritie, qui avaient l'une sept lignes de longueur sur quatre de largeur et trois d'épaisseur ; et une autre de forme quadrilatère et légèrement arrondie, ayant cinq lignes dans un sens et quatre dans l'autre.

Dans le prépuce, les concrétions varient beaucoup de volume et de poids ; il en est qui sont à peine grosses comme des têtes d'épingles, et d'autres qui ont atteint cinq pouces de longueur ; les plus communes ont de trois à sept lignes de diamètre.

Calcul du poids de 224 grammes entre les deux feuillets du prépuce (1).

Observation. Un paysan de l'Ukraine, âgé de dix-neuf ans, se présenta à la Clinique chirurgicale du l'Université Karcoff. D'une constitution robuste, et jouissant d'une parfaite santé, il avait un pénis d'un volume et d'une forme extraordinaires, la paume de la main pouvait à peine l'embrasser ; il était d'une pesanteur considérable, et il avait la dureté de la pierre. Le phimosis était complet, la presque totalité de l'urine sortait en jet par l'orifice du prépuce, et une partie s'échappait par une ouverture petite située au côté droit de la tumeur. Un stylet introduit dans cette ouverture, touchait à nu un calcul, et introduit dans l'ouverture du prépuce, il ne rencontrait le calcul dans aucun point ; il n'était donc pas logé, comme le sont ordinairement les calculs préputiaux, c'est-à-dire entre le gland et les téguments qui le recouvrent.

A peine âgé d'un an, il fut pendant plusieurs jours en danger de mort, causé par une rétention d'urine subite, les urines reprirent leur cours, et les parents remarquèrent une petite dureté, du volume d'un petit pois, le long de la face inférieure du membre. Cette dureté augmenta peu à peu, sans produire de souffrances, jusqu'à l'âge de quinze ans ; alors il y eut de la douleur à chaque émission de l'urine, la peau s'enflamma, un petit abcès s'ouvrit, les douleurs cessèrent, et il resta le petit pertuis latéral.

Il est probable que lorsqu'à l'âge d'un an, ce malade eut une rétention d'urine, un calcul ne put franchir la fosse naviculaire, il usa les parois du canal, et en contact avec le tissu cellulaire sous-cutané il détermina la formation d'une cavité dans laquelle il se développa. C'est seulement à l'âge de quinze ans qu'il se fit un mouvement inflammatoire, accompagné de douleurs, laissant une

(1) *Bulletins de la Société anatomique*, 1844, p. 16.

fistule après l'ouverture spontanée d'un abcès. Alors le malade fut obligé de réclamer les secours du chirurgien.

M. Vanzetti ouvrit la tumeur avec un bistouri, et il en fit sortir d'abord un grand calcul qui constituait les deux tiers antérieurs de la tumeur, ensuite un second calcul qui formait la partie postérieure de la tumeur. Ces deux masses étaient emboîtées. La surface interne de la poche était recouverte d'une membrane nacrée et d'apparence cartilagineuse.

L'opération du phimosis fut faite pour dégager le gland. Il y avait une perte de substance à la paroi inférieure de l'urèthre, s'étendant depuis la fosse naviculaire jusqu'à un pouce de la racine des bourses. Quarante jours après la première opération, les tissus étant devenus plus souples, les bords de la fistule furent avivés, et réunis par six sutures entortillées, rendues indépendantes de la peau de la verge, par deux longues incisions, parallèles aux bords de l'ouverture fistuleuse. Il fut impossible de placer une sonde pour faciliter la sortie de l'urine, à cause d'un volumineux calcul arrêté dans la portion prostatique et faisant saillie dans le rectum ; l'urine filtra bientôt à travers les points de suture, et lorsqu'on enleva les épingles, on vit que la soudure n'était pas faite.

§ VI. — De la consistance des calculs urinaires.

La composition des pierres influe beaucoup sur leur plus ou moins de dureté, tant dans les reins que dans les autres parties de l'appareil urinaire. Il en est qui sont très difficiles à briser et d'autres qu'on écrase avec facilité. Les calculs d'acide urique ou d'oxalate de chaux sont plus durs que ceux formés de phosphates immédiatement après leur extraction. En séchant ils durcissent, et M. Civiale a trouvé des calculs d'acide urique et d'oxalate calcaire que la scie attaquait difficilement, et qui résistaient au marteau. Ce célèbre chirurgien fait remarquer que c'est pour ne pas avoir tenu compte de la dessiccation, qu'on a émis des opinions erronées sur la dureté des calculs. L'observation prouve qu'au moment de leur extraction la plupart ont peu de résistance, tandis que dans les collections les calculs desséchés sont très durs. Dans la vessie, la dureté des concrétions varie depuis l'état fluide jusqu'à la résistance du grès. Elle n'est pas toujours égale dans un même calcul : il en est dont les couches externes sont molles comme de l'argile humide, et dont le centre est un noyau solide.

Dans un cas semblable, on a dû introduire plusieurs fois les tenettes dans la vessie, parce que à chaque fois elles rapportaient ce qui pouvait tenir dans leur creux; enfin, le noyau fut extrait, il était long, gros et courbe.

Les concrétions très dures reçoivent facilement le poli du marbre, et elles exigent une grande force pour les faire éclater. Les calculs d'acide urique sont d'une dureté variable. Ceux qui sont lisses, polis, luisants et lourds sont très durs; ceux qui sont rugueux, granuleux et légers se laissent briser facilement. Il en est de même des calculs d'urate d'ammoniaque.

Les oxalates de chaux sont considérés comme les plus durs. M. Civiale a prouvé que le plus grand nombre est très friable, parce qu'ils sont formés d'une agrégation de molécules qui se séparent facilement. Ce qui a été la cause de cette erreur, c'est que de toutes les pierres, ce sont celles qui se resserrent le plus par la dessiccation.

Ce chirurgien dit encore : « Ce qu'il importe surtout de savoir, c'est que la dureté d'un calcul, quelle qu'elle soit, ne suffit jamais seule pour faire renoncer à la lithotritie. »

Dans l'urèthre, les calculs ont tous les caractères des pierres vésicales; cependant, lorsqu'ils y séjournent, une couche terreuse tendre, les enveloppe et les recouvre.

Dans la prostate, ils sont en général fort durs, lorsqu'ils ont atteint un certain volume; il en est qui ressemblent à des fragments d'os ou de coquille.

Dans le prépuce, ils sont tendres et on les écrase facilement. Ils sont quelquefois formés en grande partie de mucus endurci.

§ VII. — De la couleur des calculs urinaires.

La coloration des calculs est due principalement à la matière animale, unie aux sels qui forment les concrétions urinaires. On doit les briser et non les scier pour connaître exactement leur couleur. La connaissance de la coloration de la surface ne suffit pas pour apprécier celle des couches profondes.

Les petites gravelles trouvées dans les reins sont ordinairement jaunes ou rougeâtres, et lorsqu'elles épaississent, on y voit des nuances très variées. On a cité quelques exemples de calculs des reins, d'un gris sale, blanc, ou même entièrement noir. Ces diverses couleurs ont été vues combinées et réunies dans un même calcul.

Les mêmes observations ont été faites sur des calculs des uretères.

Dans ces canaux, on a trouvé des calculs noirs, et d'autres friables, comme de la pierre ponce.

M. Civiale a fait connaître un fait remarquable de sept calculs uréthraux colorés en gris-jaune, tâchetés, marbrés, très luisants, et pour ainsi dire dorés. Ils avaient tous pour noyau un gravier gris-blanc, sphérique dans les uns et oblong dans les autres.

Dans la vessie, très rarement la coloration des calculs est pure. On voit les nuances diverses, des couleurs blanches, jaunes, rouges, brunes, vertes, bleues et noires. Si parfois elles sont uniformes, d'autres fois, au contraire, on les voit en stries, en taches disséminées sur le calcul, et lui donnant l'apparence veinée, jaspée ou marbrée.

Le blanc, lorsque la texture du calcul est à grains fins, se rapproche du blanc du marbre, ordinairement il est gris, rose ou verdâtre. C'est la base de la couleur des phosphates, on l'a observée dans quelques calculs de carbonate calcaire et d'oxalate calcaire.

Le noir, qu'on rencontre aussi souvent que le blanc, est terne ou brillant comme celui de la houille ; il est disséminé ou uniformément répandu dans toute la masse. D'autres fois il forme seulement une couche extrêmement mince qui recouvre de l'oxalate calcaire.

Le bleu colore rarement les calculs vésicaux, tandis que la teinte ardoisée est commune, surtout à la surface. Les plus fréquentes sont le jaune avec ses diverses nuances, et le brun, depuis la nuance fauve jusqu'à la couleur du bois d'acajou. Il dénote particulièrement la présence de l'acide urique.

Les calculs de la vessie sont rarement rouges comme les gravelles qui viennent des reins ; et c'est seulement lorsqu'ils sont formés d'acide urique qu'on voit cette coloration. La couleur rouge est parfois disséminée ou étendue en veines ondulées à la surface des calculs ondulés, à la surface des calculs phosphatiques ou d'urate d'ammoniaque.

Plus rarement on voit des calculs dont la surface est très brillante et d'autres d'un blanc laiteux, comme du mastic desséché. Des phosphates terreux et d'oxalate calcaire ont l'apparence vitreuse. Le poli est quelquefois interrompu par des plaques mates. Cette particularité, commune sur les calculs à facettes, a été vue aussi sur des pierres ovales qui semblaient avoir été dépolies partiellement par le frottement.

Les couches vitreuses, soit extérieures, soit profondes, ont, dans certains cas, l'éclat du mica rayonnant au soleil.

Les calculs, dont la surface externe est vitreuse, occasionnent peu de douleurs et ils grossissent très lentement.

Les élévations, les nodosités qui recouvrent les calculs d'oxalate calcaire sont souvent lisses et vitrées ; d'autres fois l'enduit brillant est écaillé par petites portions, et il laisse à découvert une substance mate et noirâtre.

Dans l'urèthre, les pierres qui n'y ont pas séjourné ne présentent pas des différences qui les distinguent des pierres vésicales. Lorsqu'elles y sont restées longtemps, ou qu'elles s'y sont développées, elles sont d'un blanc jaunâtre et luisantes, principalement sur les faces qui ont été en contact avec d'autres pierres. Lorsqu'on les brise, si elles n'ont pas de noyau, on peut donner à la cassure un très beau poli : les noyaux viennent presque toujours de la vessie.

Dans la prostate, les calculs sont généralement d'un vert foncé, et souvent translucides. M. Civiale croit qu'on a quelquefois pris pour des pierres prostatiques des concrétions venant de la vessie et arrêtées dans l'urèthre.

Dans le prépuce, les pierres sont d'un blanc sale, grises ou cendrées. L'odeur des calculs récemment extraits est âcre et fétide, et on la sent de nouveau lorsqu'on les met dans l'eau longtemps après leur dessiccation. Lorsqu'on les scie, ils exhalent une odeur d'os, principalement ceux d'oxalate calcaire.

§ VIII. — Nombre des calculs urinaires.

Dans les reins, l'urine n'entraîne pas toutes les pierres qui sont formées dans les reins, et il y en reste souvent un grand nombre. Les unes augmentent de volume, alors on en trouve de grosseurs différentes ; les autres restent stationnaires, leur nombre seul s'accroît. Dans cet état de très petite dimension, on en a compté jusqu'à dix mille.

M. Civiale a trouvé trois calculs gros comme des noix dans le rein d'un malade mort à l'hôpital Necker.

Les calculs solitaires sont plus communs que les multiples dans ces organes. En augmentant de volume, ils se touchent et se réunissent lorsqu'ils sont multiples ; mais les matériaux qui soudent ces concrétions sont toujours d'une autre nature que ceux qui forment les différents noyaux : ce sont presque toujours des sels phosphatiques.

On a vu les uretères pleins de sable, et d'autres fois contenant plusieurs calculs, comme cela est arrivé au ministre Colbert. M. Cruveilhier en a vu superposés en forme de chapelet.

Dans les uretères, on a trouvé également plusieurs calculs dans ces conduits. Astley Cooper a extrait de l'uretère d'un homme cent quarante-deux petites pierres.

Dans la prostate, elles sont presque toujours nombreuses, et souvent elles sont réunies dans des espèces de kystes creusés dans la glande.

Dans le prépuce, on en a trouvé en grand nombre et d'un petit volume. On en a compté jusqu'à cent six. Le volume est presque toujours en rapport avec le nombre, c'est-à-dire que, plus ils sont nombreux, plus ils sont petits.

Dans la vessie, on ne trouve pas souvent des calculs en grand nombre : lorsqu'ils sont multiples, il y en a rarement plus de deux ou trois, et le plus ordinairement cet organe contient une seule concrétion. Liston dit que sur vingt-sept calculeux sept avaient des pierres multiples. Deschamps en a vu retirer vingt-deux à un adulte (1). Roux en a extrait cent quatre-vingt-treize à un malade qui en guérit ; il avait déjà été taillé par Boyer dix ans auparavant. Dupuytren en a enlevé plus de deux cents très petites de la vessie d'un adulte qui mourut des suites de l'opération. Ribes a mentionné le fait d'un homme qui subit trois fois l'opération de la taille; étant mort longtemps après la dernière opération, on trouva trois cents petits calculs dans sa vessie. M. Civiale a vu dans la vessie d'un homme dix-sept calculs gros comme de petites châtaignes.

En général, leur volume est en raison inverse de leur nombre; cependant, contrairement à ce qu'a écrit Deschamps, on a trouvé des pierres volumineuses, quoiqu'elles ne fussent pas solitaires. C'est ainsi que Fleurant (de Lyon) a extrait vingt-quatre pierres, dont seize étaient grosses comme un œuf de pigeon.

Les calculs multiples, rares chez les enfants, sont généralement inégaux.

Quelquefois la vessie se débarrasse spontanément, et l'on voit des malades en rendre un grand nombre. Ces émissions étant très rapprochées, on doit admettre que la vessie contenait de nombreux calculs. Chopart cite le fait d'un malade qui, dans l'espace de trois mois et après de vives douleurs néphrétiques, expulsa six cents graviers, dont plusieurs étaient gros comme des pois (2).

Parmi les calculs que j'ai réunis, je possède cent cinquante trois concrétions, dont les noyaux sont d'acide urique très rouge et les écorces d'urate d'ammoniaque : les plus petits ont le volume d'un petit grain de millet, et le plus gros est semblable à une olive, il était arrêté au méat urinaire d'une femme de cinquante-trois ans, et il avait produit une rétention d'urine. Il fut aperçu au moment de pratiquer le cathétérisme et il fut extrait avec une pince à pansement. Aussitôt il s'échappa un flot d'urine, et l'on trouva dans le vase cent cinquante-deux petites pierres.

Il semble que la difficulté que la vessie a, dans certains cas, de

(1) Deschamps, *Traité de la taille*, t. I, p. 90.
(2) Chopart, *Maladies des voies urinaires*, t. I, p. 62.

se débarrasser complétement de l'urine, est une des causes du grand nombre des calculs. Les graviers n'étant pas chassés, ils s'accumulent dans l'organe et ils y grossissent. On a signalé comme une des causes de la multiplicité des calculs, leur fracture spontanée. Crosse a trouvé dans la vessie d'un septuagénaire vingt-deux pierres, dont le poids était de 3 onces 1/2. L'une d'elles se brisa spontanément quelque temps après son extraction, et les vingt et une autres purent être rajustées de manière à reconstituer trois calculs semblables au premier. M. Civiale explique ces ruptures spontanées par les contractions violentes d'une vessie hypertrophiée. Cette explication, satisfaisante pour les calculs multiples, cesse de l'être pour les calculs solitaires.

ARTICLE II.

LÉSIONS ORGANIQUES PRODUITES PAR LES CALCULS URINAIRES.

Le séjour prolongé d'un calcul dans une des parties de l'appareil urinaire modifie profondément les tissus des organes, et y occasionne des changements nombreux qui ont une grande action sur l'accroissement et sur la composition des concrétions. Ces altérations organiques ont des symptômes qui acquièrent quelquefois assez d'importance, pour effacer ceux de la maladie première, et on doit toujours en tenir compte dans le pronostic.

Ces lésions ont lieu dans les reins, dans les uretères, dans la vessie, dans l'urèthre et dans quelques parties voisines de ces organes.

§ Ier. — Lésions des reins produites par des calculs.

La présence d'un calcul dans les reins y développe souvent une inflammation qui se termine fréquemment par suppuration. On voit le pus sous différents aspects, tantôt ayant la forme de pustules disséminées sous le péritoine, ou en foyers profondément placés : tantôt près de la surface externe de l'organe, ou enfin accumulé dans une seule cavité creusée aux dépens de la substance de la glande.

Ces abcès évacués peuvent s'emplir de nouveau, et à plusieurs reprises ; le pus coule dans la vessie lorsque l'uretère est libre, et, dans le cas contraire, sa quantité augmentant sans cesse, il comprime les tissus de la glande, et il la réduit à son enveloppe et à ses cloisons internes. On a trouvé dans des reins plusieurs pintes de pus mêlé avec de l'urine et du sang.

Cabrol a vu un rein ainsi désorganisé pesant 14 livres.

Le pus peut se forer différentes issues ; en s'infiltrant entre le péritoine et les muscles des lombes, il descend vers l'arcade crurale et il s'étend sur la face antérieure de la cuisse. D'autres fois, lorsque les organes se sont créé des adhérences, il se glisse dans le côlon, ainsi que Portal et d'autres l'ont vu, et, dit M. Civiale, c'est probablement à des adhérences de cette nature qu'il faut attribuer quelques-unes de ces émissions de calculs par l'anus (1).

Howship a vu le pus perforer le péritoine et se répandre dans la cavité abdominale.

Le plus ordinairement, ce liquide est dirigé vers la partie postérieure de la paroi du bas-ventre, où il forme une tumeur qui crève spontanément, mais qu'il est utile d'ouvrir le plus tôt possible. La plaie se ferme quelquefois après son évacuation; d'autres fois il reste une fistule livrant passage à du pus seulement, ou à du pus mêlé à l'urine, lorsque la communication existe avec le rein.

Cette terminaison a, dans quelques cas, facilité la sortie ou permis de faire l'extraction de calculs formés dans les reins : résultat très heureux, puisque la présence prolongée de ces concrétions peut réduire l'organe à l'état d'une simple capsule membraneuse, serrée autour de ce corps étranger.

La sécrétion urinaire persiste tant qu'il reste une portion de parenchyme glandulaire.

Souvent ces abcès se ferment : cependant ils peuvent laisser avec persistance un trajet fistuleux, et dans ces cas il est rare d'en obtenir la cicatrisation.

La carie des côtes a été aussi un résultat du contact prolongé de l'os avec le foyer purulent.

Les deux reins peuvent être malades à des degrés différents. Chez certains sujets, on a observé l'hypertrophie d'un côté et l'atrophie de l'autre, ainsi que l'a vu Baglivi sur le cadavre de Malpighi. M. Civiale dit que lorsqu'un seul rein est affecté, c'est le plus ordinairement celui du côté gauche; bien que des malades aient porté une pierre dans le rein droit et aient souffert seulement du côté gauche, on n'a pas encore pu expliquer la prédominance de ce côté, malgré les nombreuses et insuffisantes théories émises à ce sujet.

Ces différentes altérations des reins se forment à toutes les époques de la vie, et elles peuvent accomplir leur évolution complète sans se révéler par des symptômes particuliers. Elles doivent néanmoins préoccuper sérieusement le chirurgien, parce qu'elles ont une grande influence sur le résultat des opérations qu'on pratique dans l'appareil urinaire.

(1) Civiale, *Affection calculeuse*, p. 220.

§ II. — Lésions des uretères produites par les calculs.

La *dilatation* des uretères a été souvent constatée chez les sujets qui ont succombé à l'affection calculeuse ; elle est plus ou moins considérable, et elle se présente sous différentes formes. On a vu l'uretère dilaté au point d'admettre le petit doigt, et même deux doigts, et ressembler tantôt à l'intestin grêle, et tantôt au gros intestin. Ces bosselures et ces resserrements successifs et rapprochés sont dus à des brides circulaires formant des replis valvulaires, signalés comme étant des anomalies. Dans certains cas, indépendamment de la dilatation, ces conduits sont contournés en anses, comme les intestins.

La dilatation ne dépasse quelquefois pas l'extrémité inférieure de l'uretère, qui rampe dans l'épaisseur des parois de la vessie ; l'ouverture devient directe et large, d'oblique et étroite qu'elle était. Cette disposition nouvelle est importante à connaître, puisque le bec d'une sonde peut y entrer et être la cause d'une méprise. C'est ainsi que Pelletan a méconnu un calcul vésical mobile de la grosseur d'un œuf de poule (1).

La dilatation est quelquefois aussi limitée à l'ouverture supérieure, et les parois de la partie moyenne de l'uretère sont hypertrophiées. Toujours la dilatation se produit en raison des efforts que le malade a faits pour uriner.

Des concrétions peuvent en outre s'accumuler dans ces conduits et les obstruer complétement.

Le *rétrécissement* et *l'oblitération complète* de l'uretère ont également été constatés. On a cherché à expliquer ces altérations de la manière suivante : des calculs formés dans les reins, ne pouvant pas descendre dans la vessie, ont été arrêtés à l'orifice supérieur de l'uretère, dans laquelle ils ont engagé un prolongement effilé, la portion la plus grosse restant dans le bassinet. Le conduit est donc ainsi entièrement fermé, et l'urine n'y pénétrant plus, la portion placée au-dessous de l'obstacle a insensiblement perdu sa capacité. Des sables, des graviers, des concrétions calculeuses arrêtés dans les uretères, y ont grandi et ont acquis le volume d'une pierre. Ordinairement le calcul ne ferme pas complétement le conduit, il s'y incruste, s'y creuse un chaton et il y laisse l'urine arriver à la vessie.

On a vu des calculs arrêtés à l'orifice vésical de l'uretère, faire saillie dans la vessie. Ils occupent rarement les deux uretères ; mais

(1) Chopart, *Maladies des voies urinaires*, t. I, p. 279.

ils sont quelquefois superposés. Cependant, dans un petit nombre de cas très rares, des pierres ont été trouvées dans les deux conduits.

Les altérations que subissent les parois, en enveloppant le calcul, varient beaucoup ; tantôt les tissus sont épaissis, tantôt au contraire ils sont amincis, et la membrane muqueuse conserve les traces d'une inflammation.

§ III.— Lésions de la vessie produites par les calculs.

Par un long séjour dans la vessie, les calculs impriment à cet organe de nombreuses modifications. On l'a vue hypertrophiée ou atrophiée, d'une capacité plus grande ou plus petite, ulcérée ou enfin altérée dans sa forme.

De même que, luttant contre un obstacle qui s'oppose à la libre sortie de l'urine, la vessie, faisant d'inutiles efforts pour expulser un calcul, les fibres qui constituent ses parois musculaires s'épuisent, s'amincissent et s'allongent; la capacité de l'organe augmente et sa force contractile diminue.

Ou ces mêmes fibres devenant plus épaisses, la contractilité augmente, la capacité de l'organe diminue, et les parois se moulent sur le calcul, qu'elles étreignent avec force.

L'épaisseur des parois, à peu près de 2 millimètres dans l'état normal, peut arriver à 14 ou à 15 millimètres, ainsi que l'a vu Chopart (1). Il est cependant utile de faire remarquer que ces parois, ainsi épaissies, ont souvent perdu de leur contractilité : c'est qu'en effet dans ces cas l'hypertrophie est plutôt fibreuse que musculaire.

Néanmoins ces deux états différents produisent aussi l'ampliation de la vessie, qui peut contenir plusieurs pintes de liquide sans former à l'hypogastre la tumeur caractéristique de la rétention.

L'inflammation ne résulte pas forcément de l'hypertrophie des calculeux ; la vessie continue à se contracter fortement, et si, dans quelques cas, elle s'enflamme, c'est indépendamment de l'état hypertrophique. Sous l'influence d'un traitement actif, elle revient bientôt à son premier état.

C'est par la couche charnue que commence l'hypertrophie, et pendant longtemps elle ne dépasse pas cette limite. Ses fibres, à peine visibles dans l'état normal, deviennent apparentes, sous la muqueuse, elles forment des saillies dont on suit la direction entrecroisée, comme dans les cavités du cœur, et elles ont reçu le nom de *colonnes*. Ces colonnes laissent entre elles des espaces libres dans

(1) Chopart, *Maladies des voies urinaires*, t. I, p. 358.

lesquels s'engage la muqueuse, qu'on a cru à tort être détruite par cet état d'hypertrophie (voy. *Cellules vésicales*, p. 72).

La séreuse peut aussi être renversée dans ces espaces libres et entraîner une anse intestinale dans la vessie, ainsi que le rapporte Deschamps (1).

Lorsque la maladie est ancienne, la membrane celluleuse devient épaisse et dure, surtout vers les uretères et le bas-fond; la dureté est quelquefois si grande, qu'on divise difficilement ces tissus. Dans les mêmes conditions d'ancienneté la muqueuse est colorée en brun, elle est aussi violacée ou noirâtre. Ces différentes colorations sont tantôt localisées, et tantôt elles sont répandues sur toute la surface : la texture de la membrane en est peu modifiée. Cependant la sonde donne chez quelques calculeux la sensation d'inégalités, de relâchement de la membrane qui semble molle, flasque et qui cède devant l'instrument. Les inégalités qui sont le produit de l'hypertrophie, au contraire, sont dures et résistantes.

Lapeyronie a vu dans une autopsie une de ces saillies former une cellule renfermant un calcul.

Si l'inflammation est rare à l'état aigu, elle est fréquente à l'état chronique, et la sécrétion muqueuse est surabondante. Elle peut se terminer par la suppuration et par gangrène ; ce dernier mode est exceptionnel. Lorsque la gangrène apparaît, elle est limitée à un point sur lequel reposait le calcul. La mort en est la suite inévitable à cause de l'infiltration de l'urine pénétrant dans le péritoine.

La suppuration est fréquente, le pus reste entre les tuniques, soit à l'état d'infiltration, soit en petits foyers, soit enfin en amas considérables. Dans ce dernier cas, on le trouve vers le sommet de la vessie, ou sur sa paroi antérieure : il forme alors une ou plusieurs tumeurs au-dessus du pubis.

Ruysch a vu une infiltration de pus dans les parois de la vessie qui avaient plus d'un pouce d'épaisseur, et qu'on dédoublait en plusieurs feuillets entre lesquels il y avait du pus s'échappant dès qu'on y faisait une piqûre.

Le pus se forme aussi dans le tissu cellulaire qui unit la vessie au rectum : il cherche alors une issue par le périnée.

La gravité de ces abcès est d'autant plus grande qu'ils se compliquent d'une infiltration d'urine. Si elle a lieu rapidement, elle est presque toujours mortelle; si elle se fait lentement, la cicatrisation de l'abcès s'opère, toutefois en laissant des fistules.

Des ulcérations se forment, lorsque la pierre chargée d'aspérités

(1) Deschamps, *Traité de la taille*, t. I, p. 27.

enflamme les tissus. La membrane muqueuse est détruite dans une certaine étendue, la couche musculeuse est à nu, et il reste cet état nommé par Covillard *excoriative attrition.*

Ces ulcérations peuvent produire la perforation de l'organe, ainsi que l'a vu Chopart (1).

En général, dit Bouchacourt (2), les ulcérations de la vessie correspondent surtout aux points sur lesquels la pierre a exercé la plus forte pression. Elles ne se forment guère qu'aux derniers moments de la vie, lorsque l'inflammation de la membrane muqueuse est portée à un haut degré, et lorsque les parois vésicales, hypertrophiées, se contractent avec force et continuité sur le calcul.

La forme de la vessie peut subir des changements par le séjour prolongé d'un calcul. M. Civiale a vu une vessie en forme de cône, et fortement courbée de côté. Quelquefois le sommet se prolonge vers l'ombilic comme chez les enfants; et des adultes et des vieillards ont rendu par l'ombilic de l'urine et des calculs.

Deschamps, Boyer et Cooper ont pensé que dans la plupart de ces cas, ce n'est pas l'ouraque non oblitéré qui a livré passage à l'urine et aux calculs, mais que ce sont de véritables cellules, des hernies de la muqueuse qui ont fini par s'ouvrir, et par donner lieu à un abcès, qui a laissé une fistule urinaire.

Quelquefois les calculs se creusent une excavation profonde où ils sont abrités contre toutes les recherches. Dans un dessin de Houstet, on voit une excavation d'un pouce et demi de profondeur, sur un demi de largeur (3).

Les fongus sont des productions pathologiques qu'on rencontre souvent lorsque l'affection calculeuse est ancienne (voyez leur description à l'article *Fongus de la vessie*, p. 394).

§ IV. — Lésions de l'urèthre produites par les calculs.

Les calculs uréthraux donnent lieu à de grandes perturbations dans la totalité de l'appareil urinaire, et ils amènent des altérations très variées sur le point où ils sont arrêtés, en avant de ce point, et surtout en arrière.

Dans la portion prostatique, de petites pierres ou des fragments de calcul peuvent s'accumuler après l'opération de la lithotritie. D'autres fois, les contractions violentes de la vessie ont chassé un

(1) Chopart, *Maladies des voies urinaires*, t. I, p. 459.
(2) *Mémoire sur une altération spéciale de la vessie dans certains cas d'affection calculeuse*, in *Archives générales de médecine*, avril 1839.
(3) *Mémoires de l'Académie de chirurgie*, t. II, p. 271, pl. I, fig. 1.

calcul dans la portion prostatique, où il a été arrêté et où il s'est accru. Les calculs qui se sont ainsi développés peuvent être contenus dans l'évasement de cette portion de l'urèthre, ou de ce point, s'allonger vers l'orifice uréthro-vésical, vers la portion membraneuse ou simultanément vers ces deux points opposés.

Cette portion du canal subit toujours, sous cette influence, une dilatation plus ou moins grande, et la prostate diminue d'épaisseur, ou même elle est atrophiée et elle est réduite à une enveloppe très serrée sur le calcul.

On lit dans un journal anglais (1) la description d'un calcul enfermé dans la portion prostatique, ayant un volume de deux pouces huit lignes de circonférence.

M. Civiale a vu plusieurs fois un calcul vésical, très gros, envoyer un prolongement dans la portion prostatique. Le col de la vessie peut être simplement dilaté; et d'autres fois, l'évasement de cette ouverture est si grand, qu'il n'y a plus de démarcation entre elle et le canal. Dans des cas plus graves, on y observe des altérations profondes.

Si le prolongement du calcul est assez considérable pour atteindre la portion membraneuse de l'urèthre il se moule sur les parois de ce canal, et il acquiert rapidement un grand volume à cause du peu de résistance des tissus qui forment cette portion membraneuse.

Ces pierres, étranglées vers le milieu, ont souvent la forme d'une callebasse, dont la grosse extrémité est dans la vessie, et la petite dans la portion membraneuse.

Une dilatation considérable de cette partie de l'urèthre peut se faire sans altération des tissus et sans inflammation. Cependant on a vu des calculs produire de grands désordres, tels que la destruction des parois et former des amas de pus. Ce travail désorganisateur se fait rapidement vers la fin de la maladie, et quelquefois sans aucuns symptômes qui le révèle.

Ce grand développement de la portion membraneuse peut être une cause d'erreur de diagnostic. M. Civiale dit (2) avoir vu des cas où elle contenait de l'urine qui, s'échappant par la sonde, a fait croire à l'opérateur qu'il avait pénétré dans la vessie, alors qu'il en était encore très loin.

Ces pierres sont difficiles à reconnaître, de très habiles praticiens les ont méconnues, et lorsqu'on les découvre, on reste dans une

(1) *The London medical Gazette*, t. VI, p. 885.
(2) Civiale, *Affection calculeuse*, p. 344.

grande incertitude sur leur forme, leur volume et les altérations qu'elles ont occasionnées.

La *portion membraneuse*, indépendamment des pierres qu'elle reçoit de la portion prostatique, retient souvent aussi des calculs qui y sont arrêtés, par sa direction, par sa grande dilatabilité et surtout par la fréquence des rétrécissements formés à l'extrémité du bulbe. En s'accumulant ou en augmentant de volume, ces pierres dilatent cette partie de l'urèthre, et l'extension des tissus se fait principalement sur les parois latérales et sur l'inférieure. Quelquefois aussi la longueur totale est augmentée, c'est ce qui arrive lorsque plusieurs calculs sont superposés. Ils forment aussi de petits abcès au périnée, qui se révèlent par une petite tumeur dure, profondément placée, et d'une marche très lente ; lorsque, par exception, cette marche est rapide, la tumeur s'ouvre spontanément. Ces foyers purulents sont quelquefois sans communication avec l'urèthre, ainsi que M. Civiale s'en est assuré plusieurs fois ; le plus ordinairement la communication existe. Ces calculs peuvent se creuser des cellules profondes, où ils se dérobent aux recherches les plus attentives.

Chez certains sujets, ils se développent très lentement, ils acquièrent parfois un volume considérable, et ils peuvent s'échapper spontanément par l'ouverture de l'abcès, ou par des fistules.

Dans certains cas, l'urèthre s'ulcère, et l'urine infiltrée produit de nouvelles concrétions, ou augmente celles qui y sont déjà.

La *portion bulbeuse* arrête rarement les calculs, à cause de sa terminaison en fuseau. Cependant sa grande extensibilité a quelquefois été un empêchement à leur libre sortie. M. Civiale dit avoir vu une pierre arrêtée dans cette portion de l'urèthre.

La *portion spongieuse*, comme on le sait, se rétrécit insensiblement depuis le bulbe jusque dans toute la partie de l'urèthre enveloppée par le scrotum ; ensuite son calibre est uniforme jusqu'à la fosse naviculaire. Cette disposition favorise beaucoup l'arrêt des fragments de pierre et des gravelles. Le peu de dilatabilité de cette partie du canal empêche ces corps étrangers de cheminer, ils y sont serrés, et ils y produisent rapidement de graves accidents : particulièrement la rétention d'urine, des crevasses de l'urèthre, et des infiltrations urineuses.

Les calculs sont arrêtés le plus communément au méat urinaire, partie la plus étroite et la moins dilatable du canal.

Par leur séjour prolongé dans un point quelconque de la portion pénienne de l'urèthre, les calculs peuvent produire des rétrécissements ; et de cause qu'ils ont été de cette modification des tissus, ils en sont aussi une conséquence, et ils donnent lieu à des accidents locaux et généraux très graves; généralement ils entretiennent une sécrétion muqueuse plus ou moins abondante.

L'induration du gland, sa tuméfaction et le rétrécissement du canal dans cette partie, sont des faits souvent observés chez les calculeux.

ARTICLE III.

CAUSES DE L'AFFECTION CALCULEUSE.

On a cherché à expliquer la formation des pierres dans l'appareil urinaire par de nombreuses hypothèses, et l'on doit reconnaître que si quelques-unes sont probables, le plus grand nombre reste à l'état de présomption. Cette incertitude est due principalement à ce que les recherches ont été faites sur la pierre, c'est-à-dire sur l'effet, au lieu de porter sur les causes. C'est un fait qui semble hors de doute que la concrétion formée est la conséquence d'un état maladif de l'appareil urinaire.

L'étude de l'urine a subi la même déviation. On s'est contenté de rechercher ses dépôts si variés, et l'on ne s'est pas enquis des altérations de l'organe qui la produit ni des sécrétions morbides des autres parties de l'appareil. Il en est résulté cette croyance, que, dans un certain état, l'urine contenant de nouveaux éléments n'a plus une quantité d'eau suffisante pour les tenir en dissolution; il en résulte des sables, des graviers et enfin des calculs, dont la composition varie selon la prédominance des substances contenues dans l'urine.

C'est surtout à l'alimentation qu'on a fait jouer le plus grand rôle dans ces productions, et on a voulu le prouver par des expériences sur les animaux vivants. Les résultats n'ont pas été concluants. On a répété les mêmes expériences pour démontrer aussi la possibilité de détruire la pierre.

On ne peut pas davantage admettre les explications données par les chimistes. Si leur théorie est satisfaisante pour quelques calculs cristallisés, elle est insuffisante pour les produits amorphes. Cependant elle a démontré combien était erronée l'opinion de ceux qui attribuaient la formation des calculs à l'agglomération des matières ligneuses du parenchyme des fruits *pierreux*.

On a généralement pensé que la qualité des eaux a une très grande influence sur la formation des pierres, et l'on a donné comme prouvées les observations les plus opposées. Ainsi certaines eaux, malgré leur facilité à former des incrustations, ont été recommandées comme dissolvantes, telles que les eaux de Bade, de Carlsbad, etc. ; d'autres, au contraire, contenant très peu de sels terreux, ont été acceptées comme favorisant la formation de la pierre, telles que les eaux des Pays-Bas.

Dans d'autres localités, ne pouvant pas rapporter à l'eau la fréquence des calculs, on l'a attribuée à l'usage du cidre et des acides, et cependant ces derniers ont été recommandés comme lithontriptiques.

Le vin, et particulièrement le vin blanc, a été considéré comme une cause active de la pierre. On connaît un grand nombre de calculeux qui n'ont jamais bu de vin, et certes ce n'est pas l'usage du vin qui produit les pierres si fréquentes chez les enfants pauvres, et chez les habitants de la basse Égypte, où l'on ne consomme ni vin ni spiritueux.

Zimmermann (1), pour prouver le peu d'influence du vin, a cité la rareté de la gravelle et de la pierre dans les pays voisins de la Reuss, de l'Aar et de la Limmat. On sait qu'on y consomme une grande quantité de vins acides.

Si quelques-uns ont accusé la bière de favoriser la formation de la pierre, d'autres, au contraire, l'invoquent comme préservatif.

On a attribué également une action puissante aux aliments solides. Les uns ont cru la trouver dans le fromage, et d'autres l'ont niée ; mais c'est principalement les aliments riches d'azote qu'on a accusé de la formation des concrétions d'acide urique. Hutchinson, qui, par sa position, a observé beaucoup les gens de mer, attribue précisément à leur nourriture fortement azotée la grande rareté des calculs chez les matelots. Hutchinson s'est assuré que dans les hôpitaux de la marine anglaise, on ne voit presque jamais de calculeux. Il en est de même pour les jeunes matelots : de 1830 à 1836, le gouvernement anglais a reçu sur ses vaisseaux 30,000 enfants ; pendant cette période, tous les hôpitaux de la marine anglaise n'ont reçu qu'un seul sujet atteint de la pierre.

Ayant observé que des sujets, se nourrissant jusqu'à l'abus de viandes fortes, rendaient des gravelles rouges, et qu'après avoir changé leur alimentation ils cessaient d'en produire, on en a conclu que les aliments très azotés avaient une grande action sur la production de la pierre. La valeur de cette observation est balancée, sinon détruite, par l'observation contraire. En effet, plus de la moitié des calculeux est dans un âge, ou appartient à une classe de la so-

(1) *Medico-surgical Transact.*, 1838, t. XXXIII.

ciété qui se nourrit peu de gibier, et qui fait un grand usage d'aliments végétaux.

Combien d'enfants à peine nés ont tous les signes de la pierre!

On voit que les opinions diverses, basées sur l'influence de l'alimentation, ne sont pas suffisantes pour expliquer cette formation.

Quelques autres théories encore n'ont pas plus de valeur. Ainsi Hérissant attribuait à l'acide devenu libre dans les sucs animaux la faculté de dissoudre la matière calcaire des os, de produire des concrétions goutteuses ou de se déposer dans les reins. Il concluait à l'utilité des alcalis.

On a cru que la gravelle se formait facilement dans les lieux où séjourne l'urine, tandis que c'est dans la vessie que l'urine séjourne, et que c'est dans les reins que se forme la gravelle.

L'importance qu'on a attribuée aux obstacles à la sortie de l'urine est exagérée ; ils n'agissent efficacement sur la formation de la pierre que si les organes qui contiennent l'urine sont atteints d'un état morbide particulier ; tant que leur action reste mécanique, ils n'exercent aucune influence sur la formation de la gravelle, qui, chez l'enfant, est moins fréquente que la pierre : on sait que le contraire est observé chez l'adulte et chez le vieillard.

L'*acide urique*, qu'on voit souvent sous la forme d'un sable rouge dans les urines, est, ainsi qu'on croit l'avoir remarqué, le produit d'une irritation légère de l'appareil urinaire, mais sans inflammation. Dans d'autres circonstances, il s'en fait des dépôts épais sur les parois des vases qui ont contenu l'urine, sans qu'on puisse apprécier sous quelle influence ils se sont formés.

M. Civiale (1) dit avoir vu souvent un exercice violent, une forte contention d'esprit, être suivis d'une émission d'urine contenant beaucoup de sable rouge. Il en est de même des troubles de la digestion, des affections morales vives et des intempéries atmosphériques.

L'*oxalate calcaire* et l'*oxyde cystique* se forment sans que, jusqu'à ce jour, rien n'ait fait connaître les états qui influent sur leur production. Ils ne sont nullement modifiés par l'alimentation, et l'oxalate calcaire particulièrement ne diminue pas par un régime qui, d'après la théorie chimique, devrait produire de l'acide urique, avec lequel il alterne souvent.

Les *phosphates* peuvent être suivis dans leur développement. De même que la lésion de la moelle épinière, l'inflammation avec ou sans lésion de tissu modifie les sécrétions de la muqueuse de l'appareil urinaire : les dépôts solides qui en résultent sont composés

(1) Civiale, *Affection calculeuse*, p. 523.

de phosphates, quelquefois mêlés avec un peu d'acide urique. C'est ce qu'on observe quand un corps étranger a pénétré dans la vessie. Il est toujours recouvert de phosphates, et non d'acide urique, ainsi que cela devrait être, s'il agissait à la manière d'une baguette placée dans un bocal, autour de laquelle viendraient se déposer des cristaux.

Une modification de la santé peut changer en pierre la formation des sables. On voit des sujets rendre beaucoup de sables rouges et continuer à se bien porter. Il survient une affection catarrhale dans un point de l'appareil urinaire, le sujet cesse de rendre des sables, et il s'est formé une pierre avec noyau d'acide urique. Si l'inflammation est légère, les couches superposées seront composées d'urates et d'oxalates; si l'inflammation augmente, les phosphates seuls formeront ces nouvelles couches. Le catarrhe de la vessie peut produire une pierre de phosphates sans autre noyau venu des reins.

On a cherché à généraliser l'action de l'inflammation, parce qu'on a quelquefois trouvé un grumeau de mucus au centre des concrétions, on a voulu les rapporter toutes à l'inflammation. Évidemment c'est une exagération, et on a pris pour la règle ce qu'on observe seulement dans quelques cas particuliers.

En opposition à cette théorie, d'autres n'ont accordé à l'inflammation que la force agglutinative réunissant les matériaux venant des reins.

Il n'est pas possible, jusqu'à présent, de définir d'une manière satisfaisante les causes de la formation de la pierre. Il est probable qu'elles dépendent d'un état pathologique spécial de l'appareil urinaire, soit des reins, et ayant altéré leur sécrétion, soit de la muqueuse, et ayant modifié ses produits, soit enfin de la réunion de ces deux phénomènes.

Cet état pathologique naît sous l'influence de causes internes qui nous échappent, et de causes externes facilement appréciables, telles que des corps étrangers séjournant dans la vessie, et des obstacles qui empêchent la libre sortie de l'urine.

L'observation a fait connaître encore que la formation de la pierre peut être favorisée par tout ce qui modifie les éléments constitutifs de l'urine, et par tout ce qui empêche la sortie des graviers qui s'augmentent de toutes les sécrétions des muqueuses enflammées. La stagnation de l'urine n'y est pas étrangère; le séjour prolongé de ce liquide l'altère, et il acquiert des qualités qui activent la précipitation des sels. C'est ainsi que se sont formés des calculs pendant un long séjour au lit. On a néanmoins exagéré l'importance de ce fait, et l'on a dit que l'habitude qu'ont certains hommes replets de se coucher sur le dos était une cause de la formation de la pierre.

On a invoqué l'influence des climats, et on a cru que les climats très chauds et ceux où le froid est très vif garantissaient de la pierre. L'observation démontre le contraire. A l'île de France et dans le gouvernement de Moscou, la néphrite calculeuse est très fréquente, et Clot Bey a fait un grand nombre de tailles en Égypte.

On remarque des différences relatives à l'âge des calculeux : ainsi, dans quelques localités, et notamment dans le Wurtemberg, la proportion des enfants est considérable, tandis que dans la Lorraine, dans les Alpes, dans les pays ou très chauds ou très froids, la prédominance est chez les adultes et chez les vieillards (1); chez ces derniers, l'affection calculeuse exerce sur la constitution une influence beaucoup plus grande qu'aux autres époques de la vie.

Trois soldats ayant été frappés de la foudre dans une caserne, on s'est cru autorisé à attribuer à l'électricité une influence sur la production des calculs, parce qu'ils furent atteints de gravelle et d'autres maladies des voies urinaires, dont ils n'avaient pas souffert auparavant, et M. Becquerel a dit qu'il était parvenu à former dans l'urine, au moyen de ses appareils électriques à petite tension, non-seulement le phosphate ammoniaco-magnésien, mais encore les autres sels insolubles qui concourent à la constitution des concrétions urinaires.

On a également attribué au sucre une certaine action, on l'a admis comme un préservatif de la gravelle. Magendie soumit un chien à l'usage du sucre blanc pour tout aliment, et de l'eau distillée pour boisson. Cet animal périt au bout de trente-deux jours, dans un état complet d'émaciation et d'épuisement. Son urine, analysée par M. Chevreul, était sensiblement alcaline, sans aucune trace d'acide urique, ni de phosphates. Le sucre ne contenant pas d'azote, on a conclu un peu hâtivement qu'il n'existe d'acide urique dans l'urine qu'autant que les animaux se nourrissent de chair et d'autres aliments azotés (2).

Les calculs ne sont pas également fréquents aux différents âges de la vie, et dans les diverses conditions sociales; c'est ainsi que les enfants appartiennent surtout à la classe indigente, et les adultes et les vieillards à toutes les classes. Cependant on a remarqué la grande fréquence des calculs chez les sujets dont la vie est sédentaire.

Quelques faits, que toutefois l'observation doit confirmer, ont fait croire à l'hérédité.

(1) Civiale, *Affection calculeuse*, p. 344.
(2) *Loc. cit.*, p. 112.

En résumé, l'étiologie de la formation des calculs est encore fort obscure, non pas que l'on manque de théories pour l'expliquer, il y en a, au contraire, en grand nombre et de fort ingénieuses; mais on ne tarde pas à voir leur peu de fondement, lorsqu'on veut s'en servir comme guide dans l'étude de la maladie, et l'on reste convaincu que, malgré le grand nombre de faits bien étudiés, nous ne connaissons rien de positif sur la formation de la pierre; et si, comme on a cru le reconnaître, l'âge, l'alimentation du sujet et le climat dans lequel il vit y ont une action, nous ignorons quelle est la portée de ces influences et comment elles agissent.

ARTICLE IV.

DIAGNOSTIC DE L'AFFECTION CALCULEUSE.

L'étude de l'anatomie pathologique et l'emploi des instruments destinés à broyer la pierre dans la vessie ont fait faire de grands progrès au diagnostic de l'affection calculeuse. Plus habiles à manier les instruments, les chirurgiens les ont employés pour explorer les organes urinaires, et, connaissant mieux les diverses lésions qu'on y rencontre, ils sont parvenus à isoler, dans les différents troubles fonctionnels, ceux qui appartiennent plus particulièrement à l'affection calculeuse.

Le diagnostic de cette affection se tire donc : 1° de l'étude des troubles fonctionnels ou des symptômes, et 2° des explorations directes.

Les troubles fonctionnels sont le résultat de la présence d'un calcul et des lésions superficielles ou profondes produites par son séjour prolongé dans l'appareil urinaire ; ils constituent les symptômes ou les signes rationnels de la pierre. Les uns locaux, les autres généraux, ne sont malheureusement pas toujours très clairs; les modifications qu'ils subissent par la nature du calcul, par la position et par l'importance des altérations des parties où il est enfermé, laissent une grande incertitude dans l'appréciation de la maladie qui ne peut être, dans la grande majorité des cas, positivement reconnue que par l'exploration directe.

Ce dernier moyen n'est malheureusement pas applicable dans toutes les parties de l'appareil urinaire.

ARTICLE V.

SYMPTÔMES DE L'AFFECTION CALCULEUSE.

§ Ier. — Symptômes des calculs dans les reins et dans les uretères.

Les effets variés produits par la présence des calculs dans les reins et dans les uretères rendent leur diagnostic toujours difficile et souvent impossible. Quelquefois on les découvre seulement après la mort, quoique la gravité des lésions prouve l'ancienneté de leur présence.

Chez quelques-uns, la marche des accidents est lente et peu grave ; chez d'autres, au contraire, elle débute avec violence et tout de suite, le danger est grand.

Les calculs de ces régions n'ont pas de symptômes particuliers, et les perturbations locales et générales qui en sont la conséquence se retrouvent également pendant le cours d'autres maladies des reins, même lorsqu'il n'y a pas de pierre.

La présence d'une pierre n'occasionne pas toujours des perturbations locales ou générales, quoique l'organe soit profondément altéré ; et, dans d'autres circonstances, il suffit d'une petite pierre dans les reins pour provoquer de graves désordres.

Les mêmes conséquences se produisent également lorsqu'une pierre, même petite, est arrêtée dans un point quelconque de l'appareil urinaire.

Ces grandes dissemblances sont les causes des difficultés qu'on éprouve à reconnaître la maladie en temps utile, et nous croyons qu'ils ont été dans l'erreur ceux qui ont cru pouvoir tracer un tableau exact des symptômes de l'affection calculeuse dans ces organes.

Les troubles fonctionnels n'apparaissent pas toujours aux mêmes périodes de la maladie, c'est-à-dire que, dans certains cas et sans qu'on puisse en donner l'explication, les symptômes surgissent dès le début, et, dans d'autres cas, ils paraissent seulement lorsque la désorganisation de l'organe est avancée, ou lorsqu'on apporte une nouvelle cause d'irritation, telle que, par exemple, l'introduction d'un instrument dans l'appareil urinaire ; encore n'a-t-on pas la preuve matérielle que c'est un calcul plutôt qu'une autre maladie du rein qui occasionne les accidents qu'on a sous les yeux.

Chez certains malades, ces symptômes se développent pendant le traitement préparatoire, et chez d'autres, quelque temps après que la vessie a été débarrassée de la pierre qu'elle contenait. La lésion des reins a marché lentement avec continuité, puis tout à coup elle a éclaté.

Pendant ces perturbations, la sécrétion rénale est modifiée en quantité et en qualité. La quantité semble résulter du plus ou moins d'irritation de l'appareil urinaire. On a observé que si une pierre dans la vessie excite modérément les parois de cet organe, la quantité d'urine est augmentée; si, au contraire, l'irritation est vive, la quantité diminue et quelquefois la sécrétion est arrêtée.

La quantité de l'urine dépend de si nombreuses circonstances, tant locales que générales, qu'il est presque impossible de donner de ses variations une explication satisfaisante.

La suppression partielle ou totale de la sécrétion urinaire peut résulter de la présence d'une pierre dans les reins; on l'a vue aussi, mais exceptionnellement, produite par une pierre occupant un rein seulement.

Les soins du chirurgien doivent tendre surtout à ne pas confondre la suppression avec la rétention d'urine dans les reins. Le résultat apparent étant le même pour l'observateur, qui n'a à sa disposition aucun moyen matériel d'exploration, l'incertitude est grande et le diagnostic est extrêmement difficile.

Quelquefois la sécrétion urinaire est très abondante, et il suffit d'enlever la cause irritante pour la ramener à ses proportions premières.

Chopart (1) cite l'exemple d'un enfant chez qui elle revint à l'état normal, après avoir enlevé un calcul vésical.

L'urine peut rester limpide malgré la désorganisation du rein. Il paraît démontré que la partie saine de l'organe, si petite qu'elle soit, est la seule qui continue à sécréter l'urine. M. Civiale (2) explique ce fait de la manière suivante: la matière purulente, ou toute autre humeur morbide qu'on rencontre dans le rein, ne devient libre que par la division des tissus formant ces organes. Pendant la vie, ces liquides restent isolés. S'ils se frayent une issue par les canaux excréteurs, c'est accidentellement, comme l'attestent les variations qu'on observe dans l'aspect de l'urine.

Les pierres développées dans les reins peuvent devenir très grosses. On a trouvé dans un rein une pierre pesant 3 onces 1/2, et accompagnée d'une centaine de petites pierres. Morgagni a mentionné plusieurs exemples de pierres volumineuses n'ayant donné

(1) Chopart, *Maladies des voies urinaires*, t. I, p. 55.
(2) Civiale, *Affection calculeuse*, p. 395.

lieu à aucunes douleurs, ce qui s'explique, dit-il, parce qu'elles étaient perforées et canaliculées.

Quelquefois les symptômes ont fait croire à la lésion du rein opposé, ou à une autre maladie. Cabrol a enlevé d'un cadavre, un rein pesant 14 livres, et transformé en un vaste abcès. Le malade avait seulement ressenti les symptômes d'une pierre dans la vessie. L'empereur don Pedro souffrait de la vessie, qui était saine, et un des reins contenait une petite pierre.

Les calculeux voient souvent leur situation déjà si grave, se compliquer d'une altération des reins, fréquemment la conséquence des affections de la vessie. Mais il y a toujours une grande incertitude dans la manifestation de la part qu'ils prennent à la maladie. Tantôt rien n'indique qu'ils sont atteints, et tantôt ils font croire à l'existence d'une autre affection.

Les douleurs sourdes et la présence du pus dans les urines, signalées comme des signes positifs de la lésion de ces organes, n'ont pas la valeur qu'on leur a attribuée; nous n'avons en réalité aucun moyen de reconnaître la cause de ces douleurs sourdes ni de savoir si le pus vient des reins, des uretères ou de la vessie. L'examen le plus attentif donne avec peine des indications approximatives, et il faut bien avouer que l'ensemble des symptômes de ces affections n'est pas constant, et que les troubles fonctionnels sont presque toujours vagues et incertains.

§ II. — Symptômes des calculs dans la vessie.

En décrivant les lésions organiques résultant de la présence d'un calcul dans la vessie, nous avons dit que ce corps étranger produit l'atrophie ou l'hypertrophie de l'organe : cette dernière forme est la plus ordinaire. Les symptômes, dans ces deux états opposés, sont différents et ils doivent être séparés en deux groupes distincts, afin d'échapper à une méprise facile à commettre et dont les conséquences sont toujours fort graves.

La formation d'une pierre s'accomplit souvent sans qu'il y ait eu antérieurement émission de sables ou de graviers. Sans méconnaître l'utilité de la connaissance de ces faits antérieurs, on ne doit pas leur accorder une trop grande importance, au point de vue du diagnostic. Dans les commencements, et même pendant longtemps, la pierre occasionne en général peu ou point de douleurs, ce qui la fait méconnaître ou confondre avec d'autres maladies.

Ordinairement, le calcul donne lieu à des contractions de la vessie et à des besoins d'uriner, qui deviennent fréquents après une fatigue; et ces symptômes sont d'autant plus marqués que

.es parois de la vessie sont plus hypertrophiées. C'est surtout après une course à cheval ou en voiture qu'ils sont plus énergiques. J'ai vu des malades supportant encore les secousses de la voiture, qui ne pouvaient pas résister au mouvement de lacet, à la vibration d'un wagon sur un chemin de fer. Ils sentent une chaleur le long de l'urèthre et un pincement au méat urinaire. Ces sensations, d'abord semblables à un besoin d'uriner très vif, commencent par un tiraillement qui augmente et qui parcourt bientôt tout le canal. Enfin, lorsque les malades finissent d'uriner, pendant qu'ils expulsent les dernières gouttes d'urine, la douleur se localise davantage dans le méat urinaire, et elle devient quelquefois insupportable. Peu de temps après, cette sensation s'émousse, et le calme qui la suit est plus ou moins long, selon que les besoins d'uriner sont plus ou moins rapprochés.

Ces douleurs sont quelquefois ressenties aussi dans le bassin, dans le périnée et dans les cuisses; elles ne cessent pas complètement, et elles renaissent sans cause apparente, ou par la plus petite excitation. Ces symptômes, peu graves en comparaison de ceux qui surviennent plus tard, révèlent seulement un trouble de la fonction sans lésion apparente de l'organe.

Les symptômes sont plus évidents et plus nombreux à mesure que la pierre s'accroît, et qu'elle altère les tissus avec lesquels elle est en contact : ainsi les besoins d'uriner deviennent plus fréquents et plus vifs, et les douleurs sont plus aiguës. La nature des urines n'est plus la même, ce liquide devient trouble, blanchâtre, sanguinolent; souvent il contient des mucosités épaisses, filantes et adhérentes aux vases. Après une fatigue, du sang pur coule par l'urèthre; cette hémorrhagie provient de la pression de la pierre sur la muqueuse vésicale, pression d'autant plus vive que les contractions des parois sont plus énergiques.

On voit rarement les urines muqueuses et sanguinolentes chez les enfants; et ces caractères ne sont pas constants chez les adultes. On a méconnu l'importance de ces troubles fonctionnels, et l'on s'est refusé à croire à la présence d'une pierre, parce que les urines n'étaient pas altérées.

La forme extérieure des pierres n'a pas l'action qu'on lui a attribuée sur la production de l'hémorrhagie. On a extrait des calculs chargés d'aspérités qui n'avaient jamais donné lieu à un écoulement de sang, tandis que des pierres à surfaces lisses et polies en avaient occasionné la sortie d'une certaine quantité.

A mesure qu'on s'éloigne du commencement de la maladie, les symptômes s'aggravent, et l'état général, qui jusqu'alors était resté étranger à ces manifestations, y prend bientôt une part active.

Les douleurs, de légères, de passagères et de localisées qu'elles étaient, deviennent fortes, permanentes et générales. Les malades accusent plus particulièrement une sensation pénible à l'anus, et ils l'attribuent au poids de la pierre.

L'urine devient épaisse, glaireuse, puriforme et fétide. Les besoins de la rendre, de plus en rapprochés, sont extrêmement douloureux. Enfin la santé s'altère, les fonctions digestives sont troublées, le sommeil est impossible et la fièvre survient. Les urines sont de plus en plus altérées, et les contractions de la vessie arrachent des cris au malade ; des phénomènes nerveux apparaissent, ils sont bientôt suivis d'un hoquet que rien ne peut arrêter, et qui est le précurseur d'une fin prochaine.

Le développement et l'intensité des symptômes subissent parfois de grandes variations. Graves chez certains malades, ces troubles sont à peine sensibles chez d'autres. C'est principalement dans les premiers temps de la maladie que la pierre est facilement supportée ; des malades peu irritables ont vécu plusieurs années, portant une pierre dans la vessie, sans que leur santé fût ébranlée ; et si ce n'eût été un peu de gêne et quelques douleurs en urinant, rien n'eût pu faire soupçonner la présence d'un corps étranger.

Il n'est pas toujours possible de reconnaître la cause de ces différences, mais généralement elle dépend de la plus ou moins grande irritabilité de la vessie et des caractères physiques du calcul.

Dans d'autres circonstances, plus rares il est vrai, il n'y a aucun symptôme. M. Civiale a recueilli un certain nombre de faits intéressants publiés par différents auteurs. Entre autres, il cite Blanchard qui parle d'un calcul pyriforme pesant 14 onces, trouvé dans la vessie d'un homme de soixante ans qui n'avait jamais souffert de la pierre.

Hooper a vu une douzaine de pierres, dont quelques-unes grosses comme des noix ; dans la vessie d'un homme qui n'avait jamais eu aucun symptôme de cette affection.

Scarpa a fait connaître que deux sujets ayant des pierres énormes, en ont si peu souffert, que, jusqu'au dernier moment de leur vie, ces malades furent détournés de toute idée d'opérations.

M. Civiale a trouvé sur un cadavre un calcul oblong du volume d'une noisette, paraissant avoir séjourné longtemps dans la portion prostatique de l'urèthre, sans y déterminer d'autre lésion qu'une dilatation. Le malade avait succombé à une affection du poumon (1).

(1) Civiale, *Affection calculeuse*, p. 339 et 412.

Les calculs acquièrent quelquefois un volume considérable, sans qu'aucun symptôme dévoile leur présence; on les trouve seulement lorsqu'on est obligé de faire un cathétérisme pour une rétention d'urine par exemple. M. J. Cloquet (1) a rapporté l'histoire d'un malade qui a offert cette particularité.

Quelquefois les douleurs se font sentir partout ailleurs que dans la vessie, et M. Civiale a vu un grand nombre de malades qui ont seulement cru à la présence d'une pierre, lorsqu'elle avait acquis un très grand volume. Ce célèbre praticien insiste avec raison sur ces faits, moins rares qu'on ne semble le croire, pour faire remarquer l'infidélité des signes de la pierre et pour éveiller l'attention des malades et des médecins, afin de ne pas persister dans une dangereuse confiance.

Cette absence de douleur parfois n'est qu'apparente. Quelques calculeux ont une telle horreur pour toute espèce d'opérations, qu'il dissimulent leur état, et ils résistent avec une fermeté stoïque aux cruelles angoisses de cette maladie. C'est surtout lorsque les douleurs sont intermittentes ou lorsqu'elles se font sentir seulement à l'extrémité de la verge que ces sujets se refusent à croire à la présence d'une pierre.

Les douleurs peuvent s'apaiser brusquement, reparaître après plusieurs mois, ou ne plus revenir, ainsi que Morand (2) l'a observé. Ce chirurgien avait senti une pierre avec la sonde; le malade, ayant cessé de souffrir, fut convaincu qne l'opérateur s'était trompé. Il lui légua son corps par testament, afin de le convaincre de son erreur. L'autopsie fit voir trois pierres contenues dans la vessie, chacune grosse comme un noyau d'abricot.

Les douleurs deviennent continues lorsque le calcul est maintenu sur le col de la vessie; la prolongation de cet état développe souvent des accidents généraux.

Le contact de la pierre sur le col, outre la douleur, occasionne encore la rétention d'urine : il est généralement facile de mettre une fin temporaire à cet état pénible, en introduisant une sonde qui déplace la pierre en entrant dans la vessie.

Ces alternatives et cette absence de douleurs ont été expliquées de différentes manières et sans solution satisfaisante. On a dit que la pierre causait de la douleur seulement lorsqu'elle était mobile, et que son innocuité était due à son enkystement. Mais, ainsi que le fait observer avec raison M. Civiale (3), si l'on a vu des calculs en-

(1) *Bulletins de la Société anatomique*, 1844, p. 264.
(2) *Mémoires de l'Academie des sciences*, 1740.
(3) Civiale, *Affection calculeuse*, p. 427.

kystés rester inoffensifs, un grand nombre a produit des effets opposés. Ce chirurgien dit avoir vu des malades dont la pierre était enkystée derrière la prostate, souffrir d'une manière atroce, à tel point que la mort est survenue en fort peu de temps. Cependant quelques malades supportent pendant des années ces horribles douleurs sans grande altération de leur santé.

Les suppositions tirées de la surface du calcul sont également erronées. Des pierres polies, très lisses, occasionnent de vives douleurs, tandis que d'autres mamelonnées, couvertes d'aspérités, ont seulement été découvertes après la mort.

C'est principalement aux faibles contractions des parois vésicales qu'il faut rapporter l'intermittence et l'absence de la douleur, le calcul n'étant pas constamment maintenu sur le col ; seulement on ignore pourquoi la cause étant la même, les contractions sont tantôt faibles et tantôt énergiques.

L'incontinence est souvent un symptôme de la pierre. Lorsqu'une sonde introduite dans la vessie ramène peu ou point d'urine, et que l'incontinence persiste, on doit faire une exploration attentive de l'organe qui probablement contient un calcul.

Au commencement de 1859, j'ai vu un malade recevant les soins d'un spécialiste de Paris, qui attribuait une incontinence d'urine permanente, aux effets de l'âge et à l'épuisement du sujet. La sonde ne ramenait pas d'urine. Un cathétérisme explorateur me fit découvrir plusieurs pierres; leur présence fut constatée par M. le docteur Cazalis. Le malade était dans un tel état d'épuisement qu'aucune opération ne dut être faite ; il succomba au bout de quelques jours.

Lorsque la maladie a fait des progrès, lorsque le calcul a commencé son œuvre de destruction, les symptômes de la pierre se compliquent de ceux de la lésion organique. Le diagnostic de l'affection principale est d'autant plus obscur, que les symptômes de l'affection secondaire sont plus développés. Ils peuvent acquérir assez d'importance pour fixer uniquement l'attention du médecin.

L'inflammation envahit des parois hypertrophiées, alors les douleurs sont atroces, lorsque le malade veut rendre quelques gouttes d'urine fétide. Chacun de ces besoins est accompagné d'une excrétion involontaire de matières fécales, et souvent de la chute du rectum. Ces besoins se renouvellent sans cesse, et ils obligent le malade à passer sa vie entre deux vases.

La fièvre s'allume, les douleurs amènent des mouvements nerveux, des convulsions, des nausées, des vomissements, des palpitations de cœur, la suffocation, le hoquet et la mort. Cependant, dans quelques cas, cette atroce situation dure longtemps.

L'état des urines change souvent; depuis le dépôt muqueux, soit libre, soit adhérent aux vases, jusqu'à ces masses glaireuses d'un gris sale, criblées de petits caillots de sang et exhalant une odeur fétide et repoussante. Ce liquide passe successivement et souvent avec rapidité d'un extrême à l'autre.

La matière purulente ne sort pas toujours avec l'urine; elle s'accumule dans une partie de l'appareil urinaire, et elle s'échappe ensuite par une ouverture spontanée; les urines sont purulentes pendant quelques jours, et l'ouverture se ferme momentanément pour s'ouvrir de nouveau.

Nous avons dit que l'affection locale donnait souvent lieu à des accidents généraux. En effet, le cerveau, le cœur, l'estomac et les poumons peuvent souffrir des contractions convulsives de la vessie et subir des altérations profondes dont les manifestations obscurissent les symptômes de l'affection locale, et s'opposent à toute opération.

L'inflammation des méninges est une des causes les plus fréquentes de mort chez les sujets qui succombent à l'affection calculeuse. M. Civiale en a vu plusieurs qui ont eu des attaques d'apoplexie foudroyante, les accès de fièvre intermittente à une époque avancée de la maladie annoncent une fin prochaine, et l'intermittence du pouls est la conséquence de l'aggravation des accidents.

L'influence du calcul s'étend quelquefois loin de son siége. M. Civiale a observé des malades qui avaient de très vives douleurs dans les muscles des jambes, et j'ai vu un sujet qui souffrait beaucoup à la plante des pieds lorsqu'il faisait des efforts pour uriner. La sensibilité peut être très surexcitée, et des caractères énergiques deviennent pusillanimes.

Symptômes dans les cas d'atonie. — Lorsque la vessie se contracte peu, ou lorsqu'elle a perdu sa puissance contractile, le contact de la pierre sur ses parois a pendant longtemps très peu d'action, et les symptômes qu'elle développe diffèrent complétement de ceux observés dans le cas contraire. C'est seulement lorsque la pierre a un gros volume que les accidents apparaissent surtout lorsque l'atonie de la vessie est antérieure à la formation de la pierre. La vessie ne se débarrasse pas de son contenu, et le malade éprouve une sensation pénible avant d'uriner, au lieu des douleurs décrites dans les cas opposés. Des efforts sont nécessaires pour chasser le liquide, dont le jet est sans force; l'urine coule ensuite goutte à goutte, sans douleurs et sans contractions; elle est ordinairement colorée, très odorante, et elle devient épaisse et bourbeuse à la suite de fatigues.

L'état maladif est continu sans douleurs vives, mais sans repos complet. La santé s'altère et le malade maigrit. La constipation est permanente, il y a fièvre et malaise général.

L'atonie peut être consécutive à l'hypertrophie. Les accidents produits par une contractilité surabondante ayant atteint leur plus grande intensité, diminuent rapidement, ce qui est toujours un signe très grave. Les besoins d'uriner sont moins fréquents et moins douloureux ; les urines sont troubles, blanchâtres et ammoniacales, la digestion est mauvaise, la langue est blanche et le teint pâle, le malade maigrit et il perd ses forces, la fièvre devient continue. Lorsqu'on introduit une sonde, on s'aperçoit que la vessie ne se vide pas. Dans cette situation, ordinairement le malade s'éteint sans douleur. Au contraire, lorsqu'il se fait une réaction, la langue devient noirâtre, des symptômes généraux à forme typhoïde se développent et ils se terminent rapidement par la mort.

§ III. — Exploration de la vessie dans l'affection calculeuse.

L'ensemble plus ou moins complet des symptômes que nous venons d'énumérer ne permet pas de poser un diagnostic certain. Les différentes affections de l'appareil urinaire se révélant par des manifestations identiques : il faut donc avoir recours aux signes pathognomoniques, c'est-à-dire aux signes fournis par le toucher.

C'est seulement le cathétérisme et les explorations qui donnent la certitude de la présence d'une pierre dans la vessie. Ce résultat acquis, il faut ensuite chercher à connaître le volume, le nombre et la dureté des calculs, et si sa présence a produit des lésions organiques. Ces recherches exigent beaucoup de temps et de prudence.

Le malade doit être préparé à ces opérations par les moyens que nous allons décrire : il doit être convenablement placé, et les instruments dont on doit se servir doivent avoir une forme particulière, afin d'être manœuvrés dans les organes, et supportés par eux tout le temps nécessaire pour faire ces recherches complètes.

Du traitement préparatoire. — La sensibilité des organes urinaires des calculeux est souvent très grande. L'introduction d'une sonde dans la vessie produit de si vives douleurs, qu'il n'est pas possible de distinguer ce qui appartient à l'état de la vessie, de ce qui est la conséquence du contact de l'instrument. Cette situation oblige surtout d'abréger le temps de l'exploration ; et les recherches étant insuffisantes, on ne trouve pas une pierre, que la sonde eût certainement rencontrée dans des circonstances mieux appropriées. C'est donc une pratique sage de préparer le malade.

Lorsque les symptômes font soupçonner la présence d'une pierre, il faut introduire des bougies de cire molle, qu'on laisse dans la vessie pendant cinq ou six minutes. Répétées pendant huit ou dix jours, et une fois chaque jour, ces introductions suffisent à émousser la sensibilité de l'urèthre, et elles font tolérer plus longtemps le contact des instruments.

On fait aussi, pendant quelques jours, des injections d'eau tiède dans la vessie. On acquiert par ce moyen les renseignements utiles, sur la capacité de la vessie, sur son degré de sensibilité, et sur la puissance contractile de ses parois. Cependant lorsque des lésions organiques compliquent l'affection calculeuse, ce traitement n'est pas toujours efficace. L'amélioration est bornée et sans durée. La prudence de l'opérateur est, dans ces cas, le seul guide pour apprécier l'opportunité d'une exploration.

Position du malade. — Un oreiller roulé dans une serviette est placé sous le bassin du malade, couché sur le dos. Cette précaution est surtout nécessaire, lorsqu'on opère sur un lit ordinaire, elle empêche le siége de s'enfoncer dans les matelats. Les jambes et les cuisses fléchies sont écartées de manière à laisser libres les organes génitaux. Si la température de l'appartement n'est pas suffisamment chaude, on doit couvrir les cuisses du malade, pour que la sensation du froid ne provoque pas les contractions de la vessie.

Le chirurgien se place à la droite du malade, afin de manœuvrer la sonde avec sa main droite.

Il est utile de poser une cuvette dans le lit, entre les cuisses du malade, pour recevoir l'urine, s'il devient nécessaire de vider la vessie.

L'opérateur aura aussi à la portée de sa main une seringue remplie d'eau tiède, pour distendre la vessie dans le cas où elle ne contiendrait pas assez d'urine.

Choix de l'instrument. — Tout instrument plein doit être exclu : ainsi on n'emploiera ni le cathéter, ni les bougies métalliques : on doit pouvoir, à volonté, évacuer ou remplir la vessie selon les besoins, et c'est la sonde seule qui permet ces differentes manœuvres.

La forme des sondes est très variée. Des chirurgiens se sont servis arbitrairement de certaines formes qui leur ont fait subir des mécomptes. Nous ferons remarquer, en outre, que le cathétérisme ordinaire est insuffisant.

La sonde droite est le plus imparfait des instruments explorateurs. C'est avec difficulté qu'on la dirige dans deux ou trois directions, et il est impossible de porter son extrémité derrière le col de la vessie, où l'on rencontre si fréquemment la pierre.

La sonde à grande courbure est presque toujours inutile, parce que ne pouvant pas être inclinée dans tous les sens, une grande partie de la surface de la vessie échappe à son contact. Elle cause de très vives douleurs lorsqu'on veut diriger son extrémité en bas et vers le col.

La sonde à petite courbure doit être préférée à tous les autres instruments. Le peu d'étendue de sa courbure la fait aisément incliner dans toutes les directions, et surtout elle permet de la ramener contre la paroi postérieure et inférieure du col de la vessie.

Pour mieux reconnaître un calcul, Dupuytren et Lisfranc ont donné le conseil de placer le stéthoscope sur le périnée, ou sur le bas-ventre. M. Leroy l'a adapté à la sonde, et à l'aide d'un long tube, il espérait conduire le son jusqu'à l'oreille. On a imaginé aussi des sondes en laiton, et en forme de chapelets, pour agir sur le calcul, comme avec une râpe. L'expérience n'a pas été favorable à ces divers moyens qui n'ont pas été admis dans la pratique.

Il en a été de même de la plessimétrie, et des essais qu'on a faits pour voir dans la vessie, à l'aide d'appareils aussi compliqués qu'inutiles.

Exploration. — On introduit lentement dans la vessie la sonde à petite courbure. Si cet organe contient beaucoup d'urine, ce qu'on reconnaît par la profondeur où s'enfonce la sonde, on laisse écouler une partie du liquide, en ouvrant le robinet de la sonde ; on diminue de la sorte l'étendue du champ à explorer.

Souvent la sonde heurte le calcul, au moment où elle entre dans la vessie; lorsque le malade a marché avant l'exploration, la pierre est presque toujours placée sur le col.

D'autres fois, il faut la chercher, et, si la vessie n'est pas suffisamment distendue par l'urine, on doit faire une injection de quatre à six onces d'eau tiède.

Après avoir constaté que la sonde est très mobile dans la vessie, on la pousse jusque contre la paroi postérieure de l'organe. On incline la courbure de l'instrument, soit à droite, soit à gauche, et l'on *bat* successivement tous les points de la paroi inférieure, en même temps qu'on ramène la courbure jusque contre le col de la vessie. Si cette première recherche a été sans résultat, on porte de nouveau la courbure de la sonde contre la paroi postérieure de la vessie, on l'incline sur le côté opposé à celui qu'on vient de parcourir, et on répète la même manœuvre. Si cette seconde recherche n'a pas été plus heureuse que la première, on conduit de nouveau la courbure contre la paroi postérieure, et on lui donne un mouvement de rotation qui porte sa concavité vers le rectum : on promène alors le bout de l'instrument, ainsi renversé, sur tous les points du bas-fond, et en le retirant, on en ramène le bec jusque sur le sommet du trigone.

Le frottement du bout de la sonde ainsi renversé serait très douloureux, si on n'avait la précaution d'abaisser le pavillon, ce qui fait d'autant remonter son extrémité.

On comprend que cette manœuvre est possible seulement avec les sondes à petites courbures.

Lorsqu'il n'y a pas de complications, ces manœuvres font presque toujours rencontrer le calcul.

Cependant il est certaines circonstances, non définies, qui semblent soustraire la pierre au contact de la sonde; et, si ce n'était la persistance des troubles fonctionnels, on pourrait se croire fondé à dire que la vessie ne contient pas de corps étranger, puisque des explorations faites avec soin n'ont pas dévoilé sa présence.

Une vessie trop vaste est un obstacle à la découverte d'un calcul.

C'est dans ces cas qu'il faut faire des injections d'eau tiède, si la vessie se contracte fortement, et d'eau froide, si elle se contracte peu. On arrête de temps en temps la sortie du liquide, et on fait les recherches avec la sonde, ou on explore, pendant que le liquide s'écoule. A mesure que la vessie se vide, les recherches deviennent douloureuses, on doit agir alors avec une grande prudence, afin d'éviter des lésions très faciles à faire dans ce moment.

En faisant plusieurs injections, et en les laissant sortir comme nous venons de le dire, on provoque les conctractions de l'organe, dont les parois viennent envelopper la courbure de la sonde, et mettre en contact avec elle un calcul si petit qu'il soit, à moins que la vessie se contractant avec trop de force ne coiffe le calcul, et n'empêche la sonde de le sentir.

Ce procédé est utile seulement lorsque la vessie a conservé encore un certain degré de contractilité.

Ces manœuvres ne doivent pas être prolongées longtemps. La douleur que ressent le sujet, et surtout la sortie d'une petite quantité de sang, indiquent qu'il est prudent de cesser les recherches.

La sonde en contact avec la pierre donne une sensation de grattement, et elle produit un bruit particulier. Quand la pierre est friable et rugueuse, le bruit est sourd et douteux; quand elle est dure et lisse, le bruit est clair et distinct. C'est un véritable son, lorsque le corps étranger est dur et volumineux.

Ce bruit peut servir à faire connaître qu'il y a plusieurs pierres : avec la courbure de la sonde, on frappe alternativement à droite et à gauche, et dans ce cas on entend un son à chaque inclinaison de l'instrument. On peut reconnaître qu'il y a plusieurs pierres, mais il n'est pas possible, ainsi qu'on l'a prétendu, d'en apprécier exactement le nombre, lorsqu'il y en a plus de deux.

Chez les sujets qui ont toujours souffert d'une maladie des voies urinaires, on rencontre une disposition anatomique qui rend difficile la recherche de la pierre, et qui empêche quelquefois de la découvrir. C'est lorsque la base du trigone, tendue en saillie entre les ouvertures des uretères, laisse en arrière une dépression qui peut être assez profonde pour protéger une pierre contre le contact de la sonde.

Si, après avoir exploré la vessie dans ses différentes parties, on ne trouve pas le calcul, on doit renverser vers le rectum le bec de la sonde, et en longeant la paroi postérieure de la vessie, on lui fait parcourir dans tous les sens la cavité limitée en avant par la base du trigone.

On a donné le conseil de rechercher les pierres ainsi placées en introduisant le doigt dans le rectum, afin de bien sentir le bas-fond de la vessie. Les notions que donne le toucher rectal à travers l'épaisseur des tissus sont trop vagues et trop incertaines pour poser un diagnostic.

Les explorations les plus complètes ne font pas toujours connaître la présence de la pierre. Des altérations dans la forme de la vessie, telles que des cellules creusées dans l'épaisseur des parois, ou des productions fongueuses, peuvent abriter la pierre et la soustraire à toutes les recherches.

La forme des instruments employés dans la pratique générale est défectueuse, et elle donne des notions erronées ou incomplètes sur la présence, le volume et les caractères physiques de la pierre. Elle est impropre aussi à faire connaître des altérations organiques dont les conséquences sont parfois très graves, lorsqu'elles compliquent l'affection calculeuse.

Crosse a écrit qu'un chirurgien habile ne put trouver, avec la sonde ordinaire, une pierre qui avait été déjà reconnue. La vessie contenait deux calculs. Une pierre grosse comme un œuf d'oie a échappé aux recherches de la sonde.

De célèbres praticiens ont cru sentir une pierre alors que la vessie n'en contenait pas, et ils ont fait l'opération de la taille d'après ces fausses indications. Ce malheur est arrivé deux fois à Dupuytren (1) et quatre fois à Roux (2).

(1) Civiale, *Lettre quatrième sur la lithotritie*, 1833, p. 48 et 49.
(2) Civiale, *Parallèle des divers moyens de traiter les calculeux*, 1836, p. 374.

Quelques-uns ont cru à un très grand volume de la pierre, alors qu'en réalité il était très petit. Cette erreur peut être facilement commise lorsque la vessie, très contractée, ne se laisse pas développer par des injections. Une ou plusieurs petites pierres, maintenues contre le col, ne peuvent être circonscrites ni déplacées, et de quelque côté qu'on dirige la sonde, cette dernière reste toujours en contact avec la pierre et fait croire à la présence d'un calcul volumineux. De telles circonstances ont aussi fait croire à l'enkystement de la pierre, parce que la sonde la sent toujours dans la même place, quelle que soit la position qu'on donne au malade.

Des altérations organiques sont souvent des complications de la pierre, et elles empêchent de la reconnaître. Ce sont principalement les tumeurs de la prostate, ou des excroissances fongueuses attachées à la face postérieure du col de la vessie. La sonde, en entrant dans la vessie, refoule en arrière et abaisse ces tumeurs sur la pierre ainsi soustraite à son contact.

La sonde à courbure très courte renversée vers le rectum, comme nous l'avons dit plus haut, est d'une grande utilité dans de tels cas; et ce qui nous semble rendre l'exploration plus facile, c'est l'emploi du lit à bascule. Après avoir incliné le bassin du malade, après avoir donné deux ou trois secousses à cet appareil, il est bien rare que la pierre ne quitte pas la place qu'elle occupe près du col, pour tomber derrière la base du trigone, où il est plus facile de la sentir en renversant la petite courbure de la sonde et en relevant son pavillon.

L'usage de ce lit n'est pas généralisé, mais je puis assurer à ceux qui voudront s'en servir qu'ils en retireront de grands avantages.

Lorsque la prostate est hypertrophiée, lorsque les tissus du col sont indurés, le passage des ouvertures de la sonde dans le col transmet, dans certains cas, une sensation qui peut être cause d'erreur. Elle se produit seulement lorsqu'on retire la sonde, et elle simule exactement le grattement de la sonde sur une pierre phosphatique. Si l'on enfonce la sonde dans la vessie, on ne perçoit plus rien, et l'on retrouve de nouveau ce frottement en la retirant. J'ai vu plusieurs de ces faits qui ont donné la croyance d'une pierre fixée derrière le col de la vessie. Mais le doute disparaît lorsqu'on remplace la sonde par un instrument sans ouverture, ou par un lithoclaste; on ne retrouve plus cette sensation, dans quelque direction que l'on porte l'instrument.

Une prostate volumineuse et l'induration des tissus sont des obstacles à ce que la sonde puisse être dirigée vers les différents points du bas-fond de la vessie. Elle est comprimée, on la met difficilement en mouvement, et surtout on ne peut l'abaisser ; dans ces cas, l'incertitude persiste.

Afin d'obvier à ces difficultés, M. Civiale a très heureusement employé la pince à trois branches, et, par ses habiles manœuvres, il a pu reconnaître les dimensions et la forme des calculs, ainsi que diverses altérations de la vessie.

Avant de retirer la sonde, cet opérateur injecte deux ou trois onces de liquide dans la vessie, il introduit la pince et il l'ouvre. La vessie, contenant peu de liquide, est presque remplie par la pince développée. Il la fait tourner sur elle-même pendant qu'une partie du liquide s'écoule par la canule, la capacité de la vessie diminue sans interruption, mettant la pierre en contact avec les branches de la pince, dont on n'a pas interrompu le mouvement de rotation.

Cet instrument peut cependant donner de fausses sensations. On sait que l'ouverture de l'urèthre dans la vessie fait, dans certains cas, une saillie assez élevée pour être heurtée par l'instrument ; alors les mouvements de rotation dont nous avons parlé donnent lieu à une secousse qui peut tromper le chirurgien, et qui font souffrir le malade.

A défaut de la pince à trois branches, le lithoclaste à mors plats peut être très utilement employé. Il est surtout convenable pour mesurer la pierre, qui doit être prise en plusieurs points différents, afin de connaître ses différents diamètres ; on obtient cette connaissance approximative en consultant l'échelle métrique de la branche mobile, et l'écartement des rondelles.

Il est à peu près impossible, quoiqu'on ait dit le contraire, d'obtenir une mesure exacte du volume de la pierre; les résultats varient chaque fois qu'on l'abandonne pour la prendre de nouveau, les mors de l'instrument ne la saisissant pas dans la même position, et c'est surtout lorsque les calculs sont plats et ovalaires qu'on constate ces nombreuses différences.

Ces données, quoiqu'incomplètes, sont cependant d'une grande utilité pour arrêter un plan d'opération, et elles donnent la certitude de ne pas confondre une petite pierre avec une grosse.

Parmi les causes qui peuvent empêcher de reconnaître la présence d'une pierre, il faut citer l'hypertrophie de la prostate. L'élévation plus grande de cette glande augmente la dépression du bas-fond où une pierre y est abritée, et est soustraite aux recherches de la sonde. Elle est encaissée dans une poche supplémentaire, et souvent si inappréciable, que Lecat la considérait comme une sorte de kyste (1).

On a conseillé de modifier la position du malade, de le faire coucher sur l'un ou l'autre côté, de le faire poser sur les coudes et sur les genoux. L'inclinaison brusque sur le lit à bascule est le moyen le plus certain de déplacer la pierre et de l'amener vers la paroi postérieure de la vessie. Elle peut aussi être enveloppée d'une matière si épaisse, qu'elle empêche le contact de la sonde, ainsi que l'a vu M. Key (2).

Les cellules retiennent facilement des calculs qui y augmentent de volume et qui y restent enchatonnés. M. Civiale en a fait dessiner un bel exemple : c'est une vessie hypertrophiée et à cellules. Dans plusieurs de ces cavités anormales, on aperçoit des calculs multiples (3).

Quelquefois la pierre reste libre; la sonde la rencontre, et dans une autre séance on la cherche vainement. Cette différence est le résultat du passage alternatif du calcul dans la cellule et dans la vessie.

La pierre peut aussi être placée au-dessus du col de la vessie (4). Cette position est une source de difficultés, non-seulement pendant les explorations, mais surtout pendant l'application de la lithotritie. Si elle n'est point adhérente, on comprend l'utilité de la position inclinée à donner au malade.

Cependant la pierre peut être adhérente dans cette position.

M. Robert a, dans une séance de la Société de chirurgie, parlé d'un malade opéré par lui de la taille bilatérale; et, à cette occasion, une discussion s'est engagée sur la question de savoir si, lorsque les pierres sont placées au-dessus du col de la vessie, elles y sont maintenues par une adhérence ou par une contraction de l'organe, ou par suite d'une irrégularité de l'organe, dans lequel cas il y aurait une poche contenant une partie de la pierre. De nombreux faits prouvant que les calculs peuvent être adhérents, Delpech, dans un travail sur la taille hypogastrique, a fait connaître un cas où la muqueuse était si adhérente au calcul, que des fragments de cette membrane ont été arrachés.

Cette opération fut faite sur un enfant de huit ans, qui mourut le deuxième jour.

(1) Houstet, *Observations sur les pierres enkystées et adhérentes à la vessie*, in *Mémoires de l'Académie de chirurgie*, t. I, p. 293.

(2) *Guy's hospital Reports*, 1837.

(3) Civiale, *Affection calculeuse*, pl. V.

(4) Civiale, *loc. cit.*, pl. IV, fig. 2.

M. Belmas parle d'un calcul adhérent au sommet de la vessie. M. Heurteloup dit avoir opéré avec le percuteur excavé un malade de trente-cinq ans, qui avait une pierre ronde grosse comme une noix, et qui était suspendue par un petit pédicule au sommet de la vessie.

Pasquier a taillé un malade dont la pierre portait une surface ronde de 1 centimètre de diamètre, à laquelle adhéraient des fragments de la membrane muqueuse. Cette pierre avait pour noyau une masse noire de matière fibreuse entourée d'une couche épaisse de phosphate.

Ces pierres adhérentes à la partie supérieure de la vessie sont enlevées par l'injection qui soulève et écarte les parois; éloignées du champ d'action de la sonde, elles échappent aux investigations du chirurgien qui, presque toujours, les cherche seulement dans le bas-fonds ou au-dessous du col de la vessie.

ARTICLE VI.

TRAITEMENT MÉDICAL DE L'AFFECTION CALCULEUSE.

Lorsque les sables proviennent des reins ou de la vessie, et que l'expulsion se fait avec peu de douleurs, on doit prescrire un traitement dont l'expérience a prouvé l'utilité, bien qu'il ne réponde pas aux diverses théories émises sur ce sujet. Ainsi, on appliquera des ventouses ou des sangsues à la région des reins (1), on fera prendre des bains généraux, des boissons abondantes, des eaux de Vichy, de Carlsbad, de Contrexeville, de Bussang, de Pougues, etc., et enfin de légers purgatifs.

Cette médication doit être suivie avec persévérance et d'une manière progressive, la situation profonde des reins ne permettant pas de les atteindre directement.

Le même traitement est applicable également aux malades qui continuent à rendre des sables, après avoir subi l'opération de la taille ou de la lithotritie.

Il est sans effet lorsque, dans un point quelconque de l'appareil urinaire, il y a une lésion organique ; elle seule doit préoccuper le médecin.

Les fonctions de la peau doivent être surveillées, elles ont une

(1) Civiale, *Traitement médical et préservatif de la pierre et de la gravelle*, 1840, p. 81.

grande action sur la production de la gravelle. L'état des voies digestives et des reins s'opposant souvent à l'administration interne des médicaments, on agira par les frictions, les bains, les douches sulfureuses et l'exercice.

Lorsque le traitement doit être longtemps prolongé, on varie les moyens et l'on revient à ceux qu'on a momentanément abandonnés.

Les gravelles d'acide urique ou d'urate d'ammoniaque doivent être traitées par les bicarbonates alcalins en dissolution ; s'ils fatiguent l'estomac, on les fera prendre en bains et en lavements. Les eaux de Vichy, de Contrexeville, d'Évian sont très utilement employées, à la condition que le médecin de ces localités en surveillera l'administration avec soin. Des malades, qui les ont prises sans guide, en ont souffert.

Un traitement énergique est, dans certains cas, nécessaire pour calmer la violence, et pour diminuer la durée des coliques néphrétiques. Quelquefois il est impuissant, bien qu'on ait employé les saignées locales et générales, les opiacés, les bains prolongés, les boissons abondantes, etc.

Les vomissements si fréquents, ainsi que la diarrhée, empêchent l'administration de quelques médicaments ; on doit alors tenir le malade au bain pendant plusieurs heures, et maintenu à une même température. On donne successivement plusieurs petits lavements opiacés, jusqu'à ce que le malade puisse les conserver. Les suppositoires opiacés sont tolérés dans quelques cas où les lavements sont repoussés.

L'emploi de ces moyens ramène ordinairement le calme, et le gravier tombe dans la vessie.

Dans quelques circonstances, tout l'appareil urinaire est dans un état de surexcitation extrême, la souffrance est générale ; il y a fièvre, insomnie et perte de l'appétit ; les urines très colorées, fétides et peu abondantes, forment des dépôts, et leur sortie est douloureuse. Le traitement indiqué plus haut est souvent sans effet, et M. Civiale recommande, dans ces cas embarrassants, la médication qu'il emploie contre les névralgies de l'urèthre. Les premières introductions des bougies aggravent souvent la situation, mais insensiblement l'irritation locale diminue, et l'état général s'améliore. Le même traitement est applicable à la gravelle d'oxalate calcaire, qui se reproduit rarement chez un même sujet.

La gravelle grise exige un traitement particulier. Quelquefois c'est contre le catarrhe de la vessie qu'il faut agir, par exemple, lorsque l'urine est bourbeuse, crétacée, et lorsqu'elle contient des matières graveleuses durcies. On doit laver la vessie avec des injections froides qui réveillent aussi sa contractilité et agir avec d'autant plus de prudence que l'urèthre, très irritable, tolère difficilement le passage des premières sondes. Le malade doit prendre des bains tièdes, des boissons abondantes, des lavements purgatifs, et se soumettre à un régime doux.

Les eaux minérales sulfureuses sont aussi très utilement employées en boissons, en bains et en douches, à la condition d'en surveiller l'administration.

Lorsqu'on a reconnu la pierre, et apprécié les désordres qu'elle a occasionnés, le malade étant convenablement préparé, on procède à l'extraction du calcul.

Pour obtenir ce résultat, le chirurgien a à sa disposition deux méthodes très puissantes dans les limites de leur application : ce sont la taille et la lithotritie.

La première, réservée aux cas exceptionnels et pour lesquels toute tentative de broiement est un danger, est décrite dans les traités de médecine opératoire. Nous ne nous en occuperons donc pas ici. La seconde, généralement peu connue, sera exposée avec détails dans les chapitres suivants.

CHAPITRE II.

DE LA LITHOTRITIE.

ARTICLE PREMIER.

DES INSTRUMENTS DROITS EMPLOYÉS POUR FAIRE LA LITHOTRITIE.

§ Ier. — De la pince à trois branches.

L'appareil connu sous le nom de *pince à trois branches* permet de prendre la pierre, de la fixer, de la perforer, de l'écraser et de l'extraire. Ce mode de destruction a reçu de l'Académie des sciences la dénomination de *procédé Civiale* (1).

L'instrument est composé de trois pièces principales : 1° la canule extérieure; 2° la pince à trois branches, ou le trilabe; 3° le lithotriteur, ou le foret; et de trois pièces d'une moindre importance, qui sont: 1° le cuivrot, ou la poulie brisée; 2° le tour, ou le chevalet, et 3° l'archet. Cet appareil est complété par deux boîtes à liége (fig. 78).

La *canule extérieure* (fig. 78 *a*) a 24 centimètres de longueur et de 4

(1) Percy et Chaussier, *Rapport fait le 22 mars 1824 à l'Académie des sciences.*

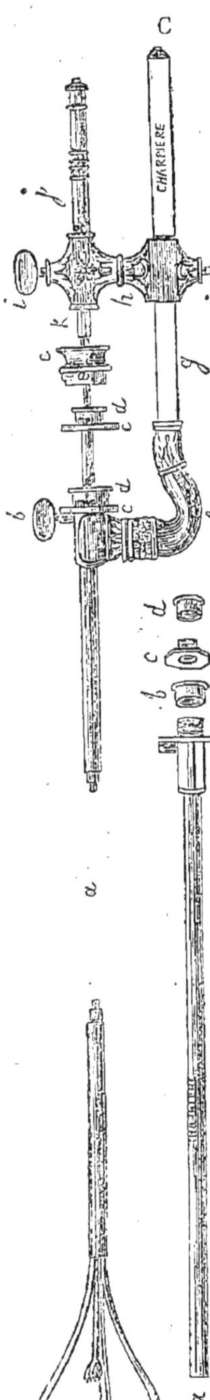

FIG. 78.

FIG. 78. — *Appareil instrumental droit.*

A-B, parties séparées.
C, appareil assemblé.
A, canule extérieure.
b, boîte à cuir.
c, bouton à vis du tube intérieur ou de la pince.
d, boîte à cuir de cette pince.
a, virole terminale, très solide, de la canule extérieure.
B, pince à trois branches, ou trilabe, contenant le lithotriteur.
C, le tour portant l'appareil assemblé.
b, vis de pression de la canule extérieure.
c-c, boutons montés à vis, servant de poignée.
d-d, boîte à cuir.

Ces différentes parties sont réunies solidement par des pas de vis.

e, poulie brisée.
i, vis de pression de la poupée.
h, la poupée.
g, portion plate et horizontale du tour.
f, partie coudée servant de support à la contre-poupée.
j, boîte à pompe contenant un ressort en spirale dont l'action pousse la broche sur le calcul.
k, la tige du lithotriteur.
h, la broche.

à 8 millimètres de diamètre, selon qu'on l'emploie chez l'adulte ou chez l'enfant. Elle est droite, et ses parois doivent être très solides, quoique ayant peu d'épaisseur. L'extrémité vésicale est terminée par une virole en acier d'une résistance telle, qu'elle ne cède jamais aux efforts de traction exercés sur le trilabe. L'extrémité opposée, ou manuelle, porte un renflement de forme carrée, long de 4 centimètres, et ayant en saillie sur chaque côté deux languettes qui, glissant dans les rainures de la lunette du tour, assurent la solidité de l'appareil. A la surface supérieure, il y a une vis de pression, afin d'empêcher les mouvements involontaires de la pince dans la canule : elle est terminée par une rondelle ou poignée, et enfin une boîte à cuir retient l'eau injectée dans la vessie.

Dans le but de pouvoir à volonté vider la vessie ou la remplir pendant les manœuvres de broiement, on a ajouté au renflement carré une espèce d'entonnoir communiquant avec l'espace resté libre entre les deux canules. Cette addition a été jugée inutile, et elle est abandonnée.

La *pince à trois branches* (fig. 78 B), nommée aussi *trilabe*, *litholabe*, est un tube d'acier divisé à l'une de ses extrémités en trois branches de longueur inégale et recourbées à leur extrémité libre.

Cette différence de longueur a pour but de faire chevaucher les crochets sans se toucher et sans augmenter le diamètre de cette extrémité, lorsqu'on ferme la pince en poussant en avant la canule extérieure. C'est cette disposition, l'une des plus importantes de l'appareil, qui a assuré le succès de la lithotritie.

Ces trois branches aplaties, faisant ressort, sont des divisions du tube qui, introduit dans la canule extérieure, doit s'y mouvoir librement. Il est plus long que cette dernière de 5 à 6 centimètres; et son extrémité manuelle porte une échelle graduée et un pas de vis recevant la rondelle ou poignée : cette dernière contient une boîte à cuir, afin que l'eau ne s'échappe pas entre ses parois et le lithotriteur. L'échelle graduée fait connaître l'écartement des branches, et de quelle longueur elles sont entrées dans la vessie.

Le *lithotriteur*, le *stylet*, le *perforateur* est une tige d'acier plus longue de 3 centimètres que la pince à trois branches ; son extrémité externe, terminée en pointe arrondie, porte une échelle graduée ; l'extrémité interne, ou vésicale, se développe en une surface armée de dents, et sur les côtés de laquelle sont trois entailles destinées à recevoir les branches du trilabe lorsqu'il est fermé : le volume de l'extrémité de l'appareil est de la sorte égal au diamètre de la canule extérieure. On a donné des formes différentes aux dents; tantôt elles sont d'égale longueur, tantôt l'une est plus saillante que les autres, et cette extrémité, ou tête, est droite ou inclinée vers la circonférence.

Le bout de la tige qui porte la tête est droit ou légèrement courbé, ce qui permet à la tête de faire des trous trois fois plus grands que son volume. Cette disposition est utile lorsque la pierre est grosse : l'extrémité du trilabe doit être alors légèrement recourbée pour loger la tête inclinée du lithotriteur.

Faute d'avoir bien compris la portée d'action du lithotriteur, et lui attribuant à tort une puissance trop limitée, on a voulu le modifier et on lui a fait subir de nombreuses transformations, dont aucune n'est restée dans la pratique.

Comprenant les difficultés d'introduire l'instrument droit lorsque la prostate est hypertrophiée, M. Civiale en a employé un dont l'extrémité est recourbée, et dont il a donné la figure en 1827.

On a cherché à détruire la pierre en agissant sur elle de dedans en dehors, en agrandissant la perforation faite d'abord avec un lithotriteur cylindrique : on a tenté en vain de l'évider, de l'excaver et de la réduire à l'état de coque, qu'on brisait ensuite avec un instrument nommé brise-coque. La pierre a été attaquée d'avant en arrière, et de dehors en dedans ; ces diverses et inutiles modifications n'ont pas prévalu. La tige du lithotriteur, formée de deux tubes emboîtés, a dû avoir un plus grand volume pour être suffisamment solide ; on a diminué d'autant son épaisseur, et par conséquent la puissance des pinces, qui n'ont plus été assez fortes pour fixer solidement le calcul. La pince-forceps, ou à quatre branches, appelée aussi pince-maîtresse, dont une branche plus large que les autres, et terminée par un capuchon, n'a pas été conservée dans la pratique. La pince-servante, destinée à chercher la pierre, n'a aucune valeur pratique, et enfin plus tard, Benvenuti reproduisit l'idée de la pince à quatre branches, qu'il recourba à son extrémité et qui ne put pas être employée.

Le *cuivrot* ou *poulie brisée* (fig. 78 *e*) est fixé au moyen d'une clef sur l'extrémité du lithotriteur qui sort du trilabe. Il sert à limiter la course du lithotriteur, et il l'empêche de dépasser les branches du trilabe. Il reçoit la corde de l'archet qui doit mettre le lithotriteur en mouvement lorsqu'on veut attaquer la pierre, et il est un point d'appui à la main de l'opérateur, 1° pour reconnaître la présence de la pierre dans la pince, 2° pour la déplacer et pour lui faire présenter une autre surface lorsqu'elle a déjà été attaquée, et 3° enfin pour l'*écraser* entre les branches du trilabe et la tête du lithotriteur. Pour exécuter cette dernière manœuvre l'extrémité externe du lithotriteur ne doit point dépasser le niveau de la poulie, afin de ne pas blesser le chirurgien. C'est dans ce but que les poulies ont au centre une excavation qui loge l'extrémité du lithotriteur.

Le *tour*, ou *tour en l'air* (fig. 78 C) est composé de plusieurs pièces ayant chacune une destination particulière. L'une de ses extrémités, recourbée *f*, porte la lunette dans laquelle on place la partie carrée de la canule extérieure : c'est la contre-poupée. La poupée *h*, placée à l'autre extrémité, se meut sur la tige carrée du tour *g*, où elle peut être immobilisée par une vis de pression *i*. La poupée porte une boîte à pompe *j*, renfermant un ressort à boudin qui pousse sans cesse, le lithotriteur contre la pierre, lorsqu'il est mis en mouvement avec l'archet.

L'archet dont l'usage a été conseillé par Ducamp, est tendu par une corde à boyau ; il a remplacé utilement la manivelle à rouage employée primitivement par M. Civiale.

Manière d'assembler l'instrument. — On graisse le litholabe, on l'introduit dans la canule extérieure, et on fixe sur le pas de vis la rondelle qui sert de poignée *c*; après avoir également graissé le lithotriteur, on le fait entrer dans le trilabe jusqu'à ce que son renflement soit au niveau de l'extrémité recourbée des branches du trilabe *c*; sur l'extrémité opposée au renflement on fixe le cuivrot contre la rondelle du trilabe *c*, ce qui empêche le lithotriteur de dépasser les branches du trilabe : tous les deux sont serrés avec pression par des boîtes à cuir, afin de s'opposer à la sortie du liquide contenu dans la vessie.

Ces différentes pièces ainsi assemblées forment l'appareil instrumental droit, prêt à agir (fig. 78).

Lorsqu'on veut fermer l'instrument on doit placer le renflement du lithotriteur, de telle sorte que les échancrures latérales reçoivent les branches du litholabe. Quand ce dernier entre dans la canule extérieure, les angles saillants du renflement se placent alors dans les intervalles des branches, dont on opère le rapprochement complet, en en retirant le lithotriteur de 2 à 4 millimètres. Cette longueur est facilement appréciée, puisqu'on la voit entre le cuivrot et la rondelle du trilabe.

L'instrument est fermé par un double mouvement ; on tire la rondelle du trilabe en même temps qu'on pousse la canule extérieure ; la résistance indique que l'instrument est fermé, et on assure son immobilité en serrant la vis de pression.

Lorsqu'on veut ouvrir le trilabe, on desserre la vis de pression placée sur la partie carrée de la canule extérieure, et on pousse la rondelle du trilabe plus ou moins en avant, selon le degré d'écartement qu'on veut donner à ses branches. L'instrument étant complétement ouvert, la rondelle du trilabe touche celle de la canule extérieure. La position du cuivrot indique celle de la tête du lithotriteur. Lorsque le cuivrot touche la rondelle du trilabe, le renflement du lithotriteur est au niveau des crochets des branches, niveau qu'il ne doit *jamais dépasser*. En l'éloignant de la rondelle du trilabe on rapproche d'autant le renflement du lithotriteur de l'extrémité vésicale de la canule extérieure. Si l'on exerce sur le cuivrot une forte traction, le renflement du lithotriteur appliqué contre la face interne des branches du trilabe, les écarte, et il augmente l'ouverture de la pince.

Les crochets du trilabe n'ont pas toujours la même longueur; qui doit être en raison du diamètre de l'instrument, dont les parois de la canule extérieure ne doivent pas être débordées par les crochets lorsque la pince est fermée.

La saillie des crochets doit être également en rapport avec le volume du calcul que l'on veut briser: si le calcul est petit, ou s'il s'agit de saisir un fragment de pierre, on se sert de crochets de moyenne longueur; s'il s'agit de calculs uréthraux, les crochets doivent être très courts; si au contraire il faut fixer une grosse pierre, on doit employer des crochets aussi longs que possible.

§ II. — Différences qui caractérisent la pince à trois branches et le lithoprione.

La pince à trois branches, qui a rendu possible la pratique de la lithotritie, a été la cause d'une polémique que trente-cinq ans n'ont pas suffi à faire cesser. La génération actuelle, qui recherche les journaux de cette époque, est étonnée de trouver dans l'exposé d'une question qui intéresse à un si haut degré l'humanité, un langage que réprouvent nos relations courtoises. Elle comprend mal les passions qui ont dominé des adversaires, qui prétendent n'avoir eu en vue qu'un but scientifique. Le temps ne les a pas calmées, et nous pensons que le moment n'est pas opportun pour écrire l'histoire de la lithotritie, appuyée des rapports non tronqués des sociétés savantes, et d'un dessin conforme au texte. Une négligence inexplicable et dûrement expiée a laissé publier comme vraie, la figure d'un instrument autre que celui décrit et employé par soo auteur. C'est, en effet, armé de ce dessin inexact qu'on s'est présenté pour contester à M. Civiale ses droits à l'invention de la lithotritie. Ce qui est hors de doute, c'est que la première opération a été faite avec un éclatant succès par M. Civiale le 13 janvier 1824, avec une pince à trois branches qui n'avait de commun, avec le lithoprione réclamé par M. Leroy (d'Étiolles), que l'écartement des branches par leur élasticité. Ce lithoprione présenté à l'Académie des sciences l'année précédente, était inapplicable, ainsi que les faits l'ont prouvé. Dans une lettre que M. Leroy a écrite à cette illustre assemblée le 29 mars 1824, c'est-à-dire deux mois et demi après la première opération heureuse de M. Civiale, il dit : « Si » je n'ai point fait usage de cet instrument *sur le vivant*, c'est que » j'ai cru n'avoir point assez fait encore ; j'ai pensé qu'il ne suffit pas » de briser les calculs dans la vessie, mais qu'il faut avoir la certitude » d'extraire les fragments, qui deviendraient les noyaux d'autant » de pierres nouvelles. » Le lithoprione n'avait donc point encore été appliqué.

Dans le mois d'avril de la même année, M. Leroy essaya sur le vivant, d'opérer avec la pince à trois branches, dont il revendiquait l'invention, c'est-à-dire avec le lithoprione, et le résultat démontra l'impuissance et les dangers de cet appareil : « Une femme peu for- » tunée des environs de Bourges fut le sujet, dit-il, de cette opération » qui eut pour témoins tous les médecins et chirurgiens de la ville, à » l'exception d'un seul, et quelques chirurgiens espagnols alors pri- » sonniers de guerre. J'avais écrit à M. le docteur Pierre, qui donnait » des soins à la malade, pour le prier de dilater légèrement le canal » de l'urèthre, afin que tout fût prêt à mon arrivée. Mais, contre mon » attente, je trouvai la vessie racornie, embrassant exactement de » tous côtés un calcul qui me parut d'un volume considérable, de » telle sorte que l'urine s'écoulait involontairement, et qu'il me fut » impossible de faire demeurer une seule goutte d'injection. De plus, » la sensibilité de l'organe était extrêmement vive. Je résolus seule- » ment de faire des tentatives de broiement avec toutes les précau- » tions qu'exigeaient des circonstances aussi défavorables. Mais la » pince dont je fis usage, ne trouvant pas assez de place dans la vessie » pour se développer, *fut obligée de s'ouvrir dans le col de cet organe.* » La membrane muqueuse fut pincée entre les branches, et j'eus » beaucoup de peine à la dégager, ne pouvant, à cause de la situation, » *ni fermer ni ouvrir l'instrument* (1). » La malade fut taillée et mourut.

On voit donc que plusieurs mois après les opérations faites avec tant de succès par M. Civiale, la pince à trois branches, réclamée par M. Leroy, était encore sans utilité, et fort dangereuse. En effet, sa construction la rendait inapplicable. Ses branches d'égale longueur, ne pouvaient pas porter des crochets assez forts pour saisir et fixer la pierre ; et l'absence d'une vis de pression sur la canule

(1) Leroy, *Exposé des divers procédés pour guérir de la pierre*, 1825, p. 157.

extérieure laissait toute sa mobilité à la pince à trois branches qui a pu, ainsi que l'avoue M. Leroy, s'ouvrir dans le *col de la vessie.* Le perforateur de M. Leroy n'est égalemeut d'aucun secours pour la préhension de la pierre, lorsqu'elle est volumineuse. Celui de M. Civiale, au contraire, contribue à l'écartement des branches et à l'agrandissement de leur ouverture. Cette disposition si heureuse a d'abord échappé à la perspicacité de M. Leroy, qui, plus d'une année après l'application du lithotriteur, écrivait en rapportant une opération de M. Civiale : « Il est vrai que les difficultés de l'opéra- » tion ou son manque de succès a pu dépendre, dans quelques » circonstances, de la disposition vicieuse du perforateur de M. Ci- » viale, qui le force à des recherches multipliées et fatiguantes. S'il » eût fait usage de mes perforateurs, il aurait pu porter ensuite » jusqu'au centre du calcul les fraises doubles et simples, les limes » doubles et simples, au moyen desquelles il aurait pu le broyer ra- » pidement *du centre à la circonférence sans le lâcher*, ainsi qu'il est » obligé de le faire après chaque perforation (1). »

Quatre années d'essais infructueux ont prouvé à M. Leroy l'inutilité des fraises et des scies simples ou doubles et la puissance destructive du lithotriteur de M. Civiale. Il s'est enfin rendu à l'évidence, et, par un aveu louable, il a reconnu ses torts : « Il fallait, dit-il, que le foret présentât une grosse tête pour servir d'appui aux branches pendant que l'opérateur cherche à saisir le calcul ; disposition qui se trouve dans le foret de M. Civiale, et que j'ai blâmée à tort dans un ouvrage sur les calculs (2). »

En résumé, sans rechercher aujourd'hui pour les motifs que nous avons indiqués dans la préface, à qui, de M. Civiale ou de M. Leroy, appartient la premiere idée de se servir de la pince à trois branches, pour broyer les calculs urinaires, nous voyons que cet instrument, pris dans le vieil arsenal chirurgical, a été changé par ces deux célèbres opérateurs. Les modifications n'ont pas été également heureuses; M. Civiale, en se servant de sa pince, guérissait des malades et semblait ne pas entendre les attaques dirigées contre lui, pendant que M. Leroy constatait, à diverses reprises, l'impuissance de son appareil et faisait connaître, dans les publications périodiques, les nombreux et inutiles changements qu'il y apportait.

Un tableau comparatif des deux appareils fera mieux comprendre encore les différences qui les distinguent, et servira à expliquer les succès d'une part et les revers de l'autre.

(1) Leroy, *Exposé des divers procédés pour guérir de la pierre*, etc., 1825, p. 162.
(2) *La clinique des hôpitaux et de la ville*, t. III, n° 83, p. 346, 1829.

Litholabe de M. Civiale.	*Lithoprione de M. Leroy.*
La *canule extérieure* porte sur son extrémité manuelle une vis de pression servant à rendre la pince immobile.	La *canule extérieure* n'a pas de vis de pression. Elle est remplacée par un coulant à charnière posé sur la canule interne, qui ne peut pas être suffisamment immobilisée. On a vu dans l'observation de la malade opérée à Tours, que la pince s'est ouverte dans le col de la vessie.
La *pince à trois branches* est terminée par des crochets d'inégale longueur. En fermant l'instrument, ils se superposent, ce qui a permis de leur donner plus d'ampleur et de force. Cette disposition est une des plus importantes de l'appariel, elle maintient solidement la pierre, et elle sert de point d'appui quand on l'écrase contre les branches avec la tête du lithotriteur.	La *pince à trois branches* est formée par trois prolongements plats de longueur égale, disposition vicieuse, qui oblige à diminuer la surface et la force des crochets, afin de conserver à cette extrémité de l'appareil un diamètre égal à celui de la canule extérieure. La faiblesse des crochets laisse échapper une grosse pierre ; et elle ne permet pas son écrasement lorsqu'elle est moyenne et dure.
Le *lithotriteur*, tantôt droit, tantôt incliné, est terminé par une tête armée de dents, sur les côtés il y a trois entailles pour loger les branches de la pince quand on la ferme. La tête inclinée, fait dans sa rotation un trou trois fois plus grand que son volume, et sa large surface permet d'écraser le calcul contre les forts crochets de la pince.	Les *fraises* et les *limes* servent à creuser le calcul, et ensuite à le scier du centre à la circonférence. L'écrasement n'est pas possible, à cause de la faiblesse des crochets, et du peu de surface des fraises, qui s'opposent également à produire un convenable écartement des branches, pour saisir un gros calcul.

Ces deux appareils, comme on le voit, n'ont de commun que la forme extérieure; et ils diffèrent complétement, par la manière de prendre, de fixer et de détruire la pierre.

M. Leroy a entrevu le but, et pendant qu'il se livrait à de continuelles réclamations, son imperturbable rival l'a atteint.

ARTICLE II.

DES INSTRUMENTS COURBES POUR MORCELER LES CALCULS.

§ Ier. — Anse articulée.

Jacobson (de Copenhague) fit connaître, en 1831, un instrument courbe formant une anse, destiné à morceler et à écraser les calculs (fig. 79).

Il est composé d'une canule extérieure de 23 centimètres de longueur, légèrement aplatie et d'un diamètre de 4 à 6 millimètres; elle renferme deux tiges d'acier B, dont l'une se meut facilement. Les surfaces qui glissent l'une sur l'autre sont aplaties, et celles qui sont en contact avec les parois de la canule, sont arrondies. Lorsqu'elles sont réunies, elles forment un cylindre plein de la forme de la canule extérieure. Leur extrémité vésicale, dépassant la canule, est courbée et a 7 centimètres de longueur. Une moitié de ce cylindre, qui forme la concavité de la courbure, est d'une seule pièce fixée à la canule extérieure ; et l'autre moitié, formant la convexité, est brisée par trois charnières C.

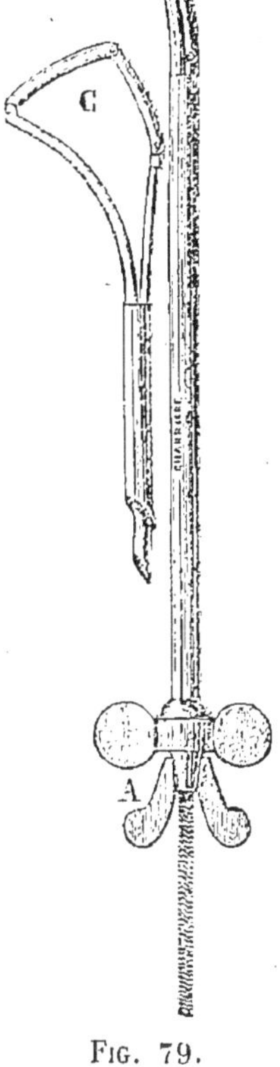

Fig. 79.

Les bouts des deux tiges qui sortent de la canule extérieure par son extrémité manuelle n'ont pas la même longueur ; la plus petite, fixée par une vis à la canule, ne la dépasse pas ; l'autre, au contraire, mobile, et portant les charnières, est plus longue, et elle est terminée par un pas de vis sur lequel court un écrou A, destiné à effacer l'anse et à écraser la pierre en rapprochant les surfaces des deux tiges. Cette extrémité de la canule extérieure est munie d'une rondelle servant de poignée.

Lorsque l'instrument est fermé, il ressemble à un cathéter courbe.

Pour assembler l'instrument à anse, on graisse la partie droite des tiges, on les réunit et on les introduit dans la canule extérieure en les poussant jusqu'à ce qu'elles soient arrêtées par le rebord en saillie. On serre la vis de pression qui immobilise la tige la plus courte. La branche la plus longue sort de la rondelle, et on place l'écrou sur la vis. Cet instrument a été modifié ; Dupuytren y a ajouté une articulation, afin d'obtenir une anse plus développée. C'est le seul perfectionnement qui ait été conservé. Les deux branches latérales destinées à retenir la pierre, l'échelle graduée, la boîte à cuir et le rateau n'ont pas été jugés nécessaires.

§ II. — Percuteur courbe à marteau pour réduire les calculs en fragments.

M. Heurteloup, inventeur d'une méthode nouvelle pour détruire la pierre dans la vessie, lut à l'Institut, dans la séance du 20 février 1832, un mémoire exposant les principes de cette méthode, et contenant la description des instruments appropriés à son exécution. La méthode fut nommée *percussion*, et l'instrument, *percuteur courbe à marteau.*

M. Heurteloup dit (1) : « J'ai donné à mon instrument le nom de *percuteur courbe à marteau*, 1° parce qu'il brise les pierres par la percussion ; 2° parce qu'il présente une courbe, ce qui lui donne un caractère particulier autre que celui présenté par les instruments utilisés jusqu'à présent, et enfin 3° parce que la force que j'emploie est celle que me fournit le marteau.

Cet instrument est en acier (fig. 80). Il a 38 centimètres de longueur, et l'on distingue dans sa composition la partie qui, pendant l'opération, entre dans l'urèthre et dans la vessie, et la partie qui est extérieure.

La partie extra-vésicale ressemble à une grosse sonde qui serait droite dans 22 centimètres de la longueur, et dont l'extrémité serait recourbée suivant le quart d'un cercle de 3 centimètres de rayon. Cette partie courbée se sépare en deux portions par une coupe qui croise, à angle droit, l'axe de la partie droite de la sonde. Cette dernière est composée de trois pièces, deux latérales et une intérieure. Les deux latérales se continuent avec la portion la plus externe de la courbure ; l'intérieure, au contraire, se continue avec la portion la plus interne de cette courbure.

Comme ces deux portions externes sont fixées dans une pièce carrée d'acier qui forme l'armature, et que la partie externe qui lui correspond est mobile, conséquemment on peut à volonté éloigner l'une de l'autre ces deux portions de courbure et les rapprocher B. Or, c'est dans la possibilité d'éloigner ou de rapprocher les deux pièces, que réside dans l'instrument la faculté de prendre. » L'armature porte une vis de pression A, afin d'arrêter les branches l'une sur l'autre et les rendre solidaires pour retenir la pierre prise entre les mors.

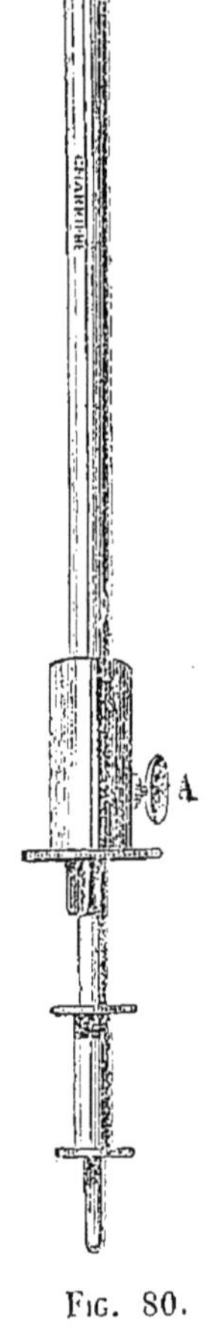

Fig. 80.

Tel est l'instrument courbe, type qui a subi de très nombreuses modifications.

Le corps de l'instrument, ou la portion droite, a été creusé en gouttière, au lieu d'être formé de deux parties latérales. Ce corps est composé de deux pièces, l'une pleine, nommée la branche mâle, et l'autre creusée en gouttière et nommée la branche femelle.

(1) Heurteloup, *De la lithotripsie*, etc., 1846, p. 9.

Les *mors*, ou l'extrémité recourbée, sont de différentes formes : les uns employés à briser de grosses pierres, ont été fenêtrés et dentelés, et les autres destinés à écraser des fragments de calcul ou de petites pierres, sont plats, sans dentelures, et ont près du talon une petite ouverture; d'autres enfin ont été excavés en cuiller, afin de rapporter au dehors une certaine quantité de la matière lithique. Ils servent à faire l'*extraction immédiate.*

L'*extrémité manuelle* porte un mécanisme qui a subi de nombreux changements; ils peuvent être ramenés à deux modes d'action : 1° la percussion et 2° l'écrasement. Le premier est opéré par le marteau ou par une détente, et le second par la vis, le levier et par le pignon.

De l'extrémité recourbée ou des mors du percuteur. — Le but que se proposait d'atteindre M. Heurteloup était de fragmenter et de pulvériser la pierre. En conséquence, il fit faire des mors à larges surfaces, afin de mieux écraser la pierre, et de rapprocher complétement les branches de l'instrument. Ses bords peu élevés permettent à la pierre de s'y placer facilement. Ils sont armés de dents se logeant dans des coupes inclinées de la branche opposée, chassant par cette disposition le détritus le long de ces coupes inclinées. L'extrémité de la branche femelle est terminée en olive protectrice dépassant l'extrémité de la branche mâle, qui peut se rapprocher de la branche femelle sans pincer la vessie.

Cet instrument de M. Heurteloup, ce percuteur type, était exclusivement destiné à morceler les pierres par la percussion. Soit qu'on n'ait pas suffisamment compris la valeur de cette méthode, soit qu'elle n'ait point toujours été convenablement exécutée, on crut qu'elle ne satisfaisait point aux besoins de la pratique, et l'on chercha à la modifier. On associa d'abord la pression à la percussion ; cette dernière fut faite contrairement aux lois de la méthode : c'est-à-dire sans point fixe. On lui donna le nom de *percussion volante.* Les résultats obtenus par ces procédés altérés, vicieux, furent peu satisfaisants; on en accusa la méthode, sans reconnaître qu'on l'exécutait mal ; et bientôt la percussion fut abandonnée pour lui voir préférer l'écrasement.

Nous avons dit que ce dernier procédé est mis en œuvre, soit avec la vis, soit avec le pignon ou le levier, et à chacun de ces modes opératoires il a été nécessaire d'adapter aux appareils des mors différents.

Lorsqu'on veut agir par pression et écraser la pierre par l'action de la vis, l'instrument à mors larges et plats doit être employé. M. Civiale ayant reconnu que la cuvette de la branche femelle s'engorgeait parce qu'elle était trop creuse et plus large au fond qu'à l'entrée, fit élargir ses bords, afin que la branche mâle remplît plus exactement la cavité; et au lieu d'être arrondi et aplati latéralement, l'instrument présenta cette disposition d'avant en arrière ; il perdit en épaisseur ce qu'il gagna en largeur (fig. 81 C). Le volume réel ne fut point augmenté; ayant à parcourir un canal flexible, son introduction ne fut pas plus difficile. Il est utile de faire remarquer que la face interne de la cuvette doit être lisse et polie, afin que le détritus de la pierre ne s'y attache pas.

Ces instruments ont une grande force ; la largeur de la cuiller est de 7 à 12 millimètres. La longueur de ces mors doit diminuer à mesure qu'on en augmente la largeur, afin de leur conserver une grande solidité; cette longueur varie de 20 à 26 millimètres. Ayant souvent été embarrassés par l'agglomération du détritus

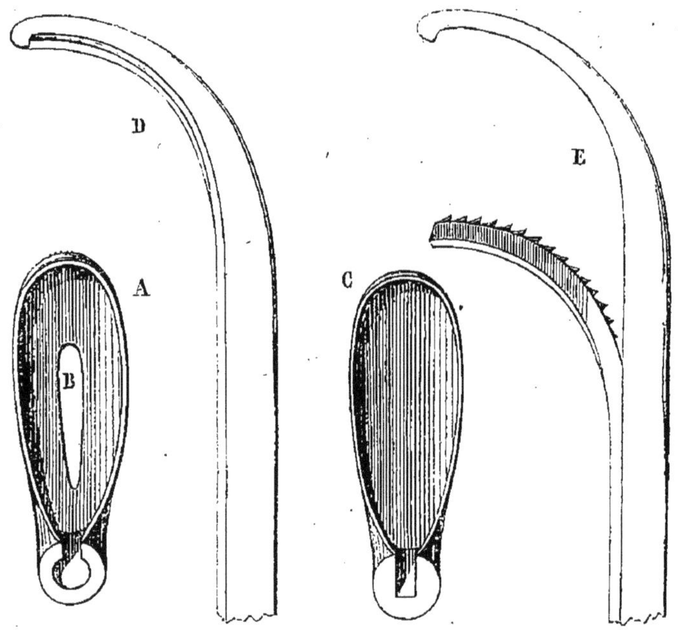

Fig. 81.

A, mors plats et larges fermés.
B, ouverture des mors.
C, mors plats sans ouverture.
D, mors plats fermés.
E, mors plats ouverts.

de la pierre dans la cuiller de la branche femelle, des chirurgiens cherchèrent à faire disparaître cette difficulté en ajoutant à l'instrument une languette de fer, espèce de rateau destiné à détacher ce dépôt. La tentative ne fut pas heureuse, et on agrandit ensuite la petite ouverture placée près du talon de la branche femelle (fig. 81 B); qui fut presque entièrement ouverte; d'autres mors ont été complétement ouverts, et ils ont reçu le nom d'instruments *fenêtrés*. Si cet écartement a toute la solidité nécessaire, il a le grave inconvénient de saisir et de maintenir difficilement la pierre, à cause du peu d'étendue de sa surface. C'est un défaut qu'on n'a pas su faire disparaître, malgré les formes variées des dents

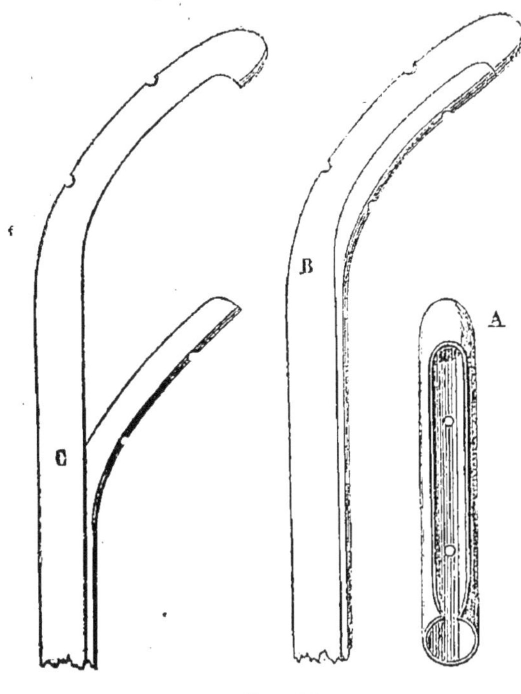

Fig. 82.

A, mors creusés en gouttière.
B, mors en gouttière fermés.
C, mors en gouttière ouverts.

ajoutées à ces mors. Il est surtout peu apte à saisir les fragments, et il n'est guère employé que comme instrument d'attaque.

Les dents des mors ont subi de nombreux changements. Nous avons dit que le percuteur courbe avait à chaque branche des dents larges, séparées par des espaces profonds à angles vifs, s'emboîtant les unes dans les autres lorsque l'instrument est fermé. Dans la crainte de pincer et de déchirer la vessie, on a remplacé ces dents par des saillies petites, arrondies, alternes, et dirigées obliquement. Ces dentelures ont été maintenues seulement sur les instruments fenêtrés, et on les a supprimées dans les mors plats et larges. On a construit aussi des mors dont la branche mâle porte une languette saillante sur toute sa longueur. Cette modification n'a pas prévalu, parce qu'elle coupe la pierre au lieu de la réduire en fragments.

D'autres changements ont encore été apportés à la forme des mors, tels que l'allongement des branches, etc., ils n'ont été d'aucune utilité, et ils ne sont plus en usage aujourd'hui.

M. Heurteloup, dans le but d'extraire immédiatement les fragments de la pierre qu'il vient de morceler, a modifié les mors de son percuteur, courbe de la manière suivante (fig. 82) : en place des aspérités dont était armé l'intérieur des branches, il a fait pratiquer des excavations dans toute la longueur et dans toute la largeur des plans (fig. 82 A). Ces excavations donnent aux branches la forme de deux cuillers, dont les creux, marchant l'un vers l'autre, tendent à emprisonner une quantité de pierre proportionnelle à leur capacité. Si on les rapproche au moyen de la force vive et alternative du marteau, les bords des culliers se mettent en contact, et le trop plein s'échappe sous forme de pâte fine et liquide. Les bords des cuillers coupent les fragments qui les dépassent, et l'instrument, plein de pierre, a exactement le même volume, la même forme, le même poli qu'avant de l'avoir mis en usage.

§ III. — Moyens de morceler la pierre.

Nous avons dit qu'on pouvait démolir la pierre par la percussion et par l'écrasement. Le premier de ces deux modes s'exécute avec un marteau. « Quant à la faculté de pulvériser, dit M. Heurteloup, elle est due à l'action d'un marteau, avec lequel, lorsque la pierre est prise entre les deux segments de courbure, dont l'un est immobile et l'autre mobile, on peut rapprocher ces deux segments par la percussion, et conséquemment communiquer à la pierre l'action vive et éminemment pulvérisante du marteau. On conçoit que par ce moyen je réalise dans la vessie ce que l'on opère avec le même agent sur un plan solide et résistant. En effet, l'instrument présente, lorsqu'il est mis en usage, un plan fixe sur lequel repose la pierre, et un plan mobile qui a une action absolument semblable au marteau mis en œuvre, comme on le fait ordinairement, puisqu'il est une loi physique qui veut que tout choc que l'on imprime à l'extrémité d'une tige métallique solide et droite se transmette sans perte à un corps placé à l'autre extrémité. »

Le *marteau* doit être construit de manière que la masse de fer *molle* puisse mordre sur l'extrémité de la branche mâle, et ait un coup bien assuré. Le manche est disposé pour servir de levier afin de serrer la vis du point fixe avec une grande puissance, sans faire des mouvements et des efforts.

On a voulu remplacer le marteau par une gouttière à détente, et l'étau ou le point fixe par des étaux à main, formés d'une masse de plomb, et tenus par des aides. On pratique ainsi la percussion volante. C'est-à-dire que d'une méthode puissante et inoffensive, on a fait une manœuvre inutile lorsqu'on agit faiblement, et dangereuse quand on emploie la force.

L'étau ou le point fixe est indispensable pour exécuter convenablement la percussion, et il est plus sage de ne pas se servir du marteau, sans le secours du point fixe (fig. 83).

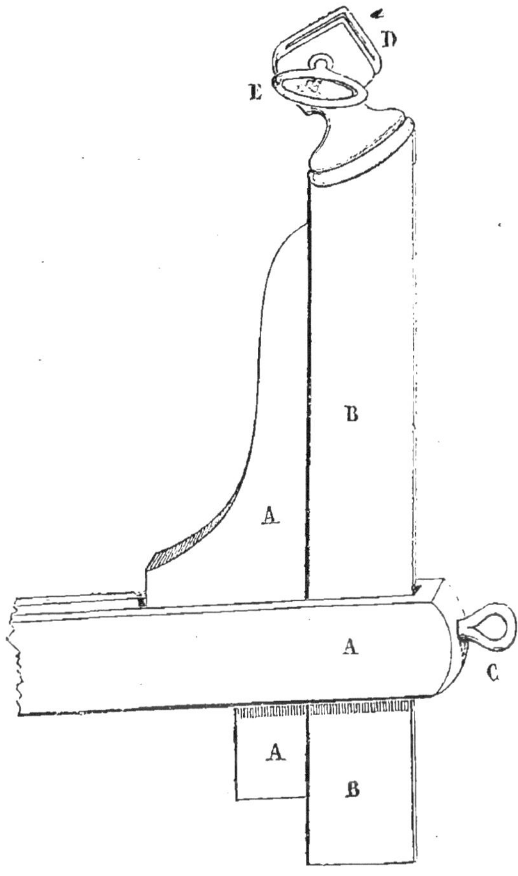

Fig. 83.

A-A, coin immobilisant l'étau.

B-B, l'étau.

Le coin de M. Heurteloup étant très petit, il laisse sentir les vibrations résultant des coups de marteau. On en a la preuve en plaçant contre le talon du percuteur une bille suspendue à un fil, à chaque coup de marteau elle s'éloigne du percuteur, ce qui n'a pas lieu avec le coin A.

C, vis de pression assurant la position de l'étau.

D, mortaise pour recevoir le percuteur.

E, vis de pression pour fixer le percuteur.

Fig. 83.

L'appareil inventé par M. Heurteloup est solide, mobile ou fixe à volonté, « pouvant aller chercher l'instrument, pouvant s'en em-
» parer à la place où il est, pouvant rendre promptement cet in-
» strument immobile et inébranlable, pouvant passer prompte-
» ment de l'immobilité à la mobilité, pouvant rester toujours dans
» la même position relative avec le malade, quelle que soit sa situa-
« tion, le bassin relevé ou horizontal (1), etc. »

(1) *L'art de broyer la pierre*, 1858, p. 22.

Cet étau est fixé par des boulons solides à un lit à bascule (fig. 84), permettant de borner les mouvements de totalité du

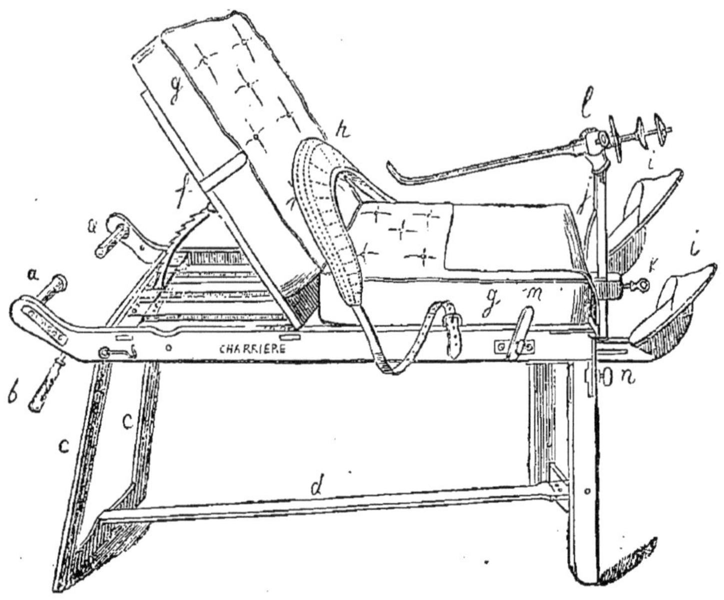

FIG. 84. — *Lit modifié par l'auteur pour l'opération de la lithotritie.*

a-a, menottes pour manœuvrer le lit.
b, tampon à ressort.
c-c, portion mobile, pour basculer le lit.
d, tringle, assurant l'immobilité de l'appareil.
f, crémaillère pour soulever la tête du malade.
g-g, matelas.
h, sangle pour soutenir le malade.
i-i, sandales pour recevoir les pieds.
j, l'étau.
k, vis pour immobiliser l'étau.
l, percuteur placé dans l'étau.
m, support du matelas.

Ce lit, dont les pieds sont articulés, peut être replié : dans cet état, il a peu de volume, et est facilement transportable.

malade en arrière avec une simple sangle, et de rendre solidaires ensemble, le lit, le malade, l'instrument, l'étau et la pierre, de manière que tout obéisse à une même impulsion.

§ IV. — Pression de la pierre.

En 1833, on fit connaître des instruments pouvant agir par la pression et par la percussion ; la forme de l'extrémité manuelle de l'appareil reçut de nombreux changements. On sait que l'instrument de Jacobson porte une tige en pas de vis, sur laquelle court un écrou ailé ; avec cette disposition on brise la pierre par la pression, mais on ne peut pas la morceler par la percussion, la tige n'étant pas indépendante de l'écrou. Afin de faire succéder immédiatement la percussion à la pression, on a ajouté à la branche femelle une allonge, dépassant l'armature de 10 à 12 centimètres et portant un pas de vis, sur lequel l'écrou agit, en pressant une rondelle fixée à la tige de la branche mâle. Cette action de la vis a des inconvénients : il est difficile, par exemple, de fixer solidement avec la main gauche l'armure étroite de l'instrument, qui tourne sur lui-même dans le sens imprimé à l'écrou. Ce mouvement qu'on

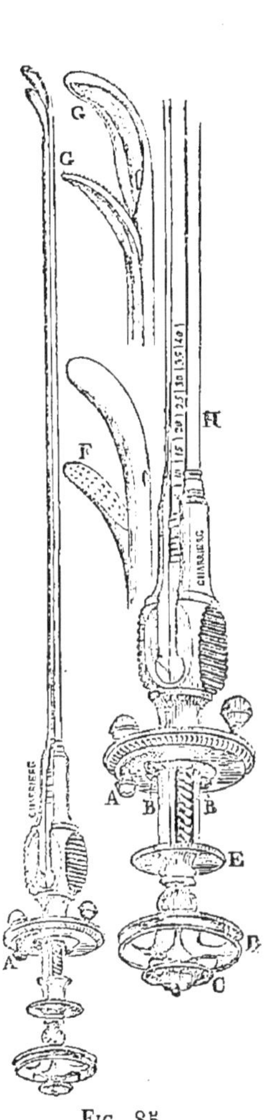

Fig. 85.

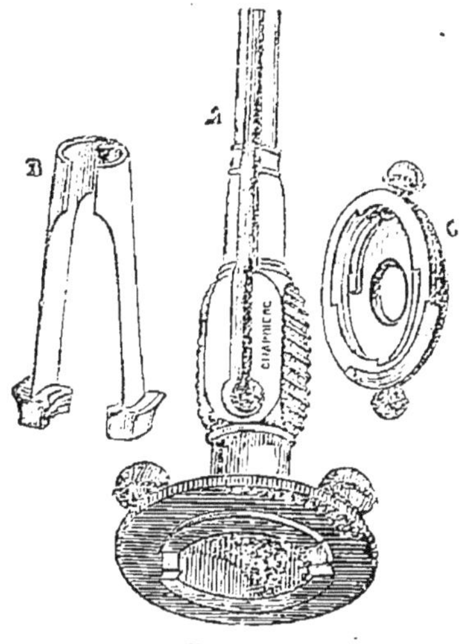

Fig. 86.

Fig. 85. — *Écrou brisé.*

A-A, boîte contenant l'écrou, et mise en mouvement par les boules à vis.
B, lames latérales entre lesquelles se meut la vis.
C, vis modérant les mouvements de l'écrou.
D, roue dynamométrique.
E, point d'appui des lames latérales.
F, surface rugueuse de la branche mâle.
G-G, mors écartés et surface polie de la branche femelle.

Fig. 86. — *Écrou brisé simplifié.*

A, corps de l'instrument.
B, gouttière contenant l'écrou brisé.
C, boîte contenant la spirale.

ne peut pas régler, fatigue l'opérateur, et il occasionne des douleurs au malade. On a fait diverses modifications qui ont diminué ce grave défaut, mais qui ne l'ont pas fait entièrement disparaître. Cet appareil est aujourd'hui abandonné.

Afin d'accélérer la marche de l'écrou, on y a ajouté des volants à deux, à trois et à quatre branches. Les uns terminés par de petites boules, et les autres par une roue. Malgré ces divers changements on perdait beaucoup de temps pour ouvrir et pour fermer l'instrument. Voulant néanmoins conserver l'action puissante de la pression, on abandonna les volants que M. Charrière remplaça par l'écrou brisé (fig. 85). Ce système fonctionne à volonté; et on arrête son action en écartant de la tige du lithoclaste les deux moitiés de l'écrou. Cependant il était nécessaire de préciser le degré de force à employer, basé sur le diamètre de l'instrument. Une rondelle (fig. 85 A) fut placée sur la vis; et le diamètre de cette rondelle servit à régler sa puissance; elle devint une roue dynamométrique. M. Civiale conseille de faire des roues de 3 centimètres de rayon, pour des instruments de 7 millimètres de diamètre.

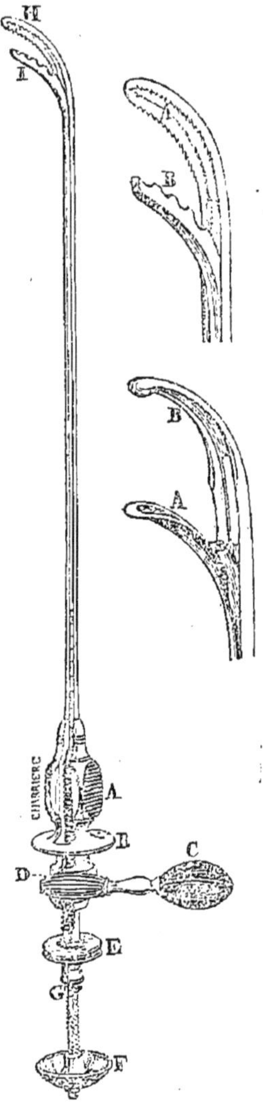

Fig 87. — *Instrument fenêtré à pignon.*

A, l'armure carrée.
A-B, mors à dents et mors plats.
B, rondelle.
C, le manche du pignon.
D, la boîte du pignon.
E, rondelle de la branche mâle.
F, rondelle servant de point d'appui à la main.

Les deux portions de l'écrou furent enfermées dans une boîte adaptée à la rondelle de la branche femelle; on les en écarte en tournant deux boutons de gauche à droite, et on les en rapproche en agissant en sens inverse (fig. 84).

M. Charrière a simplifié le mécanisme de l'écrou brisé, ainsi qu'on le voit dans la fig. 86.

1° La virole C, s'articule sur la grosse rondelle. Au centre de cette rondelle est ajustée une douille mobile B qui porte sur ses parties latérales deux échancrures recevant deux coussinets à ressort longitudinaux. Dans la virole se trouvent deux plans inclinés qui pressent sur les coussinets et qui maintiennent ainsi l'engrenage fermé; en tournant la virole en sens opposé, l'élasticité des ressorts fait écarter les coussinets, et l'engrenage est ouvert. Pour rendre plus faciles le nettoyage et l'entretien de l'instrument, pour simplifier le travail, on a supprimé l'enveloppe fenêtrée ajoutée pour aider la pression continue et pour éviter le bruit produit par le frottement de la vis.

L'usage a démontré que la première indication trouvait rarement son application, et pour remplir la seconde on a adapté à l'extrémité de la vis une simple virole qui l'enveloppe.

A l'écrou brisé, M. Mathieu a substitué la clavette mobile, qui, dans une moitié est creusée d'un pas de vis, sur les deux faces internes; l'autre moitié plus large, laisse passer la vis sans frottement. Lorsqu'on veut engrener l'instrument, on pousse sur la clavette, afin de mettre son pas de vis en rapport avec la vis de la branche mâle, et on agit dans le sens contraire lorsqu'on veut rendre la liberté à cette partie de l'instrument.

M. Charrière a appliqué le pignon latéral au lithoclaste fénétré, afin d'agir avec plus de force. Le pignon à engrenage est mis en mouvement par un manche portant une petite tige dentelée qui répond aux engrenages de la branche mâle du brise pierre (fig. 81). Ce mécanisme est très-simple, et il permet de développer une grande force.

On a cherché à alléger cette partie de l'instrument portant ces différents moyens de pression; et on a pensé que la manœuvre serait plus facile en les rendant indépendants. L'expérience n'a pas été favorable à cette innovation qui complique l'appareil, et aujourd'hui elle est généralement abandonnée; ainsi que les différents systèmes de leviers: la simplicité des écrous brisés a prévalu.

ARTICLE III.

DU TRAITEMENT PRÉPARATOIRE.

On sait que l'introduction d'une sonde faite avec prudence peut donner lieu à de graves accidents. On sait aussi qu'une bougie placée plusieurs fois émousse la sensibilité de l'urèthre et rend ce canal apte à recevoir sans danger des instruments volumineux. Il est donc indiqué de préparer les malades, en relevant les forces par une bonne alimentation, et en cherchant à calmer une surexcitation très exagérée. M. Civiale fait remarquer que dans l'emploi des toniques, le quinquina n'a pas sur les contractions de la vessie la mauvaise influence qu'on lui a supposée, et il est avantageux de le prescrire lorsque les organes digestifs ont été débilités.

La préparation locale est d'une grande utilité. Elle dispose les organes à supporter les manœuvres et à laisser sortir les débris de la pierre sans occasionner de grandes douleurs. Cette préparation consiste à placer, dans l'urèthre, tous les jours, une bougie de cire molle de 6 à 7 millimètres de diamètre, qu'on retire après quelques minutes. La durée du traitement préparatoire varie selon l'état général du sujet et la nature des altérations locales. Il faut observer ce qui se passe dans les voies urinaires après chaque introduction de bougie; si la douleur a été faible, s'il n'en est résulté aucune irritation, on peut faire l'opération deux ou trois jours après le dernier cathétérisme.

Soins préliminaires.

Près du lit du malade on place une table sur laquelle on range les instruments nécessaires; une sonde, une seringue pleine d'eau tiède, le lithoclaste et de l'huile.

Lorsqu'on opère le malade sur son lit ordinaire, on lui soulève le siége au moyen d'un coussin roulé dans un drap: les jambes sont écartées et les cuisses fléchies; on place sous la verge une cuvette destinée à recueillir l'urine.

Si on emploie le lit à bascule, la position du malade doit être assurée par une sangle passant sur ses épaules et fixée à deux boucles attachées sur les côtés du lit.

Cette position donnée au malade laisse ses muscles dans le relâchement et éloigne tout ce qui peut provoquer les besoins d'uriner. Elle a surtout le grand avantage de soulever le siége, afin que la partie la plus déclive de la vessie soit en regard de l'ouverture de l'urèthre. On y rencontre presque toujours la pierre lorsque la vessie est distendue par une injection.

Le chirurgien se place au côté droit du malade et non entre ses jambes.

On introduit une sonde ordinaire afin de vider la vessie: c'est une précaution nécessaire pour savoir quelle quantité d'eau on doit injecter. On fait l'injection en tenant de la main gauche le pavillon de la sonde, sur lequel on place le bout de la seringue fixée avec la main droite, dont le pouce placé dans l'anneau du piston pousse le liquide lentement, et d'une manière continue. On cesse l'injection aussitôt que le malade sent le besoin d'uriner: on enlève la seringue, et après avoir placé le pouce sur l'ouverture de la sonde, on la retire avec précaution.

L'opérateur doit tenir la sonde et faire l'injection sans le secours d'un aide; il ne peut pas y avoir un accord tel entre la main de l'aide qui tient la sonde et celle de l'opérateur qui fait l'injection, que le malade n'en ressente des secousses qui provoquent le besoin d'uriner.

On a voulu éviter de faire l'injection et on a engagé les malades à garder l'urine longtemps avant l'opération. On sait que les calculeux ont de fréquents besoins d'uriner, ils sont plus rapprochés encore par l'attente de l'opération ; il est donc à peu près impossible de conserver longtemps l'urine dans la vessie. Certaines vessies irritables, racornies se contractent avec une telle force, qu'elles tolèrent avec peine quelques onces de liquide. Il faut se garder d'employer la violence pour y faire entrer une injection ; les malades en souffrent beaucoup, et l'agitation devient si grande qu'il faut toujours laisser sortir le liquide. Si la vessie ne conserve pas une certaine quantité d'eau, il faut ajourner l'opération. Je me suis bien trouvé d'attendre. Je fais d'abord une injection de trois ou quatre onces, dix minutes après je la laisse sortir, et j'en fais une seconde immédiatement, qui est mieux tolérée; il est bien rare qu'après une demi-heure d'attente la vessie ne se laisse pas distendre suffisamment pour qu'on y puisse manœuvrer avec sécurité.

Quelques chirurgiens ont donné le conseil de soumettre le malade aux inhalations du chloroforme. C'est une pratique inutile et dangereuse, ainsi que l'emploi des narcotiques à haute dose. Inutile, en ce que le chloroforme n'empêche pas la vessie de se contracter, de même qu'il n'arrête pas les contractions de l'utérus dans l'accouchement. L'injection est repoussée malgré l'anesthésie. Elle est dangereuse, parce que le malade n'accusant pas de la douleur, le chirurgien trompé par ce calme apparent manœuvre à sec dans une vessie qui est exposée aux plus grandes violences. On a eu à regretter aussi l'usage immodéré des opiacés, qui n'a pas empêché les manifestations de l'irritabilité de la vessie.

Les vessies qui se contractent peu peuvent recevoir une grande quantité de liquide sans que le malade se plaigne du besoin d'uriner. Cette grande facilité à se laisser distendre est une cause de difficulté, surtout quand la pierre est petite. Il est en effet fort difficile de la trouver dans une vessie très distendue.

Lorsque, malgré toutes les précautions indiquées, le malade ne peut pas conserver cinq à six onces de liquide, il est prudent d'ajourner l'opération et de le soumettre à un traitement émollient et opiacé qui calme cette irritation, et qui le dispose à conserver la quantité d'eau nécessaire. Si le traitement est impuissant, il faut renoncer à la lithotritie et pratiquer la taille.

La nature différente des injections n'a pas de valeur ; on a conseillé les décoctions émollientes, l'huile, un mélange d'huile et d'eau, le lait, les décoctions opiacées, on a même recommandé le mercure coulant ; l'eau simple à la température de 18 à 20 degrés m'a toujours paru suffisante pour distendre la vessie.

ARTICLE IV.

DE LA MANŒUVRE DE LA PINCE A TROIS BRANCHES.

Après avoir graissé l'instrument, on l'introduit dans l'urèthre, en plaçant la verge en angle droit avec l'axe du corps, et en la tenant allongée. L'instrument doit être soutenu, afin que par son poids il ne descende pas trop rapidement dans le fond de l'urèthre. Lorsqu'il est arrivé dans la portion bulbeuse, on abaisse simultanément la verge et l'instrument, afin d'entrer dans la portion membraneuse. Ce temps de l'opération ne peut pas être décrit avec précision : l'exercice seul fait acquérir ce tact qui indique le moment où il doit être utilement abaissé. Trop tôt, il butte contre la symphyse du pubis, et s'il est trop profondément enfoncé dans la portion bulbeuse il est arrêté par l'éperon qui unit la paroi inférieure du bulbe et la portion membraneuse; l'instrument ayant heureusement dépassé cet obstacle tend à se rapprocher de la ligne horizontale, et, afin de faciliter ce mouvement d'abaissement, il faut, avec la main gauche placée à plat sur le pubis, déprimer la racine de la verge: on diminue ainsi la résistance du ligament suspenseur.

La position de l'instrument est alors parallèle à l'axe du corps, et il entre dans la vessie par la plus légère pression, s'il n'y a point d'obstacle au col de cet organe.

Si au contraire la prostate est hypertrophiée, principalement dans la portion sus-montananale, l'instrument est brusquement arrêté. On doit abaisser la main qui le tient, en même temps qu'on le pousse avec précaution et beaucoup de lenteur vers la vessie; on diminue ainsi autant que possible la sensation pénible causée par la pression de l'instrument sur la prostate hypertrophiée.

Il est nécessaire d'appeler particulièrement l'attention des chirurgiens sur ce point; de graves accidents ont été la conséquence d'une fausse appréciation de cet état du col de la vessie. Ayant cru avoir à lutter contre un retrécissement, alors que l'obstacle est une déviation, on a eu recours à la force, et l'on a produit des lésions dont les suites ont été funestes.

§ I. — Manœuvre pour saisir la pierre.

Lorsque l'instrument est entré dans la vessie, et lorsqu'il y est libre, on desserre la vis de pression de la canule extérieure. La main gauche tient immobile la partie carrée de cette canule, et la main droite pousse en avant le litholabe. Les branches, obéissant à leur élasticité, s'écartent, et s'ouvrent. Pendant le mouvement on tire à soi le lithotriteur, afin que son renflement ne soit pas retenu par un des crochets de la pince.

Pour ouvrir l'instrument on doit pousser le litholabe et *non tirer à soi la canule extérieure,* qui doit être tenue immobile. Par cette dernière manœuvre cette canule est ramenée dans l'urèthre, et les branches du litholabe s'ouvrent dans le col de la vessie qui est tiraillé, violenté, et même déchiré lorsqu'on veut fermer l'instrument.

On cherche la pierre avec l'instrument ouvert et non avec le bout de l'instrument encore fermé. Cette recherche difficile et douloureuse doit être faite avec une grande prudence.

M. Civiale a établi trois catégories de pierres, afin de faire sentir les différences de la manœuvre (1).

Pierres petites. La position donnée au malade et la pesanteur de la pierre aident à la porter vers la partie postérieure du bas-fond de la vessie. En donnant au trilabe ouvert un mouvement de rotation, ou en l'inclinant dans différentes directions, on le met en contact avec le calcul ; dans certains cas il a suffi de l'abaisser en cet endroit pour que la pierre se soit engagée entre les branches sans l'avoir cherchée. On s'assure qu'elle est placée dans la pince en la touchant avec le lithotriteur. Ce mouvement doit être fait avec une grande délicatesse, afin de ne pas repousser la pierre en dehors du champ d'action des branches de la pince. Sa présence étant reconnue, on ferme la pince de la manière suivante : le litholabe doit être maintenu solidement afin qu'il ne change pas de position ; on fait glisser sur lui sans secousses la canule extérieure en la *poussant* dans la vessie; et le calcul est pris. On comprend que, si on faisait le mouvement inverse, c'est-à-dire si on tirait le litholabe dans la canule extérieure, la pince se fermerait avant que ses crochets aient pu s'appliquer sur la pierre, et la manœuvre serait sans résultat.

Pierres de 2 à 3 centimètres de diamètre. — Souvent les pierres de ce volume sont placées près du col de la vessie, et lorsqu'on ouvre l'instrument, c'est derrière elles qu'il se développe. D'autres fois le mouvement de la pince déplace ou entraîne le calcul, et l'on reconnaît difficilement avec quelle partie de la pince la pierre est en contact. Cependant on agit avec sécurité, lorsqu'on sait, par la quantité d'eau injectée, que la vessie est convenablement distendue; et lorsqu'on voit à l'échelle métrique l'ouverture suffisante de la pince : on la dirige donc vers la pierre dont on a reconnu la position, et on cherche à la faire entrer dans la pince, soit par l'ouver-

(1) Civiale, *Traité pratique et historique de la lithotritie*, 1847, p. 52.

ture antérieure, soit par l'écartement des branches. Le lithotriteur indique la présence de la pierre, et c'est seulement alors qu'on ferme le trilabe avec tous les soins décrits plus haut.

Pierres volumineuses de 4 centimètres de diamètre. — La manœuvre est difficile, surtout lorsque ces pierres sont plates et longues. En entrant dans la vessie, le bout de l'instrument rencontre la pierre, qui occupe un grand espace. Son volume s'opposant à ce qu'elle entre dans la pince par côté, on doit développer les branches devant elle, afin qu'elle puisse y pénétrer par cette large ouverture antérieure. Il est donc important de s'assurer que l'instrument est placé sur la face antérieure du calcul. Si on l'ouvre à côté ou en dessous, on ne peut le saisir. Pour agir avec certitude, dès que l'extrémité de l'instrument modérément ouvert touche la pierre, on appuie dessus de manière à l'appliquer contre la paroi postérieure de la vessie, et l'on ouvre davantage la pince, en retirant lentement la canule extérieure. Lorsque l'ouverture est suffisante, les branches de la pince glissent sur les bords de la pierre qui entre dans l'instrument, et lorsqu'elle n'est pas suffisamment ouverte, il faut tirer avec force le lithotriteur contre la canule extérieure, afin que sa large tête augmente l'écartement des branches.

On peut faire une fausse manœuvre en relevant trop la main ; la pince alors s'ouvre au-dessous de la pierre, qui est portée vers le sommet de la vessie. Lorsqu'on s'aperçoit de cette mauvaise position, on doit fermer l'instrument, placer de nouveau son extrémité sur la face antérieure du calcul et l'ouvrir, comme nous venons de le dire.

Cependant il est des pierres qu'on ne peut pas saisir. Quand elles sont maintenues contre la paroi postérieure de la vessie par la pince ouverte autant qu'elle peut l'être, quand, malgré la pression et des mouvements de rotation, elles ne s'engagent pas dans le trilabe, c'est que leur volume est trop considérable pour pouvoir entrer dans les branches de la pince. Il faut alors renoncer à faire la lithotritie. Lorsque la pierre est prise et fixée, on procède à sa destruction.

§ II. — Écrasement de la pierre.

L'écrasement est une des grandes ressources de la pince à trois branches. C'est à tort qu'on n'a voulu accorder à cet instrument que la possibilité de faire des perforations successives du calcul; l'action de la tête du lithotriteur sur les branches de la pince produit les résultats les plus rapides, les plus heureux, et c'est en agissant ainsi que M. Civiale a obtenu les plus nombreux succès.

Il est donc nécessaire d'insister sur ce fait, que la pince à trois branches, non-seulement sert à perforer les calculs, mais que sa grande puissance se manifeste surtout en les écrasant. Toute pierre dont le diamètre ne dépasse pas 1 centimètre 1/2 peut être écrasée. Il en est de même des pierres plus grosses, mais friables.

Après avoir saisi et fixé solidement le calcul, on place les doigts indicateur et médius sur la face postérieure de la rondelle du litholabe, et la paume de la main droite sur le cuivrot disposé, ainsi que nous l'avons dit page 580, pour ne pas blesser l'opérateur : la main gauche tient solidement la partie carrée et la rondelle de la canule extérieure, afin d'empêcher tout mouvement de l'appareil. Par une contraction forte et brusque de la main droite, on pousse la tête du lithotriteur contre le calcul qui, retenu par les puissants crochets des branches, est écrasé entre ces deux forces. On voit combien il est nécessaire de donner une grande résistance aux crochets, puisqu'ils doivent supporter tout l'effort de la main.

Lorsqu'on sent que la pierre cède, on rapproche les branches de la pince en poussant la canule extérieure, afin d'écraser en même temps les fragments produits par la pression de la tête du lithotriteur; la pierre est ainsi détruite en un temps très court.

Lorsque le calcul est trop dur pour être écrasé par la pression seule, on fait une ou deux perforations, et l'on agit ensuite comme nous venons de le dire. Cependant, avant de faire la perforation, il est utile d'attaquer le calcul par des mouvements de rotation et de pression que la main donne au lithotriteur, en prenant le cuivrot à pleine main. Si cette action est insuffisante, on doit alors faire les perforations.

§ III. — Perforation de la pierre.

M. Civiale décrit la perforation de la manière suivante : « On commence par serrer la vis de pression de la partie carrée, puis on fait exécuter des mouvements de rotation à la poulie, afin de s'assurer que la tête du lithotriteur tourne librement sur la pierre. On adapte ensuite le tour, puis l'archet ; un aide maintient le tour immobile, en le prenant par sa partie coudée et par sa tige carrée. Le chirurgien place sa main gauche à la réunion du tour et de l'instrument; puis, avec l'autre main, il imprime à l'urèthre le mouvement de va-et-vient qui produit la rotation du perforateur. En même temps la pompe de la poupée pousse le foret vers la pierre. Cette impulsion peut être modérée à volonté par le moyen d'une vis de pression (fig. 78 C *i*, pag. 578). On continue de broyer jusqu'à ce que la poulie touche à la boîte à cuir de la pince. »

La vitesse de la rotation imprimée au cuivrot doit être modérée lorsque la pierre n'est pas dure, et l'on doit arrêter la marche du ressort lorsque la perforation est près d'être achevée. Ces précautions sont nécessaires afin de ne pas faire sauter le culot de la pierre qui, trop volumineux, ne pourrait pas sortir par l'urèthre.

Le rapprochement du cuivrot contre la boîte à cuir du litholabe indique que la perforation est terminée. On ôte l'archet, puis le tour; on rend la liberté au litholabe en desserrant la vis de la partie carrée, et l'on essaye d'écraser la pierre perforée en fermant davantage le litholabe et en poussant le cuivrot ; la tête du lithotriteur agit alors sur la pierre. Si elle résiste, on ouvre légèrement le litholabe, on tire à soi le lithotriteur, on porte l'instrument chargé de la pierre contre la paroi postérieure de la vessie qui empêche le calcul de sortir de la pince, et par un quart de rotation imprimé à celle-ci, on change sans le lâcher la position du calcul, qui offre une nouvelle surface à l'attaque du lithotriteur. On reconnaît que la manœuvre a réussi, lorsqu'en poussant le lithotriteur contre le calcul, on ne rencontre plus le trou qui vient d'être fait. Si, au contraire, le calcul n'a pas suffisamment changé de position, on ouvre davantage le litholabe, on augmente le mouvement de rotation, et on l'aide en faisant pivoter le lithotriteur sur le calcul. Cependant, si, malgré ces manœuvres, le calcul restait immobile, on devrait le lâcher et le prendre de nouveau, afin de faire une ou plusieurs autres perforations pour diminuer sa résistance.

Avant de retirer l'appareil, il faut avoir soin de fermer complétement le litholabe, et de placer ses branches dans les entailles latérales de la tête du lithotriteur; ce dont on est assuré par l'impossibilité de le faire tourner entre les doigts.

Les fragments trop volumineux pour être entraînés par l'urine doivent être écrasés, comme nous avons dit de le faire, pour les petits calculs.

Un espace de quatre à huit jours est nécessaire avant que de faire une nouvelle séance. Pendant ce temps les fragments sont expulsés et l'irritation produite par la manœuvre s'est calmée.

Il n'est rien resté des différentes modifications apportées à l'opération de M. Civiale. Elles sont nombreuses cependant, et parmi celles-ci nous citerons l'évacuation de l'injection après avoir ouvert la pince, dans le but d'amener la pierre sans la chercher entre les branches du litholabe. La pierre ne s'est pas déplacée, et on a pincé la vessie en fermant la pince.

On a voulu évider la pierre et la réduire à l'état de coque. Ce procédé est à peine applicable à des pierres sphériques seulement, forme qu'on trouve rarement. D'autres ont voulu user le calcul de la circonférence au centre, après l'avoir fixé sur une tige qui le faisait rapidement tourner contre les branches en râpe du litholabe. Enfin, on a voulu le faire éclater en développant avec force un foret ayant pénétré dans le centre du calcul.

Il n'y a pas, jusqu'à l'idée bizarre d'ouvrir le ventre pour conduire les instruments dans la vessie qui n'ait été mise à exécution, et qui reçut le nom de *lithodynamie*. Boyer, en rendant compte de cette opération à l'Académie des sciences, dit qu'il suffisait d'agrandir un peu l'ouverture pour faire la taille sus-pubienne.

ARTICLE V.

DE LA MANOEUVRE DES INSTRUMENTS COURBES.

§ Ier. — Introduction de l'instrument.

On introduit les instruments courbes de la même manière que le cathéter à courbure courte et brusque, décrite à l'article cathétérisme (p. 427). On doit agir avec d'autant plus de lenteur que l'instrument est plus gros. C'est le seul moyen d'éviter des douleurs au malade.

Au moment de franchir l'arcade du pubis, on doit bien se représenter la courbure de l'instrument, afin que cette partie recourbée soit toujours dans la direction de l'urèthre, et la parcoure sans difficultés, pour l'opérateur, et sans accidents pour le malade.

Jusqu'à ce que la courbure soit dans la portion bulbeuse, l'instrument sera maintenu dans la direction du pli de l'aine, pendant qu'il parcourt la portion pénienne de l'urèthre, afin de ne pas la distendre outre mesure.

Arrivé dans la portion bulbeuse, on ramène l'instrument et la verge en angle droit avec l'axe du corps; la portion courbe est placée sous les pubis et dans la direction du canal. On abaisse très lentement l'extrémité manuelle de l'instrument, afin de faire entrer sa courbure dans la portion membraneuse du canal; on place ensuite la main gauche sur la racine de la verge pour annuler le ligament suspenseur, et en continuant très lentement le mouvement d'abaissement, la main droite pousse l'instrument vers la vessie, où il entre sans difficulté lorsqu'il n'y a pas de déformation prostatique. Dans le cas contraire les modifications de forme imprimées à l'urèthre sont variées, et elles exigent des manœuvres différentes.

Si une barrière prostatique altère brusquement la direction de l'urèthre, l'instrument doit être abaissé seulement, et il ne doit pas être poussé vers la vessie. L'abaissement étant suffisant, l'instrument entre dans la vessie, où on peut le mouvoir sans résistance.

Lorsque la déviation du col de la vessie est produite par une tumeur de la prostate ou par un fongus, on doit unir à l'abaissement un mouvement d'impulsion vers la vessie, en ayant soin d'agir avec une extrême prudence. Des mouvements rapides auraient pour résultats des tiraillements du ligament suspenseur de la verge, des déchirures au col de la vessie, ils produiraient de vives douleurs, et dans certaines circonstances l'instrument n'arriverait pas.

§ II. — Manœuvre de l'instrument articulé de Jacobson.

Le malade et le chirurgien étant placés comme pour l'exécution des autres procédés de la lithotritie, l'injection étant faite, et l'instrument étant introduit on reconnait la position de la pierre. On dirige ensuite sur elle, l'instrument qu'on ouvre, en poussant la rondelle vissée sur la longue tige; à mesure qu'on pousse, l'anse se développe, et on l'incline sur la pierre : on cherche par quelques petits mouvements de va-et-vient à la faire entrer dans l'anse, et on s'assure qu'elle y est enfermée en tirant doucement sur la longue tige. Lorsqu'on la sent prise, on serre fortement l'anse en tirant la longue tige qu'on force à avancer en tournant l'écrou courant sur le pas de vis. La traction avec la main est insuffisante pour écraser les calculs.

Un grave inconvénient de cet instrument, c'est de ne pouvoir pas être complétement désengoué : il est arrivé que l'accumulation du détritus entre les mors a empêché de les rapprocher; il en est résulté de grands désordres auxquels le malade a succombé.

Son action est très limitée : il ne peut pas être employé facilement lorsque la pierre est d'une grosseur moyenne : il ramasse difficilement les fragments et les petits calculs, et il est complétement inhabile à prendre les calculs volumineux.

§ III. — Manœuvre du lithoclaste à mors plats.

On reconnait la position du calcul lorsque l'instrument est entré dans la vessie. Si on ne le touche pas, on ouvre les mors en tirant la rondelle de la branche mâle; on les incline à droite et à gauche, et on cherche à rencontrer la pierre. Dès qu'on l'a sentie, on couche les mors dans cette direction, de manière à les appliquer sur la pierre sans pression, C'est ordinairement dans le bas-fond de la vessie, et plus particulièrement du côté sur lequel le malade est le plus incliné que la pierre est placée, cependant on le trouve aussi près du col.

Si elle ne s'engage point, on écarte davantage les mors, on leur donne des mouvements de va-et-vient qui indiquent que la pierre est convenablement posée, et on les rapproche afin de la fixer.

Ce temps de l'opération est généralement facile à exécuter, lorsque la pierre est d'une grosseur moyenne, et lorsqu'on se sert de mors plats, larges et courts. Lorsque la pierre est volumineuse, que la vessie se laisse peu distendre, et qu'on doit se servir d'une longue courbure, les difficultés sont plus grandes; les frottements sur la surface muqueuse de la vessie sont douloureux, ils provoquent des contractions de l'organe qui empêchent les mouvements de va-et-vient, et les inclinaisons à droite et à gauche. Ces difficultés sont plus grandes encore, lorsqu'il y a des tumeurs prostatiques, des fongus ou des inégalités sur la surface interne de la vessie : il faut donc agir avec une grande prudence après qu'on a reconnu la position de la pierre, tant pour ne pas causer de douleurs que pour ne pas faire de fausse manœuvre. On incline sur le calcul les mors écartés, et on les ouvre davantage en tirant la branche mâle à soi, et en poussant en arrière la branche femelle, jusqu'à ce que les deux mors aient atteint la circonférence du calcul. On déprime l'instrument ouvert et ainsi placé, et on rapproche ensuite les mors pour savoir si la pierre est prise.

Pendant ce mouvement des branches, la pierre peut ne pas être saisie : 1° si on ne les a pas écartées assez largement; 2° si, étant trop ouvertes, elles dépassent le grand diamètre de la pierre. Dans ce dernier cas, elles se rapprochent en passant au-dessous du calcul. Il faut donc chercher à les placer vers le milieu de la pierre. C'est là une difficulté qui, ainsi que le fait remarquer M. Civiale, ne peut être dominée que par un tact très fin et très exercé.

Lorsqu'on veut fermer l'instrument, on ne doit pas faire marcher les branches l'une vers l'autre : la branche femelle, placée dans le fond de la vessie, est seule en contact avec la pierre, qui se place et échappe à l'action des mors. La manœuvre doit alors être recommencée. Cette branche femelle est maintenue immobile dans la position qu'on lui a donnée, et la branche mâle seule est mise en mouvement pour rapprocher les mors et saisir la pierre.

Dès que le calcul est solidement fixé, on procède à sa destruction de la manière suivante :

Si le calcul est petit, ou si c'est un fragment ne dépassant pas un centimètre et demi, et d'une dureté moyenne, il suffit de l'effort de la main pour l'écraser. On appuie la paume de la main droite sur la rondelle de la branche mâle, les doigts prennent un point d'appui sur la rondelle de la branche femelle, et en contractant fortement la main, on opère un rapprochement brusque des mors qui fait éclater le calcul.

Pour agir de cette façon, on doit choisir un instrument dont les rondelles, servant de point d'appui à la main qui pousse la branche mâle, tout en retenant la branche femelle, ne soient pas trop éloignées l'une de l'autre, et surtout que l'extrémité de la branche mâle ne dépasse pas la rondelle, afin de ne pas se blesser.

Lorsque le calcul n'éclate pas sous la pression de la main, on tient immobile l'instrument sans rien changer à sa position, afin de ne pas lâcher la pierre, et on met l'écrou en état d'agir en le tournant de droite à gauche, et de gauche à droite, si on se sert de l'appareil nouveau de M. Charrière. Ensuite on prend à pleine main la partie carrée de la branche femelle, et avec la main droite on fait tourner la vis qui agit avec une grande pression et fait éclater la pierre. On réduit en poudre les fragments contenus entre les mors en épuisant l'action de la vis.

On donne ensuite à la boîte une rotation inverse, afin d'écarter les deux moitiés de l'écrou, ce qui rend la liberté à la branche mâle, et permet de chercher immédiatement d'autres fragments.

Lorsque la pierre est volumineuse et dure, on doit procéder différemment pour la saisir et pour la morceler.

Au lieu de porter la branche femelle entre la paroi postérieure de la vessie et d'ouvrir largement les mors, on arrête l'instrument aussitôt qu'il a dépassé le col vésical, on l'incline sur la pierre, et en maintenant fixe la branche mâle, on l'ouvre en poussant la branche femelle. L'écartement des mors étant opéré, on essaye ensuite par des mouvements de va-et-vient, exécutés avec précaution, de placer les mors entre les parois de la vessie et les bords de la pierre. Cette manœuvre, qui réussit généralement, est douloureuse, et elle doit être exécutée avec de grands ménagements.

Si la pierre prise par son milieu ne cède pas à l'action de l'écrou, M. Civiale donne le conseil de cesser la pression et de porter l'instrument chargé du calcul jusque contre la paroi postérieure de la vessie. On l'incline à droite ou à gauche, on ouvre les mors, et la pierre devient libre sans abandonner les branches de l'instrument : celles-ci sont ramenées vers une des extrémités de la pierre qu'on essaye de saisir, afin de l'écorner par une forte pression. Elle devient alors plus facile à morceler, sa force de cohésion étant diminuée. Mais, ainsi que le fait remarquer M. Civiale, ce procédé est d'une exécution difficile.

La pierre ayant résisté à l'écrou, on peut avoir recours au pignon. La main gauche tenant l'instrument immobile, on appuie le pouce sur la rondelle de la branche mâle, afin d'empêcher le recul de cette branche, qui ferait tomber la pierre : de la main droite on introduit le pignon dans l'anneau, et en le tournant on fait avancer la branche mâle sur la branche femelle. Ce mouvement, soutenu par une grande force, fait éclater la pierre. A cause de la perte de temps occasionnée par le placement du pignon, et des secousses imprimées au col de la vessie, cet instrument n'a pas prévalu sur l'écrou brisé. La puissance qu'il développe l'a fait réserver pour attaquer les pierres grosses et dures qui résistent à l'action de l'écrou brisé.

Lorsqu'on cesse les manœuvres de l'écrasement, on doit dégorger l'instrument pour le retirer ; on reconnaît qu'il est débarassé du détritus par le rapprochement complet des rondelles. Ce soin est d'une grande importance : si les mors contiennent du détritus, ils sont trop écartés, et c'est en dilatant l'urèthre outre mesure que l'instrument est extrait. S'ils retiennent des fragments anguleux faisant saillie sur ses bords, l'urèthre est déchiré, et dans l'un et l'autre cas on voit se développer de graves accidents.

Pour dégorger convenablement les mors, on met en mouvement l'écrou plusieurs fois de suite, en exerçant une forte pression contre la branche femelle, jusqu'à ce que les deux rondelles se touchent; et par ces secousses répétées le détritus est chassé de la cuvette de la branche femelle. S'il y est trop adhérent, on percute légèrement sur la branche mâle avec un marteau après avoir écarté l'écrou du pas de vis de la branche mâle.

§ IV. — Manœuvre du percuteur courbe à marteau.

L'opération, que M. Heurteloup nomme *lithotripsie*, doit être faite avec le percuteur courbe à larges surfaces, et non avec l'instrument fenêtré, avec le marteau agissant sur un point fixe, et non sur un étau à main ; enfin le malade doit être couché sur un lit spécial, et non sur le premier meuble qu'on a sous la main.

La résistance et les larges surfaces des mors n'ont pas seulement pour but de briser la pierre, mais encore de pouvoir se rapprocher complétement, malgré la matière lithique : l'effort de l'instrument doit augmenter en raison du tassement de ces débris calculeux, et c'est le marteau seul qui les fait fuir d'entre ces mors sous forme de bouillie fine. L'instrument peut alors être fermé et être retiré dans le même état que lorsqu'il a été introduit.

C'est la condition la plus importante que de pouvoir désengouer complétement les mors de l'instrument, et cette faculté, que M. Heurteloup appelle *pouvoir déliminatoire*, appartient au marteau seulement, mais au marteau agissant sur un étau inébranlablement fixé. La percussion produit dans l'ensemble de l'appareil un mouvement de vibration, qui, se communiquant à la pierre pressée entre les deux auges, pénètre entre ses molécules, et fait sortir, sous forme de petits jets purulents, la partie surabondante de pierre qui empêche le rapprochement complet des deux pièces enclavées (1).

L'étau ou le point fixe est donc indispensable pour développer toute la force du marteau. Comme il doit pouvoir prendre l'instrument dans la position qui lui est donnée par la vessie, l'étau a dû être placé sur un lit spécial qui permet de mouvoir le malade et de charger la pierre sans aller la chercher.

Le marteau, en frappant sur le point fixe, a une force *surabondante* qui est une précieuse ressource dans les cas de pierres à noyaux très durs : des pierres formées de différents sels de densités variables, ont un noyau très résistant, alors que les couches extérieures sont très molles. Si l'on n'a pas à sa disposition une force surabondante, les mors de l'instrument qui ont mâché les couches externes de la pierre, sont arrêtés par la dureté du noyau, qui résiste, faute d'une puissance assez forte. Ils ne peuvent plus être dégagés parce que les couches friables de la pierre réduites en un ciment pâteux et adhérent, retiennent ces mors rapprochés et rendent impossible leur désengouement.

Pareille mésaventure ne peut pas arriver avec le marteau agissant sur un point fixe. Le noyau le plus dur ne résiste pas à cette force, qui déblaye complétement les mors de l'instrument.

Le malade est couché sur un lit qui permet de le changer de position et qui facilite la prise de la pierre ; il est retenu par une sangle passant sur les épaules, afin de borner les mouvements de totalité pendant l'inclinaison ; tous ses membres sont dans une demi-flexion, la poitrine est élevée, et il a le ventre mou et souple. Après avoir fait l'injection comme il a été dit, après avoir introduit l'instrument jusqu'au fond de la vessie, qu'il déprime, après l'avoir ouvert, l'opérateur fait basculer le lit ; et la pierre obéissant à sa pesanteur, vient se placer entre les mors du percuteur. La branche mâle est rapprochée de la branche femelle, et si l'on reconnaît que la pierre est chargée, on serre la vis de pression placée sur la portion carrée

(1) Heurteloup, *De la lithotripsie*, p. 46.

du percuteur. Par ce moyen la pierre ne peut pas s'échapper pendant qu'on place l'instrument dans l'étau pour la briser.

Le malade est ramené à sa position première par le redressement du lit, et la portion carrée du percuteur est placée dans la cuvette du point fixe où elle est serrée par une forte pression de la vis. L'opérateur desserre la vis de la partie carrée du percuteur, et après avoir placé sa main gauche sur la rondelle de la branche femelle et le pouce sur la rondelle de la branche mâle, afin de maintenir cette branche dans la position qui retient le calcul, il donne avec le marteau des coups secs et de peu de force sur l'extrémité de la branche mâle. Les vibrations de l'instrument atteignent bientôt la pierre, et les mors en se rapprochant produisent la déflagration du calcul, résultat dû plutôt au nombre qu'à la violence des coups de marteau. La percussion doit être lente, graduée, afin que l'ébranlement pénètre dans les couches de la pierre. Même dans les cas de petite pierre, M. Heurteloup commence toujours par la percussion afin que le morcellement soit complet, et il y arrive avec d'autant plus de facilité que le percuteur à dents est toujours désengoué, ce qui permet de renouveler l'action de briser les fragments.

Lorsque la pierre est suffisamment morcelée, les fragments sont extraits de la vessie par une opération qui a reçu le nom d'*extraction immédiate*.

§ V. — Extraction immédiate des calculs.

La méthode par percussion a donné à M. Heurteloup les moyens d'extraire immédiatement la pierre morcelée. Pour y réussir, il place le malade sur le lit particulier qui peut à volonté élever ou abaisser le siége. Par ce déplacement, il emplit les cuillers de l'instrument sans secousses, rapidement; et il renouvelle plusieurs fois cette manœuvre dans une même séance.

« En relevant le bassin du malade au moyen du mouvement en totalité de son corps, et en lui donnant en même temps une secousse, » les fragments libres au milieu de l'eau dont la vessie est emplie, se » portent à la partie postérieure de l'organe ; en remettant le bassin » du malade dans la position horizontale, ces fragments reviennent » en avant se placer au-dessous du col. Mais là, je les attends avec la » cuiller, dans laquelle je les appelle par une douce pression, qui » rend cette cuiller le point le plus déclive de l'organe. Je les prends » donc immédiatement, sans recherche, sans douleur et en surabondance, jusqu'à ce qu'il n'y en ait plus (1). »

L'instrument est introduit plusieurs fois, et chaque fois il est

(1) *De la lithotripsie sans fragments*, p. 110 et 127.

chargé de détritus que la percussion tasse et moule dans les cuillers. Étant exactement fermé, il peut être extrait ainsi chargé sans danger pour l'urèthre.

On doit avoir plusieurs instruments de même calibre, afin de ne pas perdre de temps à les vider de la pierre qu'ils contiennent, et à le nettoyer. M. Heurteloup dit qu'on peut faire en une séance l'extraction immédiate d'une pierre de 3 centimètres de diamètre, et quand elle est plus volumineuse, il est plus sage de la faire en deux ou trois séances.

Cette méthode, exécutée avec prudence et habileté, n'est pas toujours exempte de suites fâcheuses. M. Heurteloup dit, en parlant des malades qui n'ont pas été guéris en une fois : « Un assez grand nombre de ces malades ont été pris d'inflammation de la vessie, qui, compliquée de la présence des fragments restés dans l'organe, ont souvent donné lieu à un état fiévreux, accompagné d'une strangurie inquiétante. »

§ VI. — Durée des séances de lithotritie.

On ne peut pas préciser la durée des séances. Dans certains cas, elles ne doivent pas dépasser deux ou trois minutes sans danger ; dans d'autres, elles peuvent être prolongées impunément pendant huit ou dix minutes. On ne doit jamais, dans le but de détruire la pierre en une seule fois, manœuvrer les instruments dans la vessie pendant une demi-heure ou trois quarts d'heure, ainsi qu'on n'a pas craint de le conseiller et de le faire. Lorsqu'on ne peut pas terminer l'opération en une fois, la première séance doit toujours être très courte : si elle ne provoque pas de réaction, si elle n'occasionne pas d'accidents, si, enfin, la vessie tolère les instruments et leur manœuvre, on peut sans inconvénient faire durer les séances suivantes de six à huit minutes.

Lorsqu'on s'est servi de l'écrou brisé, on doit avoir soin de désengouer complétement les cuillers, dont la disposition ne permet pas, ainsi qu'on l'a cru, de ramener du détritus ou des fragments. L'urèthre peut être distendu outre mesure, ou déchiré par les branches trop écartées, ce qui n'a jamais lieu quand on se sert du marteau.

Nous avons dit que lorsqu'on opère, par percussion, le désengouement est toujours complet, et les bords des branches ne retiennent jamais d'éclats. On est donc constamment assuré de les retirer sans danger pour l'urèthre.

Immédiatement après la sortie de l'instrument, on introduit une grosse sonde de métal ayant de grandes ouvertures, afin de vider la vessie du liquide qu'elle contient, et de faire des injections pour extraire le détritus résultant de l'opération.

Cette introduction se fait de deux manières :

Si l'urèthre est libre dans tout son parcours, la sonde est introduite le malade étant debout. Si, au contraire, une hypertrophie de la prostate a modifié la courbure du canal, l'introduction est faite avec plus de facilité le malade étant encore couché : on laisse sortir le contenu de la vessie, et on fait lever le malade avec précaution, en soutenant la sonde afin qu'elle ne le blesse pas, et qu'elle ne sorte pas de la vessie.

Le malade debout, appuyé sur un meuble, et la sonde étant placée, on fait une injection d'eau tiède; pendant qu'elle s'écoule, on charge de nouveau la seringue afin d'en faire une seconde, ou plusieurs autres, jusqu'à ce que le liquide sorte sans entraîner des débris de pierre, ou jusqu'à ce que le malade éprouve de la fatigue. Alors on enlève la sonde. Il arrive quelquefois qu'un fragment reste engagé dans la sonde; on en est averti par la diminution du volume et de la rapidité du jet. Si l'on se propose de faire plusieurs injections, il faut retirer la sonde, la désobstruer et la replacer.

Des fragments engagés dans la sonde peuvent faire saillie dans ses yeux, et être la cause de graves accidents, tels que la déchirure de l'urèthre, si on la retire sans précautions.

Si la sonde se dégage sans résistance du col de la vessie, après qu'on a laissé couler l'injection, elle parcourra l'urèthre sans danger. Si, au contraire, elle est arrêtée au col de la vessie, si le malade accuse de la douleur, il faut faire une nouvelle injection, en poussant brusquement le piston de la seringue, afin qu'une forte impulsion dégage la sonde, qu'on peut ensuite retirer.

Cette injection sert encore à la rendre libre lorsqu'elle est retenue par des contractions de la vessie. Cet organe se contracte avec une telle énergie, sous l'influence de la manœuvre et des injections répétées, qu'il étreint les fragments calculeux contre l'instrument; et lorsqu'on veut l'extraire, on sent un frottement rocailleux que le malade supporte avec peine, et qu'on fait cesser en introduisant une petite quantité d'eau dans la vessie.

Si l'on ne réussit pas à désobstruer la sonde par l'injection, il faut y introduire un mandrin articulé, emplissant son calibre et servant à briser, à déplacer ou à repousser le fragment.

Ces injections évacuatrices sont particulièrement nécessaires quand on opère des enfants ou des adultes, dont la vessie a une grande force contractile. Lorsque l'opération a produit une grande quantité de fragments ils sont chassés en masse dans l'urèthre, ils s'y agglomèrent, et ils deviennent la source d'accidents pouvant causer la mort.

Ces injections doivent encore être faites lorsque la vessie se contracte peu, ou lorsqu'un obstacle placé au col de cet organe empêche leur sortie. M. Mercier emploie une sonde évacuatrice munie de deux conduits : l'un sert à faire des injections continues, pendant que l'autre livre passage au liquide entraînant les fragments.

Quand la vessie à une grande force contractile, il ne faut pas lui laisser expulser les fragments avec l'urine afin d'éviter les graves accidents qui résultent de l'arrêt de ces corps étrangers dans les différents points de l'urèthre. M. Heurteloup à déjà recommandé de laisser le malade couché pour uriner, afin que la poudre grossière sorte seule avec l'urine. J'ai pour habitude dans ces cas particuliers de considérer l'opéré, pendant la durée des deux où trois premières séances, comme atteint de rétention d'urine, et de le faire sonder toutes les fois que le besoin d'uriner se fait sentir.

La séance étant terminée, on fait prendre un bain prolongé.

Dans les cas sans complication, l'opération produit seulement une légère surexcitation qui se calme en quelques heures. Des fragments sont rendus avec facilité, et après un ou deux jours, on peut faire une séance nouvelle.

D'autres fois le contact des instruments a fortement irrité la vessie, elle se contracte fréquemment et avec force. Le passage des fragments est douloureux, les besoins d'uriner sont rapprochés, difficiles à dominer, et très pénibles à satisfaire. C'est ordinairement le lendemain de l'opération que ces symptômes se montrent avec une certaine intensité. On soumet le malade à un traitement calmant : il prend des bains prolongés, des petits lavements opiacés, des boissons abondantes ; et après quatre ou cinq jours, le calme revient et permet de faire une seconde opération. Ordinairement elle est moins pénible à supporter que la première ; les fragments sont pris et brisés par les manœuvres décrites, et rarement cette seconde séance donne lieu à une réaction.

Dans les cas simples, trois ou quatre séances suffisent pour débarrasser complétement la vessie; il est prudent de laisser trois ou quatre jours d'intervalle entre chacune d'elles.

§ VII. — Exploration de la vessie pour constater la guérison.

Le cathétérisme ordinaire ne suffit pas pour reconnaître la présence des fragments, puisque souvent de grosses pierres ont échappé à ses recherches.

Le trilabe, dont on enlève la boîte à cuir, afin de laisser sortir l'injection pendant les recherches, est l'instrument le plus sensible pour faire découvrir les fragments. La pince ouverte, permet d'explorer la vessie sur tous les points de sa surface. A mesure que l'injection s'écoule, on fait rentrer le litholabe dans la canule pendant que la capacité de la vessie diminue, et on lui donne des mouvements de va-et-vient et de rotation, qui font entrer les fragments dans la pince.

Après le trilabe, le lithoclaste à mors plats et courts est employé avec avantage.

Dans quelques circonstances, le plus léger contact de l'instrument sur la surface interne de la vessie produit un écoulement de sang qui nuit à la découverte des fragments; l'abondance du sang est plus grande si l'on explore sans avoir distendu la vessie, et les caillots deviennent encore une cause d'erreur. M. Civiale donne le conseil, dans ces cas difficiles, de faire des injections d'eau froide avant d'explorer la vessie, et il recommande surtout d'abréger l'exploration; afin d'amoindrir les inconvénients de cette disposition, on doit agir de la même façon lorsque la vessie sécrète d'abondantes mucosités, et il faut faire l'exploration seulement lorsque l'injection sort sans être trouble.

On ne doit pas compter sur le bruit que peut faire l'instrument en contact avec le fragment pour le découvrir; ce bruit est nul, et c'est par le tact que l'on reconnaît le fragment. L'instrument, par sa rencontre, produit un frottement, un grattement perçu par la main, impossible à décrire, mais qui ne trompe pas, lorsqu'on l'a déjà senti.

ARTICLE VI

DE LA LITHOTRITIE CHEZ LA FEMME.

Chez la femme, l'extraction d'une pierre par la dilatation de l'urèthre ne doit plus être tentée aujourd'hui, qu'on peut avec moins de danger en débarrasser les malades par la lithotritie. Non que cette opération soit plus facile chez la femme que chez l'homme, ainsi qu'on l'a dit; car, bien que l'urèthre de celle-ci soit droit, court et large, bien qu'il ne soit pas enveloppé par la prostate, les difficultés que l'on rencontre dans la pratique de la lithotritie n'y sont pas moindres que chez l'homme. On a cru le contraire, en ne se rendant pas compte de l'importance relativement faible de l'urèthre dans l'application de cette méthode. Quoi qu'on en ait dit, l'injection est conservée par la vessie, et l'introduction des instruments est généralement facile. Dans certains cas cependant, l'urèthre, sous l'influence d'un calcul ancien, est resserré, irritable, et le méat urinaire est étroit. Ne pouvant pas l'immobiliser entre les doigts, il laisse glisser l'instrument qui entre ensuite dans le vagin.

C'est dans la vessie principalement que l'on rencontre des difficultés provenant des rapports du col utérin avec elle. Le col de la matrice fait souvent une saillie dans la vessie, où il forme deux cavités, deux bas-fonds, dans lesquels il faut chercher la pierre.

D'autres fois, chez les femmes âgées, les parois de la vessie, devenues très flasques, s'affaissent et forment dans le vagin une poche où l'on trouve difficilement la pierre et surtout ses fragments.

La manœuvre pour saisir la pierre est la même que celle que nous avons déjà décrite. Dans les cas particuliers que nous avons signalés, tels que le renversement de la vessie dans le vagin, on s'est bien trouvé de placer les doigts dans ce conduit, et de soulever le plan inférieur de la vessie.

La pierre est fragmentée par l'une ou l'autre méthode, et de la même manière que chez l'homme.

S'il s'agit d'une pierre devant être enlevée dans les derniers temps d'une grossesse, on prendra son volume en considération. Si elle est petite, on doit l'écraser immédiatement ; si, au contraire, le calcul est gros et dur, le grand nombre de séances nécessaires pour extraire un tel corps étranger serait préjudiciable à la malade, et l'on devrait chercher à savoir s'il ne serait pas prudent d'attendre que l'accouchement eût lieu avant de s'occuper de la pierre qu'il serait possible de refouler en haut pour ne pas empêcher le passage de la tête du fœtus.

ARTICLE VII.

DE LA LITHOTRITIE CHEZ LES ENFANTS.

On a d'abord pensé que la lithotritie n'était pas applicable aux enfants ; M. Civiale a prouvé par un grand nombre de faits qu'on pouvait l'exécuter, même dans le très jeune âge et par les différents procédés. Elle est plus difficile que chez l'adulte ; et les soins particuliers qu'elle réclame sont d'autant plus grands que l'enfant est plus jeune.

L'indocilité de ces petits malades, leurs mouvements désordonnés rendent les manœuvres dangereuses ; il suffit cependant de les faire tenir par des aides au lieu de les lier, ainsi que l'ont fait quelques chirurgiens. M. Civiale fait tenir les cuisses du malade par deux aides, et un troisième se place près du lit, afin d'empêcher l'enfant de se lever sur son séant, mouvement qu'il faut prévenir avec le plus grand soin.

Ce qui peut détourner le praticien de faire la lithotritie chez l'enfant, c'est le volume et la dureté de la pierre. Ne pouvant se servir que d'un petit instrument, les pierres dures ne peuvent pas être attaquées : si au contraire elles n'ont pas une grande résistance, mais si elles sont volumineuses, elles exigent un si grand nombre de séances qu'on ne peut guère espérer mener à bonne fin une telle opération.

Le col de la vessie est très dilatable chez les enfants, et il laisse passer des fragments trop gros pour parcourir l'urèthre. Ils s'agglomèrent dans une partie de ce canal, et ils sont la cause de graves accidents.

Il est souvent nécessaire de débrider le méat urinaire avant de procéder au brisement de la pierre. Cette précaution préalable empêche de fâcheuses complications.

Rarement l'urine rendue par ces petits malades après la lithotritie est sanguinolente, lorsqu'il n'y a pas eu de violences pendant les manœuvres

---

CHAPITRE III.

DES ACCIDENTS DE LA LITHOTRITIE.

ARTICLE PREMIER.

DES FRAGMENTS ARRÊTÉS DANS L'URÈTHRE.

Contrairement aux calculs qui peuvent séjourner et grossir dans l'urèthre sans produire immédiatement des accidents, les fragments d'une pierre, lorsqu'ils y sont agglomérés, deviennent la cause immédiate de graves désordres, et ils sont une des suites le plus à redouter de la lithotritie. Cet arrêt dépend de certaines dispositions des tissus de l'urèthre, de la différence de calibre de certaines parties de ce canal, de ses courbures, d'altérations pathologiques ayant modifié l'élasticité de ses parois, de la force contractile de la vessie, et de la forme et du volume des fragments.

Ils peuvent être arrêtés dans toutes les parties de l'urèthre : on les trouve au col de la vessie, dans les portions membraneuse et spongieuse, et dans la fosse naviculaire.

Les causes qui agissent le plus directement pour retenir les calculs dans le canal sont : une grande irritabilité de l'urèthre, une courbure sous-pubienne très accentuée, une pierre brisée en un grand nombre de fragments, et une vessie se contractant avec force.

Arrêtés dans l'urèthre, les fragments d'un calcul ne produisent quelquefois aucun trouble fonctionnel ; les malades n'en sont point incommodés, et l'on s'en aperçoit seulement lorsqu'on veut de nouveau introduire des instruments dans la vessie. D'autres fois l'irritation de l'urèthre est si vive, qu'ils rendent presque impossibles les opérations nécessaires pour désobstruer ce conduit. Les troubles généraux persistent souvent après que la cause a été enlevée, bien qu'elle ait agi seulement pendant quelques heures.

Les accidents surviennent à l'improviste, et lorsque rien ne pouvait les faire prévoir : le malade urine tout à coup avec moins de facilité qu'il ne le faisait peu de temps avant ; les besoins d'uriner sont plus fréquents, ils ne peuvent être complétement satisfaits, et ils causent de la douleur et de l'anxiété ; ils ne développent pas de sensations particulières. Les malades ne sentent pas la présence du corps étranger placé dans la portion profonde du canal. C'est seulement avec la sonde qu'on les reconnaît, et il est très important de ne pas tarder à faire cette exploration, puisque, pour ne pas avoir soupçonné cette cause, on a eu à déplorer la perte de plusieurs malades.

Parmi les effets secondaires il faut noter les orchites, qui se terminent souvent par suppuration. Ils produisent aussi des abcès autour de l'urèthre et dans le périnée. Parmi ces derniers il en est qui ont une communication directe avec l'urèthre, et d'autres qui, s'ouvrant à la peau, livrent passage au fragment (1). Une fistule est la suite ordinaire de cette terminaison.

Le *diagnostic* ne peut pas être précisé par la seule étude des symptômes : il faut encore avoir recours à l'exploration directe.

Les *symptômes* sont très irréguliers : dans certains cas il y a peu de douleurs, et absence complète de phénomènes généraux ; dans d'autres au contraire, les souffrances sont grandes et la perturbation générale est considérable.

Le caractère particulier de la douleur dépend surtout du trouble apporté dans l'excrétion de l'urine ; et lorsque le calcul a lésé les tissus, on voit survenir un autre ordre d'accidents plus graves que les précédents : en effet, à l'érosion, à la déchirure des parois de l'urèthre, succèdent l'infiltration d'urine et la formation d'abcès urineux.

Les symptômes généraux acquièrent alors une grande intensité ; la fièvre s'allume, et elle est compliquée de graves désordres.

(1) Deschamps, *Traité de la taille*, t. IV, p. 264.

L'exploration de l'urèthre doit être faite avec une grosse bougie de cire molle, de préférence à tout autre instrument, à cause des empreintes laissées sur elle par les fragments.

Il se peut cependant que la bougie ou la sonde de métal ne découvrent pas certains fragments placés dans des excavations de l'urèthre : dans ces cas difficiles, M. Civiale donne le conseil de pratiquer le toucher rectal, après avoir placé une grosse bougie dans l'urèthre. On sent ainsi la petite pierre placée entre la sonde et le doigt.

Quelquefois les explorations sont impuissantes : c'est lorsque le calcul est arrêté derrière un rétrécissement de la portion bulbeuse de l'urèthre.

La sonde de métal est souvent arrêtée par le calcul, il ne reste alors plus de doute sur la nature de la cause des désordres. Mais quelquefois elle dépasse le corps étranger, et l'incertitude augmente, surtout si l'on ne perçoit aucun grattement, particulier à ces concrétions. Lorsqu'ils sont nombreux, ils font entendre, dit M. Civiale, une espèce de crépitation due au frottement des calculs les uns contre les autres.

Le doigt promené le long de l'urèthre reconnaît seulement les corps étrangers arrêtés dans la portion spongieuse : introduit dans le rectum, il peut sentir ceux placés dans la portion membraneuse et prostatique.

On reconnaît tout de suite ceux arrêtés derrière le méat urinaire, et on les voit souvent en écartant les lèvres de cette ouverture.

Le diagnostic n'est donc possible, dans la grande majorité des cas, que par les explorations.

Le *pronostic* n'est grave qu'en raison des complications, telles que l'infiltration d'urine, les abcès, les fistules urinaires et la rétention d'urine.

Traitement. — Des moyens nombreux ont été employés pour débarrasser l'urèthre obstrué par des calculs. Les principaux sont le refoulement de la concrétion dans la vessie, la destruction sur place, et son extraction, souvent facilitée par la dilatation préalable ou par l'incision de l'urèthre.

ARTICLE II.

DES CALCULS ARRÊTÉS DANS LA PORTION PROFONDE DE L'URÈTHRE.

Lorsque la portion profonde de l'urèthre est obstruée, on peut la dégager en repoussant les fragments de pierre dans la vessie ; s'il est convenable de toujours essayer de repousser le fragment, il est dangereux néanmoins de persister dans l'emploi de cette manœuvre lorsqu'on rencontre une grande résistance. Elle provient ordinairement de la forme, du volume et de la quantité des fragments arrêtés.

Un fragment ayant même un certain volume et de forme régulière, engagé dans la portion prostatique, rentre facilement dans la vessie, étant poussé par une bougie de cire. Si le fragment est gros, irrégulier et engagé dans la portion membraneuse, on doit toujours commencer l'exploration avec une grosse bougie de cire, qu'on appuie sur le fragment lentement, et d'une manière continue. Cette pression suffit quelquefois pour le repousser dans la vessie avec peu de douleur: d'autres fois il y a écoulement de sang; enfin le fragment peut être déplacé, et les efforts de la bougie occasionnent de vives douleurs. On doit tenir la bougie contre le fragment pendant une ou deux minutes, elle rapporte une empreinte qui éclaire beaucoup la marche à suivre, et elle indique si la bougie a repoussé le fragment, ou si elle s'est engagée entre lui et les parois de l'urèthre. Les grosses bougies à courbure fixe, en caoutchouc et sans mandrin, peuvent être utilement employées. Cependant il faut leur préférer les bougies de cire molle.

M. Civiale a réussi à faire rentrer dans la vessie des fragments qui avaient résisté à la pression de la sonde, en faisant une ou plusieurs injections avec force, et en poussant la sonde en même temps que l'injection. Il est arrivé aussi qu'on a pu les repousser avec une grosse sonde de métal. Mais, quel que soit l'instrument employé, il doit être assez gros pour emplir l'urèthre, et pour ne pas s'engager entre le calcul et les parois du canal.

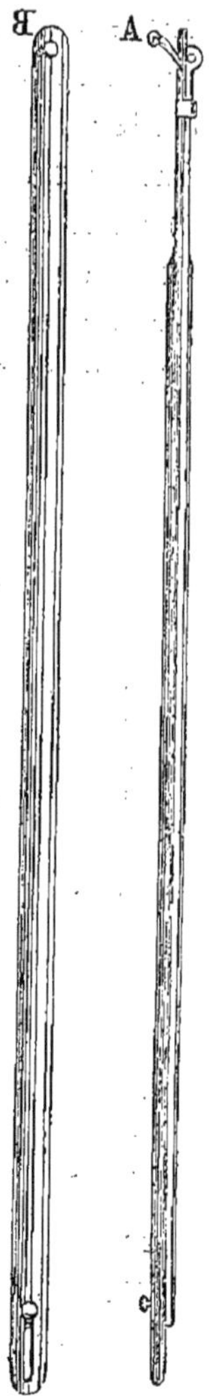

Fig. 88. — *Curette articulée de Ravaton.*
A, l'instrument dans son entier, vu de profil par rapport à son crochet saillant.
B, l'instrument vu de face, du côté du crochet.

§ Ier. — Extraction et écrasement des calculs arrêtés.

N'ayant pas réussi à faire rentrer le fragment dans la vessie, il faut le saisir sur place, l'écraser ou l'extraire. La pince à trois branches sans crochets, réduite à un volume approprié à la capacité de l'urèthre, a longtemps été employée avec succès pour retirer des calculs logés dans la portion membraneuse. M. Civiale a légèrement recourbé la portion de la pince qui reste en dehors de la canule extérieure, afin de mieux saisir les calculs cachés dans des cavités, et dans des excavations. Cette courbure exige une grande prudence dans la manœuvre, afin de ne pas déchirer l'urèthre. Les fragments ont aussi été brisés, écrasés sur place, à l'aide d'un lithoclaste à mors plats très courts et très courbés. Avant d'écraser le fragment, on doit s'assurer de la liberté de l'instrument, en lui imprimant de petits mouvements de va-et-vient et de droite à gauche, afin de connaître que la muqueuse de l'urèthre n'a pas été prise et serrée avec le fragment. La pression de la main suffit généralement pour les écraser.

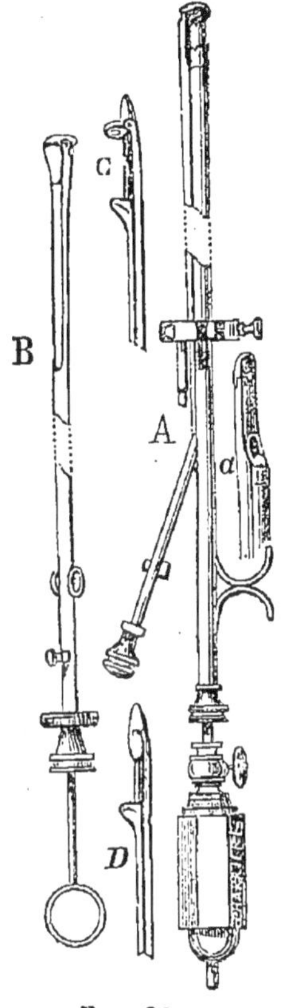

Fig. 89.

Fig. 89. — *Curette articulée modifiée par M. Dubowisky.*

A, appareil armé du mandrin.

a, appareil disposé pour être introduit dans l'urèthre.

B, mandrin rapproché de la curette.

C, modification de M. Charrière pour assurer la solidité de la curette.

D, curette redressée pour passer sous le calcul.

Ravaton a imaginé, pour extraire les calculs de l'urèthre, un instrument représenté (fig. 88) : « Les occasions que j'ai eues, dit-il, de tirer de petites pierres et autres corps étrangers qui étaient engagés dans le canal de l'urèthre et dans l'oreille, les difficultés que j'ai rencontrées alors, m'ont conduit à inventer l'instrument suivant, qui est d'une grande ressource dans tous ces cas (1). »

(1) Ravaton, *Pratique moderne de la chirurgie*, t. I, p. 378.

M. Leroy (d'Étiolles) a rappelé l'attention des chirurgiens sur la curette articulée de Ravaton, et cet instrument, qui avait les graves inconvénients de ne pouvoir pas toujours être introduit au delà du calcul et de manquer de solidité, a subi diverses modifications dont quelques-unes sont importantes. M. Dubowisky a cherché à briser les calculs sur place, en se servant de la curette articulée qu'il a modifiée de la manière suivante : Une canule glisse le long de la curette au moyen d'une coulisse, et elle contient un mandrin d'acier terminé par une fraise. La curette étant engagée au delà du calcul, on fait saillir la portion articulée, et, avec le mandrin contenu dans la canule, on broie le calcul pressé contre la curette (fig. 89).

Cet appareil très compliqué n'a pas été adopté par les chirurgiens, mais il a servi de point de départ à d'heureuses modifications. Ainsi M. Charrière, ayant reconnu que, pendant la pression sur l'extrémité de la curette, l'effort est supporté par la charnière, ce qui l'expose à se briser, a articulé la curette en sens inverse, de manière à trouver un point d'appui solide sur les deux saillies placées de chaque côté de l'articulation (fig. 90 D). Le mandrin ne sert plus qu'à mobiliser la curette. On peut le nettoyer avec facilité, étant à découvert dans une grande partie de sa longueur.

Lorsque l'extraction simple est impossible, on doit briser le calcul sur place ; on emploie, pour faire cette opération, un petit brise-pierre, ainsi que nous l'avons dit déjà.

L'introduction d'un lithoclaste ordinaire n'est pas toujours possible ; le crochet de la branche femelle vient heurter le calcul, et elle ne peut pas le dépasser. M. le professeur Nélaton a signalé cette diffi-

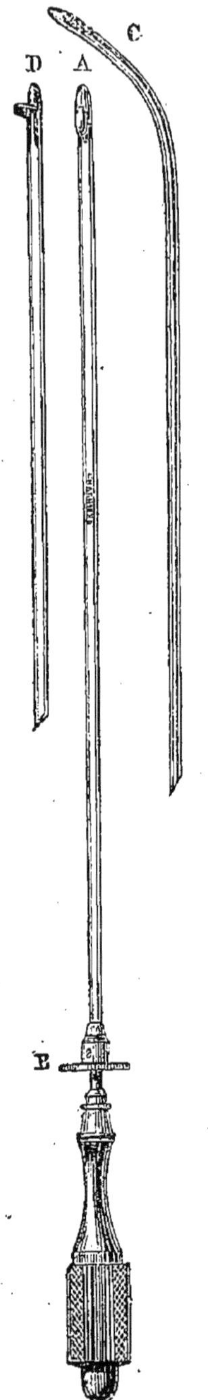

FIG. 90. — *Curette modifiée par M. Charrière.*

A, curette droite fermée.
B, rondelle faisant agir le pas de vis pour basculer la curette.
C, curette courbe.
D, curette basculée.

culté à M. Mathieu, qui l'a heureusement fait disparaître (fig. 91).

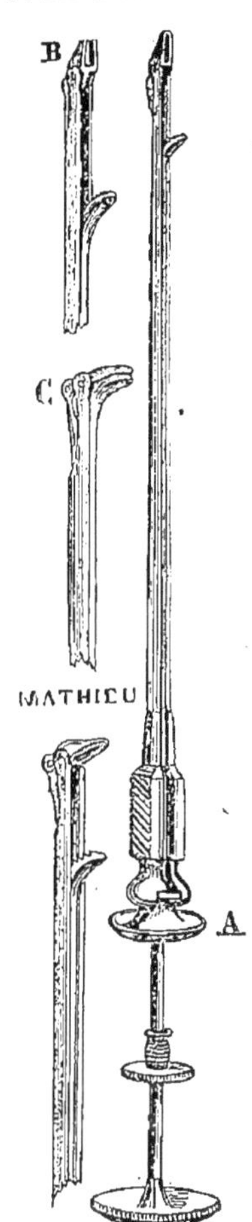

Fig. 91. — *Brise-pierre uréthral de M. Mathieu.*

A, appareil complet.
B, extrémité redressée prête à être introduite dans l'urèthre.
C, mors rapprochés, après avoir fait basculer la curette, et mors écartés pour saisir le calcul.

Manuel opératoire. — On introduit la branche femelle, après avoir redressé la curette, ce qui lui permet de dépasser le calcul ; on abaisse tout de suite la curette, et le calcul est placé entre deux plans solides.

Lorsqu'il n'y avait pas de complications graves, on a débarrassé les malades de calculs ou de fragments de pierre arrêtés dans l'urèthre à l'aide des divers moyens que nous venons d'examiner, et qui ont fait abandonner le stylet recourbé en crochet, le fil de fer plié en anse, etc. Mais, dans certains cas, les difficultés augmentent ; lorsque, par exemple, des rétrécissements diminuent le calibre de l'urèthre et empêchent la sortie de fragments accumulés : alors il faut placer une sonde à demeure pour empêcher la sortie des gros fragments. Lorsqu'on n'a pas réussi à les contenir dans la vessie, on doit inciser les rétrécissements qui livrent ensuite un passage facile au détritus de la pierre. M. Caudmont vient de prouver encore l'efficacité de cette méthode. En présence de ses élèves, il a incisé un rétrécissement qui retenait un calcul du volume d'un haricot, et tout de suite après l'incision, le malade a rendu sa pierre avec le premier jet d'urine.

Enfin lorsque les difficultés sont telles qu'on ne peut ni broyer sur place, ni extraire le calcul, on doit se résoudre à faire une incision externe pour le retirer.

§ II. — Incision de l'urèthre pour extraire les calculs.

L'incision de l'urèthre devra être faite, autant que possible, sur le calcul, et après avoir eu la précaution de placer un cathéter dans le canal afin d'éviter l'infiltration urineuse dans le scrotum. Lorsqu'on opérera tout près de ces parties, on aura soin de faire l'incision du scrotum beaucoup plus grande que celle pratiquée sur l'urèthre.

Les fragments sont rarement arrêtés dans la portion bulbeuse, et lorsqu'ils ne peuvent pas la parcourir librement, il est assez facile de les saisir, la grande dilatabilité des tissus laissant aux instruments un espace suffisant. Dans la portion pénienne, cet arrêt est fréquent à cause de la résistance des tissus et du diamètre de l'urèthre; cette portion est, en effet, la plus étroite du canal. Ces dispositions naturelles sont rendues plus défavorables encore par la présence de rétrécissements à leur début.

On a cru à tort qu'un fragment placé dans cette portion pouvait facilement être reconnu et être placé dans la pince destinée à l'extraire ou à le broyer. Cette situation, qui aide à toucher le fragment au dehors, n'a pas l'utilité qu'on lui a attribuée, et les difficultés ont souvent été si grandes, qu'on a été dans l'obligation de faire une incision pour le retirer. Cette incision est toujours une opération grave par ses suites, puisqu'elle laisse presque toujours une fistule.

L'instrument le plus utile pour faire cette extraction c'est la pince à deux branches glissant dans une canule extérieure et portant une vis de pression à la poignée, pour fixer solidement la pierre lorsqu'elle est prise. Elle est munie aussi d'un stylet central, qui sert à connaître si la pierre est saisie, et à la faire pivoter entre les branches, lorsqu'elle ne se présente pas convenablement pour être extraite.

Pour employer cette pince, on allonge la verge, on laisse descendre l'instrument jusqu'au calcul, retenu par la main d'un aide. On fait écarter les branches en tirant à soi la canule extérieure, les parois de l'urèthre sont ainsi éloignées du calcul, et l'on pousse en avant la pince ouverte, en tenant la verge allongée. Les branches de la pince s'engagent entre les parois de l'urèthre et le calcul, et on la ferme en poussant la canule extérieure vers le calcul.

Que l'on ait employé la pince ou la curette, il est très important d'agir avec lenteur pour opérer l'extraction; et si la résistance est trop grande, il est plus sage d'écraser le fragment sur place que d'exposer le canal à être déchiré en le ramenant en entier.

Après avoir parcouru le canal, les fragments peuvent être arrêtés dans la fosse naviculaire et s'y accumuler, cette partie étant une des plus étroites de l'urèthre, la moins extensible, et étant souvent le siége d'affections morbides. L'extraction des fragments en est généralement facile, en pratiquant le débridement de ces tissus. On doit écraser sur place un calcul qui ne pourrait pas sortir sans violenter les parois du canal, et l'on se sert, pour faire cet écrasement, de pinces qu'on rapproche par un valet-à-patin.

M. le docteur Vanzetti, professeur de clinique chirurgicale à Kharcoff (1), dit qu'il ne se passe presque pas d'année sans que l'on

(1) *Bulletins de la Société anatomique*, 1844, p. 16.

apporte à la clinique quelque enfant, le plus souvent âgé d'un à deux ans, en pleine santé, et atteint d'une rétention survenant subitement pendant l'émission de l'urine.

Cette rétention est produite par un calcul arrêté dans une partie du canal de l'urèthre. Ces calculs sont ordinairement d'acide urique, et presque toujours sphériques.

M. Vanzetti commence toujours par opérer le débridement du méat urinaire avant de chercher à faire sortir le calcul ; sans cet élargissement préalable, l'extraction du corps étranger est difficile et douloureuse, et la muqueuse est exposée à être contusionnée ou déchirée.

Il est probable, dit ce chirurgien, que, dans les villages russes où les paysans évitent de recourir aux médecins, plusieurs enfants périssent par cette cause.

Il y a des vieilles femmes, y exerçant la médecine, qui connaissent la nature du mal, et qui savent y porter remède ; par la succion, elles amènent le calcul dans la fosse naviculaire, d'où elles le retirent avec le bout recourbé d'une épingle à cheveux.

On ne réussit pas toujours à extraire ou à broyer sur place les calculs engagés dans la portion prostatique ou dans la portion membraneuse de l'urèthre : différents procédés ont été exécutés pour les en retirer.

1° On a tenté d'en faire l'extraction à l'aide d'une incision pratiquée sur le raphé périnéal ; on ouvre le bulbe, ce qui permet d'atteindre et d'enlever des petits calculs.

2° Enfin en incisant la portion antérieure et médiane du rectum, on entre facilement, soit dans la portion prostatique, soit dans la portion membraneuse de l'urèthre.

La communication établie entre l'urèthre et le rectum a presque toujours été fatale aux opérés. Indépendamment des accidents si souvent mortels dus au passage des matières fécales dans l'appareil urinaire, l'opération a laissé des fistules incurables, lorsque les malades ont survécu.

C'est dans le but d'échapper à cette pénétration des matières fécales dans les voies urinaires, que M. Demarquay a attaqué l'urèthre par une autre voie, au moyen d'une manœuvre dont il a donné la description suivante (1) :

« Le malade étant placé comme pour l'opération de la taille, un cathéter est introduit dans la vessie, si son canal excréteur est

(1) Demarquay, *Nouveau procédé opératoire pour l'extraction des calculs de la portion membraneuse de l'urèthre et de la prostate*, in *Revue médico-chirurgicale*, 1852, t. XII, p. 81.

libre, sinon le chirurgien opère sans conducteur. Le bord cubital de la main gauche tend le périnée; de la main droite, armée d'un bistouri tenu comme une plume à écrire, il pratique au-devant de l'anus une incision courbe, intéressant toute la demi-circonférence antérieure de cet organe et passant à 2 centimètres 1/2 environ de l'orifice anal. Le chirurgien coupe la peau, le tissu cellulaire et les fibres antérieures du sphincter anal, qui vont se jeter sur le bulbe; ceci étant fait, le chirurgien reconnaît le bulbe, le cathéter si ce dernier a été introduit dans la vessie, ou le corps étranger s'il en existe, puis il détache de l'urèthre avec grande facilité la face antérieure du rectum, la repousse en arrière et découvre aisément la portion membraneuse et la face inférieure de la prostate (fig. 92).

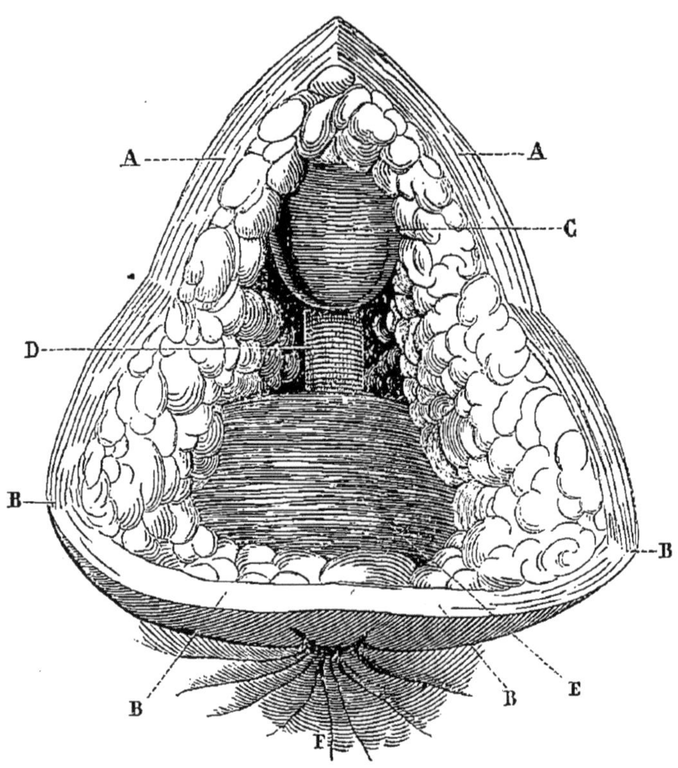

Fig. 92. — *Plaie du périnée montrant l'urèthre séparé du rectum.*

A-A, bords de l'incision verticale.
B-B, bords de l'incision horizontale.
C, bulbe de l'urèthre.
D, portion membraneuse de l'urèthre.
E, fibres du sphincter de l'anus.
F, ouverture anale.

» Ce premier temps de l'opération accompli, il ne reste plus qu'à intéresser la partie du canal de l'urèthre qui se trouve en rapport avec le corps étranger que l'on veut extraire. Si le calcul se prolongeait du côté du col vésical ou du côté de la région pénienne, il serait possible d'inciser suivant ces deux directions pour rendre l'opération plus facile. En incisant l'urèthre d'arrière en avant, et surtout en intéressant le bulbe, on peut exposer le malade à quelques accidents hémorrhagiques; mais qu'est-ce donc que ces accidents en comparaison de ceux qu'il courait par l'emploi des procédés que nous avons rejetés! L'urèthre étant incisé, les calculs sont isolés, mis à nu, soit avec des pinces, soit avec le doigt, et ils sont définitivement extraits.

» Il est évident qu'après une pareille opération, des accidents inflammatoires vont survenir, une suppuration plus ou moins abondante aura lieu. On préviendra, en partie du moins, les premiers, en introduisant une sonde dans la vessie afin d'éviter le passage de l'urine sur une plaie récente. »

Sans doute il peut arriver que l'urèthre, profondément altéré par la présence des calculs, ne se soude pas au rectum, et qu'une fistule s'établisse au périnée. Cette infirmité, dont on peut amoindrir les fâcheux effets, sera toujours plus aisément supportée qu'une fistule recto-vésicale. Ces prévisions fâcheuses ne se sont pas réalisées; M. Nélaton, en créant sa taille prérectale, qui compte déjà plusieurs succès, a prouvé le peu de dangers du décollement de la face antérieure du rectum, et la cicatrisation rapide de la plaie du périnée doit rassurer sur la probabilité de la persistance d'une fistule qui n'a pas encore été observée.

Cette opération est également applicable aux abcès prostatiques.

ARTICLE III.

DES CALCULS DANS L'URÈTHRE CHEZ LA FEMME.

La disposition anatomique de l'urèthre de la femme est telle, qu'elle favorise la sortie spontanée des concrétions urinaires. Ce canal, droit, court, très dilatable, et dont bien rarement le calibre est diminué, ne met aucun obstacle au passage des calculs. Il en est dont le volume est grand, qui sont sortis sous l'influence de quelques contractions de la vessie. M. Legros en a amené un par la seule pression du doigt introduit dans le vagin (1). Ce calcul, en forme d'amande, était volumineux. Après une opération de lithotritie faite à une femme de soixante et douze ans, j'ai retiré de l'urèthre un fragment de pierre gros comme une noisette.

Symptômes. — Les troubles fonctionnels locaux et généraux sont les mêmes chez la femme que chez l'homme, si ce n'est que la ré-

(1) *Gazette des hôpitaux*, 1836, p. 216.

tention d'urine est plus rare et l'incontinence plus fréquente chez elle que chez l'homme. L'incontinence persiste quelquefois après l'extraction du calcul : c'est particulièrement lorsque l'urèthre et le col de la vessie ont subi une dilatation forte et prolongée.

Un séjour trop long d'un calcul dans l'urèthre peut perforer la cloison et créer une fistule uréthro-vaginale presque toujours incurable.

Le *diagnostic* de cette affection est très facile. L'introduction d'une bougie de cire molle dans le canal fait immédiatement cesser les doutes que l'examen des symptômes pourrait encore laisser.

Le *pronostic* est toujours favorable ; l'incontinence consécutive est néanmoins à prévoir.

Le *traitement* consiste à extraire le calcul, à le broyer sur place ou à le refouler dans la vessie, lorsqu'il est trop volumineux pour parcourir l'urèthre. Ces trois manœuvres différentes sont d'une exécution facile, et elles n'exigent pas d'autres précautions que celles décrites dans les procédés employés sur l'homme.

ARTICLE IV.

DES ACCIDENTS DIVERS PRODUITS PAR LA LITHOTRITIE.

Après l'emploi de cette méthode, on a observé des accidents dus, les uns à la méthode elle-même, quoiqu'elle fût appliquée avec la plus grande réserve, les autres à des procédés défectueux ; enfin il en est, et ce sont les plus nombreux, qui sont la conséquence du peu d'habitude et des fautes commises par le chirurgien.

Un effet constant du contact et de la manœuvre des instruments dans la vessie, c'est d'augmenter la force contractile de cet organe. Lorsqu'il se produit dans une vessie frappée d'atonie, c'est un fait heureux, puisqu'une fonction qui était presque perdue se rétablit dans ses conditions normales.

Cette augmentation de la contractilité ne dépassant pas un certain degré, produit seulement des besoins d'uriner plus pressants et plus rapprochés ; les dernières gouttes d'urine sont rendues avec douleur, les parois de la vessie se contractant avec énergie sur les fragments de la pierre. Il est rare que cet état se prolonge, et en quelques heures, ou en un ou deux jours, ce trouble momentané disparaît : mais lorsque ce surcroît de contractilité s'ajoute à celle que possède déjà une vessie hypertrophiée, les accidents sont tels, que l'opération ne peut pas être continuée sans de graves embarras, et que dans certains cas on doit y renoncer pour lui préférer la taille.

M. Civiale, dont l'expérience en ces matières doit toujours être invoquée, dit que « trois circonstances principales contribuent surtout à produire cet effet fâcheux : ce sont la durée des séances, le défaut de ménagement dans la manière d'opérer et l'omission du traitement préparatoire. »

On doit donc abréger les séances, afin d'éviter les complications qui résultent d'une augmentation de la contractilité de la vessie, et ne pas chercher à terminer en une seule fois le broiement d'un calcul dépassant 1 centimètre de diamètre. C'est surtout dans les manœuvres nécessaires pour saisir la pierre qu'il faut apporter le plus de prudence. Toutes les fois qu'après deux ou trois minutes de recherches on n'a pas réussi à charger le calcul, il faut savoir s'arrêter et remettre la séance à un autre jour. On a eu à déplorer la mort d'un malade pour avoir fait pendant une heure d'inutiles essais (1). L'autopsie a fait voir une péritonite suraiguë, une néphrite double, une inflammation de la vessie, et l'urèthre froissé et ecchymosé.

Il ne faut donc pas vouloir saisir la pierre à tout prix, même quand on opère dans l'amphithéâtre. Cette préoccupation de vouloir sauvegarder son amour-propre a plus d'une fois été funeste au malade.

Lorsqu'il y a atonie de la vessie, les séances de longue durée doivent encore être évitées. Le chirurgien est facilement abusé, parce que le malade ne souffrant pas, on croit pouvoir prolonger la manœuvre. Il y a des douleurs autres que celles occasionnées par la pierre, mais aussi pénibles, et enfin survient le catarrhe de la vessie.

La *douleur* résultant de l'introduction de l'instrument, lorsqu'il n'y a pas de complications, est seulement une sensation de chaleur qui sera d'autant plus faible que l'on aura agi avec plus de lenteur. Après avoir franchi l'arcade des pubis, l'instrument arrive à la vessie, le malade se plaint dans ce moment d'une pression et d'un besoin d'uriner. Ce dernier augmente souvent pendant les recherches de la pierre ; rarement ces douleurs sont ressenties dans la vessie. L'écrasement de la pierre n'occasionne pas de douleur au malade, et la sortie de l'instrument, si on a eu le soin de le bien désengouer, n'est pas plus pénible que ne l'a été son entrée.

Les douleurs qui apparaissent après l'opération varient beaucoup. Les premières émissions de l'urine produisent une forte cuisson, qui diminue à mesure qu'on s'éloigne de l'opération, et qui cède généralement à un bain, à des boissons émollientes, et à l'application

(1) *Gazette des hôpitaux*, 18 septembre 1834.

d'un cataplasme. Dans l'intervalle qui sépare les besoins d'uriner, il y a un malaise qui augmente au moment de satisfaire ce besoin.

Nous avons dit déjà que les fragments, lorsqu'ils passent librement, déterminent peu de douleurs.

Généralement, peu de temps après l'opération le malade peut se lever, et il n'a d'autre sensation qu'une cuisson en urinant.

Les séances suivantes sont plus aisément supportées que la première, et les douleurs diminuent au point de n'être plus qu'un malaise passager. C'est une chose ordinaire de voir, dans les cas simples, les malades être opérés dans le cabinet du chirurgien, et retourner à pied chez eux.

Les douleurs sont vives lorsque, pour charger une grosse pierre, on doit se servir d'instruments à longues branches, et lorsqu'il faut leur imprimer de grands mouvements, surtout lorsqu'il y a des altérations dans la vessie ou dans son col, et lorsque des tumeurs sont froissées et comprimées par les instruments. Elles peuvent être amoindries en opérant avec prudence, et en évitant la brusquerie.

Cependant, dans quelques cas, heureusement assez rares, bien qu'il n'y ait pas de lésions, bien que l'opération soit faite avec habileté, les douleurs sont très vives. L'irritabilité de l'urèthre et de la vessie ne cède pas, et le malaise dure souvent plusieurs heures.

§ Ier. — Des accès de fièvre, suite de la lithotritie.

Nous avons décrit les accès de fièvre simple qui apparaissent souvent après un cathétérisme, fait dans les conditions en apparence les plus favorables. Ils se développent également après une opération de lithotritie, et s'ils conservent la forme d'accès simples, ils revêtent aussi le type grave ou pernicieux, principalement lorsqu'il y a des affections anciennes dans une partie de l'appareil urinaire.

Ces accidents généraux se rattachent à trois catégories de faits différents.

Dans la première, ils se manifestent sous la forme d'accidents fébriles simples, c'est-à-dire sans complications.

Dans la deuxième, se rangent les accidents fébriles, qui se compliquent de quelque affection ancienne ou récente, et surtout d'une maladie ayant pour siége les voies urinaires, et plus particulièrement les reins.

Ils débutent, comme les précédents, sous l'apparence de fièvre intermittente; mais ils ne tardent pas, en général, à devenir continus rémittents : souvent même ils revêtent d'emblée ce dernier type

Plus souvent aussi que les accidents de la première catégorie, ils sont graves et pernicieux.

Ils peuvent céder momentanément au quinquina ; mais ensuite ils y sont réfractaires, si la complication persiste.

Dans la troisième, on voit les cas dans lesquels les accès de fièvre sont plus ou moins rapidement suivis du développement d'inflammations phlegmoneuses, ou d'arthrites suppurées.

L'infection purulente et la mort sont presque toujours les fatales conséquences de ces dernières.

Les accidents fébriles de la première catégorie ressemblent à ceux des fièvres intermittentes. Ce qui les en distingue, c'est que leur développement n'a pas lieu à certaines heures déterminées de la journée : leur apparition dépend toujours du moment où l'on a fait l'opération.

C'est ordinairement trois ou quatre heures après que surgissent les premiers symptômes ; en général, ils se reproduisent après vingt-quatre heures, mais ce retour est moins exact et moins périodique que celui de la fièvre intermittente.

Quoiqu'après les accès le sujet soit quelquefois très fatigué, il ne prend pas, dans les deux premières catégories du moins, l'aspect particulier que donne l'infection purulente, ni l'apparence cachectique propre aux fièvres paludéennes en général. Le pouls reste plus fréquent qu'après l'accès de ces dernières ; souvent aussi ils laissent après eux un enduit blanchâtre et épais sur la langue, qu'un purgatif fait ordinairement disparaître, et qui prévient le retour de la fièvre.

C'est le contraire qui a lieu dans les fièvres intermittentes qui ne sont pas d'origine gastrique.

Mais qu'ils soient faibles ou graves, simples ou compliqués d'une maladie antérieure des voies urinaires ; qu'ils accompagnent le développement des abcès diffus ou des arthrites suppurées, les accidents fébriles peuvent revêtir le type quotidien ou double tierce. Je n'ai pas souvenance d'avoir jamais vu le type tierce, ce qui constituerait une différence de plus avec la fièvre intermittente proprement dite.

Il y a des cas où il survient deux accès par jour ; d'autres fois, ces types divers se transforment et prennent une marche continue rémittente ; quelquefois même ils la prennent d'emblée.

Le type continu rémittent est plus fréquent et plus prompt lorsqu'il y a déjà une maladie des voies urinaires, ou lorsqu'il se forme des abcès. Il en est de même de l'état pernicieux, quoiqu'on l'ait vu naître d'emblée chez des sujets exempts des complications indiquées ci-dessus, mais qui y ont été préparés par un âge avancé, une constitution débile ou toute autre cause d'affaiblissement.

Les accidents fébriles peuvent revêtir des formes pernicieuses diverses. C'est ainsi que, dans un fait qui va être cité, ils ont pris les apparences d'une de ces névralgies graves qui simulent la péritonite; mais les plus ordinaires sont la forme comateuse et la cholériforme.

Lorsque le sujet est bien portant, qu'il n'existe pas de complications, il peut n'y avoir qu'un seul accès; d'autres fois, les accès sont plus nombreux, mais vont en s'affaiblissant, et ils finissent par disparaître; plus rarement, enfin, les accès successifs conservent la même intensité, peut-être s'éteindraient-ils sans traitement; mais il est prudent de ne pas attendre cette terminaison spontanée.

Dans certains cas rares, ils s'aggravent jusqu'à prendre le caractère pernicieux.

Accès fébriles simples. — Tantôt ces accès disparaissent promptement d'eux-mêmes, et tantôt ils durent plus longtemps, mais sans perdre leur bénignité; d'autres fois aussi ils s'aggravent, et prennent un caractère pernicieux; dans d'autres circonstances plus rares, l'état pernicieux se manifeste dès le début: mais sous toutes ces formes, et quel qu'en soit le type, ils cèdent à l'action du quinquina.

Accès fébriles compliqués d'une affection des voies urinaires et spécialement des reins.—Lorsqu'on pratique une lithotritie chez des malades atteints d'une maladie des voies urinaires, et spécialement des reins, on provoque très facilement des accès de fièvre. Si la complication est assez légère pour avoir pu être momentanément méconnue, les accès de fièvre peuvent ressembler aux accès simples par leur intensité, par leur durée et par l'état d'apyrexie à peu près complet qui les sépare. Comme eux, ils peuvent céder à l'action du quinquina. Il y a néanmoins des cas en apparence favorables, où les accès s'aggravent en même temps que se développent les symptômes propres à la complication. Alors la fièvre continue et la fièvre intermittente s'unissent; les symptômes de la première se dessinent de plus en plus, tandis que les phénomènes qui caractérisent les stades de frisson et de sueur vont en s'amoindrissant: en un mot, d'intermittente qu'elle était, la fièvre devient continue rémittente, puis continue avec de simples paroxysmes. Dans certains cas, enfin, les accès revêtent d'emblée une des formes pernicieuses.

Le passage du type intermittent au type continu rémittent et la forme pernicieuse d'emblée s'observent le plus ordinairement lorsque l'affection des voies urinaires était primitivement grave, ou lorsqu'elle l'est devenue. Le développement et l'aggravation de ces accidents sont plus prompts encore, si le sujet a déjà eu des accès de fièvre par la seule influence de la maladie des voies urinaires.

Les accès qui se compliquent de néphrite ont quelques symptômes particuliers sur lesquels il est utile d'attirer l'attention des praticiens, et dont il sera fait mention dans la description du diagnostic.

Afin de compléter ce qui a été dit sur les accès graves et pernicieux qui suivent le cathétérisme, il est opportun d'exposer ici trois observations, dont les deux premières ont eu les formes les plus habituelles, c'est-à-dire la forme comateuse et la forme cholérique ; la troisième, enfin, s'est montrée sous une forme pernicieuse, qui n'a pas, que je sache, été signalée dans de telles circonstances. Je veux parler de la forme névralgique grave, qui pourrait être prise pour une péritonite, ou pour toute autre affection abdominale aussi redoutable.

Forme comateuse. — L'exemple que je choisis est intéressant, en ce que non-seulement la malade est morte avec tous les symptômes de la forme comateuse, mais encore en ce que plusieurs mois auparavant elle a eu des accidents fébriles intermittents, dont les premiers accès ont simulé le ramollissement apoplectiforme du cerveau, et ont reparu sous le type octane.

OBSERVATION.— *Affection ancienne des reins. — Catarrhe de la vessie. — Calcul méconnu. — Opération de lithotritie. — Accès de fièvre à forme comateuse. — Mort.* —Madame C..., âgée de soixante et dix ans, avait depuis plus d'une année les signes rationnels de la pierre, tels que : le ténesme vésical en urinant, des hémorrhagies, les urines déposant des mucosités filantes et adhérentes aux vases. Elle se plaignait aussi de douleurs dans la région des reins, que, par une fausse honte, elle avait cachées pendant six mois.

Sur les instances de M. le docteur Marrotte, médecin de l'hôpital de la Pitié, qui croyait à l'existence d'un calcul urinaire, elle consentit à laisser examiner sa vessie. Un chirurgien fit un cathétérisme explorateur qui fut négatif, et qui n'amena immédiatement aucun accident fébrile.

Malgré les soins les plus assidus, les accidents locaux et généraux s'aggravèrent, et après quelques semaines, un jeudi, vers onze heures du matin, apparurent tout à coup des symptômes semblables à ceux qui accompagnent le ramollissement du cerveau : stupeur, torpeur intellectuelle, chute de la paupière droite, déviation de la face et de la bouche à gauche, coma et somnolence; la langue est déviée, mais rouge et sèche, la peau est chaude, le pouls fréquent et développé, et la malade est très affaiblie.

Quatre sangsues placées à la base du crâne diminuèrent la gravité des symptômes, et les sueurs parurent au matin.

Le jour suivant, les mêmes accidents furent amoindris et les sueurs vinrent encore au matin; le troisième jour, les mêmes phénomènes continuèrent en s'affaiblissant; enfin, le quatrième jour, retour à l'état normal.

Le jeudi suivant des accidents semblables se développèrent aux mêmes heures, et ils furent d'une durée égale à ceux de la semaine précédente, c'est-à-dire qu'ils durèrent trois jours.

M. le docteur Marrotte fit un examen rétrospectif plus attentif, et il constata que chaque accès avait été précédé de frissons et s'était terminé par des sueurs; la peau avait constamment été chaude, le pouls fréquent et développé, et la langue sèche, ce qui n'a pas lieu dans les lésions cérébrales idiopathiques.

Le sulfate de quinine fut donné le mardi et le mercredi suivants; le jeudi l'accès fut faible, avec somnolence, mais sans symptômes apoplectiformes. Continuation du sulfate de quinine, et les accès des deux jours suivants furent très affaiblis.

Le même médicament fut donné de nouveau le mardi et le mercredi suivants; le jeudi l'accès fut presque nul, et, les mêmes moyens étant continués, rien ne reparut.

M. le docteur Marrotte, qui croyait toujours à la présence d'une pierre dans la vessie, demanda une nouvelle exploration: un chirurgien spécialiste, à qui on avait confié ce soin, dit que la vessie ne contenait pas de corps étranger, et il conseilla l'emploi des injections caustiques, qui furent faites avec une solution de nitrate d'argent à doses élevées. Elles furent très douloureuses, les mucosités augmentèrent, la malade maigrit beaucoup et ne quitta plus le lit.

On décida de débarrasser la vessie de ses abondantes mucosités par des injections d'eau tiède, et je fus mandé par M. le docteur Godier pour faire ces injections.

L'examen des urines me fit croire à la présence d'un calcul, et je demandai à faire une exploration de la vessie avant que de rien entreprendre.

Le bassin de la malade fut fortement relevé par trois oreillers roulés dans une serviette, une sonde à bout très recourbé fut introduite dans la vessie, et l'indicateur de ma main gauche fut placé dans le vagin, afin de soulever la paroi inférieure de la vessie; je renversai l'extrémité de la sonde vers mon doigt, placé dans le vagin, et, en la ramenant vers le col vésical, je sentis une pierre que je fis aussi reconnaître par M. le docteur Godier.

L'épuisement de madame C... s'opposait à ce qu'on la débarrassât de sa pierre par la taille; et l'état de la vessie, qui tolérait à peine deux onces d'eau, ne permettait pas immédiatement l'emploi de la lithotritie.

J'exposai mes appréhensions à son fils, l'un de nos plus célèbres accoucheurs, et il fut décidé qu'on ferait régulièrement, et plusieurs fois par jour, des injections d'eau tiède dans la vessie, et que le régime alimentaire serait tonique au lieu de débilitant qu'il avait été jusqu'à ce jour.

Pendant cinq semaines je fis ces injections, et, en peu de temps, les mucosités diminuèrent, pour disparaître entièrement; la vessie put recevoir dix onces d'eau, la malade se leva et vint prendre ses repas en famille.

Enfin la lithotritie put être pratiquée.

Un lithoclaste n° 1, à cuiller, saisit tout de suite un calcul qui mesurait 2 centimètres de diamètre et qui fut immédiatement écrasé. Deux fragments furent également broyés dans cette séance, et l'instrument ramena dans la cuiller une certaine quantité de débris qui firent connaître la nature de la pierre : elle était formée de phosphate ammoniaco-magnésien.

Des fragments furent rendus en urinant, et l'état général fut très satisfaisant.

Le quatrième jour après l'opération, madame G.... se plaignit d'une vive douleur dans la région des reins, et la fièvre revint. Les accès, d'abord intermittents, puis continus rémittents, furent amoindris par le sulfate de quinine; mais leur retour fut irrégulier : il changea d'heure et il ne fut jamais suspendu.

C'est alors que parurent tous les symptômes de la fièvre à forme comateuse, généralement connus et inutiles à décrire ici.

Je dus m'abstenir de toute manœuvre chirurgicale. Bientôt on sentit dans l'abdomen une tumeur volumineuse, douloureuse à la pression, et formée par le rein gauche. A partir de ce moment l'état comateux ne cessa plus, et enfin la malade mourut.

OBSERVATION. — *Maladie ancienne des reins.* — *Catarrhe de la vessie.* — *Calcul méconnu.* — *Accès fébrile cholériforme.* — *Mort.* — M. H..., âgé de soixante et douze ans, employé au Conservatoire de musique, d'une constitution affaiblie par des excès alcooliques, souffrait depuis plusieurs années d'une difficulté d'uriner et de douleurs dans les reins. Différentes fois il rendit des calculs d'acide urique;

en 1856, les urines, déposant beaucoup de mucosités filantes, l'inquiétèrent, et il demanda des conseils à un chirurgien. Après une exploration de la vessie, ce dernier lui donna l'assurance qu'elle ne contenait pas de pierre, mais qu'il était atteint d'un *rétrécissement de la prostate*. En conséquence, il fit le cathétérisme avec une grosse sonde en étain et le congédia en lui disant qu'il était guéri. Cependant le catarrhe persista, les difficultés à uriner ne diminuèrent pas, et la vessie se vidait incomplétement.

M. le docteur Cabarrus m'adressa ce malade, afin d'explorer sa vessie. La sonde à petite courbure parcourut avec difficulté la portion prostatique de l'urèthre; arrivée enfin dans la vessie, elle rencontra un calcul placé derrière et contre le col vésical.

Avant de rien tenter pour enlever la pierre, je crus utile d'améliorer l'état de la vessie et je fis tous les jours trois cathétérismes évacuatifs, suivis d'une injection d'eau tiède. Après six semaines de ce traitement, les urines devinrent claires, sans mucosités, et il fut possible de pratiquer la lithotritie. Trois séances suffirent pour broyer et enlever la totalité de cette pierre, qui avait le volume d'une grosse châtaigne.

Pendant le mois qui suivit l'opération la santé devint bonne, et tout faisait espérer une guérison entière, lorsque les douleurs des reins devinrent de nouveau et subitement très vives. Le lendemain de cette réapparition, le malade fut pris d'un violent frisson; à quatre heures du soir, il y eut des vomissements et une diarrhée abondante, qu'il ne fut pas possible d'arrêter : la période de chaleur ne revint pas, malgré les frictions et les révulsifs les plus actifs, et le malade mourut à cinq heures du matin.

Observation. — *Néphrite chronique. — Calcul vésical. — Lithotritie. — Accès de fièvre à forme névralgique. — Mort.* — M. B..., célèbre graveur en monnaie, me fut amené, en 1849, par M. le docteur Lecointe. Il souffrait depuis longtemps dans la région des reins, et les urines déposaient souvent du sable rouge.

M. le docteur Lecointe traita cette affection avec succès, lorsque des besoins fréquents d'uriner donnèrent de l'inquiétude au malade. Une exploration de la vessie, faite avec la sonde à petite courbure, me fit reconnaître une hypertrophie commençante de la portion sus-montanale de la prostate, et constater en même temps l'absence d'un corps étranger dans la vessie.

Le traitement proposé fut accepté par M. le docteur Lecointe, et l'amélioration de la santé de M. B... fut telle qu'il ne dut plus avoir recours à la chirurgie.

Quatre ans après, ayant fait une longue course en voiture et ayant longtemps résisté au besoin d'uriner, il fut atteint d'une rétention complète, pour laquelle M. Demarquay fit un cathétérisme qui ne révéla rien d'anormal dans la vessie de M. B...

Dans le mois de février 1854, après une longue marche et mouillé par une forte pluie, le malade sentit des douleurs dans l'appareil urinaire, les urines devinrent épaisses et gluantes et elles déposèrent des mucosités filantes. M. le docteur Lecointe, ayant reconnu un catarrhe vésical, me fit appeler pour faire une nouvelle exploration.

La sonde à petite courbure toucha une pierre placée derrière la base du trigone.

Il fut décidé qu'on aurait recours à la lithotritie. Un traitement préparatoire fut commencé, afin d'habituer les organes au contact des instruments, et, pendant les dix jours qui suivirent, l'état du malade fut si satisfaisant qu'on put fixer le moment de l'opération.

Dans la soirée, après le dernier cathétérisme, M. B... sentit une vive douleur dans la région des reins; il survint un violent frisson et un pissement de sang très abondant qui dura plusieurs jours. Le lendemain matin, la langue était noirâtre, la peau très chaude, le pouls fréquent et plein.

Cette situation nouvelle me fit ajourner l'opération, et, d'accord avec M. le docteur Lecointe, nous fîmes un appel à la grande expérience de M. Civiale. L'avis de ce célèbre praticien fut qu'il fallait attendre et soumettre le malade à une médication appropriée, dont les détails ont été publiés par M. Lecointe, dans le *Bulletin général de thérapeutique*, 1855. M. Civiale voulut bien continuer à nous aider de ses lumières, et il vit le malade régulièrement avec nous. Après six semaines de soins, les douleurs rénales ayant disparu, et la santé étant devenue bonne, M. Civiale jugeant le moment convenable, opéra M. B..., qui supporta péniblement les manœuvres du broiement de la pierre; plusieurs séances furent suivies d'accès fébriles incomplets et irréguliers.

A cette époque du traitement je dus cesser de voir le malade et j'ai su, par la publication que fit M. Lecointe dans le *Bulletin de thérapeutique*, que les voies digestives de M. B... étaient devenues mauvaises, et que la lithotritie avait dû être interrompue. Enfin, des soins habilement dirigés ramenèrent les apparences de la santé, et M. Civiale put continuer son opération.

Tout à coup, peu d'heures après une séance de broiement, M. B... fut pris d'un violent accès de fièvre, qui présenta tout de suite des caractères inusités et qui firent, un moment, croire à une complication abdominale grave. Après un frisson violent, accompagné de vomissements bilieux, le ventre devint le siége de douleurs aiguës, exacerbantes, qui arrachaient des cris au malade et que la moindre pression exaspérait. M. B... redoutait le plus léger contact.

En l'absence de M. Civiale, M. le docteur Lecointe, médecin habituel du malade, crut devoir réclamer les conseils de M. le docteur Marrotte.

Un accès était à sa fin lorsque ces deux médecins virent ensemble le malade : une sueur chaude couvrait tout le corps ; le pouls, quoique sans grande consistance, était ondulant, et les douleurs avaient un peu perdu de leur intensité. Y avait-il une péritonite ?

Un examen plus attentif fit bientôt écarter cette idée ; non-seulement la nature et la succession des symptômes généraux n'étaient pas celles qui accompagnent la péritonite, mais il n'y avait eu des vomissements qu'au début, le ventre n'était pas ballonné, les douleurs étaient plus vives d'un côté que de l'autre, surtout dans les points d'émergence des nerfs, et on les réveillait en pinçant la peau.

On était donc en présence d'accès fébriles à forme névralgique. Prenant en considération la force du pouls, la chaleur de la peau et l'absence de vomissements et de ballonnement du ventre, on fit un traitement dont le sulfate de quinine fut la base ; mais ce fut en vain, les douleurs ne diminuèrent pas, la peau se refroidit, le pouls s'amoindrit, les forces s'épuisèrent et le malade mourut près de trois mois après la première opération.

§ II. — Production du pus dans les articulations.

M. Velpeau a signalé le premier, et il a décrit avec des développements pratiques (1), un des accidents les plus dangereux qui puissent survenir après le cathétérisme : c'est la production du pus dans les articulations.

Après les accès de fièvre que nous venons d'exposer, si l'on n'a pas pu en arrêter le retour, on ne tarde pas à voir survenir des phénomènes nerveux, inflammatoires, bientôt suivis par des abcès diffus et des arthrites purulentes.

Chez certains malades, il se forme subitement un épanchement considérable dans une, deux, ou dans un plus grand nombre de jointures. Elles acquièrent rapidement un très grand volume ; elles deviennent chaudes, rouges et très douloureuses. Le danger est alors très grand, car l'épanchement purulent est réalisé.

(1) *Leçons orales de clinique chirurgicale*, t. III, p. 324.

M. Civiale dit aussi avoir vu plusieurs fois (1) qu'après l'introduction d'instruments dans l'urèthre, des douleurs ont subitement envahi les membres et les grandes articulations. D'abord prises pour des attaques de rhumatisme, ou pour un érysipèle phlegmoneux, leur véritable caractère n'a pas tardé à devenir évident. Dans ces cas, le développement des symptômes est rapide et uniforme; l'inflammation, très étendue au début, est bientôt limitée, et l'on reconnaît la formation d'un abcès. Le pus ne ressemble pas à celui des abcès ordinaires : il est très liquide, très fétide, et *semblable à celui des abcès urineux*. Cette observation importante est confirmée par des faits recueillis par M. Perdrigeon dans les services de M. Velpeau et de M. Ricord.

Diagnostic. — Au point de vue des opérations qu'on est appelé à pratiquer dans les voies urinaires, il n'est pas nécessaire de faire ici le diagnostic différentiel des accès périodiques provoqués par l'introduction des instruments dans les organes urinaires, et des autres fièvres intermittentes. Il suffira de renvoyer aux quelques particularités signalées dans le premier paragraphe de cet article.

La question vraiment importante est de reconnaître si l'accès de fièvre survenu après le cathétérisme a provoqué ou réveillé une néphrite, de toutes les complications, la plus redoutable dans ces cas.

Reconnue, cette maladie doit être bien étudiée, afin de savoir si l'on peut heureusement la modifier, ou si elle est tellement avancée que tout traitement est inutile.

Si les chances sont encore favorables, il faut combattre la maladie, préalablement à toute opération; dans le cas contraire, il faut savoir s'abstenir et se résigner à être spectateur impuissant de désordres qu'il est impossible de conjurer, et dont on hâterait la fin en agissant.

On doit s'attendre à une terminaison funeste, si, après un ou deux accès de fièvre, et la douleur des reins persistant, la peau est chaude, âcre et sans moiteur, si le pouls reste fréquent et plein, et surtout si la langue, toujours sèche, quelquefois froide, se couvre d'un enduit noirâtre. Ce dernier signe est constant, lorsque la néphrite doit amener la mort.

Le chirurgien devra donc s'abstenir de toute opération, lorsqu'aux divers accès décrits plus haut se joindront les symptômes locaux, propres à la désorganisation des reins.

(1) Civiale, *Traité pratique sur les maladies des organes génito-urinaires* t. I, p. 512.

Lorsque la fièvre est suivie d'inflammation phlegmoneuse ou d'arthrite suppurative, on peut, au début, avoir des doutes sur la nature de l'affection, et la confondre momentanément avec un accès de rhumatisme, de goutte ou d'arthrite blennorrhagique.

Il m'est impossible, dans un chapitre limité, de rappeler les caractères propres aux diverses affections que je viens d'énumérer. Je me contenterai donc de dire que la fièvre symptomatique de la suppuration diffuse ou articulaire, débute constamment par un frisson, et souvent par un frisson intense; que pendant la période de chaleur, la peau présente rapidement une sensation d'âcreté et de sécheresse; que la langue se sèche facilement; que le teint a une teinte jaunâtre et terreuse, avec rougeur des pommettes; que la figure porte le cachet d'une altération profonde, et que, lors même que les frissons reviennent pour commencer un nouveau paroxysme, ceux-ci ne sont jamais séparés par une apyrexie complète, et qu'enfin les frissons finissent par disparaître.

Les lésions locales présentent aussi des caractères propres à révéler leur nature.

La marche rapide des accidents, la production du pus, presque en même temps que le gonflement et la douleur, ce qui n'a pas lieu dans les cas de phlegmons diffus ou d'abcès articulaires dus à une autre cause qu'à un cathétérisme; enfin, la nature du pus, semblable à celui des abcès urineux, feraient cesser le doute s'il en restait encore.

Nature de la maladie. — C'est à une phlébite résultant de l'introduction d'un instrument dans l'urèthre qu'on a d'abord attribué ces désordres. C'est qu'en effet on a souvent trouvé les veines qui enveloppent la prostate oblitérées par des caillots ou contenant du pus. M. Civiale n'accepte pas cette explication comme suffisante, et M. Velpeau se demande si l'urine n'est pas l'agent qui produit ces graves accidents. Cet éminent chirurgien dit : « L'urine est un des » liquides les plus dangereux, les plus perfides de l'économie, et » qui produit les ravages les plus affreux quand il est sorti de ses » canaux naturels, quand il est épanché dans les cavités séreuses » ou infiltré dans le tissu cellulaire. Serait-il donc étonnant que » quelques-uns de ses principes, forcés, on ne sait comment, de » rentrer dans le torrent de la circulation, par suite de l'opération » du cathétérisme pratiquée dans certaines circonstances peu ou » mal connues, devinssent la cause de tous ces phénomènes? »

Comment l'introduction d'une certaine quantité d'urine dans le sang a-t-elle pu se faire? Est-ce par l'absorption de l'urine toute formée, ou est-ce à la suite d'un trouble dans la sécrétion de ce liquide, trouble qui rend incomplète l'élimination des principes qui la composent?

Cette dernière opinion, émise sous la forme d'une hypothèse par M. Velpeau, semble être probable aujourd'hui, non-seulement par des faits cliniques, mais encore par des expériences récentes de M. Cl. Bernard. Ce savant physiologiste, recherchant dans la veine rénale des substances qu'il introduisait dans l'estomac, remarqua la coloration rouge du sang de la veine rénale. Les animaux qu'il observait donnaient abondamment le produit de la sécrétion des reins. Il vit plus tard qu'en irritant le rein, le sang devenait noir dans la veine rénale, qu'il était noir aussi quand la sécrétion des reins ne *se faisait pas*. Il semble donc que, la sécrétion du rein étant troublée par une cause que nous ne pouvons encore définir, le sang qui sort de cet organe est altéré, et que c'est probablement à cette altération qu'il faut attribuer les désordres que nous venons d'étudier.

On voit aussi que certains abcès, qui se forment après les violents accès fébriles, contiennent une grande quantité de sérosité jaunâtre infiltrée dans le tissu cellulaire, et qui exhale une odeur urineuse si pénétrante, qu'on a cru à la réalisation d'une infiltration d'urine. Dans les cas étudiés à la Charité, il n'y avait cependant pas d'infiltration ; d'abord, le grand éloignement des parties où s'étaient formés ces abcès excluait toute idée d'infiltration, et si elle eût existé, on eût retrouvé la voie que l'urine eût dû se créer pour arriver au dépôt : la dissection la plus attentive n'a rien révélé.

M. Perdrigeon croit que cette intoxication est semblable à celle des marais, où s'opère la décomposition ammoniacale des détritus végétaux et animaux.

L'urine, subissant facilement cette décomposition, ne peut-elle pas, par l'identité de cette cause, faire naître des accidents qui se ressemblent à tel point, qu'il est facile de les confondre, si l'on ne tient pas compte de l'opération qui y donne lieu.

La phlébite a également une grande influence sur la formation des abcès qui surviennent après un cathétérisme; mais, ou il existait déjà un foyer de suppuration, ou l'instrument, en violentant les organes, a donné lieu à un abcès dont le pus résorbé est entraîné dans la circulation; le malade succombe alors à une résorption purulente. Dans ces cas, on trouve du pus dans le plexus veineux qui enveloppe la prostate et le col de la vessie.

Traitement. — La doctrine et la pratique, acceptées par tout le monde, il y a peu de temps encore, consistaient à combattre les accidents seulement lorsqu'ils étaient développés. La généralité des chirurgiens, et parmi eux on en compte qui font autorité, se soumettent encore à ce précepte.

Cependant quelques-uns ont pensé qu'il était possible de prévenir les accidents, en administrant d'avance la médication qui les guérissait, et l'expérience a prouvé l'efficacité de cette méthode dans la grande majorité des cas. Dans ceux même qui se sont montrés rebelles, les accès de fièvre étaient tellement amoindris, qu'on ne pouvait nier l'utilité du traitement préventif, et ceux qui y ont eu recours n'ont plus eu à déplorer des accidents pernicieux.

A l'appui de cette proposition, je puis invoquer les faits publiquement observés à la clinique de M. Ricord.

Traitement préventif. — On a dernièrement proposé l'usage de l'aconit, et quoique les faits rapportés méritent attention, il est plus prudent d'avoir recours au sulfate de quinine, dont les effets sont assurés.

Ce médicament doit être donné pendant quatre ou cinq jours avant l'opération qu'on se propose de faire, et les doses à administrer sont subordonnées à diverses circonstances.

Si le malade est jeune, s'il n'a eu aucune atteinte intermittente, résultant soit du cathétérisme, soit d'une cause paludéenne, la dose de 40 à 50 centigrammes dans les vingt-quatre heures sera suffisante. Si, au contraire, il est vieux ou affaibli, la dose pourra être portée de 70 jusqu'à 80 centigrammes.

Lorsque les accès sont développés et lorsqu'ils sont dans les conditions de simplicité indiquées, on peut les abandonner à eux-mêmes, ou, s'il y a un état saburral, il suffit de donner un minoratif; l'expectation est encore sans dangers, si les accès successifs vont en s'amoindrissant.

S'ils conservent la même intensité, et, à plus forte raison, s'ils sont graves ; s'ils revêtent la forme pernicieuse, que ce soit dès le début, ou progressivement, qu'il y ait ou non maladie des reins, il faut, avant tout, soustraire le malade à une mort imminente par l'administration abondante du sulfate de quinine : ainsi on donnera de 1 à 2 grammes dans les vingt-quatre heures, comme s'il s'agissait d'une fièvre pernicieuse de cause paludéenne.

M. Perdrigeon dit avoir vu qu'à ces doses élevées, le sulfate de quinine a moins d'inconvénients, et qu'il agit plus sûrement pris en lavement qu'en potions ou en pilules. M. Bricheteau a publié aussi (1), un mémoire qui démontre la puissance de ce médicament employé à doses élevées dans ces circonstances.

Si les accès fébriles deviennent cholériformes, le sulfate de qui-

(1) Bricheteau, in *Archives générales de médecine*, 1847.

nine devra être donné par la voie endermique, et l'indication de lui associer les opiacés est précise.

Dans un ouvrage remarquable (1), M. le docteur Briquet a établi deux règles pour servir de guide dans l'administration du sulfate de quinine.

La première consiste à fractionner les doses du médicament, et à laisser un intervalle de plusieurs heures entre les prises de la journée et celles du lendemain, et à n'élever que très graduellement le chiffre de ces doses.

Il faut laisser une heure et quelquefois deux heures entre chaque prise, et dix ou douze heures entre la dernière prise de la veille et la première prise du lendemain.

La seconde, lorsqu'il s'agit des fièvres pernicieuses, par exemple, prescrit d'élever les doses jusqu'à l'apparition des phénomènes qui constatent l'action du médicament sur le système nerveux : la céphalalgie, les vertiges, la titubation et les bourdonnements d'oreilles.

Lorsque la maladie des reins existe, on ne doit pas oublier, dès que le danger est passé, que le sulfate de quinine est seulement un palliatif, et qu'il est urgent d'attaquer la néphrite : il est même sage de suspendre l'emploi du médicament, ou d'en diminuer les doses, parce que, éliminé par les reins, il pourrait en activer la désorganisation.

Les phlegmons diffus, ou les abcès circonscrits étant réalisés, il est indispensable de les ouvrir tout de suite ; et généralement les malades guérissent.

Quand la sécrétion purulente s'est faite dans les articulations, la maladie atteint un tel degré de gravité, que presque toujours les malades succombent. Cependant M. Velpeau a obtenu une guérison en ouvrant de bonne heure les deux articulations tibio-tarsiennes d'un homme qui, après un cathétérisme, avait eu de violents frissons, suivis de la formation d'abcès dans ces jointures.

Le malade guérit avec ankylose des deux articulations.

Cette situation est très grave : si le malade ne succombe pas en quelques jours à une résorption purulente, il dépérit, ruiné par une suppuration qu'on ne peut pas tarir.

L'amputation n'est même pas, dans ces cas, une dernière espérance ; souvent deux, trois, ou même un plus grand nombre d'articulations sont envahies, et la mort en est la conséquence inévitable.

(1) Briquet. *Recherches expérimentales sur les propriétés du quinquina et de ses composés*, 2e édit., 1855, 1 vol. in-8.

§ III. — Rétention d'urine

Certains malades ne peuvent pas uriner après l'opération ; chez les uns, cette complication cesse dans le bain, chez d'autres elle persiste pendant plus ou moins longtemps, et il faut évacuer l'urine avec la sonde. Cet accident est le résultat d'un état spasmodique développé par la manœuvre ou aggravé par elle, lorsqu'il existait déjà avant l'opération, bien qu'il n'y ait pas d'altération organique. C'est ordinairement chez les sujets nerveux qu'on observe cet état de contracture.

Le praticien peut être trompé par le calme apparent qui suit l'opération ; en effet, des malades qui ne pouvaient pas résister au besoin d'uriner pendant la manœuvre, étaient tranquilles aussitôt après la sortie de l'instrument, et l'on ne s'est plus préoccupé du soin de savoir s'ils pourraient vider leur vessie. Afin d'éviter ces difficultés d'uriner ou cette rétention d'urine, on doit évacuer l'urine et le détritus de la pierre aussitôt après l'opération, en faisant des injections à grande eau. Il est toujours facile d'empêcher le développement de ces accidents ou de les arrêter, lorsqu'on n'a pas laissé à la rétention le temps de produire des lésions organiques.

§ IV. — Écoulement du sang.

Lorsqu'on fait la lithotritie chez les vieillards, on voit souvent après la séance un écoulement de sang sortant avec l'urine, ou qui plus rarement s'échappe par l'urèthre ; il est rare chez l'adulte, et on ne l'observe jamais chez l'enfant, lorsque l'opération a été convenablement faite. Cet écoulement, simple exhalation sanguine, sans lésion, sans déchirure de vaisseaux, s'arrête spontanément dans un temps très court, et bien rarement il exige d'autres soins que celui de vider la vessie.

C'est presque toujours de l'orifice uréthro-vésical que vient ce sang ; lorsque, pour vider la vessie après l'opération, on introduit une sonde, le premier et le dernier jet d'urine contiennent du sang, le reste est à peine coloré, et souvent il n'en contient pas du tout.

Dans l'intervalle des séances, il survient quelquefois des accidents qui rendent l'opération difficile, douloureuse, ou qui la font suspendre momentanément. Ainsi l'infiltration du prépuce empêche de découvrir le méat urinaire ; et le gonflement du gland rend douloureuse l'introduction des instruments. On doit, dans ces cas, s'abstenir de toute manœuvre pendant quelques jours, et on enveloppe la verge d'un cataplasme.

L'orchite est encore une conséquence fréquente de la lithotritie; elle allonge le traitement, en ce qu'il faut attendre sa résolution avant de continuer le broiement de la pierre. Dans les cas simples, sa terminaison est rapide, et, dans les cas plus graves, elle exige des soins que nous avons décrits (page 110).

Cet engorgement du testicule peut avoir lieu à toutes les époques de l'application de la lithotritie, aussi bien après que la vessie est débarrassée de son calcul que pendant le traitement préparatoire. Je l'ai vue survenir à la suite de la séance d'exploration pour constater la guérison.

La *cystite*, qu'on a cru être fréquente, est très rare après la lithotritie. M. Civiale en a vu seulement un petit nombre de cas dans sa pratique si étendue; résultat qu'il attribue aux soins de prévenir et de combattre les difficultés d'uriner et la rétention d'urine. Ce traitement a été impuissant dans quelques cas seulement de pierre compliquée de tumeur prostatique ou fongueuse, et d'irritabilité exagérée du col de la vessie; l'inflammation se développe rapidement, elle acquiert une grande intensité, et elle se termine par la mort.

En décrivant les lésions organiques produites par la présence prolongée d'un calcul, nous avons cité les collections de pus disséminées et réunies dans l'épaisseur des parois de la vessie (pag. 549). Ces abcès peuvent se produire par le fait de la lithotritie et pendant son application. On les voit se former dans la portion profonde de l'urèthre, près du col vésical, et dans les parois de l'organe. Lorsque ces abcès se manifestent de manière à pouvoir être aperçus et atteints, on doit le plus tôt possible donner issue au pus, et après la cicatrisation de la poche, on peut continuer la lithotritie. Dans d'autres circonstances, on reconnaît seulement un état général de malaise, qu'il est à peu près impossible de définir, et qui crée au médecin une position très embarrassante; obligé d'ajourner la lithotritie ou d'y renoncer, il ne voit pas toujours assez clair dans cette situation pour oser faire la taille.

L'expérience seule peut indiquer des ressources que les études théoriques sont impuissantes à conseiller.

Les ulcérations qu'on a vues dans la vessie après l'application de la lithotritie ont été à tort attribuées à cette méthode : sans doute si on a employé des instruments vicieux, si l'opération n'a pas été faite avec la prudence et la délicatesse nécessaires, de tels accidents ont pu être observés, mais ils doivent être imputés à l'opérateur et non à la méthode.

Il est une espèce d'ulcérations qu'on trouve dans la vessie des calculeux qui n'ont subi aucune opération, et qui sont le résultat des altérations de tissus dues au séjour prolongé du calcul. On s'est mépris sur leur cause, et on s'est cru autorisé à les attribuer aux manœuvres de la lithotritie. Ce n'est pas avec plus de fondement qu'on a mis la péritonite au nombre des accidents qui résultent de cette opération. Il est vrai qu'après des manœuvres imprudentes, qu'après des essais téméraires ou des séances démesurément prolongées, on a eu à déplorer une inflammation qui, de locale, s'est propagée aux tissus voisins, et a donné lieu aux désordres de la péritonite. Ce n'est pas l'opération qu'on doit accuser de pareilles conséquences, mais la manière dont elle a été exécutée.

M. Civiale a signalé certains rapports existant entre les organes urinaires et d'autres parties éloignées; et il a indiqué à l'appui de son observation, l'apparition de taches d'aspect scorbutique, qui se sont montrées à diverses reprises dans le cours d'une opération. Il en a été de même pour la formation de fausses membranes sur la muqueuse de la bouche, des bronches, de l'estomac, etc. Ces productions morbides doivent éveiller l'attention de l'opérateur, et le rendre circonspect dans l'application de la méthode.

On voit encore survenir des congestions cérébrales et pulmonaires sous l'influence des efforts que font les malades. On les observe surtout chez les vieillards : elles doivent être redoutées, et lorsqu'elles se renouvellent, on doit renoncer à la lithotritie pour exécuter la taille.

Un accident peu fréquent, mais qui doit être pris en considération quand il arrive, c'est une crise néphrétique dans le cours d'une opération de lithotritie. Dans ces cas on doit s'abstenir de toute manœuvre jusqu'à ce que la crise soit terminée. J'ai vu ces coliques, dans ces circonstances défavorables, se compliquer de violents accès fébriles intermittents et compromettre la vie des malades.

§ V. — Fractures des instruments.

Un accident toujours grave, dû à de mauvais instruments ou au défaut de prudence de ceux qui les ont employés, a, dans un certain nombre de cas, compromis la lithotritie. C'est la fracture ou la déformation des instruments. Ce malheur a été observé aussi bien après l'emploi de la pince à trois branches, qu'après celui du percuteur.

La gravité de l'accident dépend de la nature de l'instrument brisé, de sa fracture complète ou incomplète, de la chute dans la vessie de la portion brisée, ou de son adhérence avec le reste de l'appareil.

Lorsque le trilabe s'est brisé, le fragment est toujours tombé dans la vessie, on a pu retirer l'instrument fermé, et très souvent le malade a ignoré l'incident. Sa position ne s'est pas aggravée immédiatement, les douleurs n'ont pas été plus vives, et au lieu d'un calcul seulement, il y a eu à extraire un morceau d'instrument. L'opérateur a donc toujours eu le temps de préparer ses moyens d'opération, pour retirer ce morceau, soit par la taille, soit par les procédés de la lithotritie.

La même chose a lieu lorsque la fracture du percuteur est complète, le morceau se détachant et tombant dans la vessie. Ce qui augmente les difficultés c'est le volume de la branche brisée, qui ne peut pas parcourir facilement le canal de l'urèthre.

Lorsque la fracture du percuteur n'est pas complète, ou lorsqu'il est faussé, il cesse de fonctionner, et on ne peut pas le faire sortir de la vessie. Cette dernière circonstance est grave, en ce qu'elle peut laisser longtemps l'opérateur dans le doute sur la nature de l'accident qui empêche l'extraction, et lui faire supposer l'accumulation du détritus de la pierre entre les branches ; ou le pincement de la vessie. La situation est embarrassante, parce qu'il est à peu près impossible, même par le toucher rectal, d'avoir des notions exactes sur la forme et l'étendue de la déformation.

Préoccupé du désir d'extraire l'instrument, on a exercé des tractions qui l'ont ramené dans l'urèthre, où on a fait des dilacérations qui n'ont pas tardé à avoir des suites funestes. M. Civiale dit qu'il faut se garder de ces efforts qui aggravent un accident, « plus propre par lui-même à causer l'effroi qu'à mettre en péril la vie du malade. » Il conseille de pratiquer immédiatement la taille hypogastrique, l'opération n'ayant pas moins de chance de succès que si elle eût été faite dans toute autre circonstance.

La vessie ouverte, on cherche à redresser la portion déviée de l'instrument, à la détacher ou à la scier au niveau du méat urinaire, afin de la retirer par l'ouverture faite au-dessus du pubis.

Les diverses combinaisons mécaniques imaginées pour régulariser la force de la percussion n'ont pas été heureuses, et elles ne sont pas restées dans la pratique. M. Charrière a écarté les dangers d'une pression exagérée en diminuant la puissance du moteur, et en rendant impossible le trop grand développement de la force placée dans les mains de l'opérateur. Cet habile artiste, à qui revient une si grande part dans les progrès de la lithotritie, a proportionné le diamètre de la roue à la force des branches : on agit donc sur un bras de levier d'autant moins grand que l'instrument est plus faible.

Des contusions, des déchirures ont pu être faites pendant la manœuvre, et leur manifestation a lieu souvent à un moment assez éloigné de l'opération pour qu'on ne les attribue plus à leur véritable cause. Elles occasionnent des douleurs, l'écoulement d'une certaine quantité de sang, de la fièvre, etc. D'autres fois, lorsqu'elles ont plus de gravité, on les aperçoit au moment où elles sont produites. Elles dépendent généralement des efforts qu'on a faits pour introduire ou pour retirer l'appareil. C'est surtout en employant les instruments droits ou trop gros que les lésions ont été fréquentes au col de la vessie. C'est aussi ce qui est arrivé lorsqu'on a voulu extraire l'instrument sans l'avoir suffisamment désengoué. On est toujours averti avec certitude de ce danger, par l'écartement extérieur des branches et par la résistance éprouvée au col de la vessie.

CHAPITRE IV.

DE LA RÉCIDIVE DE L'AFFECTION CALCULEUSE.

On a vu l'affection calculeuse reparaître après l'opération de la lithotritie, et sans tenir compte de ce retour de la maladie après l'opération de la taille, ou de l'influence de certaines diathèses, on l'a compté au nombre des accidents de la nouvelle méthode.

On aurait tort de nier que des fragments méconnus par des opérateurs soient restés dans la vessie, où ils ont servi de noyaux à de nouvelles pierres : tout le monde sait aussi que de pareils accidents ont été constatés après l'opération de la taille, et l'on n'a pas cherché à la déprécier pour un fait qui dépend plus de circonstances encore mal connues que de l'opération.

La reproduction rapide de la pierre a été donnée comme une preuve de fragments laissés par la lithotritie, et on n'a pas voulu voir cette disposition qu'ont certains sujets de produire en très peu de temps une grande quantité de phosphates.

M. Civiale a publié des documents prouvant que la récidive ayant eu lieu plusieurs années après l'opération, les malades n'avaient eu qu'accidentellement des symptômes légers de catarrhe vésical, et que la pierre nouvelle était formée à peu près des mêmes substances que la pierre ancienne. Elle était caractérisée surtout par l'abondance de l'acide urique.

Lorsqu'au contraire la reproduction s'est faite peu de temps après l'opération, il y a eu catarrhe de la vessie, et la pierre, formée de sels phosphatiques, a été d'autant plus friable qu'elle s'est accrue plus rapidement. Les urines abandonnent quelquefois la matière lithique avec une telle rapidité, que l'on voit, chez certains malades, dans la vessie desquels on a placé une sonde à demeure, des douleurs apparaître au bout de quelques heures, dont on reconnaît la cause en retirant la sonde qui est déjà incrustée de phosphates.

L'affection calculeuse peut donc se reproduire après l'une ou l'autre opération, indépendamment des fragments laissés dans la vessie, et par la seule disposition des organes, ou par la diathèse du sujet que nulle méthode ne peut changer.

CHAPITRE V.

DES INDICATIONS ET DES CONTRE-INDICATIONS DE LA LITHOTRITIE.

Il résulte de ce que nous venons d'exposer que si la lithotritie n'est pas une opération applicable à tous les calculeux, elle doit être employée comme méthode générale, la taille étant réservée pour les faits exceptionnels, et pour ceux qui restent en dehors de l'action des instruments lithotriteurs. C'est à tort qu'un enthousiasme irréfléchi a voulu la faire admettre comme une méthode absolue, et devant exclure la taille : cette dernière est une précieuse opération qui vient compléter les ressources de la chirurgie contre l'affection calculeuse, et dont l'utilité doit être invoquée au moment où celle de la lithotritie fait défaut.

Le chirurgien dont l'expérience est la plus vaste et la plus réfléchie en cette matière, M. Civiale, a établi une série de faits qui sont autant de jalons servant de guide pour l'application de cette méthode. Il considère comme très simples les cas de petite pierre d'une dureté moyenne, développée dans une vessie sans lésions organiques, et ayant conservé sa capacité et sa contractilité normales. Également l'urèthre et la prostate ne doivent pas être altérés dans leur forme et dans leur texture. Ordinairement une ou deux séances de quatre à six minutes suffisent pour détruire un tel calcul.

Une pierre de deux centimètres à deux centimètres et demi de diamètre dans une vessie sans lésions graves devra être écrasée par le lithoclaste muni de l'écrou brisé. Lorsque la pierre est morcelée soit par l'écrasement, soit par la percussion, on prend les fragments que la seule pression de la main suffit souvent pour écraser, et si le malade n'est pas très irritable, on brise en quelques minutes un grand nombre de fragments.

Généralement, après les opérations faites dans ces circonstances, le malade ne doit pas rester couché ; il peut sortir et continuer à s'occuper de ses affaires.

Le choix de l'instrument devient important lorsque la pierre a trois ou quatre centimètres de diamètre, et lorsque sa résistance est grande ; ce n'est souvent qu'après un premier essai qu'on reconnaît la nécessité d'en choisir un plus fort que celui employé primitivement. Le calcul trop gros fuit lorsqu'on rapproche les branches qui n'ont pas assez de longueur. On doit, dans ces cas, avoir recours à la percussion.

La vessie et l'urèthre subissent des altérations qui rendent le jeu des instruments difficile, douloureux, et quelquefois impossible. C'est principalement lorsque la sensibilité de ces organes est exaltée, soit par une disposition particulière de l'organisme, soit par une altération des tissus.

Malgré ces fâcheuses complications, si la pierre a peu de volume et peu de dureté, on doit faire des séances très courtes, et à des intervalles éloignés. Immédiatement après chaque séance, on doit évacuer les détritus avec des injections à grande eau, afin qu'ils ne s'accumulent pas au col de la vessie.

Une altération pathologique de la vessie, ou de son col, avec ou sans exagération de la contractilité de cet organe, exigent de l'opérateur une très grande attention, afin de ne pas l'aggraver par des manœuvres peu mesurées. Néanmoins, si elles sont mal supportées, si à chaque séance la douleur augmente au lieu de diminuer, s'is survient après chacune d'elles un accès de fièvre ; tenant compte du volume, de la dureté de la pierre, et du nombre de séances nécessaire pour sa destruction, il faut immédiatement abandonner la lithotritie, et pratiquer la taille.

Lorsque la contractilité trop forte de la vessie n'est pas le résultat d'une lésion organique, on peut la diminuer, de manière à rendre l'opération possible en employant les antiphlogistiques et les opiacés. Lorsque, au contraire, il y a diminution de la capacité, avec racornissement de l'organe, et lorsque la pièrre semble ne pouvoir pas être rapidement morcelée, on doit renoncer à employer la lithotritie ; parce que la manœuvre produisant toujours plus de douleurs elle est bientôt suivie d'une réaction dont on ne peut pas préciser la violence.

Quand on a pu procéder à l'écrasement, malgré ce surcroît de contractilité, on doit empêcher l'accumulation des fragments dans la portion profonde de l'urèthre, en faisant les injections à grande eau, dont nous avons parlé. L'arrêt de ces fragments augmente la sensibilité du canal qui s'étend jusqu'à la vessie, et il provoque un surcroît de contractions dont les suites peuvent être funestes.

C'est dans de tels cas qu'il vaut mieux ne pas laisser sortir l'urine, et pousser l'injection aussitôt que la sonde est entrée dans la vessie.

D'autres fois, la vessie n'acceptant pas l'injection, on a pu opérer en ayant la précaution d'attendre qu'une certaine quantité d'urine fût accumulée dans la vessie, et lorque le malade sentait le besoin d'uriner. Mais on ne doit jamais manœuvrer à sec dans la folle espérance de saisir la pierre sans tâtonnements, et du premier coup. Dans ces cas graves, M. Civiale donne le conseil de procéder à l'opération le jour même, ou le lendemain de l'exploration, afin de ne pas donner à l'état morbide le temps de s'aggraver. Le devoir du chirurgien, dit-il, après avoir jugé le cas, est de prévenir la famille, et du danger de ne rien faire, et de l'incertitude de ce qu'on peut tenter.

L'état opposé à celui dont nous venons de parler, la diminution de la contractilité, ou l'atonie de la vessie, complique quelquefois l'affection calculeuse. Les parois de l'organe se contractent faiblement, sa capacité est souvent augmentée, et comme on peut y introduire une grande quantité d'eau, on peut y diriger les instruments dans toutes les directions sans provoquer des douleurs, ou des besoins d'uriner. Si ces conditions sont favorables aux manœuvres, elles sont très préjudiciables aux suites de l'opération. Ordinairement, alors qu'on se félicite d'une séance qui n'a pas offert de difficulté, et qui a été inoffensive pour le malade, ce dernier ne peut pas rendre son urine, il est atteint d'une rétention, qui en très peu de temps occasionne de grands désordres, et peut amener la mort en quelques jours.

On ne doit pas faire la lithotritie dans une vessie qui ne se vide pas sans soumettre le malade à un traitement préalable. On fait d'abord des injections d'eau tiède une ou deux fois chaque jour; après quelques jours, on abaisse la température de l'eau, et enfin on ne se sert plus que d'eau froide. On fait donner aussi des petits lavements froids, et l'on prescrit une alimentation tonique.

Le malade étant ainsi préparé, on procède à l'opération, en ayant soin de faire des séances très courtes, après lesquelles on doit introduire la sonde deux ou trois fois chaque jour, afin d'éviter la distension de la vessie et l'arrêt des fragments calculeux dans l'urèthre.

Altérations de l'urèthre. — Les rétrécissements de l'urèthre ne sont jamais un obstacle invincible à l'introduction des instruments lithotriteurs ; il est toujours possible de les effacer suffisamment et de rendre au canal la largeur nécessaire. Ils ont souvent une influence fâcheuse sur la sortie des fragments, et ils peuvent être l'origine de grands embarras. On doit les dilater par l'application temporaire de la sonde, lorsqu'ils ont peu de gravité, par la sonde à demeure, lorsqu'ils sont durs et allongés. Dans ces derniers cas, on doit laisser la sonde jusqu'au moment de l'opération, et l'on introduit l'instrument aussitôt après avoir retiré la sonde. D'autres fois enfin, on doit les inciser lorsque leur résistance n'est pas vaincue par la sonde à demeure.

Lorsqu'on redoute le retrait trop rapide du rétrécissement, il faut placer une sonde à demeure aussitôt après l'opération, afin d'empêcher l'arrêt des fragments derrière la stricture.

L'hypertrophie de la prostate complique souvent l'affection calculeuse, et elle augmente les difficultés de l'opération, surtout lorsqu'on opère avec l'appareil droit, dont l'introduction, dans quelques cas, a semblé impossible. Dans toutes les circonstances, que l'hypertrophie se soit manifestée sous la forme de tumeurs ou sous celle d'une barrière uréthro-prostatique, elle est douloureuse, à cause des tiraillements exercés sur le ligament suspenseur de la verge, et par la pression de l'instrument sur l'arcade des pubis et sur la lèvre inférieure de l'orifice uréthro-vésical.

Dans quelques cas d'hypertrophie de la prostate, le col de la vessie est refoulé en arrière, on doit donc avoir la précaution de ne pas abaisser trop tôt et trop promptement l'extrémité externe de l'instrument, afin que son extrémité interne ne laboure pas la paroi supérieure de l'urèthre. Quand l'hypertrophie s'est faite vers la vessie, lorsque la prostate envoie des prolongements, ou des tumeurs dans la cavité vésicale, l'espace où l'on doit manœuvrer est restreint, et l'on fait difficilement des mouvements à droite ou à gauche ; ils sont toujours douloureux par le frottement sur les tumeurs, et ils sont souvent très limités, principalement auprès du col, malgré la forte injection tolérée par la vessie. Les instruments ordinaires sont quelquefois trop courts, et on doit les enfoncer jusqu'à l'armure, avant qu'il soit possible de les incliner à droite ou à gauche ; et ils tendent à sortir de la vessie dès qu'on cesse de les retenir.

Lorsque des états morbides compliqués s'opposent à ce que les explorations soient complètes et empêchent de recueillir les notions qui autorisent l'application de la lithotritie avec sécurité, il est prudent de ne pas faire l'application de cette méthode et de lui préférer la cystotomie.

Les tumeurs fongueuses (voy. p. 394) développées dans la vessie rendent l'opération difficile, douloureuse et parfois impossible. On est quelquefois dans l'incertitude pendant les premières séances sur la véritable nature de ces tumeurs ; et enfin lorsqu'on est bien renseigné, on reconnaît l'impossibilité de continuer. Si la tumeur, volumineuse, souffre du frottement des instruments et si elle saigne beaucoup, si la destruction de la pierre exige plusieurs séances, on ne doit pas faire la lithotritie.

Lorsque le volume de la tumeur et celui de la pierre ont permis d'appliquer l'écrasement, on doit surveiller le malade longtemps après la guérison, parce que, dans ces sortes de cas, la récidive est très fréquente. On a cru rendre plus facile l'application de cette méthode en conseillant d'arracher, et de triturer la tumeur : l'arrachement d'un fongus, même d'un petit volume, est toujours dangereux, et lorsqu'il est recouvert de dépôts phosphatiques, on a la certitude que la maladie est ancienne et qu'elle a beaucoup de gravité.

On a cru que les vessies à colonnes seraient un obstacle à l'application de la méthode ; M. Civiale a prouvé plusieurs fois que ces craintes n'étaient pas fondées, et qu'on y saisissait la pierre et les fragments avec la même facilité que dans les vessies à parois unies et non hypertrophiées. Cependant, en même temps que ces colonnes, les parois peuvent contenir des cavités, des cellules dans lesquelles la pierre vient se loger. Tantôt elle y reste constamment et y grandit, tantôt elle passe de la cellule dans la vessie, et *vice versâ*. De tels cas sont peu favorables à la lithotritie, et aussi à la taille, puisqu'on peut méconnaître la présence du corps étranger caché dans l'une de ces cellules.

Le catarrhe de la vessie, qui accompagne souvent l'affection calculeuse, n'est plus une contre-indication de la lithotritie, depuis qu'en 1828 M. Civiale a commencé à le prouver. Ce catarrhe peut avoir précédé la pierre ou en être un des effets ; dans ce dernier cas, il a moins de gravité : dans le premier, au contraire, il peut être la conséquence d'altérations organiques de la vessie ou de la prostate, et c'est alors une complication très sérieuse de l'affection calculeuse.

Le volume de la pierre, en pareille circonstance, doit être pris en grande considération si la pierre est dure ; si elle est formée de phosphate, c'est-à-dire si elle est friable, on peut appliquer la lithotritie, même lorsque le calcul a un gros volume.

A l'aide de manœuvres exécutées avec prudence, on voit souvent le catarrhe diminuer à mesure que la vessie se débarrasse de la pierre.

Lorsque le catarrhe est purulent, et lorsque les contractions de la vessie sont fortes, on ne doit pas employer la lithotritie.

Les lésions des reins sont, ainsi que nous l'avons dit, une des plus graves et des plus fréquentes complications de l'affection calculeuse ; elles sont aussi une des plus difficiles à reconnaître. On s'est donc abusé en disant qu'il était facile d'en préciser l'étendue et la gravité par la palpation , la percussion, la mensuration, etc. Cette difficulté de diagnostic est à regretter, puisque de l'intégrité de cet organe dépend souvent le succès de l'opération. Les lésions graves des reins sont rares dans l'enfance.

On voit, par l'exposé de ces complications, que la lithotritie n'est pas utile à tous les calculeux, et que, dans les cas compliqués, le chirurgien doit étudier la situation avec une grande attention, afin de s'assurer quelle peut être la limite d'application de cette méthode.

Il est une catégorie de faits où le doute n'est pas possible : c'est lorsque le volume de la pierre est tel, que le plus fort lithoclaste ne peut la saisir ni la fixer. C'est encore lorsque des altérations pathologiques de la vessie sont de telle nature, que la manœuvre des instruments est empêchée dans cet organe, ou lorsque trop irritable, la vessie ne peut pas supporter de nombreuses séances ; de sorte que le cas, favorable par la pierre, cesse de l'être par l'état de la vessie.

Je pense que, dans les situations douteuses, il vaut mieux se décider immédiatement pour la taille. Ce tableau si obscur ne s'éclaire souvent que pendant l'opération, le malade ayant déjà subi plusieurs séances. Les conditions favorables à la taille sont alors changées, et on est placé entre une lithotritie impossible et une cystotomie douteuse.

On doit tailler immédiatement les malades, lorsqu'après une première séance de lithotritie, les troubles fonctionnels durent plusieurs jours. Cependant, il est certains cas dont la gravité est tout à coup si desespérée, que la taille est reconnue impossible au moment où l'on constate l'impuissance de la lithotritie. C'est principalement lorsque les manœuvres ont grandement accru la contractilité de la vessie, et ont développé les accidents inhérents à cette force anormale de contraction ; il en résulte un état inflammatoire local et des effets de réaction générale tels, qu'on doit s'abstenir de toute opération.

CHAPITRE VI.

DES CORPS ÉTRANGERS INTRODUITS DANS LA VESSIE.

C'est par l'urèthre que le plus grand nombre de corps étrangers arrive à la vessie, d'autres s'introduisent par une ouverture extérieure, et enfin on a cité des exemples de corps étrangers passant de l'intestin, de la matrice ou des ovaires dans la vessie. Les accidents qu'ils occasionnent varient selon qu'ils ont pénétré dans cet organe ou qu'ils sont arrêtés dans l'urèthre.

Des objets de toute forme et de toute nature ont été retirés de la vessie peu de temps après leur introduction, et non encore chargés d'incrustations, ou longtemps après, et ayant servi de noyau à un calcul phosphatique.

Le dénombrement de ces objets n'a pas une grande utilité pratique ; nous chercherons seulement à les classer par leur forme et leur rigidité, seul point important pour leur extraction.

Il en est qui sont longs, droits et plus ou moins flexibles, se laissant plier, et qu'on peut retirer dans le sens de leur longueur, tels que des épingles, des aiguilles, des dents de peigne, un poinçon, un ferret d'aiguillette, un fil d'archal, un porte-plume de métal, des tiges de bois, un tuyau de pipe, des fragments de sonde, etc. Ces corps étrangers, introduits dans l'urèthre, quelquefois dans l'espoir de faire cesser les douleurs d'une rétention d'urine, mais plus souvent encore pour satisfaire les désirs d'une imagination égarée, sont tombés dans la vessie, les sujets les ayant lâchés, soit volontairement, soit par accident.

C'est chez la femme que le plus grand nombre de ces cas a été observé ; M. Duverger (1), frappé de ce fait, cite à l'appui de son dire la phrase suivante de Morgagni : « Plût à Dieu que les femmes de notre pays sussent combien d'entre elles ont été enlevées prématurément de cette manière, au milieu des tourments les plus affreux. »

D'autres, plus rarement il est vrai, de forme sphérique, ont servi de noyau à des calculs ; tels qu'une pomme d'api retirée par Morand, une noix, une noisette, des haricots, une amande, etc. D'autres, ayant pénétré par une plaie abdominale, sont généralement d'un diamètre supérieur à celui du canal, par exemple des balles,

(1) Duverger, *Des corps étrangers introduits accidentellement dans la vessie par l'urèthre* (thèse de Montpellier, 1850, n° 77, p. 26).

des biscaïens, etc., etc. ; et d'autres enfin, allongés et rigides, qui ne peuvent être extraits que dans le sens de la longueur.

La cause la plus ordinaire d'un corps étranger dans la vessie, est son introduction par l'urèthre, ainsi que nous l'avons dit, sous l'empire d'une imagination déréglée.

M. Denucé, dans un remarquable travail (1), a réuni 420 faits de corps étrangers dans la vessie. Dans 46, il y avait des poils et des débris de fœtus ; et dans 27, des vers ou des productions vermiformes provenant de la vessie.

Le corps étranger introduit dans l'urèthre s'avance vers la vessie par une loi qui n'est pas encore expliquée. On a dit que « c'est en vertu de cette loi physiologique qui fait que tous les canaux excréteurs, après l'acte d'émission, jouissent d'une sorte de retrait, de mouvement antipéristaltique excité par les dernières parties de la matière excrétée, et qui tend à les ramener violemment vers leurs réservoirs. » Contrairement à cette théorie M. Civiale allègue les faits de sa vaste pratique. « Je me suis maintes fois assuré, dit ce célèbre opérateur, que les corps étrangers cheminent vers le gland dans les intervalles compris entre les moments pendant lesquels la vessie se débarrasse de son contenu (2). »

Abandonné à lui-même, le corps étranger dans la vessie se couvre d'incrustations phosphatiques en un très court espace de temps. Il suffit de quelques jours pour que l'incrustation soit commencée, et en quelques semaines on constate un calcul. M. Denucé dit que sur les corps ronds ou courts, l'incrustation est générale ; tandis que sur les corps allongés c'est seulement vers le milieu que les sels calcaires se déposent. Cette observation a été faite principalement dans les cas où le calcul avait pour noyau une aiguille dont les bouts sortaient toujours de la pierre.

Symptômes. — La présence d'un corps étranger dans la vessie occasionne des accidents aussi graves que rapides. Quelquefois, par exception, la vessie est un certain temps sans réagir. Ce calme trompeur entraîne toujours des conséquences fâcheuses.

La douleur, d'abord modérée, augmente et se complique de ténesme, de strangurie et d'hématurie. Presque toujours le corps étranger produit le catarrhe de la vessie, et enfin la formation d'un calcul phosphatique. Il peut en résulter aussi des fistules incurables. « Si les corps étrangers ont une longueur plus grande que le diamètre de la vessie, dit Breschet, ils en distendent les parois, et leurs

(1) Denucé, *Mémoire sur les corps étrangers introduits dans la vessie*, in *Journal de médecine de Bordeaux*, 1856, p. 25.

(2) Civiale, *Traité de la lithotritie*, 1847, p. 256.

extrémités se logent dans des espèces de sacs ; les tuniques de ce réservoir sont percées, puis à la suite d'un abcès il se forme des ulcères ou des fistules urinaires, qui s'ouvrent dans le vagin ou dans le rectum.

Le *diagnostic* en est quelquefois difficile : c'est lorsque les malades, embarrassés de leur situation, se refusent à donner des explications. C'est au moyen d'explorations faites avec les instruments de la lithotritie qu'on réussit le mieux à découvrir ces corps étrangers ; et parmi ces instruments, c'est la pince à trois branches qui en transmet le plus sûrement le contact. Le lithoclaste muni de l'écrou brisé est particulièrement utile pour reconnaître et extraire les tiges droites et inflexibles.

Quand on veut explorer la vessie avec le trilabe, on enlève de chacune des deux boîtes à cuir les rondelles qui retiennent le liquide dans la vessie. La pince à crochets courts doit être très libre dans la canule extérieure, de même que le lithotriteur à petite tête. Ainsi disposé, l'instrument laisse une issue facile au liquide pendant les recherches, qui tendent à exciter les contractions de l'organe.

DE L'EXTRACTION DES CORPS ÉTRANGERS.

Les instruments employés pour l'extraction des corps étrangers ont été classés par M. Denucé : 1° en ceux qui sont applicables aux corps arrondis de peu de volume, et aux corps allongés, quand on peut les saisir par une de leurs extrémités ; 2° en instruments d'extraction par division, avec lesquels les corps arrondis ou allongés, trop volumineux, sont préalablement morcelés ; 3° en instruments d'extraction par redressement avec lesquels un corps allongé, bien que saisi à une certaine distance de ses extrémités, peut être ramené dans la direction de l'urèthre ; et 4° en instruments d'extraction par duplicature, avec lesquels un corps allongé, mais flexible, est plié en deux au point où il est saisi, et transformé en corps allongé pris par une extrémité.

§ I. — Extraction simple des corps étrangers introduits dans la vessie.

Des corps étrangers de petite dimension ont été extraits de la vessie à l'aide de la sonde ordinaire, ayant de grandes ouvertures dans lesquelles ces corps se sont engagés à l'insu de l'opérateur. On a retiré de la sorte des épingles, un fragment de brise-pierre, etc.

Une tige portant une anse fixe a été utilement employée par Marini ; et plus tard, à l'anse fixe on a substitué l'anse mobile, qui permet de serrer le corps étranger. On s'est servi également d'une anse de fil de métal tordu, ou passée dans une canule; et enfin M. Piffard a réussi à extraire un corps étranger avec l'anse articulée de Jacobson.

Des bouts de sonde ont été ramenés au dehors avec des instruments à crochets, mais on doit reconnaître que souvent le résultat heureux a été l'effet du hasard.

Différentes pinces ont aussi été utilisées dans le même but : ce sont les pinces à charnières, nommées forceps, tenettes, bec-de-cigogne, etc. M. Duverger en a imaginé de différents modèles, dessinés dans sa thèse (1). Les pinces à ressort, si souvent modifiées, résument toutes leurs variétés dans la pince à trois branches ou le trilabe, la seule généralement employée aujourd'hui. Les pinces à coulisses, après avoir subi divers changements, ont conservé la forme du percuteur, et elles ont servi à extraire des corps étrangers.

On a essayé de faire passer les corps étrangers à travers un tube protecteur. Le trilabe, fortement serré sur ce corps, a été retiré dans la canule extérieure, rapportant au dehors ce qui avait été pris dans la vessie. On a ensuite remplacé la pince par un fort crochet, et enfin M. Courty y a joint la tige aimantée qui n'a pas répondu à l'attente de ses inventeurs.

§ II. — Extraction par division ou morcellement des corps étrangers introduits dans la vessie.

Lorsqu'un corps étranger est recouvert d'incrustations, on doit d'abord briser, et détacher ces productions phosphatiques. S'il n'est pas de métal, il se ramollit par son séjour dans l'urine, et il se laisse morceler ; quelquefois même on obtient ce résultat en écrasant le calcul.

M. Civiale, ayant à retirer un manche de pinceau de bois, de 3 pouces de long, l'ayant amené jusque dans la portion membraneuse, et rencontrant une trop grande résistance pour continuer l'extraction, il jugea prudent de le repousser dans la vessie, où il essaya de l'écraser au moyen d'un fort lithoclaste fenêtré. Ce morceau de bois fut mâché et non coupé, des portions se placèrent entre les branches de l'instrument, et il eut beaucoup de peine à le dégager. Afin d'éviter le retour d'un pareil accident, M. Civiale fit faire un lithoclaste dont les deux parties latérales de la branche

(1) Duverger, *loc. cit.*

femelle furent très solides, et dont les dents de la branche mâle furent remplacées par deux tranchants séparés l'un de l'autre par une gouttière profonde.

Les tranchants et la gouttière, parallèles à l'instrument, occupent toute la longueur de la portion courbe : il agit à la manière d'un emporte-pièce.

Cet instrument, qui ne fut pas employé sur le malade pour lequel il avait été fabriqué (ce malade ayant rendu les débris du morceau de bois mâché par le lithoclaste fenêtré), servit à morceler un tendon introduit dans la vessie et déjà incrusté. Il est fort simple, il agit comme un brise-pierre, et à chaque coup le corps étranger est divisé en trois portions.

Pour faciliter l'extraction d'un morceau de bois de 6 centimètres d'épaisseur, M. Leroy a employé avec succès un instrument dont les mors sont disposés en double cuiller, « et dont la branche mâle est excavée en gouttière dans sa partie droite, pour recevoir une tige qui se termine par une lame coudée, sous le même angle que le brise-pierre. Cette lame a la forme d'un canif. Le corps étranger étant saisi, on rend indépendante la tige terminée par une lame coudée, puis l'on frappe sur cette tige (1). »

On voit que l'instrument de M. Civiale, moins compliqué, peut être employé avec plus de précision.

§ III. — Extraction par redressement des corps étrangers introduits dans la vessie.

Les corps allongés et rigides sont généralement pris par leur milieu ; il n'est donc pas possible de les extraire de la vessie, sans les avoir ramenés dans une position parallèle à l'axe du canal.

On a essayé de redresser ces corps au moyen du doigt introduit dans l'anus ou dans le vagin ; les difficultés ont toujours été grandes, et souvent cette manœuvre n'a pas eu de résultat favorable. Dans ce but, M. Leroy a imaginé cinq instruments applicables à des cas différents. Nous donnons ici la figure de ceux qui, ayant paru réellement utiles, sont restés dans la pratique et ont servi à retirer des fragments de sonde (fig. 93 et 94).

(1) Leroy, *Histoire de la lithotritie*, 1839, p. 85.

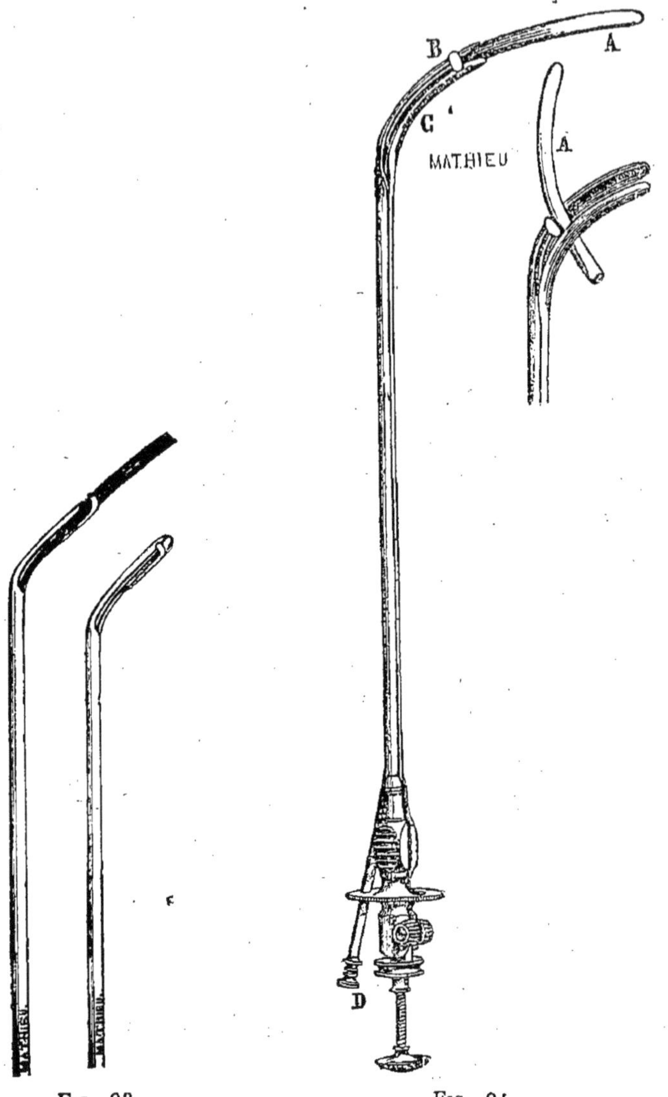

FIG. 93. FIG. 94.

FIG. 93. — L'instrument représenté dans la petite figure est introduit dans la vessie. On dégage ensuite le crochet, qui saisit le corps étranger, et le place dans une position parallèle à l'axe de l'instrument, en poussant la tige, ainsi qu'on le voit dans la grande figure.

FIG. 94.— L'instrument sert à prendre les fragments de sonde brisée dans la vessie. On voit dans la petite figure le bout de la sonde A saisi par la pince et placé de manière à ne pouvoir pas s'engager dans le col de la vessie. On pousse en avant le bouton D, afin de relever le corps étranger, comme on le voit en A de la grande figure. Le bouton B, en partant du point C, a redressé le bout de sonde. On peut ensuite l'extraire de la vessie sans danger et avec facilité.

M. Civiale dit qu'aucun instrument ne lui « a présenté autant de certitude que le trilabe. » Voici la description du procédé opératoire de ce chirurgien :

« Le corps étranger étant saisi par le milieu, oppose une grande » résistance aux efforts d'extraction. On cesse de tirer l'instrument, » on desserre la vis de pression de la canule extérieure qu'on retire » de quelques millimètres ; les branches du trilabe étant moins ser» rées, laissent plus de liberté au corps étranger ; en tirant légère» ment à soi, ce corps étranger, pouvant se mouvoir, se place dans » le sens de sa longueur. »

Si l'on reconnaît que l'appareil est sorti de quelques centimètres et que le lithotriteur indique toujours la présence du corps étranger entre les branches de la pince, on ferme celle-ci en repoussant la canule, et on la retire chargée du corps étranger.

Les crochets du trilabe doivent être très courts et à peine saillants.

Avec cet instrument, M. Civiale a extrait de la vessie d'un jeune homme un tube de baromètre ayant 8 centimètres de long. Ce tube fut brisé, et les fragments, pour la plupart pointus et tranchants, furent extraits. Cette opération ne donna lieu à aucun accident (1).

Procedé de M. Caudmont (2). — L'emploi du trilabe ne s'est malheureusement pas généralisé. Cet instrument exige, il est vrai, une étude persévérante; mais je puis assurer que ceux qui voudront se rendre ses manœuvres familières auront beaucoup à s'en louer.

Maniant le lithoclaste avec une grande habileté, M. Caudmont a formulé quelques règles très précises qui rendent plus facile l'extraction des corps étranges longs et rigides.

« Ces manœuvres, dit-il, doivent être faites avec beaucoup de douceur et de prudence ; elles exigent une dextérité de mains que l'habitude fait acquérir. Seulement, comme elles ne doivent réussir que lorsque le corps étranger est saisi par une extrémité, il en résulte qu'on ne doit les mettre en pratique que dans cette circonstance spéciale, sous peine de faire subir inutilement au malade des tâtonnements toujours fatigants.

» Mais comment reconnaître la manière dont le corps se présente dans l'instrument ? Comment savoir s'il est pris par une extrémité ou par un tout autre point ? Jusqu'ici la science s'est tue à cet

(1) Civiale, *Traité de la lithotritie*, p. 252.
(2) *Gazette des hôpitaux*, 12 juin 1849.

égard ; il existait là une lacune dont tout le monde comprend l'importance.

» En expérimentant sur le cadavre, j'ai réussi à la oombler, du moins en manœuvrant avec le lithoclaste à bec plat. J'ai remarqué que, lorsque cet instrument butait contre le col de la vessie, alors qu'il était chargé du corps étranger, on le voyait tantôt rester dans la même position, tantôt éprouver un mouvement de rotation sur son axe. J'attribuai cette différence dans la position de l'instrument à ce que le corps étranger se présentait dans son intérieur d'une manière différente. En effet, en ouvrant l'abdomen et la paroi antérieure de la vessie pour voir ce qui se passait dans la cavité de cet organe, je constatai que le lithoclaste restait dans la même position lorsque le corps étranger était pris vers le milieu de sa longueur, et qu'il proéminait à peu près dans une égale étendue de chaque côté de l'instrument ; au contraire, qu'il éprouvait un mouvement très prononcé de rotation sur l'axe lorsqu'il était saisi par une extrémité dans une direction oblique à celle de l'instrument. Je répétai cette manœuvre un très grand nombre de fois, et toujours j'arrivai aux mêmes résultats.

» Quand le corps étranger est retenu dans le lithoclaste par un point autre que l'extrémité, mais de manière à avoir d'un côté de l'instrument un bout plus long que l'autre, le mouvement de rotation sur l'axe se produit encore, mais léger et en rapport avec l'inégalité qui existe entre la longueur des deux bouts : plus cette inégalité est grande, plus ce mouvement de rotation est considérable ; et enfin il est complet quand le corps se présente par une extrémité, mais dans une mauvaise direction. L'instrument, dans ce dernier cas, décrit un quart de cercle qui s'exécute en sens inverse du côté où le corps proémine. Ainsi, quand le corps saisi par son extrémité droite est saillant à gauche du lithoclaste, ce dernier se tourne directement à droite, et *vice versâ*. Dans le cas où il y a de chaque côté de l'instrument un bout d'inégale longueur, le bout le plus long est placé du côté opposé à celui vers lequel s'est tourné le lithoclaste. On voit donc qu'on peut, à l'aide de ce signe, être renseigné aussi exactement que possible sur la situation qu'affecte ce corps étranger dans l'intérieur de l'instrument.

» Il est nécessaire de prendre quelques précautions pour que la constation de ce signe puisse être faite sans aucune cause d'erreur. Voici le procédé que je conseille d'employer.

» Une fois le corps saisi et fixé dans l'instrument, on ramène le lithoclaste vers le col de la vessie, et on fait le mouvement convenable pour le retirer à travers le canal de l'urèthre. Si le corps a été pris par une extrémité et dans une direction parallèle à celle de l'instrument, ce dernier s'engage facilement dans l'orifice uréthro-vésical, et l'extraction est bientôt terminée. Je suppose que le volume du corps n'oppose par lui-même aucun obstacle, et, dans tous les cas, il est possible de lever toute incertitude à cet égard par la mesure de l'écartement qui existe à l'extérieur entre les extrémités des deux branches de l'instrument. Si l'on rencontre une résistance au col de la vessie, alors qu'on s'est assuré que le volume de l'objet qu'on veut extraire n'est pas trop considérable, c'est que ce dernier est saisi par un point intermédiaire aux extrémités ou par un des bouts, mais dans une direction oblique, de manière à faire un angle prononcé avec les mors de l'instrument. Pour décider quelle est celle de ces deux présentations, on soutient le lithoclaste contre le col de la vessie, en ouvrant la main pour lui rendre toute liberté et en le soutenant simplement avec le médius et l'annulaire placés autour de la tige, au-dessous de la rondelle de la branche femelle. Tantôt on verra l'instrument n'éprouver aucun mouvement, et alors l'objet est pris en travers, vers le milieu de sa longueur ; tantôt, au contraire, le lithoclaste tournera sur son axe, et sa face supérieure viendra regarder directement une des branches de l'arcade pubienne : et, dans ce cas, on est certain que le corps étranger a été saisi par une de ses extrémités, et qu'il proémine du côté opposé à celui vers lequel l'instrument s'est tourné. Un excellent point de repère est fourni par l'échancrure qui se trouve à l'extrémité extérieure de la branche femelle, sous sa rondelle terminale, et qui est destinée à laisser la portion courbe de la branche mâle s'engager dans la coulisse. Dans les circonstances ordinaires, cette échancrure regarde directement l'abdomen du malade : quand le lithoclaste tourne sur lui-même, elle se meut en même temps et vient regarder un des côtés, selon le sens dans lequel s'est opéré le mouvement de rotation, et l'étendue du déplacement est d'autant plus considérable que le corps est pris plus près d'une extrémité.

» Quand on a reconnu que le corps étranger se présente par une extrémité, mais dans une mauvaise direction, on pratique la manœuvre conseillée par M. Civiale. On peut la modifier avantageusement par suite de la notion qu'on a acquise de la position précise du corps : en même temps qu'on desserre un peu les mors du lithoclaste et qu'on les engage légèrement dans le col de la vessie, on se trouve bien de les tourner doucement vers le côté où le corps fait saillie ; on arrive ainsi plus rapidement à redresser ce dernier, car, pendant qu'il chemine vers la ligne médiane, l'instrument va au-devant de lui.

» Quand le corps n'est pas pris par une de ses extrémités, toute manœuvre est inutile. Il faut alors le faire retomber dans la vessie pour chercher ensuite à le saisir d'une manière convenable. Toutefois on sait où sont les extrémités, où est le bout le plus long, où est le plus court, et l'on peut se servir de ces renseignements pour arriver promptement au but qu'on se propose. »

§ IV. — Extraction par duplicature des corps étrangers introduits dans la vessie.

Pour extraire les corps allongés et flexibles, on peut se servir du lithoclaste à écrou brisé; ses recherches sont un peu incertaines, à cause des sensations émoussées transmises par la rencontre de la pince et du corps étranger. Souvent c'est par l'impossibilité de

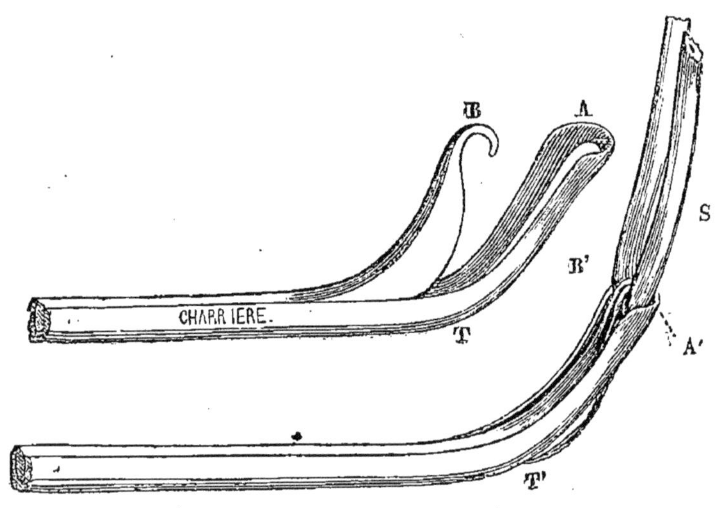

Fig. 95.

A, bec fenêtré comme les brise-pierre ordinaires, vu ouvert.
A', vu fermé.
B, crochet en S pour accrocher la sonde, vu ouvert.
B', vu fermé.
S, sonde saisie par le bec de l'instrument pour être amenée au dehors.

rapprocher les branches qu'on s'aperçoit qu'il est saisi, sans connaître comment il est placé dans l'instrument. Dans ces cas la position a peu d'importance, puisque le corps étranger, flexible et allongé, peut être plié en deux, sans que son volume l'empêche de traverser l'urèthre. Il est utile de se servir d'un instrument de petit calibre. Pour extraire les sondes d'un gros calibre, M. Mercier a fait exécuter l'instrument suivant (fig. 95) :

Le mors de la branche femelle est fenêtré complétement comme dans le brise-pierre de M. Charrière père ; mais la petite lame qui borde la fenêtre, au lieu d'être sur le bec même, se trouve à sa face dorsale près de leur extrémité ; les lames latérales sont un peu plus écartées que dans le reste de leur étendue, et leur bord antérieur se confond avec le bord terminal en s'arrondissant.

Le mors de la branche mâle est, près de son extrémité, beaucoup plus mince que la fenêtre n'est large, mais il a une grande force d'avant en arrière ; ce qui le caractérise surtout, c'est sa face prenante, qui est contournée en S.

Voici ce qui arrive quand on a saisi en travers un corps flexible : à mesure que le talon de cette branche s'engage dans la fenêtre, le corps glisse entre les mors qui sont parfaitement polis, et remonte jusqu'au crochet terminal. Là il se trouve arrêté, et si l'on continue de presser, il se fléchit et s'engage entre les lames de la branche femelle, en même temps que ses extrémités se dirigent en avant et en haut. On voit que, dans l'extraction, le volume du corps étranger ne se surajoute en aucun cas à celui de l'instrument, que le premier est presque dans l'axe du second, qu'en tous cas il y est facilement amené en traversant le col de la vessie, et que, s'il tend à frotter contre une paroi du canal, c'est contre l'antérieure, où il ne se trouve rien d'essentiel à ménager.

Cependant on peut rencontrer des difficultés provenant du peu de flexibilité du corps étranger ; par exemple, si c'est une épingle à cheveux ou une tige trop longue pour pouvoir être déplacée dans la vessie, de manière à être prise par une de ses extrémités, M. Leroy a réussi à les plier et à les extraire en double. Afin de faire disparaître le grave inconvénient produit par le brise-pierre ordinaire, qui, en pliant le corps étranger, dirige ses pointes en avant, ce chirurgien, afin de placer ces pointes en arrière, a modifié le jeu du percuteur. La branche mâle dépasse la convexité de la branche femelle, pour saisir le corps étranger, et le ramener d'arrière en avant contre la convexité de la branche femelle. En forçant la branche mâle à rentrer dans la branche femelle, le corps étranger se plie en deux et ses pointes dirigées en arrière peuvent traverser l'urèthre sans s'y implanter.

M. Courty a fait également une combinaison heureuse représentée (fig. 96).

Divers moyens ont encore été employés : ainsi l'urèthre a été fortement dilaté pour livrer passage à un calcul volumineux. Voici quelques détails sur ce fait (1) :

Une jeune fille s'étant enfoncé dans la vessie un porte-plume en métal, dans un accès de folie, un calcul volumineux se forma sur ce corps étranger, il en était résulté un état effrayant de marasme. Le

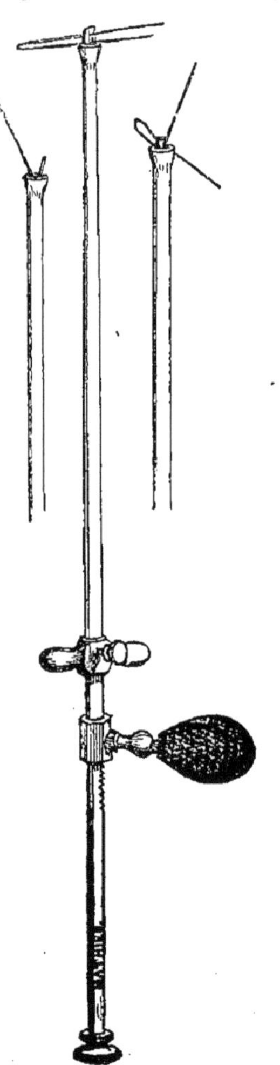

FIG. 96. — Cet appareil est composé d'une canule droite, recevant sans frottement un crochet qui doit saisir l'épingle, qui le plus ordinairement se place en travers, ainsi qu'on le voit dans la grande figure. A l'aide du pignon attaché à l'extrémité manuelle de l'instrument, on force à plier le corps étranger maintenu par le crochet en contact avec l'extrémité de la canule droite. A mesure qu'on agit sur le pignon, l'épingle ploie, et elle entre dans la canule, ainsi qu'on le voit dans les deux petites figures.

FIG. 96.

docteur Passaquay (de Lons-le-Saulnier), reconnut que le calcul avait le volume d'un œuf de poule et que le canal de l'urèthre était très dilaté ; il eut l'idée d'extraire ce calcul sans opération sanglante : à cet effet il dilata le méat urinaire avec un spéculum ani, et il put saisir l'extrémité de la tige métallique qui traversait le calcul et l'amener au dehors ; elle fut serrée avec un lien. Cette opération produisit de vives douleurs, une syncope complète, et un frisson qui

(1) *Gazette médicale*, p. 227, 1853.

dura une heure et demie. Trois jours après on put exercer des tractions sur le lien, le canal se laissant dilater permit au calcul de s'y engager, et le onzième jour on put enfin l'extraire en totalité; la malade a complétement guéri.

CHAPITRE VII.

DES CORPS ÉTRANGERS INTRODUITS DANS L'URÈTHRE.

C'est presque toujours dans un but coupable que des corps étrangers ont été introduits dans l'urèthre. Les sujets qui ont dû avoir recours à la chirurgie, avaient cherché par ces moyens à réveiller dans leurs organes sexuels une sensibilité émoussée par l'excès de la masturbation.

Dans un très bon mémoire publié par MM. Demarquay et Parmentier (1), on lit que parmi les individus chez lesquels on a vu des corps étrangers dans l'urèthre, le plus jeune était âgé de huit ans, et le plus âgé de soixante-seize.

Ordinairement la présence d'un corps étranger produit le gonflement de la verge, elle devient rouge et elle paraît être infiltrée, il y a un écoulement sanguinolent par le méat urinaire. La difficulté d'uriner est très grande, l'urine sort goutte à goutte ou il y a rétention complète, le ventre est tendu et la douleur est vive dans la vessie et dans toute l'étendue de la verge. Le malade plein d'angoisses cherche à empêcher la marche du corps étranger vers la vessie, ou il fait des efforts pour l'extraire en tirant fortement la verge en arrière. Dans l'espoir de l'expulser par un flot d'urine, il prend beaucoup de boissons et il tâche de conserver longtemps l'urine, afin de la rendre en grande quantité.

Le toucher ne suffit pas toujours à reconnaître des corps peu volumineux, il faut explorer l'urèthre avec la sonde après avoir placé le doigt dans le rectum, afin d'empêcher le corps étranger d'être refoulé vers la vessie.

Après avoir acquis, autant qu'il est possible de le faire, des notions sur sa nature, sur son volume, sur sa position et sur sa mobilité, on fait choix d'un procédé opératoire et d'un instrument approprié à la situation qui est souvent embarrassante, mais très rarement

(1) *Mémoire sur les corps étrangers introduits dans l'urèthre*, in *Gazette hebdomadaire*, 23 janvier 1857.

dangereuse. En effet, dans les observations recueillies par M. Demarquay, il n'y en a pas une terminée par la mort, quels qu'aient été la nature du corps étranger et le mode opératoire employé.

Extraction des corps allongés et pointus introduits dans l'urèthre.

L'extraction des aiguilles et des épingles, corps étrangers les plus souvent introduits, a toujours été une opération difficile, et il est plusieurs fois arrivé qu'on a dû recourir à l'incision.

C'est l'étude du fait qui doit suggérer à la sagacité du chirurgien le choix du procédé opératoire. Afin de diminuer les difficultés si fréquentes en pareil cas, nous rapporterons les divers moyens qui ont été employés avec succès.

En parlant de l'extraction des calculs arrêtés dans l'urèthre, nous avons décrit les instruments destinés à les retirer, mais la plupart ne peuvent pas servir à faire sortir de ce canal des épingles et des aiguilles qui y ont pénétré profondément et qui souvent y sont implantées. Les curettes, en agissant sur l'extrémité postérieure, enfonceraient davantage la pointe de l'épingle toujours dirigée vers le méat urinaire, et le petit lithoclaste, en brisant les aiguilles, ou en ployant les épingles, multiplierait les obstacles. Lorsqu'il est possible de le faire, on doit toujours tenter l'extraction par le méat; si le corps étranger n'est pas pointu, s'il n'est pas implanté dans les tissus, et surtout s'il n'est pas profondément placé, il peut être retiré en le prenant par un bout avec des pinces à pansement. M. le docteur Roché, chirurgien de l'hôpital de Blois, a présenté à la Société de chirurgie une branche de sapin introduite volontairement dans l'urèthre d'un vieillard de soixante-dix ans, qui se livrait à la masturbation à l'aide de ce corps étranger ; le canal très dilaté permit l'introduction d'une pince à pansement avec laquelle on put le retirer.

M. Demarquay a extrait un porte-plume métallique long de 19 centimètres, composé d'un manche et d'un porte-plume. Le malade s'était introduit le corps étranger par le manche, et il l'avait lâché dans le paroxisme de l'érection. Il fit pendant deux jours d'inutiles tentatives d'extraction, et enfin ce corps étranger arriva jusque dans le col de la vessie.

A l'aide d'une longue pince, analogue à la pince de Hunter, M. Demarquay saisit l'extrémité du porte-plume et l'amena au dehors. L'extraction du manche fut plus difficile, à cause de la profondeur à laquelle il était placé. Il fallut une traction considérable pour le faire sortir. Le malade guérit.

Les difficultés augmentent lorsque les corps sont pointus et implantés dans les tissus. Amussat a pu dégager la pointe d'une épingle implantée dans les parois de l'urèthre, en allongeant fortement la verge et en engageant cette pointe dans la canule d'un trilabe.

Avant d'employer les moyens plus énergiques, il est prudent de tenter l'extraction par les procédés suivants, qui ont réussi plusieurs fois et qui n'aggravent pas la situation du malade en cas de non-succès.

Après avoir fixé avec les doigts le corps étranger, afin qu'il ne soit pas poussé vers la vessie, on introduit dans l'urèthre un stylet de trousse enduit de poix ou de cire molle; on presse ensuite le corps étranger contre le stylet, afin de l'y attacher et de le retirer en même temps que le stylet.

Le cathétérisme fait de la manière suivante par Raynaud (de Montauban) a également servi à extraire un corps étranger. Un aide introduit un doigt dans l'anus, afin d'empêcher le corps étranger d'entrer dans la vessie; on fait le cathétérisme avec une grosse sonde en métal, qu'on s'efforce de faire passer entre le corps étranger et la paroi supérieure de l'urèthre. Ensuite le doigt continue sur le périnée la pression commencée dans le rectum, et l'on retire la sonde avec une grande lenteur. Le corps étranger suit la marche de la sonde, et s'il ne sort pas avec elle, il est arrêté dans la fosse naviculaire, d'où il est facile de le retirer avec des pinces.

La pointe de l'épingle, étant entrée trop profondément dans les tissus pour en être dégagée sans déchirure, résiste à tous les essais d'extraction, et rend nécessaires des modifications dans le manuel opératoire.

Celles qui ont été mises en usage avec succès sont dues à Dieffenbach et à Bonnet. Dieffenbach, après avoir reconnu la place occupée par l'épingle, fit placer le malade comme pour l'opération de la taille, et le scrotum soulevé par un aide, il appliqua fortement le pouce de la main gauche sur le périnée dans une direction transversale, de façon à produire un soulèvement de la peau du côté de l'anus. L'indicateur droit fut introduit dans l'anus, et il sentit la saillie formée par la tête de l'épingle. Pressant ensuite avec force sur cette tête, tandis que le doigt appliqué sur le périnée comprimait en sens inverse, il fit saillir au périnée la pointe de l'épingle, qui fut saisie et enlevée avec des pinces.

Les douleurs cessèrent rapidement, et le malade guérit sans autre traitement.

Bonnet a extrait une épingle en suivant les conseils donnés par

Samuel Cooper. Un aide rend la verge immobile, en la prenant à sa racine, le plus près possible du corps étranger placé en avant : la verge étant fortement coudée, la pointe de l'épingle traverse la paroi inférieure de l'urèthre, et étant attirée au dehors, elle sert à déplacer la tête, qu'on dirige vers le méat urinaire. Dans cette position, on peut l'extraire sans difficulté.

On a redressé la courbure d'une double épingle à cheveux. La piqûre des parois de l'urèthre étant opérée, M. Demarquay fait diriger vers le méat urinaire l'anse formée par les deux branches de l'épingle, après avoir fait traverser les parois du canal par les deux pointes.

M. Soulé (de Bordeaux) fut consulté à l'hôpital par un homme qui s'était introduit dans l'urèthre une double épingle à cheveux, dont les extrémités étaient distantes environ de 4 centimètres du méat urinaire. « Je devais donc, dit-il, essayer de l'extraire par la voie » naturelle. Pour cela, la verge fut confiée à un aide, qui la pinça » près de la racine, immédiatement au-dessous du corps étranger, » de manière à empêcher sa progression dans le canal; puis, à » l'aide de pinces déliées, j'essayai de l'attirer au dehors. »

Je remarquai bientôt que cette voie ne m'était pas ouverte; la pince ne saisissait en effet qu'une des branches de l'épingle, et ne tarda pas à dérayer sous l'influence d'un arrêt. La douleur qu'éprouvait le malade indiquait assez que l'autre pointe était implantée dans la paroi du canal.

En présence d'une pareille complication, deux partis s'offraient à moi : ou pratiquer la boutonnière, ou bien procéder comme l'ont fait, dans deux cas à peu près analogues, Dieffenbach et Bonnet.

N'ayant pas affaire, comme ces chirurgiens, à une épingle simple, je procédai en employant les modifications suivantes :

En coudant fortement la verge, je parvins à faire traverser, non sans peine, la paroi inférieure de l'urèthre par les deux chefs de l'aiguille. Une fois ce corps à l'extérieur, j'en redressai la courbure et sectionnai ras de la peau une des branches. Le reste de l'extraction ne nécessita qu'un léger effort.

Deux piqûres furent les seules suites de cette manœuvre qui ne nécessita que quelques minutes.

La verge fut enveloppée de compresses imbibées d'eau froide.

Deux jours après le malade demanda son *exeat;* on ne remarquait que deux points ecchymosés correspondant aux piqûres. La miction était à peine douloureuse.

Dieffenbach a retiré directement une aiguille par la piqûre faite à l'urèthre. Malgré ces piqûres à travers les téguments, le malade urine avec peu de douleurs, et le liquide sort librement. Les petites plaies ne doivent pas être pansées, et en quarante-huit heures leur cicatrisation est complète.

Quelquefois il y a impossibilité de faire l'extraction, soit par la voie naturelle, soit par une piqûre accidentelle, on a alors recours à l'incision de l'urèthre. Cependant il ne faut jamais faire cette opération avant d'avoir employé les divers moyens d'extraction qui viennent d'être décrits.

L'incision est indiquée principalement lorsque, profondément implanté, le corps étranger ne peut pas être déplacé, ou lorsque son volume est considérable.

Pour pratiquer cette opération, on doit placer le malade comme pour la taille. Si le corps étranger fait saillie sous la peau, on fait une incision sur son trajet, et on le retire avec des pinces. S'il a peu de volume, on place un doigt dans le rectum, afin d'empêcher son entrée dans la vessie, et l'on introduit un cathéter dans le canal qui sert de guide pour inciser avec précision. On laisse une sonde à demeure, et la plaie est à l'abri du contact de l'urine.

C'est ainsi que M. Jouault a opéré, en 1849, un homme qui s'était introduit une pointe de fer dans l'urèthre : l'extraction en fut difficile, parce qu'elle s'était couverte d'une incrustation calculeuse, formant un renflement enclavé dans le canal.

Le succès de cette opération a été complet.

On comprend, dans ces cas, la nécessité d'agir avec prudence et avec les ménagements exigés par les difficultés résultant de la position du corps étranger. On le saisit et on le fixe solidement, préalablement à toute tentative d'extraction. Il importe aussi, avant de prendre un parti, de savoir si la nature des difficultés doit faire choisir une méthode à l'exclusion de toute autre. C'est là, il faut le reconnaître, un écueil qu'on ne peut pas toujours éviter. Le praticien est donc encore obligé de faire appel à son expérience et à sa circonspection.

FIN.

TABLE DES MATIÈRES.

PROLÉGOMÈNES.

ANATOMIE DE L'APPAREIL URINAIRE.

PREMIÈRE PARTIE.

MALADIES DE L'URÈTHRE.

DEUXIÈME PARTIE.

MALADIES DE LA PROSTATE ET DE LA VESSIE.

TROISIÈME PARTIE.

AFFECTION TUBERCULEUSE ET LITHOTRITIE.

FIN DE LA TABLE DES MATIÈRES.

www.ingramcontent.com/pod-product-compliance
Ingram Content Group UK Ltd.
Pitfield, Milton Keynes, MK11 3LW, UK
UKHW022317190726
13856UKWH00001B/57

9 782011 769053